D1994539

Jürgen Bengel Uwe Koch (Hrsg.)

Grundlagen der Rehabilitationswissenschaften

Springer Science+Business Media, LLC

Jürgen Bengel Uwe Koch (Hrsg.)

Grundlagen der Rehabilitationswissenschaften

Themen, Strategien und Methoden der Rehabilitationsforschung

Mit 36 Abbildungen und 32 Tabellen

Springer

Professor Dr. Dr. Jürgen Bengel
Abteilung für Rehabilitationspsychologie
Psychologisches Institut
Universität Freiburg
Belfortstraße 16
79085 Freiburg

Professor Dr. Dr. Uwe Koch
Abteilung für Medizinische Psychologie
Universitätsklinikum Hamburg-Eppendorf
Martinistraße 52
20246 Hamburg

ISBN 978-3-540-65777-4

Die Deutsche Bibliothek – CIP-Einheitsaufnahme

Grundlagen der Rehabilitationswissenschaften: Themen, Strategien und Methoden der Rehabilitationsforschung / Hrsg.: Jürgen Bengel; Uwe Koch. – Berlin; Heidelberg; New York; Barcelona; Hongkong; London; Mailand; Paris; Singapur; Tokio: Springer, 2000
ISBN 978-3-540-65777-4 ISBN 978-3-642-57114-5 (eBook)
DOI 10.1007/978-3-642-57114-5

Umschlaggestaltung: de'blik, Berlin
Satz: K+V Fotosatz GmbH, Beerfelden
Gedruckt auf säurefreiem Papier SPIN 10674665 22/3130/is – 5 4 3 2 1 0

Vorwort

Das Krankheitsspektrum und damit die Anforderungen an die medizinische Versorgung haben sich in den vergangenen Jahrzehnten erheblich verändert. Chronische Erkrankungen nehmen in der medizinischen Versorgung einen wachsenden Anteil im Gesamtspektrum der Erkrankungen ein. Als wesentliche Einflussfaktoren für die Zunahme chronischer Erkrankungen werden die veränderte Alterszusammensetzung der Bevölkerung, Veränderungen der Arbeitsbedingungen und Fortschritte in der akutmedizinischen Versorgung diskutiert. Charakteristisch für chronische Erkrankungen sind langfristige, progrediente Verläufe, die das Leben der Betroffenen durch wachsende Beschwerden und Einschränkungen der Funktionsfähigkeit in Beruf und Alltagswelt prägen.

Die angemessene Antwort auf diese Problemlagen der Betroffenen stellen rehabilitative Maßnahmen dar. Da wegen der Chronizität der Erkrankungen nur selten eine vollständige Heilung erreicht werden kann, besteht die zentrale Zielsetzung der Rehabilitation vorrangig darin, Hilfen bei der Bewältigung der Krankheitsfolgen zu leisten. Dies bedeutet u. a. die Verringerung der Einschränkungen und Beeinträchtigungen, die Stabilisierung des gegenwärtigen Zustandes, die Vermeidung von Maladaption und das Erlernen von kompensatorischen Leistungen.

Das Rehabilitationssystem der Bundesrepublik kann im internationalen Vergleich als ein sowohl unter quantitativen als auch unter qualitativen Gesichtspunkten sehr gut entwickeltes Versorgungssystem betrachtet werden. Konzeptionell werden heute ganzheitlich orientierte Kliniken mit umfassenden integrativen und interdisziplinären Behandlungsansätzen angestrebt. In den letzten Jahren haben aber weniger diese Stärken, sondern eine zunehmende Kritik an der Rehabilitation die öffentliche und politische Diskussion bestimmt. Die kritischen Argumente betreffen vor allem die Bedarfsorientierung, den hohen Institutionalisierungsgrad der medizinischen Rehabilitation mit einer starken Betonung von stationären Leistungen, das Fehlen ambulanter und wohnortnaher Maßnahmen, die geringe Flexibilität der Leistungsangebote, die geringe Verzahnung zwischen den verschiedenen rehabilitativen Versorgungsformen, fehlende Maßnahmen zur Überprüfung bzw. Weiterentwicklung der Qualität der Versorgung sowie die fehlende wissenschaftliche Fundierung der Rehabilitation.

Bis Anfang der Neunziger Jahre bestand im Bereich der medizinischen Rehabilitation in Deutschland eine erhebliche Diskrepanz zwischen den hohen Aufwendungen für rehabilitative Maßnahmen einerseits und den vergleichsweise geringen Bemühungen um eine wissenschaftliche Fundierung der rehabilitativen Praxis andererseits. In den letzten Jahren sind allerdings bemerkenswerte Veränderungen in der Entwicklung der Rehabilitationsforschung festzustellen. So kam es im universitären Kontext an verschiedenen Universitäten zur Einrichtung von Stiftungsprofessuren und rehabilitationswissenschaftlichen Forschungsschwerpunkten. Des Weiteren gab es relevante Entwicklungen für die Rehabilitationsforschung im nichtuniversitären Bereich, dies sowohl bei der Rentenversicherung als wichtigem Kostenträger der Rehabilitation als auch in einzelnen Rehabilitationskliniken. Von besonderer Bedeutung ist weiterhin der gemeinsam von der Rentenversicherung und dem Bundesforschungsministerium getragene und 1998 eingerichtete rehabilitationswissenschaftliche Förderschwerpunkt. Er zielt nicht nur auf einen Anschub von Forschungsarbeiten in wichtigen, bisher nicht hinreichend bearbeiteten Themenfeldern der medizinischen Rehabilitationsforschung, sondern vor allem auch auf die Erreichung von Struktureffekten, die eine längerfristig angelegte kontinuierliche Forschung in der Rehabilitation ermöglichen sollen. Weitere Hinweise auf die Entwicklung eines neuen Forschungsfeldes Rehabilitationswissenschaften sind in dem Ausbau eines eigenen wissenschaftlichen Kommunikationssystems zu sehen. Zu nennen sind hier u. a. die seit 1992 stattfindenden Rehabilitationswissenschaftlichen Kolloquien, die stärkere wissenschaftliche Ausrichtung von Fachzeitschriften im Bereich der Rehabilitation und die im März 2000 erfolgte Gründung einer Deutschen Gesellschaft für Rehabilitationswissenschaften (DGRW).

Das vorliegende Buch unternimmt den Versuch, den Gegenstandsbereich der Rehabilitationswissenschaften zu definieren und formuliert erstmalig die wissenschaftlichen und forschungsmethodischen Grundlagen der Rehabilitation im deutschsprachigen Raum. Die Kapitel dokumentieren den Stand einer noch jungen Disziplin auf dem Weg der Selbstfindung. Die ausgewählten Beiträge decken daher den Kanon der Forschungsthemen und Forschungsstrategien nicht vollständig ab, sie sind auf Erfordernisse und Spezifika der medizinischen Rehabilitation konzentriert.

Das Buch gliedert sich in vier Bereiche. Im Teil A werden das Selbstverständnis und die theoretischen Grundlagen der Rehabilitationswissenschaften thematisiert und die derzeitige Forschungsinfrastruktur sowie die institutionelle Verankerung beschrieben. Teil B gibt einen Überblick über die zentralen Forschungsthemen. Es soll gezeigt werden, dass der Gegenstand der Rehabilitationswissenschaften weit über eine Wirksamkeitsforschung der Rehabilitation hinausgeht: Rehabilitationsbedürftigkeit, Angebotsformen, Partizipation am Erwerbsleben sowie ökonomische und systembezogene Aspekte stellen wichtige Themen der Rehabilitationsforschung dar. Teil C behandelt die vielfältigen Forschungsstrategien und Methoden der Rehabilitationsforschung. Nach zwei einleitenden Übersichtsbeiträgen werden sowohl übergreifend allgemeine methodische Überlegungen als auch konkret rehabilitationsbezogene Strategien und rehabilitationsspezifische Methoden vorgestellt. Bei allen Beiträgen wird versucht, die jeweiligem Besonderheiten für die Rehabilitationsforschung herauszuarbeiten. Teil D ist übergeordneten Aspekten der Forschungspraxis und der Umsetzung von Forschungsbefunden sowie ethischen Fragen und speziellen Aspekten des Datenschutzes gewidmet.

Das vorliegende Buch wendet sich sowohl an Rehabilitationsforscher verschiedener Fachdisziplinen als auch an Rehabilitationskliniker und Experten aus dem administrativen Bereich. Es wurde mit dem Anspruch konzipiert, einen weiteren Beitrag zur Identitätsfindung der Rehabilitationswissenschaften in Deutschland zu leisten.

Unser Dank gilt allen Autorinnen und Autoren für die geleistete Arbeit und aufgebrachte Geduld. Besonderer Dank geht an Frau Dipl.-Psych. Gitta Jacob, Freiburg, die nicht nur die gesamte Redaktion des Bandes übernommen hat, sondern auch großen Anteil an der inhaltlichen Diskussion und den Rückmeldungen an die Autoren und Autorinnen hatte. Frau M. Botsch, Frau I. Gundermann und Herrn A. Treiber, Springer-Verlag Heidelberg, sei für ihre Unterstützung gedankt.

Freiburg/Hamburg, im Juli 2000

Jürgen Bengel
Uwe Koch

Inhaltsverzeichnis

A Grundlagen

Autorenverzeichnis

Ahrbeck, Bernd, Prof. Dr. phil.
Abteilung Verhaltensgestörtenpädagogik
Institut für Rehabilitationswissenschaften
Humboldt-Universität zu Berlin
Unter den Linden 6, 10099 Berlin

Antes, Gerd, Dr. rer. nat.
Institut für Medizinische Biometrie und Informatik
Universitätsklinikum Freiburg
Stefan-Meier-Straße 26, 79104 Freiburg

Beckmann, Ulrike, Dr. med. Dipl. Epi.
Abteilung Rehabilitation
Bundesversicherungsanstalt für Angestellte
10704 Berlin

Behles, Christian, Dr. med.
Deutsches Institut für Medizinische Dokumentation und Information
Weishausstraße 27, 50939 Köln

Bengel, Jürgen, Prof. Dr. phil. Dr. med. Dipl.-Psych.
Abteilung für Rehabilitationspsychologie
Psychologisches Institut, Universität Freiburg
Belfortstraße 16, 79085 Freiburg

Biefang, Sibylle, Prof. Dr. rer. soc.
Abteilung für Medizinische Soziologie
Universität Ulm
Am Hochsträß 8, 89081 Ulm

Binne, Wolfgang, Dr. jur.
Verband Deutscher Rentenversicherungsträger
Eysseneckstraße 55, 60322 Frankfurt a. M.

Broda, Michael, Dr. phil. Dipl.-Psych.
Parkklinik
Kurtalstraße 83–85, 76887 Bad Bergzabern

Bührlen, Bernhard, Dr. phil. Dipl.-Psych.
Department für Epidemiologie und Sozialmedizin
Hochrhein-Institut für Rehabilitationsforschung e.V.
Bergseestraße 61, 79713 Bad Säckingen

Bürger, Wolfgang, Dr. phil. Dipl.-Psych.
Abteilung für Medizinische Psychologie
Universitätskrankenhaus Hamburg-Eppendorf
Martinistraße 52, 20246 Hamburg

Bullinger, Monika, Prof. Dr. phil. Dipl.-Psych.
Abteilung für Medizinische Psychologie
Universitätskrankenhaus Hamburg-Eppendorf
Martinistraße 52, 20246 Hamburg

Buschmann-Steinhage, Rolf, Dr. rer. nat. Dipl.-Psych.
Rehabilitationswissenschaftliche Abteilung
Verband Deutscher Rentenversicherungsträger
Eysseneckstraße 55, 60322 Frankfurt a. M.

Dorenburg, Ulrich, Dr. med.
Rehabilitationswissenschaftliche Abteilung
Verband Deutscher Rentenversicherungsträger
Eysseneckstraße 55, 60322 Frankfurt a. M.

Faller, Hermann, Prof. Dr. med. Dr. phil. Dipl.-Psych.
Arbeitsbereich Rehabilitationswissenschaften
Institut für Psychotherapie und Medizinische Psychologie
Universität Würzburg
Klinikstraße 3, 97070 Würzburg

Farin, Erik, Dr. phil. Dipl.-Psych.
Abteilung Qualitätsmanagement und Sozialmedizin
Universitätsklinikum Freiburg
Breisacher Straße 62, 79106 Freiburg

Gerdes, Nikolaus, Dr. sc. soc. Dipl.-Soz.
Department für Epidemiologie und Sozialmedizin
Hochrhein-Institut für Rehabilitationsforschung e.V.
Bergseestraße 61, 79713 Bad Säckingen

Haaf, Hans-Günter, Dr. rer. physiol. Dipl.-Psych.
Rehabilitationswissenschaftliche Abteilung
Verband Deutscher Rentenversicherungsträger
Eysseneckstraße 55, 60322 Frankfurt a. M.

Härtel, Ursula, Priv.-Doz. Dr. rer. soc. MPH
Humanwissenschaftliches Zentrum der Ludwig-Maximilians-Universität
Goethestraße 31, 80336 München

Hansmeier, Thomas, Dr. phil. Dipl.-Soz.-Ök.
Abteilung für Versorgungssystemforschung und Qualitätssicherung
Institut für Rehabilitationswissenschaften
Humboldt-Universität zu Berlin
Luisenstraße 13a, 10098 Berlin

Héon-Klin, Véronique, Dr. med. MPH
Institut für Sozialmedizin, Medizinische Universität zu Lübeck
Beckergrube 43–47, 23552 Lübeck

Jäckel, Wilfried H., Prof. Dr. med.
Department für Epidemiologie und Sozialmedizin
Hochrhein-Institut für Rehabilitationsforschung e.V.
Bergseestraße 61, 79713 Bad Säckingen

Kardorff, Ernst von, Prof. Dr. phil.
Abteilung für Soziologie der Rehabilitation
Institut für Rehabilitationswissenschaften
Humboldt-Universität zu Berlin
Georgenstraße 36, 10099 Berlin

Karoff, Marthin, Priv.-Doz. Dr. med.
Klinik Königsfeld der LVA Westfalen
Klinik an der Universität Witten-Herdecke
Holthauser Talstraße 2, 58256 Ennepetal

Klosterhuis, Here, Dr. med. Dipl.-Soz.wiss.
Abteilung Rehabilitation
Bundesversicherungsanstalt für Angestellte
10704 Berlin

Koch, Uwe, Prof. Dr. phil. Dr. med. Dipl.-Psych.
Abteilung für Medizinische Psychologie
Universitätskrankenhaus Hamburg-Eppendorf
Martinistraße 52, 20246 Hamburg

Kurt, Joachim, Prof. Dr. Ing.
Abteilung Rehabilitationstechnik und Informatik
Institut für Rehabilitationswissenschaften
Humboldt-Universität zu Berlin
Georgenstraße 36, 10099 Berlin

LÖSCHMANN, CHRISTOPH, Dr. phil. Dipl.-Psych.
Abteilung für Rehabilitationspsychologie
Psychologisches Institut, Universität Freiburg
Belfortstraße 16, 79085 Freiburg

MAIER-RIEHLE, BRIGITTE, Dipl.-Psych.
Rehabilitationswissenschaftliche Abteilung
Verband Deutscher Rentenversicherungsträger
Eysseneckstraße 55, 60322 Frankfurt a.M.

MAURISCHAT, CARSTEN, Dipl.-Psych.
Abteilung für Rehabilitationspsychologie
Psychologisches Institut, Universität Freiburg
Belfortstraße 16, 79085 Freiburg

MÜLLER-FAHRNOW, WERNER, Prof. Dr. med. Dipl.-Psych.
Abteilung für Versorgungssystemforschung und Qualitätssicherung
Institut für Rehabilitationswissenschaften
Humboldt-Universität zu Berlin
Luisenstraße 13a, 10098 Berlin

NEUBAUER, GÜNTER, Prof. Dr.
Universität der Bundeswehr München
Werner-Heisenberg-Weg 39, 85579 Neubiberg

NOWY, ROLAND, Dipl.-Kfm.
Universität der Bundeswehr München
Werner-Heisenberg-Weg 39, 85579 Neubiberg

NÜBLING, RÜDIGER, Dr. phil. Dipl.-Psych.
Privatinstitut für Evaluation und Qualitätssicherung
im Gesundheits- und Sozialwesen (eqs.)
Karlstraße 49a, 76133 Karlsruhe

PETERMANN, FRANZ, Prof. Dr. phil. Dipl.-Psych.
Zentrum für Rehabilitationsforschung
Universität Bremen
Grazer Straße 6, 28359 Bremen

RASPE, HEINER, Prof. Dr. med. Dr. phil.
Institut für Sozialmedizin
Medizinische Universität zu Lübeck
Beckergrube 43–47, 23552 Lübeck

RAVENS-SIEBERER, ULRIKE, Dr. phil. Dipl.-Psych. MPH
Epidemiologische Forschungsgruppe „Kinder- und Jugendgesundheit“
Robert-Koch-Institut
Stresemannstraße 90, 10963 Berlin

SCHLIEHE, FERDINAND, Dr. soz. wiss.
Rehabilitationswissenschaftliche Abteilung
Verband Deutscher Rentenversicherungsträger
Eysseneckstraße 55, 60322 Frankfurt a. M.

SCHMIDT, JÜRGEN, Dr. phil. Dipl.-Psych.
Privatinstitut für Evaluation und Qualitätssicherung
im Gesundheits- und Sozialwesen (eqs.)
Karlstraße 49a, 76133 Karlsruhe

SCHULZ, HOLGER, Dr. phil. Dipl.-Psych.
Abteilung für Medizinische Psychologie
Universitätskrankenhaus Hamburg-Eppendorf
Martinistraße 52, 20246 Hamburg

SCHUNTERMANN, MICHAEL F., Priv.-Doz. Dr. rer. pol.
Verband Deutscher Rentenversicherungsträger
Rehabilitationswissenschaftliche Abteilung
Eysseneckstraße 55, 60322 Frankfurt a. M.

SCHWEIM, HARALD, Prof. Dr. rer. nat.
Deutsches Institut für Medizinische Dokumentation und Information
Weishausstraße 27, 50939 Köln

SPYRA, KARLA, Dr. phil.
Abteilung für Versorgungssystemforschung und Qualitätssicherung
Institut für Rehabilitationswissenschaften
Humboldt-Universität zu Berlin
Luisenstraße 13a, 10098 Berlin

TIEFENSEE, JUTTA, Dr. phil. Dipl.-Psych.
Abteilung für Medizinische Psychologie
Universitätskrankenhaus Hamburg-Eppendorf
Martinistraße 52, 20246 Hamburg

VOGEL, HEINER, Dipl.-Psych.
Arbeitsbereich Rehabilitationswissenschaften
Institut für Psychotherapie und Medizinische Psychologie
Universität Würzburg
Klinikstraße 3, 97070 Würzburg

WAGNER, RUDOLPH F., Dr. phil. Dipl.-Psych.
Arbeitsbereich Rehabilitationswissenschaften
Institut für Psychotherapie und Medizinische Psychologie
Universität Würzburg
Klinikstraße 3, 97070 Würzburg

WALDMANN, HANS-CHRISTIAN, Priv.-Doz. Dr. phil. Dipl.-Psych.
Zentrum für Rehabilitationsforschung
Universität Bremen
Grazer Straße 6, 28359 Bremen

WEGSCHEIDER, KARL, Prof. Dr. rer. pol.
Barstraße 9, 10713 Berlin

WEIS, JOACHIM, Priv.-Doz. Dr. phil. Dipl.-Psych.
Klinik für Tumorbiologie an der Universität Freiburg
Breisacher Straße 117, 79106 Freiburg

A Grundlagen

KAPITEL 1

Definition und Selbstverständnis der Rehabilitationswissenschaften

1

U. KOCH, J. BENGEL

1.1 Die Entwicklung der Rehabilitationswissenschaften in Deutschland

Nach übereinstimmender Meinung von Rehabilitationsexperten bestand bis Anfang der 90er Jahre, insbesondere im Bereich der medizinischen Rehabilitation, in der Bundesrepublik Deutschland eine erhebliche Diskrepanz zwischen den hohen Aufwendungen für rehabilitative Maßnahmen einerseits und den vergleichsweise geringen Bemühungen um eine wissenschaftliche Fundierung der rehabilitativen Praxis andererseits (vgl. Koch u. Barth 1992). Diese Einschätzung wird auch im Bericht der Kommission zur Weiterentwicklung der Rehabilitation in der gesetzlichen Rentenversicherung bestätigt. Dementsprechend wurde in den Empfehlungen zum Bereich Wissenschaft und Forschung nachdrücklich der Ausbau der Rehabilitationswissenschaften und die Schaffung einer entsprechenden Forschungsinfrastruktur gefordert (Verband Deutscher Rentenversicherungsträger 1992; Schuntermann 1993). Die Kommission konstatierte ergänzend, dass die als dringlich erachtete rehabilitationswissenschaftliche Forschung nicht allein durch die Träger der medizinischen Rehabilitation zu leisten ist, sondern der Förderung und Kontrolle durch unabhängige Wissenschaftlergremien und staatliche Institutionen bedarf. Der vorliegende Beitrag fokussiert im Folgenden primär den Bereich der medizinischen Rehabilitation, geht jedoch davon aus, dass viele Überlegungen auch für die schulisch-pädagogische und berufliche Rehabilitation gelten.

Die angesprochenen Defizite an Rehabilitationsforschung werden deutlich, wenn man die Anfang der 90er Jahre bestehende Situation an den Hochschulen betrachtet. Zu diesem Zeitpunkt wurden rehabilitationswissenschaftliche Forschungsthemen an den medizinischen Fachbereichen und Fakultäten der Universitäten in Deutschland zwar an einigen sozialmedizinischen Abteilungen und Abteilungen für Physikalische Medizin mitbearbeitet, Spezialabteilungen, die die Voraussetzungen zur längerfristigen wissenschaftlichen Befassung mit rehabilitationswissenschaftlichen Fragen aufwiesen, gab es jedoch bis auf wenige Ausnahmen nicht (z.B. Universität München). Eine solche Sonderentwicklung bestand an der Sporthochschule Köln mit einer Professur für Rehabilitation und engen Arbeitsbeziehungen zum Rehabilitationszentrum der Medizinischen Fakultät. Nicht günstiger stellten sich die Bedingungen in anderen für die Rehabilitationsforschung relevanten Disziplinen dar. Während die Rehabilitationspsychologie zumindest an einigen Universitäten über Professuren verfügte (z.B. Bielefeld, Freiburg, Konstanz, Regensburg), fehlen bis heute entsprechende Professuren in den Wirtschafts- und Rechtswissenschaften. Auch für die Rehabilitationssoziologie gibt es erst seit Mitte der 90er Jahre eine Professur an der Humboldt-Universität zu Berlin.

In den letzten Jahren sind allerdings einige bemerkenswerte Veränderungen in der universitären Infrastruktur für Rehabilitationsforschung festzustellen. So wurden inzwischen an verschiedenen Orten Stiftungsprofessuren (z.B. Berlin, Freiburg, Lübeck, Witten-Herdecke und künftig auch Würzburg) eingerichtet. Sie unterliegen zwar stiftungszweckgebundenen Einengungen in ihrem Inhaltsspektrum, stellen aber wegen der Verpflichtung der Universitäten, die Finanzierung dieser Professuren langfristig zu sichern, einen wichtigen Schritt zur universitären Verankerung der Rehabilitationswissenschaften dar. Des Weiteren haben sich an einigen Universitäten rehabilitationswissenschaftliche Forschungsschwerpunkte entwickelt. Dies geschah im Wesentlichen an solchen universitären Abteilungen, in denen es schon vorher Ansätze zur Rehabilitationsforschung gegeben hatte. Zu nennen sind hier u. a. die Universitätskliniken in Hamburg (Abteilung für Medizinische Psychologie) und Lübeck (Institut für Sozialmedizin) sowie die Universitäten in Bremen (Zentrum für Rehabilitationsforschung), Freiburg (Psychologisches Institut und Medizinische Fakultät) und Ulm (Institut für Rehabilitationsmedizin). Die hier tätigen rehabilitationswissenschaftlichen Arbeitsgruppen sind inzwischen aufgrund zum Teil erheblicher Drittmitteletats in der Lage, ein breiteres Spektrum rehabilitationswissenschaftlicher Fragestellungen zu bearbeiten. Partiell finden sich auch längerfristig angelegte und interdisziplinäre Forschungsansätze. Viele der bearbeiteten Forschungsvorhaben zielen jedoch auf unmittelbar verwertbares, anwendungsbezogenes Wissen und sind zeitlich eng limitiert. Wegen der knappen oder fehlenden eigenen personellen Ressourcen können gerade die für die Erforschung von Verlaufsprozessen bei chronischen Erkrankungen besonders wichtigen Langzeituntersuchungen und die grundlagenorientierten Forschungsarbeiten auch an diesen Abteilungen oft nicht geleistet werden.

Eine besondere Entwicklung fand an der Humboldt-Universität zu Berlin statt. Hier wurde im Zuge der Neustrukturierung der Universität Anfang der 90er Jahre ein Institut für Rehabilitationswissenschaften eingerichtet. Die Initialausstattung dieses Instituts sah neben sieben Professuren aus dem Bereich der schulisch-pädagogischen Rehabilitation auch sieben Professuren in den Bereichen medizinische Grundlagen der Rehabilitation, Rehabilitationspsychologie, allgemeine Rehabilitationspädagogik, Rehabilitationssoziologie, Evaluationsforschung, Rehabilitationstechnik sowie eine Stiftungsprofessur für den Bereich Qualitätssicherung und Systemforschung in der Rehabilitation vor. Auch wenn im Zuge der gravierenden Sparmaßnahmen an den Berliner Hochschulen während der letzten Jahren einige der zuvor genannten und zwischenzeitlich vakant gewordenen Professuren nicht wieder besetzt wurden, bietet dieses Institut hinsichtlich seiner Ausstattungsbedingungen erstmals die Chance, rehabilitationswissenschaftliche Fragestellungen disziplinenübergreifend zu bearbeiten (vgl. Koch 1994). An vielen weiteren Universitäten wird selbstverständlich rehabilitationswissenschaftlich relevante Forschung betrieben, häufig jedoch im engeren Kontext des eigenen Herkunftsfaches und nicht unter dem Label der Rehabilitationswissenschaften. Weiterhin sind Fachbereiche und Abteilungen mit Aufgaben in Studiengängen der Sonderpädagogik, wie z. B. an den Universitäten Dortmund und Köln, ebenfalls mit rehabilitativen Fragestellungen beschäftigt. Diese Aktivitäten beziehen sich weniger auf die medizinische Rehabilitation, denn auf die schulisch-pädagogische Rehabilitation. Sie können jedoch aufgrund beschränkter personeller und zeitlicher Ressourcen häufig nicht in größerem Umfang Forschung betreiben; dies gilt insbesondere auch für die Fachhochschulen.

Relevante Entwicklungen für die Rehabilitationsforschung gab es auch im nicht-universitären Kontext. Zu nennen sind hier in erster Linie Entwicklungen bei den für die medizinische Rehabilitation in besonderem Maße zuständigen Rentenversicherungen. So verfügt der Verband Deutscher Rentenversicherungsträger (VDR) in Frankfurt inzwischen über eine Rehabilitationswissenschaftliche Abteilung. Die Abteilung übernimmt vorrangig Aufgaben der Projektkoordination und Forschungsförderung bzw. -beratung. Daneben führt sie in begrenztem Umfang eigene Forschungsvorhaben durch und erarbeitet Umsetzungs- und Entwicklungsvorschläge auf der Grundlage der eingegangenen Projektberichte. Die Bundesversicherungsanstalt für Angestellte (BfA) in Berlin hat in ihrer Abteilung für Rehabilitation einen Fachbereich für „Zentrale- und Grundsatzaufgaben" geschaffen, der über die fachlichen und organisatorischen Voraussetzungen verfügt, Fragen des Rehabilitationssystems und der Systemsteuerung durch wissenschaftliche Untersuchungen zu bearbeiten. Weiterhin haben eine Reihe von Rentenversicherungsträgern Fördervereine und einzelne auch Forschungsinstitute eingerichtet, um so günstige Voraussetzungen für eine längerfristig angelegte Forschung zu schaffen. Die regionalen Fördervereine werden zum Teil von mehreren Rehabilitationsträgern gemeinsam getragen, gelegentlich sind auch Leistungserbringer beteiligt. Zu nennen sind hier u. a. die Forschungsinstitute bzw. Fördervereine in Norderney, das Hochrheininstitut in Bad Säckingen, die Stiftung für rehabilitationsmedizinische Forschung an der Universität Ulm, die Berliner Gesellschaft für Rehabilitationswissenschaften, der Verein zur Förderung der Rehabilitationsforschung in Schleswig-Holstein und die Rehabilitationswissenschaftliche Forschungsstelle am Universitätsklinikum Hamburg-Eppendorf.

Als strukturelle Maßnahmen zur Förderung von Rehabilitationswissenschaften im weiteren Sinne lässt sich das 1994 implementierte und bis heute weiterentwickelte Qualitätssicherungsprogramm der Rentenversicherung einordnen. Das gemeinsam von VDR und BfA entwickelte 5-Punkte-Programm versteht sich sowohl als Maßnahme der Qualitätssicherung wie des Qualitätsmanagements. Die Rentenversicherung bediente sich bei der Entwicklung des Programms, vor allem bezogen auf die Schaffung der instrumentellen und verfahrenstechnischen Voraussetzungen, gezielt der Unterstützung mehrerer rehabilitationswissenschaftlicher Institute (Institut für Sozialmedizin der Medizinischen Universität Lübeck, Abteilung für Medizinische Psychologie des Universitätsklinikums Hamburg-Eppendorf und Hochrheininstitut Bad Säckingen) (s. auch Dorenburg u. Tiefensee in diesem Band). Die bedeutsamste Förderinitiative stellt das rehabilitationswissenschaftliche Verbundforschungsprogramm des Bundesministeriums für Bildung und Forschung (BMBF) und des VDR dar (vgl. Koch et al. 1995; Koch et al. 1998). Das Ziel des 1998 begonnenen und auf sechs Jahre angelegten Programms liegt nicht nur in der Impulsgebung für bzw. im Anschub von Forschungsarbeiten in wichtigen, bisher nicht hinreichend bearbeiteten Themenfeldern der medizinischen Rehabilitationsforschung, sondern vor allem auch in der Erreichung von Struktureffekten, die eine längerfristig angelegte kontinuierliche Forschung in der Rehabilitation ermöglichen sollen (vgl. auch Haaf u. Schliehe in diesem Band).

1.2 Veränderte Interessenlagen in der Rehabilitationsforschung

Der zuvor beschriebene deutliche Aufschwung der Rehabilitationsforschung lässt sich im Wesentlichen durch eine Veränderung der Interessenlagen der verschiedenen beteiligten Institutionen erklären. Als wichtigste Akteure, die in der Forschung im Bereich der Rehabilitation interagieren, sind der Gesetzgeber (bzw. die Gesundheitspolitik), die Kostenträger (insbesondere Rentenversicherungsträger und Krankenkassen), die Rehabilitationseinrichtungen sowie die Universitäten und Hochschulen zu nennen. Obwohl es beträchtliche Varianz innerhalb dieser Gruppen gibt, sollen nachfolgend für jede der Gruppen einige aus den unterschiedlichen Aufgaben und der unterschiedlichen Sozialisation ihrer Vertreter ableitbare Interessenlagen charakterisiert werden (vgl. Koch u. Barth 1992; Weis u. Koch 1998).

Gesundheitspolitik. Die demographische Entwicklung und die Zunahme chronischer Erkrankungen, die knapper werdenden Ressourcen und damit einhergehende Überlegungen zur Erhöhung der Effizienz und Rationalisierung im Versorgungssystem tragen mit dazu bei, dass die bisher vernachlässigten Arbeits- und Forschungsbereiche der Rehabilitation an Attraktivität gewinnen. In einer Optimierung von Angeboten für chronisch Kranke sehen Gesundheitspolitiker eine wichtige Aufgabe für rehabilitationswissenschaftliches Arbeiten. Dabei entsteht allerdings die folgende Problematik: Aus der Perspektive der beteiligten Wissenschaftler muss der Forschungsprozess kontinuierlich und langfristig angelegt sein. Dieses läuft jedoch den Interessen politischer Auftraggeber häufig zuwider, die in der Regel eher einen Bedarf für kurzfristige, bestenfalls mittelfristig verwertbare Befunde und Ergebnisse haben.

Rentenversicherungsträger. Ebenfalls unter dem Druck knapper werdender Ressourcen wird es aus Sicht der Rentenversicherung als wesentlichstem Kostenträger der medizinischen Rehabilitation zunehmend wichtiger, die vorhandenen Mittel für die in der Regel stationär erbrachten und damit relativ kostenintensiven Behandlungen optimal zu nutzen bzw. kostensparsamere Angebotsformen zu entwickeln und zu erproben. Dies setzt eine verbesserte Steuerung der Inanspruchnahme wie auch eine Überprüfung und Sicherung der Durchführungs- und Ergebnisqualität einzelner Angebote bzw. Angebotsformen voraus. Diese veränderten Bedingungen und Zielsetzungen sowie die Zunahme der Komplexität innerhalb der Rehabilitation führten zusammen mit Überlegungen, die Rehabilitation aus der gesetzlichen Rentenversicherung auszulagern, zu einer höheren Akzeptanz der Forschung bei den Geschäftsführungen der Rentenversicherungsträger. Forschung wird hier inzwischen nicht mehr als Störfaktor bürokratischer Routine und als Element der Verunsicherung erlebt, sondern als ein Instrument aufgefasst, das Beiträge zu Fragen der Effektivität und Effizienz der Angebote, der Rehabilitationsbedürftigkeit und Bedarfsplanung, der Qualitätsentwicklung und -kontrolle sowie der Entwicklung krankheitsspezifischer Konzepte leisten kann. Wenig bekannt ist, inwieweit diese größere Akzeptanz auch für die Organe der Selbstverwaltung in der Rentenversicherung gilt. Sie stehen eher in Ausnahmefällen in einem direkten Dialog mit Wissenschaftlern und erleben, dass sich ihr ohnehin schon bestehendes – strukturell bedingtes – Informationsdefizit gegenüber der Verwaltung durch den speziellen durch die Forschung bedingten Kompetenzgewinn der Geschäftsführung noch vergrößert.

Rehabilitationskliniken und Klinikträger. Auf Seiten der Leistungserbringer führten die Bestrebungen der Rentenversicherungsträger zu einem verstärkten Druck, Maßnahmen der Qualitätssicherung und Evaluation zu fördern bzw. zu betreiben. Forschung wird darüber hinaus auch zunehmend als Weg zur Entwicklung innovativer Angebote zur Belegungssteigerung vor dem Hintergrund zunehmender Konkurrenz verstanden. Vereinzelt haben Rehabilitationseinrichtungen in unterschiedlicher Organisationsform eigene kleinere Forschungsabteilungen bzw. Arbeitsgruppen implementiert. Auch ist zu beobachten, dass die Zahl habilitierter Chefärzte und leitender Psychologen wächst, die zunehmend darauf drängen, dass die medizinische Rehabilitation gegenüber der Akutmedizin an Profil gewinnt. Sie sind in diesem Zusammenhang bestrebt, die Effektivität spezifisch rehabilitativer Behandlungsansätze mit Hilfe rehabilitationswissenschaftlicher Forschung zu belegen.

Universitäten und Hochschulen. Es mangelt hier seit langem – wie bereits angemerkt – an strukturellen Voraussetzungen für die Rehabilitationsforschung. Erst in den letzten Jahren verbesserte sich die Situation zunehmend. Dies betrifft sowohl das vergrößerte Drittmittelaufkommen, das insbesondere von den Rentenversicherungsträgern bereit gestellt wird, als auch die strukturelle Ebene. So kam es zur Einrichtung von Professuren und Stiftungsprofessuren an einzelnen Universitäten. Trotz dieser deutlichen Verbesserungen sind das Engagement und die bereit gestellten Ressourcen für universitäre Rehabilitationsforschung insgesamt immer noch vergleichsweise gering. Durch die nicht ausreichende strukturelle Verankerung der Rehabilitationsforschung an den Universitäten und Hochschulen werden zum einen insbesondere die Möglichkeiten mittel- bzw. langfristiger Forschungskonzeption erschwert, zum anderen fehlen die Voraussetzungen für – im Bereich der Rehabilitation notwendige – disziplinenübergreifende Forschungsansätze. Auch fehlen die Voraussetzungen zur Bearbeitung von Forschungsfragestellungen im Grundlagenbereich. Weder die Deutsche Forschungsgemeinschaft noch die Rentenversicherungsträger haben daran ein substantielles Interesse.

Vor diesem Hintergrund ist für die Weiterentwicklung der Rehabilitationsforschung das rehabilitationswissenschaftliche Verbundforschungsprogramm des BMBF und DRV von besonderer Bedeutung (Koch et al. 1998; s. auch Haaf u. Schliehe in diesem Band). Zentrales Ziel ist nicht nur die Bearbeitung einzelner, bisher nicht hinreichend erforschter rehabilitativer Fragestellungen, sondern wie oben erwähnt vor allem auch die Schaffung längerfristiger, wenn möglich universitär verankerter Forschungsstrukturen. Die Einbindung der Rentenversicherung als Kostenträger für die Rehabilitationsforschung wirft allerdings auch Fragen nach der Form der Interaktion und möglichen Anpassungsproblemen zwischen universitärer Forschung und Kostenträger auf. Hierzu ist anzumerken, dass die Vorstellungen bezüglich der Forschung bei der Rentenversicherung - entsprechend dem gesetzlichen Auftrag - stark von einem unmittelbaren Verwertungsinteresse bestimmt sind; das Verbundprogramm ist zudem auf die medizinische Rehabilitation, und hier auf die Zielgruppe der im Erwerbsleben stehenden Personen, konzentriert. Dies widerspricht, zumindest partiell, den Interessen universitär geprägter Wissenschaftler, die an der Verfolgung längerfristiger Forschungskonzeptionen interessiert sind und ihr Rehabilitationskonzept nicht ausschließlich an der Erwerbsfähigkeit orientieren. Im Rahmen des Verbundforschungsprogramms vollzieht sich in dieser Frage gegenwärtig ein Annäherungsprozess von Rentenversicherung und Wissenschaft, bestehende Distanzen werden überwunden und Barrieren abgebaut. So ist trotz der Diskrepanz zwischen dem Selbstverständnis universitärer Forscher und den konkreten unmittelbaren Interessen und Erwartungen der Forschungsförderer im Bereich der Rehabilitationswissenschaften in den letzten Jahren das Interesse der einzelnen Wissenschaftler für Fragestellungen der Rehabilitation im Bereich der Universitäten und Hochschulen gestiegen.

1.3 Bestimmungsmerkmale der Rehabilitationswissenschaften

Eine wissenschaftliche Disziplin lässt sich primär über den von ihr behandelten Gegenstand definieren. Als weitere Charakteristika kommen ihre besonderen theoretischen und forschungsmethodischen Grundlagen und eventuell auch die Art und Organisation in der Erbringung der wissenschaftlichen Leistungen in Frage. Unter diesen drei Aspekten soll nachfolgend zunächst eine Standortbestimmung der Rehabilitationswissenschaften versucht werden, um danach die Frage zu diskutieren, inwieweit die Definition eines eigenständigen Wissenschaftsbereichs Rehabilitationswissenschaften gerechtfertigt ist.

1.3.1 Rehabilitation als wissenschaftlicher Gegenstand

Ein moderner Rehabilitationsbegriff orientiert sich am biopsychosozialen Modell von Gesundheit und Krankheit der WHO und fokussiert primär auf die individuellen und sozialen Auswirkungen von (chronischer) Krankheit, Unfall und angeborenem Leiden oder des Alterns. Unter Rehabilitation sind in diesem Kontext Bemühungen zu verstehen, eine Funktionsstörung nicht zu einer dauerhaften Einschränkung bzw. Beeinträchtigung der persönlichen, sozialen und beruflichen Lebensumstände werden zu lassen oder zumindest die Auswirkungen auf die genannten Lebensbereiche auf ein Minimum zu reduzieren (s. auch Bundesarbeitsgemeinschaft für Rehabilitation 1994).

Als ein umfassenderes, allgemein akzeptiertes und final verstandenes Ziel der Rehabilitation wird auch oft die soziale Integration des Behinderten genannt. Gemeint ist damit die möglichst weitgehende Teilhabe des Behinderten am Leben in der Gemeinschaft. Soziale Integration wird dabei nicht als das einseitige Bemühen des Behinderten um Anpassung an die Gesellschaft, sondern auch als Gestaltung der Umwelt mit dem Ziel einer Erleichterung des Lebens des Behinderten verstanden. Ein solches Rehabilitationsverständnis zielt darauf, mit Leistungen der medizinischen, beruflichen, schulisch-pädagogischen und psychosozialen Rehabilitation chronisch kranken und behinderten Menschen dazu zu verhelfen, die Erkrankung und Behinderung sowie deren Folgen zu bewältigen, um möglichst weitgehend und selbständig am normalen Leben in Familie, Beruf und Gesellschaft teilnehmen zu können.

Da wegen der Chronizität vieler Erkrankungen nur selten eine vollständige Heilung zu erreichen ist, bestehen die Ziele rehabilitativer Leistungen häufig in einer Verringerung der Einschränkungen/Beeinträchtigungen und im Bemühen, Verschlechterungen zu vermeiden, in der Schadensbegrenzung und Stabilisierung des gegenwärtigen Zustandes, in der Verlangsamung der Progression, in der Linderung der Beschwerden, in der Adaptation an einen mehr oder weniger stabilen Zustand (mit oder ohne technische Hilfen), in der Vermeidung von Maladaptation, im Lernen und Trainieren von kompensatorischen Leistungen und in der funktionsgünstigen Gestaltung der persönlichen Umwelt (vgl. Koch et al. 1995; Bundesarbeitsgemeinschaft für Rehabilitation 1999; Schuntermann u. Schott 1992). Diese Aufgabenstellung der Rehabilitation unterstützend, liegen die vorrangigen Themen der Rehabilitationswissenschaften in der Erforschung der Entstehungsursachen, der Auftretenshäufigkeiten, der Verläufe und Prognosen von Beeinträchtigungen sowie der Leistungsfähigkeit und Teilhabe in der Gesellschaft und im Beruf. Auf der Handlungsebene befasst sie sich mit der Entwicklung und Evaluation von Assessments und rehabilitativen Interventionen. Dies schließt Fragen der Prognostik, Begutachtung, Indikationsstellung, Zuweisungsprozesse und Therapiesteuerung mit ein. Weiterhin besteht der Gegenstand der Rehabilitationswissenschaften in der Analyse und Weiterentwicklung des Rehabilitationssystems unter sich verändernden gesellschaftlichen und ökonomischen Rahmenbedingungen. Schließlich hat sie die theoretischen und methodischen Grundlagen der Rehabilitation und Rehabilitationsforschung zum Gegenstand.

1.3.2 Theorieansätze und methodische Zugänge

Die Analyse von Krankheits- und Behinderungsfolgen und deren Bewältigung erfordert vor dem Hintergrund des zugrundegelegten biopsychosozialen Gesundheits- und Krankheitsbegriffs eine individuums-, institutions-, programm-, bevölkerungs- und umweltbezogene Perspektive. Kennzeichnend für eine solche Betrachtung ist ein theoretischer Pluralismus sowie eine Methodenvielfalt. Dies beinhaltet die Nutzung experimenteller und nichtexperimenteller Untersuchungsansätze ebenso wie den Einsatz unterschiedlicher qualitativer und quantitativer Forschungsmethoden. Damit lassen sich die Rehabilitationswissenschaften auch nicht einem der großen Wissenschaftsbereiche zuordnen. Je nach betrachtetem Gegenstand wird sie eher sozialwissenschaftlich oder eher naturwissenschaftlich, gelegentlich auch geisteswissenschaftlich, orientiert sein. Über genuin rehabilitationsspezifische methodische Zugänge verfügt die Rehabilitationsforschung nicht. Eine diesbezügliche Entwicklung ist nicht zu erwarten und auch nicht zu fordern. Allerdings bedarf die Rehabilitationsforschung eines intensiven Transfers von theoretischen Positionen und Forschungszugängen aus anderen Wissenschaftsbereichen mit spezifischer Anpassung an die jeweils verfolgten rehabilitativen Fragestellungen (vgl. Petermann u. Waldmann 1996). Mit dieser Adaptation wurde in den letzten Jahren konsequent begonnen. Zu nennen sind hier vor allem Verfahrens- und Analysestrategien wie Prognosemöglichkeiten des Rehabilitationsbedarfs, Bestimmung von Indikatoren des Rehabilitationserfolgs, Ansätze der Prozess- und Ergebnisevaluation, Dokumentation und Katamnestik sowie Analyse von Routinedaten, Verfahren zur Datenaggregation und Selektionsprozesse und der Anwendung von statistischen Verfahren, Qualitätsprüfung, Ergebnisintegration und Metaanalysen, computergestützte Hilfen und Rehabilitationstechnik sowie die Nutzung von Datenbanken in der Rehabilitationsforschung (s. Teil C in diesem Band).

Rehabilitation erhebt den Anspruch einer ganzheitlichen und interdisziplinären Diagnostik und Therapie. Das zugrundegelegte Krankheitsfolgenmodell und das biopsychosoziale Modell fordern eine Intervention auf der körperlichen, psychischen und sozialen Ebene (s. Biefang u. Schuntermann in diesem Band; Matthesius et al. 1995; Schuntermann 1998). Forderungen nach einer Theorie der Rehabilitation bzw. nach einer Theorie der Interventionen in der Rehabilitation werden erhoben. Erste Überlegungen und Ansätze sind formuliert, die Diskussion steht jedoch noch am Beginn (s. Gerdes u. Weis in diesem Band; Keith u. Lipsey 1993). Neben einem Behinderungs- bzw. Krankheitskonzept wie der International Classification of Impairments, Disabilities and Handicaps muss eine solche Theorie Aussagen zur Diagnostik, zur Behandlung und zu den Ergebnissen, aber auch zu den organisationalen und strukturellen Rahmenbedingungen, beinhalten.

1.3.3 Rehabilitationsforschung als interdisziplinär und interprofessionell organisierte Wissenschaft

Die Rehabilitationsforschung zeichnet sich durch eine Reihe von institutionellen und organisatorischen Besonderheiten aus. So konstituiert sie sich in einem Spannungsfeld mehrerer Interessengruppen wie Gesundheitspolitik, Kosten- und Leistungsträger, Forscher (s. oben). Hinzu kommen das therapeutische Personal und die unterschiedlichen Gruppen von Rehabilitanden. Gleichzeitig ist die Rehabilitationsforschung in Deutschland in einem historisch gewachsenen und gegliederten Versorgungssystem verortet und inter- bzw. multidisziplinär ausgerichtet. Diesen Besonderheiten müssen die in diesem Bereich tätigen Wissenschaftler in verschiedener Hinsicht Rechnung tragen. So können sie beispielsweise deutlich weniger als naturwissenschaftlichexperimentelle Forscher ihre Konditionen selbst bestimmen, sondern haben sich vielfältigen versorgungsgegebenen Notwendigkeiten anzupassen und sind damit auch in besonderem Ausmaß sozialen Einflüssen ausgesetzt (Bengel u. Koch 1988; s. auch Löschmann u. Bengel in diesem Band). Dies betrifft die Interaktionen zwischen Personen wie auch zwischen Institutionen. So setzt die Rehabilitationsforschung in vielen Fällen eine enge Kooperation von Wissenschaftlern aus Forschungsinstituten mit Mitarbeitern verschiedenster beruflicher Ausrichtung und Qualifikation innerhalb der Kostenträger sowie der Rehabilitationseinrichtungen voraus. Gleichzeitig erfordert sie - wie bei der Erbringung der rehabilitativen Leistungsangebote - auch auf der wissenschaftlichen Seite für die Analyse von Behandlungsprozessen und -ergebnissen eine interdisziplinäre Zusammenarbeit von Medizinern verschiedener Fachgebiete mit Psychologen, Pädagogen (u. a. auch Heilpädagogen, Sonderpädagogen), Soziologen, Biostatistikern, Ökonomen, Ingenieurwissenschaftlern und Juristen. Dementsprechend stellt die Bereitschaft und Fähigkeit der Forscher verschiedener Disziplinen zur interdisziplinären Bearbeitung der rehabilitativen Fragestellungen ein zentrales Prüfkriterium für eine angemessene Forschung dar. Eine erfolgreiche interdisziplinäre Kooperation setzt die Loslösung von starren Berufsrollen, partiell auch die Aufgabe von Hierarchien sowie intensive Kommunikationsprozesse zwischen den verschiedenen Spezialisten und zwischen Personen aus verschiedenen Institutionen voraus. Betrachtet man allerdings diesen Anspruch vor dem Hintergrund der unterschiedlichen Sozialisationen, der für die Rehabilitationsforschung relevanten Berufsgruppen (vgl. hierzu Schulz u. Koch in diesem Band), so muss davon ausgegangen werden, dass die als erforderlich vorauszusetzende Interdisziplinarität nicht ohne einen evtl. u. U. recht mühsamen Lern- und Anpassungsprozess zustande kommen dürfte. Für diese Annahme spricht auch die Tatsache, dass die Curricula für die Ausbildung der einzelnen in der Rehabilitationsforschung benötigten Wissenschaftler dem Lernziel „interdisziplinäre Kooperation" nur einen zu geringen Stellenwert einräumen. Mindestbedingungen für das Gelingen einer wissenschaftlichen Zusammenarbeit sind die Entwicklung einer gemeinsamen Sprache der Teammitglieder, Basiskenntnisse über die Grundlagen und Kompetenzen der anderen im Team vereinigten Berufsgruppen sowie - an den jeweiligen Aufgabenstellungen orientiert - die Regelung von Verantwortlichkeiten und des Koordinierungsbedarfs.

1.3.4 Rehabilitationsforschung als eigenständiger Wissenschaftsbereich

Die bisherigen Ausführungen lassen sich in dem folgendem Fazit zusammenfassen:

- Die Rehabilitation und damit auch die Rehabilitationsforschung haben mit den Kernthemen Behinderungs- und Bewältigungsfolgen und soziale Integration einen weitgehend klar umrissenen und - verglichen mit anderen Wissenschaftsbereichen - thematisch eher engen Forschungsgegenstand.

- Die Rehabilitationsforschung kann auf keinen eigenständigen Kanon von Theorie- und Methodenansätzen verweisen. Sie bedient sich eines breiten und pluralistisch angelegten Spektrums von auf die jeweilige Fragestellung angepassten Theorie- und Methodenrepertoires.
- Die Rehabilitationsforschung zeichnet sich durch eine Reihe von institutionellen und organisatorischen Besonderheiten aus. Zu nennen sind hier die unterschiedlichen Interessengruppen an Rehabilitationsforschung, die notwendige Berücksichtigung institutioneller Kontexte sowie die hohen Erfordernisse an Interdisziplinarität. Diese Faktoren beeinflussen ihre inhaltliche Ausrichtung, ihre Arbeitsprozesse und die Nutzung der Ergebnisse.
- In den Bereichen der medizinischen, beruflichen und schulisch-pädagogischen Rehabilitation entwickeln sich die Rehabilitationswissenschaften auf dem Hintergrund der jeweiligen wissenschaftstheoretischen Grundannahmen und der jeweiligen Forschungstradition qualitativ und quantitativ unterschiedlich. Es ist offen, inwieweit hier künftig eine konvergierende Entwicklung hin zu einer gemeinsamen rehabilitationswissenschaftlichen Disziplin zu erwarten ist.

Es stellt sich die Frage, ob die Definition eines eigenständigen Wissenschaftsbereichs Rehabilitationswissenschaften gerechtfertigt ist oder ob die Beiträge nicht bereits angemessen in den jeweiligen Fachdisziplinen erarbeitet werden. Ein Argument für die Deklaration eines eigenständigen Wissenschaftsbereichs Rehabilitationswissenschaften sehen die Herausgeber dieses Bandes darin, dass das Thema Rehabilitation in den nächsten Jahrzehnten erheblich an Bedeutung gewinnen dürfte. Chronische Erkrankungen werden nach übereinstimmenden Prognosen weiter zunehmen. Bei gleichzeitig längerer Lebenserwartung ergeben sich dadurch neue Aufgaben. Genannt seien hier exemplarisch die Vermeidung von Pflege durch rehabilitative Maßnahmen oder der durch neue Arbeitszeitmodelle bedingte qualitativ und quantitativ veränderte Rehabilitationsbedarf.

Es trifft zwar zu, dass in den letzten Jahrzehnten verschiedene wissenschaftliche Subdisziplinen mit Fokussierung auf die Rehabilitation entstanden sind, so die Rehabilitationsmedizin (Delbrück u. Haupt 1998), die Rehabilitationspädagogik bzw. Sonderpädagogik (Bach 1999; Bleidick u. Hagemeister 1998) und die Rehabilitationspsychologie (Witte 1988; Koch et al. 1988; Bengel 1997). Diese sind in der Regel aber nicht in der Lage, die Forschungsthemen in dem Maße disziplinenübergreifend zu bearbeiten, das dem Sachverhalt angemessen ist. Es fehlt eine verbindende Klammer zu den Rehabilitationswissenschaften (Mühlum u. Oppl 1992). Die Bindungen der Einzeldisziplinen zu ihren Heimat- oder Herkunftsdisziplinen sind größer als die zu den Rehabilitationswissenschaften. In dieser Integrationsfunktion sehen die Autoren und Herausgeber dieses Bandes die Rehabilitationswissenschaften und wählen bewusst die Pluralform, um damit den multidisziplinären Charakter der erforderlichen wissenschaftlichen Zugänge bei der Bearbeitung von rehabilitationsbezogenen Fragestellungen zu betonen.

Stellt man die Frage, welcher Gruppe von anderen Wissenschaften die Rehabilitationswissenschaften am ehesten zuzuordnen sind, so ist hier in erster Linie an die Gesundheitswissenschaften zu denken. Mit den Gesundheitswissenschaften gemein haben die Rehabilitationswissenschaften den erweiterten Gesundheits- bzw. Krankheitsbegriff, die Perspektive über die Krankheit bzw. Behinderung und ihre medizinische bzw. individuelle Behandlung hinaus, die Begründung über die Zunahme der chronischen Erkrankungen und die Veränderung der Alterspyramide, die Integration von medizinischen, sozial- und verhaltenswissenschaftlichen Sichtweisen und Modellen und die inter- und multidisziplinäre Arbeit. Auch in den Gesundheitswissenschaften (Public-Health, Health-Sciences) tragen Einzeldisziplinen zum Gesamtthema, der Analyse von Gesundheits- und Krankheitsprozessen und der Steuerung der Gesundheitsversorgung, bei. Die Gesundheitsökonomie sowie die Organisations- und Managementwissenschaften erhalten eine wichtige Funktion. Im Kontext der Public-Health (Schwartz et al. 1998) tauchen rehabilitationsrelevante Themen unter den einzelnen Krankheitsbildern (z.B. rheumatische Erkrankungen) und „Behinderte" unter „einzelne Bevölkerungsgruppe" (Pfäfflin u. Wolf 1998) auf. Anzumerken ist allerdings, dass auch die Gesundheitswissenschaften zumindest in Deutschland in einer Phase der Gegenstandsdefinition und Positionierung sind (Hurrelmann 1998; Hurrelmann u. Laaser 1998).

1.4 Entwicklungserfordernisse der Rehabilitationswissenschaften

Die weitere Entwicklung der Rehabilitationswissenschaften dürfte maßgeblich davon abhängen, inwieweit es gelingt, die Infrastruktur für eine interdisziplinär angelegte Rehabilitationsforschung zu stabilisieren und weiter zu entwickeln, ein Netzwerk der wissenschaftlichen Kommunikation aufzubauen und weitere Maßnahmen, die der Identitätsfindung dieses Wissenschaftsbereichs dienen, zu realisieren. Nachfolgend wird auf einige dieser Entwicklungsbedingungen näher eingegangen.

Auch wenn seit Mitte der 90er Jahre die aufgewandten Mittel für die Rehabilitationsforschung deutlich zugenommen haben, kann sie damit noch nicht als etabliert gelten. Dies dürfte erst der Fall sein, wenn die beschriebenen infrastrukturellen Defizite an den Hochschulen beseitigt sind. In diesem Zusammenhang kommen vor allem der dauerhaften Sicherung und dem Ausbau der an verschiedenen Universitäten eingerichteten Professuren, der Übernahme der Stiftungsprofessuren in die Regelfinanzierung und der Umsetzung der strukturellen Anforderungen des Förderers an die Universitäten im Rahmen des gegenwärtig laufenden Verbundforschungsprogramm besondere Bedeutung zu. Wenn auf diesem Wege die Voraussetzungen für kontinuierlich angelegte Rehabilitationsforschung an ausgewählten Universitäten geschaffen worden sind, ist auch zu erwarten, dass hier die noch defizitären theoretischen und methodischen Arbeiten in den Rehabilitationswissenschaften in Angriff genommen werden.

Die Forderung nach Schaffung infrastruktureller Voraussetzungen bezieht sich aber nicht ausschließlich auf die Universität, sondern auch auf die Entwicklungen von Forschungsmöglichkeiten bei den Trägern der Rehabilitation und bei ausgewählten Leistungserbringern. Diese Zugänge sollen vor allem die Anwendungsbezogenheit der Rehabilitationsforschung sicherstellen. Die hier bearbeiteten Forschungsvorhaben sollten nach Möglichkeit in enger Kooperation mit universitären Einrichtungen erbracht werden.

Auch nach Auslaufen des gegenwärtigen rehabilitationswissenschaftlichen Verbundprogramms ist die Rehabilitationsforschung auf Projektförderung angewiesen. Hier sind weiterhin sowohl die Kostenträger der Rehabilitation, als auch die inhaltlich zuständigen Ministerien und die Deutsche Forschungsgemeinschaft (DFG) gefordert. Bezüglich der Träger der Rehabilitation ist anzustreben, dass neben der Rentenversicherung auch die gesetzlichen Krankenkassen, die Bundesanstalt für Arbeit und die Berufsgenossenschaften die Bedeutung der Forschung für die Weiterentwicklung ihrer Rehabilitationsmaßnahmen erkennen. Bezüglich der Bundesministerien richten sich die Erwartungen weiterhin an das Bundesministerium für Bildung und Forschung (BMBF). Aber auch die Bundesministerien für Gesundheit (BMG) sowie Arbeit und Sozialordnung (BMA) sollten im Rahmen ihrer Ressortforschung rehabilitative Fragestellungen stärker berücksichtigen. Die DFG weist gegenwärtig keine eigene Rubrik für Rehabilitationsforschung auf. Es ist u. a. Aufgabe der inzwischen gegründeten Fachgesellschaft für Rehabilitationswissenschaften (s. u.), von den diesbezüglichen Notwendigkeiten und Erfolgsaussichten zu überzeugen. Es könnte sich in diesem Zusammenhang u. U. als aussichtsreich erweisen, die DFG bezüglich der für die Rehabilitationswissenschaften dringend erforderlichen Förderung von Nachwuchswissenschaftlern gezielt anzusprechen. Ob es sinnvoll ist, wie in anderen Forschungsbereichen Schwerpunkteinrichtungen für Rehabilitationsforschung, vergleichbar den „Blaue-Liste-Instituten", zu gründen, lässt sich im Augenblick noch nicht abschätzen. Sie könnten jedoch zur Profilbildung der Rehabilitationswissenschaften beitragen.

Auch in den Bereichen Weiter- und Fortbildung ist die begonnene Strukturierung und Professionalisierung weiter zu entwickeln und zu fördern. Im ärztlichen Bereich wurde 1992 die Gebietsbezeichnung „Physikalische und Rehabilitative Medizin" eingeführt, weiterhin kennt die ärztliche Weiterbildungsordnung die Zusatzbezeichnung „Rehabilitationswesen". Entsprechende Zusatzqualifikationen sind seit längerem auch für andere Berufsgruppen, z. B. für Psychologen, in der Diskussion und auch erforderlich. Diese Spezialisierungen in den rehabilitativen Disziplinen sollten allerdings stärker als bisher auch Anforderungen bezüglich wissenschaftlicher Qualifikationen beinhalten.

Für die Identitätsbildung eines Fachgebietes ist weiterhin der Aufbau eigener wissenschaftlicher Kommunikationsorgane von besonderer Bedeutung. Hier hat es in den Rehabilitationswissenschaften während der letzten Jahre deutliche Fortschritte gegeben. Zu nennen sind u. a. regelmäßig durchgeführte nationale und internationale wissenschaftliche Veranstaltungen, die stärkere wissenschaftliche Ausrichtung der führenden Fachzeitschriften und Buchreihen für Rehabilitation und die Gründung von wissenschaftlichen Arbeitsgemeinschaften und Fachgesellschaften mit deutlichem Bezug zur Rehabilitationsforschung.

Das seit 1992 jährlich stattfindende Rehabilitationswissenschaftliche Kolloquium, organisiert vom Verband Deutscher Rentenversicherungsträger, hat sich als wichtiges Forum für die Kommunikation von Forschungsergebnissen und Behandlungskonzepten etabliert. Die Deutsche Vereinigung für die Rehabilitation Behinderter (DVfR) veranstaltet ebenso wie die Bundesarbeitsgemeinschaft für Rehabilitation (BAR) Kongresse, auf denen auch Forschungsergebnisse präsentiert werden. Auf europäischer Ebene findet alle drei Jahre die European Conference on Research in Rehabilitation, veranstaltet von der European Federation for Research in Rehabilitation (zuletzt 1998 in Berlin, 2001 in Madrid) statt. Der erste Weltkongress der International Society of Physical and Rehabilitation Medicine findet 2001 in Amsterdam statt. Selbstverständlich gibt es ferner eine Vielzahl von Kongressen, die rehabilitationswissenschaftliche Fragestellungen zum Thema haben bzw. Sektionen eingerichtet haben.

Bezüglich der Fachzeitschriften für Rehabilitation und Rehabilitationsforschung ist Folgendes festzustellen: In Deutschland kommt neben verschiedenen disziplins- und störungsspezifischen Zeitschriften, die rehabilitative Themen mitbehandeln, vor allem der Zeitschrift „Die Rehabilitation" (2000 im 39. Jahrgang) eine zentrale Rolle für die Kommunikation der Entwicklungen in der Rehabilitation zu. Das 1998 neu zusammengesetzte Herausgebergremium will die Zeitschrift stärker auch als deutschsprachiges Organ für Rehabilitationsforschung profilieren. Den Schwerpunkt auf Rehabilitation legen ferner die Zeitschriften „Physikalische Medizin, Rehabilitationsmedizin, Kurortmedizin", „Prävention und Rehabilitation" und „Praxis der Klinischen Verhaltensmedizin und Rehabilitation". Von den über 150 internationalen Journalen seien exemplarisch genannt: American Journal of Physical Medicine and Rehabilitation, Archives of Physical Medicine and Rehabilitation, Disability and Rehabilitation, European Journal of Physical Medicine and Rehabilitation, European Journal of Rehabilitation, International Journal of Rehabilitation Research, Physical Medicine and Rehabilitation, Psychosocial Rehabilitation Journal, Rehabilitation Counseling Bulletin und Rehabilitation Psychology. Die Kommunikation auf internationaler Ebene ist für die deutsche Rehabilitationsforschung von hoher Bedeutung (Hohmann 1998; Reuter 1992; DeJong u. Sutton 1995).

Im März 2000 wurde die Deutsche Gesellschaft für Rehabilitationswissenschaften (DGRW) gegründet. Die DGRW versteht sich als gemeinnütziger, interdisziplinär und multiprofessionell arbeitender und zur unabhängigen wissenschaftlichen Erkenntnis verpflichteter Zusammenschluss von Wissenschaftlern aus verschiedenen Bereichen der Rehabilitation. Sie sieht ihre vornehmliche Aufgabe in der Förderung der Kommunikation innerhalb der Rehabilitationswissenschaften, sowohl im nationalen wie internationalen Rahmen, in der Veranstaltung wissenschaftlicher Tagungen, in der Anregung von Forschungsprogrammen, in der Förderung des wissenschaftlichen Nachwuchses, in Maßnahmen zur weiteren Entwicklung der Rehabilitationswissenschaften an den Hochschulen, anderen wissenschaftlichen Einrichtungen und Rehabilitationseinrichtungen sowie in Stellungnahmen zu wissenschaftlichen Fragen der Rehabilitation und Information der Öffentlichkeit.

In dem Maße, in dem Fachgesellschaften in der Rehabilitation Anerkennung innerhalb der „Scientific Community" finden, steigen auch die Chancen ihrer wissenschaftlichen „Selbstbestimmung". Dazu gehört u.a. auch die Möglichkeit bzw. Notwendigkeit, dass z.B. die fachliche Begutachtung von rehabilitationswissenschaftlichen Forschungsvorhaben durch gewählte Fachgutachter erfolgt. Diese Forderung ist bisher nur bedingt eingelöst. So erfolgt zwar die Auswahl der Gutachter zumeist diagnosenspezifisch, berücksichtigt aber nicht die unterschiedlichen Aufgabenstellungen und Kompetenzvoraussetzungen im akutmedizinischen und rehabilitativen Bereich. Dies führt dazu, dass die Beurteilung von rehabilitationswissenschaftlichen Forschungsvorhaben im weiteren Sinne oft fachfremd durchgeführt wird. Für Forschungsvorhaben, die ein rehabilitatives Thema interdisziplinär bearbeiten, ist darüber hinaus auch ein entsprechend interdisziplinär zusammengesetztes Gutachterteam zu fordern, da der einzelne Gutachter häufig noch vor dem Problem steht, dass er sich nur für einen Teil des beantragten Vorhabens auf der Basis seines disziplinenspezifischen Fachwissens als zuständig und kompetent erachtet. Er wird sich oft nicht ausreichend im Stande sehen, wesentliche Elemente, die sowohl die Schnittstelle zwischen den Disziplinen als auch die Besonderheiten des jeweiligen anderen Faches betreffen, angemessen zu bewerten. Die Realisierung dieser Forderung kann eine Grundvoraussetzung sein, um den Anteil der durch Drittmittel geförderten rehabilitationswissenschaftlichen Forschung zu erhöhen und damit auch mittelfristig zu einer Verbesserung der Qualität der Rehabilitationsforschung beizutragen.

Literatur

Bach H (1999) Grundlagen der Sonderpädagogik. UTB, Bern

Bengel J (1997) Aufgaben der Rehabilitationspsychologie in Versorgung und Forschung. In: Weitkunat R, Haisch J, Kessler M (Hrsg) Public Health und Gesundheitspsychologie. Huber, Bern, S 358–365

Bengel J, Koch U (1988) Evaluationsforschung im Gesundheitswesen. In: Koch U, Lucius-Hoene G, Stegie R (Hrsg) Handbuch der Rehabilitationspsychologie. Springer, Berlin, S 321–347

Bleidick U, Hagemeister U (1998) Allgemeine Theorie der Behindertenpädagogik. Urban, Stuttgart

Bundesarbeitsgemeinschaft für Rehabilitation (Hrsg) (1994) Rehabilitation Behinderter. Deutscher Ärzte-Verlag, Köln

Bundesarbeitsgemeinschaft für Rehabilitation (1999) BAR-Positionspapier zur Weiterentwicklung der medizinischen, beruflichen und sozialen Rehabilitation. Rehabilitation 38: 38–43

DeJong G, Sutton JP (1995) Rehab 2000: The evolution of medical rehabilitation in America Health Care. In: Landrum PK, Schmidt ND, McLean A (eds) Outcome oriented rehabilitation. Aspen, Gaithersburg, ML, S 3–42

Delbrück H, Haupt E (Hrsg) (1998) Rehabilitationsmedizin. Urban & Schwarzenberg, München

Hohmann J (1998) Gesundheits-, Sozial- und Rehabilitationssysteme in Europa. Huber, Bern

Hurrelmann K (Hrsg) (1998) Gesundheitswissenschaften. Springer, Berlin

Hurrelmann K, Laaser U (Hrsg) (1998) Handbuch Gesundheitswissenschaften. Juventa, Weinheim

Keith RA, Lipsey MW (1993) The role of theory in rehabilitation assessment, treatment, and outcomes. In: Glueckauf R, Sechrest L, Bond G, McDonel E (eds) Improving assessment in rehabilitation and health. Sage, Newbury Park, CA, S 33–58

Koch U (1994) Der Fachbereich Rehabilitationswissenschaften der Humboldt-Universität Berlin. Versuch einer Innovation. In: Bleidick U, Ellger-Rüttgardt S (Hrsg) Behindertenpädagogik im vereinten Deutschland. Beltz, Weinheim, S 138–152

Koch U, Barth M (1992) Rehabilitationsforschung in der Rentenversicherung - Rahmenbedingungen, Interessen und Perspektiven. In: Müller R, Schuntermann MF (Hrsg) Sozialpolitik als Gestaltungsauftrag. Bund, Köln, S 75–89

Koch U, Lucius-Hoene G, Stegie R (Hrsg) (1988) Handbuch der Rehabilitationspsychologie. Springer, Berlin

Koch U, Schliehe F, Aufderheide W (1998) Stand und Entwicklung der rehabilitationswissenschaftlichen Forschung. Rehabilitation 37: 66–70

Koch U, Gerdes N, Jäckel WH, Müller-Fahrnow W, Raspe HH, Schian HM, Schliehe F, Wallesch CW, Lotz W (1995) Verbundforschung Rehabilitationswissenschaften. Vorschlag zu einer Förderinitiative. Deutsche Rentenversicherung 7–8: 491–513

Matthesius RG, Jochheim KA, Barolin GS, Heinz C (Hrsg) (1995) ICIDH - Internationale Klassifikation der Schädigungen, Fähigkeitsstörungen und Beeinträchtigungen. Ullstein Mosby, Berlin Wiesbaden

Mühlum A, Oppl H (Hrsg) (1992) Handbuch der Rehabilitation. Luchterhand, Neuwied

Petermann F, Waldmann HC (1996) Methoden der Rehabilitationsforschung. Zeitschrift für Klinische Psychologie, Psychopathologie und Psychotherapie 44: 305–338

Pfäfflin M, Wolf P (1998) Behinderte. In: Schwartz FW, Badura B, Leidl R, Raspe HH, Siegrist J (Hrsg) Das Public Health Buch. Gesundheit und Gesundheitswesen. Urban & Schwarzenberg, München, S 525–536

Reuter W (1992) Der Stand der Rehabilitationswissenschaften in Großbritannien. Praxis der Klinischen Verhaltensmedizin und Rehabilitation 5: 318–322

Schuntermann MF (1993) Zur Begründung der interdisziplinären Rehabilitationswissenschaften. Zeitschrift für Gesundheitswissenschaften 1: 161–171

Schuntermann MF (1998) Die revidierte Fassung der Internationalen Klassifikation der Impairments, Disabilities und Handicaps (ICIDH-2). In: Delbrück H, Haupt E (Hrsg) Rehabilitationsmedizin (2. Aufl). Urban & Schwarzenberg, München, S 2–17

Schuntermann MF, Schott J (1992) Rehabilitationswissenschaften: Wie lange noch Stiefkind der Humanwissenschaften. In: Müller R, Schuntermann MF (Hrsg) Sozialpolitik als Gestaltungsauftrag. Bund, Köln, S 54–74

Schwartz FW, Badura B, Leidl R, Raspe HH, Siegrist J (Hrsg) (1998) Das Public Health Buch. Gesundheit und Gesundheitswesen. Urban & Schwarzenberg, München

Verband Deutscher Rentenversicherungsträger (1992) Bericht der Reha-Kommission. Empfehlungen zur Weiterentwicklung der medizinischen Rehabilitation in der gesetzlichen Rentenversicherung. VDR, Frankfurt/Main

Weis J, Koch U (1998) Forschung in der Rehabilitationsmedizin. In: Delbrück H, Haupt E (Hrsg) Rehabilitationsmedizin. Urban & Schwarzenberg, München, S 150–164

Witte W (1988) Einführung in die Rehabilitationspsychologie. Huber, Bern

Kapitel 2

Zur Situation in der Rehabilitationsforschung: Stand und Bedarf

2

H. G. Haaf, F. Schliehe

2.1 Einleitung

Die Rehabilitation stellt neben der Vorsorge, Krankenbehandlung und neuerdings der Pflege eine wichtige Säule des deutschen Gesundheitssystems dar. Durch Reha-Leistungen soll die soziale und berufliche Integration von Behinderten bzw. Menschen, denen krankheitsbedingt eine Behinderung droht, erhalten bzw. wiederhergestellt werden. Um diese umfassende Aufgabe zu bewältigen, ist in Deutschland unter Mitwirkung der Rehabilitationsträger ein umfassendes Reha-System aufgebaut und entwickelt worden. Es umfasst ein breites Spektrum an medizinischen, beruflichen und sozialen Leistungsangeboten bei gleichzeitig hoher fachlicher Spezialisierung und Differenzierung. Kennzeichnend sind ganzheitliche und interdisziplinäre Behandlungskonzepte auf Grundlage biopsychosozialer Krankheitsmodelle.

Die Art und der Umfang der Rehabilitationsleistungen zielen vor allem auf die Folgen von chronischen Krankheiten, deren Ursachen und Verlauf sowohl mit dem Verhalten der Menschen (Lebensstil) als auch mit ihren Umweltbedingungen zusammenhängen. Die weitere Zunahme chronischer Krankheiten bei gleichzeitig längerer Lebenserwartung, neue Aufgaben in der Vermeidung von Pflege, aber beispielsweise auch die Verlängerung der Lebensarbeitszeit durch die Gesetzgebung im Rentenrecht werden den Reha-Bedarf und die qualitativen Anforderungen an die Rehabilitation weiter zunehmen lassen (Schaub 1999). Diese wachsenden Herausforderungen sind nur durch eine wissenschaftlich fundierte Weiterentwicklung der Rehabilitation zu bewältigen. Die Schlussfolgerung von Fliedner und Gerdes (1988), dass die Zukunft der Rehabilitation entscheidend von der Entwicklung einer eigenständigen Forschung abhängt, hat auch heute noch nicht an Aktualität verloren.

2.2 Der Förderschwerpunkt „Rehabilitationswissenschaften"

In der zweiten Hälfte der 80er Jahre wurden demgegenüber Defizite der rehabilitationswissenschaftlichen Infrastruktur und der Rehabilitationsforschung verstärkt in der Fachöffentlichkeit diskutiert (vgl. Gerdes 1988; VDR 1992; Koch u. Barth 1992). Dies führte in der ersten Hälfte der 90er Jahre zu einer schrittweisen Verbesserung der strukturellen Voraussetzungen der Rehabilitationsforschung (vgl. den Beitrag von Koch u. Bengel in diesem Band).

Vor diesem Hintergrund ist auch die Implementierung des Förderschwerpunkts „Rehabilitationswissenschaften" zu sehen. Um den notwendigen Anschub der Reha-Forschung auf eine breitere Basis zu stellen und langfristig wirksame Strukturverbesserungen zu erreichen, haben Rentenversicherung und Bundesforschungsministerium gemeinsam einen rehabilitationswissenschaftlichen Förderschwerpunkt im Rahmen des Gesundheitsforschungsprogramms des Bundes eingerichtet (Buschmann-Steinhage et al. 1998).

Ziel des Forschungsprogramms ist es, Qualität und Umfang der Reha-Forschung zu steigern sowie den Aufbau universitärer und außeruniversitärer Forschungseinrichtungen zu erreichen. Damit wird die wissenschaftlich begründete Weiterentwicklung der Rehabilitation langfristig sichergestellt. Es geht also sowohl um Antworten auf praxisrelevante Forschungsfragen als auch um den notwendigen Aufbau reha-wissenschaftlicher Forschungsstrukturen.

Förderkonzept

Das Konzept des Schwerpunkts sieht die Förderung von regionalen Forschungsverbünden über einen Zeitraum von 6 Jahren vor. Das Finanzvolumen beträgt zunächst insgesamt 80 Mio. DM, die das Bundesforschungsministerium und die Rentenversicherung jeweils zur Hälfte aufbringen. Innerhalb der regionalen Verbünde arbeiten Forscher aus verschiedenen wissenschaftlichen Bereichen zusammen. Neben Wissenschaftlern aus universitären und außeruniversitären Forschungsinstituten wirken auch Praktiker aus Reha-Einrichtungen und Vertreter von Rehabilitationsträgern mit. Damit wird bei den interdisziplinären Forschungsarbeiten der Praxisbezug gewährleistet. Die Verbundstruktur soll ferner zur Qualitätssicherung der Forschung beitragen. Zentrale Aufgabe der regionalen Verbünde ist es, rehabilitationswissenschaftliche Studien zu planen und durchzuführen. Eine sinnvolle Arbeitsteilung wird durch eine thematische Schwerpunktsetzung innerhalb der Verbünde gewährleistet.

Regionale Forschungsverbünde

Der Förderschwerpunkt „Rehabilitationswissenschaften“ wurde im März 1996 öffentlich ausgeschrieben. Durch ein unabhängiges, international besetztes wissenschaftliches Gutachtergremium wurden acht Forschungsverbünde zur Förderung empfohlen. Neben der methodischen Qualität der Forschungsprojekte war vor allem die konzeptuelle und strukturelle Schlüssigkeit der Verbundkonzepte für das Urteil der Gutachter entscheidend. Die geförderten Verbünde zeichnen sich insbesondere durch ihre konkreten strukturellen Konzeptionen aus, die Perspektiven für eine langfristige Absicherung eröffnen.

In der ersten Förderphase wurde Mitte 1998 mit der Förderung der insgesamt 85 Projekte begonnen, dazu zählen auch die wissenschaftlichen Geschäftsstellen der Verbünde und die methodischen Querschnittprojekte. Die Bewilligung der Mittel erfolgte zunächst für höchstens drei Jahre. Nach jeweils zwei und vier Jahren der maximal sechsjährigen Förderungsdauer ist eine Zwischenbegutachtung unter Mitwirkung des Gutachtergremiums vorgesehen.

Die Verbünde verteilen sich regional über die gesamte Bundesrepublik und decken thematisch eine große Bandbreite wichtiger Fragestellungen ab. Dabei ist eine gewisse inhaltliche Schwerpunktsetzung im Bereich der Reha-Systemforschung zu erkennen. Entsprechend einer Empfehlung des Gutachterkreises und der Förderer wurden verstärkt Projekte zu ökonomischen und geschlechtsspezifischen Fragen der Rehabilitation eingebracht. Darüber hinaus haben mehrere Verbünde ökonomische Querschnittsprojekte ausgearbeitet bzw. inhaltliche Schwerpunkte in diesem Bereich gesetzt, sodass mittlerweile ökonomische Fragestellungen angemessen berücksichtigt werden. Bezogen auf die untersuchten Diagnosegruppen ergibt sich eine tendenzielle Entsprechung mit der quantitativen Verteilung der Reha-Leistungen der Rentenversicherung, wobei die Krankheiten des Skelett-, Muskel- und Bindegewebes sowie onkologische Erkrankungen relativ etwas seltener vertreten sind.

Die Verbünde haben bereits zahlreiche Aktivitäten zur übergreifenden Vernetzung eingeleitet. An erster Stelle sind mehrere Arbeitsgruppen zu methodischen und gesundheitsökonomischen Fragestellungen zu nennen (Faller et al. 1999; Muthny et al. 1999; Hessel et al. 1999; Burchert et al. 1999; Deck u. Röckelein 1999). Durch die Empfehlungen dieser Gruppen wurde von Beginn an eine Harmonisierung der methodischen Vorgehensweise in den Projekten erreicht.

2.3 Stand der Rehabilitationswissenschaften

2.3.1 Rehabilitationswissenschaftliche Forschungsbereiche

Chronische Krankheiten und deren Folgen stehen im Mittelpunkt der medizinischen Rehabilitation. Allgemeine Aufgabe der Rehabilitationsforschung ist die Analyse der individuellen Entwicklung zu einer verbesserten Anpassung an die Erkrankung und die bleibenden oder vorübergehenden Beeinträchtigungen. Grundlage ist dabei das biopsychosoziale Modell der ICIDH-2[1] der WHO, die sich auf einen dreidimensionalen Begriff der Funktionsfähigkeit (Körperfunktionen und -strukturen, Aktivitäten, Partizipation) stützt (Schuntermann 1999). Nicht zuletzt aus dieser Sichtweise von Behinderung leitet sich der Anspruch einer ganzheitlichen Behandlung in der Rehabilitation ab, der einen interdisziplinären Forschungsansatz in den Rehabilitationswissenschaften erfordert.

Vordringliche Aufgabe einer anwendungsorientierten Rehabilitationsforschung ist die Weiterentwicklung der rehabilitativen Leistungen. Im Hinblick auf die Besonderheiten des rehabilitationswissenschaftlichen Forschungsgegenstandes stellen Weis und Koch (1998, S. 153) folgende inhaltlichen und strukturellen Anforderungen an die Rehabilitationsforschung:

- interdisziplinäre Zusammenarbeit,
- Vernetzung von Theorie, Forschung und Praxis,
- Kommunikation und Austausch zwischen Praktikern, Forschern und Vertretern der Rehabilitationsträger,
- biopsychosoziales Prozessmodell als theoretische Grundlage.

Aus den verschiedenen Forschungsdisziplinen und -traditionen, die die Rehabilitationsforschung kennzeichnen, lassen sich die diesbezüglichen For-

[1] Internationale Klassifikation der Funktionsfähigkeit und Behinderung.

schungsbereiche unterschiedlich benennen und gliedern. Im Folgenden soll auf vier als zentral angesehene rehabilitationswissenschaftliche Forschungsfelder näher eingegangen werden. Dabei soll zum einen der Entwicklungsstand und zum anderen der Forschungsbedarf dargestellt werden.

2.3.2 Rehabilitationsdiagnostik und Prognose des Rehabilitationserfolgs

Die Bedarfsfeststellung und Zuweisungssteuerung erfolgt in der Rehabilitation (und der Pflege) im Unterschied zu anderen Versorgungsbereichen durch Begutachtung der jeweiligen sozialmedizinischen Dienste der Kosten- bzw. Leistungsträger. Gesundheitliche Beeinträchtigungen werden dabei im Hinblick auf ihre Folgen für die soziale und berufliche Integration beurteilt. Ein wichtiger Entwicklungsbereich in der Rehabilitation liegt in der Verbesserung der rehabilitationsspezifischen Diagnostik für eine adäquate Steuerung der Zuweisung und der Rehabilitation selbst. Dabei wird auch die individuelle Therapiesteuerung im Rehabilitationsprozess angesprochen. Dazu ist es notwendig, Assessmentverfahren weiterzuentwickeln, die es ermöglichen, den individuellen Rehabilitationsbedarf bzw. die vorhandene Leistungsfähigkeit zu objektivieren, damit auf dieser Grundlage Maßnahmen gezielt angeregt, eingeleitet und durchgeführt werden können. Gegenwärtig ist - auch bedingt durch restriktivere gesetzliche Zugangsbedingungen und Leistungseinschränkungen - insbesondere der Grad der rehabilitativen Unterversorgung eine wichtige Forschungsfrage.

Eine systematische und umfassende Übersicht zu Assessmentverfahren für die Rehabilitation geben Biefang et al. (1999; s. dazu den Beitrag von Biefang u. Schuntermann in diesem Band). Die Mehrzahl der in der Sammlung beschriebenen Verfahren stammen aus dem Kontext der Psychologie bzw. der Medizin und wurden nicht speziell für die Rehabilitation erarbeitet. Zu spezifischen Fragestellungen der Reha-Diagnostik besteht weiterhin Entwicklungsbedarf. Die in rehabilitationswissenschaftlichen Evaluationsstudien bisher eingesetzten Assessmentverfahren sind primär auf rehabilitationsmedizinische Erfolgskriterien gerichtet. Für die Zielsetzung der Rehabilitation der Rentenversicherung ist es wichtig, Verfahren zu entwickeln, mit denen die Leistungsfähigkeit der Rehabilitanden im Erwerbsleben direkter bestimmt werden kann. Ferner sollte der prädiktive Wert der reha-medizinischen Erfolgsindikatoren für die berufliche Wiedereingliederung weiter analysiert werden. Im Förderschwerpunkt „Rehabilitationswissenschaften“ werden u. a. Verfahren zur Reha-Motivation, zur Progredienzangst bei chronischen Erkrankungen und zur zielorientierten Ergebnismessung entwickelt.

2.3.3 Patienten in der Rehabilitation

Einen zentralen Gegenstand der Rehabilitationsforschung stellt die Krankheitsbewältigung (Coping) dar (vgl. dazu auch den Beitrag von Gerdes u. Weis in diesem Band). Die Copingforschung untersucht die individuellen und sozialen Ressourcen sowie die Defizite der Patienten und analysiert die Strategien, die diese zur Anpassung an die Erkrankung und ihre Folgen entwickeln. Eine gelungene Bewältigung und Anpassung an eine chronische Erkrankung hat direkte Auswirkungen auf die soziale und berufliche Integration und den weiteren Krankheitsverlauf. Zur Krankheitsbewältigung wird in der Psychologie bereits seit Jahrzehnten geforscht. Dementsprechend existiert eine Fülle von Erkenntnissen (vgl. Muthny 1997; Muthny u. Broda 1999). In der Rehabilitationswissenschaft gilt es, das vorhandene Wissen zur Krankheitsbewältigung zu adaptieren und nutzbar zu machen. Das heißt, es sollten zum einen eher grundlegende Studien zur Krankheitsbewältigung in der Rehabilitation durchgeführt werden und zum anderen Konzepte zur Unterstützung der Krankheitsverarbeitung der Rehabilitanden entwickelt sowie evaluiert werden.

Die Rehabilitation zielt bei der Mehrzahl der Rehabilitanden auf Lebensstiländerungen. Gerade in diesem zentralen Bereich ist jedoch insbesondere die mittel- und langfristigen Wirksamkeit der Rehabilitation noch nicht ausreichend. Deshalb kommt der Weiterentwicklung und Evaluation von Konzepten, mit denen langfristige Verhaltensänderungen erreicht werden können, prioritäre Bedeutung zu. Die Rehabilitationswissenschaften sollten sich hierzu die Ergebnisse der Compliance-Forschung verstärkt zu Nutze machen.

Im Förderschwerpunkt „Rehabilitationswissenschaften" steht insbesondere im bayrischen Verbund die Patientenperspektive im Mittelpunkt. Dabei geht es u.a. auch um die subjektiven Krankheitstheorien der Rehabilitanden. Weitere Projekte beschäftigen sich mit Patientenschulungen, mit der individuellen Indikationsstellung im Reha-Prozess sowie mit Gründen für Behandlungsabbrüche. Ferner wurden gezielt Untersuchungen zu geschlechtsspezifischen Aspekten der Rehabilitation im Rahmen des Förderprogramms angeregt.

2.3.4 Evaluation der medizinischen Rehabilitation

Die wichtigste Aufgabe der Reha-Forschung ist nach wie vor die Untersuchung der Wirksamkeit der rehabilitativen Maßnahmen. Letztendlich setzen andere Fragestellungen, wie z.B. die individuelle Zuweisung zu bestimmten Therapieverfahren, die Wirksamkeit der Reha-Maßnahmen voraus. Die Effektivität und Effizienz der Rehabilitationsleistungen ist in der öffentlichen Diskussion immer wieder kritisch bewertet worden (Koch u. Barth 1992). Deshalb wurde die Evaluation bisher meist unter dem Aspekt der Legitimation der Reha-Leistungen betrachtet. Durch diese eingeschränkte Sicht kann jedoch die Aussagekraft der Forschung eingeengt werden. Letztendlich dient die Evaluation auch der konzeptuellen Weiterentwicklung der rehabilitativen Maßnahmen. Dies sollte sich sowohl in den Fragestellungen und Hypothesen als auch in der Methodik entsprechender Studien widerspiegeln.

Nicht zuletzt aufgrund des Legitimationsdrucks beschäftigte sich die überwiegende Mehrzahl der rehabilitationswissenschaftlichen Studien in

Deutschland im weiteren Sinne mit der Effektivität der Rehabilitation. Dabei sind insbesondere bei Untersuchungen, die von Rehabilitationskliniken durchgeführt werden, die Grenzen zwischen Ergebnissen, die primär der Qualitätssicherung in der jeweiligen Klinik dienen und solchen Studien, die verallgemeinerbare Resultate anstreben, nur schwer zu ziehen.

Aufgrund der großen Bedeutung der Evaluation der medizinischen Rehabilitation wurde eine systematische Literaturrecherche zu deutschen Effektivitätsstudien seit 1989 durchgeführt (u.a. Datenbanken MEDLINE, PSYCHINFO). Die Recherche wurde über den Bestand des VDR und die Tagungsbände der Rehabilitationswissenschaftlichen Kolloquien ergänzt. Die Suche war auf Studien zu komplexen Rehabilitationsmaßnahmen begrenzt. Darunter fallen sowohl stationäre als auch ambulante bzw. teilstationäre Maßnahmen. Untersuchungen zu einzelnen Behandlungselementen (z.B. Krankengymnastik oder Entspannungsverfahren) wurden nicht berücksichtigt. Die Recherche beschränkte sich ferner auf Arbeiten zu den vier häufigsten Diagnosegruppen, die fast 85% aller Reha-Maßnahmen ausmachen:

- Erkrankungen des Skeletts, der Muskeln und des Bindegewebes (etwa 38% der Rehabilitationsleistungen der Rentenversicherung),
- Neubildungen (etwa 17%),
- Psychische Erkrankungen; inklusive Abhängigkeitserkrankungen (etwa 16%),
- Erkrankungen des Kreislaufsystems (etwa 13%).

Die Literaturrecherche erbrachte insgesamt 39 Evaluationsstudien, die die Einschlusskriterien erfüllten. Die entsprechenden Literaturstellen sind am Ende des Beitrages dokumentiert. Die Verteilung der Arbeiten auf die einzelnen Diagnosen ist in Tabelle 2.1 dargestellt. Die Ergebnisse der betrachteten Studien werden im Folgenden im Überblick beschrieben. Auf die Methodik wird unter Abschn. 2.4 eingegangen. Ausführlichere Darstellungen finden sich bei Schliehe und Haaf (1996) sowie Haaf (1998, 1999).

Die betrachteten Studien belegen die grundsätzliche Wirksamkeit der Rehabilitation: die reha-medizinischen Ziele werden bei den meisten Rehabilitanden erreicht, die Leistungs- bzw. Erwerbsfähigkeit wird verbessert und die Wirkung der Rehabilitation bleibt weitgehend mittel- bzw. langfristig erhalten. Dies sind Voraussetzungen dafür, dass die Rehabilitanden wei-

Tabelle 2.1. In den Studien verwendete Forschungsdesigns

	Eingruppen-Prä-Post-Design	Quasi-experimentelle Studie	Wartegruppen-design	Randomisierte, kontrollierte Studie	Summe
Orthopädie/ Rheumatologie	4	2	2	2	10
Kardiologie	3	3	0	0	6
Psychosomatik	8	1	0	0	9
Sucht	5	1	0	0	6
Onkologie	8	0	0	0	8
Summe	28	7	2	2	39

terhin erwerbstätig sein können. Darüber hinaus weisen die Studien auch auf die Effizienz der Rehabilitation hin. Es ergaben sich sowohl reduzierte Arbeitsunfähigkeitszeiten als auch zufriedenstellende berufliche Wiedereingliederungsraten nach der Rehabilitation, wobei bei der beruflichen Reintegration dem Alter der Versicherten eine entscheidende Bedeutung zukommen. Einige Forschungsarbeiten liefern andererseits Anhaltspunkte dafür, dass die rehabilitative Wirksamkeit insbesondere in der Onkologie und Kardiologie nicht so lange andauert wie dies wünschenswert wäre. Bei der Interpretation der Ergebnisse sind die methodischen Einschränkungen des oftmals verwendeten Eingruppen-Prä-Post-Design zu berücksichtigen (vgl. Abschn. 2.4). Ferner kann nicht ausgeschlossen werden, dass Studien, die negativere Ergebnisse erbrachten, nicht veröffentlicht wurden (Publikationsbias).

In der weiteren Entwicklung sollte die Evaluation der Rehabilitationsmaßnahmen mittelfristig in die Erarbeitung von therapeutischen und diagnostischen Leitlinien auf der Basis der in den Studien gewonnenen Ergebnisse münden. Leitlinien setzen zum einen die Formulierung relevanter Empfehlungen auf der Basis von ausreichend gesichertem Wissen voraus. Zum anderen sollte ihre Umsetzung evaluiert werden. Als eine Grundlage für Leitlinien können Metaanalysen dienen, deren Erarbeitung eine weitere aktuelle rehabilitationswissenschaftliche Aufgabe darstellt (vgl. dazu den Beitrag von Farin u. Antes in diesem Band).

2.3.5 Reha-Systemforschung

Das Rehabilitationssystem der Bundesrepublik kann auch im internationalen Vergleich als ein besonders ausgestaltetes Versorgungssystem gelten. Unterschiede zur Rehabilitation in anderen Ländern ergeben sich zum Teil aus dem sozial- und gesundheitspolitischen Auftrag (Rehabilitation vor Rente oder Pflege) und der damit verbundenen auch präventiven Zielsetzung (Aufhalten chronischer Krankheitsprozesse und Vermeidung sozialer und beruflicher Desintegration). Weitere Merkmale liegen in der Verrechtlichung des Leistungssystems, in der Zuordnung zu unterschiedlichen Sozialleistungsträgern entsprechend ihrer Hauptaufgaben und der spezifischen Strukturverantwortung der Rehabilitationsträger (Sicherstellungsauftrag) sowie den daraus entstandenen besonderen Organisationsformen (Dominanz der stationären Rehabilitation). Aus diesen charakteristischen Merkmalen des deutschen Rehabilitationssystems definiert sich spezifischer Forschungsbedarf.

Das bundesdeutsche Gesundheitssystem wurde generell geprägt durch Vorstellungen, denen zufolge eine relative Trennung (Arbeitsteilung, Spezialisierung) und sequentielle Verfolgung von Aufgaben der Vorsorge, kurativen Versorgung, Rehabilitation und Pflege sinnvoll und effektiv ist (Koch et al. 1998). Die Behandlung chronischer Krankheiten und ihrer Folgen erfordert jedoch nicht nur eine interdisziplinäre Zusammenarbeit, sondern auch eine stärkere Prozessorientierung, die Brüche in den Behandlungsverläufen vermeidet. Aufgabe insbesondere der Reha-Systemforschung ist es deshalb, Wege zu definieren und zu evaluieren, durch die eine Flexibilisierung des Rehabilitationssystems, z. B. über aufeinander abgestimmte ambulante, teilstationäre und stationäre Angebote, und eine stärkere Vernetzung der Leistungsformen erreicht werden kann. Letzteres muss über die „Zuständigkeitsgrenzen" der Kosten- bzw. Leistungsträger und Berufsgruppen hinweg erfolgen. Solche Vernetzungsformen sind beispielsweise zwischen Kuration (ambulanter Krankenbehandlung, Behandlung im Krankenhaus) und Rehabilitation, aber auch zwischen medizinischer, beruflicher und sozialer Rehabilitation zu intensivieren. Neue Entwicklungen sollten sich jedoch auf Forschungsergebnisse stützen können bzw. wissenschaftlich begleitet werden. Die wissenschaftliche Beschäftigung mit dem Rehabilitationssystem rückt erst in jüngster Zeit stärker in das Interesse der Forschung. In einem ersten Überblick führt Brennecke (1999) als zentrale Fragen der Reha-Systemforschung an:

- Flexibilisierung der Rehabilitationsform und der Behandlungsdauer,
- Schnittstellen,
- Vernetzung,
- Bedarfsentwicklung,
- Steuerung und Fallmanagement,
- Qualitätssicherung.

Eine besonders dynamische Entwicklung sowohl bezogen auf die Konzepte als auch die wissenschaftliche Evaluation lässt sich zur Zeit für die Flexibilisierung der Rehabilitation beobachten. Dazu gehört zu einem eine flexiblere Handhabung der Behandlungsdauer und zum anderen die Erweiterung der stationären Leistungen um ambulante bzw. teilstationäre Rehabilitationsangebote (vgl. dazu auch den Beitrag von Bürger in diesem Band). Neben dem Ersatz stationärer Maßnahmen werden auch Konzepte diskutiert und erprobt, in denen die ambulante/teilstationäre Rehabilitation eine ergänzende Funktion übernimmt (u. a. Karoff u. Weinheimer 1996; Husen u. Bischoff 1998). Die seit etwa zehn Jahren laufende Diskussion um die Flexibilisierung hat mittlerweile zur Einrichtung von 80 laufenden Modellen alleine in der Rentenversicherung geführt (Maier-Riehle u. Schliehe 1999). Erste Ergebnisse aktueller Begleitstudien weisen zum einen auf eine vergleichsweise höhere Akzeptanz der stationären Rehabilitation hin. Bezogen auf die Wirksamkeit zeigen sich bisher in der Literatur keine bedeutsamen Differenzen (Brennecke 1999; Maier-Riehle u. Schliehe 1999). Da sich die Rehabilitanden in den verglichenen ambulanten/teilstationären und stationären Kollektiven hinsichtlich verschiedener Ausgangsmerkmale unterschieden, können diese Resultate nicht eindeutig interpretiert werden. Weitere Ergebnisse sind u. a. von 13 Projekten im Förderschwerpunkt „Rehabilitationswissenschaften" zu erwarten, die sich mit ambulanter/teilstationärer Rehabilitation beschäftigen, sowie von einer umfassenderen Studie zu den Indikationsbereichen Orthopädie/Rheumatologie und Kardiologie, die gemeinsam von Kranken- und Rentenversicherung gefördert wird (Buschmann-Steinhage et al. 1998; Schott et al. 1999; Bürger u. Koch 1999).

Eine weitere wichtige Fragestellung ist der internationale Vergleich von Rehabilitationssystemen, aus dem möglicherweise Ansätze für deren Weiterentwicklung abgeleitet werden können. Als Bestandsaufnahme wurde im

Rahmen der Reha-Kommission der Rentenversicherung eine vergleichende Analyse der Rehabilitation in Europa gefördert, die später durch eine detailliertere Untersuchung zur Rehabilitation nach Herzinfarkt ergänzt wurde (Schneider 1991; Gabanyi u. Schneider 1993). Dabei wurde zum einen festgestellt, dass die WHO-Definition der Rehabilitation in allen Ländern anerkannt wird. Ferner ist europaweit der Erhalt der Erwerbsfähigkeit das wesentliche Ziel der Rehabilitation („Reha vor Rente"). Andererseits variierte das Angebot an Rehabilitationseinrichtungen und -programmen relativ stark zwischen den Ländern. Während in Deutschland, Frankreich und der Schweiz Rehabilitationskliniken eine große Rolle spielten, konzentrierte sich die Rehabilitation in Ländern mit einem Nationalen Gesundheitsdienst (Großbritannien, Finnland und Schweden) auf die ambulante Rehabilitation. Diese Unterschiede differenzierten sich für die Rehabilitation nach Herzinfarkt weiter. So wurden Herzinfarktpatienten etwa in Finnland ausschließlich stationär behandelt, während sich in England die Maßnahmen nach Abschluss der Akutbehandlung auf die medikamentöse Behandlung und Beratung durch den Hausarzt beschränkten.

Duda et al. (1995) haben bei einer Analyse des niederländischen Reha-Systems insbesondere kooperative Strukturen zur Steuerung des Rehabilitationsverlaufs untersucht. Anders als in Deutschland kommt in den Niederlanden dem Reha-Facharzt eine disziplin- und einrichtungsübergreifende Koordinationsfunktion zu. Zu einer Übertragbarkeit dieses Ansatzes auf deutsche Verhältnisse äußern sich die Autoren nicht. Sie betonen die Bedeutung der Analyse alternativer System-Entwürfe für eine möglichst offene Diskussion der Weiterentwicklung des hiesigen Rehabilitationssystems. In der sogenannten Interregio-Studie untersuchten Jäckel und Mitarbeiter (1997) die stationäre Rehabilitation bei chronischen Rückenschmerzen in Deutschland, Frankreich und der Schweiz. Die Autoren verglichen sowohl Aspekte der Reha-Systeme als auch die Behandlungsprogramme sowie deren Effektivität. Für die Rehabilitanden von unmittelbarer Bedeutung sind die Unterschiede in der Höhe der Selbstbeteiligung zwischen den Ländern, mit vergleichsweise niedrigeren Sätzen in Deutschland. Die Autoren sehen in den Ergebnissen des Wirksamkeitsvergleichs eine Tendenz, dass stärker aktivierende Therapiemaßnahmen bessere Erfolge im Bereich der Funktionsfähigkeit erzielen. Damit scheinen die Unterschiede in der Wirksamkeit primär durch unterschiedliche Behandlungskonzepte in den betrachteten Kliniken bedingt zu sein. In einer Kohortenstudie, die von der Internationalen Vereinigung für Soziale Sicherheit (IVSS) angeregt wurde, wird in Dänemark, Israel, Niederlande, Schweden, den USA und Deutschland die gesundheitliche und berufliche Entwicklung nach einer längeren Arbeitsunfähigkeit aufgrund eines Rückenleidens analysiert. Wesentliches Ziel des Projekts ist die international vergleichende Analyse der Einflussfaktoren, die darüber entscheiden, ob und wann die arbeitsunfähigen Versicherten wieder beruflich eingegliedert werden. Bei der Auswertung der deutschen Daten stellten Weber und Raspe (1999) u.a. eine Unterinanspruchnahme von Rehabilitationsmaßnahmen fest. Ergebnisse aus dem internationalen Vergleich liegen noch nicht vor.

2.4 Stand der rehabilitationswissenschaftlichen Methodik

Die Diskussion um Defizite in der Reha-Forschung ist eng verknüpft mit einer generellen Kritik an der oft nicht ausreichenden methodischen Qualität rehabilitationswissenschaftlicher Studien. Darin ist ein wichtiger Grund dafür zu sehen, dass die positiven Ergebnisse der Evaluationsstudien bisher in der Fachöffentlichkeit keine nachhaltige Resonanz erfahren haben. Die Ursachen für methodische Schwächen liegen in Deutschland zum einen in beschriebenen infrastrukturellen Rahmenbedingungen. Zum anderen ist jedoch auch der komplexe Forschungsgegenstand zu berücksichtigen, der eine direkte Übertragung von Forschungsstrategien, wie sie beispielsweise in der Pharmakoforschung seit einiger Zeit eingeführt sind, nicht zulässt (Andrews 1991). Aus diesen spezifischen Problemen der Rehabilitationsforschung ergibt sich, dass methodische Defizite nicht auf Deutschland beschränkt sind, sondern auch international diskutiert werden (u. a. Pollock et al. 1993; Bouter 1994).

Um die Aussagekraft künftig zu steigern, ist es unerlässlich, die methodische Qualität der Untersuchungen zu verbessern und eine gewisse Harmonisierung der Vorgehensweise zu erreichen. Ein erster Vorschlag hierzu wurde von Biefang et al. (1997) erarbeitet. Ferner wurden Empfehlungen für die Angleichung der methodischen Vorgehensweise und der erfassten Merkmalsbereiche sowie für die gesundheitsökonomische Evaluation im Förderschwerpunkt entwickelt (Faller et al. 1999; Muthny et al. 1999; Hessel et al. 1999; Burchert et al. 1999).

2.4.1 Forschungsansätze in der Rehabilitationsforschung

Tabelle 2.1 zeigt auf, wie viele der betrachteten 39 Evaluationsstudien mit welchem Forschungsansatz durchgeführt wurden (vgl. Abschn. 2.3). Mehrheitlich wurde das Eingruppen-Prä-Post-Design eingesetzt (72%), bei dem ausschließlich eine Patientengruppe und keine Kontrollgruppe betrachtet wird. In der Psychosomatik, Sucht und Onkologie finden sich nur einzelne Studien mit einem anderen Design. In der Orthopädie/Rheumatologie und der Kardiologie wurden mehrere quasi-experimentelle Studien durchgeführt, bei denen eine anders behandelte, jedoch *nicht* zufällig zugeordnete (randomisierte) Kontroll- bzw. Vergleichsgruppe einbezogen wird (z. B. ambulant vs. stationär). Randomisierte Untersuchungen beschränken sich auf die Orthopädie/Rheumatologie. Im Wartegruppendesign dienen dabei meist Reha-Antragsteller, die noch auf die Maßnahme warten müssen, als Kontrollgruppe.

Die Sicherheit, mit der ein kausaler Zusammenhang zwischen einer Intervention und dem Erreichen der Zielgrößen angenommen werden kann, hängt von der Anlage einer Studie ab. Die stringenteste methodische Vorgehensweise beim Nachweis von Therapieeffekten sind randomisierte kontrollierte Studien, die jedoch in der Reha-Forschung nicht ohne weiteres realisierbar sind (Andrews 1991). Zur näheren Bewertung der Forschungsansätze s. den Beitrag von Faller et al. in diesem Band.

Die meisten der 39 betrachteten Studien wurden nach 1993 realisiert. In jüngster Zeit werden verstärkt Studien mit Vergleichsgruppen durchgeführt. Eine weitere Steigerung der methodischen Qualität kann durch den Förderschwerpunkt „Rehabilitationswissenschaften" erwartet werden. Die 22 dort geförderten Evaluationsstudien werden alle mit einer Vergleichsgruppe durchgeführt. In neun Forschungsprojekten ist ein randomisiertes Design vorgesehen.

Dieser Trend sollte beibehalten und zukünftige Evaluationsstudien mit einem kontrollierten und randomisierten Design durchgeführt werden. Der in aktuellen Studien durchgeführte Vergleich zwischen einer Standardtherapie und einer weiterentwickelten Therapie erscheint auch praktisch umsetzbar (s. dazu den Beitrag von Faller et al. in diesem Band).

2.4.2 Messzeitpunkte

In 4 der betrachteten 39 Evaluationsstudien wurde nur der Zeitpunkt unmittelbar nach der Maßnahme untersucht. In der medizinischen Rehabilitation sind allerdings nicht nur die kurzfristigen Erfolge von Bedeutung, sondern es geht auch um langfristige Besserungen für die chronisch kranken Rehabilitanden. Auch die berufliche (Re)Integration kann sinnvoll nur mittel- bzw. langfristig betrachtet werden. In den meisten Studien wurden deshalb Messzeitpunkte nach 3, 6 oder 12 Monaten einbezogen. Ein Katamnesezeitraum von einem Jahr scheint dem Untersuchungsgegenstand angemessen. Davor sollte ein weiterer Messzeitpunkt nach 3 oder 6 Monaten in Abhängigkeit von den Annahmen über den Zeitverlauf der untersuchten Prozesse liegen (vgl. Faller et al. 1999). Bei speziellen Fragestellungen kann auch ein Untersuchungszeitraum von mehreren Jahren erforderlich sein. Die Reha-Verlaufsstatistik der Rentenversicherung betrachtet Rehabilitanden über einen bis zu achtjährigen Zeitraum nach der medizinischen Rehabilitationsmaßnahme, um Aussagen über die Kontinuität der rehabilitativen Versorgung zu erhalten (Schuntermann 1996). Langfristige Follow-up-Erhebungen werden insbesondere bei der Evaluation der Suchtrehabilitation realisiert. Neben dem Problem der Erreichbarkeit der einbezogenen Rehabilitanden stellt sich vor allem außerhalb des Suchtbereichs bei Evaluationsstudien die Frage, ob es sinnvoll ist, von einer Reha-Maßnahme solch langfristigen Wirkungen zu erwarten.

2.4.3 Operationalisierung der Prädiktoren und Zielgrößen

Ein entscheidender Aspekt bei rehawissenschaftlichen Studien ist die Operationalisierung der Prädiktoren und Zielgrößen (s. dazu auch den Beitrag von Bullinger u. Ravens-Sieberer in diesem Band). Einige der Untersuchungsbereiche, z. B. Angst, Depressivität, können je nach Fragestellung sowohl Zielgrößen wie auch Prädiktoren sein. Im Förderschwerpunkt wurden Empfehlungen für die Auswahl von relevanten Merkmalen und Variablen sowie geeigneter Assessmentverfahren entwickelt (Muthny et al. 1999).

Bei der Analyse der Wirksamkeitsparameter aus den 39 betrachteten Evaluationsstudien lassen sich neben übergreifenden Indikatoren auch indikationsspezifische Merkmalsbereiche erkennen. In Untersuchungen zu verschiedenen Indikationen wurden die Rehabilitanden nach ihrer körperlichen Verfassung und ihrem Gesundheitszustand erfragt. Insbesondere bei der Erhebung am Ende der Rehabilitation wurden auch die behandelnden Ärzte zur gesundheitlichen Situation der Rehabilitanden befragt. Grundsätzlich ist es wünschenswert die Angaben der Rehabilitanden auch bei späteren Nacherhebungen durch (haus)ärztliche Befunde zu vervollständigen. Allerdings ist dies mit einem erheblichen Aufwand verbunden.

In der Orthopädie/Rheumatologie sind Schmerzen sowie Funktionszustand und Wohlbefinden wichtige Zielgrößen. Ferner wird die Funktionskapazität (u. a. Funktionsfragebogen Hannover) als Outcome erfasst. Die körperlichen Beschwerden sind oft mit psychischen Symptomen, wie Angst und Depressivität, verbunden. Diese Merkmale sind auch für andere chronische Erkrankungen relevant. In psychosomatischen Studien hat naturgemäß die psychische Befindlichkeit eine große Bedeutung. Gemäß dem speziellen gesetzlichen Auftrag steht in der onkologischen Rehabilitation die Verbesserung der Lebensqualität der Rehabilitanden im Mittelpunkt. Die Suchtrehabilitation hat die Abstinenz der Rehabilitanden als wesentliches Ziel. Die Kontrolle von Risikofaktoren, u. a. Blutfette, Blutdruck, Gewicht und Rauchverhalten, spielt in der kardiologischen Rehabilitation eine entscheidende Rolle. Zur Erfassung von Effekten körperlichen Trainings, werden die körperliche Kraft und Leistungsfähigkeit sowie bei Rückenschmerzen auch die Wirbelsäulenbeweglichkeit gemessen. Für eine umfassende Bewertung von ganzheitlichen Rehabilitationsmaßnahmen reichen solche somatischen Effektgrößen jedoch nicht aus.

Die berufliche Wiedereingliederung als wichtigste Zielgröße aus Sicht der Rentenversicherung wurde in einer Reihe von Studien insbesondere aus dem kardiologischen Bereich betrachtet. Dabei beruhen die Angaben zum Teil auf Daten der Sozialversicherungsträger und teilweise auf Auskünften der Rehabilitanden. Generell ist für die Evaluation von Rehabilitationsmaßnahmen die Erfassung der beruflichen Integration zu fordern.

In einer Reihe von Studien wurden auch Merkmale erhoben, die die Effizienz der Rehabilitation betreffen. Häufig wurden Arbeitsunfähigkeitszeiten vor und nach der Maßnahme verglichen. Dies wird bei Studien ohne Kontrollgruppe mit dem Argument kritisiert, dass sich die Rehabilitation in der Regel an eine Phase eines verschlechterten Gesundheitszustandes (meist verbunden mit langen Arbeitsunfähigkeitszeiten) anschließt. Ganz allgemein kann beobachtet werden, dass nach Zeiten mit häufiger bzw. langer Arbeitsunfähigkeit und einer dementsprechenden medizinischen Versorgung oft Zeiträume folgen, in denen Arbeitnehmer seltener arbeitsunfähig sind (sog. „epidemiologischer AU-Trend") (Gerdes 1993).

Weitere untersuchte Merkmale zur Effizienz beziehen sich auf die Inanspruchnahme der medizinischen Versorgung nach der Rehabilitation. Hierzu wurden in einigen Studien auch Daten über die Krankenversicherung erhoben. Generell wurden gesundheitsökonomische Aspekte in reha-wissenschaftlichen Evaluationsstudien bisher allerdings zu wenig beachtet. Deshalb wurde im Förderschwerpunkt eine verstärkte Einbeziehung ökonomischer Aspekten angeregt und eine Arbeitsgruppe hat detaillierte Empfehlungen zur gesundheitsökonomische Evaluation in der Rehabilitation formuliert (Hessel et al. 1999; Burchert et al. 1999).

2.5 Ausblick

2.5.1 Rehabilitationswissenschaftliche Infrastruktur

Mit den beschriebenen positiven Ansätzen in der Entwicklung der rehabilitationswissenschaftlichen Infrastruktur werden bereits seit langem bestehende Defizite gemildert. Die Diskrepanz zwischen dem Entwicklungsstand des rehabilitativen Versorgungssystems und den dafür erbrachten Aufwendungen auf der einen Seite und den Forschungsaktivitäten sowie den zur Verfügung stehenden Fördermitteln auf der anderen Seite ist jedoch noch nicht beseitigt. Die sich aus den wachsenden Anforderungen ergebende bedarfsgerechte Weiterentwicklung der medizinischen Rehabilitation ist ohne eine qualifizierte wissenschaftliche Unterstützung nicht denkbar. Die Rehabilitationsforschung kann nicht nur dazu beitragen die Wirksamkeit und Qualität der medizinischen Rehabilitation zu erhöhen, sondern insbesondere auch die Wirtschaftlichkeit der eingesetzten Mittel zu steigern. Deshalb ist auf eine weitere Erhöhung der Forschungsaktivitäten und ein wachsendes Engagement der Forschungsförderer zu hoffen. Dies gilt vor allem auch in Bezug auf die langfristige Absicherung der im Förderschwerpunkt „Rehabilitationswissenschaften“ aufgebauten Forschungsinfrastruktur.

2.5.2 Förderschwerpunkt „Rehabilitationswissenschaften“

Mit dem Förderschwerpunkt ist es erstmalig gelungen, Fördermittel des Bundesforschungsministeriums und eines Sozialleistungsträgers zu koordinieren und in einem gemeinsamen Programm zu bündeln. Die gemeinsame Förderung durch das BMBF und die Rentenversicherung hat Modellcharakter. Sie bedeutet für die Rentenversicherung einen Wechsel von der Einzelprojektförderung im Rahmen der Auftragsforschung zu einer systematischen Forschungsförderung.

Durch den Förderschwerpunkt wurden bereits in der Antragsphase vielfältige rehabilitationswissenschaftliche Aktivitäten angeregt. Die geförderten Verbünde zeichnen sich vor allem durch die bereits jetzt weit entwickelte Verbundstruktur aus. Diese umfasst insbesondere die langfristige institutionelle Absicherung. So wurden in einigen Regionen rehabilitationswissenschaftliche Institute gegründet, die mit der Unterstützung von Rentenversicherungsträgern über das Förderprogramm hinaus rechnen können.

Für die angestrebte Etablierung der Rehabilitationswissenschaften an den Universitäten ergeben sich u. a. Perspektiven aus den in mehreren Regionen geführten Verhandlungen mit den örtlichen Universitäten über die

Schaffung von Stiftungsprofessuren. Damit zeichnet sich bereits heute ab, dass der Förderschwerpunkt dem gesetzten Ziel des Aufbaus einer rehabilitationswissenschaftlichen Forschungsinfrastruktur ein gutes Stück näher gekommen ist. Von den in die Förderung aufgenommenen Projekten kann darüber hinaus die Beantwortung dringender Forschungsfragen erwartet werden. Der Förderschwerpunkt „Rehabilitationswissenschaften" wird damit zur konzeptionellen Weiterentwicklung und wissenschaftlichen Fundierung der Rehabilitationspraxis sowie zur weiteren Optimierung der Effizienz der Rehabilitation beitragen können.

2.5.3 Stand der Rehabilitationsforschung

Die Themenbereiche und Fragestellungen der Rehabilitationsforschung lassen sich nach unterschiedlichen Gesichtspunkten gliedern und darstellen. In dieser Darlegung wurde orientiert am Rehabilitationsprozess für vier zentrale rehabilitationswissenschaftliche Forschungsbereiche der Forschungsstand und -bedarf skizziert.

Ein wichtiger Entwicklungsbereich für eine adäquate Steuerung der Zuweisung und des Rehabilitationsprozesses liegt in der Verbesserung der rehabilitationsspezifischen Diagnostik. Eine vorliegende Übersicht für die Rehabilitation erbrachte eine Reihe von rehabilitationsrelevanten Assessmentverfahren (Biefang et al. 1999). Entwicklungsbedarf wird insbesondere für die Kardiologie und die Sozialmedizin gesehen. Ferner ist es für die Zielsetzung der Rehabilitation der Rentenversicherung wichtig, Verfahren zu entwickeln, mit denen die Leistungsfähigkeit der Rehabilitanden im Erwerbsleben direkter bestimmt werden kann.

Einen weiteren zentralen Gegenstand der Rehabilitationsforschung stellt die Krankheitsbewältigung (Coping) dar. Dabei geht es sowohl um Grundlagenforschung als auch um die Entwicklung von therapeutischen Ansätzen zur Unterstützung einer angemessenen Krankheitsverarbeitung. Da die Rehabilitation bei der Mehrzahl der Rehabilitanden auf Lebensstiländerungen zielt, ist ferner die Weiterentwicklung und Evaluation von Konzepten prioritär, mit denen langfristige Verhaltensänderungen erreicht werden können.

Das deutsche Rehabilitationssystem kann auch im internationalen Vergleich als ein besonders ausgestaltetes Versorgungssystem gelten. Aus seinen charakteristischen Merkmalen definiert sich spezifischer Forschungsbedarf. Die wissenschaftliche Beschäftigung mit dem Rehabilitationssystem rückt erst in jüngster Zeit stärker in das Interesse der Forschung (Brennecke 1999). Die zur Zeit dynamischste Entwicklung sowohl bezogen auf die Konzepte als auch die wissenschaftliche Evaluation lässt sich für die Flexibilisierung der Rehabilitation beobachten. Eine weitere wichtige Fragestellung ist der internationale Vergleich von Reha-Systemen, aus dem möglicherweise Ansätze für die Weiterentwicklung des deutschen Systems abgeleitet werden können. Hierzu liegen verschiedene Forschungsergebnisse vor.

Eine Literaturrecherche zu Evaluationsstudien, die sich mit komplexen medizinischen Rehabilitationsmaßnahmen beschäftigen, erbrachte eine wachsende Zahl von Forschungsarbeiten in den letzten Jahren. Die Studien zeigen vornehmlich positive Ergebnisse bei den betrachteten reha-medizinischen Zielgrößen infolge der Rehabilitation. Ferner ist die überwiegende Zahl der Rehabilitanden nach der Maßnahme beruflich integriert. Hierbei sind neben den methodischen Grenzen des häufig verwendeten Eingruppen-Prä-Post-Designs auch Einschränkungen bei der zeitlichen Dauer der rehabilitativen Effekte zu berücksichtigen.

In der Literatur lässt sich einerseits eine methodische Qualifizierung der deutschen Rehabilitationsforschung in den letzten Jahren erkennen, die sicher auch durch Verbesserungen in der rehawissenschaftlichen Infrastruktur bedingt ist. Zum anderen zeichnet sich durch den Förderschwerpunkt „Rehabilitationswissenschaften" eine deutliche Steigerung der methodischen Güte ab. Dabei spielt neben der methodenkritischen Beurteilung der Forschungsanträge durch das Gutachtergremium auch die Einbeziehung von methodisch ausgewiesenen Wissenschaftlern in die Forschungsverbünde und die Schaffung von methodischen Querschnittprojekten mit Beratungsaufgaben eine wichtige Rolle. Außerdem haben verbundübergreifende Arbeitsgruppen u. a. Vorschläge für die Harmonisierung der rehabilitationswissenschaftlichen Methodik erarbeitet, die in den Verbünden umgesetzt wurden und auch die Reha-Forschung außerhalb des Förderprogramms beeinflussen werden.

Zur Verstetigung der kurz- bzw. mittelfristigen Reha-Effekte sind zudem konzeptuelle Weiterentwicklungen nötig. Hier geht es vor allem auch um die Einleitung einer wirksamen Nachsorge im Anschluß an die Rehabilitationsmaßnahme. Dies gilt sowohl für die psychosoziale Betreuung als auch für die Möglichkeit, körperliches Training nach der Rehabilitation in einem geregelten Rahmen fortsetzen zu können, wie es beispielsweise in den Herzsportgruppen möglich ist.

Rehawissenschaftliche Evaluationsstudien

Angermann B, Deschler H (1992) Anschlussheilbehandlung nach aortokoronarem Bypass – Wie häufig gelingt die Wiedereingliederung ins Erwerbsleben? Rehabilitation 31: 29–32

Badura B, Grande G, Janssen H, Schott T (1995) Qualitätsforschung im Gesundheitswesen. Ein Vergleich ambulanter und stationärer kardiologischer Rehabilitation. Juventa, Weinheim, München

Bauer U, Wolfram H, Strzata A, Neise U, Kühne GE (1995) Langzeit-Katamnesen Alkoholabhängiger über 10 bis 14 Jahre nach stationärer viermonatiger Entwöhnungsbehandlung. Erfolgsmerkmale und Mortalität. Sucht 41: 384–394

Becher LF, Gerards V, Herz R (1999) Effekte eines multidisziplinären Behandlungsprogramms für Patienten nach Brustkrebs-Operation. In: Schliehe F, Schuntermann MF (Hrsg) Reha-Bedarf – Effektivität - Ökonomie. Tagungsband zum 8. Rehabilitationswissenschaftlichen Kolloquium. Wirtschaftsdienstverlag, Bad Homburg, S 317–318

Beutel M, Kayser E, Vorndran A, Schlüter K, Bleichner F (1998) Berufliche Integration psychosomatisch Kranker – Ergebnisse einer Verlaufsuntersuchung mit Teilnehmern der beruflichen Belastungserprobung. Praxis Klinische Verhaltensmedizin und Rehabilitation 42: 22–27

Biskup M, Uhlemann T, Gärtner U (1994) Veränderungen körperlicher Beschwerden und Belastungen von Tumorpatienten nach stationärer onkologischer Rehabilitation. Praxis der Klinischen Verhaltensmedizin und Rehabilitation 7: 219–229

Broda M, Bürger W, Dinger-Broda A, Massing H (1996) Die Berus-Studie. Zur Ergebnisevaluation der Therapie psychosomatischer Störungen bei gewerblichen Arbeitnehmern. Westkreuz, Berlin, Bonn

Budde H (1994) Evaluation eines verhaltensorientierten Therapieprogramms für Rückenschmerz-Patienten in der stationären orthopädischen Rehabilitation. Deutsche Rentenversicherung 11: 781–798

Dieckmann J, Grünberg U, Albert H (1994) Wirksamkeit orthopädischer Rehabilitationstherapie auf alltagsmotorische Handlungen bei Patienten mit statisch-degenerativem Wirbelsäulensyndrom. Prävention und Rehabilitation 6: 124–129

Ehrhardt-Schmelzer S, Keller S (1997) Ambulante Rehabilitation bei Patienten mit chronifizierten Rückenschmerzen – Ergebnisse einer kontrollierten Studie. ZAT Journal 1–1/97: 12–21

Feuerlein W, Küfner H (1989) A prospective multicenter study of in-patient treatment for alcoholics: 18- and 48-month follow-up. European Archives of Psychiatry and Neurological Sciences 239: 144–157

Gärtner U, Braun GD, Held K, Friedrich H, Reimers HJ, Schmidt J, Schröck R, Biskup M (1996) Beschwerden, Belastung sowie Lebenszufriedenheit onkologischer Patienten. Effekte und Patienteneinschätzungen stationärer Rehabilitation. Medizinische Klinik 91: 501–508

Göttl KH, Maleitzke R, Gerdes N (1997) Vergleich zwischen einer 4-wöchigen und einer 3-wöchigen stationären Rehabilitation im Langzeitverlauf der chronischen Lumbalgie (Lumbalgie-Studie Bad Buchau) Vortrag gehalten anlässlich des 7. Rehabilitationswissenschaftlichen Kolloquiums in Hamburg

Häussler B, Keck M, Jacob M (1995) Optimierung der beruflichen Reintegration von Herzinfarktpatienten. De Gruyter, Berlin

Herschbach P, Henrich G, Oberst U (1994) Lebensqualität in der Nachsorge. Praxis der Klinischen Verhaltensmedizin und Rehabilitation 7: 241–251

Hildebrandt J, Pfingsten M, Ensink FB, Franz C, Padur I, Reiche A, Saur P, Seeger D, Steinmetz U, Straub A (1994) Die Behandlung chronischer Rückenschmerzen durch ein ambulantes Rehabilitationsprogramm. Erste Ergebnisse einer prospektiven Studie. Physikalische Medizin, Rehabilitationsmedizin, Kurortmedizin 4: 161–168

Hildebrandt J, Pfingsten M (1996) Multimodale Therapie chronischer Rückenschmerzen. Münchner Medizinische Wochenschrift 1996, 138: 576–579

Jäckel WH, Cziske R, Gerdes N, Jacobi E (1990) Überprüfung der Wirksamkeit stationärer Rehabilitationsmaßnahmen bei Patienten mit chronischen Kreuzschmerzen: eine Prospektive, randomisierte, kontrollierte Studie. Rehabilitation 29: 129–133

Jäckel WH et al. (1997) Interregio-Studie. Rehabilitation bei chronischen Rückenschmerzen: Evaluation in den drei Ländern Deutschland, Frankreich und Schweiz. Unveröffentlichter Abschlussbericht. Hochrhein-Institut, Bad Säckingen

Keck M, Budde HG (1997) Soziale Situation, Nachsorgeverhalten und Befinden chronisch herzkranker Frauen nach stationärer kardiologischer Rehabilitation. Praxis Klinische Verhaltensmedizin und Rehabilitation, 10 (Heft 40): 25–33

Kehde S, Beutel M, Kaser E, Bleichner F, Schlüter C (1999) Katamnese stationärer psychosomatischer Rehabilitation: Wiederherstellung der Arbeitsfähigkeit und Befinden. In: Schliehe F, Schuntermann MF (Hrsg) Reha-Bedarf – Effektivität - Ökonomie. Tagungsband zum 8. Rehabilitationswissenschaftlichen Kolloquium. Wirtschaftsdienstverlag; Bad Homburg, S 354–356

Klein W (1995) Ergebnisqualität: Rehabilitationserfolg bei abhängigkeitskranken Versicherten der Bundesknappschaft. Praxis der Klinischen Verhaltensmedizin und Rehabilitation 6 (30): 93–96

Klein W, Missel P, Braukmann W (1997) Effizienz stationärer Abhängigkeitsrehabilitation: Ergebnisse zum langfristigen sozialmedizinischen Rehabilitationserfolg. Verhaltensmedizin heute. Fortschritte in der Rehabilitation, Heft 7: 47–57

Klein W, Missel P, Braukmann W (1998) Ergebnisse zum langfristigen sozialmedizinischen Rehabilitationserfolg nach stationärer Abhängigkeitsrehabilitation. Praxis Klinische Verhaltensmedizin und Rehabilitation 42: 44–50

Koch U, Brünger M, Löschmann C (1994) Erweiterte Statistische Auswertung des Dokumentationssystems DOSY und seiner 1-, 2- und 4-Jahreskatamnesen des Verbandes der Fachkrankenhäuser für Suchtkranke e.V. unter Berücksichtigung von Einrichtungs- und Behandlungsmerkmalen. Unveröffentlichter Abschlussbericht

Krischke NR, Niebrügge S, Petermann F, Schuler O (1996) Prädiktoren für den Erfolg stationärer medizinischer onkologischer Rehabilitation. Prävention und Rehabilitation 8: 109–117

Langer HE, Ehlebracht-König I, Josenhans J (1998) Evaluation des Patientenschulungskurses „chronische Polyarthritis“. Deutsche Rentenversicherung 3-4/98: 239–264
Lutz R, Schneider J, Süß W (1999) Effekte stationärer Schmerztherapie – erste Ergebnisse des BfA-Forschungsprojektes in der Edertal Klinik. In: Schliehe F, Schuntermann MF (Hrsg) Reha-Bedarf – Effektivität - Ökonomie. Tagungsband zum 8. Rehabilitationswissenschaftlichen Kolloquium. Wirtschaftsdienstverlag, Bad Homburg, S 279–180
Missel P, Braukmann W, Buschmann H, et al. (1997) Effektivität in der Rehabilitation Abhängigkeitskranker: Ergebnisse einer klinikübergreifenden Katamnese. Verhaltensmedizin Heute, Schriftenreihe des Wissenschaftsrates der AHG, S 25–37
Müller-Fahrnow W (1994) Die Berliner KHK-Studie – eine empirische Untersuchung zur Versorgungsphase I – III bei koronarer Herzkrankheit. In: Müller-Fahrnow W (Hrsg) Medizinische Rehabilitation. Versorgungsstrukturen, Bedarf und Qualitätssicherung. Juventa, Weinheim, München, S 129–158
Murk B, Knauf W (1996) Berufsfördernde Maßnahmen in einem integrierten Behandlungsmodell – eine vergleichende Evaluationsstudie bei Alkoholabhängigen. Praxis der Klinischen Verhaltensmedizin und Rehabilitation 33: 23–30
Nübling R, Puttendörfer J, Wittmann WW, Schmidt J, Wittich A (1995) Evaluation psychosomatischer Heilverfahren – Ergebnisse einer Katamnesestudie. Die Rehabilitation 34: 74–80
Piper J (1996) Langfristige Besserung kardiovaskulärer Risikofaktoren durch stationäre Rehabilitation. Prävention und Rehabilitation 9: 29–34
Piper J, Mack R (1998) Langfristiger Einfluss einer stationären Rehabilitationsmaßnahme auf Hypertonie, Fettstoffwechselstörungen und Adipositas. Physikalische Medizin, Rehabilitationsmedizin, Kurortmedizin 8: 46–51
Rugulies R, Jäger A, Benesch L, Siegrist J (1996) Komprehensive Lebensstiländerung bei Koronarkranken und die Integration stationärer und ambulanter Rehabilitation: Erste Ergebnisse einer sekundärpräventiven Interventionsstudie. Zeitschrift für Gesundheitswissenschaften 4: 234–247
Sandweg R, Sänger-Alt C, Rudolf G (1991) Erfolg in der stationären Psychotherapie – Ergebnisse eines Katamneseprojekts in einer Fachklinik für psychogene Erkrankungen. Das öffentliche Gesundheitswesen 53: 801–809
Schmidt J (1991) Evaluation einer Psychosomatischen Klinik. Verlag für akademische Schriften, Frankfurt
Schwiersch M, Stepien J, Schröck R (1994) Veränderungen der Lebensqualität von Tumorpatienten und Patienten nach stationärer Rehabilitation. Praxis der Klinischen Verhaltensmedizin und Rehabilitation 7(28): 230–240
Schwibbe G (1991) Veränderungen der Lebensqualität onkologischer Patienten im Verlauf einer stationären Nachsorgekur. Die Rehabilitation 30: 55–62
Stier R, Gerdes N, Jäckel WH (1999) „Rekonditionierung in Gruppen“ als Therapiekonzept in der Rehabilitation von Patienten mit chronischen Kreuzschmerzen – Eine prospektive, kontrollierte Therapiestudie mit randomisierter Prüfung gegen eine „Standardtherapie“ bei einjährigem Follow-up. In: Schliehe F, Schuntermann MF (Hrsg) Reha-Bedarf – Effektivität – Ökonomie. Tagungsband zum 8. Rehabilitationswissenschaftlichen Kolloquium. Wirtschaftsdienstverlag, Bad Homburg, S 317–318
Schulz H, Lotz-Rambaldi W, Koch U, Jürgensen R, Rüddel H (1999) 1-Jahres-Katamnese stationärer psychosomatischer Rehabilitation nach differentieller Zuweisung zu psychoanalytisch oder verhaltenstherapeutisch orientierter Behandlung. Psychotherapie, Psychosomatik, medizinische Psychologie 49: 114–130
Völler H, Dovifat C, Rombeck B, et al. (1999) Ist eine dauerhafte Reduktion kardiovaskulärer Risikofaktoren nach stationärer Rehabilitation bei Koronarkranken möglich. In: F. Schliehe F, Schuntermann MF (Hrsg) Reha-Bedarf – Effektivität - Ökonomie. Tagungsband zum 8. Rehabilitationswissenschaftlichen Kolloquium. Wirtschaftsdienstverlag, Bad Homburg, S 208–209
Weidemann H, Gerdes N, Halhuber C, Undeutsch K, Schering C, Zwingmann E (1999) Ergebnisse der stationären Rehabilitation von Herzkranken im Rahmen einer prospektiven therapiezielorientierten Studie (PROTOS-Studie) zur Messung von kurz-, mittel- und längerfristigen Reha-Effekten mit validierten Untersuchungsinstrumenten. Perfusion 12
Zemlin U, Thau M, Herder F, Bürgel S, Pinocy L, Schopf W, Schreiber R (1999) Qualitätssicherung in der Rehabilitation Abhängigkeitskranker: Konzeptbeschreibung und Evalua-

tion des Kurzzeitbehandlungsprogrammes der Fachklinik Wilhelmsheim. Praxis Klinische Verhaltensmedizin und Rehabilitation 45: 53–72
Zielke M (1993) Wirksamkeit stationärer Verhaltenstherapie. Beltz, Weinheim
Zielke M (1995) Veränderungen der Arbeits- und Erwerbsfähigkeit als Kriterien zur Beurteilung der Wirksamkeit und Wirtschaftlichkeit stationärer Verhaltenstherapie. Praxis der Klinischen Verhaltensmedizin und Rehabilitation 7(30): 104–130

Literatur

Andrews K (1991) The limitations of randomized controlled trials in rehabilitation research. Clinical Rehabilitation 5: 5–8
Biefang S, Birkner B, Thien U, Härtel U, Bullinger M (1997) Harmonisierung der Messung von Outcomes, Prädiktoren und Kosten sowie Prüfung geschlechtsspezifischer Unterschiede in der rehabilitationswissenschaftlichen Forschung. Die Rehabilitation 36: 213–223
Biefang S, Potthoff P, Schliehe F (1999) Assessmentverfahren für die Rehabilitation. Hogrefe, Göttingen
Bouter LM (1994) Prevalence of methodologic errors in rehabilitation research. Journal of Rehabilitation Research 7(3): 60–62
Brennecke R (1999) Forschung zum System der Rehabilitation: Rehabilitationsbedarf – Schnittstellenprobleme – Organisation und Steuerung der Rehabilitation. Unveröffentlichtes Manuskript
Bürger W, Koch U (1999) Differentielle Indikation für ambulante und stationäre medizinische Rehabilitation – Ergebnisse einer Expertenbefragung. Die Rehabilitation 28, Suppl 1: 24–36
Burchert H, Hansmeier T, Hessel F, Krauth C, Nowy R, Seitz R, Wasem J (1999) Gesundheitsökonomische Evaluation in der Rehabilitation Teil II: Bewertung der Ressourcenverbräuche. In: VDR (Hrsg) Förderschwerpunkt „Rehabilitationswissenschaften". Empfehlungen der Arbeitsgruppen „Generische Methoden", „Routinedaten" und „Reha-Ökonomie". DRV-Schriften Band 16. Wirtschaftsdienst, Bad Homburg, S 195–246
Bullinger M (1996) Erfassung der gesundheitsbezogenen Lebensqualität mit dem SF-36 Health Survey. Die Rehabilitation 35: VII-XXX
Bundesministerium für Forschung und Technologie (1993) Gesundheitsforschung 2000, Programm der Bundesregierung, Bonn
Buschmann-Steinhage R, Gerwinn H, Klosterhuis H, Mitreiter R (1998) Der Förderschwerpunkt „Rehabilitationswissenschaften" ein Förderprogramm und seine Umsetzung. Rehabilitation 37 Suppl 2: S71–S71
Deck R, Röckelein E (1999) Zur Erhebung soziodemographischer und sozialmedizinischer Indikatoren in den rehabilitationswissenschaftlichen Forschungsverbünden. In: VDR (Hrsg): Förderschwerpunkt „Rehabilitationswissenschaften". Empfehlungen der Arbeitsgruppen „Generische Methoden", „Routinedaten" und „Reha-Ökonomie". DRV-Schriften Band 16. Wirtschaftsdienst, Bad Homburg, S 84–102
Duda L, van Noort IO, Röseler S, Greitemann BO, van Harten WH, Klazinga NS (1995) Rehabilitation in Germany and the Netherlands – A comparison of two rehabilitation-systems. Het Roessingh Research and Development, Enschede
Faby S (1998) The necessity of theoretically founded decision-making processes in (neurological) rehabilitation as a basis for quality maintenance activities. In: Schuntermann MF (Hrsg) 6th European Congress on Research in Rehabilitation. Congress Proceedings, S 637–639
Faller H, Haaf G, Kohlmann T, Löschmann C, Maurischat C, Petermann F, Schulz H, Zwingmann C (1999) Orientierungshilfen und Empfehlungen für Anlage, Durchführung und Interpretation von Studien in der Rehabilitationsforschung. In: VDR (Hrsg) Förderschwerpunkt „Rehabilitationswissenschaften". Empfehlungen der Arbeitsgruppen „Generische Methoden", „Routinedaten" und „Reha-Ökonomie". DRV-Schriften Band 16. Wirtschaftsdienst, Bad Homburg, S 9–51

Fliedner TM, Gerdes N (1988) Wissenschaftliche Grundlagen der Rehabilitation bei chronischen Krankheiten. Situationsanalyse und Zukunftsperspektiven. Deutsche Rentenversicherung 4–5/88: 227–237

Franke G (1995) SCL-90-Rehabilitation: Die Symptom-Checkliste von Derogatis – Deutsche Version: Manual. Beltz Test, Göttingen

Gabanyi M, Schneider M (1993) Herzinfarkt-Rehabilitation in Europa. BASYS, Augsburg

Gerdes N (1988) Von der „Legitimationsforschung“ zur systematischen Verbesserung der Reha-Praxis. Mitteilungen der LVA Württemberg 3/88: 67–75

Gerdes N (1993) Bewirken Reha-Maßnahmen eine Abnahme der Arbeitsunfähigkeit? Eine Fall-Kontroll-Studie. Thieme, Stuttgart, New York

Gerdes N, Jäckel WH (1995) Der IRES-Fragebogen für Klinik und Forschung. Die Rehabilitation 34: XIII–XXIV

Haaf HG (1998) Wissenschaftliche Untersuchungen. In: Grigoleit H, Schliehe F, Wenig M. Handbuch Vorsorge und Rehabilitation. Asgard, Sankt Augustin, S 13.1–13.21

Haaf HG (1999) Medizinische Rehabilitation bei chronischen Rückenschmerzen – Epidemiologie, Behandlungsansätze und Wirksamkeit. Deutsche Rentenversicherung 4/99: 235–258

Hessel F, Kohlmann T, Krauth C, Nowy R, Seitz R, Siebert U, Wasem J (1999) Gesundheitsökonomische Evaluation in der Rehabilitation Teil I: Prinzipien und Empfehlungen für die Leistungserfassung. In: VDR (Hrsg) Förderschwerpunkt „Rehabilitationswissenschaften“. Empfehlungen der Arbeitsgruppen „Generische Methoden“, „Routinedaten“ und „Reha-Ökonomie“. DRV-Schriften Band 16. Wirtschaftsdienst, Bad Homburg, S 106–193

Husen E, Bischoff C (1998) Ambulante Maßnahmen zur Vor- und Nachbereitung stationärer psychosomatischer Rehabilitation – Effekte auf die Patientenurteile über die Behandlung. Praxis Klinische Verhaltensmedizin und Rehabilitation 11 (44): 24–31

Jäckel WH et al. (1997) Interregio-Studie. Rehabilitation bei chronischen Rückenschmerzen: Evaluation in den drei Ländern Deutschland, Frankreich und Schweiz. Unveröffentlichter Abschlussbericht. Hochrhein-Institut, Bad Säckingen

Kardorff v E (1998) Towards a theoretical framework for the Rehabilitation sciences. In: Schuntermann MF (Hrsg) 6th European Congress on Research in Rehabilitation. Congress Proceedings, S 635–636

Karoff M, Weinheimer H (1996) Flexibilisierungsmöglichkeiten in einer kardiologischen Rehabilitationsklinik durch ergänzende ambulante/teilstationäre Therapieangebote. Die Rehabilitation 35: 205–210

Koch U, Barth M (1992) Rehabilitationsforschung in der Rentenversicherung – Rahmenbedingungen, Interessen und Perspektiven. In Müller R, Schuntermann MF (Hrsg) Sozialpolitik als Gestaltungsauftrag. Bund, Köln, S 75–89

Koch U, Schliehe F, Aufderheide E (1998) Stand und Entwicklung der rehabilitationswissenschaftlichen Forschung. Die Rehabilitation 37, Suppl 2: S 66-70

Maier-Riehle B, Schliehe F (1999) Aktuelle Entwicklungen in der ambulanten Rehabilitation. Rehabilitation 39, Suppl 1: S1–9

Muthny FA (1997) Verarbeitungsprozesse bei körperliche Krankheit. In: Weitkunat R, Haisch J, Kessler M. Public Health und Gesundheitspsychologie. Hans Huber, Bern, S 338–347

Muthny FA, Broda M (1999) Krankheitsverhalten. In: Flor H, Birbaumer N, Hahlweg K (Hrsg) Grundlagen der Verhaltensmedizin. Hogrefe, Göttingen, S 209–248

Muthny FA, Bullinger M, Kohlmann T (1999) Variablen und Erhebungen in der rehabilitationswissenschaftlichen Forschung – Würdigung und Empfehlungen. In VDR (Hrsg): Förderschwerpunkt „Rehabilitationswissenschaften“. Empfehlungen der Arbeitsgruppen „Generische Methoden“, „Routinedaten“ und „Reha-Ökonomie“. DRV-Schriften Band 16. Wirtschaftsdienst, Bad Homburg, S 53–79

Pollock C, et al. (1993) Methodological difficulties in rehabilitation research. Clinical Rehabilitation 7:63–72

Schaub E (1999) Rehabilitation zwischen Bedarf und Budget. Zukunftsperspektiven für die Rentenversicherung. Deutsche Rentenversicherung 4/99: 181–195

Schliehe F, Haaf HG (1996) Zur Effektivität und Effizienz der medizinischen Rehabilitation, DRV 10–11: 666–689

Schneider M (1991) Rehabilitation im europäischen Vergleich. In: Reha-Kommission des VDR. Abschlussberichte – Band VII Teilband 1. VDR, Frankfurt, S 143–246

Schott T, Iseringhausen O, vom Orde A (1999) Ansätze einer Kosten-Wirksamkeitsanalyse in der kardiologischen Rehabilitation: Ein Vergleich zwischen stationären, teilstationären und ambulanten Versorgungsformen. In Schliehe F, Schuntermann MF (Hrsg) Reha-Bedarf - Effektivität - Ökonomie. Tagungsband zum 8. Rehabilitationswissenschaftlichen Kolloquium. Wirtschaftsdienstverlag, Bad Homburg, S 245–246
Schuntermann MF (1996) Epidemiologie der Krankheitsfolgen. In: Delbrück H, Haupt E (Hrsg) Rehabilitationsmedizin. Urban u. Schwarzenberg, München, S 3–14
Schuntermann MF (1999) Behinderung und Rehabilitation: Die Konzepte der WHO und des deutschen Sozialrechts. Die Neue Sonderschule 44 (5): 342–363
VDR (1992) Bericht der Reha-Kommission, Empfehlungen zur Weiterentwicklung der medizinischen Rehabilitation in der gesetzlichen Rentenversicherung. Frankfurt/Main
Weber A, Raspe HH (1999) Gelingt die Reintegration in das Erwerbsleben nach Langzeitarbeitsunfähigkeit - Zusammenfassung der Ergebnisse der ISSA Studie aus Deutschland. Deutsche Rentenversicherung 4/99: 219–234
Weis J, Koch U (1998) Forschung in der Rehabilitationsmedizin. In: Delbrück H, Haupt E (Hrsg) Rehabilitationsmedizin. Urban u. Schwarzenberg, München, S 150–164

Kapitel 3

Zur Theorie der Rehabilitation 3

N. Gerdes, J. Weis

3.1 Einleitung

Eine Theorie der Rehabilitation ließe sich von verschiedenen Ansatzpunkten aus mit unterschiedlichen Intentionen konzipieren. So wird beispielsweise eine soziologische Theorie der Rehabilitation je nach Standpunkt und Erkenntnisinteresse des Autors unterschiedlich ausfallen und wiederum anders als eine (von jeweils mehreren möglichen) psychologischen, medizinischen oder juristischen Theorien. Insofern kann es „die" Theorie der Rehabilitation nicht geben, und jedes Theoriekonzept sollte den Standpunkt und die Intentionen offenlegen, unter denen es erstellt wurde.

Die im Folgenden vorgelegte Konzeption zielt vor allem darauf ab, diejenigen Aspekte, die für die Rehabilitation spezifisch sind und in denen sie sich von anderen Bereichen des gesundheitlichen Versorgungssystems unterscheidet, aus dem Gegenstand der Rehabilitation abzuleiten und dann ein theoretisches Modell zu entwickeln, das den verschiedenen Disziplinen und Professionen innerhalb des Rehabilitationssystems ihre jeweils spezifischen Aufgaben zuweist und einen gemeinsamen übergeordneten Bezugsrahmen für eine professionsübergreifende Kommunikation und Kooperation bereitstellt. Dieser Bezugsrahmen soll allen am Reha-Prozeß Beteiligten eine gemeinsame „Sprache" zur Verfügung stellen und sichtbar machen, auf welche Weise die einzelnen Akteure und Teilprozesse zum Erreichen eines übergeordneten Ziels beitragen, auf das sich alle Beteiligten beziehen können.

Dieses übergeordnete Ziel kann letztlich nur darin bestehen, dass die reharelevanten Probleme der Rehabilitanden bearbeitet und nach Möglichkeit gelöst werden. Deshalb lautet die erste Frage: welcher Art sind eigentlich die Probleme, die den Gegenstand der Rehabilitation ausmachen?

In der Rehabilitation geht es ganz generell um die Folgen von Gesundheitsschäden, die mit den Mitteln der Akutmedizin nicht geheilt werden können und mit denen die Betroffenen deshalb auf längere Zeit leben müssen. Das allgemeine Ziel der Rehabilitation besteht darin, dass die Betroffenen trotz der bleibenden Gesundheitsschäden und ihrer Folgen möglichst gut mit den Anforderungen des alltäglichen Lebens zurechtkommen und ihre Rollenverpflichtungen in Familie, Beruf und Gesellschaft möglichst weitgehend erfüllen können.

Diese Zielgruppe der Rehabilitation stellte bis vor zwei bis drei Jahrzehnten eher eine gesellschaftliche Randgruppe dar und bezog sich auf Personen mit angeborenen oder durch Krieg oder Unfälle erworbenen Gesundheitsschäden. Entsprechend „randständig" blieb die Bedeutung dieses Bereichs der gesundheitlichen Versorgung – trotz der großen Fortschritte, die dabei (z.B. in der Rehabilitation von Querschnittgelähmten) erzielt werden konnten: Die Bereitstellung von Hilfen zum Leben mit bleibenden Gesundheitsschäden war bis vor einigen Jahrzehnten jedenfalls keine vorrangige Aufgabe des gesundheitlichen Versorgungssystems.

3.2 Chronische Krankheiten und ihre Folgen

Diese Situation änderte sich grundlegend, als die Morbiditätsstruktur in den entwickelten Industriegesellschaften zunehmend durch chronische Krankheiten geprägt wurde. Seit den frühen 60er Jahren haben Sozialmediziner und Epidemiologen darauf aufmerksam gemacht, dass sich in den Industriegesellschaften ein „Panoramawechsel" in der Mortalitäts- und Morbiditätsstruktur der Bevölkerung vollzieht. Die früher vorherrschenden Infektionskrankheiten sind in ihrer Bedeutung zurückgetreten, und stattdessen beherrschen die chronischen Erkrankungen des Herz-Kreislauf-Systems und des Bewegungsapparates sowie die Krebserkrankungen und psychische Krankheiten das Feld: *Das Leben mit chronischen Krankheiten und mit den vielfältigen funktionalen Einschränkungen und psychosozialen Belastungen, die daraus resultieren, ist faktisch längst zum Gesundheitsproblem Nr. 1 in unserer Gesellschaft geworden*[1]. Diese Entwicklung hat zwar einerseits längst stattgefunden und prägt inzwischen die gesundheitliche Situation. Andererseits aber ist dieses Faktum in weiten Teilen der Öffentlichkeit und auch des Gesundheitsversorgungssystems noch nicht wirklich begriffen und in seinen weitreichenden Konsequenzen zur Kenntnis genommen worden.

Prävalenz und Inzidenz der chronischen Krankheiten werden in Zukunft mit Sicherheit weiter zunehmen. Dazu wird zum einen die demographische Entwicklung beitragen, die zum Anwachsen des Anteils alter Menschen in der Bevölkerung führt. Mit dem Alter aber steigt auch die Inzidenz chronisch degenerativer Erkrankungen - und zwar häufig in der Form von Mehrfacherkrankungen (Multimorbidität). Zum anderen tendiert paradoxerweise die Akutmedizin dazu, bleibende Gesundheitsschäden zurückzulassen, weil gerade ihre Erfolge in vielen Fällen zwar das Überleben sichern können - aber nicht in Form einer *restitutio ad integrum*, sondern in Form eines mehr oder weniger massiv behinderten Lebens. Und schließlich produziert der Druck zur Kosteneinsparung in der Arbeitswelt in wachsendem Maße „Burnout-Syndrome", weil die Menschen ganz systematisch ständig bis an die Grenze ihrer psychophysischen Leistungsfähigkeit belastet werden - und das hält (v. a. mit zunehmendem Lebensalter) nicht jeder aus.

Aufgrund dieser Entwicklungen muss damit gerechnet werden, dass ein erheblicher und künftig noch zunehmender Anteil der Bevölkerung mit chronischen Krankheiten und bleibenden Gesundheitsschäden leben muss. „Leben mit Krankheit und Behinderung" ist damit kein Randphänomen mehr, sondern wird immer mehr zu einem Bestandteil der gesellschaftlichen Normalität.

Bei allen Unterschieden, die die verbreiteten chronischen Krankheiten in ihren Ursachen, Erscheinungsformen und Folgen haben, weisen sie doch einige Gemeinsamkeiten auf, die eine übergreifende Charakteristik zulassen. Dazu zählen u. a. folgende Merkmale (vgl. Koch et al. 1995):

[1] „Chronic diseases today constitute the developed nations' biggest health problem" (Graham u. Reeder 1979).

- Die Pathogenese dieser Krankheiten ist nicht genau bekannt; in den meisten Fällen wird von einer „multifaktoriellen" Genese auszugehen sein, wobei jedoch weder alle Einzelfaktoren noch die Art ihres Zusammenwirkens ausreichend geklärt sind.
- Einer dieser Einflussfaktoren wird häufig in der „Lebensweise" der Betroffenen gesucht (Risikoverhalten, Stress, chronische Konflikte).
- Eine kausal ansetzende Therapie ist in den meisten Fällen nicht verfügbar, und es kann deshalb nicht davon ausgegangen werden, dass eine endgültige Heilung erreicht werden kann.
- In der Regel muss mit Krankheitsverläufen gerechnet werden, die im Laufe der Zeit zur Progredienz führen. Bei einigen der vorherrschenden Krankheitsbilder (z. B. Erkrankungen der Bewegungsorgane, psychische Erkrankungen) wird die Lebenserwartung dadurch allerdings nicht verkürzt.

Als Folge dieser charakteristischen Merkmale der chronischen Krankheiten entsteht für die Betroffenen eine Lebenssituation, in der sie mit bleibenden Gesundheitsschäden, Schmerzen und vielfältigen Beschwerden leben müssen, die sich im Laufe der Zeit oft weiter verschlimmern. Neben den psychischen Belastungen ergeben sich daraus häufig wachsende Schwierigkeiten mit der Bewältigung der Anforderungen des alltäglichen Lebens in Beruf, Familie und Selbstversorgung. Noch gravierender als die Erkrankungen selbst wirken sich deshalb ihre langfristigen *Folgen* aus: Die Betroffenen verlieren zunehmend ihre Fähigkeit, die Leistungsanforderungen noch bewältigen zu können, die in unserer Gesellschaft ganz selbstverständlich von einem normalen Mitglied erwartet werden.

Daraus aber resultiert u. a. ein ganz spezifisches gesellschaftliches Problem: Die „klassische Krankenrolle" ist auf Personen mit chronischen Krankheiten nicht anwendbar, weil sie davon ausgeht, dass „Krankheit" ein Ausnahmezustand ist, in dem die Kranken zwar von ihren normalen Verpflichtungen entbunden sind, sich aber gleichzeitig darum bemühen müssen, professionelle Hilfe in Anspruch zu nehmen, um diesen Zustand möglichst rasch zu beenden und ihre normalen Rollenverpflichtungen wieder aufzunehmen (vgl. Parsons 1951). *Chronische* Krankheit aber stellt definitionsgemäß keinen Ausnahme-, sondern einen Dauerzustand dar, und es ist gesellschaftlich nicht geregelt, welche Sonderrechte und welche Pflichten die Betroffenen haben: Einerseits müssen sie als „Kranke" gelten, die von den normalen Leistungsanforderungen entbunden werden, andererseits aber können sie nicht *ad infinitum* von ihrer näheren und weiteren Umgebung Rücksichtnahme, Entlastung und Unterstützung erwarten. Solange dieses Dilemma nur in Einzelfällen auftritt, kann die Gesellschaft es den Einzelnen überlassen, Ad-hoc-Lösungen zu suchen und die informellen Ressourcen beispielsweise der Familien zu nutzen, um auch chronisch kranke Mitglieder zu integrieren. Sobald das Dilemma aber wegen der großen Zahl der Betroffenen zu einem Bestandteil der gesellschaftlichen Normalität geworden ist, muss nach strukturellen, d. h. gesellschaftlich normierten, Lösungen gesucht werden.

Auf diesem Hintergrund kann Rehabilitation gesehen werden als Versuch der Gesellschaft, die Folgen chronischer Krankheiten zu minimieren, um die Betroffenen in die Lage zu versetzen, *trotz* chronischer Krankheit den Leistungsanforderungen in Beruf und Alltagsleben möglichst weitgehend entsprechen und insgesamt ein möglichst normales Leben führen zu können. Das Dilemma der Krankenrolle bei chronisch Kranken wird hier also so aufgelöst, dass die Gesellschaft Hilfen bereitstellt, die darauf abzielen, dass die Betroffenen von der „Entlastungsfunktion“ der (klassischen) Krankenrolle möglichst wenig Gebrauch machen müssen.

Aus dieser Zielsetzung und der Lebenssituation der Betroffenen lassen sich die folgenden Formen des Bedarfs an rehabilitativen Angeboten ableiten (vgl. Koch et al. 1995):

- differenzierte Diagnostik der individuellen Problemlagen im medizinischen, funktionalen und psychosozialen Bereich, soweit dies nicht im Vorfeld der Rehabilitation geschehen ist;
- medizinische Behandlung zur Befundverbesserung bzw. zur Linderung von Schmerzen und Symptomen;
- ausführliche und verständliche Informationen, die ein krankheitsgerechtes Verhalten ermöglichen und möglicherweise einer Progredienz vorbeugen können („tertiäre Prävention“);
- Hilfen zur „funktionalen Adaptation“ bei eingeschränktem Leistungsvermögen durch gezieltes Auftrainieren ungenutzter Fähigkeiten oder durch Hilfsmittel;
- ggf. Maßnahmen zur Anpassung des Arbeitsplatzes an die bestehende Leistungsfähigkeit (Hilfsmittel, innerbetriebliche Umsetzung, Umschulung etc.);
- Hilfen zur Krankheitsbewältigung: Stärkung von Motivation und Selbstverantwortung; Verarbeitung von Aggression, Depression, Trauer; Einüben aktiver Bewältigungsstrategien; Anpassung des Selbstbildes an körperliche Veränderungen oder an die eingeschränkte Leistungsfähigkeit; Auseinandersetzung mit Sinnfragen.

In den folgenden Abschnitten wird versucht, die Aufgaben, die sich damit stellen, in einen systematischen Zusammenhang zu bringen. Wir orientieren uns dabei an den Begriffen, die mit dem sog. „Krankheitsfolgen-Modell“ der Weltgesundheitsorganisation (WHO) eingeführt worden sind.

3.3 Das Krankheitsfolgen-Modell der WHO

Die WHO hat auf die zunehmende Bedeutung der chronischen Krankheiten und die dadurch entstandenen neuen Versorgungsprobleme u.a. mit einem Klassifikationsschema (*International Classification of Impairments, Disabilities, and Handicaps - ICIDH;* WHO 1980) reagiert, dessen Verdienst es war, das Augenmerk erstmals systematisch auf die *Folgen* von (nicht heilbaren) Krankheiten und Gesundheitsschäden zu lenken - und nicht nur auf die Krankheiten selbst. Die Klassifikation führte die Begriffe *„disability* (Fähigkeitsstörung)“ und *„handicap* (Beeinträchtigung)“ ein und räumte ihnen einen prinzipiell gleichrangigen Stellenwert wie den Begriffen *„disease* (Krankheit)“ und „*impairment* (Gesundheitsschaden)“ ein. Dadurch erweiterte die ICIDH die Perspektive der gesundheitlichen Versorgung über die i. e. S. medizinischen Probleme hinaus auf die Behandlung und Unterstützung bei (krankheitsbedingten) Einschränkungen der Funktionsfähigkeit in Beruf und Alltagsleben sowie bei der Überwindung von Tendenzen zur sozialen Ausgrenzung der Betroffenen. Neben die Heilung von Krankheiten trat damit als gleichberechtigtes Ziel des gesundheitlichen Versorgungssystems, Menschen mit bleibenden Gesundheitsschäden darin zu unterstützen, ein möglichst normales Leben führen zu können. Eben dies aber ist die Zielsetzung der Rehabilitation, und insofern hat die ICIDH wesentlich dazu beigetragen, dass sich die Rehabilitation als eigenständiger Bereich der gesundheitlichen Versorgung entfalten konnte.

Zwar hat die ICIDH nie beansprucht, eine Theorie der Rehabilitation darzustellen. Faktisch aber hat sie das rehabilitative Denken auf weite Strecken geprägt - und zwar auch mit gewissen Unzulänglichkeiten, die dem Verständnis der „Krankheitsfolgen“ zugrundelagen. So sind die zentralen Begriffe in einer Grafik eingeführt worden, die die funktionalen und sozialen Krankheitsfolgen linear und quasi-mechanisch aus den Gesundheitsschäden entstehen lässt (s. Abb. 3.1).

Ein Fallbeispiel, an dem dieses Modell auf den ersten Blick zu stimmen scheint, wäre eine periphere arterielle Verschlusskrankheit (*disease*), die zur Amputation eines Beines führt (*impairment*) mit der Folge, dass der Betroffene nicht mehr am Fließband stehen kann (*disability*) und deshalb seinen Arbeitsplatz verliert (*handicap*). Das heißt, die *disabilities* und *handicaps* werden als Folgen gesehen, die sich quasi zwangsläufig aus dem *impairment* ergeben. Wenn dies tatsächlich so wäre, bliebe als möglicher Ansatzpunkt für therapeutische Bemühungen eigentlich nur eine Beeinflussung des *impairments* übrig, weil alles andere zwangsläufig daraus folgt.

Offensichtlich aber sind die Krankheitsfolgen auf eine viel komplexere Weise mit dem Gesundheitsschaden verknüpft, als dieses Modell suggeriert: Jeder Reha-Praktiker kann eine Unzahl von Fällen benennen, in denen gleiche *impairments* bei verschiedenen Personen völlig unterschiedliche Auswirkungen auf Leistungsfähigkeit und soziale Integration in Beruf und Alltagsleben haben: Von zwei gleichaltrigen Personen mit einem medizinisch vergleichbaren Herzinfarkt steht der eine nach einigen Monaten wieder voll im Berufsleben, während der andere frühberentet ist. Dieser weitverbreitete und für eine Theorie der Rehabilitation fundamentale Sachverhalt kann innerhalb des begrifflichen Schemas der ICIDH von 1980 nicht erklärt werden, weil hier ganz offenkundig Einflussfaktoren im Spiel sind, die in der Person und im persönlichen Umfeld der Betroffenen liegen, im Schema der ICIDH aber nicht auftauchten.

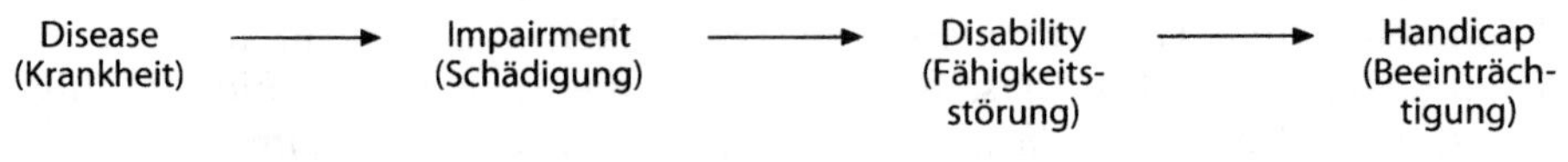

Abb. 3.1. Darstellung des Behinderungsphänomens in der ICIDH 1980

Abb. 3.2. Gegenwärtiges Verständnis der Interaktionen innerhalb der Dimensionen der ICIDH-2

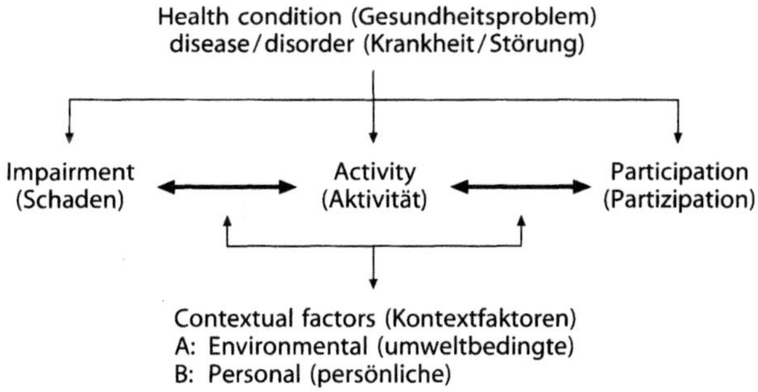

In dem kürzlich vorgelegten Entwurf zu einer Neufassung der ICIDH (ICIDH-2 „*International Classification of Impairments, Activities, and Participation*", WHO 1997; dt. 1998) wird - neben einer positiv gefassten Begrifflichkeit (*activities* statt *disabilities* und *participation* statt *handicaps*) - das Raster der Grundkategorien um die sog. „Kontextfaktoren" erweitert, die in „persönliche" und „umweltbezogene" unterteilt werden und v.a. als „Determinanten der Partizipation" verstanden werden. Die Zusammenhänge und Wechselwirkungen zwischen den Grundkategorien werden nun folgendermaßen grafisch dargestellt (Abb. 3.2).

Dieses Modell ist sicherlich besser als die frühere Version geeignet, Interdependenzen zwischen den aufgeführten Dimensionen zu verdeutlichen und dem mechanistischen Missverständnis, ein bestimmter Gesundheitsschaden führe ganz zwangsläufig zu bestimmten Störungen der Aktivität und Partizipation, vorzubeugen. Dabei ist man allerdings nicht ganz der Gefahr entgangen, sich auf die Binsenweisheit zurückzuziehen, die besagt, alles hänge „irgendwie" mit allem zusammen. Immerhin aber sind mit den Begriffen „persönliche" und „umweltbezogene" Faktoren zwei Begriffe eingeführt worden, die in einer Theorie der Rehabilitation einen zentralen Stellenwert einnehmen müssen.

3.4 Ein Theoriemodell der Rehabilitation

Wir schlagen deshalb - unter weitgehender Verwendung der Terminologie aus der ICIDH-2 - ein Theoriemodell vor, das u.E. besser geeignet ist, den Zusammenhang der Dimensionen untereinander und die Richtung ihrer Einwirkungen zu beschreiben (Abb. 3.3)[1].

Als letztlich ausschlaggebende Zieldimension der Rehabilitation wird hier, ebenso wie im WHO-Schema, die Verbesserung der *Partizipation*, d.h. die Teilnahme am normalen Leben in Familie, Beruf und Gesellschaft, gese-

[1] Dieses Modell ist aus den Diskussionen einer Arbeitsgruppe im Hochrhein-Institut hervorgegangen; vgl. Gerdes, N., Zwingmann, Ch., Bührlen, B., Jäckel, W.H., Stier, R., Zwingmann, E. 1998.

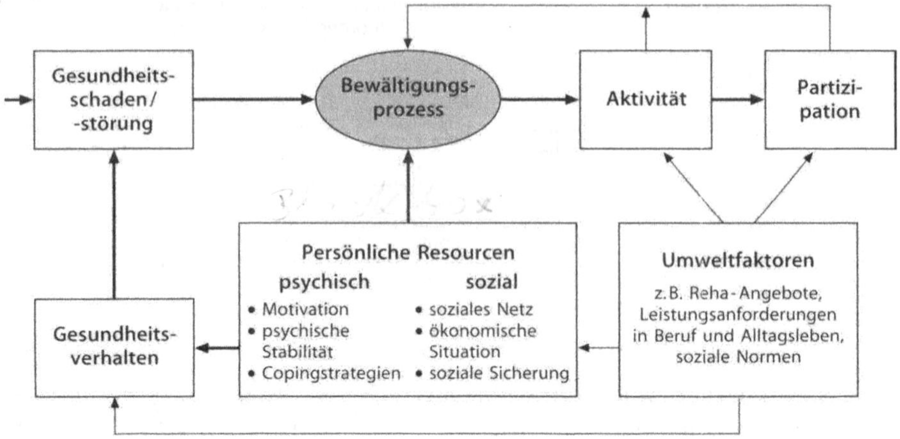

Abb. 3.3. Theoriemodell der Rehabilitation

hen. Damit wird der Rehabilitation - und zwar auch der medizinischen Rehabilitation - im Kern eine *soziale* Zielsetzung zugeschrieben. Alle übrigen im Modell aufgeführten Faktoren sind unter dieser Perspektive nur insofern von Interesse, als sie wichtige Ausgangsbedingungen oder Zielerreichungsstrategien darstellen.

Die Dimension des *Gesundheitsschadens* bzw. der Gesundheitsstörung als Ausgangspunkt der Rehabilitation hat in theoretischer Hinsicht zunächst einmal die Funktion, die Rehabilitation als Teil des gesundheitlichen Versorgungssystems - und nicht irgendwelcher anderer sozialer Unterstützungssysteme - zu definieren. Gleichzeitig wird damit der Medizin die tragende Rolle in diesem System zugeschrieben: Wenn es *Gesundheits*schäden sind, die die ganze Reha-Problematik überhaupt erst auslösen, müssen Problemlösungen zunächst auf der Ebene des Gesundheitsschadens selbst gesucht werden. In dem Maße, in dem solche Schäden behoben oder zumindest gemildert werden können, würden sich auch die daraus resultierenden Aktivitäts- und Partizipationsstörungen auflösen oder verringern. Aus diesen Zusammenhängen ergibt sich, dass die medizinischen diagnostischen und therapeutischen Möglichkeiten - soweit sie nicht im Vorfeld bereits ausgeschöpft wurden - die Grundlage der Rehabilitationsmaßnahmen bilden.

Die Definition des Gesundheitsschadens als „Aufhänger" für die Rehabilitation hat aber auch noch eine andere Funktion: Dadurch werden nämlich zugleich die Zielgruppen eingegrenzt, für die eine medizinische Rehabilitation zur Verbesserung der Partizipation in Frage kommt, und andere gesellschaftliche Gruppen, die möglicherweise ebenfalls ein Interesse an einer verbesserten Partizipation hätten, vom Zugang zum Rehabilitationssystem ausgeschlossen.

Eine soziale Institution wie die Rehabilitation, die darauf abzielt, die volle Teilhabe am gesellschaftlichen Leben zu erleichtern, indem sie besondere

Hilfsmaßnahmen bereitstellt oder die Leistungsanforderungen senkt, muss sich ja nach zwei Seiten hin gegen mögliche Missverständnisse oder Missbrauch absichern: Zum einen ist nicht daran gedacht, solche Hilfen und Entlastungen etwa für die „normalen" Gesellschaftsmitglieder zugänglich zu machen, und deshalb muss verhindert werden, dass die gesellschaftliche „Normalität" von der Perspektive der Rehabilitation infiziert wird. Zum anderen – und ganz entscheidend – aber gibt es ausser den chronisch Kranken noch andere soziale Gruppen, deren volle Partizipation am gesellschaftlichen Leben ebenfalls – und z. T. massiv – eingeschränkt ist, für die jedoch die Angebote zur Rehabilitation nicht gelten sollen. Zu denken ist hierbei an Arme, Obdachlose, Ausländer, Arbeitslose, „gescheiterte Existenzen" u. ä., denen die Gesellschaft teilweise andere Integrationshilfen, nicht aber das Rehabilitationssystem bereitstellt.

Das ausschlaggebende Kriterium der gesundheitlichen Schädigung oder Störung, das den Zugang zum Rehabilitationssystem regelt, zeichnet sich u. a. dadurch aus, dass es auf Partizipationsstörungen abhebt, die *ohne ein persönliches Verschulden* der Betroffenen entstanden sind. Zumindest die „somatischen" Krankheiten werden ja gesellschaftlich mit dem Merkmal des Schicksalhaften und damit persönlich Unverschuldeten assoziiert. Der Prototyp des Rehabilitanden ist damit eine Person, die aufgrund persönlicher Anstrengungen eine normale Partizipation erreicht hatte und dann wegen Krankheiten und ihrer Folgen unverschuldet in eine Situation geraten ist, in der die Partizipation gefährdet oder eingeschränkt ist. *Solchen* Menschen will die Gesellschaft mit ihren besonderen Angeboten zur Rehabilitation helfen, die früher erreichte Partizipation möglichst weitgehend wiederherzustellen.

Bei näherem Hinsehen erweist sich dieses Konstrukt des persönlichen Verschuldens als äußerst zwiespältig: Einerseits kann bei vielen Krankheiten und Gesundheitsschäden wohl kaum so einfach davon ausgegangen werden, dass sie ohne persönliches Verschulden zustandegekommen sind, und andererseits ist es ebenso problematisch, die Partizipationsstörungen bei Armen, Arbeitslosen oder „Aus der Bahn Geratenen" einfach dem persönlichen Verschulden zuzurechnen. Aber jedenfalls kann auf diese Weise der Kreis der „Anspruchsberechtigten" eingeschränkt werden.

Rehabilitation dient also der Verbesserung von Partizipationsstörungen, die aus Gesundheitsschäden und ihren Folgen resultieren. Partizipationsstörungen dieser Art werden nach Maßgabe des WHO-Schemas durch Störungen der *Aktivität* bedingt, wie sie häufig mit Krankheiten und deren Folgen verbunden sind. Die ICIDH-2 unterscheidet hierbei sensorische, kognitive und kommunikative Aktivitäten, Mobilität und Lokomotion, Aktivitäten zur Selbstversorgung und Haushaltsführung, interpersonelle Aktivitäten sowie die Benutzung von Heil- und Hilfsmitteln. Solche Aktivitätsstörungen können in der Tat zu Problemen im Bereich der Partizipation führen, und deshalb stehen sie berechtigterweise im Mittelpunkt der rehabilitativen Interventionen: Wenn es gelingt, die Bewegungsfähigkeit durch physio- und bewegungstherapeutische Maßnahmen wiederherzustellen oder die Fähigkeit zur Berufsausübung oder Haushaltsführung durch ergotherapeutische Maßnahmen zu verbessern, können Partizipationshindernisse, die durch solche Aktivitätsstörungen bedingt sind, abgebaut werden, und es kann erwartet werden, dass die Partizipation entsprechend zunimmt. Auf dem Hintergrund dieser Zusammenhänge entfaltet die ICIDH-2 ein riesiges Feld sehr differenziert beschriebener Aktivitäten und ihrer Störungen und damit auch ein gut strukturiertes Feld gezielter therapeutischer Ansatzpunkte in der Rehabilitation.

Gleichzeitig aber muss gesehen werden, dass die direkten Zusammenhänge zwischen Aktivität und Partizipation nicht zwingend sind und dass die krankheitsbedingten Partizipationsstörungen bei weitem nicht in allen Fällen aus Störungen der Aktivität resultieren. Gravierende Krankheitsereignisse und ihre Folgen oder das Bewusstsein, nun nicht mehr gesund, sondern chronisch krank zu sein, stellen für die Betroffenen häufig einschneidende Lebensereignisse dar, die dem gesamten bisherigen Leben – einschließlich des Selbst- und Körperbildes, bis hin zum „Sinn" aller möglichen Aktivitäten und Partizipationen – den Boden entziehen können (vgl. Gerdes 1986). In diesen Fällen führt die Beseitigung von Aktivitätsstörungen noch lange nicht dazu, dass die Betroffenen mit den Alltagsanforderungen zurechtkommen und am normalen Leben in Familie, Beruf und Gesellschaft partizipieren. Dies hängt vielmehr auch – und möglicherweise sogar in erster Linie – davon ab, wie die Betroffenen selbst auf ihre durch Krankheit und Krankheitsfolgen problematisch(er) gewordene Lebenssituation reagieren.

Aus diesem Grunde ist in unserem Theoriemodell der sog. „*Bewältigungsprozess*" als zusätzliche Dimension eingeführt worden – und zwar mit einem Stellenwert, der ihm eine zentrale Rolle im Rehabilitationsgeschehen einräumt. Darin spiegelt sich die Tatsache, dass *kein* Gesundheitsschaden einen Einfluss auf Aktivität und Partizipation ausübt, ohne im Bewusstsein der betroffenen Person wahrgenommen und nach Maßgabe der persönlichen Möglichkeiten verarbeitet worden zu sein (vgl. z.B. Schüssler 1993). Systematisch gesehen nimmt damit der Bewältigungsprozess die Funktion einer sog. „Mediator-Variablen" ein, die notwendigerweise präsent ist und in jedem Falle den Zusammenhang zwischen „Gesundheitsschaden/-störung" einerseits und „Aktivität und Partizipation" andererseits beeinflusst: Welche Auswirkungen bestimmte Gesundheitsschäden auf Aktivität und Partizipation haben, hängt ganz entscheidend vom Ausgang des Bewältigungsprozesses ab, den die Betroffenen durchlaufen.

Der logische Zusammenhang auf der Hauptebene des Modells ist damit so definiert, dass „Aktivität und Partizipation" als die spezifischen Zielgrößen der Rehabilitation (deshalb im Schema unterstrichen) als abhängige Variablen angesehen werden, deren Ausprägung von der Ausprägung der unabhängigen Variablen „Gesundheitsschaden" bestimmt wird, wobei dieser Zusammenhang notwendigerweise von der Ausprägung der Mediator-Variablen „Bewältigungsprozess" beeinflusst wird.

In der zentralen Stellung des Bewältigungsprozesses kommt zum Ausdruck, dass – anders als in der Akutmedizin – in der Rehabilitation die primären Akteure nicht Ärzte oder andere Therapeuten, sondern die Rehabilitanden selbst sind. An der *Person* der Rehabilitanden, und das heißt an ihrem Bewusstsein, ihren Gefühlen und ihrer subjektiven Wahrnehmung der Situation, führt kein Weg vorbei, wenn es darum geht, die Auswirkungen von gesundheitlichen Schäden oder Störungen möglichst positiv zu beeinflussen.

Im Schema der Abb. 3.3 wird der Bewältigungsprozess gewissermaßen als „black box" behandelt, von der nur gesagt wird, dass dieser Prozeß v. a. aus den *„persönlichen Ressourcen"* gespeist wird, die in *psychische* und *soziale* Ressourcen unterteilt werden können. Um zu illustrieren, woran dabei zu denken ist, sind in der Abbildung beispielhaft einige Stichwörter angegeben. Die „personal factors", die in der ICIDH-2 zwar genannt, aber nicht systematisch verortet und auch sonst recht stiefmütterlich behandelt werden, haben damit die zentrale Rolle erhalten, die ihnen im Rehabilitationsprozess zukommt. Im Schema ist durch die Feed-Back-Schleife zwischen Aktivität bzw. Partizipation und dem Bewältigungsprozess angedeutet, dass der Bewältigungsprozess kein einmaliges Ereignis ist, sondern immer wieder stattfindet, und dass die Ergebnisse eines Bewältigungsprozesses natürlich Auswirkungen auf die nachfolgenden Prozesse haben.

In der medizinischen Psychologie und Soziologie ist das Thema „Krankheitsbewältigung" in den vergangenen Jahren ausführlich theoretisch und empirisch bearbeitet worden. Wegen der großen Bedeutung für die Rehabilitation werden die wichtigsten Ergebnisse dieser Arbeiten in Abschn. 3.7 dieses Beitrags zusammenfassend dargestellt. Dort wird also näher analysiert, was innerhalb der „black box" des Bewältigungsprozesses geschieht und an welchen Stellen dabei Interventionsmöglichkeiten gesehen werden können.

In engem Zusammenhang mit den persönlichen Faktoren des Bewältigungsprozesses wurde die Dimension des *„Gesundheitsverhaltens"* ebenfalls neu in das Theoriemodell aufgenommen, weil bei chronischen Krankheiten hier einer der wenigen Ansatzpunkte zu sehen ist, an denen Gesundheitsschäden oder -störungen, bzw. die zugrundeliegende Krankheit und ihre Progredienz, überhaupt direkt beeinflusst werden können. Damit stellt das Gesundheitsverhalten - vor allem, wenn langfristige Verläufe eines Rehabilitationsprozesses bei chronischen Krankheiten betrachtet werden - einen zentralen Einflussfaktor dar, der in einer Systematik des Reha-Prozesses nicht fehlen darf.

Zu den „Umweltfaktoren" ist anzumerken, dass sie für den Rehabilitationsprozess externe Rahmenbedingungen darstellen, die sich hilfreich oder behindernd auswirken, vom einzelnen Rehabilitanden aber kaum beeinflusst werden können. Oft bilden solche Umweltfaktoren die limitierende Grenze für einen Rehabilitationsprozess, und zwar vor allem, wenn es darum geht, wiedergewonnene Aktivitäten in tatsächliche Partizipation umzusetzen. So kommt es relativ häufig vor, dass Patienten für leichtere Berufstätigkeiten rehabilitiert werden konnten, trotzdem aber keine Erwerbstätigkeit ausüben (Partizipation), weil der Arbeitsmarkt keine geeigneten Stellen bereithält.

Nicht zu übersehen ist allerdings auch, dass positive Entwicklungen bei den Umweltfaktoren Auswirkungen auf alle anderen Bereiche haben, die vielen Betroffenen das Leben ganz erheblich erleichtern können. Ob bestimmte Aktivitäten ausgeführt werden können oder nicht, kann u. a. davon abhängen, ob Verkehrsmittel und öffentliche Einrichtungen behinderungsgerecht zugänglich sind, ob Hilfsmittel oder behinderungsgerechte Wohnungen oder ambulante Hilfen bezuschusst werden etc. An diesen Beispielen wird sichtbar, dass Aktivität und Partizipation nicht nur von der Leistungsfähigkeit der Betroffenen abhängen, sondern ebenso von den Leistungsanforderungen, die ihre Umgebung an sie stellt. Sowohl „Aktivität" als auch „Partizipation" stellen sich so dar als Gleichgewicht zwischen Leistungsfähigkeit einerseits und Leistungsanforderungen andererseits, und dieses Gleichgewicht ist prinzipiell dadurch herstellbar, dass entweder die Leistungsfähigkeit der Betroffenen durch Training, Motivation etc. erhöht wird, oder dass die externen Leistungsanforderungen durch Hilfsmittel bzw. verringerte Anforderungen gesenkt werden.

Die Umweltfaktoren haben aber auch auf die anderen Dimensionen des Rehabilitationsprozesses ganz erhebliche Auswirkungen. Dies beginnt bereits auf der Ebene des Gesundheitsschadens selbst: Ob beispielsweise chronische Schmerzzustände (Migräne, Fibromyalgie) oder psychische Störungen und Suchtverhalten gesellschaftlich überhaupt als „Krankheit" und dann auch als reha-bedürftige und reha-fähige Zustände angesehen werden, hat enorme Auswirkungen auf die Lebenssituation und die Rehabilitationschancen der Betroffenen. In diesem Zusammenhang sind auch die gesellschaftlichen Stereotype zu nennen, die mit bestimmten Krankheiten verbunden werden (vgl. z. B. Sontag 1980): Dass beispielsweise Krebserkrankungen nicht mehr generell tabu sind und Betroffene privat und öffentlich über ihre Erkrankung und über die Therapiefolgen sprechen können, hat die Ausgangssituation ihrer Rehabilitationsprozesse ganz entscheidend verändert. Das gleiche gilt für gesellschaftliche Wertungen wie „selbstverschuldet" oder „schicksalhaft", die mit bestimmten Krankheiten verbunden sind, oder für das soziale „Image", das – trotz sehr ähnlicher Krankheitsursachen – beispielsweise bei Herzinfarkten ganz anders aussieht als bei Schlaganfällen. All dies sind überindividuelle Faktoren, die jedoch einen prägenden Einfluss auf die individuellen Bewältigungsprozesse haben.

Auch das individuelle Gesundheitsverhalten wird in kaum zu überschätzendem Ausmaß durch gesellschaftliche Randbedingungen beeinflusst, wie z. B. sozial tolerierte Suchtmittel und Stimulantien, verbreitete Ernährungs- und Bewegungsgewohnheiten, gesellschaftlich produzierten Stress durch Rollenkonflikte und Leistungsanforderungen etc. Die rehabilitativen Bemühungen stehen in diesem Bereich besonders häufig in direktem Widerspruch zu solchen Einflüssen aus der sozialen Umwelt. Andererseits gilt aber auch: Wenn sich positive Verhaltensweisen erst einmal gesellschaftlich etabliert haben (wie z. B. Nichtrauchen in der Öffentlichkeit, „Fitness-Welle", gesunde Ernährung etc.), wird die Aufgabe der Rehabilitation ganz prinzipiell erheblich erleichtert.

In unserem Theorieschema sind die Umweltfaktoren durch Einflusspfeile mit fast allen anderen Dimensionen des Modells verbunden. Dies bedeutet nichts anderes, als dass der gesamte Rehabilitationsprozess in den Kontext der Umweltfaktoren eingebettet ist und auf weite Strecken von ihnen geprägt wird. (Möglicherweise wäre deshalb eine Darstellungsform besser gewesen, in der die Umweltfaktoren den „Hintergrund" für den Rehabilitationsprozess bilden und ihn von allen Seiten umschließen. Dies liess sich grafisch aber nur schwer umsetzen.)

Die Dimension der *„persönlichen psychischen und sozialen Ressourcen“*, die den Bewältigungsprozess als zentrale Einflussfaktoren prägen, werden – wie oben bereits angemerkt – in einem gesonderten Teil dieses Beitrags ausführlicher behandelt. Ihre systematische Verankerung im hier vorgestellten Theorieschema soll an dieser Stelle lediglich deutlich machen, dass die Berücksichtigung psychosozialer Faktoren in der Rehabilitation keinen irgendwie gearteten „Luxus“ darstellt, auf den man notfalls auch verzichten könnte. Da die Art und das Ergebnis der individuellen Bewältigungsprozesse, die von den psychosozialen Faktoren gespeist werden, eine ausgesprochene Schlüsselstelle für den gesamten Rehabilitationsprozess darstellen, bilden diagnostische und therapeutische Maßnahmen zur Bearbeitung psychosozialer Probleme vielmehr eine notwendige Bedingung für eine erfolgversprechende Rehabilitation.

Um Missverständnissen vorzubeugen, ist zu diesem Votum allerdings anzumerken, dass damit nicht etwa gefordert wird, jeden Rehabilitanden einer ausführlichen psychosozialen Diagnostik und Therapie zu unterziehen. Wohl aber müssten in den Reha-Einrichtungen Vorgehensweisen etabliert sein, die auf Patienten mit Unterstützungsbedarf in diesen Bereichen aufmerksam machen, und es müssten Behandlungsmöglichkeiten verfügbar sein, die zur Problemlösung im psychosozialen Bereich erfolgversprechend eingesetzt werden können. Am Rande sei hier angemerkt, dass als „therapeutisches Agens“ im psychosozialen Bereich sich nicht nur professionelle psychosoziale Interventionen auswirken, sondern auch die „unspezifischen Effekte“, die aus der persönlichen Zuwendung durch Ärzte und Therapeuten sowie aus den vielfältigen sozialen Erfahrungen mit Mitpatienten resultieren.

Einen Sonderfall für die Systematik des Modells stellen die psychischen Krankheiten dar: Während Depressivität, Ängstlichkeit, Probleme mit der Lebensbewältigung, soziale Isolierung und andere Ausdrucksformen psychischer Belastung bei den somatischen Erkrankungen in der Logik des Modells als „intervenierende Variablen“ betrachtet werden, die den Zusammenhang zwischen unabhängigen (Gesundheitsschäden) und abhängigen Variablen (Aktivität und Partizipation) beeinflussen, nehmen psychische Störungen in der psychiatrischen und psychosomatischen Rehabilitation die Stelle der unabhängigen Variablen ein und sind im Theoriemodell dann auf der Ebene von „Gesundheitsschaden/-störung“ zu verorten. Aber auch für solche *impairments* gelten die im Modell skizzierten Zusammenhänge: Auch psychische oder soziale *impairments* durchlaufen einen Bewältigungsprozess, der – je nach Ausprägung der (übrigen) persönlichen Ressourcen und der Umweltfaktoren – das Ausmaß von Aktivität und Partizipation bestimmt.

3.5 Ansatzpunkte für therapeutisches Handeln in der Rehabilitation

Innerhalb des Theorieschemas lassen sich nun auch die professionsspezifischen therapeutischen Ansatzpunkte leicht verorten und zueinander in Beziehung setzen. Daran zeigt sich u. E., dass das Modell im Wesentlichen

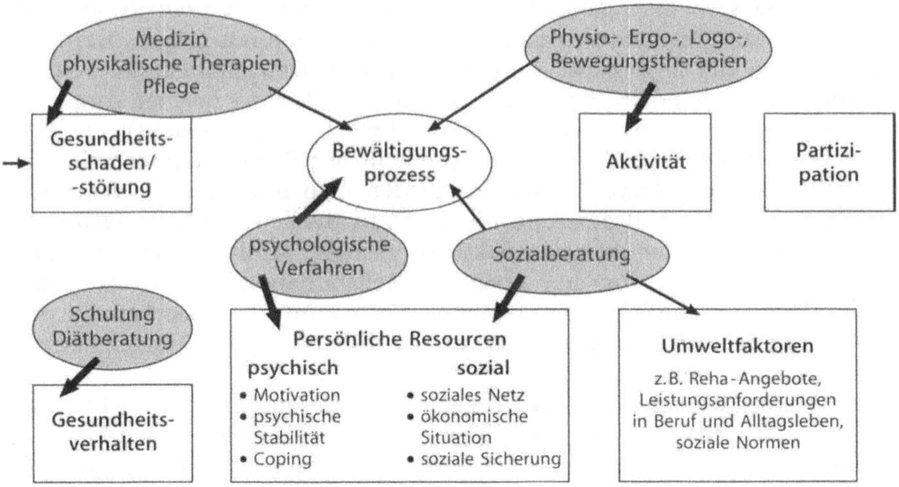

Abb. 3.4. Ansatzpunkte für therapeutisches Handeln in der Rehabilitation

stimmig und praxisnah und als professionsübergreifender Bezugsrahmen für die interdisziplinäre Kommunikation und Kooperation geeignet ist. In der Abb. 3.4 ist in das Schema eingetragen, an welchen Stellen die einzelnen Professionen schwerpunktmäßig ansetzen.

Die Abbildung zeigt, dass eine umfassend konzipierte Rehabilitation an allen Determinanten des Modells ansetzt, um das übergreifende Ziel einer möglichst weitgehenden Partizipation am normalen Leben in Beruf, Familie und Gesellschaft zu erreichen.

3.6 Dimensionen der Reha-Bedürftigkeit, der Reha-Ziele und der Ergebnismessung

Das oben vorgestellte Modell erweist seine heuristische Fruchtbarkeit ebenfalls, wenn es darum geht, Kriterien für die Definition von Reha-Bedürftigkeit zu bestimmen oder die Dimensionen festzulegen, auf denen individuelle Reha-Ziele formuliert oder die Ergebnisse der Rehabilitation gemessen werden können. Diese Anwendungsformen des Modells können hier aus Platzgründen nicht näher ausgearbeitet werden, aber es sollen doch zumindest einige Hinweise auf mögliche Anknüpfungspunkte gegeben werden.

Auf „Reha-Bedürftigkeit" ist nach Maßgabe des Modells dann zu erkennen, wenn eine chronische Krankheit bzw. ein Gesundheitsschaden vorliegt *und* wenn Störungen oder Hilfebedarf in einem (oder mehreren) der folgenden reha-spezifischen Bereiche bestehen:

- Aktivitätsstörungen, die durch Training und/oder Hilfsmittel gebessert werden können;
- psychische Belastungen, die eine produktive Krankheitsverarbeitung behindern;

- soziale Probleme, die Krankheitsverarbeitung oder Partizipation erschweren;
- Bedarf an edukativen Maßnahmen für krankheitsgerechtes Verhalten bzw. tertiäre Prävention.

Nimmt man die medizinischen Maßnahmen hinzu, die im Verlauf einer Reha-Maßnahme durchgeführt werden, so sind mit den genannten Bereichen gleichzeitig die Dimensionen bestimmt, auf denen individuelle Reha-Ziele zu definieren sind. Eine reha-spezifische Diagnostik müsste also ganz systematisch den somatischen, funktionalen (Alltag und Beruf), psychischen, sozialen und edukativen Status der Patienten „abklopfen", um je nach individueller Problemlage die Therapieziele auf diesen fünf Dimensionen festzulegen (vgl. Protz et al. 1998).

Konsequenterweise müssten dann die Ergebnisse der Rehabilitation an der Erreichung solcher individuell definierten Reha-Ziele auf den verschiedenen Dimensionen festgemacht werden (vgl. Vogel u. Tuschhoff 1994; Gerdes 1998). Auf diese Weise kann das Modell dazu beitragen, die vom Gegenstand der Rehabilitation vorgegebene Komplexität der somatischen, funktionalen, psychischen, sozialen und edukativen Dimensionen ganz systematisch im gesamten Verlauf des Rehabilitationsprozesses zu berücksichtigen, und zwar von der Reha-Indikation über die Diagnostik und Zieldefinition sowie die eingesetzten therapeutischen Maßnahmen bis hin zur Evaluation der erzielten Ergebnisse.

Auf diese Weise liefert das vorgestellte Modell eine inhaltliche Systematik, die für die verschiedenen Schritte des Rehabilitationsprozesses in einer Klinik eine durchgängige Orientierung anbieten kann. In Tabelle 3.1 ist eine Matrix dargestellt, die als Wegweiser für einen systematischen mehrdimensionalen Gang durch einen typischen Rehabilitationsprozess dienen kann.

Danach sollte zu Beginn der Rehabilitation durch Anamnese und klinische Untersuchung geprüft werden, ob und ggf. welche rehabilitationsrelevanten

Tabelle 3.1. Schema zur Systematik des Rehabilitationsprozesses

Prozess / Dimension		Anamnese/ klinische Untersuchung	Zusätzliche Diagnostik	Therapieziele	Therapie	Epikrise/ sozialmedizinische Beurteilung	Nachsorgeempfehlung
Somatisch							
Funktional	Beruf						
	Alltag						
Psychisch							
Sozial							
Edukativ							

Probleme in somatischer, funktionaler, psychischer, sozialer und edukativer Hinsicht bestehen. Im Schritt „Diagnostik" müsste entschieden werden, ob und ggf. welche zusätzlichen diagnostischen Maßnahmen auf den einzelnen Ebenen erforderlich sind, um solche Probleme so weit abzuklären, dass entschieden werden kann, ob sie zum Therapieziel gemacht werden sollten. Beim Schritt „Therapieziele" müsste festgelegt werden, welche der zuvor identifizierten Probleme auf den einzelnen Ebenen in welcher Weise als Therapieziele definiert werden. Für diese Therapieziele ist dann im Schritt „Therapie" zu bestimmen, welche therapeutischen Maßnahmen auf den verschiedenen Ebenen eingesetzt werden sollen, um die Ziele zu erreichen. Nach Durchführung der Maßnahmen ist im Schritt „Epikrise/sozialmedizinische Beurteilung" zu bewerten, inwieweit die anfangs definierten Ziele erreicht, die Problemlagen des betreffenden Patienten auf den einzelnen Ebenen dadurch verbessert und die Integration in Beruf und Alltag erhalten oder verbessert werden konnten. Im Schritt „Nachsorgeempfehlungen" schließlich wäre noch einmal - und zwar ebenfalls systematisch auf den verschiedenen Ebenen - zu überlegen, welche nachfolgenden Maßnahmen erforderlich wären, um das Erreichte zu stabilisieren oder Interventionen durchzuführen, die während der stationären Rehabilitation nur angebahnt werden konnten.

Die schematische Zuordnung der verschiedenen inhaltlichen Dimensionen zu den Ablaufschritten im Rehabilitationsprozess soll vor allem verdeutlichen, dass die mehrdimensionale Struktur der Rehabilitation im Prinzip in jedem Stadium des Rehabilitationsprozesses präsent ist, auch wenn nicht für jeden Patienten alle Dimensionen relevant sein müssen. Für jeden Patienten aber müsste zu Beginn der Rehabilitation systematisch geprüft werden, welche Dimensionen relevant sind, und die dort identifizierten Probleme müssten systematisch durch den gesamten Rehabilitationsprozeß weiterverfolgt werden.

Die mehrdimensionale Perspektive, die im hier vorgestellten Theoriemodell erläutert wird, bildet die *differentia specifica*, durch die sich die Rehabilitation sowohl von der Akutmedizin als auch vom Kurwesen unterscheidet. Sie liegt auch den Empfehlungen der Reha-Kommission des VDR (VDR 1991) und dem „Rahmenkonzept zur medizinischen Rehabilitation in der gesetzlichen Rentenversicherung" zugrunde (VDR 1996). Insofern wird in diesem Theoriemodell nur versucht, die zentralen Dimensionen der Rehabilitation in einen systematischen Zusammenhang zu bringen, um sie für die interprofessionelle Zusammenarbeit und die Weiterentwicklung der Rehabilitation fruchtbar zu machen.

3.7 Theoretische Konzepte der Krankheitsverarbeitung

Unter dem Begriff der Krankheitsverarbeitung werden all diejenigen individuellen Regulationsprozesse subsummiert, die ein Individuum unternimmt, um die durch Krankheit gestörte oder beeinträchtigte Befindlichkeit sowie das Subjekt-Umwelt-Verhältnis wiederherzustellen und sich an krankheitsbedingte Belastungen anzupassen. Historisch steht das Konzept der Krankheitsverarbeitung in der Tradition einerseits der psychophysiologischen Stresstheorie und andererseits der psychoanalytischen Ich-Psychologie und Abwehrlehre Anna Freuds (1959). Beide Richtungen haben die Entwicklung der Theorien der Bewältigungsforschung stark geprägt.

Die Ausdifferenzierung der psychoanalytischen Abwehrlehre mit der Unterscheidung von mehr als vierzig unterschiedlichen Formen der Abwehr ermöglichte ein erweitertes Verständnis von Abwehrprozessen als Reaktion auf Belastungen und Krisen. An späterer Stelle wird auf den Zusammenhang zwischen Krankheitsverarbeitung und Abwehr noch näher eingegangen. Die systematische Erforschung der Verarbeitung belastender Ereignisse begann in den 50er Jahren. Auf der Basis der sozialen Stresstheorie entwickelten Lazarus und Folkman in den sechziger Jahren eine transaktionale Theorie der Krankheitsverarbeitung, auf die sich alle neueren Ansätze mehr oder weniger direkt beziehen (Lazarus u. Folkman 1984). Ausgehend von den Ergebnissen der Stressforschung wurde herausgearbeitet, dass nicht nur die Belastung als solche für die Bewältigung ausschlaggebend ist, sondern die subjektive Bewertung des Individuums einen entscheidenden Einfluss hat.

Entsprechend sind die wesentlichen Annahmen dieser transaktionalen Theorie, dass Bewertungsprozesse („appraisal“) die Einschätzung der Belastung bestimmen und über Feed-Back-Prozesse zwischen Individuum und Belastungssituation gesteuert werden. Es wird davon ausgegangen, dass ein Individuum in der Auseinandersetzung mit einem belastenden Ereignis (beispielsweise eine chronische Erkrankung) zunächst eine primäre Einschätzung des Belastungsgrades („primary appraisal“) vornimmt, in der das belastende Ereignis kognitiv-emotional eingeschätzt wird. In einem zweiten Bewertungsschritt („secondary appraisal“) wird nun das individuelle Bewältigungspotential dahingehend beurteilt, ob und inwieweit es im Hinblick auf das belastende Ereignis eingesetzt werden kann.

In Anlehnung an Lazarus u. Folkman (1984) definiert Heim (1988) Krankheitsverarbeitung als das Bemühen, bereits bestehende oder zu erwartende Belastungen durch die Krankheit innerpsychisch (emotional-kognitiv) oder durch zielgerichtetes Handeln zu reduzieren, auszugleichen oder zu verarbeiten. Die Begriffe Krankheitsverarbeitung und Krankheitsbewältigung werden in der Literatur weitgehend synonym verwendet, wobei der englischsprachige Ausdruck „Coping“ die Bewältigung belastender Ereignisse allgemein bezeichnet.

Definition der Krankheitsverarbeitung:
„Krankheitsverarbeitung ist das Bemühen, bereits bestehende oder zu erwartende Belastungen durch die Krankheit mehr psychisch (emotional, kognitiv) oder durch zielgerichtetes Verhalten und Handeln zu reduzieren, auszugleichen oder zu verarbeiten“ (Heim 1988, S. 9).

Heute besteht trotz einer Vielfalt an theoretischen Konzepten eine weitgehende Übereinkunft darüber, dass die Bewältigung einer Krankheit auf verschiedenen Ebenen (kognitiv, emotional und handlungsbezogen) erfolgen kann. Emotional ausgerichtete Bewältigungsformen sind durch unbewusste Abwehrvorgänge sowie vorbewusste oder bewusste emotionale Haltungen gegenüber der Erkrankung gekennzeichnet. Demgegenüber beziehen sich kognitive Bewältigungsformen auf das gesamte Spektrum der rationalen Verarbeitungsmechanismen, wie beispielsweise der Krankheit einen Sinn geben. Handlungsbezogene Bewältigungsformen sind schließlich Verhaltensweisen als Reaktionen auf die Erkrankung, die ein direktes Handeln auslösen, wie beispielsweise ablenkendes Zupacken oder aktives Vermeiden. Vor allem die kognitiven und emotionalen Bewältigungsformen sind oft sehr schwer gegeneinander abzugrenzen. Hier spielen die Einstellungen und Haltungen im Sinne von subjektiven Krankheitstheorien (Kausalattributionen, Kontrollüberzeugungen) eine zentrale Rolle, auf die später noch eingegangen wird.

Nach heutigem Kenntnisstand wird davon ausgegangen, dass mehrere Verarbeitungsstrategien simultan oder nacheinander eingesetzt werden können; zugleich wird die Verarbeitung als ein prozesshaftes Geschehen begriffen, in dessen Verlauf je nach Phase der Erkrankung unterschiedliche Verarbeitungsformen zur Anwendung kommen können. Weiterentwicklungen des Modells weisen auf die Bedeutung sogenannter antezedenter Merkmale der Person (z. B. Selbstkonzept), der Situation (z. B. Kontrollierbarkeit, situative und zeitliche Einflüsse), des sozialen und institutionellen Umfeldes (z. B. soziale Unterstützung oder Art des Behandlungssettings). Ebenfalls zeigen neuere Forschungsergebnisse, dass positive Attribuierungen und andere positive psychologische Eigenschaften wie Spiritualität den Bewältigungsprozesse beeinflussen (vgl. Folkman 1997), was derzeit als eine der wichtigsten Modifikationen des Lazarus-Modells diskutiert wird und die Bedeutung der personalen Ressourcen auf den Bewältigungsprozess stärker hervorhebt.

Die *Grundannahmen der Theorie der Krankheitsverarbeitung* (KV) lassen sich in folgenden Punkten zusammenfassen:

- KV ist ein kontinuierlicher und interaktionaler *Prozess* der Auseinandersetzung mit der Krankheit, ihren Belastungen und Folgen.
- KV kann auf den Ebenen des *Denkens, Fühlens* und *Handelns erfolgen.*
- KV wird durch *Bewertungsprozesse* des Individuums gesteuert.
- KV wird durch *personale Ressourcen* wie *dispositionale Persönlichkeitsfaktoren*, Lerngeschichte, frühere Copingverhalten u. a. beeinflusst.
- KV kann durch *soziale Ressourcen* (Partner, Familie, Freunde, professionelle Helfer) unterstützt, aber auch behindert bzw. negativ beeinflußt werden.

In der Forschungsliteratur zur Krankheitsverarbeitung werden aus unterschiedlicher theoretischer Position immer wieder zwei übergeordnete Prinzipien der Bewältigung herausgestellt, die gekennzeichnet sind einerseits durch Begriffe wie Annäherung, Problemzentriertheit und aktive Auseinandersetzung, andererseits durch Vermeidung, Abwehr oder Verdrängung. In der Tradition der psychoanalytischen Ich-Psychologie wird die Abwehr als eine Bewältigungsform dem Bereich unbewusster Verarbeitungsprozesse zugeordnet, während Verarbeitung im Sinne des aktiven Bewältigungskonzepts eher dem Bereich der bewussten oder dem Bewusstsein zugänglichen Verarbeitungsstrategien zugeschrieben wird (vgl. Steffens u. Kächele 1988). In der frühen Literatur zur Krankheitsverarbeitung wurden die beiden

Tabelle 3.2. Gegenüberstellung von Krankheitsverarbeitung und Abwehr

Coping	Abwehr
Problemorientiert (handlungs- u. umweltbezogen)	Emotionszentriert (intrapsychische Emotionsregulierung)
Bewusst	Unbewusst
Realitätsorientiert	Irrationale Form der Verarbeitung
Realitätsangemessenheit	Realitätsverzerrung
Ziel: Umweltveränderung, kognitive Umbewertung, Selbstveränderung	Ziel: Aufrechterhaltung des Selbstwertgefühls
Bewusste Kontrolle unangenehmer Emotionen zum Erhalt der Handlungsfähigkeit	Abwehr von negativen Emotionen und Antrieben

Konzepte Bewältigung und Abwehr sehr stark gegeneinander abgegrenzt und als Formen reifer bzw. unreifer Strategien normativ zugeordnet (Haan 1977). Die klinischen Beobachtungen haben jedoch gezeigt, dass beide Formen sehr eng miteinander verknüpft sind. Insofern wird in der neueren Bewältigungsforschung dem Zusammenwirken von Abwehr- und aktiven Verarbeitungsprozessen besondere Aufmerksamkeit geschenkt und an einem integrativen Modell gearbeitet (Küchenhoff u. Manz 1993). Phasenmodelle der Verarbeitung kritischer Lebensereignisse wie das von Horowitz (1979) weisen darauf hin, dass Vermeidung und Abwehr sowie aktive Auseinandersetzung und Durcharbeiten in einem prozesshaften Ablauf entlang einer Zeitachse eng aufeinander bezogen sind. Je stärker die Belastungen sind, umso eher werden Abwehr- und Verdrängungsstrategien eingesetzt mit dem Ziel einer emotionalen Stabilisierung. Derartige Strategien im Sinne der Abwehr und Verdrängung sind kurzfristig adaptiv, da sie zu einer subjektiven Erleichterung führen; mittel- und langfristig können sie jedoch eine Adaptation an mögliche bleibende Einschränkungen oder Behinderungen eher verhindern. Tabelle 3.2 zeigt die wesentlichen Unterschiede in einer idealtypischen Gegenüberstellung.

Hinsichtlich des Einflusses sozialer Ressourcen auf den Bewältigungsprozess finden sich in der Forschungsliteratur zwei wesentliche Ergebnistrends (Filipp u. Aymanns 1987). Einerseits werden soziale Unterstützungsprozesse als positive Einflussfaktoren gesehen, die den Bewältigungsprozess im Sinne eines Stresspuffers oder durch direkte Stressreduktion unterstützen. Andererseits zeigen zahlreiche Studien, dass durch die Krankheit auch die Partner und andere Familienmitglieder belastet sind, ihrerseits die Belastungen der Erkrankung des betroffenen Partners bewältigen müssen und dadurch zu zusätzlichen Belastungsfaktoren für das betroffene Individuum werden können. Dadurch kann die soziale Ressource den Prozess der Krankheitsverarbeitung erschweren oder sogar negativ beeinflussen. Aus systemischer Perspektive lassen sich zwei Extremvarianten der Bewältigung des sozialen Umfelds aufzeigen: einerseits die übermäßige Fürsorge, oft verbunden mit Störungen in der Kommunikation und fehlender Offenheit; andererseits die Rückkehr zur Normalität als eine Form der Verleugnung und Abwehr. Nicht selten tragen die starken Belastungen der Krankheit dazu bei, dass vorbestehende oder latente Partnerkonflikte stärker hervortreten, die dann in einem komplizierten Zusammenwirken von Schuldgefühlen, Überlastungsreaktionen und latenter Aggression auf den Partner verdeckt werden und zu Störungen in der Kommunikation führen können.

Bereits Heim (1988) hat darauf hingewiesen, dass sich die Ziele und Bewertung der Bewältigungsstrategien je nach Betrachterperspektive doch erheblich unterscheiden können. Aus Sicht des Patienten kann beispielsweise die Wiedergewinnung der Körperintegrität, des Selbstwertgefühls oder des subjektiven Wohlbefindens an erster Stelle stehen, während aus Sicht des sozialen Umfelds die Aufrechterhaltung oder Wiedergewinnung der familiären Rolle und Verantwortung vordringlich sein kann. Aus ärztlicher Sicht kann demgegenüber eine optimale Compliance bei Diagnostik und Therapie bzw. die Anpassung an die sozialen Regeln des Behandlungssettings die gewünschte Form der Bewältigung sein. Entsprechend können die verschiedenen Betrachterperspektiven zu partiellen Unvereinbarkeiten führen, die dann nicht selten Konflikte nach sich ziehen können. So wird beispielsweise der Arzt im Krankenhaus wahrscheinlich einen passiv-kooperativen Patienten schätzen, während eine solche Verarbeitungsstrategie aus Sicht des Patienten möglicherweise als Ausgeliefertsein oder Hilflosigkeit erlebt wird.

3.7.1 Ziele der Krankheitsverarbeitung aus unterschiedlicher Perspektive

Empirische Ergebnisse zur Beurteilung der Krankheitsverarbeitung aus unterschiedlicher Sicht konnten zeigen, dass die Coping-Bemühungen bei Betroffenen im Vergleich zu Ärzten oder Pflegepersonal durchaus diskrepant eingeschätzt werden (Tabelle 3.3). So nannten in einer Studie von Muthny (1988) die Patienten als wichtige Verarbeitungsmodi die Vertrauenssetzung, Strategien zur besseren Compliance, Kampfgeist und Selbstermutigung, während die Ärzte vor allem das „Nichtwahrhabenwollen", das „Grübeln"

Tabelle 3.3. Ziele der Krankheitsverarbeitung je nach Perspektive

Patienten	Soziales Umfeld	Arzt/Medizinisches Personal
Wiedergewinnung von Wohlbefinden und Durchhalten der Belastungen	Aufrechterhaltung oder Wiedergewinnung familiärer Beziehungen	Mitwirkung bei Diagnostik und Therapie
Wiederherstellen eines emotionalen Gleichgewichts	Aufrechterhaltung oder Wiedergewinnung beruflicher Tätigkeit	Anpassung an die Regeln des Krankenhauses
Erarbeiten eines neuen Lebenskonzepts und von Zukunftsperspektiven	Aufrechterhaltung oder Wiedergewinnung finanzieller Ressourcen	Aktive Mitwirkung bei der Rehabilitation
	Aufrechterhaltung oder Wiedergewinnung sozialer Beziehungen	Geringe psychische Auffälligkeiten
		Guter Arzt-Patient-Kontakt

und die „übermäßige Gefühlskontrolle" in den Vordergrund stellten. In der Bewertung der Ärzte wird insbesondere die depressive Verarbeitung mit einer schlechten Anpassung an die Krankheit verknüpft.

3.7.2 Krankheitsverarbeitung und personale Ressourcen

Hinsichtlich den Modellvorstellungen zur Erklärung der Wechselwirkungen von belastenden Ereignissen und Entstehung von Krankheit bzw. Aufrechterhaltung von Gesundheit lassen sich zwei zentrale Modelle unterscheiden, die auch die Theoriebildung der Krankheitsverarbeitung entscheidend beeinflusst haben:
- pathogenetisches Modell,
- salutogenetisches Modell.

Das pathogenetische Modell war über viele Jahre in der Medizin und den Sozialwissenschaften das vorherrschende Forschungsparadigma, dem wir eine Vielzahl von Erkenntnissen über Entstehungsbedingungen von Krankheiten verdanken. Erkenntnisleitend waren die Suche nach krankheitsverursachenden Faktoren bzw. die Identifikation von Risikofaktoren, die die Gesundheit beeinträchtigen können. Wichtige Fortschritte innerhalb dieser Modellvorstellungen markierten die Erkenntnisse, dass nicht allein somatische Einflussfaktoren, sondern auch soziale und psychologische Einflussfaktoren hierbei eine Rolle spielen.

Erst in jüngerer Zeit erlangte ein Modell der Salutogenese zunehmende Bedeutung als eine die pathogenetische Perspektive komplementär ergänzende Sichtweise. Einer der Ausgangspunkte für das salutogenetische Modell war die von dem Medizinsoziologen Antonovsky (1987) formulierte Frage: Warum und wie bleiben Personen trotz verschiedener (mikrobiologischer, chemischer, physikalischer, psychologischer, sozialer und kultureller) krankheitserregender Bedingungen gesund? Aufbauend auf den Erkenntnissen der sozialen Stresstheorie sowie sozialepidemiologischen Studien richtet sich diese Frage auf die Identifikation von Ressourcen, die sich im Sinne der direkten Reduktion oder Pufferung von Stress auswirken. Antonovsky prägte den Begriff der Salutogenese, welcher mittlerweile zu einem übergeordneten Begriff für unterschiedliche Konzepte geworden ist. Allen gemeinsam ist die Ausrichtung auf die Identifikation von Ressourcen des Menschen (u.a. individuelle Problemlösekompetenz, Ich-Identität, soziale Unterstützungssysteme etc.), die sowohl protektiv im Sinne der Gesundheitsprävention wirken können, als auch verbesserte Bewältigungsstrategien in Krankheit oder anderen Lebenskrisen ermöglichen.

In seinem Modell von Protektivfaktoren konzentriert sich Antonovsky ausschließlich auf personale Ressourcen, die in seinem Modell als sogenannte Widerstandsquellen bezeichnet werden. Zentrale personale Ressource in seinem Modell ist das Kohärenzgefühl („sense of coherence", SOC), das als globale Orientierung verstanden wird, die dem Menschen ein generalisiertes, überdauerndes, jedoch auch dynamisches Gefühl des Vertrauens vermittelt. Entsprechende Korrelate sind ein positives Selbstbild der Handlungsfähigkeit, der Bewältigbarkeit von externen und internen Lebensbedingungen sowie dem Bestreben, den Lebensbedingungen einen subjektiven Sinn zu geben und sie mit den eigenen Wünschen und Bedürfnissen in Einklang zu bringen. Antonovsky formuliert drei Komponenten des Kohärenzgefühls (Antonovsky 1987, S. 16f.):

1. *Verstehbarkeit*: Das Ausmaß, in dem man die aus der internen und externen Umgebung stammenden Reize, mit denen man konfrontiert ist, als kognitiv sinnvoll sowie als geordnete, konsistente und strukturierte Information wahrnimmt.
2. *Machbarkeit*: Das Ausmaß, in dem man wahrnimmt, dass die einem zur Verfügung stehenden Ressourcen geeignet sind, den Anforderungen durch die einstürmenden Reize zu entsprechen.
3. *Sinnhaftigkeit*: Das Ausmaß, in dem man das Gefühl hat, dass das Leben einen emotionalen Sinn hat, dass zumindest einige Probleme und Anforderungen, die das Leben einem auferlegt, Herausforderungen sind, die es Wert sind Energie einzusetzen, sich zu verpflichten und zu engagieren.

Historisch steht das Salutogenesekonzept von Antonovsky in der Tradition der transaktionalen Theorie der Belastungsverarbeitung, in der das Streßkonzept unter der Perspektive individueller Verarbeitungs- und Bewertungsmechanismen in der Interaktion von Person- und Umweltfaktoren neu gefasst wurde. Das Kohärenzgefühl ist nicht als ein Persönlichkeitszug oder ein Persönlichkeitstypus aufzufassen, sondern wird eine dispositionale Orientierung genannt. Eine weitere wichtige Grundlage des Salutogenesemodells *sensu* Antonovsky ist die Auffassung, dass Gesundheit und Krankheit zwei Extrempole auf einem Kontinuum sind, so dass das Individuum nur mehr oder weniger krank bzw. gesund ist. Weiterhin wird in diesem Modell betont, dass der Mensch im Laufe seines Lebens wahrscheinlich immer mit Stress konfrontiert werden wird; allerdings kann sich gerade psychosozialer Stress sowohl pathogen als auch salutogen auswirken; wichtig erscheint hier die Art und Weise der Bewertung und Einschätzung der Stressfaktoren.

Entsprechend den Annahmen des Konzepts bestätigen einige empirische Untersuchungen die protektiven Auswirkungen des Kohärenzgefühls als eine personale Ressource. So konnten verschiedene Studien aufzeigen, dass ein hohes Kohärenzgefühl mit niedrigen Angst- und Depressionswerten sowie niedrigeren Werten im erlebten Alltagsstress einherging. Niedrige Zusammenhänge mit Merkmalen der sozialen Unterstützung bestätigen die Bedeutung des Kohärenzgefühls als eine personale Ressource. Nach Williams (1990) hat das Kohärenzgefühl einen starken Mediatoreneffekt zwischen Stress und Entstehung von Krankheit. Ferner konnten Chamberlain et al. (1992) zeigen, dass das Kohärenzgefühl ein starker Prädiktor für eine schnellere Genesung nach chirurgischen Eingriffen war. In verschiedenen Studien konnte der signifikante Effekt des Kohärenzgefühls auf Angst und Depression nachgewiesen werden (vgl. Flannery et al. 1994). Es wurden bisher vereinzelt Studien durchgeführt, die auch prospektiv die Bedeutung des SOC als Protektivfaktor für die Anpassung und Bewältigung von Belastungen bestätigen (Gallagher et al. 1994). Bezüglich des Zusammenhangs mit gesundheitsförderndem Verhalten finden sich jedoch auch nichtkonsistente Ergebnisse (vgl. Nyamathi 1991). Zusammenfassend lässt sich sagen, dass die Empirie weitgehend auf korrelativen Querschnittstudien beruht, wobei als Untersuchungspopulationen gesunde Personen überwiegen. Studien an kranken bzw. belasteten Personengruppen sind selten, werden jedoch seit den letzten Jahren zunehmend durchgeführt.

Das Konzept der Salutogenese bzw. des Kohärenzgefühls nach Antonovsky gilt als eine der am besten ausgearbeiteten Theorien zu Protektivfaktoren in der medizinischen Psychologie. Es ist als individualpsychologisches Persönlichkeitskonstrukt im Zusammenhang mit anderen Konstrukten zu sehen, die als Protektivfaktoren im Sinne von Stressresistenz oder Bewältigung von Belastungen diskutiert werden und konzeptionell verwandt sind, obwohl sie unabhängig entwickelt wurden.

So wurde in den 70er Jahren das Konzept der Widerstandskraft oder Hardiness von Kobasa (1979) eingeführt. Hardiness wird als ein Persönlichkeitsmuster angesehen, das Stress-Resistenz ermöglicht und im Sinne eines Puffers die Widerstandskraft gegenüber körperlichen Erkrankungen unter Stressbedingungen erhöhen soll. Dieses Konzept weist als multidimensionales Konzept insbesondere mit den Teilaspekten der Kontrolle und Sinnhaftigkeit die größte inhaltliche Nähe zur Salutogenese auf, wobei der Charakter der Herausforderung bei Belastungsfaktoren stärker hervorgehoben wird. Aufgrund sehr heterogener empirischer Befunde und methodischer Kritik gilt die protektive Funktion als nicht geklärt.

Das Konzept der Kontrollüberzeugungen (Locus of Control; Rotter 1966) wurde primär in der Sozialpsychologie entwickelt, von Levenson weitergeführt und von Wallston u. Wallston (1978) für gesundheitspsychologische Fragestellungen angewendet. Kontrollüberzeugungen sind generalisierte Erwartungen als differentielle Eigenschaft des Ausmasses, in dem ein Individuum Abhängigkeit oder Unabhängigkeit des eigenen Verhaltens in Bezug auf Verhaltenskonsequenzen wahrnimmt (Krampen 1989). Dieses Konzept stellt den kognitiven Aspekt der Verbindung von eigenem Verhalten und Erfolg des Verhaltens („outcome") in den Mittelpunkt. Unterschieden werden internale und externale Attribution, letztere lässt sich weiter unterteilen in „Abhängigkeit von Personen" („external powerful others") bzw. vom „Schicksal" (Fatalismus).

Das Konzept des Optimismus (Scheier u. Carver 1987) basiert ebenfalls auf einer Theorie der Handlungsregulation und wurde von den Autoren als Konstrukt „dispositioneller Optimismus" eingeführt. Es bezeichnet eine generalisierte Ergebniserwartung im Sinne einer optimistischen Grundhaltung, dass die Zukunft positiv verlaufen wird; es ist somit handlungsrelevant und wirkt als Ursache von Verhalten. Untersuchung des Zusammenhangs zwischen Optimismus und Gesundheit zeigt, dass Optimisten

1. stärker problemfokussierende Bewältigungsstrategien einsetzen,
2. beharrlicher in der Aufrechterhaltung von gesundheitsförderndem Verhalten sind, da sie einen positiven Heilungserfolg antizipieren.

Ebenso wird von den Autoren beschrieben, dass weniger verleugnende Strategien bei Optimisten vorkommen (Studie an Patienten nach Bypass-

Operation). Als vermittelnde Mechanismen zwischen Optimismus und Gesundheit werden bestimmte Bewältigungsstrategien, förderliches Gesundheitsverhalten, kardiovaskuläre Reaktivität und Beeinflussung des Immunsystems diskutiert.

Die meisten der genannten Konzepte der Protektivfaktoren sind trotz umfangreicher empirischer Untersuchungen vor allem im Hinblick auf psychometrische und andere methodische Fragen sowie die Abgrenzung zu Persönlichkeitsmerkmalen noch in vielen Teilaspekten ungeklärt. Das Salutogenesemodell ist ein in den letzten 30 Jahren entwickeltes und in vielerlei Hinsicht noch auszuarbeitendes Konzept, welches gerade mit Blick auf die Bedeutung für die Rehabilitation noch nicht hinreichend abgeschätzt werden kann. Die Orientierung an verbleibenden Fähigkeiten, die Selbstverantwortung des Patienten für seine Genesung und Rehabilitation sowie die Ausarbeitung einer salutogenen Diagnostik sind wesentliche praktische Schlussfolgerungen, die sich aus diesen Modellen ergeben können. Hinsichtlich der Bewältigungsforschung stellen die neuen Ansätze dar, wie in der Interaktion von situationsbezogenen Bewältigungsformen und dispositionaler Grundorientierung unklare Zusammenhänge zwischen Bewältigungsformen und Adaptationsprozessen besser erklärt werden können. Über einen solchen Erklärungsansatz könnte möglicherweise die bisher unbeantwortete Frage nach günstigen oder ungünstigen Bewältigungsformen zufriedenstellender beantwortet werden. Wichtig für die Rehabilitationsforschung sind Zusammenhänge dieser Protektivfaktoren mit dem Gesundheitszustand, AU-Zeiten, Berentung und Inanspruchnahme von Arztleistungen.

3.7.3 Erfassung der Krankheitsverarbeitung und aktuelle Forschungsfragen

War in den Anfängen der Copingforschung noch der Mangel an geeigneten Messinstrumenten zu beklagen und etwa die „Ways of Coping Check List" (WCCL) von Lazarus und Folkman eines der wenigen verfügbaren Instrumente, die zudem nicht auf krankheitsspezifische Belastungen ausgerichtet war, so liegen mittlerweile zahlreiche Instrumente zur Erfassung der Krankheitsverarbeitung vor (vgl. Übersicht bei Rüger et al. 1990 oder Westhoff 1993). In der Mehrzahl handelt es sich um Selbsteinschätzungsverfahren, wobei wenige Verfahren wie bspw. der FKV (Muthny 1989) auch eine Anwendung als Fremdbeurteilung zulassen. Instrumente zur Erfassung der Abwehr sind naturgemäß als Fremdeinschätzungsverfahren konzipiert (z.B. KBAM; Ehlers 1983), da nur dies entsprechend dem Abwehrkonzept eine valide Erfassung ermöglicht. Neben Fragebogentechniken finden sich auch Interviewverfahren, die auf der Basis von Fremdbeurteilungsskalen eine Einschätzung der Verarbeitung ermöglichen (z.B. Heim et al. 1991). Diese Instrumente finden ihre Anwendung nicht nur in der Forschung, sondern werden auch als klinisch-diagnostische Verfahren in der Rehabilitation eingesetzt. Die Vielzahl der Messinstrumente darf nicht darüber hinwegtäuschen, dass nur wenige Messverfahren hinreichend validiert oder standardisiert sind und Fragen der multimodalen Forschungsmethodik noch ungeklärt sind (Fahrenberg 1990).

Ziel der Krankheitsverarbeitung ist die Anpassung an die durch Krankheit veränderte Lebenssituation sowie die Bewältigung der Krankheits- bzw. Behandlungsfolgen. Die übergeordnete Frage, inwieweit sich die verschiedenen Verarbeitungsformen auf die subjektive Anpassung der Betroffenen sowie den Verlauf der Erkrankung auswirken, war für die Erforschung der Krankheitsverarbeitung immer von zentralem Interesse. Die Coping-Forschung konzentriert sich hierbei auf folgende Fragestellungen:

- *Spezifität:* Welchen Einfluss hat die Art der Erkrankung?
- *Stabilität:* Wie verändert sich Coping im Verlauf? Stabilität vs. Variabilität?
- *Coping und Adaptivität:* Erfolgsbeurteilung: Was ist gute vs. schlechte Verarbeitung?
- *Coping und somatischer Verlauf:* Welchen Einfluss hat die Bewältigung für den Verlauf der Erkrankung?
- *Coping und Interventionen:* Welche Effekte haben psychologische Interventionen auf die Veränderung der Bewältigung und den Verlauf der Erkrankung?

In einer vergleichenden Gegenüberstellung von 15 kontrollierten Studien gelangt Heim (1988) zu der Schlussfolgerung, dass sich im Hinblick auf Adaptivität und Überlebenszeit vor allem aktive problemfokussierende Strategien verknüpft mit einer auflehnenden Grundhaltung günstig auswirken, während passive verleugnende Strategien wenig geeignete Bewältigungsformen sind. Als Kriterium der Adaptivität wurde in den Studien überwiegend das objektive Kriterium der Überlebenszeit untersucht, während nur vereinzelt auf Dimensionen der subjektiven Befindlichkeit oder Lebensqualität eingegangen wurde. Zugleich ergab diese Analyse, dass die Verfügbarkeit eines breiten Spektrums unterschiedlicher Verarbeitungsstrategien sowie die flexible Verwendung der Strategien offensichtlich für die Adaptation förderlich sind. In einer Studienübersicht, in der vor allem Studien mit Brustkrebspatientinnen einbezogen wurden, finden sich ergänzend, dass die Copingstrategien „Leugnung" und „Kampfgeist" mit einer längeren Überlebenszeit verbunden waren, während „stoische Akzeptanz" und „Hoffnungslosigkeit" mit einem ungünstigen Krankheitsverlauf einhergingen (Buddeberg 1992; Greer et al. 1979; Greer 1991). Allerdings finden sich auch Ergebnisse, die diese Zusammenhänge nicht bestätigen konnten; so kam etwa in der Studie von Buddeberg (1992) den Verarbeitungsstrategien keinerlei prädiktive Bedeutung im Hinblick auf den Krankheitsverlauf zu.

Für die Betrachtung der Adaptivität von Krankheitsverarbeitung ist die zeitliche Perspektive von großer Bedeutung; so können einige Verarbeitungsstrategien als kurzfristig durchaus geeignet erscheinen, sich aber als mittel- oder langfristige Bewältigung für ungeeignet herausstellen (Heim 1998). Dies lässt sich am besten am Beispiel der Verleugnung verdeutlichen, die in der ersten Phase nach Diagnosestellung eine geeignete Verarbeitungsstrategie sein kann, während sie sich mittel- oder langfristig als ungeeignet erweist, da sie eine Anpassung an mögliche Einschränkungen oder bleibende Beeinträchtigungen eher verhindern kann.

Betrachten wir die Befunde bezüglich des Zusammenhangs zwischen somatischem Verlauf und psychischen Verarbeitungsstrategien, so zeigt sich ein sehr heterogenes Bild. Neben positiven Zusammenhängen finden sich Studien, die keine oder nur geringe Zusammenhänge zwischen den beiden Parametern aufweisen. In der Regel sind gerade in neueren Studien die somatischen Merkmale ausreichend differenziert erhoben, wenngleich auch hier oft die medizinischen Daten hinsichtlich der Prognose und des Verlaufs nicht hinreichend bzw. gar nicht in die Auswertungen miteinbezogen werden. Hinsichtlich der Unterschiede in der Verarbeitung im Vergleich verschiedener Krebsdiagnosen (Spezifitätsprobleme) zeigen die bisherigen Studien, dass die Krankheitsverarbeitung weniger durch die Besonderheiten einzelner Diagnosen bestimmt wird, sondern stärker diagnoseübergreifende Aspekte aufweist.

Insgesamt zeichnet sich die Coping-Forschung durch ein vor allem in den letzten Jahren deutlich angestiegenes Niveau aus. Durch die Entwicklung von geeigneten Messinstrumenten in den 80er Jahren wurde die Basis für die Durchführung von prospektiven Längsschnittstudien mit komplexeren Studiendesigns möglich gemacht. Nach wie vor sind die Studien jedoch durch eine große methodische Vielfalt geprägt, die nicht darüber hinwegtäuschen kann, dass die Erforschung der Krankheitsverarbeitung sich auf der Ebene der Hypothesengenerierung befindet und Längsschnittbetrachtungen noch selten sind. Die Krankheitsverarbeitung lässt sich auch in den neunziger Jahren als eine Forschungsrichtung kennzeichnen, deren Vielfalt an Erfassungsmethoden (vgl. Schüssler 1993; Heim 1998) die Produktivität eines jungen, sich in Entwicklung befindenden Forschungsbereiches widerspiegeln. Große Fortschritte wurden in der Entwicklung von Erfassungsmethoden gemacht, wenngleich auch hier viele Fragen wie etwa die der Änderungssensivität bzw. Validität noch offen sind. Von Untersuchungsansätzen, die sich einer multimodalen Erfassungsmethode verpflichtet fühlen und für die komplexen somatopsychischen Wechselwirkungen angemessen erscheinen, sind wir trotz erster erfolgversprechender Ansätze noch weit entfernt. Anregungen und Impulse für die Bewältigungsforschung sind vor allem von den verschiedenen Konzepten salutogenetischer Modelle zu erwarten, die auch in der Tradition der transaktionalen Theorie der Belastungsverarbeitung stehen, jedoch neue Akzente in der Bewertung dispositioneller Faktoren setzen. Das primäre Erkenntnisinteresse der salutogenetischen Modelle ist auf den gesamten Bereich der Prävention (primär, sekundär und tertiär) ausgerichtet, eine Integration der verschiedenen Theoriemodelle ist jedoch noch zu leisten.

Dennoch haben die bisherigen Erkenntnisse der Bewältigungsforschung in den klinischen Alltag Eingang gefunden, indem sie dem behandelnden Arzt Hilfestellungen für das Verständnis emotionaler Reaktionen und möglicher Probleme im Bereich der Compliance des Patienten geben können. Auch für die Rehabilitation hat das Wissen um die verschiedenen Prozesse der Bewältigung die Grundlagen geliefert, um spezifische psychologische Interventionen entwickeln zu können und in der Rehabilitation umzusetzen. Während in den 80er Jahren eine Bilanz praktischer Umsetzungsmöglichkeiten noch eher nüchtern ausfallen musste, sind wir heute trotz vieler ungelöster Probleme wesentliche Schritte weiter. Es geht jetzt verstärkt darum, die bisher erzielten Teilergebnisse auf breiterer Basis empirisch abzusichern und in den klinischen Versorgungsalltag weiter zu integrieren.

Literatur

Antonovsky A (1987) Unraveling the mystery of health. Jossey-Bass, San Francisco

Buddeberg C (1992) Brustkrebs. Psychische Verarbeitung und somatischer Verlauf. Schattauer, Stuttgart

Chamberlain K, Petrie K, Azariah R (1992) The role of optimism and sense of coherence in predicting recovery following surgery. Psychology and Health 7: 301–310

Ehlers W (1983) Die Abwehrmechanismen: Definition und Beispiele. Praxis der Psychotherapie und Psychosomatik 28: 55–66

Fahrenberg J (1990) Zur Forschungsmethodik und multimodalen Erfassung von Bewältigungsprozessen. In: Muthny FA (Hrsg) Krankheitsverarbeitung. Hintergrundtheorien, klinische Erfassung und empirische Ergebnisse. Springer, Berlin, S 41–52

Filipp SH, Aymanns P (1987) Die Bedeutung sozialer und personaler Ressourcen in der Auseinandersetzung mit kritischen Lebensereignissen. Z Klin Psychol 16: 1–14

Flannery R, Perry C, Penk W, Flannery G (1994) Validating Antonovsky's sense of coherence scale. Journal of Clinical Psychology 50: 574–577

Folkman S (1997) Positive psychological states and coping with severe stress. Soc Sci Med 45: 1207–1221

Freud A (1959) Das Ich und die Abwehrmechanismen. Kindler, München

Gallagher T, Wagenfield M, Baro F, Haepers K (1994) Sense of coherence, coping and caregivers role overload. Social Science in Medicine 39: 1615–1622

Gerdes N (1986) Der Sturz aus der normalen Wirklichkeit und die Suche nach Sinn. Ein wissenssoziologischer Beitrag zu Fragen der Krankheitsbewältigung bei Krebs. In: Schmidt W (Hrsg) Jenseits der Normalität. Chr. Kaiser, München, S 10–34

Gerdes N (1998) Rehabilitationseffekte bei „zielorientierter Ergebnismessung“. Ergebnisse der IRES-ZOE-Studie 1996/97. Deutsche Rentenversicherung (Heft 3/4), 217–238

Gerdes N, Zwingmann C, Bührlen B, Jäckel WH, Stier R, Zwingmann E (1998) Ein Theoriemodell der Rehabilitation. Unveröffentlichtes Manuskript, Hochrhein-Institut Bad Säckingen

Graham S, Reeder LG (1979) Social epidemiology of chronic diseases. In: Freeman HE, Levine S, Reeder LG (eds) Handbook of Medical Sociology. Prentice-Hall Inc., Englewood Cliffs, NJ

Greer S (1991) Psychological response to cancer and survival. Psychological Medicine 21: 43–49

Greer S, Morris T, Pettingale K (1979) Psychological response to breast cancer: effect on outcome. Lancet 2: 785–787

Haan N (1977) Coping and Defending. Academic Press, New York

Heim E (1998) Coping – Erkenntnisstand der 90er Jahre. Psychotherapie Psychosomatik Med Psychologie 48: 321–337

Heim E, Augustiny KF, Blaser A, Schaffner L (1991) Berner Bewältigungsformen (BEFO), Handbuch. Huber, Bern

Heim E (1988) Coping und Adaptivität. Gibt es ein geeignetes oder ungeeignetes Coping? Psychother Psychosom Med Psych 38(2): 8–18

Horowitz (1979) Psychological responses to serious life events. In: Hamilton V, Warburton DM (eds) Human stress and cognition: an information processing approach. Wiley, Chichester, S 235–264

Kobasa S (1979) Stressful live events, personality and health. An enquiry into hardiness. Journal of Personality and Social Psychology 37: 1–11

Koch U, Gerdes N, Jäckel W, Müller-Fahrnow W, Raspe HH, Schian HM, Schliehe F, Wallesch CW, Lotz W (1995) Verbundforschung Rehabilitationswissenschaften. Vorschlag zu einer Förderinitiative. Deutsche Rentenversicherung (7/8): 491–513

Krampen G (1989) Diagnostik von Attributionen und Kontrollüberzeugungen. Hogrefe, Göttingen

Küchenhoff J, Manz R (1993) Das Zusammenspiel von Abwehr und Coping im Krankheitsverlauf – eine Untersuchung bei Morbus Crohn-Patienten. Psychotherapie, Psychosomatik, medizinische Psychologie 43: 318–324

Lazarus RS, Folkman S (1984) Stress, appraisal and coping. Springer, New York

Muthny FA (1988) Einschätzung der Krankheitsverarbeitung durch Patienten, Ärzte und Personal – Gemeinsamkeiten, Diskrepanzen und ihre mögliche Bedeutung. Zeitschrift für Klinische Psychologie 17: 319–333

Muthny FA (1989) Manual zum Freiburger Fragebogen zur Krankheitsverarbeitung (FKV). Beltz, Weinheim
Nyamathi A (1991) Relationship of ressources of emotional distress somatic complaints and high risk behaviour in drug recovery and homeless minority women. Research Nursing Health 14: 269–278
Parsons T (1951) The Social System. Free Press, New York
Peterson PQ (1960) A health department's responsibility in chronic disease programs. American Journal of Public Health 50: 134–139
Protz W, Gerdes N, Maier-Riehle B, Jäckel WH (1998) Therapieziele in der medizinischen Rehabilitation. Die Rehabilitation 37, Suppl. 1, 24–29
Rotter J (1966) Generalised expectancies for internal versus external control of reinforcement. Psychological Monographs 80 (1, 619)
Rüger U, Blomert AG, Förster W (1990) Coping. Theoretische Konzepte, Forschungsansätze und Messinstrumente zur Krankheitsverarbeitung. Vandenhoeck u. Ruprecht, Göttingen
Scheier MF, Carver CS (1987) Dispositional optimism and physical well being: The influence of generalized outcome expectancies. J Personality 55: 169–210
Schüssler G (1993) Bewältigung chronischer Krankheiten. Konzepte und Ergebnisse. Vandenhoek u. Ruprecht, Göttingen
Sontag S (1980) Krankheit als Metapher. Hanser, München
Steffens W, Kächele H (1988) Abwehr und Bewältigung – Mechanismen und Strategien. Wie ist eine Integration möglich? In: Kächele H, Steffens W (Hrsg) Bewältigung und Abwehr, Beiträge zur Psychologie und Psychotherapie schwerer körperlicher Krankheiten. Springer, Berlin, S 1–50
VDR (1996) Rahmenkonzept zur medizinischen Rehabilitation in der gesetzlichen Rentenversicherung. Empfehlungen des 10/11, 633–665
VDR (1991) (Hrsg) Kommission zur Weiterentwicklung der Rehabilitation in der gesetzlichen Rentenversicherung, Band I–VII, Frankfurt
Vogel H, Tuschhoff T (1994) Die Erfassung von Behandlungsergebnissen in der Rehabilitation. Mitteilungen der LVA Württemberg 86(4): 139–144
Wallston KA, Wallston BS (1978) Development of the Multidimensional Health Locus of Control (MHLC) Scales. Health Educational Monographs 6(2): 160–171
Westhoff G (1993) Handbuch psychosozialer Meßinstrumente. Hogrefe, Göttingen
WHO (1980) International Classification of Impairments, Disabilities, and Handicaps. World Health Organization, Genf
WHO (1997) International Classification of Impairments, Activities, and Participation. Beta-1 Draft for Field Trials, World Health Organization, Genf (www.who.ch/icidh)
WHO (1998) Internationale Klassifikation der Schäden, Aktivitäten und Partizipation. Beta-1 Entwurf zur Erprobung. Deutschsprachiger Entwurf (www.ifrr.vdr.de)
Williams SJ (1990) The relationship among stress, hardiness, sense of coherence and illness in critical care nurses. Medical Psychotherapy 3: 171–186

Kapitel 4

Forschungsfragen der Pädagogischen Rehabilitation 4

B. Ahrbeck

4.1 Allgemeiner Überblick

Pädagogik bedeutet, dem ursprünglichen Wortsinn folgend, Kinder- oder Knabenführung. Ein junger Mensch soll auf einem bestimmten Weg geführt und begleitet werden. Im wissenschaftlichen Sinne beschäftigt sich die Pädagogik mit der „Lehre von Erziehung und Ausbildung". Sie umfasst dabei die praktische, zielgerichtete Einwirkung auf den Educandus ebenso wie die zugrundeliegenden, den Erziehungsprozeß begleitenden theoretischen Erkenntnisse und Reflexionen. Lernen und pädagogische Begleitung beschränken sich nicht auf das Schulalter, sondern werden als lebenslanger Prozess verstanden.

Der Gegenstandsbereich der Rehabilitation sind Maßnahmen, die dazu dienen können, dass bestehende Fähigkeiten chronisch kranker und behinderter Menschen weitestgehend erhalten bleiben, eine körperliche und/oder psychosoziale Weiterentwicklung möglich wird oder die ursprünglich vorhandenen Fähigkeiten wiederhergestellt werden. Rehabilitatives Handeln beschränkt sich dabei nicht auf das betroffene Individuum selbst. Auch relevante Personen der Umwelt können in den rehabilitativen Prozess einbezogen werden. Ebenso mag es notwendig sein, materielle Gegebenheiten zu verändern, z. B. am Arbeitsplatz. Denn das Ziel der Rehabilitation ist es, dass körperlich, psychisch oder sozial beeinträchtigte oder geschädigte Menschen wieder „aktiv am produktiven, wirtschaftlichen, politischen, kulturellen und familiären Leben der Gesellschaft teilnehmen" können (Becker et al. 1984). Rehabilitative Prozesse sind nicht an ein bestimmtes Lebensalter gebunden. Sie können sich auf jeden Abschnitt der gesamten Lebensspanne beziehen: Die Frühförderung von Geburt an oder seit den ersten Lebenswochen bzw. Monaten chronisch kranker oder behinderter Kinder markiert einen lebensgeschichtlichen Eckpunkt rehabilitativen Handelns, die Begleitung sterbender alter Menschen den anderen.

Damit eine Rehabilitation gelingen kann, bedarf es je nach Art der chronischen Erkrankung oder Behinderung, dem Lebensalter und der jeweiligen Lebenssituation neben medizinischer, sozialer und ökonomischer Maßnahmen auch psychologischer und pädagogischer Interventionen.

Die Pädagogik beschäftigt sich seit langem in einer ihrer Subdisziplinen, der Heil-, Sonder-, Behinderten-, oder Rehabilitationspädagogik, mit der Rehabilitation behinderter und chronisch kranker Menschen, ihrer Förderung und Therapie, Erziehung und Unterrichtung. Begrifflich hat sich dabei der Terminus „Behindertenpädagogik" durchgesetzt: „Der Behindertenpädagogik geht es um die Erziehung von Behinderten, nicht mehr um die Heilung eines Gebrechens, vielmehr um die Milderung oder Kompensation der negativen Auswirkungen von Behinderung auf das Lernen und die soziale Eingliederung" (Bleidick 1981, S. 45). Allerdings ist auch diese Gegenstandsdefinition einzuschränken. Einige Beeinträchtigungen, mit denen sich die Behindertenpädagogik beschäftigt, lassen sehr wohl eine grundlegende Veränderung im Sinne einer Heilung zu, z. B. viele sog. Sprachbehinderungen und Verhaltensstörungen. Mit kritischer Distanz wird inzwischen der Begriff der Sonderpädagogik betrachtet: Er akzentuiert aus heutiger Sicht zu einseitig das

„Besondere", vom Normalen und Gesunden entfernte - vor allem eine aussondernde Beschulung als Regelfall. In jüngerer Zeit findet der Terminus Rehabilitationspädagogik vermehrt Beachtung: Einige gewichtige Gründe sprechen dafür, Behindertenpädagogik in Richtung auf eine breiter gefasste Rehabilitationspädagogik zu erweitern. Ich komme darauf zurück, folge jedoch im weiteren dem konventionellen Sprachgebrauch. Aus dem engen Korsett einer Sonderschulpädagogik ist die Behindertenpädagogik längst herausgewachsen und ebenso aus der Beschränkung auf das Schulalter. Sie hat neue Tätigkeitsfelder gewonnen, z. B. in der schulischen Integration, die ohne behindertenpädagogische Hilfe kaum gelingen kann. Die Frühförderung gehört inzwischen zu ihren genuinen Aufgaben und auch die pädagogische Rehabilitation erwachsener Menschen.

Zur pädagogischen Umsetzung: „Ein pädagogischer Begriff von Behinderung liegt dann vor, wenn sich der Educandus aufgrund seiner Behinderung nicht mit den ‚üblichen' Mitteln erziehen und unterrichten läßt und spezieller ‚besonderer' pädagogischer Verfahrensweisen bedarf" (Bleidick 1998, S. 28). Die besondere Aufgabe besteht also darin, dafür Sorge zu tragen, dass Bildungs- und Erziehungsprozesse auch unter erschwerten Bedingungen realisiert werden können. Behinderungen oder chronische Erkrankungen erscheinen dabei als eine intervenierende Variable des Erziehungs- und Entwicklungsgeschehens.

Einem bis heute geltenden Selbstverständnis zufolge soll der pädagogische Umgang mit behinderten und chronisch kranken Menschen allgemeinen pädagogischen Prinzipien folgen - versehen allenfalls mit einigen behinderungsspezifisch notwendigen Modifizierungen. Prägnant formuliert wurde dies von Paul Moor, einer historischen Leitfigur der Heilpädagogik, wie sie damals hieß. Für ihn war „Heilpädagogik ... Pädagogik und nichts anderes" (Moor 1951).

Andererseits zeichnet sich die Behindertenpädagogik als „therapeutische" Pädagogik durch ihre besondere Nähe zur Psychologie und Medizin aus. Behinderungsspezifisch relevante therapeutische Methoden werden im Unterricht eingesetzt oder begleiten ihn, z. B. Psychomotorik bei Köperbehinderten, Artikulationstraining bei Hörgeschädigten, Verhaltensmodifikation bei Verhaltensgestörten. Auch in der vor-, nach- und außerschulischen Förderung spielen sie eine zentrale Rolle.

Die Behindertenpädagogik bedarf einer inneren, fachwissenschaftlich begründeten Gliederung, um dem Förderbedarf ihrer Klientel gerecht zu werden. Die gängige Gliederung der Behinderten- oder Sonderpädagogik umfasst neun Fachrichtungen: Neben Sinnesgeschädigten („Blinden- und Sehbehindertenpädagogik", „Gehörlosen- und Schwerhörigenpädagogik") und anderen primär organisch Beeinträchtigten („Körperbehindertenpädagogik", „Geistigbehindertenpädagogik") setzt sie sich mit Menschen auseinander, die vor allem aufgrund psychosozialer Einflussfaktoren in ihren Lebensvollzügen beeinträchtigt sind („Lernbehinderten-, Sprachbehinderten- und Verhaltensgestörtenpädagogik").

Diese Gliederung ist seit den 70er Jahren aus fachwissenschaftlicher Sicht in Frage gestellt worden, unter anderem im Hinblick auf eine häufig breite Überschneidung von Gesundheitsschäden (Impairment), Funktionseinschränkungen (Disability) und sozialer Benachteiligung (Handicap). Am deutlichsten tritt dies bei schwer mehrfachbehinderten Kindern, Jugendlichen und Erwachsenen zutage. Zudem beschränken sich viele pädagogisch-therapeutisch begründete Interventionen nicht nur auf eine der genannten Fachdisziplinen. Sie erstrecken sich, wie z.B. in der Psychomotorik, auf Menschen mit ganz unterschiedlichen Behinderungs- und Krankheitsbildern.

Dennoch gibt es Gründe, an der bisherigen Kategorisierung festzuhalten: Sie stellt kein abstraktes, wirklichkeitsfremdes Konstrukt dar, sondern bezeichnet als ordnender Leitbegriff die realen Einschränkungen und Beeinträchtigungen annäherungsweise noch am exaktesten. Zudem entgeht sie der Gefahr, durch eine allzu starke kulturelle Relativierung zu verleugnen oder zu bagatellisieren, dass es so etwas wie Behinderung und chronische Erkrankung wirklich gibt - wie immer sie in einen bestimmten sozialen Kontext eingebunden sein mag.

Der schwierigen begrifflichen Abgrenzung von Rehabilitation und einer Pädagogik Behinderter und chronisch Kranker kann hier nicht im einzelnen nachgegangen werden (vgl. Speck 1996). Auch wenn „... Rehabilitation und Pädagogik der Behinderten ... nicht gleichgesetzt werden [können]" (Bleidick 1983, S. 68), treffen sie sich in ihrem Anliegen um die Förderung behinderter und chronisch kranker Menschen. Zwischen beiden Wissenschaften existiert ein weiter Überschneidungsbereich, wie die bisherige Darstellung zeigt. Er bezieht sich zum einen auf den Personenkreis und einen Rehabilitationsbedarf in der gesamten Lebensspanne. Zudem auf das Ziel der jeweiligen Tätigkeiten, den Erhalt, die Entwicklung und Wiederherstellung von Fähigkeiten sowie die soziale Integration der Betroffenen. Dabei werden jeweils nicht nur personenbezogene Veränderungen angestrebt, sondern der Blick richtet sich auch auf die äußere Lebenssituation der zu Rehabilitierenden. Und: Rehabilitation und Behindertenpädagogik bedürfen, jeweils für sich betrachtet, des Dialogs mit den gleichen benachbarten wissenschaftlichen Disziplinen. Zentrale Bezugswissenschaften sind etwa Psychologie, Soziologie, Sprachwissenschaft und Rehabilitationstechnologie.

Beide Bereiche, Rehabilitation und Behindertenpädagogik, sind in ihrem bisherigen Selbstverständnis dennoch relativ weit voneinander separiert geblieben - zumindest in den alten Bundesländern. Rehabilitation erfolgte bisher noch stark unter dem Primat des Medizinischen. Die Behindertenpädagogik hat sich trotz aller Weiterungen ihres Tätigkeitsbereiches noch nicht hinreichend einer Rehabilitation in der gesamten Lebensspanne geöffnet. So ist es z.B. erstaunlich, dass seit vielen Jahren eine intensive Diskussion über die schulische Integration behinderter Kinder stattfindet, der breite Erfahrungsschatz zur Integration psychisch Kranker aber kaum kritisch zur Kenntnis genommen wird.

Eine stärkere interdisziplinäre Kooperation könnte sich hier als fruchtbar erweisen. Die Entwicklung der Behindertenpädagogik zu einer mit erweiterten Inhalten ausgefüllten Rehabilitationspädagogik hätte theoretisch wie praktisch eine Reihe gewichtiger Vorteile. Sieht man einmal von der ideologischen Überfrachtung des Begriffes der Rehabilitationspädagogik in der ehemaligen DDR ab „... und bezieht man sich als Pädagoge auf den in der *Rehabilitationspädagogik* enthaltenen Begriff der *Pädagogik*, so ist seine vielseitige Praktikabilität nicht von der Hand zu weisen. Sie fand u. a. ihre Bestätigung darin, dass auch nach dem Ende der DDR der Begriff *Rehabilitationspädagogik* in den neuen Bundesländern als wissenschaftlicher Begriff beibehalten worden ist, so an den Universitäten Halle und Berlin. Er enthält immerhin - im Gegensatz zu Sonder- oder Behindertenpädagogik - ein Positivum als Zielorientierung. Hervorzuheben ist auch die interdisziplinäre Verwendbarkeit von *Rehabilitationswissenschaften* (Humboldt Universität Berlin)" (Speck 1996, S. 58). Gehaltvolle Erkenntnisse anderer Wissenschaften, die sich rehabilitativen Aufgaben stellen, ließen sich besser integrieren, mit der Folge, dass auch schulische und schulnahe Rehabilitationsprozesse erleichtert werden. Umgekehrt können behindertenpädagogische Erkenntnisse zu bedeutsamen Anstößen in anderen rehabilitativen Feldern führen.

Die einzelnen behindertenpädagogischen Disziplinen haben sich als hochspezialisierte Wissenschaften, vor allem im schulischen Sektor, etabliert. Ein erheblicher weiterer Forschungsbedarf besteht im außerschulischen Kontext sowie im vor- und nachschulischen Lebensalter. Die Forschungsthemen sind entsprechend der Differenzierung des Fachgebietes und des vielfältigen Rehabilitationsbedarfes thematisch weit gestreut. Einige Beispiele mögen dies erläutern:

In der Blinden- und Sehbehindertenpädagogik geht es u. a. um eine behinderungsspezifische Anpassung an informationstechnische Innovationen, z. B. um die Entwicklung und Evaluation von Medien, die Prozesse der Datenverarbeitung veranschaulichen. Dadurch können Bildungsprozesse erleichtert und zeitgemäße berufliche Qualifikationen erworben werden. Eine sehgeschädigtenadäquate Gestaltung der Wohnumgebung und des öffentlichen Raumes ist ein weiterer forschungsrelevanter Punkt. Mit einer behindertenpädagogisch sinnvollen Nutzung neuer technischer Hilfsmittel beschäftigt sich auch die Körperbehindertenpädagogik. Zudem gehören die Begleitung und Betreuung von Menschen mit progredienten Erkrankungen, die Sterbebegleitung sowie die Verarbeitung von Sterben und Tod zu ihren wichtigsten Forschungsschwerpunkten. In der Geistigbehindertenpädagogik spielt die Integration und Normalisierung der Lebenswelt geistig behinderter Erwachsener eine besondere Rolle. Möglichkeiten und Grenzen der Selbstbestimmung (schwer) geistig Behinderter gilt es zu erproben.

Fragen der beruflichen Integration betreffen alle behindertenpädagogischen Disziplinen, vor allem aber die Lernbehindertenpädagogik. Der Berufsübergang Lernbehinderter stellt eine entscheidende Schnittstelle dar, die ein sozial integriertes und befriedigendes Leben ermöglichen kann, ohne dass es weiterer Begleitung und Unterstützung bedarf. Forschungsdesiderate für die Sprachbehindertenpädagogik erstrecken sich u. a. auf Studien zur Effektivität pädagogischer Sprachtherapie bei verschiedenen Sprachstörungen und darauf, wie kommunikative, psychische und soziale Probleme bei Menschen mit bleibenden oder langdauernden Sprachbehinderungen bewältigt werden können (z. B. Aphasie, Dysarthroponie, Laryngektomie).

Um den vorgegebenen Rahmen nicht zu sprengen, beschränke ich mich im folgenden ausschnitthaft auf zwei exemplarische Bereiche der pädagogischen Rehabilitation, die Hörgeschädigten- sowie die Verhaltensgestörtenpädagogik.

4.2 Zur Rehabilitation hochgradig hörgeschädigter Menschen

4.2.1 Zentrale Forschungsthemen der Hörgeschädigtenpädagogik

Die Hörgeschädigtenpädagogik umfasst traditionell die Gehörlosen- und die Schwerhörigenpädagogik. Dieser Differenzierung liegt ein Behinderungsverständnis zugrunde, das sich an audiometrischen Messwerten orientiert. Gehörlosen Menschen stehen demnach akustische Wahrnehmungen fast gar nicht mehr zur Verfügung, sofern nicht sogar ein totaler Hörausfall vorhanden ist. Als schwerhörig gilt, wem akustische Reize nur noch begrenzt zugänglich sind, sodass Gesprächs- und Unterrichtssituationen nicht mehr ausreichend wahrgenommen werden können.

Seit einigen Jahren deutet sich unübersehbar eine Annäherung von Gehörlosen- und Schwerhörigenpädagogik an, nunmehr als einheitliche Hörgeschädigtenpädagogik mit einer inneren Differenzierung. Eine Klassifizierung erfolgt anhand des Standes der aktuellen oder erreichbar erscheinenden Sprachentwicklung. Die Art des individuellen Förderbedarfs ist demnach entscheidend. Pädagogische Kriterien sind gegenüber medizinischen Diagnosen in den Vordergrund gerückt.

Das zentrale Forschungsinteresse der Hörgeschädigtenpädagogik ist letztendlich auf die Frage nach der geeigneten Kommunikationsförderung gerichtet, die eine optimale Persönlichkeitsentwicklung garantieren und die soziale Integration Hörgeschädigter sichern soll. Die damit zusammenhängenden methodisch-therapeutischen Konsequenzen bleiben bis heute kontrovers.

Im sog. Gebärdenstreit ging es darum, ob die Kommunikationsförderung hochgradig hörgeschädigter Kinder systematisch auf Gebärden und die Gebärdensprache zurückgreifen oder ob sie rein lautsprachlich erfolgen soll, unter Zuhilfenahme von Deiktik, Mimik, Gestik und wenigen natürlichen Gebärden. In dieser Kontroverse konnte sich in Deutschland über lange Zeit die „orale“, lautsprachliche Linie durchsetzen. Heute stehen sich die sog. Hör-Sprach-Erziehung und der Bilingualismus gegenüber, und die Auseinandersetzung ist auf einem höheren Niveau erneut entbrannt. In den letzten Jahrzehnten sind nämlich eine Fülle neuer Erkenntnisse in Medizin, Neurophysiologie, Psycholinguistik, Psychologie und Soziologie entstanden, die die Neubewertung strittiger Fragen ermöglichen.

4.2.2 Frührehabilitation

In der Frührehabilitation hochgradig Hörgeschädigter setzt die *Hör-Sprach-Erziehung* ihre Hoffnung auf neurophysiologische Erkenntnisse und die medizinisch-technische Entwicklung, die eine differenziertere Früherkennung und optimalere Hörgeräteversorgung erlaubt. Sensible Phasen für die Reifung der Hörbahnen sollen dadurch ausgenutzt werden, dass die auditive Wahrnehmung für das Kind kommunikativ einen absoluten Vorrang erhält. Hörgerichtetheit ist das zentrale Stichwort. Sie wird als ein allumfassendes und permanentes „unisensorisches Übungsprinzip" verstanden (Diller 1990, S. 269). Spracherfahrungen erfolgen deshalb ausschließlich lautsprachlich. Eine Unterstützung durch andere Kommunikationsmittel soll möglichst unterbleiben. Auch das Absehangebot wird zumindest teilweise eingeschränkt: „Hörgerichtetheit geht vor Antlitzgerichtetheit" (Diller 1990, S. 265). Das pädagogische Bemühen konzentriert sich also ganz auf den schwächsten Bereich, den auditiven Kanal. Erst in einer späteren Phase der Frühförderung kann dieses strenge Prinzip etwas gelockert werden, sodass andere Kommunikationsmittel das Hören begleiten. Der systematische Einsatz von lautsprachbegleitenden Gebärden oder gar der Gebärdensprache unterbleibt aber nach wie vor. Als Endziel der Entwicklung gilt eine optimale Eingliederung in die hörende Gesellschaft durch eine möglichst hohe Lautsprachkompetenz.

Die Hör-Sprach-Erziehung hat anhand einzelner Kinder dokumentiert, dass bei frühzeitiger Erfassung und Betreuung selbst minimale Hörreste gewinnbringend genutzt werden können. Dies führt zu erheblich verbesserten Sprachleistungen, zum Teil in einer Form, die bisher kaum für möglich gehalten wurde. Allerdings bleiben auch diese Kinder lautsprachlich-kommunikativ ein Leben lang schwer behindert. Auf der anderen Seite stehen Kinder, bei denen diese Methode grundlegend erfolglos bleibt, auch dann, wenn optimale äußere Bedingungen vorliegen.

Über Einzelfälle hinausgehende, breit angelegte empirische Forschungsergebnisse fehlen bisher: Noch 1994 gab es „keine einzige Untersuchung oder Forschungsarbeit, die auch nur in Ansätzen versucht, Aufschlüsse über die Ergebnisse hörgerichteter Erziehung zu geben" (Günther 1994b, S. 208). Die Situation hat sich seitdem nicht wesentlich verändert.

Ein Forschungsbedarf erstreckt sich zum einen auf die Frage, was hochgradig hörgeschädigte Kinder auditiv-sprachlich überhaupt wahrnehmen, über welche Hörleistungen sie verfügen. Vonnöten ist weiterhin eine differenzierte Bestimmung des lautsprachlichen Entwicklungsstandes aller so geförderten Kinder. Zudem müssen prognostische Kriterien gefunden werden, die möglichst frühzeitig eine differentielle Indikationsstellung ermöglichen, sodass erfolglose Entwicklungen vermieden werden können.

Über die unmittelbare Sprachanbahnung hinaus ergibt sich eine Fülle weiterer Fragen. Die Hör-Sprach-Erziehung stellt kein Sozialisationsmodell zur Verfügung, das eine Entwicklung ermöglicht, die der hörender Kinder entspricht (Ahrbeck 1994). Konzeptgemäß wird das Kind häufig so angesprochen, dass es allein auf auditive Eindrücke angewiesen ist. Andere Wahrnehmungs- und Äußerungsformen des Kindes werden ausgeblendet. Dies führt sehr häufig zu Unterbrechungen des Kommunikationsflusses, die in Kauf genommen werden, damit sich das hörgerichtete Konzept aufrechterhalten lässt (Wöhrmann 1994). Verbunden damit ist eine erhebliche und stetige psychische Anspannung, die das kommunikative Geschehen notwendigerweise begleitet. Diese Art der Belastung wird in den Konzepten der Hör-Sprach-Erziehung bisher nicht hinreichend problematisiert: Es wird „... so gut wie nie über den psychischen und physischen Preis gesprochen, der für eine rein orale/aurale Sprachorientierung ... bezahlt werden muß" (Günther 1992, S. 258; vgl. Kammerer 1988). Notwendig sind hier vor allem qualitativ angelegte Einzelfallstudien. Mit ihrer Hilfe lassen sich die Erfahrungen der Betroffenen mehr als nur oberflächlich rekonstruieren und die subjektive Bedeutung des Erfahrenen erhellen.

Ungeklärt sind in diesem Zusammenhang auch viele Fragen, die die Identitätsproblematik hörgerichtet geförderter Menschen betreffen. Jeder Einzelne muss für sich als Heranwachsender und Erwachsener herausbekommen, wo er eine innere Heimat finden will oder kann, in der Welt der Hörenden, der Gehörlosengemeinschaft oder in beiden Lebenswelten. Dies erfordert eine oft schmerzliche Auseinandersetzung mit sich selbst, in der Wünsche und reale Möglichkeiten in ein verträgliches Verhältnis zueinander gebracht werden müssen. Wiederum bieten sich qualitative Studien an: Die lebensgeschichtliche Bedeutung zentraler Kommunikations- und Sozialisationserfahrungen ist in ihren psychodynamischen und interpersonellen Folgen aufzuklären.

Der *Bilingualismus* versteht sich im Gegensatz zur Hör-Sprach-Erziehung als ein umfassendes Konzept, das neben der Lautsprache auch die Vorzüge der Gebärdensprache nutzen will (Wisch 1990). „Das pädagogische Konzept der Zweisprachigkeit bedeutet im Idealfall Zweisprachigkeit von Anfang an" (Prillwitz 1989b, S. 79). Durch die Gebärdensprache soll dem Kind eine unbeschwerte Kommunikation ermöglicht werden, die eine den Hörenden vergleichbare soziale, emotionale und kognitive Entwicklung eröffnet. Die Lautsprache hat die Funktion, den Bezug zur Hörenden Welt herzustellen und aufrechtzuerhalten. Denn nur durch die Lautsprache kann sich der hochgradig Hörgeschädigte in der Welt der Hörenden zurechtfinden. Die Entwicklungsperspektive des Bilingualismus richtet sich an zwei unterschiedlichen Lebensbezügen aus, der Welt der Hörenden sowie der Welt der Gehörlosen, die aus Identitätsgründen dringend benötigt wird (Ahrbeck 1997). Es geht hier, anders als in der Hör-Sprach-Erziehung, um eine Integration in beide Lebenswelten. Der hochgradig hörgeschädigte Mensch gilt, gemäß neueren psycholinguistischen Erkenntnissen, durch die Gebärdensprache als ein vollsprachiger Mensch – und nicht mehr als ein kommunikatives Mangelwesen (Prillwitz u. Wudtke 1990).

Auch der Bilingualismus betont die Notwendigkeit einer frühen Hörerziehung, die in ein ganzheitlich-kommunikationsorientiertes Konzept integriert werden soll. Im Umgang mit dem hochgradig hörgeschädigten Kind wird die Hörgerichtetheit als Prinzip aber nicht strikt durchgehalten. Dem stehen kommunikationstheoretische und entwicklungspsychologische Erkenntnisse entgegen: Bei einer unisensorisch-auditiven Frühförderung ist nicht das Kommunikationsbedürfnis der Beteiligten entscheidend, sondern die formalen Vorgaben der Lautsprachförderung. Der Kommunikationsfluss wird dadurch immer wieder gestört, mit unübersehbar negativen Folgen für die affektive Beziehung zwischen Eltern und Kind (Ahrbeck 1994).

Bilinguale Konzepte insistieren deshalb darauf, dass ein verständlicher und emotional gehaltvoller Kommunikationsfluss mit allen dafür geeigneten Mitteln hergestellt wird. Visuelle Begleitmerkmale des Sprechens sollen akzentuiert und zusätzlich Gebärdenzeichen eingesetzt werden. Erfahrungen in gebärdensprachlicher Kommunikation sollen möglichst frühzeitig beginnen. Dazu bedarf es entsprechend ausgebildeter Frühförderer, da die allermeisten Eltern zunächst über keinerlei Gebärdensprachkompetenz verfügen.

Auch bezüglich des Bilingualismus ergeben sich eine Fülle ungelöster Probleme. Sie betreffen einen Teil der Forschungsfragen, die bereits für die Hör-Sprach-Erziehung formuliert wurden. Hinzu kommt die Überprüfung des gebärdensprachlichen Entwicklungsstandes. Von großem Interesse ist es, herauszufinden, ob die Lautsprachentwicklung notwendigerweise verkümmert - in Konkurrenz zur weniger beschwerlichen und deshalb attraktiveren Gebärdensprache. Empirisch überprüft werden muss auch, wie sich die unterschiedlichen grammatikalischen Strukturen und Modalitäten beider Sprachen auswirken und welche praktischen Folgen es hat, dass die Gebärdensprache bisher kaum schriftlich fixiert ist. Auch wenn erste Untersuchungen zum Bilingualismus zu ermutigenden Ergebnissen geführt haben, bestehen hier erhebliche weitere Forschungsnotwendigkeiten. Dies gilt auch für die sozialen und emotionalen Auswirkungen einer Kommunikation in zwei Sprachen, sowohl bei den Kindern als auch für die Eltern.

In die Kontroverse zwischen Hör-Sprach-Erziehung und Bilingualismus reiht sich die pädagogische Problematik ein, die für Kinder besteht, die ein Cochlea-Implantat erhalten haben. Das Cochlea-Implantat ermöglicht es, dass bisher Gehörlose oder hochgradig Hörgeschädigte durch einen operativen Eingriff auditive Muster perzipieren, die ihnen zuvor verschlossen blieben. Häufig gewinnt das Hören neben den funktionellen Veränderungen auch an psychologischer Attraktivität. Die auditiven Sensationen bleiben aber unvollkommen und ungenau. Sie dürften sich zudem grundlegend von den Wahrnehmungen hochgradig schwerhöriger Menschen unterscheiden.

Eine entscheidende pädagogische Aufgabe besteht darin, die zunächst unspezifischen Wahrnehmungen so zu differenzieren, dass zumindest ein Teil der Lautsprache verstanden werden kann. Dazu bedarf es in jedem Fall eines langwierigen und schwierigen Übungsprozesses. Die individuelle Entwicklung lässt sich bisher allerdings kaum vorherbestimmen. Neben Kindern mit erheblichen auditiv-lautsprachlichen Fortschritten finden sich andere, die kaum einen oder gar keinen Vorteil aus dem Eingriff ziehen können. Als wichtige Forschungsvariable ist der Zeitpunkt des operativen Eingriffes zu berücksichtigen, ebenso wie der Zeitpunkt, zu dem die Hörschädigung eintrat.

Wichtig ist es, dass neben den neuen Möglichkeiten auch bestehende Grenzen gesehen werden. Auch mit einem Cochlea-Implantat dauert eine massive Hörschädigung an. Eine schwere Kommunikationsstörung bleibt ein Leben lang erhalten (Günther 1994a). Insofern führt das Cochlea-Implantat für die Hörgeschädigtenpädagogik zu keinem grundsätzlich neuartigen Arbeitsauftrag.

4.2.3 Berufliche Eingliederung und Spätrehabilitation

Ein wesentliches Anliegen der Hörgeschädigtenpädagogik besteht darin, Voraussetzungen für den Berufserwerb und die berufliche und soziale Integration zu schaffen. Hörgeschädigte Menschen sind zwar in den traditionellen Handwerksberufen wie auch in Berufszweigen der Industrie geschätzt. Dennoch gehören sie gegenwärtig, wie alle Menschen mit Behinderungen, zu dem Personenkreis, der überproportional hoch von Arbeitslosigkeit betroffen ist. Zudem blieben ihnen bis in die jüngste Vergangenheit Berufe mit Hochschulbildung weitestgehend verschlossen.

Berufsbildende Einrichtungen stehen zur Zeit vor der Notwendigkeit, die Ausbildung an die sich schnell verändernden Berufsprofile behinderungsspezifisch anzupassen. Weiterhin müssen neue berufliche Tätigkeitsfelder erschlossen und Möglichkeiten der Weiter- und Fortbildung gefunden werden, die behinderungsspezifischen Bedürfnissen entsprechen.

Die Probleme, die sich diesbezüglich für hörgeschädigte Menschen einstellen, resultieren im Kern aus ihrer kommunikativen Behinderung in der hörenden Gesellschaft. Mit der Beziehung von kommunikativ-sprachlicher Kompetenz und beruflich-sozialer Integration beschäftigen sich insbesondere Schulte und Schlenker-Schulte in der Forschungsstelle zur Rehabilitation von Menschen mit kommunikativer Behinderung (FST-Information 1998). Am Zentrum für Deutsche Gebärdensprache und Kommunikation Gehörloser der Universität Hamburg werden Fachbücher für verschiedene berufsbezogene Fachgebiete in der Deutschen Gebärdensprache verfasst, um Kommunikationsbehinderungen im Berufsleben entgegenzuwirken (z.B. Prillwitz 1989a). Der Forschungsprozess ist bei weitem noch nicht abgeschlossen.

Die berufliche Umschulung, die für Menschen notwendig wird, die einen massiven Hörschaden erlitten haben, stellt das Bindeglied zwischen beruflicher Eingliederung und Spätrehabilitation dar. Die Zahl der Menschen mit Hörschädigungen steigt mit zunehmendem Lebensalter deutlich an. Zivilisationsschäden und Altersschwerhörigkeit spielen dabei eine wichtige Rolle, die Lärmschwerhörigkeit gilt als zweithäufigste Berufskrankheit. Obgleich ein erheblicher pädagogischer Rehabilitationsbedarf besteht, existieren auf diesem Gebiet der Spätrehabilitation nur sehr wenige Angebote. Vertreter des Deutschen Schwerhörigenbundes (DSB) beklagen die Vernachlässigung hörgeschädigter Erwachsener, für die – im Gegensatz zu Kindern und Jugendlichen – kein ausgereiftes Netz an pädagogischen Einrichtungen zur Verfügung steht. „Nach der medizinischen und hörprothetischen Versorgung sind die Betroffenen auf sich allein gestellt. Sie müssen in den meisten Fällen ohne jede fachliche Hilfe ihre neue Lebenssituation zu meistern versuchen" (DSB in Claußen u. Schuck 1989, S. 2).

Den bisher umfangreichsten Forschungsbericht auf diesem Gebiet legen Claußen u. Schuck (1989) vor. Er beinhaltet auch ein Modell zur Rehabilitation schwerhöriger und ertaubter Erwachsener. Wisotzki (1996) widmet sich als einer der wenigen Autoren der Altersschwerhörigkeit aus pädagogischer Perspektive. Dringend geboten sind darüber hinaus weitere Forschungsarbeiten: Zunächst muss der quantitative Rehabilitationsbedarf an Absehkursen, Hörtaktik, Kommunikationstraining, spracherhaltenden- und fördernden Maßnahmen ermittelt werden. Im weiteren geht es um eine vertiefte Erforschung der psychischen Problematik, die sich fast regelhaft einstellt, wenn eine massive Hörschädigung im Erwachsenenalter eintritt. Darauf basierend sind bestehende Organisationsformen zu evaluieren, unter anderem in Bezug auf die Wirksamkeit ambulanter und stationärer Behandlungen. Seit den 70er Jahren findet die Cochlea-Implantation auch bei hörgeschädigten Erwachsenen zunehmend Beachtung. Die bisherigen Ergebnisse fallen recht unterschiedlich aus und bedürfen weiterer Untersuchungen. Nicht in jedem Fall kann die Lautsprache verstanden werden. Die verbesserten auditiven Wahrnehmungen werden jedoch im allgemeinen als förderlich für die Lebensqualität angesehen.

4.3 Zur Rehabilitation psycho-sozial beeinträchtigter Menschen

4.3.1 Zentrale Forschungsthemen der Verhaltensgestörtenpädagogik

Rehabilitationswissenschaftlich relevant ist auch der Forschungsbedarf der Verhaltensgestörtenpädagogik. Sie setzt sich als eine der jüngsten behindertenpädagogischen Disziplinen mit der pädagogischen Frühförderung bzw. Frührehabilitation von Kindern und Jugendlichen auseinander, die psychische Auffälligkeiten und Besonderheiten des Verhaltens zeigen. Im Schulalter und darüber hinausreichend sind unter anderem Fragen jugendlicher Dissozialität und Delinquenz von Bedeutung, ebenso wie pädagogische Probleme, die sich aus Drogenmissbrauch und Prostitution ergeben. Im Erwachsenenbereich spielt die Rehabilitation psychisch Kranker eine besondere Rolle.

4.3.2 Frührehabilitation

Die empirische Erforschung früher und frühester entwicklungspsychologischer Prozesse hat seit mehr als 20 Jahren einen bedeutsamen Aufschwung genommen. Das Erkenntnisinteresse an einer möglichst exakten Beobachtung des kindlichen Verhaltens beruht darauf, dass die rekonstruktive Erforschung des frühesten Lebensalters auf Grenzen gestoßen ist. Zwar hat die Analyse psychischer Prozesse aufgrund psychoanalytischer Behandlungen von Kindern und Erwachsenen zu bedeutsamen und unersetzlichen Erkenntnissen über das frühkindliche Erleben geführt. Eine lebensgeschichtliche Rekonstruktion kann jedoch nur so weit gehen, wie Erinnerungen reichen oder sich unbewußte Erinnerungen bewußt machen lassen. Sie kann zudem eine Außenbetrachtung nicht ersetzen.

Wichtige Erkenntnisfortschritte sind auf die Weiterentwicklung technischer Hilfsmittel zurückzuführen, die Messungen in einer bisher für unmöglich gehaltenen Präzision erlauben. Die Untersuchungen selbst erstrecken sich unter anderem auf die Wahrnehmungsfähigkeit von Säuglingen, die Differenzierung ihrer Affekte und die Entwicklung eines frühen Selbstempfindens. Darüber hinaus werden Interaktionsprozesse beobachtet und analysiert.

Die Ergebnisse der Säuglings- und Kleinkindforschung führen zu einem veränderten Bild der frühen Kindheit. Der Säugling erscheint nun nicht mehr als ein rein passives und rezeptives Wesen, sondern von Anfang an als aktiver (Mit) Gestalter seiner Entwicklung, als „kompetenter" Säugling (Dornes 1994). Kinder verfügen bereits in den ersten Lebenswochen und -monaten über ein erstaunliches Neugier- und Explorationsverhalten, ihre Wahrnehmungsfähigkeit ist sehr viel differenzierter, als bisher angenommen wurde. Sie zeigen schon sehr früh, teilweise von der Geburt an, einige voneinander unabhängige Affekte wie Interesse, Neugier, Überraschung oder Ekel, die kulturübergreifend existieren und genetisch bedingt sein dürften. Säuglinge sind auch in der Lage, Interaktionen von sich aus aufzunehmen und versuchen, ihnen eine bestimmte Richtung zu geben.

Durch die Erkenntnisse der Säuglings- und Kleinkindforschung, an der Psychoanalytiker wesentlich beteiligt sind, werden einige der bisherigen psychoanalytischen Grundannahmen über die frühe Kindheit in Frage gestellt. Kaum noch aufrechterhalten lässt sich z. B. die These einer „autistischen" oder „primär narzisstischen" Entwicklungsphase im ersten Lebensmonat, in dem noch kein Objektbezug bestehen soll. Umgekehrt haben andere Essentials eine mitunter überraschende Bestätigung gefunden, die zudem durch neue neuropsychologische Befunde gestützt wird. Dies gilt z. B. für den überproportionalen Einfluss, den frühkindliche Erfahrungen auf das spätere Leben haben (Dornes 1999).

Auf der Ebene der Grundlagenforschung gilt es, die Erkenntnisse über den „rekonstruierten" und den „beobachteten" Säugling so weit wie möglich zu integrieren. Dies ist bisher nur teilweise gelungen. Schwierigkeiten ergeben sich dabei vor allem daraus, dass die Befunde aus zwei Forschungszusammenhängen stammen, die einen wissenschaftstheoretisch unterschiedlich begründeten Zugang erfordern – zum einen geht es um das kindliche Erleben aus einer inneren Perspektive, im anderen Fall um Schlussfolgerungen aus der Außensicht. Überschneidungsbereiche und Grenzen der jeweilige Erkenntnisse lassen sich oft nur schwer bestimmen. Im interdisziplinären Dialog sind weiterhin neue Befunde aus den Kognitionswissenschaften und der Neurobiologie zu berücksichtigen. Möglichkeiten und Grenzen eines solchen Dialoges werden gegenwärtig diskutiert. Sie lassen sich jedoch noch nicht abschließend beurteilen (Leuschner 1997; Leuschner et al. 1998).

Anwendungsbezogene Forschungsfragen ergeben sich aus der praktischen Umsetzung der neuen Erkenntnisse in der Frührehabilitation. Es lässt sich inzwischen sehr viel differenzierter darstellen und genauer verstehen, wie sich frühkindliche Vernachlässigungen, sensorische Deprivationen sowie traumatische Erfahrungen auf die psychische und soziale Entwicklung auswirken können. Daraus kann auch hypothetisch hergeleitet werden, welche Lern- und Beziehungserfahrungen Kinder brauchen, damit sie frühe Schädigungen überwinden oder zumindest abmildern können. Wichtig ist es also, dass Konzepte der Frührehabilitation entstehen, die den Kindern die dringend benötigten Beziehungserfahrungen ermöglichen – und sich nicht nur auf einen reinen Trainingscharakter beschränken. Frührehabilitationskonzepte, die diese Erkenntnisse aufnehmen, sind bisher nur unzureichend entwickelt und erprobt worden.

Entsprechende anwendungsbezogene Forschungsfragen ergeben sich auch für die Frühförderung oder Frührehabilitation von Menschen mit anderen Behinderungen, etwa Körperbehinderungen oder Sinnesschädigungen.

4.3.3 Spätrehabilitation

In den letzten Jahren sind Dissozialität und Delinquenz bei Kindern, Jugendlichen und Heranwachsenden deutlich angestiegen. Dies bestätigen kriminologische Untersuchungen (Steffen 1999; Pfeiffer et al. 1997) ebenso wie die jährliche Veröffentlichung der Kriminalitätsstatistik durch die Bundesregierung. Erklärt wird diese Entwicklung fast durchgängig anhand einiger weniger Faktoren. An prominenter Stelle erscheinen, Jahr für Jahr erneut, die soziale Randposition der Tatverdächtigen oder verurteilten Täter, fehlende Ausbildungsplätze und mangelnde Zukunftsperspektiven für Jugendliche und Heranwachsende. Und weiterhin: Die Armut der Herkunftsfamilien sowie früh erlittene Milieuschädigungen. Äußere Lebensbedingungen finden also eine starke Beachtung, häufig verbunden mit Hinweisen auf ungünstige Medieneinflüsse und eine inzwischen in vielen gesellschaftlichen Bereichen ungesicherte Wertewelt.

Das viel beklagte Phänomen bezieht sich, von den Extremen her betrachtet, auf zwei Personenkreise: Auf der einen Seite steht eine große Gruppe von Jugendlichen und Heranwachsenden, die durch normabweichendes und grenzüberschreitendes Verhalten auffällt. Diese Gruppe begeht Straftaten, teils in wiederholter Form, ohne dass es jedoch zu einer Verfestigung kriminellen Verhaltens im Erwachsenenalter kommt. Auf der anderen Seite findet sich ein numerisch sehr kleiner Kreis von Intensivtätern, der sich durch eine erhebliche Deliktfrequenz auszeichnet. Häufig sind Intensivtäter für einen beträchtlichen Teil der Gesamtstraftaten ihrer Altersgruppe verantwortlich. Für diesen Personenkreis besteht ein erheblicher Bedarf an Betreuungs- und Wiedereingliederungsmaßnahmen, zumal die Prognosen häufig ungünstig sind und mit spontanen Remissionen kaum gerechnet werden kann. Rehabilitationswissenschaftlich ist die Gruppe der Intensivtäter von besonderem Interesse.

Vor diesem Hintergrund stellen sich eine Fülle von Fragen, die in dem bisher konsensfähig erscheinenden sozialen Verursachungsmodell unbeantwortet bleiben. Für die allermeisten Jugendlichen und Heranwachsenden bleiben Straftaten ein weitgehend folgenloses, weit verbreitetes Übergangsphänomen. Sie sind keinesfalls durchgängig bedrückenden sozialen Lebensumständen geschuldet, sondern die Folge eines in sich krisenhaften Lebensabschnittes -und eines Mangels an Erziehungserfahrungen. Oder anders formuliert: Das Resultat einer weit verbreiteten konfliktvermeidenden Erziehungsphilosophie (Ahrbeck 1998).

Auch für die Gruppe der Intensivtäter trägt die soziale Verursachungsthese nur begrenzt. Denn soziale Benachteiligungen stellen nur eine allgemeine Rahmenbedingung für die Genese massiv delinquenten Verhaltens dar. Sie sind eine Bedingung unter vielen. Jugendliche und heranwachsende

Intensivtäter stammen zwar fast regelhaft aus wenig privilegierten, bedrängenden sozialen Verhältnissen. Sie haben eine Fülle negativer Sozialisationserfahrungen durchlebt, und häufig genug mussten sie gewalttätige Übergriffe und massive narzisstische Kränkungen erleiden. Aber sie unterscheiden sich darin nicht von einer Vielzahl Gleichaltriger, die über entsprechende Erfahrungen verfügen und nicht massiv straffällig werden. Viele Intensivtäter scheitern bereits früh in der Schule wie auch in anderen Lebensvollzügen, lange bevor ein Übergang ins Erwachsenenleben stattfindet und sich die Frage nach einer Berufsausbildung überhaupt stellt. Auch hier ist das soziale Argument fraglich, das sich auf Lehrstellenknappheit und berufliche Perspektivlosigkeit beruft.

Genau betrachtet verhält sich die sehr geringe Zahl chronisch delinquenter Jugendlicher und Heranwachsender untypisch für den sozialen Hintergrund, dem sie entstammen. Sie verarbeiten die innere und äußere Realität, wie jeder Mensch, auf eine höchst individuelle Art und Weise. Dabei gelingt es ihnen nicht, äußere Probleme und innere Konflikte zu bewältigen. Somit sind sie Opfer und Täter zugleich: Opfer sozialer Benachteiligungen und Täter, indem sie mit sich selbst und mit anderen nicht zurechtkommen.

Diese Sichtweise beginnt sich inzwischen in der Fachdiskussion durchzusetzen, sodass das soziale Paradigma in seinem Absolutheitsanspruch zunehmend in Frage gestellt wird. Die Bedeutung pädagogisch und psychologisch begründeter Interventionen wird vermehrt anerkannt. Erziehung, Therapie und Diagnostik gewinnen an Bedeutung, zu ungunsten einer unspezifischen allgemeinen Sozialarbeit. Einrichtungen, die delinquente Jugendliche betreuen, werden sich zukünftig vermehrt anhand ihrer pädagogischen Konzepte ausweisen müssen. Zum Beispiel die Jugendgerichtshilfe, Jugendbewährungshilfe, Hilfen zur Erziehung.

Eine wichtige praxisbezogene Forschungsaufgabe besteht also in der Weiterentwicklung und Evaluierung tragfähiger pädagogischer Konzepte im Umgang mit delinquenten Intensivtätern. Unabdingbar ist es dabei, dass der gegenwärtige psychologische Erkenntnisstand zum Umgang mit hochgradig aggressiven, dissozialen und delinquenten Menschen angemessen berücksichtigt wird. Seit einiger Zeit existieren nämlich einige bedeutende, bisher aber nur unzureichend rezipierte neue Einsichten über die innere Dynamik und die Beziehungsgestaltung dieser Personengruppe. Sie geben auch Auskunft darüber, welche Beziehungserfahrungen dissoziale und delinquente Jugendliche benötigen, damit sie besser mit sich zurechtkommen können (Rauchfleisch 1981; Copley u. Forryan 1987; Ahrbeck 1998). Insofern besteht eine berechtigte Hoffnung, dass durch rechtzeitige pädagogische Interventionen maligne Entwicklungen verhindert oder zumindest entschärft werden können.

Auf der institutionellen Ebene wäre zu überprüfen, welche Organisationsformen das beste Hilfsmittel dafür bereitstellen, dass pädagogische Prozesse in Gang kommen und die benötigten Beziehungserfahrungen ermöglicht werden. So liegen z. B. für eine verbindliche Unterbringung dissozialer und delinquenter Jugendlicher eine Reihe überzeugender Konzepte vor, eine empirische Evaluation steht aber noch weitgehend aus.

Literatur

Ahrbeck B (1994) Der Traum von der Normalität als erneutes Trauma? Hörgeschädigtenpädagogik 48: 189–193
Ahrbeck B (1997) Gehörlosigkeit und Identität. Signum, Hamburg
Ahrbeck B (1998) Konflikt und Vermeidung. Luchterhand, Neuwied
Becker KP und Autorenkollektiv (1984) Rehabilitationspädagogik. Volk und Gesellschaft, Berlin
Bleidick U (1983) Pädagogik der Behinderten. Marhold, Berlin
Bleidick U et al. (1981) Einführung in die Behindertenpädagogik I, 2. Auflage, Kohlhammer, Stuttgart Berlin Köln
Bleidick U et al. (1998) Einführung in die Behindertenpädagogik I, 5. Auflage, Kohlhammer, Stuttgart Berlin Köln
Claußen WH, Schuck KD (Hrsg) (1989) Psychologische Hilfen für schwerhörige und ertaubte Erwachsene. Forschungsbericht: Gesundheitsforschung 179. Bd. I. Der Bundesminister für Arbeit und Sozialordnung, Bonn
Copley B, Forryan B (1987) Therapeutic work with children and young people. Robert Royce, London
Diller G (1990) Hörgerichtetheit geht vor Antlitzgerichtetheit. Sonderschule 35: 265–273
Dornes M (1994) Der kompetente Säugling. Fischer, Frankfurt a. M.
Dornes M (1999) Das Verschwinden der Vergangenheit. Psyche 53: 530–5713
FST-Information (1998) Forschungsstelle zur Rehabilitation von Menschen mit kommunikativer Behinderung an der Martin-Luther Universität Halle-Wittenberg
Günther KB (1992) Vom unbildsamen Idioten zur Integration in zwei Welten. In: Stoellger N (Hrsg) Vielfalt und Differenzierung – Spezialisierung und Integration. Berliner Institut für Sonder- und Heilpädagogik. Berlin, S 255–263
Günther KB (1994a) Erziehung, Bildung und therapeutische Maßnahmen bei CI-Kindern und -Jugendlichen aus gehörlosenpädagogischer Sicht. In: Lenarz T, Lehnhardt E, Bertram B (Hrsg) Cochlear Implant bei Kindern. Thieme, Stuttgart
Günther KB (1994b) Stellungnahme zum „Konzept Hörgerichtete Frühförderung in Hamburg“ – Konsequenzen für die Elternberatung und die Früherziehung. dfgs-Forum 1: 20–33
Kammerer E (1988) Kinderpsychiatrische Aspekte der schweren Hörschädigung. Enke, Stuttgart
Leuschner W (1997) Über Neuromythologie. Psyche 51: 1104–1113
Leuschner W, Hau S, Fischmann T (1998) Couch im Labor – experimentelle Erforschung unbewußter Prozesse. Psyche 52: 824–849
Moor P (1951) Heilpädagogische Psychologie. Bd. I: Grundtatsachen einer allgemeinen pädagogischen Psychologie. Huber, Bern
Pfeiffer C, Brettfeld K, Delzer I (1997) Jugenddelinquenz und jugendstrafrechtliche Praxis in Hamburg. Kriminologisches Forschungsinstitut Niedersachsen, Hannover
Prillwitz S (1989a) Entwicklung neuer Methoden und Lernmaterialien für die berufliche Bildung Gehörloser am Beispiel der Computertechnologie. Das Zeichen 8: 63–76
Prillwitz S (1989b) Zum Konzept der Zweisprachigkeit in Erziehung und Bildung Gehörloser. Das Zeichen 10: 76–87
Prillwitz S, Wudtke H (1988/1990) Gebärden in der vorschulischen Erziehung gehörloser Kinder. Signum, Hamburg
Rauchfleisch U (1981) Dissozial. Vandenhoeck u. Ruprecht, Göttingen
Steffen W (1999) Kinder- und Jugendkriminalität in München. In: Rilke H (Hrsg) Für das Leben stark machen. Zur Förderung von besonders gefährdeten Kindern und Jugendlichen. Rummelsberger Anstalten der Inneren Misson, Schwarzenbruck, S 9–26
Speck O (1996) System Heilpädagogik. Reinhardt, München Basel
Wisch H (1990) Lautsprache und Gebärdensprache. Die Wende zur Zweisprachigkeit in Erziehung und Bildung Gehörloser. Signum, Hamburg
Wisotzki KH (1996) Altersschwerhörigkeit. Grundlagen – Symptome – Hilfen. Kohlhammer, Stuttgart Berlin Köln
Wöhrmann S (1994) Hörgerichtete handlungsorientierte Frühförderung hörgeschädigter Kinder: Einzelfallstudie zur kommunikativen Kompetenz eines vorsprachlich ertaubten, mit CI versorgten Kleinkinds. Wissenschaftliche Hausarbeit, Hamburg

B Zentrale Forschungsthemen

Kapitel 5

Zur Epidemiologie der Rehabilitationsbedürftigkeit 5

V. Héon-Klin, H. Raspe

5.1 Kategorien der Versorgungsepidemiologie: Nachfrage, subjektives Bedürfnis, Bewilligung, aktuelle Versorgung, Angebot, Bedarf

In der Bundesrepublik Deutschland müssen rehabilitative Leistungen von Versicherten beantragt worden sein, bevor sie bewilligt und durchgeführt werden können.

Anträge an einen Sozialversicherungsträger sind Ausdruck und Instrument einer spezifischen *Nachfrage* („demand") seitens der Versicherten. Hinter ihnen steht in der Regel ein subjektives *Rehabilitationsbedürfnis.* Nicht jedes Bedürfnis geht mit einer Antragsintention einher, und nicht jede Intention muss tatsächlich zu einem Antrag führen. Andererseits können Anträge auch anders veranlasst worden sein, z.B. durch den Hausarzt, die Familie der Versicherten, den Arbeitgeber, den Medizinischen Dienst der Krankenversicherung (MDK) oder auch direkt durch eine Krankenversicherung (z.B. nach § 51 (1) SGB V). Nicht jeder Antrag wird von der zuständigen Verwaltung, meist auf der Grundlage sozialmedizinischer Gutachten, *bewilligt.* Oft fehlt es den Versicherten an den notwendigen und gesetzlich vorgegebenen persönlichen oder versicherungsrechtlichen Voraussetzungen (z.B. §§10, 11 SGB VI). Nicht jeder bewilligte Antrag ist schließlich zu Recht bewilligt worden. Neben der hier im Vordergrund stehenden Unterinanspruchnahme rehabilitativer Leistungen existiert eine nennenswerte Übergewährung durch die verschiedenen Träger der Rehabilitation (Raspe 1996a, S. 73f.). Ihr Anteil wurde für die Zeit vor dem Wirtschafts- und Beschäftigungsförderungsgesetz (13.9.1996) grob auf 25% bis 33% geschätzt.

Der Bewilligungsbescheid seitens eines Reha-Trägers schafft den Zugang zur *aktuellen rehabilitativen Versorgung* („supply"). Diese kann nur beginnen, wenn freie Kapazitäten existieren. Während vor 1996 längere Wartezeiten die Regel waren, übersteigt heute das *Angebot* („offer") an freien Betten/Plätzen die Zahl der Anträge bzw. Bewilligungen.

Ist neben den bisher gebrauchten Begriffen noch Platz für die Kategorie „*Rehabilitationsbedarf*"? Die Frage ist zu bejahen, wenn man unter Bedarf mehr und anderes versteht als das oben behandelte subjektive Bedürfnis nach einer rehabilitativen Leistung. Immerhin werden heute zwischen 30% und 50% aller Anträge von den Sozialleistungsträgern abgelehnt. Das in einem Antrag geäußerte subjektive Bedürfnis bedarf also der Anerkennung durch eine dazu ermächtigte Verwaltung, in letzter Instanz durch ein Sozialgericht. Die Anerkennung beruht in aller Regel auf einem sozialmedizinischen Gutachten, in und mit dem das Bedürfnis *objektiviert* wird.

In der englischen Literatur wird „need" (Bedarf) in Verbindung gebracht mit einer „ability" oder „capacity to benefit", mit dem Potential also, im Fall einer Gesundheitsgefährdung oder -einschränkung von einer medizinischen Intervention zu profitieren (Stevens u. Raftery 1994, 1997). Ein Bedarf an einer abgrenzbaren medizinischen Leistung besteht dort und nur dort, wo beides gegeben ist: ein Gesundheitsproblem *und* eine erfolgversprechende Intervention (Tabelle 5.1). Diesem Konzept entspricht auch das Zweckmäßigkeitsgebot in der Gesetzlichen Krankenversicherung (§§12, 70

Tabelle 5.1. Kennzahlen einer Epidemiologie rehabilitativer Leistungen

Markt und Leistung	Zahl
Angebot auftretender Rehaeinrichtungen	Zahl der Behandlungsplätze/Betten auf einem Markt auftretender Rehaeinrichtungen
Nachfrage	Manifest: Zahl der tatsächlich gestellten Rehaanträge. Latent: Zahl der Versicherten mit subjektiver Rehabilitationsbedürftigkeit und Antragsintention
Bewilligung	Zahl der nach Prüfung durch den Kostenträger bewilligten Leistungen
Versorgung	Zahl der bewilligten und angetretenen Rehamaßnahmen
Bedarf	Zahl der Versicherten mit einer objektivierbaren Indikation zu einer Rehaleistung

Die Häufigkeiten sind auf angemessene Nenner zu beziehen, um als Raten ausgedrückt werden zu können

SGB V) bzw. das Finalitätsprinzip und die Forderung einer positiven Rehaprognose in der Gesetzlichen Rentenversicherung (§10 SGB VI): Leistungen dürfen nur dann zu Lasten eines Sozialversicherungsträgers erbracht werden, wenn die Chance besteht, dadurch einem vorgegebenen Ziel signifikant - und ohne wesentliche Nebenwirkungen - näher zu kommen. Gesundheitsprobleme, denen man nicht abhelfen kann, mögen Forschungsbedarf und auch den Bedarf nach humaner Begleitung konstituieren, nicht aber Bedarf an spezifischen medizinischen Leistungen.
In der gesetzlichen Rentenversicherung heißt das Ziel (§9 SGB VI), „Beeinträchtigungen der Erwerbsfähigkeit der Versicherten oder ihr vorzeitiges Ausscheiden aus dem Erwerbsleben zu verhindern oder sie möglichst dauerhaft in das Erwerbsleben wieder einzugliedern". Auf den Einzelfall bezogen soll durch die Rehabilitation „voraussichtlich" „eine Minderung der Erwerbsfähigkeit abgewendet werden" oder „bei geminderter Erwerbsfähigkeit diese wesentlich gebessert oder wiederhergestellt werden ... oder der Eintritt von Erwerbsunfähigkeit ... abgewendet werden" können. Rehabilitationsbedarf (im folgenden: Rehabedarf) ist also nur dort gegeben, wo eine Krankheit oder Behinderung besteht, diese die Erwerbsfähigkeit wenigstens erheblich gefährdet und wo eine Rehabilitationsleistung im Einzelfall zweckmäßig zu sein verspricht.

Die von uns bevorzugte Bedarfsdefinition hat verschiedene Implikationen bzw. Konsequenzen; vier seien erwähnt:

1. Vor allem Gesundheitsökonomen sind der Auffassung, dass der Bedarf an medizinischen Leistungen prinzipiell unbegrenzt sei (z.B. Maynard u. Bloor 1998). Solange man aber auf die Zweckrationalität von klinischen und sozialmedizinischen Indikationsstellungen baut, solange Anträge auf Rehabilitation übereinstimmend beurteilt und rehabilitative Indikationen einvernehmlich gestellt werden, wird man nicht von einem prinzipiell

infiniten Bedarf an Rehabilitation ausgehen können. Eine bestimmte klinische Situation erlaubt nicht jede beliebige, sondern nur eine begrenzte Anzahl spezifischer Indikationen. Sie folgen dem jeweiligen Stand des medizinischen Handlungswissens, wie ihn die sog. evidenzbasierte Medizin (Sackett et al. 1996; Raspe 1996b) zu vergegenwärtigen sucht.

2. Dies bedeutet auch, dass neue Ergebnisse der klinisch-evaluativen Forschung zu Indikations- und Bedarfsveränderungen führen. Indikationen können ihre Geltung verlieren, sich einschränken, ausweiten oder eben auch neu entstehen z. B. dort, wo ein bisher unbehandelbares Leiden behandelbar wird.
3. Nicht jeder Bedarf ist gleich dringlich, Handlungsdruck und „ability to benefit" variieren: Weder sind alle Krankheiten gleich schwer oder gefährlich, noch sind alle Interventionen gleich zweckmäßig. Dieser wichtige Gesichtspunkt wird in unserem Sozialrecht zu wenig gewürdigt. In § 70 SGB V heißt es etwa: „Die Versorgung der Versicherten muss ausreichend und zweckmäßig sein, darf das Maß des Notwendigen nicht überschreiten und muss wirtschaftlich erbracht werden".
   Mit „ausreichend" wird eine Untergrenze, mit „das Maß des Notwendigen" eine sehr problematische Obergrenze „zweckmäßiger" Versorgung markiert. Problematisch deswegen, weil hier ein schwacher Begriff von Notwendigkeit zu gelten scheint. Eine im logischen Sinn „notwendige" Intervention wäre eine, die nicht zu ersetzen ist, ohne die es keinen Erfolg geben kann. Dies wird man von den meisten rehabilitativen Therapieformen nicht behauptet können. Es lassen sich (fast) immer therapeutische Alternativen und funktionale Äquivalente finden. Noch weniger einsichtig ist allerdings, dass etwas entweder zweckmäßig sein soll oder aber nicht. Wir betonen dagegen, dass es unterschiedliche Grade von Zweckmäßigkeit gibt, die sich unter anderem durch unterschiedliche relative Risiken, Odds Ratios oder „numbers needed to treat" (Laupacis et al. 1988) ausdrücken lassen. Nur wenn dies zutrifft, werden sich (auch in der Rehabilitation) *Prioritäten* setzen lassen (Raspe 1997b). Wenn alles gleich dringlich und zweckmäßig ist, gibt es keine Prioritäten.
4. Bedarfsdiskussionen sind nicht in jedem Sozialsystem gleich sinnvoll. Sie sind dort besonders naheliegend, wo das Sozialrecht selbst eine „bedarfsgerechte und gleichmäßige" Versorgung fordert. Dies ist in Deutschland der Fall (§70 SGB V). In einem vollständig wettbewerblich organisierten Gesundheitswesen hätten die Kategorien der Bedarfs- und Verteilungsgerechtigkeit so gut wie keine Bedeutung. Hier würden allein die Nachfrage, d. h. die Präferenzen und die Zahlungsbereitschaft/-fähigkeit der Gesunden und Kranken darüber entscheiden, welche Leistungen sie in Anspruch nehmen. Entsprechend wird über Bedarf vor allem in solchen Ländern diskutiert, die als Sozialstaaten verfasst sind und sich auf die „Verwirklichung sozialer Gerechtigkeit und sozialer Sicherheit" (§1 SGB I, cf. Artikel 20 (1) GG) verpflichtet haben. Auch wenn das Sozialgesetzbuch VI (Gesetzliche Rentenversicherung) die Normen der Bedarfs- und Verteilungsgerechtigkeit nicht ausdrücklich festhält, so gibt es keinen Zweifel, dass sie auch auf diesen Rechtskreis übertragen werden können und müssen.

5.2 Subjektive Rehabilitationsbedürftigkeit, Antragsintention und Antragstellung – Schätzmaße für Rehabilitationsbedarf?

Wie lässt sich Rehabedarf abschätzen? Reicht es, sich auf die manifeste Nachfrage zu konzentrieren? Es hätte natürlich ökonomische Vorteile, sich auf die Antragshäufigkeiten konzentrieren zu können und keine eigenen Untersuchungen anstellen zu müssen.

Die subjektiven Rehabilitationsbedürfnisse und Antragsintentionen von Versicherten der RV sind in jüngster Zeit Gegenstand mehrerer Untersuchungen geworden (z.B. Rische u. Löffler 1998; Zimmermann et al. 1999a,b). Sie belegen erhebliche Differenzen zwischen subjektiver Rehabedürftigkeit und faktischer Antragstellung.

Diese Differenz konnten wir in einem postalischen Survey von 4400 berufstätigen deutschen LVA-Versicherten im Alter von 40–59 Jahren darstellen. Von den aktuell Berufstätigen gaben 23% an, aktuell rehabilitationsbedürftig zu sein (Frage: „Wenn Sie an Ihren derzeitigen Gesundheitszustand und Ihre berufliche Leistungsfähigkeit denken: Glauben Sie, dass Sie zur Zeit eine Rehabilitation benötigen?"). Weitere 29% waren „unsicher", 48% anworteten mit „nein". Die so ermittelten Rehabedürftigen zeigten einen subjektiven Gesundheitszustand, eine Beeinträchtigung ihres Leistungsvermögens und eine Anzahl von AU-Tagen in den letzten 12 Monaten, die jeweils ziemlich genau den Angaben von Personen am Anfang einer von derselben LVA bewilligten medizinischen Rehabilitation entsprachen (Zimmermann et al. 1999a).

Von den Personen mit subjektiv gegebenem Rehabilitationsbedarf wollten nicht mehr als 41% in den nächsten 12 Monaten einen entsprechenden Antrag stellen, 24% waren sich unsicher, und 34% verneinten dies. Die subjektiv Rehabedürftigen beantragten in den folgenden 12 Monaten in 11% der Fälle eine Rehabilitation, unter den Unsicheren waren es 3% und unter den nicht Rehabedürftigen unter 2% (Zimmermann et al. 1999b).

Damit scheint uns belegt, dass sich ein erheblicher Teil der berufstätigen deutschen Versicherten einer LVA als subjektiv rehabilitationsbedürftig sieht, dass diese Einschätzung in verschiedener Hinsicht valide ist, dass sie in weniger als 50% der Fälle mit einer Antragsintention einhergeht und dass sie noch seltener zu einem manifesten (und schließlich bewilligten) Antrag führt. Wir konstatieren eine *Antragslücke*; sie verbietet es, die beobachtbare Antragshäufigkeit als Schätzmaß für die subjektive Rehabilitationsbedürftigkeit zu nehmen.

Offensichtlich lässt sich die subjektive Rehabedürftigkeit relativ einfach durch postalische Fragebögen erheben und validieren. Würde es für die Bedarfsschätzung ausreichen, sich dieser Methode zu bedienen? Lassen sich Rehabedürfnisse mit Rehabedarf identifizieren? Diese Frage ist bisher, soweit wir sehen, nicht untersucht worden.

Es ist unwahrscheinlich, dass sie bejaht werden kann. Einerseits wird, wie gesagt, ein erheblicher Anteil aller Anträge zu Recht abgelehnt. Darunter werden sich sicherlich auch Anträge von subjektiv Rehabedürftigen befinden.

Andererseits fallen subjektive Bedürftigkeit und Antragsintention oft auseinander (s. oben). Man würde für die Bedarfsschätzung entscheiden müssen, ob man sich allein an der subjektiven Bedürftigkeit oder an ihr *und* der Antragsintention orientieren wollte. Im zweiten Fall würde man alle diejenigen ausschließen, die sich aus subjektiv guten (familiären, beruflichen u. a.) Gründen aktuell gegen eine Antragstellung entscheiden. Ihr Anteil ist unbekannt; wir schätzen ihn auf wenigstens 50% (Zimmermann et al. 1999a). Im ersten Fall würde man unterstellen müssen, dass die subjektive Bedürftigkeit den Bedarf nicht nur spezifisch (d. h. ohne Falsch-Positive, und dagegen sprechen schon die Ablehnungen von Antragstellern!), sondern auch sensitiv (d. h. erschöpfend) abbildet. Beides ist unwahrscheinlich, zumal Versicherte wohl gerade die „ability to benefit" in Hinblick auf die rechtlich normierten Ziele einer Rehabilitation nur schwer dürften einschätzen können.

5.3 Bisherige Methoden und Studien zur Abschätzung von Versorgungsbedarf

Um zur Abschätzung von Rehabedarf in einer Versichertenpopulation zu kommen, wird man über die Kreise der Antragsteller oder der subjektiv Rehabedürftigen hinausblicken müssen.

Eine Reihe von Studien hat gezeigt, dass sich zu jedem Zeitpunkt in der Bevölkerung Personen finden lassen, die – stellten sie einen Antrag – als „objektiv" rehabedürftig anerkannt werden würden und müßten (s. unten). Auf die Summe aus diesen Personen plus den zu Recht anerkannten Antragstellern und den fälschlicherweise abgelehnten bezieht sich der Begriff des epidemiologischen Bedarfs („need").

Im klinischen Bereich würde man – statt von Bedarf – davon sprechen, dass eine therapeutische *Indikation* gegeben bzw. zu stellen wäre. Folgerichtig könnte man den Bedarf an bestimmten medizinischen Leistungen in einer Population im Rahmen einer „epidemiology of indications" (Frankel 1991) abschätzen. Hierfür sind einfache und komplexe Methoden angewandt worden: Im Norden Yorkshires/UK hat man sich des einfachen Mittels eines postalischen Prävalenz-Surveys bedient, – in Hinblick auf den Bedarf an der endoprothetischen Versorgung der Hüft- und Kniegelenksarthrose (Tennant et al. 1995; Fear et al. 1997). Mittels einer postalischen Befragung wurden rund 9% einer regionalen Population im Alter über 55 Jahre nach Beschwerden und Krankheitsfolgen der genannten Arthrosen gefragt, orientiert an einer klinisch international anerkannten Schweregradeinstufung. 1,35% der Stichprobe berichteten von erheblichen, gesundheitlichen Einschränkungen, die auf einen aktuellen Bedarf für eine Hüftendoprothese hinzuweisen schienen. Kliniker und Sozialmediziner werden solchen Schätzungen aufgrund des Fehlens von klinischen und technisch gewonnenen Befunden zurückhaltend begegnen. Allerdings geben sie für die Versorgungsplanung wertvolle Hinweise auf die Größenordnung der Bedarfsobergrenze: Patienten ohne subjektive Beschwerden dürften keine Kandidaten für eine so eingreifende Operation sein.

Es gibt in Deutschland bisher nur wenige Untersuchungen, die den Bedarf an Versorgungs-, insbesondere Rehabilitationsleistungen untersucht haben. Die existierenden lassen sich zwei Typen zuordnen: zum einen finden sich Studien, in denen verschiedene Gruppen von Kranken bzw. Versicherten individuell - wie in der englischen Studie, aber mit aufwendigeren Mitteln - auf ihren Rehabedarf hin untersucht und beurteilt wurden (direkte Methode). Zum anderen gibt es Studien, in denen in ihrer Häufigkeit geschätzte Prävalenz- oder Inzidenzfälle mit angenommenen Rehabedarf aktuellen Rehabilitationshäufigkeiten gegenübergestellt wurden (indirekte Methode).

Die Unterschiede sollen am Beispiel von Untersuchungen zur rheumatoiden Arthritis (RA) erläutert werden. Diese Erkrankung beinhaltet wenigstens eine erhebliche Gefährdung, oft bereits eine Minderung der Erwerbsfähigkeit bei Diagnosestellung: Bei Ausbruch der RA stehen 60% im Erwerbsleben; nach drei Jahren Krankheitsdauer sind es noch 40%, und nach 5 bis 10 Jahren sind weitere 10% berentet. Eine Frühbehandlung unter Einschluss physio-, ergo-, psychotherapeutischer, pädagogischer und pflegerischer Zugänge kann diese ungünstige Prognose positiv beeinflussen. Damit kann von einer Rehaindikation bei (fast) allen Patienten mit einer gerade aufgetretenen RA ausgegangen werden.

1994 wurden von der RV 5200 Heilbehandlungen für RA-Patienten durchgeführt, 1998 waren es weniger als 4000. Schätzt man Inzidenz der RA unter den noch Berufstätigen und berücksichtigt zusätzlich, dass auch prävalente Fälle einen gewissen Rehabedarf haben werden, dann ist anzunehmen, dass 1994 weniger als die Hälfte der zu stellenden rehabilitativen Indikationen verwirklicht wurde (Raspe 1996a). Da sich Inzidenz und Prävalenz der RA nicht geändert haben dürften, ist bis 1998 - nach dieser indirekten Methode - von einer Verschärfung der Unterversorgung auszugehen.

Das Ergebnis dieses Vergleichs *heterogener* Häufigkeiten/Raten findet eine Stützung in der von Mau et al. (1996) durchgeführten prospektiven Kohortenstudie von 61 noch berufstätigen Personen mit einer gerade aufgetretenen RA (direkte Methode): Nach 6 Jahren Krankheitsdauer hatten weniger als zwei Drittel sowohl der vorzeitig berenteten wie auch der weiter berufstätigen Patienten eine medizinische Rehabilitationsmaßnahme erfahren; nur bei 26% der am Ende EU/BU-Berenteten bzw. 21% der schließlich noch Erwerbstätigen waren Maßnahmen der beruflichen Rehabilitation durchgeführt worden.

Ähnliche Daten zeigen sich für invalidisierende Rückenschmerzsyndrome: In einer (von der Anlage her multinationalen) Kohortenstudie zur Arbeitswiederaufnahme nach einer Arbeitsunfähigkeit (AU) von durchgehend 84 Tagen bei Dorsopathien konnte ebenfalls eine rehabilitative Unterversorgung angedeutet werden (Weber et al. 1999). Die deutsche Kohorte bestand aus 400 Pflichtmitgliedern dreier gesetzlicher Krankenversicherungen, die zu drei Zeitpunkten (84. Tag, Nachbefragungen nach 12 und 23 Monaten) befragt wurden. Nur 30% der Pflichtversicherten hatten bis zum 84. AU-Tag eine medizinische Rehabilitation beantragt. Im Laufe der gesamten Nachbeobachtung waren es weniger als 50%. Die Häufigkeit beruflicher Rehamaßnahmen war noch geringer (weniger als 10%). Allerdings ist hier die Bedarfsschätzung erschwert: es gibt so gut wie keine kontrollierten Studien, die die Zweckmäßigkeit der bei uns üblichen stationären Rehabilitation zur Prävention von EU/BU-Renten belegen. Man kann sich nur an der bisher geübten Praxis und den sie tragenden Meinungen orientieren.

Einen (klinisch-epidemiologischen) Ansatz mit einer fallweisen Beurteilung nach der direkten Methode verfolgten auch Biefang et al. (1991, 1992) und Potthoff et al. (1994): In einem Modellversuch untersuchten sie 600 zufällig ausgewählte Versicherte der LVA Württemberg mittels eines dreistufigen Screenings (schriftliche Befragung, ärztliche Untersuchung, sozialmedizinische Beurteilung). Im Rahmen des initialen postalischen Surveys schilderten sich 21% der Antwortenden (Antwortrate 68%) als bei der Erfüllung alltäglicher Aufgaben im Haushalt und Beruf erheblich beeinträchtigt. Die ärztliche Untersuchung (Beteiligungsrate der Versicherten 56%) erfolgte durch deren Hausärzte auf der Basis einer einheitlichen Begutachtungsanleitung. Dabei sollte besonders auf Funktionseinschränkungen, diagnostizierte Krankheiten, die jetzigen Beschwerden und die berufliche Situation geachtet werden. Die Hausärzte empfahlen bei 43% der von ihnen Untersuchten Einleitung einer medizinischen Rehabilitationsmaßnahme. Die hausärztlichen Gutachten wurden den Prüfärzten der LVA vorgelegt und in 57% (n=74 von 129; oder 25% von 302) der Fälle befürwortet. Hauptsächliche Ablehnungsgründe waren, dass die Wartefristen nicht eingehalten worden seien oder eine ambulante Versorgung für ausreichend erachtet wurde. Zusammenfassend kann man sagen, dass am Ende des mehrschrittigen und sehr aufwendigen Verfahrens höchstens 25%, mindestens aber 12% der Versicherten für objektiv rehabedürftig gehalten wurden. Die Versicherten wurden über das Prüfungsergebnis unterrichtet. Dabei forderte sie die LVA nach Abklärung der versicherungsrechtlichen Voraussetzungen zur Stellung eines Antrags auf. Durch das Screening erhöhte sich der Anteil der Reha-Antragsteller von 11 auf 17% im Vergleich zu einer Kontrollgruppe.

5.4 Kriterien der Begutachtung auf medizinische Rehabilitation aus der sozialmedizinischen Literatur

Die direkte Methode der Bedarfsschätzung ist in besonderem Maße auf operational definierte Kriterien einer Indikationsstellung angewiesen. Neue Studien werden sie deutlicher als bisher – auch in ihren metrischen Qualitäten – darstellen müssen. Woran können sie sich orientieren?

In der sozialmedizinischen Literatur findet sich eine Reihe von Hinweisen, Empfehlungen und Anleitungen zur Begutachtung im Rehabilitationsverfahren der Rentenversicherung. Sie beziehen sich typischerweise auf die Begutachtung von Rehabilitationsbedarf im Einzelfall nach Antragstellung durch den Versicherten (BfA 1999; Cibis 1997; Gebauer et al. 1996; Hack 1998; Sieber u. Stelzer 1997; s. Tabelle 5.2).

Unter der Annahme, dass der Versicherte die versicherungsrechtlichen Voraussetzungen (nach §11 SGB V) erfüllt, wird in einem zweiten Schritt untersucht, ob er persönlich eine Reihe von sozialmedizinischen Vorausset-

Tabelle 5.2. Sozialmedizinische Bedingungen als Voraussetzung für eine medizinische Rehabilitation (unter Annahme gegebener versicherungsrechtlicher Voraussetzungen)

Sozialmedizinische Bedingungen/ Voraussetzungen	BfA (1999)	Cibis (1997)	Gebauer et al. (1996)	Hack (1998)	Sieber et al. (1997)
Rehabilitationsbedürftigkeit, Relevante Funktionseinschränkungen	×	×	×	×	×
Rehabilitationsfähigkeit	×	×	×	×	–
Positive Rehabilitationsprognose hinsichtlich des Rehabilitationszieles/positive Rehabilitationsprognose/Erfolgsaussicht	×	×	×	×	
Rehabilitationsziel, relevante Rehabilitationsziele	×		×	×	×
Motivation zur Rehabilitation/ positive Einstellung gegenüber der Rehabilitation/Compliance		×	×	×	×
Fehlender akutmedizinischer Handlungsbedarf	×				
Dringlichkeit der Maßnahme			×		
Notwendigkeit des stationären Settings zur Zielerreichung/Art und Form der Maßnahme			×		×
Rehabilitationspotential				×	
Zumutbarkeit der Rehabilitationsmaßnahme				×	

zungen erfüllt. §10 SGB VI nennt ausdrücklich das Vorliegen einer Krankheit oder Behinderung, die erhebliche Gefährdung oder Minderung der Erwerbsfähigkeit und eine positive Rehabilitationsprognose. Aus §9 (2) lässt sich eine Pflicht der Versicherten zur aktiven Mitarbeit entnehmen.

Ob und wieweit diese Voraussetzungen im Einzelfall gegeben sind, unterliegt zuerst der Prüfung durch einen sozialmedizinischen Gutachter. Er formuliert eine positive oder negative Empfehlung; am Ende des Verfahrens steht ein gewährender oder ablehnender Bescheid der Verwaltung. Die in §10 genannten Voraussetzungen sind in unbestimmten Rechtsbegriffen formuliert und bedürfen sozialmedizinischer Definitionen, um den skizzierten Begutachtungsprozess durchführen zu können.

Entsprechend findet sich in der zitierten Literatur eine Vielzahl von Hinweisen auf prüfärztlich relevante Kriterien und Subkriterien zur Beurteilung der persönlichen Voraussetzung des Versicherten. Zur Bewertung der Rehabilitationsbedürftigkeit im Einzelfall durch den sozialmedizinischen Gutachter sind verschiedene Informationen erforderlich. Darunter fallen u.a. Funktionseinschränkungen, Verlauf, Chronifizierung, Risikofaktoren, Multimorbidität, Arbeitsunfähigkeitszeiten, bisherige Therapien, Grad der Information und Schulung und Probleme der Krankheitsbewältigung.

Versucht man die von den verschiedenen Autoren genannten persönlichen Voraussetzungen im Sinne der Rentenversicherung miteinander zu vergleichen, so stellt man fest (siehe Tabelle 5.2), dass der Vergleich der verschiedenen in Tabelle 5.2 aufgeführten Voraussetzungen aus verschiedenen Gründen nicht einfach ist:

1. Die von den Autoren genannten Voraussetzungen sind uneinheitlich; es gibt weitere und engere Konzepte (s. Tabelle 5.2). Auch wenn man versucht, die begrifflichen Unterschiede zwischen verwandten Komponenten einzuebnen, indem man „Begriffs"-Gruppen bildet, so bleibt es dabei, dass diese in unterschiedlicher Häufigkeit in den einzelnen Konzepten enthalten sind.
2. Scheinbar gleich gebrauchte Begriffe werden mit unterschiedlichen Inhalten gefüllt. So kann der Schlüsselbegriff der Rehabilitationsbedürftigkeit sowohl das „subjektive Rehabilitationsbedürfnis" wie auch den „objektiven Rehabilitationsbedarf" beschreiben.
3. Daneben existiert ein Hierarchieproblem: Einige Autoren (Gebauer 1996; Sieber et al. 1997) benutzen „Rehabedürftigkeit" im Sinne eines Oberbegriffs, andere (BfA 1999; Cibis 1997; Hack 1998) bezeichnen damit eine einzelne Komponente unter anderen.
4. Erschwerend kommt hinzu, dass für die jeweils angegebenen Komponenten keine überzeugend operationalisierten und allgemein anerkannten Kriterien existieren.
5. In jüngster Zeit ist vereinzelt zu beobachten, dass die Kriterien bei einzelnen Rehaträgern – je nach Kassenlage – im Laufe eines Jahres unterschiedlich streng ausgelegt werden. Ist am Jahresende noch Geld für Rehaleistungen vorhanden, dann werden die bisher gültigen Bewilligungskriterien gelockert.

Es ist damit unwahrscheinlich, dass der Zugang zur Rehabilitation in der BRD von den verschiedenen Rehabilitationsträgern der RV „einheitlich und gemeinsam" gewährt wird.

Die Verwirrung lässt sich noch steigern, wenn nicht nur die sozialmedizinische Literatur zum Rehabilitationsbedarf, sondern wenn die Vorstellungen tatsächlich involvierter Akteure untersucht werden. Dazu haben wir 15 qualitative Interviews mit Experten aus verschiedenen Bereichen (Haus-, Betriebs- und Krankenhausärzte, Rehabilitationsmediziner, Vertreter der gesetzlichen Renten- und Krankenversicherung sowie Sozialrechtsexperten) durchgeführt. Die Studie sollte ihre Entscheidungsdimensionen und -kriterien für den Zugang zu einer medizinischen Rehabilitation der Rentenversicherung rekonstruieren (Héon-Klin et al. 2000). Es zeigte sich, dass die Definitionen von Rehabedarf stark variierten. Die meisten Experten nannten zuerst biomedizinisch-somatische Merkmale. Die erhebliche Gefährdung der Erwerbsfähigkeit bzw. des erwerbsbezogenen Leistungsvermögens stand nur selten im Vordergrund. Verschiedene Komponenten von Rehabedarf wie z. B. Rehabilitationsbedürftigkeit, Rehabilitationsfähigkeit, Rehabilitationsprognose, Rehabilitationspotential, Zumutbarkeit von Rehabilitationsmaßnahmen, Rehabilitationsziel oder (nach der ICIDH-2-Klassifikation) Fähigkeitsstörungen, Aktivitäts- und Partizipationseinschränkungen wurden nicht klar mit Inhalten gefüllt. Zusätzlich schienen die Experten diese Dimensionen oft nicht von Kontextfaktoren wie z. B. Schichtdienst oder der psychosozialen Situation der Antragstellers zu trennen.

Zusammenfassend können sich Studien zur Abschätzung von Rehabilitationsbedarf heute nicht ohne weiteres auf die sozialmedizinische Literatur und/oder auf einheitliche Konzepte der involvierten Akteure stützen. Es gibt keinen allgemein akzeptierten Satz operational definierter Kriterien, der für wissenschaftliche Studien nur noch adaptiert werden müßte.

5.5 Zur epidemiologischen Schätzung des Bedarfs an medizinischer Rehabilitation durch die Gesetzliche Rentenversicherung: eine Problemanalyse

Dabei scheint die Lösung der wissenschaftlichen Aufgabe einfach zu sein; sie könnte vier Schritte umfassen:

- *Zuerst* würde man sich auf ein bestimmtes Krankheitsbild (etwa chronische Rückenschmerzen, rheumatoide Arthritis, Diabetes mellitus oder chronisch-obstruktive Bronchitis) und eine bestimmte Versichertenpopulation konzentrieren.
- Es wären *zweitens* in einer Stichprobe im Rahmen eines Befragungs- und/oder Untersuchungssurveys diejenigen zu identifizieren, die durch ihre Krankheit in ihrer Erwerbsfähigkeit (EF) wenigstens erheblich gefährdet, wenn nicht schon manifest beeinträchtigt sind. Dies würde auch und vor allem prognostische Urteile auf der Basis entsprechender Kohortenstudien erfordern.
- In einem *dritten* Schritt wäre anhand der vorliegenden Literatur („externe Evidenz"; s. Sackett et al. 1996) zu prüfen, ob bei diesen Kranken eine medizinische und/oder berufliche Rehabilitation zweckmäßig wäre, um einer (weiteren) Minderung der EF vorzubeugen, die geminderte EF wiederherzustellen, sie wesentlich zu bessern oder den Eintritt von Erwerbsunfähigkeit (EU) abzuwenden. Dem Gesetzestext (§9 SGB VI) zufolge müssten entsprechende Studien eine signifikante Überlegenheit der Rehabilitation gegenüber einer Behandlungsalternative, einem Placebo oder einer Warteliste für eine Gruppe solcher Kranken gezeigt haben.
- In jedem Einzelfall müsste *viertens* (§10 SGB VI) die Wahrscheinlichkeit eines Erfolges mehr als 50% betragen. Mit diesem Verfahren wären die Fälle zu ermitteln, bei denen aktuell eine Reha-Indikation besteht, und auf den geeigneten Nenner zur Bildung einer Prävalenzrate zu beziehen.

Dieses verführerisch einfache Verfahren setzt Kenntnisse und Umstände voraus, die de facto (bei uns bisher) nicht gegeben sind. Zudem sind weitere sozialrechtlichen Normen bzw. Verfahrensvorschriften zu berücksichtigen. Beides führt zu erheblichen Komplikationen in der epidemiologischen Abschätzung von Rehabilitationsbedarf:

1. Mag es mit einer angebbaren Fehlerbreite auch möglich sein, die An- oder Abwesenheit einer Gesundheitsstörung festzustellen, z. B. im Rückgriff auf international normierte Diagnose- oder Klassifikationskriterien – für die Ermittlung der Erwerbs(un)fähigkeit gibt es solche Kriterienkataloge nicht. Gäbe es sie, könnten es keine sozialmedizinischen Kriterien sein: EF/

EU sind sozialrechtliche Begriffe; ihre Feststellung ist in letzter Instanz der Sozialgerichtsbarkeit vorbehalten.

2. Sozialmedizinisch wird man daher allein zu Einschränkungen des erwerbsbezogenen Leistungsvermögens (LV) bei Personen mit definierten Krankheiten oder Behinderungen Stellung nehmen können (Raspe 1994). Dieses LV ist aber nicht direkt beobachtbar; es handelt sich um ein theoretisches Konstrukt und wird multidimensional über eine Vielzahl von (ihrerseits latenten) Variablen quantifiziert. Die wichtigsten Komponenten lassen sich den von der WHO (1980) unterschiedenen Krankheitsfolgen zuordnen, also den Schädigungen, Fähigkeitsstörungen oder Beeinträchtigungen („impairments", „disabilities" und „handicaps"; nach ICIDH-2 [WHO 1998] auch „impairments", „activity limitations" und „participation restrictions" genannt). Zum Beispiel lassen sich Funktionseinschränkungen der Wirbelsäule, Schmerzen und weitere regionale Beschwerden bei *Rückenschmerzen* als „Impairments" klassifizieren, rückenspezifische Störungen alltäglicher Verrichtungen als „disabilities/activity limitations" und Beeinträchtigungen der Arbeitsfähigkeit, etwa über den Indikator AU-Tage, als „handicaps/participation restrictions". Entsprechend lassen sich begleitende Beschwerden, Befunde und Krankheiten einordnen.

Offene Fragen betreffen die in diesem Kontext zu fordernde Dauer, Verlaufsgestalt und Prognose solcher Störungen, die Gewichtung der einzelnen Komponenten, die Grenzwerte, ab denen von einem erheblich gefährdeten bzw. geminderten Leistungsvermögen auszugehen ist und die Berücksichtigung von Risikofaktoren, die selbst noch keinen Krankheitswert haben (körperliche und psychosoziale Dekonditionierung, Rauchen, Übergewicht, fehlende Rehabilitationsmotivation u.a.). Unklar ist auch, wie die oben angedeuteten Kontextfaktoren zu bestimmen und zu berücksichtigen sind. Offen ist auch, wie die in der ICIDH-2 hervorgehobenen *Kontextfaktoren* erfasst, in ihrem Einfluss quantifiziert und berücksichtigt werden sollen.

3. Als nächstes wäre zu prüfen, ob den Einschränkungen des LV nicht durch ambulante oder stationäre akutmedizinische Maßnahmen abgeholfen werden könnte. Kann eine kurative Indikation gestellt werden? Sind alle potentiell zweckmäßigen und regional verfügbaren Sachleistungen der GKV ausgeschöpft? Einerseits geht es bei dieser Frage um die Berücksichtigung des Übermaßverbots (in Anlehnung an §§12,27 und 70 SGB V: „das Maß des Notwendigen nicht überschreiten"), andererseits will die RV vermeiden, für das Versäumnis von Leistungen eintreten zu müssen, die von der GKV hätten erbracht werden müssen.

4. Auch wenn erhebliche Gefährdungen oder Einschränkungen des LV vorliegen und alle Möglichkeiten der Krankenbehandlung ausgeschöpft wären – über einen rehabilitativen Bedarf i.S. der o.g. Definition ist damit noch wenig gesagt. Danach ist Rehabilitationsbedarf nur dort gegeben, wo gleichzeitig zur Gesundheitsstörung eine als zweckmäßig erwiesene rehabilitative Intervention zur Verfügung steht. Eine *rehabilitative* Leistung zeichnet sich einmal aus durch ihren besonderen Brennpunkt („handicap"), dann aber auch durch einen mehrdimensionalen Zugang zum Patienten und seinen Problemen mit Hilfe eines multiprofessionellen Teams. In ihm spielen die sog. komplementären Ansätze in Form etwa der Psycho-, Arbeits-, Physio-, Sport-, Ergo-, Diät-Therapie, der Pflege und Pädagogik eine besondere Rolle. Wäre die Leistungsfähigkeit im Erwerbsleben auch mit weniger komplexen Mitteln wiederzugewinnen, etwa im Rahmen einer erweiterten ambulanten Physiotherapie (EAP) oder einer offenen Badekur, dann läge kein *Rehabilitations*bedarf im engeren Sinne der Rentenversicherung vor.

5. Zudem bedarf es eines validen *„klinischen Beweises"* (s. schon Martini 1932) für die *Zweckmäßigkeit* der vorgesehenen rehabilitativen Intervention. Er ist nach heutiger Auffassung nur im Rahmen kontrollierter klinischer Studien mit einem adäquat gewählten und ausreichend lange verfolgtem Erfolgskriterium (Leistungsvermögen nach 6, 12 und 18 Monaten) zu führen. Leider erlaubt die augenblickliche Lage der deutschen Literatur hierzu keine eindeutig positiven oder negativen Aussagen; es ist schlicht so, dass kontrollierte randomisierte Studien zur Wirksamkeit der medizinischen Rehabilitation so gut wie nicht existieren (Haaf 1999). Nun darf die Abwesenheit von „erstklassiger" empirischer Evidenz nicht mit empirischer Evidenz für die Abwesenheit von Wirksamkeit verwechselt werden. Man wird auch dann zu einer sozialmedizinischen Indikationsstellung kommen müssen, wenn nur schwache Evidenz, etwa in Form nicht-randomisierter Studien, Beobachtungs-Kohortenstudien, Konsensusrunden, Expertenmeinungen oder auch in Form existierender Routinen zur Verfügung steht. Auch aus der internationale Literatur lassen sich Hinweise auf die Wirksamkeit rehabilitativer Maßnahmen entnehmen (Lühmann et al. 1998; Scheer et al. 1997; Teasell u. Harth 1996; Tulder et al. 1997) - eine bisher bei uns kaum genutzte Quelle.

6. In §10 SGB geht es um „persönliche Voraussetzungen" zu rehabilitativen Leistungen der RV. Zentral ist, dass die Reha „voraussichtlich" zu einem vordefinierten Erfolg führen soll. Dies ist aus sozialrechtlicher Sicht (Lutz, pers. Mitteilung) zu interpretieren als überwiegende Wahrscheinlichkeit eines Erfolges in jedem Einzelfall (>50%). Im Schnitt sollte die Reha also bei wenigstens jedem zweiten Patient zum erwarteten Erfolg führen. Die „number needed to treat" (Laupacis et al. 1988) müsste also knapp unter 2 liegen, eine schon für die Intensivmedizin ganz ungewöhnlich niedrige Zahl. Ließe man sich darauf ein, dann wäre das rasche Ende wohl aller medizinischen und beruflichen Rehabilitationsmaßnahmen durch die RV zu befürchten. Angesichts des überwiegend präventiven Charakters der Rehabilitation (nach §9 (1) Abs. 2) wären NNTs unter 40 schon überraschend.

7. Schließlich sind weitere Komponenten des Rehabilitationsbedarfs zu beachten: Zuerst ist zu fragen, ob die/der Kranke rehabilitationsfähig, d.h. reisefähig und in der Lage ist, sich in einer Rehabilitationseinrichtung weitgehend selbst zu versorgen, und zweitens, ob sie/er bereit und in der Lage ist, „an der Rehabilitation aktiv mitzuwirken" (§9 (2) SGB VI). Eine in diesem Zusammenhang notwendige, nicht aber hinreichende Voraussetzung ist die aktive Antragstellung des/der Versicherten. Zusätzlich sollte eine positive Einstellung gegenüber der Rehabilitation und (wo notwendig) eine Neigung zur Verhaltensänderung gegeben sein. Wirth (1990) hat in diesem Zusammenhang eine Kur- von einer Rehabilitationsmotivation unterschieden. Offen ist, ob neben einem objektiven Bedarf auch ein gleichgerichtetes subjektives Rehabilitationsbedürfnis vorliegen muss. Manche RV-Träger halten eine gleichzeitige Beantragung einer Rehabilitation und einer EU/BU-Rente für einen ausreichenden Beleg für eine fehlende Rehabilitationsmotivation.

Unabhängig davon muss noch eine Reihe von versicherungsrechtlichen Voraussetzungen (§11 SGB VI) geprüft werden und ebenso, ob und ggf. wann eine frühere Rehabilitationsmaßnahme durchgeführt wurde. Nur wenn „dringend erforderlich“ können heute zwei Rehabilitationen innerhalb von 4 Jahren gewährt werden.

5.6 Ausblick

Rehabilitationsleistungen sind in Deutschland Antragsleistungen. Anträge sind in der Regel Ausdruck eines subjektiven Rehabilitationsbedürfnisses (Nachfrage, „demand“). Werden sie bewilligt, dann schaffen sie Zugang zur aktuellen Versorgung („Supply“). Während früher Wartelisten die Regel waren, sind heute Nachfrage, Bewilligung und Angebot an freier Kapazität („offer“) in ein neues Gleichgewicht gekommen. Als weitere grundlegende Kategorie der Versorgungsepidemiologie entwickelt der Aufsatz den Begriff des „Rehabilitationsbedarfs“ („need“). Er orientiert sich an der sozialmedizinischen Indikationsstellung zur Rehabilitation. Rehabedarf ist damit – in Grenzen – objektivierbar.

Es gibt bei uns Evidenz sowohl für eine rehabilitative Unter- wie auch Überversorgung von chronisch Kranken. Eine systematische Epidemiologie des Rehabilitationsbedarfs ist noch zu entwickeln. Diese ist für eine bedarfsgerechte und gleichmäßige rehabilitative Versorgung der Bevölkerung (§70 SGB V) heute wichtiger denn je: Es kann nicht davon ausgegangen werden, dass der seit 1995 zu verzeichnende Rückgang an Rehaanträgen (je nach Region und Indikation bis –50%) auf eine proportionale Besserung des Gesundheitszustandes der Bevölkerung zurückzuführen ist. Im Gegenteil ist mit einer Zunahme des Bedarfs an rehabilitativen Leistungen zu rechnen, allein schon aus demographischen Gründen und weil die Prävalenz chronischer Krankheiten, Residuen und Behinderungen zunimmt. Bei knappen Ressourcen und fixen Budgets besteht die schwer lösbare Aufgabe darin, Überversorgung (was relativ leicht ist) und (die bei ausbleibenden Anträgen schwer sichtbare) Unterversorgungen gleichzeitig zu vermeiden. Die finanziell noch möglichen Rehabilitationsleistungen sind auf diejenigen zu konzentrieren, die ihrer am meisten bedürfen. Sollte, was zu befürchten ist, der epidemiologische Rehabilitationsbedarf die zur Verfügung stehenden Mittel übersteigen, dann ergibt sich unabweisbar der Zwang, in der rehabilitativen Versorgung von Versicherten Prioritäten zu setzen (Raspe 1997a,b). Dabei ist innerhalb der Grenzen des Prioritären eine „bedarfsgerechte und gleichmäßige Versorgung" (§70 SGB V) sicherzustellen und die Integration von haus- und fachärztlicher, stationärer und rehabilitativer Versorgung zu fördern.

Literatur

Biefang S, Potthoff P, Arnold EM (1991) Modellversuch „Gesundheit und Erwerbsfähigkeit". Mitteilungen der LVA Württemberg 4/91: 122–128

Biefang S, Potthoff P, Meschenmoser EM (1992) Screening zur Ermittlung Rehabilitationsbedürftiger Arbeiter. Soz Präventivmed 37: 284–292

BfA (1999) Leitlinien zur Rehabilitationsbedürftigkeit für den beratungsärztlichen Dienst der BfA. Bundesversicherungsanstalt für Angestellte, Berlin

Cibis W (1997) Die Indikationsstellung zur medizinischen Rehabilitation und die Probleme einer Rationierung bei der Bewilligung aus sozialmedizinischer Sicht. DRV 5-6/97: 345–354

Fear J, Hillman M, Chamberlain MA, Tennant A (1997) Prevalence of hip problems in the population aged 55 years and over: access to specialist care and future demand for hip arthroplasty. Br J Rheumatol 36: 74–76

Frankel ST (1991) The epidemiology of indications. JECH 45: 257–259

Gebauer E, Hagen P, Schulte RM (1996) Die Begutachtung der Rehabilitationsbedürftigkeit. Mitteilungen der LVA Württemberg 11–12/96: 397–399

Haaf HG (1999) Literaturübersicht zur Effektivität der medizinischen Rehabilitation bei chronischen Rückenschmerzen. DRV-Schriften Band 12. 8. Rehabilitationswissenschaftliches Kolloquium auf Norderney. 3/99: 424–425

Hack S (1998) Die Rehabilitationsbegutachtung – Anleitung und Arbeitshilfe für sozialmedizinische Gutachter, - ein Beitrag zur Qualitätssicherung. Publikation der AG QS SozMed der DGSMP 1/98

Héon-Klin V, Matthis C, Raspe H (2000) Analyse der Entscheidungsprozesse im Rahmen des Zuganges zu einer medizinischen Rehabilitation in Deutschland. Eingereicht zur Veröffentlichung bei der Zeitschrift ‚Die Rehabilitation'

Laupacis A, Sackett DL, Roberts RS (1988) An assessment of clinically useful measures of the consequences of treatment. New Engl J Med 318: 1728–1733

Lühmann D, Kohlmann T, Raspe H (1998) Die Evaluation von Rückenschulprogrammen als medizinische Technologie. Schriftenreihe des Deutschen Instituts für Med. Dokumentation und Information im Auftrag des Bundesministeriums für Gesundheit. Bd. 2. Nomos Baden-Baden

Martini P (1932) Methodenlehre der therapeutisch-klinischen Forschung. Springer, Berlin

Mau W, Bornmann M, Weber H, Weidemann HF (1996) Defizite rehabilitativer Maßnahmen im Verlauf der frühen chronischen Polyarthritis. Z Rheumatol 55: 223–229

Maynard A, Bloor K (1998) Our Certain Fate: Rationing in Health Care. Office of Health Economics, London

Potthoff P, Biefang S, Gerdes N, Meschenmoser EM (1994) Bedarfsgerechte Inanspruchnahme der medizinischen Rehabilitation – Strategien zur Reduzierung der Unter- und Über-Inanspruchnahme. In: Müller-Fahrnow W (Hrsg) Medizinische Rehabilitation – Versorgungsstrukturen, Bedarf der Qualitätssicherung. Juventa, Weinheim München, S 37–68

Raspe H (1994) Das erwerbsbezogene Leistungsvermögen – eine zentrale Kategorie der praktischen Sozialmedizin. Gesundheitswesen 56: 95–102

Raspe H (1996a) Systemische Defizite in der medizinischen Rehabilitation von chronisch Rheumakranken. In: Schott T et al. (Hrsg) Neue Wege in der Rehabilitation. Juventa, Weinheim München, S 66–78

Raspe H (1996b) Evidence-based Medicine: Modischer Unsinn, alter Wein in neuen Schläuchen oder aktuelle Notwendigkeit? Zeitschrift Ärztliche Fortbildung Qualitätssicherung 90: 553–562

Raspe H (1997a) Sind politische Entscheidungen über Reha zukunftsweisend? In: Pelka RB, Neubauer G, Steinbach M (Hrsg) Kosten und Nutzen der Rehabilitation. Advanced Management, Bonn Berlin, S 18–31

Raspe H (1997b) Priorisierung von rehabilitativen Leistungen: Anlässe, Methoden, Probleme. DRV 8: 487–496

Rische H, Löffler HE (1998) Rehabilitationsbedarf höher als Rehabilitationsinanspruchnahme – Ergebnisse einer Versichertenbefragung der BfA und der LVA Sachsen. DAngVers 10/98: 394–404

Sackett DL, Rosenberg WM, Gray JA et al. (1996) Evidence-based medicine: What it is and what it isn't. BMJ 312: 71–72

Scheer SJ, Watanabe TH, Radack KL (1997) Randomized controlled trials in industrial low back pain. Part 3: Subacute/chronic pain interventions. Archives of physical Medicine and Rehabilitation 78: 414–423

Sieber G, Stelzer E (1997) Qualitätssicherung in der Begutachtung – im sozialmedizinischen Dienst der Rentenversicherung. Med Sach 93: 17–20

Stevens A, Raftery J (1994) Health Care Needs Assessment. Vol. 1 and 2. Radcliffe Medical, Oxford New York

Stevens A, Raftery J (1997) Health Care Needs Assessment. Second Series. Radcliffe Medical, Oxford New York

Teasell RW, Harth M (1996) Functinal restoration. Returning patients with chronic low back pain to work – revolution or fad? Spine 21: 844–847

Tennant A, Fear J, Pickering A, Hillman M, Cutts A, Chamberlain MA (1995) Prevalence of knee problems in the population aged 55 years and over: Identifying the needs. BMJ 310: 1291–1293

Tulder van MW, Koes BW, Bouter LM (1997) Conservative Treatment of acute and chronic nonspecific low back pain. A systematic review of the most common interventions. Spine 22: 2128–2156

Weber A, Weber U, Raspe H (1999) Medizinische Rehabilitation bei Langzeitarbeitsunfähigkeit. Rehabilitation 38: 220–226

WHO (1980) International Classification of Impairments, Disabilities and Handicaps. World Health Organization, Genf

WHO (1998) International Classification of Impairments, Disabilities and Handicaps (ICIDH-2). World Health Organization, Genf

Wirth A (1990) Im Blickpunkt der Kritik – die stationäre Rehabilitation. Öffentliches Gesundheitswesen 52: 191–195

Zimmermann M, Deck R, Raspe H (1999) Determinanten der Antragstellung auf eine medizinische Rehabilitation. Ergebnisse einer Befragung von Versicherten der LVA-Schleswig-Holstein. Gesundheitswesen 61: 292–293

Zimmermann M, Glaser-Möller N, Deck R, Raspe H (1999) Subjektive Rehabilitationsbedürftigkeit, Antragsintention und Antragstellung auf medizinische Rehabilitation – Ergebnisse einer Befragung von LVA-Versicherten. Rehabilitation 39, Suppl. 2: 1–6

Kapitel 6

Diagnostik und Assessment in der Rehabilitation 6

S. Biefang, M. F. Schuntermann

6.1 Einleitung

Die Beurteilung des Gesundheitszustands und -verlaufs von Patienten sollte möglichst objektiv und überprüfbar sein. Diese Anforderungen gelten auch für die Diagnostik und Urteilsfindung in Praxis und Forschung der medizinischen Rehabilitation. Es ist vielfach belegt, dass den Kriterien der Objektivität und Überprüfbarkeit klinische Beobachtungen allein nicht standhalten. Vielmehr bedürfen sie der Absicherung durch Daten, die über quantitative und standardisierte Meßinstrumente oder Assessmentverfahren gewonnen werden. Hierbei kann es sich um Selbsteinschätzungen der Patienten über Fragebögen, Skalen oder Tests und um Fremdbeurteilungen durch Ärzte oder Therapeuten handeln. Diagnostische Inventare, klinische Funktionstests, Schweregradklassifikationen oder Scores stützen sich in der Regel auf Fremdbeurteilungen. Der Einsatz von Assessmentverfahren schafft darüber hinaus eine Basis, die die professionelle Kommunikation erleichtert, die Dokumentation der Behandlungseffekte verbessert und die wissenschaftliche Glaubwürdigkeit erhöht (Hinderer 1993). Insgesamt liefern Assessmentverfahren einen wichtigen Beitrag zur Qualitätssicherung der medizinischen Rehabilitation. Derzeit ist ihre Anwendung noch weitgehend auf wissenschaftliche Studien beschränkt. Assessmentverfahren sollten in der medizinischen Rehabilitation aber auch routinemäßig für die Zustands- und Verlaufsbeurteilung eingesetzt werden.

Der vorliegende Beitrag gibt einen Überblick über deutschsprachige Assessmentverfahren für die Rehabilitation und befasst sich im besonderen mit der Klassifikation der Instrumente sowie dem weiteren Entwicklungsbedarf unter inhaltlichen und methodischen Gesichtspunkten. Er basiert auf einer Sichtung vorliegender Instrumente, die angloamerikanische Verfahren einbezieht und sich schwerpunktmäßig an den Belangen der medizinischen Rehabilitation in der Rentenversicherung orientiert. Rehabilitationsrelevante und methodisch abgesicherte deutschsprachige Instrumente oder deutsche Versionen angloamerikanischer Instrumente wurden in einem Handbuch zusammengestellt und in standardisierter Form beschrieben (Biefang et al. 1999). Darüber hinaus werden Assessmentverfahren für die praktische Anwendung regelmäßig in der Zeitschrift Die Rehabilitation veröffentlicht.

6.2 Systematik rehabilitationsrelevanter Instrumente für die Zustands- und Verlaufsbeurteilung

6.2.1 Einteilung der Instrumente nach den Dimensionen der ICIDH-2

Bei der Sichtung vorliegender Instrumente für die Zustands- und Verlaufsbeurteilung stellte sich die Frage, welche Instrumente als rehabilitationsrelevant anzusehen sind. Alle modernen Definitionen des Begriffs der Rehabilitation basieren auf den Grundkonzepten und -begriffen der Internationalen Klassifikation der Funktionsfähigkeit und Behinderung (ICIDH-2) der WHO[1], in der die Funktionsfähigkeit[2] und ihre Beeinträchtigungen (Behinderungen)[3] klassifiziert werden. Daher lag es nahe, rehabilitationsrelevante Instrumente in Anlehnung an die Dimensionen der ICIDH auszuwählen. Dies erwies sich jedoch bei näherer Betrachtung als umfassend nicht machbar. Viele Verfahren, die für die Beurteilung von Auswirkungen chronischer Krankheiten, und damit insbesondere für die medizinische Rehabilitation in der Rentenversicherung relevant sind, wurden nicht mit dem Ziel konzipiert, Items oder Itemgruppen der ICIDH zu operationalisieren. Sie lassen sich deshalb häufig auch den Dimensionen der ICIDH nicht eindeutig zuordnen. Von den vorliegenden Verfahren fallen im wesentlichen nur klinische Funktionstests, Scores und Schweregradklassifikationen sowie Instrumente zur Beurteilung von ADL/IADL (Activities of Daily Living/Instrumental Activities of Daily Living) (Turner 1996) unter die Dimensionen „Schäden" oder „Aktivitätsstörungen" der ICIDH. Entsprechendes gilt auch für die Dimension des Handicaps (ICIDH-1) bzw. der Partizipation (ICIDH-2). Assessmentinstrumente, die dem Grunde nach dieser Dimension zugeordnet werden können, sind zur Beurteilung bestimmter Sachverhalte, z. B. der Wiedereingliederung in das Erwerbsleben, entwickelt worden und operationalisieren in der Regel nicht Items der genannten Dimension. Es bleibt also zukünftiger Forschung und Entwicklung vorbehalten, Assessmentinstrumente bereitzustellen, die systematisch Items oder Itemgruppen der ICIDH-2 operationalisieren.

Ein weiterer Aspekt kommt hinzu. Die Items der ICIDH sind unabhängig von der Ursache oder Entstehung der Phänomene, die die Items beschreiben. So wird z.B. die Tatsache, dass eine Person zum Untersuchungszeitpunkt nicht in der Lage ist, einen vorgelegten Text vorzulesen (Aktivitätsstörung), unabhängig von der Ursache dieser Störung verschlüsselt. Insoweit hätten nur generische (übergreifende) Assessmentinstrumente betrachtet werden können. In der Rehabilitation, insbesondere in Deutschland, wo neben dem „disability"-orientierten Ansatz der krankheitsorientierte Ansatz in der Rehabilitation eine wichtige Rolle spielt, werden jedoch

[1] Die ICIDH-2 ist die revidierte Fassung der Internationalen Klassifikation der Impairments, Disabilities and Handicaps der WHO von 1980 (WHO 1980; deutsche Fassung Matthesius et al. 1995). Sie liegt derzeit als Beta-2 Entwurf vor. Die Originalfassung (WHO 1999) kann vom Internet http://www.who.int/ICIDH und die deutsche Übersetzung (WHO 2000) von http://www.ifrr.vdr.de heruntergeladen werden. Zur Einführung in die ICIDH-2 s. Schuntermann (1997, 1998, 1999). Im folgenden wird das Akronym „ICIDH" ohne Bezugnahme auf die Versionsnummer verwendet, um allgemein diesen Klassifikationstyp anzusprechen

[2] Unter „Funktionsfähigkeit" werden die funktionalen Aspekte der Gesundheit einer Person auf der Ebene des Körpers und der körpereigenen Systeme (Funktionen und Strukturen), der Ebene der Person als handelndes Subjekt (Aktivitäten) und der Ebene der Person als Subjekt in Gesellschaft und Umwelt (Partizipation) verstanden. Sie ist ein Teilaspekt des von der WHO geprägten Begriffs der Gesundheit (vollkommenes physisches, mentales und soziales Wohl eines Menschen, und nicht nur die Abwesenheit von Krankheit oder Gebrechen) (WHO 1948)

[3] Der WHO-Begriff der Behinderung als jede Beeinträchtigung der Funktionsfähigkeit entspricht nicht dem deutschen sozialrechtlichen Begriff der Behinderung

auch krankheitsspezifische Assessmentinstrumente benötigt. Ein zusätzlicher Rückgriff auf die Internationale Klassifikation der Krankheiten (ICD) wäre daher erforderlich. Dies ist grundsätzlich möglich und führt dann zu einem zweidimensionalen Raster für die Einordnung der Assessmentinstrumente. Es ist jedoch anzumerken, dass dieser Weg dem Problemkreis der ICIDH nur zum Teil gerecht wird. Krankheiten, Unfälle und angeborene Leiden bilden nur einen Teil der möglichen Ursachen von Beeinträchtigungen der Funktionsfähigkeit. Zahlreiche Forschungsarbeiten der letzten 17 Jahre (Schuntermann 1997, 1998, 1999) haben gezeigt, dass z. B. auch Partizipationsstörungen zu zusätzlichen Partizipationsstörungen, Aktivitätsstörungen, Schäden oder Krankheiten und dass Aktivitätsstörungen zu weiteren Aktivitätsstörungen, Schäden oder Krankheiten führen können. Die Untersuchung der Ursachen und Entstehungszusammenhänge von Beeinträchtigungen der Funktionsfähigkeit auf den Dimensionen des Körpers und der körpereigenen Systeme, der Aktivität und der Partizipation ist ein eigenes Forschungsgebiet der Rehabilitationswissenschaften.

Tabelle 6.1 enthält die Dimensionen, Definitionen und Kriterien der ICIDH-2-Beta-2 der deutschen Entwurfsfassung im Überblick (WHO 2000).

6.2.2 Einteilung der Instrumente in der gesundheitsbezogenen Lebensqualitätsforschung

Angesichts der Zuordnungsprobleme zu den Dimensionen der ICIDH wurde für die Assessmentverfahren eine Systematik gewählt, die sich bei Instrumenten zur Beurteilung chronischer Krankheiten und ihrer Folgen in der Public Health-Forschung und klinischen Therapieforschung bewährt hat. Hier wird ausgehend vom Gesundheitsbegriff der WHO (WHO 1948) und vom Konzept der gesundheitsbezogenen Lebensqualität („health-related quality of life") zwischen generischen und spezifischen Instrumenten unterschieden (Guyatt et al. 1996; Patrick u. Erickson 1993). Unter die generischen Instrumente fallen Verfahren, die die physische, psychische und soziale Gesundheit global, Teilaspekte, z. B. Alltagsaktivitäten, und intervenierende Merkmale, z. B. Krankheitsbewältigung, messen und unabhängig von der jeweiligen Krankheit oder Störung des Patienten eingesetzt werden können. Generische Instrumente erlauben Vergleiche zwischen verschiedenen Patienten bzw. Behandlungen, reichen aber möglicherweise nicht aus, um bestimmte Veränderungen zu erfassen. Unter die spezifischen Instrumente fallen alle krankheits-, störungs- oder populationsbezogenen Verfahren. Da sich letztere – einbezogen sind auch diagnostische Inventare, klinische Funktionstests sowie Scores und Schweregradklassifikationen auf der Basis klinischer und anamnestischer Befunde – auf Merkmale und Folgen bestimmter chronischer Erkrankungen konzentrieren, tragen sie im besonderen klinischen Erfordernissen Rechnung. Auch eine Kombination generischer und spezifischer Instrumente ist möglich (Stucki et al. 1997a; Biefang et al. 1997).

Tabelle 6.1. Terminologie der deutschen Entwurfsfassung der International Classification of Impairments, Activities and Participation (ICIDH-2). Nach der deutschen Entwurfsfassung für ICIDH-2 Beta-2 (WHO 2000)

Dimension	Konzept/Definition	Kriterien
Körperfunktionen und -strukturen	Das Konzept der Körperfunktionen und -strukuren bezieht sich auf die Funktionsfähigkeit auf der Ebene des Körpers und der körpereigenen Systeme. Ein Schaden ist ein Verlust oder eine Beeinträchtigung der Körperstruktur oder einer psychischen oder physischen Funktion	Ausmaß des Schadens, Schweregrad, Lokalisation, Dauer
Aktivität	Das Aktivitätskonzept bezieht sich auf die Funktionsfähigkeit auf der Ebene der Person als selbständig handelndes Subjekt. Eine Aktivität kann nach Art, Dauer und Qualität gestört sein	Ausmaß der Schwierigkeiten bei Ausführung, Assistenz, technische Hilfe, Dauer, Perspektive
Partizipation	Das Partizipationskonzept bezieht sich auf die Funktionsfähigkeit auf der Ebene der Person als Subjekt in Gesellschaft und Umwelt. Die Partizipation ist die Art und das Ausmaß des Einbezogenseins einer Person in Lebensbereiche in Abhängigkeit von (1) Schäden, Aktivitäten, gesundheitlicher Situation und (2) Kontextfaktoren. Die Partizipation kann nach Art, Dauer und Qualität eingeschränkt sein	Ausmaß der Partizipation (bzw. ihrer Einschränkung), begünstigende Faktoren oder Hindernisse in Gesellschaft und physikalischer Umwelt für die Partizipation
Kontextfaktoren	Das Konzept der Kontextfaktoren ist kein eigenständiges Konzept, sondern es dient insbesondere dazu, die Partizipation einer Person und ihre Einschränkungen zu beschreiben und zu erklären. Kontextfaktoren sind alle die Partizipation fördernden oder hemmenden Charakteristika der betroffenen Person (persönliche Faktoren) bzw. der Gesellschaft und physikalischen Umwelt, in der die Person lebt (Umweltfaktoren). Die persönlichen Faktoren bleiben bei der ICIDH-2 Beta-2 unberücksichtigt	Keine

6.3 Stand der Assessmentverfahren für die Rehabilitation und Entwicklungsbedarf unter inhaltlichen Gesichtspunkten

6.3.1 Übersicht und Verfahrensliste

Tabelle 6.2 klassifiziert die Assessmentverfahren gemäß der gesundheitsbezogenen Lebensqualitätsforschung. Neben generischen und spezifischen Verfahren für die Beurteilung des Gesundheitszustands und intervenierender Merkmale werden Verfahren für die sozialmedizinische Begutachtung unterschieden. Im Rahmen der sozialmedizinischen Begutachtung sind vor allem Verfahren erforderlich, die die Beurteilung der Rehabilitationsbedürftigkeit und des Leistungsvermögens im Erwerbsleben objektivieren und damit einen zusätzlichen und eigenständigen Assessmentbereich bilden. Für die pädiatrische und geriatrische Rehabilitation gibt es generische und spezifische Instrumente. In Tabelle 6.2 sind diese Verfahren deshalb beiden Bereichen zugeordnet.

Tabelle 6.3 listet die für das Handbuch ausgewählten und zusammengestellten deutschsprachigen Verfahren auf (Biefang et al. 1999). Vergleichbare Zusammenstellungen deutscher bzw. angloamerikanischer Instrumente finden sich in Westhoff (1993), Guggenmoos-Holzmann et al. (1995), Brickenkamp (1996), Sangha u. Stucki (1997), Greenfield u. Nelson (1992), Patrick u. Erickson (1993), Hinderer u. Hinderer (1993), Bowling (1995), McDowell u. Newell (1996) sowie in Spilker (1996).

Tabelle 6.2. Klassifikation der Assessmentverfahren für die Rehabilitation. (Nach Biefang et al. 1999)

<table>
<tr><th colspan="2">Beurteilung des Gesundheitszustandes und intervenierender Merkmale</th><th rowspan="2">Sozialmedizinische Begutachtung</th></tr>
<tr><th>Generische Instrumente</th><th>Spezifische Instrumente</th></tr>
<tr><td>Funktionszustand/Wohlbefinden
Behandlungszufriedenheit
Gesundheitsverhalten/Reha-Motivation
Soziale Unterstützung/Schmerz</td><td>Skelett/Muskeln/Bindegewebe
Kreislaufsystem
Atmungsorgane
Stoffwechsel/Verdauung
Neubildungen
Neurologie/Neuropsychologie
Psychosomatik/Psychiatrie
Sucht</td><td>Behinderung/Reha-Bedürftigkeit
Berufliche Beurteilung</td></tr>
<tr><td colspan="2">Pädiatrie
Geriatrie</td><td></td></tr>
</table>

6.3.2 Generische und spezifische Instrumente

Die in Tabelle 6.3 gelisteten generischen Instrumente messen zentrale und krankheitsunabhängige Ziel- (Outcomes) und Einflussgrößen (Prädiktoren) der Rehabilitation, und zwar: Funktionszustand und Wohlbefinden, Behandlungszufriedenheit, Gesundheitsverhalten und Motivation zur Rehabilitation, soziale Unterstützung und Krankheitsbewältigung sowie Schmerz. Die Beurteilung erfolgt in der Regel über Selbsteinschätzungsverfahren. Unter inhaltlichen Gesichtspunkten besteht kein besonderer Entwicklungsbedarf, da für alle Dimensionen eine ausreichende Zahl von originalen deutschsprachigen oder deutschen Versionen angloamerikanischer Verfahren vorliegt.

Die spezifischen Instrumente beziehen sich auf die folgenden wesentlichen Indikationsbereiche in der medizinischen Rehabilitation: Skelett, Muskeln und Bindegewebe, Kreislaufsystem, Atmungsorgane, Stoffwechsel und Verdauung, Neubildungen, Neurologie und Neuropsychologie, Psychosomatik und Psychiatrie sowie Sucht. Die krankheits- bzw. störungsbezogene Beurteilung sollte nicht nur die Sichtweise der Patienten über Verfahren der Selbsteinschätzung, sondern auch der Ärzte oder Therapeuten mittels rehabilitationsdiagnostischer Inventare, klinischer Funktionstests, Scores und Schweregradklassifikationen hinreichend berücksichtigen.

Mit Ausnahme der Bereiche Neurologie und Neuropsychologie sowie Psychosomatik und Psychiatrie, bei denen wegen der Vielzahl der Verfahren (vgl. auch Testzentrale 1998) eine Untergruppierung erfolgte und lediglich bekanntere Beispiele aufgenommen wurden, resultierte aus der deutschen Instrumentenrecherche nur eine begrenzte Zahl von Selbst- und Fremdbeurteilungsverfahren. Verschiedene Indikationsbereiche, insbesondere der Indikationsbereich Kreislaufsystem, weisen deutliche inhaltliche Defizite auf. Angesichts des Aufwandes von Verfahrensneuentwicklungen und der Forderung nach einer internationalen Harmonisierung, beispielsweise für europäische Vergleiche, sollte bei Selbsteinschätzungsverfahren die deutschsprachige Adaptation Vorrang haben, sofern etablierte angloamerikanische Instrumente vorliegen. Dies wird bei Fremdbeurteilungsverfahren in der Regel praktiziert. Die Lücken sind hier durch fehlende deutsche Standardversionen bedingt. In der Regel werden die angloamerikanischen Originalversionen mit den Anleitungen für die standardisierte klinische und anamnestische Befunderhebung in englischer Sprache zitiert (z.B. Krämer u. Maichl 1993). Es wäre aber zumindest eine deutsche Standardversion für die anamnestische Befunderhebung erforderlich, um den vergleichbaren Einsatz der Verfahren in Praxis und Forschung der medizinischen Rehabilitation im deutschen Sprachraum sicherzustellen.

6.3.3 Pädiatrische und geriatrische Verfahren

Unter die generischen Instrumente fallen im Bereich Pädiatrie Assessmentverfahren zur Beurteilung der gesundheitsbezogenen Lebensqualität bei Kindern und Jugendlichen und von Teilaspekten, z.B. Befindlichkeit, Be-

Tabelle 6.3. Originale deutsche Instrumente und deutsche Versionen angloamerikanischer Instrumente für die Rehabilitation. (Hinweise zur Literatur s. Biefang et al. 1999)

Generische Instrumente für Gesundheitszustand und intervenierende Merkmale	
Funktionszustand und Wohlbefinden	
ALLTAG	Fragebogen Alltagsleben
EuroQol	European Quality of Life Questionnaire (deutsche Version)
FLZ^{M}	Fragen zur Lebenszufriedenheit - Module
IRES-2	Indikatoren des Reha-Status - Version 2
MLDL	Münchener Lebensqualitätsdimensionen Liste
NHP	Nottingham Health Profile (deutsche Version)
SF-36	Fragebogen zum Gesundheitszustand (deutsche Version SF-36 Health Survey)
SIP	Sickness Impact Profile (deutsche Version)
WHOQOL-100	The World Health Organization Quality of Life Assessment (deutsche Version)
Behandlungszufriedenheit	
FBR-Z	Fragebogen zur Beurteilung Ihrer Rehabilitation - Zufriedenheitsbogen
ZUF-8	Fragebogen zur Patientenzufriedenheit (deutsche Version CSQ-8 - Client Satisfaction Questionnaire)
Gesundheitsverhalten und Motivation zur Rehabilitation	
E-RP/-VR	Subjektive Einstellung zum Rehabilitationsprogramm/zur Veränderung von Risikoverhalten
FEG	Fragebogen zur Erfassung des Gesundheitsverhaltens
GS-R	Gesundheitssurvey - Risikoverhalten
Soziale Unterstützung und Krankheitsbewältigung	
EPIPS-K	Erlanger Patienteninventar zur Erfassung psychosozialer Problemsituationen - Kurzfassung
FKV102/-LIS SE	Freiburger Fragebogen zur Krankheitsverarbeitung - Langform/Kurzform
F-SOZU/-K-22	Fragebogen zur sozialen Unterstützung - Langform/Kurzform
KKG	Fragebogen zur Erhebung von Kontrollüberzeugungen zu Krankheit und Gesundheit
SVF-120/-78	Stressverarbeitungsfragebogen - Normalform/Kurzform
TSK	Trierer Skalen zur Krankheitsbewältigung
Schmerz	
CSQ	Coping Strategies Questionnaire (deutsche Version)
FESV	Fragebogen zur Erfassung der Schmerzverarbeitung
FSK/FSS	Fragebogen zur Erfassung schmerzbezogener Kontrollüberzeugungen/ Selbstinstruktionen (deutsche Version PRCS/PRSS - Pain Related Control Scale/Self-Statement-Scale)
PDI-S/-F	Pain Disability Index (deutsche Patienten- und Partnerversion)
SES	Schmerzempfindungsskala
Spezifische Instrumente für Gesundheitszustand und intervenierende Merkmale	
Skelett, Muskeln und Bindegewebe	
ACR-RA	American College of Rheumatology 1991 revised criteria of global functional status in Rheumatoid Arthritis (deutsche Version)
AIMS 2	Arthritis Impact Measurement Health Status Questionnaire - Version 2 (deutsche Version)
BFT	Bewegungsfunktionstest
FFbH-P/-R/-OA	Funktionsfragebogen Hannover: polyartikuläre Erkrankungen/Rückenschmerzen/Arthrosen
HAQ-G	Health Assessment Questionnaire (deutsche Version CH/D)
RK97-A/P	Rheumatologische Kerndokumentation 1997 - Arzt- und Patientenfragebogen
WOMAC	Western Ontario aund McMaster Universities Osteoarthritis Index (deutsche Version)

Tabelle 6.3 (Fortsetzung)

Spezifische Instrumente für Gesundheitszustand und intervenierende Merkmale	
Kreislaufsystem	
F-KHK	Fragebogen für koronare Herzkrankheiten (deutsche Version Rose Questionnaire)
Ho-Scale	Cook-Medley Hostility Scale (deutsche Version)
JAS-21	Jenkins Activity Survey - 21 Items (deutsche Selbstbeurteilungsversion)
NYHA-FCS	New York Heart Association - Functional Classification Scale (deutsche Version)
PAVK-86	Fragebogen periphere arterielle Verschlußkrankheit
Atmungsorgane	
AQLQ-I/-P	Asthma Quality of Life Questionnaire - Interviewer and Patient Questionnaire (deutsche Version)
B/D-F	Bronchitis/Dyspnoe-Fragebogen (deutsche Version MRC - Respiratory Systems Questionnaire)
FAP	Fragebogen für Asthmapatienten
FLA	Fragebogen zur Lebensqualität bei Asthma
6-min-LBT	6-Minuten-Laufbandtest (deutsche Version des 6 Minute Walking Distance Test)
Stoffwechsel und Verdauung	
DTSQ	Diabetes Treatment Satisfaction Questionnaire (deutsche Version)
DWT: Typ-I-L/K	Diabetes-Wissenstest: Typ-I-Langform/Kurzform
DWT: Typ-II	Diabetes-Wissenstest: Typ II
FBD-R	Fragebogen zur Belastung bei Patienten mit Diabetes mellitus - Revidierte Version
GLQI-5	Gastrointestinaler Lebensqualitätsindex - Version 5
HAI	Hypoglykämie-Angstinventar
IPC-D1	IPC-Diabetes-Fragebogen
PFD-Typ-I/-II	Patientenfragebogen Diabetes - Version für Typ-I und Typ-II
PS-CEDE	Fragebogen zur Erfassung von Patientensorgen bei chronisch-entzündlichen Darmerkrankungen (deutsche Version RFI-PC - Rating Form of Inflammatory Bowel Disease Patient Concerns)
Neubildungen	
EORTC QLQ-C30	European Organization for Research and Treatment of Cancer Quality of Life Questionnaire (deutsche Version 1.0 und 2.0)
FACT-G/-CS	Functional Assessment of Cancer Therapy Scales - General Version/Cancer-Specific Subscales (deutsche Version 3)
FBK	Fragebogen zur Belastung von Krebspatienten
KPI	Karnofsky Performance Index (deutsche Version)
T-SEL-L/K	Skalen zur Erfassung der Lebensqualität - Version Tumor - Langfassung/Kurzfassung
Neurologie und Neuropsychologie	
Alltagsaktivitäten	
BI	Barthel-Index (deutsche Version)
EBI	Erweiterter Barthel-Index
FIM	Funktionale Selbständigkeitsmessung (deutsche Version 2.0 Functional Independence Measure)
Intelligenz	
CFT 20	Grundintelligenztest Skala 2 CFT 20
HAWIE-R	Hamburg-Wechsler-Intelligenztest für Erwachsene - Revision 1991
LPS/LPS-50+L/K	Leistungsprüfsystem/Leistungsprüfsystem für 50- bis 90-jährige - Langform/Kurzform
MWT-B	Mehrfachwahl-Wortschatz-Intelligenztest
SPM/APM	Standard Progressive Matrices/Advanced Progressive Matrices (deutsche Version)

Tabelle 6.3 (Fortsetzung)

Spezifische Instrumente für Gesundheitszustand und intervenierende Merkmale	
Gedächtnis	
BAT	Berliner Amnesietest
BT	Benton-Test (deutsche Version)
DCS	Diagnostikum für Cerebralschädigung nach Hillers
RBMT	Rivermead Behavioural Memory Test (deutsche Version)
Aufmerksamkeit	
FWIT	Farbe-Wort-Interferenztest nach Stroop
TAP	Testbatterie zur Aufmerksamkeitsprüfung
Test d2	Aufmerksamkeits-Belastungs-Test
Aphasie und Dysarthrie	
AAT	Aachener Aphasie Test
MVP	Münchner Verständlichkeitsprofil
TT	Token Test (deutsche Version)
Psychosomatik und Psychiatrie	
Inventare für ICD-10 und DSM-III-R/DSM-IV	
BSS	Beeinträchtigungs-Schwere-Score
DIA-X	Diagnostisches Expertensystem für ICD-10 und DSM-IV
IDCL	Internationale Diagnosen Checklisten für ICD-10 und DSM-IV
SKID-IV: I/II	Strukturiertes klinisches Interview für DSM-IV: Achse I Psychotherapie und Achse II Persönlichkeitsstörungen (deutsche Version)
SOMS-2/-7T	Screening für somatoforme Störungen – Version 2 und Version 7 Tage
Einzelne Syndrome	
DIB	Diagnostisches Interview für das Borderline-Syndrom (deutsche Version Diagnostic Interview for Borderline Patients)
NI-2	Narzissmusinventar – Version 2
SIAB-EX	Strukturiertes Interview für anorektische und bulimische Essstörungen – Expertenbeurteilung (3. Revision, 9/1997)
WI	Whiteley Index zur Erfassung von Hypochondrie (deutsche Version Whiteley Index)
Persönlichkeitsinventare	
FPI-R	Freiburger Persönlichkeitsinventar – revidierte Fassung
Beschwerden und Symptome	
B-L	Beschwerden-Liste
GBB/GBB-24	Gießener Beschwerdebogen – Langform/Kurzform
SCL-90-R/BSI	Symptom Checklist – 90 Items – Revised/Brief Symptom Inventory (deutsche Version)
Depression, Angst und Ärger	
ADS-L/K	Allgemeine Depressionsskala – Langform/Kurzform (deutsche Version CES-D – Center of Epidemiological Studies Depression Scale)
BDI	Beck Depression Inventory (deutsche Version)
HADS-D	Hospital Anxiety and Depression Scale (deutsche Version)
PD-S/D-S	Paranoid-Depressivitätsskala (deutsche Version)
STAI-G	State-Trait-Angstinventar (deutsche Version State-Trait Anxiety Inventory)
STAXI	State-Trait-Ärgerausdrucksinventar (deutsche Version Trait-Anger-Expression-Inventory)
Therapiemotivation	
FMP	Fragebogen zur Messung der Psychotherapiemotivation
FPTM-40	Fragebogen zur Psychotherapiemotivation
Sucht	
HEISA-38/16	Heidelberger Skalen zur Abstinenzzuversicht – Langfassung/Kurzfassung

Tabelle 6.3 (Fortsetzung)

Spezifische Instrumente für Gesundheitszustand und intervenierende Merkmale	
LAST	Lübecker Alkoholabhängigkeits- und missbrauchs-Screening-Test
KAZ	Kurzfragebogen zur Abstinenzzuversicht
MALT	Münchener Alkoholismus-Test
TAI	Trierer Alkoholismusinventar
TIM	Trierer Inventar für Medikamentenabhängige
Pädiatrische Assessmentverfahren	
Lebensqualität	
BFW/J	Berner Fragebogen zum Wohlbefinden Jugendlicher
CHQ-PF50	Fragebogen zum allgemeinen Gesundheitszustand von Kindern (deutsche Version CHQ – Child Health Survey)
KINDL-K/E	Fragebogen zur Erfassung der gesundheitsbezogenen Lebensqualität von Kindern – Version für Kinder und Eltern
OSBF-J/-M	Offer-Selbstbild-Fragebogen für Jugendliche – revidierte Version für Jungen und Mädchen
Befindlichkeit, Beschwerden, Depression, Angst und Aggressivität	
AFS	Angstfragebogen für Schüler
ALS	Aussagen-Liste zum Selbstwertgefühl für Kinder und Jugendliche
DIKJ	Depressionsinventar für Kinder und Jugendliche
EAS-J/-M	Erfassungsbogen für aggressives Verhalten in konkreten Situationen bei Kindern – Version Jungen und Mädchen
GBB-KJ	Gießener Beschwerdebogen für Kinder und Jugendliche
Spezifische Störungen	
EDI	Eating Disorders Inventory (deutsche Version)
KW	Körperwahrnehmung
Geriatrische Assessmentverfahren	
Übergreifende Instrumente	
AGAST-GS	Arbeitsgruppe „Geriatrisches Assessment" – Geriatrisches Screening
AGAST-GBA	Arbeitsgruppe „Geriatrisches Assessment" – Geriatrisches Basisassessment
AGBA-PGBA	Arbeitsgruppe „Geriatrisches Basisassessment" – Pflegegesetzadaptiertes Geriatrisches Basisassessment
NAI	Nürnberger-Alters-Inventar
RAI-2.0/RAI HC	Resident Assessment Instrument-Version 2.0/Resident Assessment Instrument Home Care (deutsche Version)
Spezifische Instrumente	
ADAS	Alzheimer's Disease Assessment Scale (deutsche Version)
AKT	Alters-Konzentrations-Test
GDS/BCRS/FAST	Reisberg-Skalen: Global Deterioration Scale/Brief Cognitive Rating Scale/Functional Assessment Staging (deutsche Version)
MMST	Mini-Mental-Status-Test (deutsche Version)
Verfahren für die sozialmedizinische Begutachtung	
Rehabilitationsbedürftigkeit	
DUSOI	Duke-Checkliste für den Krankheitsschweregrad (deutsche Version Duke Severity of Illness Checklist)
Leistungsvermögen im Erwerbsleben	
BET	Berufseignungstest (deutsche Version GATB – General Aptitude-Test-Battery)
FBS-B	Fragebogen zur Beschäftigten-Selbstbeurteilung – Basisteil
IMBA	Integration von Menschen mit Behinderungen in die Arbeitswelt
ISTA-5.1	Instrument zur Stressbezogenen Tätigkeitsanalyse – Fragebogen und Ratingversion 5.1

schwerden, Depression, Angst und Agressivität, unter die spezifischen Instrumente Verfahren für bestimmte Störungen. Es fehlen vor allem Instrumente für die globale Einschätzung der Lebensqualität und störungsbezogene Instrumente, beispielsweise für Kinder mit Asthma (Bullinger u. Ravens-Sieberer 1995). Den übergreifenden Instrumenten sind im Bereich Geriatrie Instrumente zur Beurteilung der Selbstständigkeit im Alter zugeordnet. Die Verfahren sind teilweise hierarchisch aufgebaut. So sehen beispielsweise die Instrumente der Arbeitsgruppe „Geriatrisches Assessment" (AGAST 1995) vor, dass dem eigentlichen Assessment ein Screening zur Identifikation geriatrischer Fälle vorgeschaltet wird. Mittels der übergreifenden Instrumente können Ärzte des medizinischen Dienstes und Sachbearbeiter der Krankenkassen auch den Pflegebedarf und die Zuordnung pflegebedürftiger Fälle zu verschiedenen Pflegestufen objektivieren. Unter den spezifischen geriatrischen Assessmentverfahren befinden sich vor allem Instrumente für die Beurteilung von alten Menschen mit kognitiven und zerebralen Störungen.

6.3.4 Verfahren für die sozialmedizinische Begutachtung

Die Einteilung der Instrumente für die sozialmedizinische Begutachtung orientiert sich an den besonderen Zielen der medizinischen Rehabilitation in der Rentenversicherung. Hiernach besteht nur dann Rehabilitationsbedürftigkeit, wenn beim Antragsteller eine Störung der gesundheitlichen Integrität im Sinne der ICIDH mit Einschränkung bzw. Gefährdung des Leistungsvermögens im Erwerbsleben vorliegt und letztere durch eine medizinische Rehabilitationsmaßnahme beseitigt bzw. abgewendet werden können (VDR/Reha-Kommission 1992). Obwohl die ICIDH als Richtlinie für die sozialmedizinische Begutachtung gilt, gibt es bislang keine originalen deutschsprachigen Instrumente, die die ICIDH für diesen Zweck operationalisieren. Eine deutsche Version der international verfügbaren Verfahren (vgl. AMA 1990; Lankhorst et al. 1995) liegt nur für die „Duke Severity of Illness Checklist" vor (DUSOI - Duke-Checkliste für den Krankheitsschweregrad; Parkerson et al. 1998). Es handelt sich um ein Instrument, mit dem die Prüfärzte des sozialmedizinischen Dienstes auf der Basis einer körperlichen Untersuchung oder von Akten den Schweregrad der Gesundheitsprobleme des Antragstellers unter Berücksichtigung des Ausmaßes der Behinderung und des medizinisch-rehabilitativen Versorgungsbedarfs beurteilen können. Unter Beurteilung des Leistungsvermögens im Erwerbsleben werden vier Instrumente genannt, u.a. das Verfahren „Integration von Menschen mit Behinderungen in die Arbeitswelt" (IMBA, Greve et al. 1997). Es basiert auf der ICIDH, ist aber auf die Zielgruppe der bereits Leistungsgeminderten bzw. dauerhaft Behinderten und auf Fragestellungen der beruflichen Rehabilitation zugeschnitten.

Prinzipiell kämen für die sozialmedizinische Begutachtung auch Screeningverfahren auf der Basis von Prädiktoren der Frühberentung in Betracht. Über ein Screening sollen rehabilitationsbedürftige Versicherte rechtzeitig erkannt und medizinische Rehabilitationsmaßnahmen gezielt eingeleitet werden, und zwar vor allem bei frühberentungsgefährdeten Versicherten, die beim derzeitigen Antragsverfahren nicht an den Maßnahmen teilnehmen, weil sie keinen Antrag stellen (Biefang et al. 1996). Eine „anwendungsreife" Screening-Version liegt jedoch noch nicht vor.

6.4 Weiter- und Neuentwicklung von Assessmentverfahren unter methodischen Gesichtspunkten

6.4.1 Traditionelle psychometrische Kriterien und ihre Bedeutung für diskriminierende, prädiktive und evaluative Instrumente

Assessmentverfahren müssen einer Reihe methodischer Standards genügen, über die prinzipiell ein relativ breiter internationaler Konsens besteht (Hinderer u. Hinderer 1993; Johnston et al. 1992, 1993; Juniper et al. 1996). Hierzu gehören traditionellerweise Angaben zu den psychometrischen Eigenschaften, insbesondere zur Reliabilität und Validität, darüber hinaus aber auch zur Anwendung und Auswertung. Die Angaben sollten in Manualen oder sonstigen Veröffentlichungen dokumentiert sein, um den richtigen Einsatz und die richtige Auswahl der Instrumente durch externe Anwender sicherzustellen. Tabelle 6.4 gibt einen Überblick über Angaben, die für die methodische Bewertung eines Instruments erforderlich sind und auch für die standardisierten Verfahrensbeschreibungen im Handbuch herangezogen wurden (Biefang et al. 1999).

Obwohl die traditionellen psychometrische Kriterien eigentlich als bekannt vorausgesetzt werden können, zeigten sich im Zuge der Sichtung der Literatur über die Instrumente häufig Abweichungen von den international gebräuchlichen Reliabilitäts- und Validitätsmaßen. Kurze Definitionen der Kriterien (vgl. Tabelle 6.4; Hinderer u. Hinderer 1993; Johnston et al. 1992, 1993) scheinen deshalb sinnvoll.

- Interrater-Reliabilität: Übereinstimmung der Beurteilung einer Person durch zwei unabhängige Beobachter (Kappa oder anderer Koeffizient);
- interne Konsistenz: Interkorrelation der Items oder Aufgaben (Richtwert für Cronbachs Alpha mindestens .70);
- Test-Retest-Reliabilität: Übereinstimmung der Antworten bei wiederholter Messung (Richtwert für Zeitintervall 7 Tage);
- Split-Half- oder Parallelform-Reliabilität: Übereinstimmung der Antworten bei zeitgleicher Messung mit Instrumenthälften oder parallelen Testformen;
- Kriteriumvalidität, d.h. konkurrente Validität: hohe Korrelation mit einem gleichzeitig vorliegendem Außenkriterium und prädiktive Validität: hohe Korrelation mit einem Außenkriterium, das erst später vorliegt;
- Konstruktvalidität, d.h. konvergente Validität: hohe Korrelation mit externen Testverfahren, die dasselbe Konstrukt messen und divergente Va-

Tabelle 6.4. Kriterien für die standardisierte Beschreibung der Assessmentverfahren. (Nach Biefang et al. 1999)

Beschreibung	Verfahren
Überschrift	Acronym und Titel
Allgemeine Angaben	Autor(en); Adresse; Messziel; Synonyme (Originalversion, sonstige Versionen); Copyright
Beschreibung	Art (apparativer Test, Papier und Bleistift, Interview, Verhaltensregistrierung, medizinische Dokumentation); Konstrukt; Inhalt, Anwendung und Auswertung (Messdimensionen, Item-/Aufgabenbeispiele, Itembeurteilung/Testkonstruktion, Scorebildung/Interpretation, Sonstiges); Bezug; Itemzahl; Anwendungszeit; Auswertungszeit
Indikationsgebiet	Skelett/Muskeln/Bindegewebe, Kreislaufsystem, Atmungsorgane, Stoffwechsel/Verdauung, Neubildungen, Neurologie/-psychologie, Psychosomatik/Psychiatrie, Sucht, Pädiatrie, Geriatrie
Psychometrische Kriterien	Reliabilität (Interrater, interne Konsistenz, Test-Retest, Split-Half, Parallel-Test); Kriterium-Validität (konkurrente/prädiktive); Konstruktvalidität (konvergente/divergente); Sensitivität/Spezifität; Änderungssensitivität; Referenzwerte (bevölkerungsbezogene Normwerte, Werte für klinische/gesunde Gruppen); Stichproben

lidität: niedrige Korrelation mit externen Testverfahren, die andere Konstrukte erfassen;
- diskriminante Validität: Fähigkeit des Verfahrens, klinisch bekannte Unterschiede zwischen diagnostischen Gruppen abzubilden;
- Sensitivität/Spezifität: Wahrscheinlichkeit, dass eine Person mit der Diagnose ein positives Testergebnis bzw. dass eine Person ohne die Diagnose ein negatives Testergebnis hat (Cut-off-Werte, Trennwerte usw.);
- Änderungssensitivität: Fähigkeit des Instrumentes, klinisch signifikante Veränderungen zu erkennen.

Der Einsatz von Assessmentverfahren kann prinzipiell drei Zielsetzungen dienen, nämlich der Abgrenzung (Diskrimination), der Vorhersage (Prädiktion) oder der Evaluation. Entsprechend wird zwischen diskriminierenden, prädiktiven und evaluativen Instrumenten unterschieden (Juniper et al. 1996; Guyatt et al. 1996). Ein diskriminierendes Instrument wird eingesetzt, um Personen oder Gruppen auf einer Dimension zu unterscheiden, für die kein „Goldstandard" oder Außenkriterium vorliegt, an denen die Einteilung validiert werden kann. Dies ist beispielsweise der Fall, wenn Rehabilitanden nach Infarkt in Fälle mit „guter" und „schlechter" Krankheitsbewältigung eingeteilt werden sollen, in der Absicht, nur bei letzteren zusätzlich psychotherapeutisch zu intervenieren. Ein prädiktives Instrument setzt einen „Goldstandard" oder ein Außenkriterium voraus. Das Instrument wird eingesetzt, um Personen bestimmten zuvor festgelegten Kategorien zuzuordnen, mit dem Ziel ein zukünftiges Verhalten oder Ereignis zu prognostizieren. Ob die Zuordnung korrekt erfolgte, kann im nachherein anhand des „Goldstandards"

Tabelle 6.5. Anforderungen an diskriminierende, prädiktive und evaluative Instrumente. (Nach Juniper et al. 1996 und Guyatt et al. 1996)

	Diskriminierende	Prädiktive	Evaluative
Items	Items, die nicht auf alle Patienten zutreffen	Items, die nicht auf alle Patienten zutreffen	Items, die auf alle Patienten zutreffen und für Veränderungen wichtig sind
Antwortvorgaben	Trennscharfe Antwortvorgaben	Antwortvorgaben, die die Vorhersage des Kriteriums maximieren	Differenzierte Antwortvorgaben, die Veränderungen erfassen
Reliabilität	Breite und stabile Antwortvariation zwischen Patienten	Breite und stabile Antwortvariation zwischen Patienten	Nicht vorrangig
Validität	Konstruktvalidität bei Querschnittmessung	Kriteriumvalidität bei Querschnittmessung	Konstruktvalidität bei Längsschnittmessung
Änderungs-sensitivität	Nicht relevant	Nicht relevant	Erkennen von klinisch relevanten Veränderungen im Zeitverlauf

oder Außenkriteriums geprüft werden. Prädiktive Instrumente werden beispielsweise für die sozialmedizinische Prognose benötigt. Zur Überprüfung der Prognose stehen zwar kein „Goldstandard", aber verschiedene definitive Außenkriterien zur Verfügung, z. B. die Rückkehr in den Beruf oder die Arbeitsunfähigkeitszeiten. Evaluative Instrumente werden eingesetzt, um das Ausmaß von Veränderungen durch Interventionen zu messen. Die meisten Assessmentverfahren der Tabelle 6.3 fallen in diese Kategorie.

Diskriminierende, prädiktive und evaluative Instrumente müssen unterschiedlichen Anforderungen genügen, die bei der Entwicklung von Instrumenten zu beachten sind. In der Regel kann ein Instrument diese Anforderungen nicht alle gleichzeitig bzw. nicht alle in gleichem Maße erfüllen. Die Anforderungen sind in Tabelle 6.5 in Anlehnung an Juniper et al. (1996) und Guyatt et al. (1996) zusammengestellt.

6.4.2 Erstellung international äquivalenter Instrumente

Bei einen großen Teil der in Tabelle 6.3 zusammengestellten Instrumente handelt es sich um deutsche Versionen angloamerikanischer Verfahren. Diese deutschen Versionen genügen nur teilweise den Anforderungen, die inzwischen an die Übersetzung von Instrumenten und die Erstellung bedeutungs- und psychometrisch äquivalenter Versionen gestellt werden und im Rahmen der internationalen Harmonisierung von Assessmentverfahren entwickelt wurden. Mit diesen Anforderungen sind auch neue methodische Richtlinien für die Instrumententwicklung verbunden.

Die bedeutungs- und psychometrische Äquivalenz spielt bei allen Selbsteinschätzungs- und Fremdbeurteilungsverfahren eine Rolle, die an die

Sprache gebunden sind und Dimensionen erheben, die soziokulturellen Einflüssen unterworfen sind, beispielsweise Alltagsaktivitäten. Zur Herstellung der Bedeutungsäquivalenz werden Methoden der Vor- und Rückübersetzung eingesetzt, bei der die Vor- bzw. Rückübersetzung jeweils unabhängig voneinander erfolgen. Die psychometrische Äquivalenz setzt Untersuchungen mit der in die andere Sprache übersetzten Version an Stichproben und Patientengruppen im jeweiligen Sprachraum voraus, um beispielweise bei evaluativen oder Outcome-Instrumenten zu prüfen, ob die Kennwerte für die Reliabilität, Validität und Änderungssensitivität mit den für die Originalversion bestehenden Kennwerten vergleichbar sind (Acquadro et al. 1996; Bullinger et al. 1996; Stucki et al. 1997b). Eine besondere Variante dieses Vorgehens ist die gleichzeitige Entwicklung mehrerer sprachlicher Versionen. Sie erfolgt z.B. im IQOLA (International Quality of Life) -Projekt, das sich schwerpunktmäßig mit international äquivalenten Versionen des „SF-36 – Short Form Health Survey" befasst (Ware et al. 1996).

In Bezug auf die psychometrische Äquivalenz stellt sich zusätzlich das Problem soziokulturell bedingter Unterschiede in der Schwierigkeit der Items. Dies haben Rasch-Analysen vor allem für Instrumente zu Funktionseinschränkungen im Alltagsleben nachgewiesen, weil sie die Items nach dem Schwierigkeitsgrad ordnen (Cella et al. 1996; Stucki et al. 1997b). Mittels Rasch-Analysen lassen sich durch Addition von Items Instrumente konstruieren, die den gesamten Schwierigkeitsbereich einer Dimension gleichmäßig abdecken und auf diese Weise soziokulturelle Unterschiede ausgleichen. Die Methode stellt damit auch besser als die traditionellen Verfahren der internen Konsistenz und Faktorenanalyse sicher, dass die konstruierten Skalen tatsächlich eindimensional sind. Die Rasch-Methodologie hat darüber hinaus weitere Vorteile. Bei den meisten derzeit gebräuchlichen Assessmentverfahren handelt es sich um ordinalskalierte Instrumente, bei denen die Items über Antwortkategorien mit nicht definierten Abständen (z.B. kein, leicht, mittel, schwer) eingeschätzt werden. Bei ordinalskalierten Instrumenten lassen sich im Rahmen statistischer Analysen nur nonparametrische Tests einsetzen. Die Rasch-Methodologie führt demgegenüber zu intervallskalierten Instrumenten mit Itembeurteilungen über definierte Abstände, die die Voraussetzungen für parametrische Tests erfüllen. Dies hat vor allem Konsequenzen für die Prüfung der Änderungssensitivität der Instrumente und das Ergebnis.

Die Rasch-Methodologie wird nicht nur für die Neuentwicklung, sondern auch die Weiterentwicklung der Instrumente gefordert. Im IQOLA-Projekt ist sie beispielsweise Gegenstand der Revision der Items und Skalierung der Messung des physischen Gesundheitszustands mit dem SF-36 (Ware et al. 1996).

Literatur

Acquadro C, Jambon B, Ellis D, Marquis P (1996) Language and translation issues. In: Spilker B (Ed), Quality of life and pharmacoeconomics in clinical trials, 2nd edition. Philadelphia, Lippincott-Raven, S 575–585

AGAST (Arbeitsgruppe Geriatrisches Assessment) (1995) (Hrsg) Geriatrisches Basisassessment: Handlungsanleitungen für die Praxis (Redaktion: Bach M, Hormann W, Nikolaus T). Schriftenreihe Geriatrische Praxis. München, MMV Medizin Verlag

AMA (American Medical Association) (1990) (Ed) Guides to the evaluation of permanent impairment. Chicago IL, AMA

Biefang S, Birkner B, Thien U, Härtel U, Bullinger M (1997) Harmonisierung der Messung von Outcomes, Prädiktoren und Kosten sowie Prüfung geschlechtsspezifischer Unterschiede in der rehabilitationswissenschaftlichen Forschung. Rehabilitation 36: 213–223

Biefang S, Potthoff P, Bellach BM, Buschmann-Steinhage R (1996) Prädiktoren des Rehabilitations- und Berentungsgeschehen – Ergebnisse einer Längsschnittstudie. Deutsche Rentenversicherung 1–2: 84–108

Biefang S, Potthoff P, Schliehe F (1999) Assessmentverfahren für die Rehabilitation. Göttingen, Hogrefe

Bowling A (1995) Measuring disease – A review of disease-specific quality of life measurement scales. Buckingham, Philadelphia, Open University Press

Brickenkamp R (1996) Handbuch psychologischer und pädagogischer Tests, 2. überarbeitete und ergänzte Auflage. Göttingen, Hogrefe

Bullinger M, Power MJ, Aaronson NK, Cella DF, Anderson RT (1996) Creating and evaluating cross-cultural instruments. In: Spilker B (Ed) Quality of life and pharmacoeconomics in clinical trials, 2nd edition. Philadelphia, Lippincott-Raven, S 659–658

Bullinger M, Ravens-Sieberer U (1995) Stand der Forschung zur gesundheitsbezogenen Lebensqualität von Kindern: Eine Literaturanalyse. Prävention und Rehabilitation 7: 106–121

Cella DF, Loyd SR, Wright BD (1996) Cross-cultural instrument equating: Current research and future directions. In: Spilker B (Ed) Quality of life and pharmacoeconomics in clinical trials, 2nd edition. Philadelphia, Lippincott-Raven, S 707–715

Greenfield S, Nelson EC (1992) Recent developments and future issues in the use of health status assessment measures in clinical settings. In: Lohr KN (Ed) Advances in health status assessment – Fostering the application of health measures in clinical settings. Proceedings of a conference. Medical Care Supplement 30: MS23–MS41

Greve J, Jochheim KA, Schian HM (1997) Erhebungsverfahren zur beruflichen Integration behinderter Menschen – vom ERTOMIS-Verfahren zum IMBA-Informationssystem. Die Rehabilitation 36: 34–38

Guggenmoos-Holzmann I, Bloomfield K, Brenner H, Flick U (1995) (Ed) Quality of life and health: Concepts, methods and applications. Oxford et al., Blackwell

Guyatt GH, Jaeschke R, Feeny DH, Patrick DL (1996) Measurement in clinical trials: Choosing the right approach. In: Spilker B (Ed) Quality of life and pharmacoeconomics in clinical trials, 2nd edition. Philadelphia, Lippincott-Raven, S 41–48

Hinderer SR, Hinderer KA (1993) Quantitative methods of evaluation. In: DeLisa JA, Gans BM (Ed) Rehabilitation medicine: Principles and practice. Philadelphia, Lippincott, S 96–121

Johnston MV, Keith RA, Hinderer SR (1992) Measurement standards for interdisciplinary medical rehabilitation. Arch Phys Med Rehabil 73: 3–23

Johnston MV, Wilkerson DL, Maney M (1993) Evaluation of the quality and outcomes of medical rehabilitation programs. In: DeLisa JA, Gans BM (Ed) Rehabilitation medicine: Principles and practice. Philadelphia, Lippincott, S 240–268

Juniper EF, Guyatt GH Jaeschke R (1996) How to develop and validate a new quality of life instrument. In: Spilker B (Ed) Quality of life assessments and pharmacoeconomics in clinical trials, 2nd edition. Philadelphia, Lippincott-Raven S 49–56

Krämer KL, Maichl FP (1993) Scores, Bewertungschemata und Klassifikationen in Orthopädie und Traumatologie. Stuttgart, New York, Thieme

Lankhorst GJ, Jelles F, Bennekom CAM v (1995) Rehabilitation Activities Profile (RAP): Manual and description. Amsterdam, VU University Press

Matthesius RG, Jochheim KA, Barolin GS, Heinz C (1995) (Hrsg) Die Internationale Klassifikation der Schadensbilder, Fähigkeitsstörungen und Beeinträchtigungen – Deutschsprachige Übersetzung und Kommentierung der „International Classification of Impairments, Disabilities, and Handicaps (ICIDH)“ der WHO. Berlin, Wiesbaden, Ullstein, Mosby

McDowell I, Newell C (1996) Measuring health – A guide to rating scales and questionnaires, 2nd. edition. New York, Oxford, Oxford University Press

Parkerson GR, Schuntermann MF, Sattler LL (1998) Die Duke-Checkliste für den Krankheitsschweregrad (DUSOI). Die Rehabilitation 37: I-XVI

Patrick DL, Erickson P (1993) Health status and health policy: Allocating resources to health care. New York, Oxford, Oxford University Press

Sangha O, Stucki G (1997) Patienten-zentrierte Evaluation der Krankheitsauswirkungen bei muskuloskelettalen Erkrankungen: Übersicht über die wichtigsten Outcome-Instrumente. Zeitschrift für Rheumatologie 56: 322–333

Schuntermann MF (1997) Die revidierte Fassung der Internationalen Klassifikation der Impairments, Disabilities und Handicaps (ICIDH-2): Was ist neu? Deutsche Rentenversicherung 9–10: 429–442

Schuntermann MF (1998) Die revidierte Fassung der Internationalen Klassifikation der Impairments, Disabilities und Handicaps (ICIDH-2). In: Delbrück H, Haupt E (Hrsg) Rehabilitationsmedizin. 2. Aufl. München et al.: Urban & Schwarzenberg, S 2–17

Schuntermann MF (1999) Behinderung und Rehabilitation: Die Konzepte der WHO und des deutschen Sozialrechts. Die neue Sonderschule 44 (1999) 5: 342–363

Spilker B (1996) (Ed) Quality of life and pharmacoeconomics in clincal trials, 2nd edition. Philadelphia, New York, Raven Press

Stucki G, Stucki S, Sangha O (1997a) Patienten-zentrierte Evaluation der Krankheitsauswirkungen bei muskuloskelettalen Erkrankungen: Modell der Krankheitsauswirkungen und Begriffsdefinition. Zeitschrift für Rheumatologie 56: 245–254

Stucki G, Stucki S, Sangha O (1997b) Patienten-zentrierte Evaluation der Krankheitsauswirkungen bei muskuloskelettalen Erkrankungen: Adaptation und Neuentwicklung von Outcome-Instrumenten. Zeitschrift für Rheumatologie 56: 266–275

Testzentrale (Hrsg) Testkatalog 1998/99. Göttingen, Bern, Hogrefe

Turner RR (1996) Rehabilitation: Issues in functional assessment. In: Spilker B (Ed) Quality of life and pharmaeconomics in clinical trials, 2nd ed. New York, Raven Press, S 839–852

VDR/Reha-Kommission (1992) (Hrsg) Empfehlungen zur Weiterentwicklung der medizinischen Rehabilitation in der gesetzlichen Rentenversicherung. Frankfurt, VDR

Ware JE, Gandek BL, Keller SD, and the IQOLA Project Group (1996) Evaluating instruments used cross-nationally: Methods from the IQOLA project. In: Spilker B (Ed) Quality of life and pharmacoeconomics in clinical trials, 2nd editon. New York, Raven Press, S 681–692

Westhoff G (1993) Handbuch psychosozialer Messinstrumente. Göttingen et al., Hogrefe

WHO (World Health Organization) (1948) (Ed) Constitution of the World Health Organization. Geneva, WHO Basic Documents

WHO (World Health Organization) (1980) (Ed) International Classification of Impairments, Disabilities, and Handicaps. Geneva, WHO

WHO (World Health Organization) (July 1999) (Ed) International Classification of Functioning and Disability (ICIDH-2). Beta-2 draft for field trials. Geneva, WHO

WHO (Weltgesundheitsorganisation) (Januar 2000) (Hrsg) Internationale Klassifikation der Funktionsfähigkeit und Behinderung (ICIDH-2). Beta-2 Entwurf zur Erprobung – Deutschsprachiger Entwurf Januar 2000 (Koordination: Schuntermann MF). Genf, WHO, http:www.ifrr.vdr.de

Kapitel 7

Interventionsmethoden in der Rehabilitation 7

J. Weis

7.1 Einleitung

Bei einer Vielzahl von chronischen Erkrankungen ist davon auszugehen, dass eine vollständige Heilung nicht erreicht werden kann; daher liegen die Ziele der Rehabilitation und der rehabilitativen Interventionen vorrangig in der Stabilisierung des aktuellen Zustandes, einer Schadensbegrenzung, der Linderung von Beschwerden, der Rezidivprophylaxe oder möglicherweise auch einer Verlangsamung der Progression. Der Begriff der Intervention in der Rehabilitation umfasst ein breites Spektrum von verschiedenen Behandlungs- und Beratungsangeboten sowie edukativer Methoden wie Schulungen u. ä. und lässt sich daher nicht nur einfach auf den Begriff der Therapie reduzieren. Die Interventionen in der Rehabilitation zielen darauf ab, über verschiedene Methoden eine Adaptation an einen mehr oder weniger stabilen Endzustand mit oder ohne technische Hilfen zu erreichen, Fehl-Adaptation zu vermeiden, kompensatorische Leistungen aufzubauen bzw. zu trainieren oder auch die persönliche Umwelt entsprechend den Leistungseinschränkungen zu gestalten.

Das vorliegende Kapitel gibt einen Überblick über die Interventionen sowie die Forschungsfragen und -aufgaben in diesem Bereich. Zunächst werden die einzelnen Interventionen kurz charakterisiert und ihre Besonderheiten im Rahmen des stationären Rehabilitationsprogramms dargelegt. Hierbei wird der Schwerpunkt in der Darstellung auf die medizinische Rehabilitation gelegt, die anteilmäßig den größten Teil der durchgeführten Rehabilitationsmaßnahmen ausmacht. Auf die Besonderheiten der Interventionen bei psychiatrischen Erkrankungen sowie Suchterkrankungen kann im Einzelnen hier nicht eingegangen werden, allerdings lassen sich die Ausführungen zu den Forschungsaufgaben und methodischen Problemen mit geringen Einschränkungen auch auf diese Bereiche übertragen. Anschließend werden die theoretischen Grundlagen der Interventionsforschung skizziert, der aktuelle Forschungstand in ausgewählten Teilbereichen dargestellt und die zentralen inhaltlichen Aufgaben und Forschungsmethoden der Interventionsforschung erläutert. Vor dem Hintergrund dieser Ausführungen werden dann die Probleme und Aufgabenstellungen zukünftiger Interventionsforschung erörtert.

7.2 Interventionen in der medizinischen Rehabilitation

Innerhalb der Rehabilitation lassen sich drei unterschiedliche Gruppen von Interventionen unterscheiden, die je nach Ausrichtung oder Schwerpunktsetzung der jeweiligen Rehabilitationseinrichtung (chronisch körperliche Erkrankungen, Suchterkrankungen oder psychosomatische bzw. psychiatrische Erkrankungen) in unterschiedlicher Ausprägung und Kombinationen zum Einsatz kommen:

- Medizinische Interventionen,
- psychosoziale Interventionen,
- Maßnahmen der Prävention.

Im Bereich der *medizinischen Interventionen* steht an erster Stelle die medizinische Basistherapie, die als medikamentöse Behandlung primär auf die Organschäden (Impairment) ausgerichtet ist. In speziellen Teilbereichen wie beispielsweise der Schmerztherapie haben hierbei in den letzten Jahren interdisziplinäre Behandlungsansätze an Bedeutung gewonnen, dadurch dass neben medikamentösen, auch physikalische und psychotherapeutische Behandlungsmöglichkeiten einbezogen werden. Die Krankenpflege in der Rehabilitation übernimmt neben Aufgaben im Bereich der Grundpflege und der organisatorischen Abläufe teilweise auch die Durchführung von Maßnahmen der physikalischen Therapie wie beispielsweise Auflagen, Wickel, Umschläge etc. sowie der allgemeinen psychosozialen Betreuung der Patienten auf den Stationen. Die Physiotherapie oder physikalische Therapie umfasst Krankengymnastik, Massage, Bewegungstherapie, Balneo- und Hydrotherapien sowie Elektrotherapie (Schmidt et al. 1995). Ziel dieser Therapien ist die Verbesserung organischer oder körperlicher Funktionsstörungen sowohl im Hinblick auf die aktuelle Symptomatik und Leistungsfähigkeit des Patienten, als auch im Hinblick auf die Prävention und Prophylaxe. Eine spezielle Stellung nimmt die Sporttherapie ein, die der Erhaltung oder Steigerung der Ausdauer, Koordination und Verbesserung der Leistungsfähigkeit, aber auch der Flexibilität und Kraft im Hinblick auf Anforderung des Alltagslebens (beispielsweise durch Ergometertraining, Lauftraining, Gymnastik, Schwimmen etc.) dienen (Schüle 1996; Dimeo et al. 1997). Passive physikalische Anwendungen, wie Massagen, Packungen, Bäder u. a. zielen auf eine Entspannung und Lockerung ab, können aber auch zur Schmerzlinderung oder zur Einleitung von aktivierenden Therapien eingesetzt werden. Insbesondere bei neurologischen Erkrankungen, nach Schädel-Hirn-Traumata, aber auch bei verschiedenen Tumorerkrankungen im Kopf-/Halsbereich sind Sprach- und Sprechtherapie unverzichtbare Bestandteile des Interventionsprogramms.

Zum Bereich der *psychosozialen Interventionen* gehören neben der psychologisch-psychotherapeutischen Einzel- und Gruppenbetreuung die Entspannungsverfahren, die künstlerischen Therapien, die Ergotherapie sowie die Sozialberatung. Ziel der psychosozialen Interventionen ist die Behandlung von psychischen Beeinträchtigungen oder Störungen (beispielsweise Angststörungen oder Depression), die Verbesserung der Krankheitsbewältigung sowie die Förderung und Stärkung personaler und sozialer Ressourcen. Je nach Art und Dauer der Rehabilitationsmaßnahme können auch neurotische Konflikte, persönliche Probleme in Partnerschaft oder lebensbiographische Themen psychotherapeutisch bearbeitet werden. Insofern lassen sich als übergeordnete Interventionsziele die psychische Stabilisierung, Konfliktwahrnehmung, Krankheitsbewältigung, Ressourcenförderung sowie die geistig-seelische Weiterentwicklung des Individuums nennen.

Der Schwerpunkt in der medizinischen Rehabilitation liegt in der supportiven Psychotherapie, während in der Rehabilitation von psychosomatischen oder Suchterkrankungen auch aufdeckende sowie stärker konfrontierende Verfahren eingesetzt werden. Hinsichtlich der eingesetzten Therapiekonzepte ist das gesamte Spektrum der etablierten psychotherapeutischen Schulen vertreten, vor allem jedoch kommen Verhaltenstherapie, Psychoanalyse, Gestalttherapie, klientenzentrierte Gesprächspsychotherapie oder Hypnotherapie zur Anwendung. Übende und funktionell ausgerichtete Verfahren ergänzen das Spektrum der psychosozialen Interventionen. Hier sind einerseits die verschiedenen Entspannungstechniken wie Autogenes Training, Progressive Muskelentspannung oder gelenkte Imaginationsverfahren zu nennen, die Strategien zur Selbstkontrolle oder Selbsthilfe der Patienten eingesetzt werden. Andererseits sind als funktionell ausgerichtete Verfahren in erster Linie die neuropsychologischen Trainingsverfahren anzuführen, deren Ziel die Verbesserung der kognitiven Leistungsfähigkeit bei Hirnleistungsstörungen infolge lokaler oder auch diffuser cerebraler Schädigungen ist (beispielsweise Gedächtnis-, Konzentrations-, Aufmerksamkeitsstörungen).

Die verschiedenen Formen der Kunsttherapie (Mal-, Musik-, Tanz-, Bewegungstherapie sowie das therapeutische Plastizieren) sowie die Ergotherapie zielen in gleicher Weise wie die psychologischen Verfahren auf die Unterstützung geistig-seelischer Funktionsbereiche und haben daher ähnliche Zielsetzungen wie die oben genannten psychotherapeutischen Interventionen. Über den Einsatz von primär nonverbalen künstlerischen Medien werden darüber hinaus auch die Verbesserung sensorischer, perzeptiver und motorischer Funktionen angestrebt. Der nonverbal ausgerichtete Ansatz der Kunsttherapie kann eine wichtige ergänzende Hilfestellung für die Krankheitsbewältigung und Auseinandersetzung mit der eigenen Lebenssituation bedeuten (vgl. Sandness 1995). Im Unterschied dazu zielen die funktionell ausgerichteten Formen der Ergotherapie schwerpunktmäßig auf das Trainieren von motorischen, kognitiven, sensorischen oder perzeptiven Funktionen, die infolge von Krankheit oder krankheitsbezogener Therapie auftreten können.

Aufgabe der Sozialberatung ist die sozialrechtliche Unterstützung des Patienten mit dem Ziel der Aufrechterhaltung oder Wiedererlangung beruflich-sozialer Integration sowie Klärung notwendiger Hilfen für bedürftige Patienten (beispielsweise alltagspraktische Hilfen, Pflegebedürftigkeit etc.). Aufgrund des komplexen Systems sozialer Sicherung ist die sozialrechtliche Betreuung der Patienten, auch im Hinblick auf die berufliche Integration,

Tabelle 7.1. Übersicht über Interventionen in der Rehabilitation

Medizinische Interventionen	Psychosoziale Interventionen	Maßnahmen zur Prävention
Medikamentöse Behandlung	Psychologische Einzel- und Gruppenbehandlung	Gesundheitsförderung
Pflegerische Betreuung	Entspannungsverfahren	Gesundheitsbildung
Schmerztherapie	Neuropsychologisches Training	Gesundheitsberatung
Krankengymnastik	Kunsttherapie	Patientenschulungen
Massage	Ergotherapie	Ernährungsberatung
Sport- und Bewegungstherapie	Sozialberatung	
Balneo-und Hydrotherapie		
Elektrotherapie		
Logopädie		

von besonderer Bedeutung. Neben der gezielten Information erfolgt häufig auch die Einleitung oder Vermittlung weitergehender sozialer oder rechtlicher Hilfen.

Maßnahmen zur Prävention liegen im Bereich der Gesundheitsförderung, Gesundheitsbildung und Gesundheitsberatung (Kijanski u. Haupt 1998). Hierbei stellen sich Aufgaben der primären Prävention (Gesundheitstraining), sekundären Prävention (Früherkennung drohender Schäden) sowie tertiären Prävention durch adjuvante oder additive Therapien. Neben der gezielten Informationsvermittlung über Vorträge und Seminare zielen diese Maßnahmen auch auf die Förderung von gesundheitsbezogenen Einstellungen sowie deren Umsetzung in konkrete Verhaltensänderungen beispielsweise im Bereich der Ernährung, Stressbewältigung, Körperhaltung oder Raucherentwöhnung. Indikationsspezifische Patientenseminare oder -schulungen sind in der Regel als interdisziplinäre Programme konzipiert und dienen der gezielten Edukation und Krankheitsverarbeitung bei krankheitsspezifischen Problemen (beispielsweise Diabetikerschulung, Asthmatikerschulung, Einweisungen für Hypertoniker, etc.). Diätetik und Ernährungsberatung als eigenständige Interventionen sind einerseits präventiv ausgerichtet, haben zugleich jedoch spezifische Zielsetzungen im Bereich krankheits- oder behandlungsbedingter Einschränkungen der Nahrungsaufnahme oder Verdauung (beispielsweise Ernährungsberatung bei Diabetikern oder Patienten mit gastrointestinalen Tumorerkrankungen). Je nach inhaltlicher Thematik und Schwerpunktsetzung verbinden die Programme der Gesundheitsförderung medizinische und psychosoziale Interventionselemente und werden häufig in interdisziplinärer Zusammenarbeit durchgeführt. Die Tabelle 7.1 zeigt die Interventionsmethoden im Überblick.

Wie die Darstellung der Interventionsformen in der Rehabilitation verdeutlicht hat, stellt eine stationäre Rehabilitationsmaßnahme eine auf die individuellen Bedürfnisse und Problembereiche des Patienten ausgerichtete Kombination verschiedenster Interventionen aus einem oder mehreren der drei Bereiche dar. Diagnostik, Indikation und Therapieplanung sowie die Durchführung der Therapie sind eng verzahnt und müssen aufeinander abgestimmt sein. Daher steht zu Beginn einer Rehabilitationsmaßnahme an erster Stelle die Definition von Therapiezielen sowie eine individuenzentrierte Therapieplanung in Form eines koordinierten Maßnahmenplanes mit entsprechenden Zeit- und Ablaufplänen. Die individuelle, bedarfsgerechte Zusammenstellung und Koordination der Interventionen stellen hohe Anforderungen an die organisatorischen Planung, die Koordination des gesamten Rehabilitationsprogramms sowie die interdisziplinäre Kooperation. Unter der Voraussetzung einer guten Logistik und Organisation ist die stationäre Rehabilitationsmaßnahme nicht nur eine Addition von verschiedenen Einzelinterventionen, sondern eine qualitativ hochwertige, aufeinander abgestimmte Verbindung von therapeutisch sich komplementär ergänzenden Interventionen.

7.3 Grundlagen der Interventionsforschung in der Rehabilitation

Aufgrund der Komplexität und des breiten Spektrums der Interventionen in der Rehabilitation ist es nicht verwunderlich, dass in der Rehabilitation keine einheitliche theoretische Basis der Interventionen existiert, sondern eine Vielzahl von Modellen und Theorien herangezogen werden, die in unterschiedlicher Weise in den einzelnen Interventionsbereichen zur Anwendung kommen. Hier sind v.a. zu nennen das Health Belief Modell (Schwarzer 1997), die Theorie der Selbstwirksamkeit (Bandura 1977), Coping-Theorien (Lazarus u. Folkman 1984; Folkman 1997), die Attributionstheorien (Krampen 1989), die Theorie der „reasoned action" (Ajzen u. Fishbein 1980; Frey et al. 1993) oder die Salutogenese-Theorie (Antonovsky 1997); eine detaillierte Darstellung der teilweise sehr komplexen und umfänglichen Modelle und Theorien würde den Rahmen dieser Ausführungen sprengen, so dass der interessierte Leser auf die angegebene Literatur verwiesen sei. Einen theoretischen Rahmen zur systematischen Klassifikation der Rehabilitationsbedürftigkeit bietet das ICIDH-Modell mit seiner Unterteilung in Impairment, Disability und Handicap (Matthesius et al. 1994), wenngleich sich diese Klassifikation für die breite Anwendung und forschungspragmatischen Umsetzung erst noch bewähren muss. Die Vielzahl der Theorien entspricht durchaus der Vielfalt der Interventionen, dürfte jedoch auch eine der Ursachen dafür sein, dass die Interventionen in der Rehabilitation insgesamt sehr wenig beforscht worden sind. Erst in den letzten Jahren ist ein zunehmendes Interesse an der Interventionsforschung als Teil der Rehabilitationswissenschaft festzustellen. Einerseits dürfte dies durch die Weiterentwicklung der Evaluationsmodelle und geeigneter Forschungsmethoden begründet sein, andererseits auch eine direkte Folge der Strukturreformen im Gesundheitswesen sein; der zunehmende Druck eines Effektivitätsnachweises wirkt sich nicht nur auf die Rehabilitationsmaßnahmen als ganzes aus, sondern setzt im Zuge der Kosteneinsparungen auch die jeweiligen Interventionen in der Rehabilitation unter einen Rechtfertigungsdruck, entsprechende Wirkungsnachweise zu erbringen.

Der gesamte Bereich der Interventionen in der Rehabilitation ist mit seinen Spezialisierungen auf verschiedene Diagnosegruppen und Störungsbereiche zu heterogen und zu komplex, als dass es möglich wäre, hier einen umfassenden Literaturüberblick zum Stand der jeweiligen Interventionsforschung geben zu können. Vielmehr kann es an dieser Stelle nur darum gehen, die wichtigsten Forschungstrends darzulegen und Forschungsaufgaben zukünftiger Interventionsforschung zu diskutieren.

Zunächst zeigen sich deutliche Unterschiede zwischen den verschiedenen Interventionsbereichen in Abhängigkeit von den Störungsbildern. So sind noch am ehesten diejenigen Interventionen in der Rehabilitation häufiger wissenschaftlich untersucht worden, die auf akademisch verankerten Disziplinen aufbauen wie die psychologischen Therapien (beispielsweise Berglund et al. 1994), die Sporttherapie (vgl. Dimeo et al. 1997; Schüle 1998) oder Balneotherapie (beispielsweise Gerber et al. 1993). Demgegenüber sind die Bereiche der Krankengymnastik, Massage oder Kunsttherapie (vgl. Petersen 1998; Gruber et al. 1998) wissenschaftlich wenig aufgearbeitet und es finden sich folglich wenig Interventionsstudien.

Die Diagnostik der Rehabilitationsbedürftigkeit, die Indikationsstellung der erforderlichen Teil- oder Gesamtmaßnahme sowie Prozess- und Ergebnisevaluation der Interventionen umschreiben das Aufgabenfeld einer rehabilitationswissenschaftlichen Erforschung der Interventionen. Vor jeder Indikationsstellung für eine Intervention steht eine auf den jeweiligen Problembereich ausgerichtete Diagnostik. Die systematische Erfassung von Beeinträchtigungen, Funktionsstörungen sowie sozialen Benachteiligungen über entsprechende Verfahren ist daher ein zentrales Forschungsthema in den Rehabilitationswissenschaften. Da dieses Thema an anderer Stelle in diesem Buch ausführlicher behandelt wird (vgl. den Beitrag von Biefang u. Schuntermann in diesem Band), soll an dieser Stelle nur darauf hingewiesen werden, dass die Diagnostik rehabilitationsrelevanter Probleme eine unverzichtbare Voraussetzung für eine gezielte und differentielle Indikationsstellung für einzelne Interventionen ist.

Hierbei kann sich die Frage der Indikationsstellung sowohl auf die Wahl zwischen ambulanten, stationären oder teilstationären Maßnahmen beziehen, als auch auf die differentielle Indikation für einzelne Teilmaßnahmen innerhalb des stationären Gesamtprogramms. Im ersten Fall sind strukturelle Gesichtspunkte der Rehabilitation Gegenstand der Forschung. Auf der Ebene von Strukturvergleichen können hier beispielsweise ambulante vs. teilstationäre, vs. stationäre Rehabilitationsansätze nach inhaltlichen oder unter Kosten-Nutzenaspekten analysiert und untersucht werden. Im zweiten Fall geht es schwerpunktmäßig um eine bedarfsgerechte Steuerung und Zuweisung der Patienten zu Einzelinterventionen, die durch die Problembereiche des Patienten und das mögliche Anwendungsgebiet der Einzelmaßnahme bestimmt werden soll und nicht durch eine Verteilung der Patienten nach vorhandenen Ressourcen oder Kapazitäten.

In zahlreichen Fällen ermöglichen rehabilitative Interventionen, die Krankheit selbst, ihre pathologischen Mechanismen und die funktionslimitierenden Einschränkungen direkt zu beeinflussen. Gerade für die Rehabilitation haben hierbei durchgreifende Lebensstilveränderungen eine ebenso große Bedeutung wie etwa eine medikamentöse Intervention, da sie helfen einer Chronifizierung vorzubeugen und eventuell bereits eingetretene Funktionseinbußen zu lindern bzw. zu beseitigen.

Als wichtige Grundlagen der Interventionen lassen sich die folgenden Grundprinzipien nennen, die unabhängig vom jeweiligen Krankheitstypus, der Altersgruppe etc. von Bedeutung sind:
- Bedeutung der individuellen Lebens- und Arbeitsbedingungen,
- Rehabilitationsgesamtplan,
- interdisziplinäre Zusammenarbeit.

Bedeutung der individuellen Lebens- und Arbeitsbedingungen

Die Rehabilitation arbeitet immer darauf hin, die Eigenverantwortung des betroffenen Patienten und die Effektivität der Adaptationsleistungen im alltäglichen Lebenszusammenhang zu fördern („self-efficacy"). Nur dadurch kann sie sozialen Beeinträchtigungen („handicap") entgegenwirken und die Wiedergewinnung bzw. Übernahme sozialer Funktionen und Rollen ermöglichen. Bisher konzentrierte sich die Rehabilitation nahezu ausschließlich auf direkt individuen-bezogene Interventionen, wobei nicht geklärt ist, inwieweit ihr Erfolg von den familiären, sozialen und beruflichen Rahmenbedingungen und der jeweiligen Lebenssituation abhängen. Gerade diese sind im Hinblick auf die Auswirkungen der Interventionen bzw. die Evaluation sehr viel stärker zu berücksichtigen. Von daher sind wohnortnahe Rehabilitationsprogramme, zumindest jedoch die wohnortnahe Vorbereitung und Nachbetreuung der Rehabilitation von großer Bedeutung.

Rehabilitationsgesamtplan

Eine Rehabilitation sollte möglichst frühzeitig bereits in der Akutklinik oder am Unfallort beginnen und als langfristiger und verschiedene Behandlungseinrichtungen übergreifender Prozess geplant werden. Diese Ziele werden alle unter dem Begriff des Rehabilitationsgesamtplanes zusammengefasst, dessen Realisierung jedoch sehr häufig an der fehlenden Koordination und Kooperation unterschiedlicher Behandlungseinrichtungen sowie an den unterschiedlichen Trägerzuständigkeiten scheitert. Der für diesen Prozess notwendige Zeitbedarf übersteigt deutlich die Aufenthaltsdauer einer stationären Rehabilitationsmaßnahme. In der Konsequenz bedeutet dies für die Evaluation der Maßnahmen, dass eine Effektmessung ausschließlich am Ende bzw. sechs Monate nach Beendigung einer Maßnahme zu kurz greift, um den mittel- und langfristigen Effekt zu untersuchen. Darüberhinaus fehlt es bislang noch an systematischen Untersuchungen darüber, zu welchem Zeitpunkt Rehabilitationsmaßnahmen am wirkungsvollsten eingesetzt werden können. Hierbei stellt sich auch die Frage der Nachbetreuung nach einem stationären Rehabilitationsaufenthalt zur Sicherstellung des Rehabilitationserfolgs.

Interdisziplinäre Zusammenarbeit

Wie in der Vielfalt der Interventionen bereits deutlich geworden ist, besteht in der Rehabilitation wie in kaum einem anderen Bereich eine enge Zusammenarbeit verschiedener Berufsgruppen (Ärzte verschiedener Disziplinen, Krankengymnasten, Physio- und Ergotherapeuten, Psychologen, Sozialpädagogen sowie Laienhelfer) mit ganz unterschiedlichem Ausbildungshintergrund (vgl. Vogel 1998). In spezialisierten Bereichen der Rehabilitation wie beispielsweise der neurologischen Rehabilitation, kommen noch weitere Berufsgruppen, wie beispielsweise Logopäden o. a. hinzu. Dies erfordert nicht nur eine gute Koordination und wechselseitige Verknüpfung der jeweiligen Leistungen und Maßnahmen, sondern auch eine gute Kooperation zwischen den verschiedenen Berufsgruppen, die unterschiedlich beruflich sozialisiert sind und aufgrund der unterschiedlichen Ausbildungen verschiedene Erklärungsmodelle und Therapieansätze haben. Es gibt kaum einen medizinischen Versorgungsbereich, in dem die Integration verschiedener

Berufsgruppen zu einem gemeinsamen interdisziplinären Behandlungskonzept so weit fortgeschritten ist wie den Bereich der Rehabilitation; dennoch ist auch hier insgesamt gesehen die Umsetzung eines integrativen, patientenzentrierten Therapieansatzes noch nicht vollständig gelungen. Von daher ist es noch ein weiter Weg, bis sich die interdisziplinäre Zusammenarbeit in einer direkten Verbesserung der Patientenbetreuung sowie einer höheren Arbeitszufriedenheit der Mitarbeiter auswirken kann.

7.4 Aufgabenstellungen und Forschungsmethoden der Interventionsforschung

Ausgehend von den bisherigen Ausführungen kann sich die Interventionsforschung im Bereich der Rehabilitation auf sehr unterschiedliche Ebenen beziehen: So können integrierte Gesamtprogramme oder einzelne Maßnahmen hinsichtlich der Effektivitätsbeurteilung Gegenstand der Untersuchung sein, Strukturen (beispielsweise ambulante, teil- oder vollstationäre Rehabilitation) evaluiert werden oder Prozesse sowie Wirkfaktoren der Rehabilitation untersucht werden.

Die Untersuchungsansätze in der Interventionsforschung können systematisiert werden in theorie- oder empiriegeleitete Ansätze. Theoriegeleitete Forschungsansätze dienen der systematischen Überprüfung von theoretisch abgeleiteten und entsprechend operationalisierten Zielgrößen, beispielsweise im Sinne der ICIDH-Klassifikation feststellbare Veränderungen der Fähigkeitsstörungen oder sozialen Beeinträchtigungen oder die Veränderungen der Bewältigungsstrategien durch eine psychologische Intervention. Empiriegeleitete Interventionsforschung geht von klinischen Befunden oder bereits vorliegenden Untersuchungsergebnissen aus und strebt auf der Basis von Hypothesenvorgaben eine stärker praktische Verwertbarkeit der Ergebnisse an, beispielsweise die Nachprüfung der Verbesserung von Leistungs- und Funktionsparametern durch Ergometertraining oder Sporttherapie (vgl. Dimeo et al. 1997). Sehr häufig lassen sich beide Ansätze nicht systematisch voneinander trennen.

Als zentrale Aufgaben der Interventionsforschung lassen sich die nachfolgenden Bereiche nennen:
- Indikationsstellung der einzelnen Interventionen,
- Rehabilitationserwartung und -motivation,
- ergebnisorientierte Interventionsforschung.

Indikationsstellung

Eine Indikation ist in der Medizin in der Regel dann gegeben, wenn der wahrscheinliche Nutzen einer Intervention ihre Risiken überwiegt. Insofern ist immer auch ein prognostisches Urteil damit verbunden: Der wahrscheinliche „natürliche" Verlauf einer Krankheit bzw. Behinderung, wird mit dem Verlauf unter dem Einfluss einer entsprechenden „Intervention" verglichen. Fragen der Indikation einer Rehabilitationsmaßnahme sind bislang wenig erforscht worden, während die Indikation bei einzelnen Interventionen aus dem medizinischen und psychologischen Bereich hinsichtlich der Beurteilung einer Verbesserung durch die entsprechende Maßnahmen zumindest teilweise wissenschaftlich begründet werden kann.

Die Frage der Indikationsstellung ist nur über systematische Untersuchungen, ergänzt durch Einzelfallbetrachtungen zu beantworten. Derartige systematische Untersuchungen liegen bislang nicht vor. Im Bereich der medizinischen Rehabilitation gibt es Hinweise darauf, wie Indikationen gestellt und begründet werden können, noch am ehesten für die medizinischen Interventionen wie beispielsweise Lymphdrainage, Krankengymnastik oder Sporttherapie, während sie für die Maßnahmen der Prävention und teilweise auch für die psychosozialen Interventionen weitgehend unklar sind. Für die Beurteilung der Einzelfälle fehlt es an aussagekräftigen Prädiktoren, die eine Voraussage des Rehabilitationserfolgs gestatten würden. Insofern ist die Sichtweise, dass Rehabilitationsmaßnahmen ausschließlich positive Wirkungen haben können, in Frage zu stellen. Mögliche Kontra-Indikationen können bei Rehabilitanden mit leichten Störungen gegeben sein, wo unter Umständen durch die Rehabilitationsmaßnahme erst ein Chronifizierungsprozess ausgelöst werden kann. Indikationsstellung und Erfolg der verschiedenen Interventionen richten sich nach den Erfordernissen des Individuums; aus diesem Grunde sind Interventionsziele immer nur individuenspezifisch zu formulieren. Sie sind zudem abhängig von den Beschwerden und den Befunden der Erkrankung, und müssen sich am Profil der funktionellen Einschränkungen, an den sozialen Beeinträchtigungen, deren Rückbildbarkeit, Verlaufsdynamik und Prognose, der Existenz von Risikofaktoren bei den Betroffenen in den verschiedenen Lebensbereichen sowie den individuellen Erwartungen der Kranken und ihrer Therapeuten orientieren.

Rehabilitationserwartung

Rehabilitationserwartung und -motivation haben eine wichtige prognostische Bedeutung im Hinblick auf den Erfolg einer Rehabilitationsmaßnahme und nehmen daher in der Interventionsforschung einen inhaltlichen wichtigen Stellenwert ein. Während in der klinischen Praxis immer wieder auf die Bedeutung der Motivation und Therapieerwartung auf das Rehabilitationsgeschehen und den Erfolg hingewiesen wird, fehlt es weitgehend an empirischen Untersuchungen zu diesem Themenbereich. Hierbei kann sich die Motivation auf die Rehabilitationsmaßnahme selbst, auf Änderungen der Lebensweise, Wiederaufnahme der Arbeit o. ä. beziehen. Bisherige Forschungsergebnisse beschränken sich auf die Bereiche Psychotherapie sowie Alkoholismusbehandlung (vgl. Schulz et al. 1995). Erste Messinstrumente für die Erfassung der Rehabilitationsmotivation liegen für ausgewählte Bereiche bereits vor (vgl. Deck et al. 1998). Unklar ist bisher, ob sich die Motivation und Erwartung als moderierende Variable oder als direkte Einflussgröße auf den Interventionserfolg auswirken.

Ergebnisorientierte Interventionsforschung

Die ergebnisorientierte Forschung stellt mit Sicherheit einen Schwerpunkt der Interventionsforschung dar, da hier ein großer Erkenntnisbedarf hinsichtlich des geprüften Nachweises der Wirksamkeit einer Intervention gegeben ist. Vom Evaluationsansatz her lassen sich hier kriterien- vs. zielorientierte Ansätze unterscheiden. Kriterienorientierte Forschungsansätze untersuchen die Erfolge der Interventionen über eine entsprechende Operationalisierung von relevanten Zielkriterien wie Krankheitsverlauf, Symptomatik, berufliche Integration, Lebensqualität oder Krankheitsverarbeitung mit dem Ziel Gruppenvergleiche durchführen zu können (vgl. hierzu auch die Beiträge von Bullinger u. Ravens-Sieberer sowie Nübling u. Schmidt in diesem Band).

Im Hinblick auf eine systematische Evaluation ist es schwer, die eng miteinander verzahnten Maßnahmen klar abzugrenzen und eine Effektivitätsprüfung der Einzelleistungen vorzunehmen, zumal die Effekte der jeweiligen Interventionsbereiche nur von den jeweiligen Fachleuten angemessen zu erheben bzw. zu bewerten sind. Da diese detaillierte Erfolgskontrolle häufig schwer durchführbar ist, wird in der Regel nur eine Bewertung der Behandlungskombination insgesamt vorgenommen und in entsprechenden Untersuchungsplänen als Effektmaß nur der Gesamteffekt einer Maßnahme eingesetzt.

Zielorientierte Evaluationsansätze sind vom Erkenntnisinteresse eher an den individuenspezifischen Zielfestlegungen und Veränderungsprozessen durch entsprechende Interventionen interessiert, ausgehend vor der Tatsache, dass auch in der Rehabilitation individuell unterschiedliche Bedarfsprofile vorliegen, die durch eine kriterienorientierte Aggregation von Messdaten nicht sensitiv genug erfasst werden können. Methodische Basis dieses Ansatzes ist das Goal-Attainment-Modell (Kiresuk u. Sherman 1968), das als ein spezieller Forschungsansatz im Bereich der Ergebnisevaluation, aber auch in der Prozessevaluation Anwendung findet. Das Goal-Attainment-Scaling ist eine Methode zur Evaluation von Therapieerfolgen anhand von individuellen Therapiezielen, die zu Beginn einer Behandlung gemeinsam oder unabhängig vom Patienten festgelegt werden und das Ausmaß des erwarteten Ausgangs innerhalb eines vorher festgelegten Zeitraumes auf einer 5-stufigen Skala angeben. Nach Ablauf des Therapieprogrammes bzw. des vorher definierten Zeitraumes wird von einem unabhängigen Rater oder dem Therapeuten selbst der Zielwert des Patienten markiert. Als Erfolgskriterium gilt das Erreichen des Erwartungswertes. Während in den ersten Arbeiten der 60er und 70er Jahre das Verfahren eine eng umrissene Konzeptionalisierung hatte, wurde das Goal-Attainment-Scaling im Laufe der 80er und 90er Jahre zu einem konzeptionell breiteren Evaluationsansatz mit unterschiedlichen Operationalisierungsmöglichkeiten ausgeweitet (vgl. Kiresuk 1994; Protz et al. 1998).

Im Bereich der Rehabilitationsforschung konnte gezeigt werden, dass zielorientierte Therapieergebnisse nicht nur eine höhere Effektstärke gewährleisten, sondern differentielle Rehabilitationserfolge nachweisen lassen, die bei der Komplexität und Heterogenität der Problembereiche auch innerhalb einer relativ homogenen Indikationsgruppe durch kriterienorientierte Messungen verdeckt bleiben (Gerdes 1998). Im Vergleich zu den oben genannten kriterienorientierten Messungen verstehen sich individuenzentrierte Erhebungen nach dem Goal-Attainment-Modell als komplementäre Ansätze, die mit kriterienorientierten Untersuchungsansätzen kombiniert werden sollten.

Im Hinblick auf eine zukünftige ergebnisorientierte Interventionsforschung muss das Hauptaugenmerk verstärkt auf den Indikatoren der Funktionseinschränkung im Alltag und Beruf (Fähigkeitsstörung oder disability nach ICIDH) liegen. Hier bestehen nach wie vor erhebliche Defizite, wenngleich sich auch hier Unterschiede zwischen den verschiedenen Teilgebieten der Rehabilitation feststellen lassen (Kardiologie vs. Onkologie bzw. Rheumatologie). Die Messung der Funktionseinschränkungen im Alltag kann über verschiedene Methoden erfolgen: Klinische Beobachtung, ausführliches Interview, Funktionsfragebogen bzw. Funktionstest etc.; unterstützend können physiologische Leistungstests (Ergometer, Gehstrecke, Lungenfunktion etc.) eingesetzt werden. Im Bereich beruflicher Leistungsfähigkeit sind Arbeitsversuche oder spezifische berufliche Trainingsprogramme geeignete Methoden zur Überprüfung einer entsprechenden Einschränkung (vgl. Wiegmann u. Berven 1998). Ein weiterer Schwerpunkt liegt auch in der Untersuchung des jeweiligen Anteils der Einzelintervention am Gesamterfolg der Rehabilitation. Erste Studien konnten zeigen, dass psychosoziale Schwerpunkte in den Teilmaßnahmen zu leichten Vorteilen in katamnestischen Nachbefragungen geführt hatten (vgl. Krischke et al. 1997).

Ein besonderes Augenmerk der Interventionsforschung gilt den Untersuchungen zur Stabilität der erreichten Rehabilitationserfolge über die Zeit. So zeigen einige vorliegende katamnestische Nachuntersuchungen, dass erreichte Verbesserungen je nach Dauer des Katamnesezeitraumes nicht mehr oder nur noch teilweise nachweisbar sind (Jäger u. Petermann 1991; Biskup et al. 1994; Schwiersch et al. 1994). Neben der möglichen Verschlechterung des Krankheitsbildes durch den degenerativen Verlauf einer Erkrankung werden vor allem Probleme im Transfer der Umstellung oder Verhaltensänderungen sowie die mangelnden ambulanten Nachbetreuungen als Ursachen für die mangelnde Stabilität von erreichten Rehabilitationserfolgen diskutiert. Zusätzliche Probleme beim beruflichen Wiedereinstieg sowie familiäre Rollenveränderungen tragen dazu bei, dass die erreichten Erfolge nicht in den Alltag übertragen werden können. Gerade aus Untersuchungen über Gesundheitsförderung und Gesundheitsprävention wissen wir, dass entsprechende Verhaltensänderungen längerer Zeiträume bedürfen und eine ambulante Weiterbetreuung erfordern (Kijanski u. Haupt 1998).

7.5 Methodische Probleme der Interventionsforschung

Als die wichtigsten Methoden lassen sich deskriptiv-exploratorische und kontrollierte Forschungsansätze unterscheiden: *Deskriptiv exploratorische Interventionsstudien* dienen der Abschätzung der Effektstärke und Wirkdauer stationärer Rehabilitation im Vergleich unterschiedlicher Krankheiten und Funktionseinschränkungen. Realisiert werden kann dieser Studientyp durch regelmäßige katamnestische Untersuchungen aller Patienten einer Repräsentativauswahl verschiedener Rehabilitationskliniken. Die Datenbasis sollte Patienteneinschätzungen mit Fremdbeurteilungen durch die jeweiligen Behandler bzw. nachbetreuenden Institutionen einschließen. Ergänzend können Daten der Rentenversicherungsträger hinzugezogen werden. Geeignete Instrumente liegen teilweise vor und haben sich auch in katamnestischen Studien bewährt (Biefang et al. 1999).

Kontrollierte Interventionsstudien dienen der wissenschaftlichen Untersuchung von Effekten im Vergleich verschiedener Interventionen bzw. im Vergleich zu Kontrollgruppen. Für diese Studien, die methodisch nicht als randomisierte klinische Studien, sondern häufig als quasi-experimentelle Studiendesigns zu bewerten sind, müssen eine Reihe von Problemen diskutiert werden. Da in der Rehabilitation in der Regel Kombinationsbehandlungen angewandt werden, ist es schwierig, wenn nicht sogar unmöglich, einzelne Effekte zu isolieren, wenn sie nicht additiv einer Standardbehandlung hinzugefügt werden können. Die für diesen Studientyp dringend benötigte Randomisierung der Rehabilitanden zu verschiedenen Interventionsformen schafft ethische und rechtliche Probleme, die im jeweiligen Einzelfall geklärt werden müssen; an späterer Stelle wird auf das Problem der Randomisierung nochmals eingegangen.

Ein weiteres Problem sind die Selektionsprozesse durch eine selektive Akzeptanz bestimmter Therapieangebote bzw. das motivationsbedingte Ausscheiden in Verlaufsstudien, die in hohem Maß die interne Validität der Studien gefährden. In jedem Fall müssen Selektionsprozesse kontrolliert bzw. entsprechend dokumentiert werden können. Im Hinblick auf die Methodik sind gerade bei Interventionsstudien Mehrebenenansätze zu konzipieren und über eine multimethodale und multimodale Beurteilung Selbstbeschreibungsbögen durch Fremdanamnesen, Interviewtechniken, Beobachtungsverfahren und psychophysiologische Daten zu validieren bzw. zu kombinieren.

Für die Interventionsforschung in der Rehabilitation stellen sich eine Reihe von Problemen, deren Lösung die wichtigsten Aufgabenstellungen der rehabilitationswissenschaftlichen Forschung in den nächsten Jahren darstellen. Wenngleich aufgezeigt werden konnte, dass erste vielversprechende Untersuchungsansätze vorliegen, sind eine Reihe von methodischen Problemen noch nicht zufriedenstellend gelöst. Ebenso entbehren die in einzelnen Teilbereichen vorliegenden Ergebnisse einer breiteren empirischen Basis. Die wichtigsten Problemstellungen der Interventionsforschung lassen sich anhand der folgenden vier Aspekte zusammenfassend erörtern:
- Heterogenität der Ergebnisparameter,
- Methodik und Instrumentenentwicklung,
- Datenebenen und multimodale Erfassung,
- Randomisierung.

Heterogenität der Ergebnisparameter

Wenngleich sich als übergreifende Erfolgskriterien der Rehabilitation vor allem die psychosoziale Integration und die verschiedenen Dimensionen der Lebensqualität durchgesetzt haben, existieren interventionsspezifisch vielfältige Ergebniskriterien, die ein hohes Maß an Heterogenität aufweisen. So sind beispielsweise die Verbesserung der körperlichen Leistungsfähigkeit, Umsetzung gesundheitsfördernder Verhaltensweisen, die berufliche Integration oder die Veränderungen der Krankheitsbewältigung nicht nur inhaltlich sehr unterschiedlich zu bewerten, sondern auch unterschiedlich gut zu operationalisieren und mit geeigneten Instrumenten zu erfassen. Zugleich haben Therapeuten, Betroffene und Rehabilitationsträger oft unterschiedliche Beurteilungskriterien in der Einschätzung der Rehabilitationsbedürftigkeit und des Rehabilitationserfolgs; darüber hinaus werden einzelne Teilaspekte oft unterschiedlich gewichtet.

Methodik und Instrumentenentwicklung

Wenngleich in den letzten Jahren erhebliche Anstrengungen unternommen wurden, rehabilitationsspezifische Erfassungsinstrumente auf der Basis des ICIDH-Modells zu entwickeln (beispielsweise Gerdes u. Jäckel 1992; als Übersicht siehe auch Westhoff 1993) bzw. standardisierte Verfahren für die Bedürfnisse der Rehabilitationsforschung zu adaptieren, fehlt es bislang an einer Systematik hinsichtlich Validierung und Standardisierung für die Rehabilitation. Eine entsprechende Übersicht ist kürzlich erschienen (vgl. Biefang et al. 1999). Gegenwärtig wird hinsichtlich allgemeiner Aspekte oder der spezifischen Indikationsgruppen auf eingeführte symptomorientierte Verfahren zurückgegriffen oder die gängigen Instrumente zur Erfassung der Lebensqualität oder Krankheitsbewältigung eingesetzt. Einzelne Autoren weisen jedoch darauf hin, dass kriterienorientierte Meßmethoden über die primär nicht für den Bereich der Rehabilitation validierten Instrumente nicht ohne Schwierigkeiten für rehabilitationswissenschaftliche Fragestellungen einzusetzen sind (beispielsweise Schröck et al. 1994).

Datenebenen und multimodale Erfassung

In der Interventionsforschung werden in den verschiedenen Interventionsbereichen aufgrund der unterschiedlichen Ergebniskriterien subjektive und objektive Datenquellen herangezogen. Die Operationalisierung erfolgt über Selbstbeurteilung (beispielsweise Angst, Depression, Lebensqualität etc.), Fremdbeurteilung (beispielsweise Klinische Befundung, Symptomskalen, Rehabilitationsbedürftigkeit) sowie physiologische oder ergonomische Messparameter (beispielsweise Wattzahlen, Sauerstoffkapazität etc.). Für die Interventionsforschung ist zu fordern, mehrdimensionale und multimodale Datenquellen dort einzusetzen, wo es inhaltlich sinnvoll und methodisch umsetzbar ist. Bei den meisten Parametern, insbesondere aber den psychologischen Konstrukten (beispielsweise Krankheitsverarbeitung, Lebensqualität) ist bislang wenig geklärt, über welche Modelle die korrelativen Zusammenhänge von subjektiven und objektiven Datenquellen erklärt und interpretiert werden können. Gerade bei subjektiven Datenquellen sind Mehrebenerfassungen wichtig; entsprechende Forderungen sind seit vielen Jahren immer wieder an verschiedene Bereiche wie beispielsweise die Coping-Forschung gestellt worden, um Veränderungen auf den verschiedenen Ebenen besser klären zu können (vgl. Fahrenberg 1990). Bezogen auf die zentralen Ergebniskriterien der Rehabilitation (berufliche Wiedereingliederung) ist es sinnvoll, Daten der RV- bzw. KV-Träger in die Evaluationsansätze miteinzubeziehen; hierbei ist in erster Linie an die Reha-Anamnese, AU-Zeiten oder Berentungsprofile zu denken.

Randomisierung

Aufgrund der sozialrechtlichen Bestimmungen wird im Rahmen der stationären Rehabilitationsmaßnahmen eine Randomisierung bei Interventionsstudien als nicht realisierbar angesehen. Sehr oft werden ethische Überlegungen angeführt, dass die Berechtigung zur Inanspruchnahme einer Maßnahme nicht durch ein randomisiertes Untersuchungsdesign angegangen werden kann. Eine systematische Übersicht zu randomisierten Studien in der stationären Rehabilitation zeigt, dass sich neben unkontrollierten prospektiven Studien sowie teilweise kontrollierten retrospektiven Analysen nur wenige randomisierte Studien in der Forschungsliteratur auffinden lassen; inhaltlich konzentrieren sich diese Arbeiten überwiegend auf die physikalische Rehabilitation und Balneotherapie (Ernst u. Pittler 1998). Zumindest für diesen Bereich konnte durch einige Studien nachgewiesen werden, dass randomisierte Studien im stationären Rehabilitationssetting möglich sind und darüber hinaus durch das randomisierte Design die Effekte der entsprechenden Interventionen eindrücklich unter Beweis gestellt werden konnten (vgl. Gerber et al. 1993; Guillemin et al. 1994; Nguyen et al. 1997). Die methodisch hohen Anforderungen von Doppelblind-Studien sind in der Rehabilitationsforschung sicherlich schwer zu realisieren, allerdings ist es auch fraglich, ob Doppelblind-Studien für die Fragen der Interventionsforschung in der Rehabilitation überhaupt geeignet sind. Falls eine Randomisierung nicht realisiert werden kann, könnten ähnlich wie in der Psychotherapieforschung Warte-Gruppen eventuell als Vergleichsgruppen einbezogen und dadurch elaborierte Forschungsdesigns realisiert werden.

7.6 Ausblick

In diesem Beitrag wurde ein Überblick über die Interventionsmethoden in der Rehabilitation gegeben und es wurden die zentralen Fragen der Interventionsforschung in diesem Bereich erörtert. Es ist deutlich geworden, wie wichtig die Interventionsforschung für die Weiterentwicklung der Rehabilitationsforschung ist, obwohl ihre Bilanz vergleichsweise nüchtern ausfallen musste. Damit spiegelt sie jedoch die Situation der Rehabilitationsforschung insgesamt gut wieder, die sich auch erst in den letzten Jahren durch beginnende Forschungsförderungen zu etablieren begann. Wie zumindest für einzelne Teilbereiche dargelegt werden konnte, mangelt es hier nicht an interessanten inhaltlichen Forschungsfragen, sondern vielmehr an der methodischen Umsetzung und adäquaten Lösungen der methodischen Probleme.

Selbst wenn vor allem ökonomische Gründe und der Druck nach Wirksamkeitsnachweisen den Anstoß für viele Interventionsstudien gerade im Bereich der Effektmessung gegeben haben, sollte diese Übersicht deutlich machen, dass es jenseits der Kosten-Nutzen Betrachtung viele inhaltlich und wissenschaftlich relevante Fragen gibt. In dem interessanten Feld der Interventionsforschung wäre trotz aller methodischen Probleme mehr Mut zur Umsetzung kreativer Untersuchungsdesigns wünschenswert. Hinsichtlich der Akzeptanz von Forschungsergebnissen in der wissenschaftlichen Fachwelt unterliegen wir sicher dem Forschungsparadigma der randomisierten Studien, die auch in den Entscheidungen der Kostenträger des Gesundheitswesens zugrundegelegt werden. Die Entscheidung für oder gegen eine Randomisierung ist jedoch immer in Abhängigkeit von den zu untersuchenden Fragestellungen zu treffen. Wenngleich gerade in der Interventionsforschung eine Vielzahl von Forschungsfragen zu klären sind, die auch ohne randomisierte Designs zu realisieren wären, sollten die wenigen vorliegenden randomisierten Studien dazu ermutigen, an einer Umsetzung dieses Studientyps im Bereich der stationären Rehabilitation zu arbeiten.

Die Spezifizierung und klare Operationalisierung der Ergebnisparameter ist für die Interventionsforschung mit Sicherheit ein wichtige Grundvoraussetzung. Gerade im Hinblick auf die Systematisierung vorhandener Messinstrumente wurden in den letzten Jahren wichtige Arbeiten geleistet; in der nächsten Zukunft müssen sich die Bemühungen auf die Validierung der Messinstrumente sowie Neuentwicklung von Verfahren für rehabilitationsspezifische Fragestellungen richten. Inwieweit die immer wieder zitierten zielorientierten Evaluationsansätze tatsächlich einige der aufgezeigten Probleme lösen können, müssen zukünftige Studien zeigen; vielversprechend sind die kreativen Bemühungen, kriterienorientierte Untersuchungsansätze mit individuenspezifischen Evaluationsmodellen wie etwa am Beispiel des Goal-Attainment-Modells zu kombinieren. Vielleicht stellen gerade derartige Verbindungen eine Möglichkeit dar, die Untersuchung der Wirkfaktoren der einzelnen Interventionen stärker in den Mittelpunkt zu rücken und Prozessmerkmale besser identifizieren zu können.

Die Herausforderungen an die Interventionsforschung in der Rehabilitation sind vielschichtig und teilweise nur in interdisziplinärer Kooperation zu bewältigen; eine Umsetzung ist nur in dem Maße möglich, in dem sich sowohl die Rehabilitationskliniken als auch die Kostenträger für derartige Forschungsfragen öffnen und bereit sind, entsprechende finanzielle Ressourcen zur Verfügung zu stellen und sich in Zusammenarbeit mit entsprechenden Forschungseinrichtungen diesen Herausforderungen zu stellen.

Literatur

Ajzen I, Fishbein M (1980) Understanding attitudes and predicting social behavior. Englewood-Cliffs, Prentice Hall

Antonovsky A (1997) Salutogenese. Zur Entmystifizierung der Gesundheit. DGVT, Tübingen

Bandura A (1977) Self efficacy: Toward a unifying theory of behavioral change. Psychological Review 84: 191–215

Berglund G, Bolund C, Gustaffson U, Sjöden PO (1994) A randomized study of a rehabilitation program for cancer patients: The starting again group. Psycho-Oncology 3: 109–120

Berglund G, Bolund C, Gustaffson U, Sjöden PO (1997) Is the wish to participate in a cancer rehabilitation program an indicator of the need? Comparisons of participants and non-participants in a randomized study. Psycho-Oncology 6: 35–46

Biefang S, Potthoff P, Schliehe F (1999) Assessmentverfahren für die Rehabilitation. Hogrefe, Göttingen

Biskup M, Uhlemann T, Gärtner U (1994) Veränderung körperlicher Beschwerden und Belastungen von Tumorpatienten nach stationärer onkologischer Rehabilitation. Praxis der klinischen Verhaltensmedizin und Rehabilitation 28: 219–229

Bullinger M (1997) Gesundheitsbezogene Lebensqualität und subjektive Gesundheit. Überblick über den Stand der Forschung zu einem neuen Evaluationskriterium in der Medizin. Psychotherapie Psychosomatik Med. Psychologie 47: 76–91

Deck R, Kohlmann T, Raspe H (1998) Erwartungen und Motivationen bei Patienten in der medizinischen Rehabilitation. Z. f. Gesundheitspsychologie 6: 101–108

Delbrück H, Haupt E (1998) Therapeutische Verfahren in der medizinischen Rehabilitation. In: Delbrück H, Haupt E (Hrsg) Rehabilitationsmedizin ambulant, stationär, teilstationär. Urban und Schwarzenberg, München, S 172–183

Dimeo F, Tilmann M, Bertz H, Kanz L, Mertelsmann R, Keul J (1997) Aerobic exercise in the rehabilitation of cancer patients after high dose chemotherapy and autologous peripheral stem cell transplantation. Cancer 79: 1717–1722

Ernst E, Pittler M (1998) Wie effektiv ist die Kur – Eine systematische Übersicht randomisierter Studien. Deutsche medizinische Wochenschrift 123: 273–277

Fahrenberg J (1990) Zur Forschungsmethodik und multimodalen Erfassung von Bewältigungsprozessen. In: Muthny FA (Hrsg) Krankheitsverarbeitung. Hintergrundtheorien, klinische Erfassung und empirische Ergebnisse. Springer, Berlin, S 41–52

Folkman S (1997) Positive psychological states and coping with severe stress. Soc Sci Med 45(8): 1207–1221

Frey D, Stahlberg D, Gollwitzer PM (1993) Einstellungen und Verhalten: Die Theorie des überlegten Handelns und die Theorie des geplanten Verhaltens. In: Frey D, Irle M (Hrsg) Theorien der Sozialpsychologie Band 1: Kognitive Theorien. Bern, Huber

Gerber B, Wilken H, Barten G, Zacharias B (1993) Positive effect of balneotherapy on post PID-Symptoms. International Journal of fertile menopausal studies. 38: 296–300

Gerdes N, Jäckel WH (1992) Indikatoren des Reha-Status (IRES) – Ein Patientenfragebogen zur Beurteilung von Rehabilitationsbedürftigkeit und -erfolg. Rehabilitation 31: 73–79

Gerdes N (1998) Rehabilitationseffekte bei zielorientierter Ergebnismessung. Ergebnisse der IRES-ZOE Studie 1996/97. DRV, 3/4, 217–238

Gruber H, Falkenhagen H, Weis J (1998) Kunsttherapeutische Ansätze unter besonderer Berücksichtigung der Onkologie und systematischen Bildanalyse. Z. f. Musik-, Tanz- und Kunsttherapie, 9: 115–123

Guillemin F, Constant F, Collin J, Bulange M (1994) Short and long term effect of SPA-therapy in chronic low back pain. British Journal of Rheumatology, 33: 148–151

Jäger R, Petermann F (1991) Erfolgskontrollen und Rehabilitationsmaßnahmen. Ergebnisse einer postalischen Befragung. Prävention und Rehabilitation 3: 2–7

Krampen G (1989) Diagnostik von Attributionen und Kontrollüberzeugungen. Göttingen, Hogrefe

Kijanski HD, Haupt E (1998) Gesundheitstraining – Information, Motivation und Schulung des Patienten in der Rehabilitation. In: Delbrück H, Haupt E (Hrsg) Rehabilitationsmedizin, Urban und Schwarzenberg, München, S 191–217

Kiresuk T (1994) Goal attainment scaling. Application, theory and management. Hillsdale, Lawrence Erlbaum Associates

Kiresuk T, Sherman RE (1968) Goal attainment scaling – a general method of evaluating comprehensive community mental health programs. Community Mental Health Journal 4: 443–453

Koch U, Schulz O, Bürger W (1996) Zur Situation der rehabilitationswissenschaftlichen Forschung in der Bundesrepublik Deutschland. DRV, 10/11, 711–724

Krischke NR, Niebrügge S, Petermann F, Schuler O (1996) Prädiktoren für den Erfolg stationärer medizinischer Rehabilitation. Prävention und Rehabilitation 8: 109–117

Matthesius RG, Jochheim KA, Barolin G, Heinz C (Hrsg) (1994) Internationale Klassifikation der Schädigungen, Fähigkeitsstörungen und Beeinträchtigungen (ICIDH). Ullstein Mosby, Wiesbaden

Nguyen M, Rewel M, Dougados M (1997) Prolonged Effects of three real therapy in a SPA resort on lumbar-, spiny- and hipe osteoarthritis. Follow-up after six month, a randomized controlled trial. British Journal of Rheumatology 36: 77–81

Peters CH, Lötzerich H, Hoff G, Niemeier B, Schüle K, Uhlenbruck G (1994) Influence of endurance training on the natural cytotoxicity in cancer patients. International Journal of Sports Medicine 15: 358

Petersen P (1998) Ist künstlerische Therapie wissenschaftlich zu verstehen? Z. für Musik-, Tanz- und Kunsttherapie, 9: 196–204

Protz W, Gerdes N, Maier-Riehle B, Jäckel W (1998) Therapieziele in der medizinischen Rehabilitation. Rehabilitation 37 Supplement 1: 24–29

Sandness M (1995) The Role of Music Therapy in Physical Rehabilitation Programs. Music Therapy Perspectives 13: 76–81

Schian HM, Kronauer D, (1991) Die Ertomis-Assessment-Methode (EAM-System) Eine Hilfe zur Wiedereingliederung Behinderter in Arbeit. Rehabilitation 30: 14–17

Schmidt KL, Drexel H, Jochheim KA (1995) Lehrbuch der physikalischen Medizin und Rehabilitation. Gustav Fischer, Stuttgart

Schröck R, Schwiersch M, Stepien J (1994) Ist der Erfolg onkologischer Rehabilitation messbar? Kritische Anmerkungen zur Wirksamkeitsmessung stationärer Rehabilitationsmaßnahmen bei Krebspatienten. Praxis der Klinischen Verhaltensmedizin und Rehabilitation 28: 212–218

Schüle K (1996) Sporttherapie und Rehabilitationssport – Eine gesundheitspolitische Aufgabe der Rehabilitation. Rehabilitation 35: 23–28

Schulz H, Nübling R, Rüddel H (1995) Entwicklung einer Kurzform eines Fragebogens zur Psychotherapiemotivation. Verhaltenstherapie 5: 89–95

Schwarzer R (1997) Gesundheitspsychologie. Hogrefe, Göttingen

Schwiersch M, Stephien J, Schröck R (1994) Veränderungen der Lebensqualität von Tumorpatientinnen und -patienten nach stationärer onkologischer Rehabiliation. Die psychosoziale Situation zu Beginn und am Ende eines stationären Heilverfahrens sowie ein Jahr danach. Praxis der klinischen Verhaltensmedizin und Rehabilitation 28: 230–240

Verband Deutscher Rentenversicherungsträger (Hrsg) (1992) Bericht der Kommission zur Weiterentwicklung der medizinischen Rehabilitation in der gesetzlichen Rentenversicherung. Frankfurt, VDR

Vogel H (1998) Berufsgruppen in der medizinischen Rehabilitation. In: Delbrück H, Haupt E (Hrsg) Rehabilitationsmedizin, Urban und Schwarzenberg, München, S 117–131

Weis J, Potreck-Rose F (1987) Möglichkeiten und Grenzen des Goal-Attainment-Scaling in der klinischen Forschung. In: Lamprecht F (Hrsg) Spezialisierung und Integration in Psychosomatik und Psychotherapie. Springer Berlin, S 243–252

Westhoff G (1993) Handbuch psychosozialer Messinstrumente. Göttingen, Hogrefe

Wiegmann S, Berven N (1998) Health locus of control beliefs and improvement in physical functioning in a work hardening return to work program. Rehabilitation Psychology, 43: 83–100

KAPITEL 8

Rehabilitative Angebotsformen 8

W. BÜRGER, R. BUSCHMANN-STEINHAGE

8.1 Einleitung

Der Titel dieses Beitrages „Rehabilitative Angebotsformen“ (und eben nicht „Rehabilitationseinrichtungen“) macht bereits deutlich, daß Rehabilitation nicht nur in besonderen Rehabilitationseinrichtungen stattfindet, sondern auch in Einrichtungen, die anderen Zwecken dienen, wie z.B. Krankenhäusern. Rehabilitationseinrichtungen im engeren Sinne sind rehabilitative Angebotsformen, die rechtlich, also in den Begriffen des Sozialgesetzbuches (SGB), Rehabilitationsleistungen erbringen. Beispielsweise stellen die neurologische Frührehabilitation oder die sog. fachübergreifende Rehabilitation im Akutkrankenhaus sozialrechtlich einen Teil der Krankenhausbehandlung dar (§ 39 SGB V) und sind deshalb rechtlich gesehen keine Rehabilitationsleistungen, obwohl hier zweifellos rehabilitationsmedizinisch gearbeitet wird. Auch rehabilitative Aspekte der Behandlung durch den niedergelassenen Arzt oder der Beratung durch eine Krebsberatungsstelle machen diese Behandlung bzw. Beratung noch nicht zu einer Rehabilitationsleistung im Sinne der Rentenversicherung (§§ 15ff. SGB VI) oder der gesetzlichen Kranken- oder Unfallversicherung (§ 40 SGB V bzw. § 26ff. SGB VII) und analog die Arztpraxis oder die Beratungsstelle noch nicht zu einer Rehabilitationseinrichtung.

Praktisch spielen diese Abgrenzungen vor allem bei Fragen der Leistungszuständigkeit zwischen verschiedenen Sozialleistungsträgern eine Rolle. Solange beispielsweise die neurologische Frührehabilitation als Krankenhausbehandlung einzustufen ist, kann die Rentenversicherung sie nicht finanzieren. In jüngster Zeit werden Abgrenzungsprobleme zum einen im stationären Bereich diskutiert (kann der Teil B der Krankenhausbehandlung im Sinne der neuen Fallpauschalen nach der Bundespflegesatzverordnung ggfs. auch eine Rehabilitationsleistung sein?), aber auch im ambulanten Bereich (ist z.B. die sog. Erweiterte Ambulante Physiotherapie eine ambulante Rehabilitationsleistung?). Solche Abgrenzungsdiskussionen haben z.T. auch mit einem unterschiedlichen Rehabilitationsverständnis zu tun: Ist Rehabilitation nur dann gegeben, wenn es sich um eine Komplexleistung handelt, also um eine umfassende, interdisziplinäre Behandlung der Krankheit und ihrer Folgen (einschließlich psychologischer Interventionen, Patientenschulung und Gesundheitsbildung)? Oder kann auch die isolierte krankengymnastische Nachbehandlung einer Kreuzbandplastik eine ambulante Rehabilitationsleistung sein? Renten- und Krankenversicherung legen ihren Rehabilitationskonzepten den engeren Rehabilitationsbegriff zugrunde, niedergelassene Physiotherapeuten sehen das anders.

Betrachtet man die Entwicklung in der rehabilitativen Versorgung von chronischen Erkrankungen und Behinderungen, ist – wie auch im Gesundheitssystem insgesamt – eine zunehmende Tendenz zur Spezialisierung und zur Ausdifferenzierung unterschiedlicher Leistungsangebote zu beobachten. In den Rehabilitationseinrichtungen hat im Laufe der Zeit eine Spezialisierung hinsichtlich der behandelten Erkrankungen, der bevorzugt behandelten Zielgruppen (z.B. Kinder, ältere Personen) und besonderer Therapieangebote stattgefunden. Wurden medizinische Rehabilitationsleistungen bis vor wenigen Jahren noch nahezu ausschließlich stationär erbracht, sind nach internationalen Vorbildern insbesondere in den letzten Jahren neue rehabilitative Angebotsformen wie z. B. ambulante und teilstationäre rehabilitative Angebote sowie rehabilitative Angebote im Akutkrankenhaus entstanden (vgl. Koch u. Burger 1996). In der stationären Rehabilitation sind in jüngerer Zeit Entwicklungen hin zu einer flexibleren Form der Erbringung rehabilitativer Leistungen zu beobachten, indem z. B. spezielle Vorbereitungs- oder Nachsorgemaßnahmen angeboten werden oder sich eine Abkehr von vorab festgelegten Behandlungszeiten abzeichnet. Das Spektrum möglicher Organisationsformen umfasst eigenständige Rehabilitationszentren, Angliederungen an bestehende Rehabilitations- oder Akut-Kliniken, organisatorische Zusammenschlüsse ärztlicher und nicht-ärztlicher Therapeuten in einer Praxis oder über verschiedene Praxen hinweg, mobile Rehabilitationsteams, aber auch Konzeptionen, die im Sinne des Case-Managements eine Vernetzung bereits vorhandener Angebote unter rehabilitativen Zielsetzungen vorsehen, ohne selbst neue Einrichtungen zu schaffen.

Mit der Ausdifferenzierung und Spezialisierung von rehabilitativen Angebotsformen ergeben sich aufgrund der besonderen Charakteristika chronischer Erkrankungen auch neue Aufgaben. So wächst der Bedarf an Integration und Koordination unterschiedlicher Leistungsangebote in der Gesundheitsversorgung sowie an interdisziplinärer Zusammenarbeit der Beteiligten. Bereits im heutigen, noch überwiegend stationär geprägten rehabilitativen Versorgungssystem gelten solche Schnittstellenprobleme als nur unbefriedigend gelöst. Neue Angebotsformen machen so verstärkt auf Probleme aufmerksam, die sich durch die in der Bundesrepublik bestehenden träger-, finanzierungs- und leistungsrechtlichen Zuständigkeiten und Abgrenzungen ergeben, die häufig „quer" zu den Erfordernissen chronisch Kranker verlaufen (vgl. Enquete-Kommission 1990; Ruland et al. 1995; Schwartz et al. 1995).

Im folgenden Beitrag sollen exemplarisch für die wichtigsten rehabilitativen Angebotsformen spezifische Charakteristika und die sich daraus für eine rehabilitative Versorgungsforschung ergebenden Fragen dargestellt werden. Dabei ist zu berücksichtigen, dass sich das Rehabilitationssystem in der Bundesrepublik seit einigen Jahren in einem gravierenden Umstrukturierungsprozess befindet und sich die hier behandelten Fragen auf den Entwicklungsstand Mitte 1999 beziehen.

8.2 Rehabilitative Angebotsformen im Überblick

8.2.1 Stationäre medizinische Rehabilitation

Medizinische Rehabilitationsmaßnahmen werden in Deutschland immer noch überwiegend stationär in Rehabilitationskliniken (Reha-Kliniken) erbracht. Das stationäre medizinische rehabilitative Versorgungsangebot ist in der Bundesrepublik mit 1329 Vorsorge- und Rehabilitationseinrichtungen und 172 675 Betten (Stand 1996) sehr gut ausgebaut. Mit (bis 1996) jährlich etwa 1,4 Millionen stationären medizinischen Maßnahmen zur Rehabilitation und über 100.000 Beschäftigten ist hier ein wichtiger Versorgungssektor entstanden, der vor allem für die häufig strukturschwachen Kurregionen, in denen viele Kliniken liegen, auch erhebliche wirtschaftliche und arbeitsmarktpolitische Bedeutung hat. Der größte Träger medizinischer Rehabilitationsmaßnahmen ist die gesetzliche Rentenversicherung, die rund zwei Drittel aller Heilbehandlungen erbringt.

Erst mit der Entwicklung alternativer rehabilitativer Versorgungsformen werden die besonderen Charakteristika des stationären Settings deutlicher. Stationäre Rehabilitation ist im Wesentlichen durch folgende Charakteristika gekennzeichnet:

- Übernachtung der Patienten in der Einrichtung und Möglichkeit einer ganztägigen medizinischen Überwachung.
- Nicht notwendigerweise, aber häufig wohnortfernes Angebot mit weitgehender Trennung vom häuslichen Umfeld.
- Eigenständige Einrichtungen, die meist institutionell und räumlich getrennt von anderen medizinischen Versorgungsangeboten angesiedelt sind.
- Kompaktmaßnahme, die in der Regel in einem Zeitblock erbracht wird.
- Breites, interdisziplinär erbrachtes umfassendes Rehabilitationsangebot einschließlich psychosozialer Maßnahmen, Behandlungsangebote für Begleiterkrankungen, Krankheitsbewältigung und Veränderung des Gesundheitsverhaltens.
- Ein interdisziplinäres Behandlungsverständnis, das meist noch durch eine starke Arztzentriertheit gekennzeichnet ist (allerdings bestehen hier je nach Indikationsgebiet deutliche Unterschiede).

Betrachtet man die bisherige Rehabilitationsforschung unter dem Aspekt der Angebotsdifferenzierung, gibt es allerdings bislang kaum Ansätze, diese spezifischen Charakteristika von stationären Maßnahmen zu beforschen. Das liegt vermutlich vor allem daran, dass es bis vor wenigen Jahren keine alternativen Versorgungsformen gab.

Zukünftig kann vermutet werden, dass mit dem Ausbau wohnortnaher ambulanter und teilstationärer rehabilitativer Angebote eine Tendenz zur Spezialisierung im Bereich der stationären wohnortfernen Rehabilitation einhergeht. Vorhandene Reha-Kliniken werden vermutlich vermehrt Spezialaufgaben wahrnehmen, vor allem wenn sie in Gebieten liegen, die keine ausreichende Belegung aus der Region garantieren. Diese Spezialisierungen könnten erkrankungsspezifischer, behandlungsspezifischer oder zielgruppenspezifischer Art sein (z.B. nur ältere Personen oder Jugendliche mit einem bestimmten Erkrankungsbild, vgl. Hellbrügge 1988) und werden vermutlich zusätzlich auch spezifische Standortvorteile berücksichtigen.

Ein Beispiel für eine konzeptionelle Spezialisierung, die sich für den Bereich der stationären Rehabilitation bereits heute abzeichnet, ist das verstärkte Aufgreifen beruflicher Probleme und Belastungen von Rehabilitanden, was auch von der Kommission zur Weiterentwicklung der medizinischen Rehabilitation in der gesetzlichen Rentenversicherung (VDR 1991) und der Reha-Kommission „Berufsförderung" beim VDR (1997) gefordert wird. Solche Angebote sind insbesondere für Rehabilitanden sinnvoll, bei denen die Maßnahmen von der Rentenversicherung finanziert werden und die Zielsetzung des

Erhaltes bzw. der Wiederherstellung der Fähigkeit, am Erwerbsleben teilnehmen zu können, von zentraler Bedeutung ist (vgl. §9 SGB VI). Empirische Untersuchungen zeigen, dass subjektive Einschätzungen von Rehabilitanden über ihre Belastbarkeit, die erlebten Belastungen und Anforderungen am Arbeitsplatz, betriebliche Bedingungen und erlebte Vor- und Nachteile einer weiteren Berufstätigkeit eine entscheidende Rolle (vgl. Behrend 1994, 1992; Behrens 1996; Schott 1996; Wittmann et al. 1990) für die Reintegration ins Berufsleben spielen. Deshalb ist die bisherige Ausrichtung vieler Reha-Kliniken, in denen die erwerbsbezogene Zielsetzung vor allem über eine Verbesserung des Gesundheitszustandes, des Umganges mit der Erkrankung und die Veränderung von Risikoverhaltensweisen angestrebt wird, nicht ausreichend. Es fehlen therapeutische Angebote, die entsprechend den o.g. Befunden systematisch auf Veränderungen im beruflichen Verhalten und Erleben und auf Veränderungen der Motivation, wieder die Erwerbstätigkeit aufzunehmen, abzielen. In jüngerer Zeit gibt es deshalb vor allem im Bereich der psychosomatischen, z.T. auch der neurologischen, der kardiologischen und der orthopädischen Rehabilitation verstärkte Bemühungen, spezifisch berufsbezogene Behandlungselemente zu entwickeln und die Thematik „Arbeit und Beruf" bereits innerhalb der medizinischen Rehabilitation aufzugreifen (vgl. Beutel et al. 1997; Bürger 1997, 1998a,b; Bürger et al. 1997; Bürger u. Koch 1995; Hildebrandt et al. 1994; Karoff 1997; Schott 1996).

8.2.2 Rehabilitation im Akutkrankenhaus

Bei vielen Erkrankungen hängt der Erfolg rehabilitativer Maßnahmen davon ab, zu welchem Zeitpunkt sie im Krankheitsprozess erfolgen: Je früher entsprechende Maßnahmen einsetzen, desto größer sind die Erfolgsaussichten. Selbst bei Patienten, die noch auf der Intensivstation behandelt werden müssen, fallen bereits erste rehabilitativ orientierte Aufgaben an. Vor allem im Bereich der Neurologie, beispielsweise nach Schädel-Hirn-Verletzungen oder Schlaganfällen, gehören die Lagerung, erste krankengymnastische Maßnahmen und die Förderung der Kommunikationsfähigkeit schon sehr früh zu den rehabilitativen Aufgaben des Krankenhauses.

Akut- und Rehabilitationsmedizin sind in der Bundesrepublik getrennte Versorgungsbereiche. Die meisten Akutkrankenhäuser bieten gegenwärtig kaum die Voraussetzungen, um dieses Postulat der „Rehabilitation von der ersten Stunde an" in die Tat umzusetzen. In der ärztlichen Ausbildung fehlen rehabilitationsmedizinische Inhalte fast vollständig. Daher mangelt es in Akutkrankenhäusern bislang am für die Übernahme rehabilitativer Aufgaben erforderlichen qualifizierten Personal, aber auch an räumlichen und apparativen Bedingungen sowie an den notwendigen Organisationsstrukturen und Einstellungen bei den Beteiligten, um die für die Rehabilitation so kennzeichnende interdisziplinäre Zusammenarbeit zu realisieren (vgl. Steinke u. Schäfer 1992; Biene-Dietrich u. Gabanyi 1990).

Erst in jüngster Zeit, motiviert u.a. durch Überlegungen seitens der Krankenhäuser, leerstehende Akutbetten in Reha-Betten umwidmen zu können und z.T. zusätzlich unterstützt durch finanzielle Anreize der Länder, gibt es Initiativen, diesen Mangel zu beseitigen. Vor allem in Bayern sind erhebliche Anstrengungen unternommen worden, diese Entwicklungen voranzutreiben, unterstützt auch durch das Bundesministerium für Arbeit und Sozialordnung (BMA).

Konzeptionell wird zur Übernahme rehabilitativer Aufgaben im Akutkrankenhaus meist eine Kombination unterschiedlicher Organisationsformen vorgesehen. So kann eine fachübergreifende Rehabilitation im Krankenhaus sowohl die Etablierung einer eigenständigen bettenführenden Reha-Fachabteilung als auch den Aufbau eines Liaison- oder Konsiliardienstes umfassen. Der Liaison-/Konsiliardienst übernimmt bei Bedarf für die verschiedenen Fachabteilungen möglichst frühzeitig die Erstellung eines Rehabilitationsplanes und leitet noch während der Akutbehandlung die notwendige rehabilitativ ausgerichtete Behandlung ein. Eine weitere Aufgabe der Rehabilitationsabteilung bzw. des Liaison-/Konsiliardienstes besteht in der Einleitung und Vorbereitung weiterführender Maßnahmen und der entsprechenden Kooperation mit speziellen Rehabilitationseinrichtungen, Tageskliniken oder anderen Angeboten. Zu einer Rehabilitationsabteilung gehören neben Ärzten meist Ergotherapeuten, klinische Psychologen einschließlich Neuropsychologen, Logopäden und Physiotherapeuten sowie zumindest eine enge Kooperation mit dem Sozialdienst des Krankenhauses.

Als weitere Organisationsform denkbar wären auch enge Kooperationen zwischen bestehenden Rehabilitationseinrichtungen und Akutkrankenhäusern, soweit sie räumlich in ausreichender Nähe liegen. So könnten rehabilitative Aufgaben auch konsiliarisch von Rehabilitationseinrichtungen übernommen werden, indem entsprechende Teams in die Akutkrankenhäuser entsandt werden.

Für die Rehabilitationsforschung ergeben sich im Hinblick auf rehabilitative Angebote an Akutkrankenhäusern verschiedene Fragestellungen. Zunächst einmal interessieren strukturelle Fragen eines entsprechenden Versorgungsangebotes, insbesondere die erforderlichen personell-qualifikatorischen Voraussetzungen, der räumliche und technische Bedarf sowie die notwendigen Organisationsstrukturen. Wesentliche Vorteile von rehabilitativen Angeboten im Akutkrankenhaus werden in der Möglichkeit eines frühzeitigen Beginns solcher Maßnahmen sowie der Möglichkeit einer engen Abstimmung mit Operateuren und anderen akutmedizinischen Behandlern gesehen. Daher ist der Aspekt der Vernetzung eines solchen rehabilitativen Angebotes mit der Akutbehandlung von besonderem wissenschaftlichem Interesse.

Bislang steht die Forschung zur Rehabilitation am Akutkrankenhaus noch ganz am Anfang. Verschiedene Studien belegen zunächst, wie wenig Akutkrankenhäuser bislang auf die Übernahme rehabilitativer Aufgaben vorbereitet sind (vgl. Biene-Dietrich u. Gabanyi 1990; Steinke u. Schäfer 1992). Vereinzelt werden erste konzeptionelle Überlegungen für entsprechende Angebote beschrieben (Petersmann 1996; Regler 1996; Bock 1992). Zwischenzeitlich wurde ein erster Ergebnisbericht der vom BMA finanzierten wissenschaftlichen Begleitforschung eines Modellprojektes im Krankenhaus in Ingolstadt (vgl. Prognos 1998) vorgelegt. Dieser Bericht bestätigt grundsätzlich die Realisierungsmöglichkeiten von rehabilitativen Angeboten im Krankenhaus, zeigt aber auch die Schwierigkeiten in einem solchen

Implementierungsprozess, insbesondere auf der Ebene der fachübergreifenden Zusammenarbeit und des Informationsaustausches.

8.2.3 Ambulante und teilstationäre Rehabilitation

Seit einigen Jahren existieren in der Bundesrepublik neben den stationären Rehabilitationseinrichtungen auch ambulante rehabilitative Angebote. Im Allgemeinen bezeichnet „ambulante Rehabilitation" als Oberbegriff alle nicht-vollstationären Angebote (ambulante, teilstationäre und mobile Rehabilitation). Gleichzeitig meint der Begriff ambulante Rehabilitation eine Teilmenge der nicht-stationären Angebote, die sich gegenüber der teilstationären Rehabilitation (z.B. in einer Tagesklinik) durch einen geringeren zeitlichen Umfang und die prinzipielle Möglichkeit der begleitenden Berufstätigkeit während der Maßnahme abgrenzt. Teilstationäre Rehabilitation entspricht von der Art und vom Umfang den stationären Behandlungsformen (stationäre Rehabilitation minus Hotelleistungen), dauert in der Regel rund 6–8 Stunden pro Tag und macht eine Arbeitstätigkeit des Patienten während der Rehabilitation unmöglich. Die Abgrenzung zwischen ambulanter und teilstationärer Rehabilitation ist aber unscharf. Zudem werden die Begrifflichkeiten nicht immer einheitlich verwendet.

Ambulante Formen der Rehabilitation bieten prinzipiell viele Vorteile, die sich vor allem aus der Wohnortnähe und dem Verbleib im häuslichen, beruflichen und sozialen Umfeld ergeben. So bestehen bei wohnortnah durchgeführten Reha-Maßnahmen bessere Möglichkeiten einer Vernetzung mit anderen Angeboten des Gesundheits- und Sozialsystems und vor allem zu einer zeitlich flexibleren Form der Leistungserbringung. Auch die Möglichkeit der parallelen Berufstätigkeit und des unkomplizierteren Einbezugs von Angehörigen sowie die Tatsache, dass durch die tägliche Rückkehr in das gewohnte Umfeld dort bestehende Schwierigkeiten beim Transfer des in der Rehabilitation Gelernten leichter berücksichtigt und bearbeitet werden können, sprechen für eine solche Form des rehabilitativen Angebotes. Allerdings wären einige dieser Vorteile prinzipiell auch im Rahmen wohnortnah durchgeführter stationärer Reha-Maßnahmen zu realisieren. Einschränkend muss auch betont werden, dass diese prinzipiellen Vorteile der ambulanten Rehabilitation in vielen der bestehenden Modelle konzeptionell nicht ausgeschöpft werden.

Ambulante rehabilitative Maßnahmen sollen stationäre Angebote in bestimmten Fällen ergänzen oder auch ganz ersetzen. Im Falle der Ergänzung folgen ambulante Maßnahmen entweder verkürzten oder regelhaft durchgeführten stationären Maßnahmen. Sie dienen in diesen Fällen der Vertiefung und Verstetigung des Therapieerfolges und sollen den Übergang zwischen stationärer Rehabilitation und privatem bzw. beruflichem Alltag flexibler gestalten. Ambulante rehabilitative Maßnahmen können aber auch einen Bedarf decken, dem man bisher nicht gerecht wurde, und neue Zielgruppen ansprechen, die mit stationären Angeboten nicht erreicht werden.

Es lassen sich verschiedene Angebotsformen der ambulanten Rehabilitation unterscheiden, die in unterschiedlichem Ausmaß realisiert sind. Bislang existieren ambulante Rehabilitationsangebote vor allem für die Indikationsbereiche Sucht, Orthopädie und Kardiologie, etwas seltener für die Bereiche Neurologie, Psychosomatik und Onkologie. Das Spektrum der bestehenden ambulanten rehabilitativen Organisationsformen reicht von Rehabilitations- oder Akut-Kliniken, die ambulante Rehabilitationsleistungen in ihren Räumlichkeiten erbringen, eigenständigen Rehabilitationszentren mit und auch ohne Anbindung an Reha-Kliniken oder Akutkrankenhäuser, organisatorische Zusammenschlüsse ärztlicher und nicht-ärztlicher Therapeuten in einer Praxis oder über verschiedene Praxen hinweg bis hin zu mobilen Rehabilitationsteams, die ihre Leistungen vor Ort erbringen.

Ambulante Rehabilitation „Sucht"

Im Bereich der Suchterkrankungen haben Renten- und Krankenversicherung mit der Empfehlungsvereinbarung „Ambulante Rehabilitation Sucht" bereits ab 1991 begonnen, Rehabilitationsleistungen ambulant zu erbringen und dieses Angebot in den Gesamtrehabilitationsprozess zu integrieren. 1993 standen im Suchtbereich etwa 1220 anerkannte ambulante Vertragseinrichtungen zur Verfügung, die auch Aufgaben der Kontaktaufnahme, Beratung, Motivation und Diagnostik sowie nach der eigentlichen Entwöhnung Nachsorgeleistungen übernehmen. Obwohl es diese Angebote bereits lange gibt, betrug der Anteil ambulanter Rehabilitation im Suchtbereich noch 1997 nur etwa 17% (Maier-Riehle u. Schliehe 1998).

Erweiterte ambulante Physiotherapie

Die gesetzliche Unfallversicherung hat ab 1. Januar 1994 die „Erweiterte Ambulante Physiotherapie (EAP)" als ambulante Rehabilitationsleistung für orthopädische Erkrankungen eingeführt. Ursprünglich richtete sich dieses Angebot bzw. dessen Vorläufer (seit 1983), die sog. „Besonders indizierte Therapie (BiTh)", vor allem an Leistungssportler. Bei der EAP sollen die sonst eher isoliert voneinander eingesetzten Verfahren der Krankengymnastik und der physikalischen Therapie durch eine medizinische Aufbautherapie ergänzt werden. Der Hauptverband der gewerblichen Berufsgenossenschaften hat für EAP-Einrichtungen ein spezielles Anforderungsprofil veröffentlicht. Derzeit gibt es mehr als 100 zugelassene Einrichtungen für die erweiterte ambulante Physiotherapie.

Ambulante orthopädisch-traumatologische Rehabilitation

Das Angebot der ambulanten orthopädisch-traumatologischen Rehabilitation (AOTR) existiert seit 1994 und stellt eine Weiterentwicklung der EAP dar. Mit ca. 250 Einrichtungen, die Verträge mit den Ersatzkassen (VdAK/AEV) haben, ist es das bundesweit am weitesten etablierte ambulant rehabilitative Versorgungsangebot. Neben den am häufigsten vorkommenden Wirbelsäulenerkrankungen (in der AOTR vor allem Diskusprolaps) werden in den Zentren im Unterschied zu stationären Einrichtungen sehr viel häufiger Zustände nach Gelenkerkrankungen (häufig Knie und Fuß betreffend) und Frakturen behandelt (vgl. von Törne et al. 1998). Die Patienten sind meist jünger und gehören eher seltener zu der Gruppe der älteren, chronisch und multimorbid Erkrankten mit zahlreichen Krankheitsfolgen und gravierenden Beeinträchtigungen in zahlreichen Lebensbereichen sowie Problemen im Gesundheitsverhalten und in der Krankheitsverarbeitung, wie sie für Rehabilitationskliniken typisch ist. Die Zentren erbringen schwerpunktmäßig Leistungen zur funktionellen Rehabilitation mit einer starken Betonung physiotherapeutischer und physikalischer Verfahren und streben vor allem eine effektive Frühmobilisation an. Psychosoziale, sozialmedizinische und sekundärpräventive Angebote spielen im Maßnahmenspektrum nur eine untergeordnete oder keine Rolle, sind aber angesichts der primär behandelten Zielgruppe vermutlich auch seltener erforderlich.

Der Zugang in die Einrichtungen erfolgt per Verordnung durch Krankenhaus- oder Fachärzte und ist, auch wenn zwischenzeitlich regelhaft eine Prüfung der Verordnung durch den Medizinischen Dienst der Krankenkassen (MDK) angeordnet wurde, unkomplizierter als der Zugang zu stationären Reha-Einrichtungen oder zu ambulanten/teilstationären Einrichtungen, wie sie von der Rentenversicherung favorisiert werden (s.u.).

Nachdem innerhalb von sehr kurzer Zeit zahlreiche AOTR-Zentren zugelassen wurden und dieses Angebot eine beträchtliche versorgungs- und gesundheitspolitische Relevanz erlangt hat, erfolgte im März 1995 ein genereller Zulassungsstopp, um vor einem weiteren Ausbau zunächst eine Überprüfung der Qualität dieses Versorgungsangebotes im Rahmen einer wissenschaftlichen Begleitforschung vorzunehmen. Ein erster Bericht dieser Begleitforschung ist im September 1998 vorgelegt worden (von Törne et al. 1998).

Modelle der Rentenversicherung

Die Rentenversicherung unterstützt gegenwärtig etwa 80 laufende unterschiedliche ambulante/teilstationäre Modellprojekte, die etwa zur Hälfte bestehenden Reha-Kliniken angegliedert sind und z.T. als selbständige Zentren mit oder ohne Anbindung an eine Reha-Klinik arbeiten. Wie in den stationären Einrichtungen wird eine Orientierung an einem umfassenden Rehabilitationsverständnis angestrebt, das den somatischen, funktionalen und psychosozialen Problemlagen der Rehabilitanden Rechnung trägt und ein entsprechend breites Therapieangebot vorsieht. Primäre Indikationsbereiche sind Orthopädie, Kardiologie und Neurologie. Kritisch wird bei den Modellen der Rentenversicherung die meist starke Anlehnung der Konzeptionen an die stationären Vorbilder diskutiert, ohne die besonderen Vorteile der Wohnortnähe zu nutzen („stationäre Reha ohne Übernachtung"). Dies betrifft z.B. die mangelnden Spielräume hinsichtlich der zeitlichen Flexibilisierung (Intervallbehandlungen, zeitliche Streckungen etc.).

Ambulante therapeutische Gemeinschaftseinrichtungen

Auch die niedergelassenen Ärzte sind daran interessiert, an der ambulanten rehabilitativen Versorgung beteiligt zu werden und argumentieren mit ihrem Sicherstellungsauftrag. Die Kassenärztliche Bundesvereinigung hat ein

Konzept der ambulanten therapeutischen Gemeinschaftseinrichtung (ATG) vorgelegt, das eine interdisziplinäre Zusammenarbeit verschiedener Berufsgruppen unter Leitung eines niedergelassenen Vertragsarztes vorsieht. Die Einrichtungen sollen flächendeckend Angebote in den Bereichen Gesundheitsförderung, Prävention und Rehabilitation für ein breites Spektrum an Indikationen anbieten. Das Modell ist seit seiner Vorstellung vor etwa fünf Jahren vor allem wegen seiner fehlenden indikativen Spezifikation und der „Arztzentriertheit" bei gleichzeitigen Defiziten der ärztlichen Ausbildung hinsichtlich rehabilitativer Inhalte kontrovers diskutiert und mehrfach modifiziert worden. Bislang existieren nur vereinzelt Modellprojekte vor allem im Indikationsbereich Kardiologie (vgl. Schönstedt et al. 1999) sowie im Indikationsbereich Neurologie, in denen die Konzeption prototypisch umgesetzt wurde.

Ambulante Rehabilitation am Akutkrankenhaus

Internationalen Vorbildern folgend existieren auch in der Bundesrepublik Initiativen, ambulant-rehabilitative Angebote an Akutkrankenhäusern anzusiedeln. Vorteile werden vor allem in einer frühzeitigen und nahtlosen, umfassenden und interdisziplinären, wohnortnahen rehabilitativen Weiterführung der Akutbehandlung gesehen. In der Bundesrepublik sind solche Initiativen vor allem im Indikationsbereich der neurologischen Erkrankungen (z.B. am Krankenhaus München-Bogenhausen und am Klinikum Ingolstadt) und der Kardiologie (vgl. Wendt 1999) entstanden. Bislang erfüllen allerdings die meisten Krankenhäuser nicht die personellen, räumlichen und qualifikatorischen Voraussetzungen, um adäquate rehabilitative Angebote machen zu können (vgl. Biene-Dietrich u. Gabanyi 1990).

Mobile Rehabilitation

Rehabilitative Angebote, die „vor Ort", d.h. im häuslichen Umfeld des Patienten erbracht werden, werden unter dem Stichwort „mobile Rehabilitation" zusammengefasst. Sie richten sich daher vor allem an Personen, die unter gravierenden Beeinträchtigungen in den Aktivitäten des täglichen Lebens leiden und immobil sind. Bislang wurden mobile Angebote vor allem zur rehabilitativen Behandlung älterer Personen entwickelt, wo sie speziell zur Verhinderung von Pflegebedürftigkeit beitragen sollen. Dabei steht den Vorteilen durch den Verbleib in der gewohnten Umgebung umgekehrt aber auch der Nachteil durch den Wegfall von Kontaktmöglichkeiten zu Mitpatienten und neuen Erfahrungen gegenüber.

Angebote der mobilen Rehabilitation erfordern eine interdisziplinäre Zusammenarbeit unterschiedlicher Berufsgruppen, meist unter Einbindung niedergelassener Ärzte (vgl. Winkler 1998; Troester 1998). Dabei werden in der Regel neben ärztlichen und pflegerischen Leistungen auch Maßnahmen wie Krankengymnastik, Ergotherapie, Logopädie, und Sozialberatung erbracht. Die Anpassung und Koordinierung der Leistungen erfolgt durch das Rehabilitationsteam. In diesem Zusammenhang zu nennen sind auch die Betreuungsdienste für chronisch Kranke (Schräder et al. 1998), die derzeit in Brandenburg die Erfahrungen der an die ehemaligen Polikliniken angegliederten Dispensaire-Versorgung nutzen, um auch in dünn besiedelten Regionen interdisziplinär orientierte rehabilitative Angebote für chronisch Kranke vorzuhalten.

8.2.4 Weitere rehabilitative Angebotsformen

Weitere Angebote tragen zur rehabilitativen Versorgung bei, auch wenn sie im engeren Sinne nicht zu den medizinischen Rehabilitationsleistungen gehören (vgl. Buschmann-Steinhage 1996). Sie dienen der Ergänzung von medizinischen Reha-Maßnahmen z. B. im Sinne der Einleitung und Vorbereitung entsprechender Maßnahmen sowie der Nachsorge und der Verstetigung des Reha-Erfolges.

Hier sind zunächst der Rehabilitationssport und das Funktionstraining zu nennen, die durch die 1993 neu gefasste „Gesamtvereinbarung über den Rehabilitationssport und das Funktionstraining" geregelt werden. Der Rehabilitationssport erfolgt in der Regel in Sportgemeinschaften, die über die Landesbehindertensportverbände dem Deutschen Behindertensportverband angehören. Beim Funktionstraining liegt die Durchführung meistens in den Händen der örtlichen Organisationen der Verbände für die betreffenden Behinderungsarten (z. B. der Deutschen Rheuma-Liga).

Für den Bereich der Kardiologie gibt es – oft organisiert über die Deutsche Gesellschaft für Prävention und Rehabilitation von Herz-Kreislauferkrankungen – rund 3 000 ambulante Herzgruppen mit rund 60 000 Teilnehmern. Nach ärztlicher Verordnung und unter ärztlicher Überwachung geht es in diesen Gruppen darum, unter Anleitung eines Übungsleiters und in der Regel unter Anknüpfung an die vorangegangene stationäre Rehabilitation durch Bewegungstherapie, Entspannungstraining und Gruppengespräche den Rehabilitationserfolg zu sichern, d. h. die Folgen der Krankheit zu kompensieren und vor allem weitere Schädigungen zu vermeiden. Bei den ambulanten Herzgruppen geht der Trend dabei weg vom reinen Rehabilitationssport hin zu einem umfassenderen Konzept von Gruppenarbeit, das dann beispielsweise auch Ernährungsberatung und Stressbewältigungsprogramme einschließt. Die bislang vorliegenden Daten zeigen bei den ambulanten Herzsportgruppen ein Jahr nach Beendigung einer Reha-Maßnahme Inanspruchnahmequoten von etwa 40% der Rehabilitanden (vgl. Sakidalski 1994; Kauderer-Hübel u. Buchwalsky 1988; Budde et al. 1988; Budde u. Keck 1995).

Zu den weiteren Angeboten, die nicht im engeren Sinne rehabilitative Maßnahmen darstellen und nicht im Sinne eines umfassenden Rehabilitationsverständnisses geplant und interdisziplinär koordiniert und vernetzt sind, aber für die Rehabilitation dennoch von Bedeutung sind, zählen auch z. B. bestimmte Leistungen von niedergelassenen Ärzten und anderen Therapeuten (Ergotherapeuten, Krankengymnasten, Logopäden) sowie von Akutkrankenhäusern. Hierunter fallen auch z. B. Beratungsleistungen der Rehabilitationsträger, von Hauptfürsorgestellen und sonstigen Sozialeinrichtungen sowie Angebote von Selbsthilfeeinrichtungen/-gruppen.

Wissenschaftlich von besonderem Interesse sind bei den hier genannten Leistungen die Inanspruchnahme bzw. Barrieren gegen eine Nutzung sowie die Vernetzung und Koordination dieser Maßnahmen untereinander und mit rehabilitativen Angeboten im engeren Sinne. Von einigen Rentenversicherungsträgern (z. B. BfA und LVA Westfalen) sind zumindest für die Indikationsbereiche Kardiologie, Orthopädie und Neurologie modellhafte Konzeptionen entwickelt worden, wie im Anschluss an medizinische Reha-Maßnahmen Nachsorgeangebote eingeleitet werden können, die einer Festigung und einem Ausbau der während der Rehabilitation erreichten Verbesserungen dienen (z. B. INA, IRENA). Schließlich interessiert, wie wirksam solche Nachsorgeangebote sind und welchen relativen und zusätzlichen Gewinn sie im Vergleich mit der medizinisch-rehabilitativen Behandlung bringen.

8.3 Angebotsspezifische Forschungsfragen

Für eine Rehabilitationsforschung, die unterschiedliche rehabilitative Angebotsformen und Settings zum Gegenstand hat, ergeben sich u. a. folgende grundlegende Fragestellungen:

- Welches sind die spezifischen Charakteristika sowie Vor- und Nachteile einer neuen Angebotsform in Abgrenzung zu anderen bereits vorhandenen (rehabilitativen) Leistungsangeboten und inwieweit werden diese jeweiligen Vorteile konzeptionell genutzt?
- Für welche und wieviele Versicherten kommt ein solches neues Leistungsangebot in Frage (Indikation und Bedarf)?
- Wie ist das neue Leistungsangebot in das bestehende Gesundheits- und Rehabilitationssystem zu integrieren und mit anderen Angeboten zu vernetzen (Schnittstellenprobleme)?
- Wie wirksam ist ein neues Angebot im Vergleich mit den bereits vorhandenen Formen rehabilitativer Versorgung und wie ist die Qualität der Versorgung zu sichern?
- Welche Kosten sind mit der Einführung eines neuen Angebotes verbunden und wie ist der zusätzliche Nutzen durch seine Einführung zu bewerten?

Im Folgenden werden diesbezüglich überblicksartig der Stand der Forschung bzw. noch offene Fragen dargestellt.

8.3.1 Konzeptionelle Charakteristika unterschiedlicher rehabilitativer Angebotsformen

Will man die spezifischen Vor- und Nachteile unterschiedlicher rehabilitativer Angebotsformen untersuchen, sind entsprechende Beschreibungsdimensionen erforderlich. Bislang fehlt es noch weitgehend an theoretisch schlüssig begründeten oder empirisch ermittelten Dimensionen, welche die relevanten, grundlegenden Charakteristika unterschiedlicher rehabilitativer

Versorgungsangebote beschreiben. Solche Dimensionen sind aber für eine angebotsspezifische Rehabilitationsforschung von besonderer Bedeutung. Wichtige Aspekte dürften in diesem Zusammenhang sein:
- der Ort der rehabilitativen Versorgung und der Ort der Übernachtung (Reha-Einrichtung, häusliches Umfeld),
- der Grad an Wohnortnähe,
- der zeitliche Umfang des rehabilitativen Angebotes,
- die Nähe zur Akutversorgung bzw. der Bedarf an diagnostischen und therapeutischen Akutversorgungs- sowie pflegerischen Maßnahmen,
- das Indikationsspektrum (Diagnosen) und die bevorzugt behandelten Zielgruppen,
- die Vielfalt der rehabilitativen Zielsetzungen sowie die Breite des entsprechenden Maßnahmenspektrums,
- die Zahl der beteiligten Berufsgruppen und die Form der interdisziplinären Zusammenarbeit,
- der Grad der Individualisierung und Flexibilisierung des rehabilitativen Angebotes,
- das Ausmaß, in dem Selbsthilfemöglichkeiten genutzt und z. B. soziale und familiäre Unterstützung einbezogen werden,
- das Ausmaß der Einbindung in das regionale Versorgungssystem,
- die Organisationsform und die Rechtsform des Trägers.

Nicht immer werden die prinzipiellen Vorteile, die sich aus den einzelnen rehabilitativen Angebotsformen ergeben könnten, auch in vollem Umfang genutzt. Dies trifft z. B. für die Vorteile der Wohnortnähe und der Anbindung an die Akutbehandlung zu, die sich in bestimmten Angebotsformen konzeptionell nicht entsprechend niederschlagen.

8.3.2 Indikationsstellung für unterschiedliche rehabilitative Angebotsformen

Bereits die generelle Frage, welche Versicherten rehabilitative Leistungen benötigen und wie diese Bedürftigkeit zu identifizieren ist, ist bislang noch nicht ausreichend geklärt. Noch weitaus weniger ist darüber bekannt, in welchen Fällen eine spezifische Indikation für eine bestimmte rehabilitative Angebotsform besteht. Dabei stellt sich die Frage, inwieweit die sich aus den Charakteristika der jeweiligen Angebotsform ergebenden typischen Merkmale im konkreten Fall sinnvoll und erforderlich oder eben auch kontraindiziert sein können. Bislang wurde eine solche Fragestellung kaum untersucht, weil keine Versorgungsalternativen zur stationären Rehabilitation vorhanden waren. Mit dem Ausbau entsprechender Alternativen stellt sich diese Frage aber mit aller Dringlichkeit.

Hinweise auf mögliche Indikationskriterien für unterschiedliche rehabilitative Maßnahmen finden sich in den verschiedenen Empfehlungsvereinbarungen der Bundesarbeitsgemeinschaft für Rehabilitation und der Kostenträger zur ambulanten Rehabilitation (vgl. Koch u. Bürger 1996) sowie jüngst in den Leitlinien der BfA zur Rehabilitationsbedürftigkeit (BfA

1999). Allerdings existieren bislang nur vergleichsweise grobe Kriterien, in welchen Fällen welche Form der Rehabilitation notwendig ist und kaum Erfahrungen darüber, inwieweit diese Kriterien bei der Zuweisung auch tatsächlich eingehalten werden (vgl. auch Bürger u. Koch 1999a). Zudem beschränken sich die Empfehlungen auf die differentielle Entscheidung stationär vs. ambulant/teilstationär. Noch ungeklärt ist z. B. die Frage, in welchen Fällen eine umfassende teilstationäre Rehabilitation nach dem Modell der Rentenversicherung und in welchen Fällen die etwas kostengünstigere ambulant-orthopädisch-traumatologische Rehabilitation (AOTR) durchgeführt werden soll, und wann z. B. eine Rehabilitation am Akutkrankenhaus einer stationären Rehabilitation vorzuziehen ist.

Eine Studie zur Frage der Indikationsstellung für ambulante und stationäre Maßnahmen, in der eine Expertenbefragung nach der Methode der Delphi-Technik durchgeführt wurde, bestätigt bislang noch bestehende Unsicherheiten bei den zuweisenden Instanzen hinsichtlich der Bedeutung unterschiedlicher differentieller Indikationskriterien (Bürger u. Koch 1999b).

So dürfte eine Übernachtung in der Reha-Einrichtung und die Herauslösung aus dem häuslichen Umfeld nicht für alle reha-bedürftigen Versicherten notwendig sein, während für andere eine zeitweise Distanzierung vom häuslichen und sozialen Umfeld erforderlich und sinnvoll ist. Auch kann davon ausgegangen werden, dass nicht bei allen Kranken eine rehabilitative Behandlung auf der Grundlage eines umfassenden Rehabilitationsverständnisses erforderlich ist. Sicher gibt es behandlungsbedürftige Versicherte, für die ein weniger umfangreiches und umfassendes, auf begrenzte Krankheitsfolgen abzielendes Angebot ohne psychosoziale oder verhaltenspräventive Maßnahmen hinreichend und angemessen wäre (vgl. Koch u. Bürger 1996; Bürger u. Koch 1997), wobei solche Leistungen sozialrechtlich in aller Regel keine Rehabilitationsleistungen darstellen.

Die Frage, wieviel von welcher Therapie an einem Tag sinnvoll ist oder in welchem Umfang die sich im stationären Rahmen ergebenden Möglichkeiten z. B. zur Freizeitgestaltung und zu Kontakten mit anderen Patienten relevant für die Wirksamkeit stationärer Maßnahmen sind und sich entsprechend gezielt nutzen lassen, ist bislang ebenfalls noch nicht untersucht worden.

Stationäre medizinisch-rehabilitative Maßnahmen werden in aller Regel in einem zeitlichen Block als kompaktes Versorgungsangebot erbracht. Allerdings ist fraglich, ob diese vergleichsweise starre Form der Leistungserbringung immer den rehabilitativen Bedürfnissen der Versicherten entspricht. In verschiedenen Indikationsbereichen sind deshalb Konzepte zur zeitlichen Flexibilisierung des stationären Leistungsangebotes entwickelt worden. So werden beispielsweise in der psychosomatischen Rehabilitation in einzelnen Kliniken kurze vorbereitende Maßnahmen vorgeschaltet, die der Information, dem Abbau von Barrieren und der Motivation dienen (vgl. Bischoff 1998). Seit langem bekannt sind auch Probleme, die sich bei der Rückkehr von der stationären Versorgung in den Alltag mit der Umsetzung von neu erlernten Verhaltensweisen und bei der Verstetigung des Reha-Erfolges ergeben. Konzeptionell werden zur Minimierung solcher Probleme im Bereich der Suchtrehabilitation z. B. Refresherkurse durchgeführt; in der psychosomatischen Rehabilitation werden nachstationäre therapeutische Angebote von geringerer Dichte angeboten (vgl. Kobelt et al. 1998; Husen u. Bischoff 1998). In der orthopädischen Rehabilitation werden z. B. Konzepte entwickelt, wie Patienten zur Inanspruchnahme von in der Reha-Klinik empfohlenen Nachsorgemaßnahmen (z. B. Krankengymnastik, Rehabilitationssport u. a.) motiviert werden können. Auch wenn erste Erfahrungen mit solchen Modellen berichtet werden, die der Flexibilisierung stationärer Maßnahmen dienen (vgl. Bischoff 1998), fehlen wissenschaftliche Studien zur Frage, in welchen Fällen die Vorteile einer stationären Behandlung überwiegen und diese einem flexiblen, wechselnd zeitlich dichter, gestreckter oder intermittierend eingesetzten ambulanten Rehabilitationsangebot vorzuziehen ist. Allerdings sehen auch die gegenwärtig realisierten ambulanten und teilstationären rehabilitativen Konzepte, bei denen eine solche flexible Form der Leistungserbringung sinnvoll und naheliegend wäre, meist noch starre Behandlungsblöcke von in der Regel drei Wochen vor.

8.3.3 Bedarf für verschiedene rehabilitative Angebote

Der Ausbau rehabilitativer Versorgungsangebote als Alternative zur stationären Rehabilitation befindet sich zur Zeit noch im Entwicklungsstadium und stößt z. T. auch auf Widerstände, u. a. weil er, insbesondere in Zeiten rückläufiger Antragseingänge und Minderbelegungen in vielen Rehabilitationskliniken, die Interessen der bereits bestehenden Anbieter von rehabilitativen Leistungen berührt. Beispielsweise haben ambulante und teilstationäre rehabilitative Angebote, auch wenn sie bereits seit mehreren Jahren existieren, bislang nur einen vergleichsweise bescheidenen Anteil an der rehabilitativen Versorgung.

Eine Erweiterung des rehabilitativen Angebotsspektrums um ambulante Maßnahmen wird vom Gesetzgeber mit dem prinzipiellen Vorrang ambulanter vor stationärer Maßnahmen gefordert, vermutlich vor allem deshalb, weil hier Möglichkeiten der Kostenreduktion im Gesundheitswesen vermutet werden. Auch die Reha-Kommission des VDR hat sich bereits 1991 für einen Einstieg in eine entsprechende Entwicklung ausgesprochen (VDR 1991). Auch der Ausbau rehabilitativer Angebote am Akutkrankenhaus wird seit dem Reha-Angleichungsgesetz von 1974 und später nochmals im „Zweiten Bericht der Bundesregierung über die Lage der Behinderten und die Entwicklung der Rehabilitation" (1989) gefordert; auch hier geht die Entwicklung nur sehr langsam voran. Im internationalen Vergleich nimmt Deutschland mit der bislang fast ausschließlich stationären Durchführung der Rehabilitation in eigenständigen Kliniken seit langem eine Sonderstellung ein.

Im Hinblick auf die ambulante Rehabilitation wird grundsätzlich davon ausgegangen, dass es einen Bedarf an entsprechenden Angeboten gibt, u. a. weil erwartet wird, diese Maßnahmen zumindest bei einem Teil der Versicherten anstelle stationärer rehabilitativer Leistungen zu erbringen. Allerdings besteht im Hinblick auf die Abschätzung des quantitativen Umfanges noch ein erhebliches Informationsdefizit. Die bisherigen diesbezüglichen Schätzungen liefern stark schwankende Angaben, die sich nicht als Planungsgrößen eignen. Zudem berücksichtigen sie nicht in hinreichendem

Maße die unterschiedlichen Perspektiven (expertendefinierter Bedarf vs. selbstdefinierte Behandlungsbedürftigkeit vs. Nachfragesituation bei den anbietenden Einrichtungen). Noch berichten ambulante rehabilitative Einrichtungen häufiger über Belegungsprobleme und mangelnde Auslastungen. Die Vermutung, dass dies mit einem mangelnden Interesse von Patienten zusammenhängt, konnte eine eigene umfangreichere Studie zum Bedarf an ambulanten und teilstationären Angeboten im Indikationsbereich Orthopädie allerdings nicht bestätigen (vgl. Bürger u. Koch 1999a). Vielmehr ergeben sich sowohl aus der Perspektive von Patienten als auch aus der Perspektive von begutachtenden Ärzten beim MDK sowie von niedergelassenen Ärzten deutliche Hinweise auf einen Bedarf, der bei etwa einem Drittel der rehabilitationsbedürftigen Versicherten liegt. Damit ist von einem substantiellen Bedarf an ambulanten und teilstationären rehabilitativen Maßnahmen auszugehen, der in jedem Fall deutlich über den bisher realisierten Belegungszahlen liegt.

8.3.4 Interdisziplinarität, Schnittstellenprobleme und Vernetzung

Rehabilitative Angebote sind durch interdisziplinäre Behandlungsansätze gekennzeichnet und erfordern daher entsprechende Abstimmungs- und Integrationsleistungen zwischen den beteiligten Berufsgruppen (vgl. Winter 1995). Aufgrund der besonderen Charakteristika chronischer Erkrankungen (z.B. dynamischer Verlauf, Beeinträchtigungen in verschiedensten Lebensbereichen) sind zudem intensive Abstimmungsleistungen mit Vor- und Nachbehandlern sowie anderen Institutionen erforderlich, die für die Versorgung oder Betreuung relevant sind.

Wie die interdisziplinäre Zusammenarbeit in den Reha-Einrichtungen im Sinne der Prozessqualität abläuft, wie sie von den unterschiedlichen Berufsgruppen bewertet wird und welche Bedeutung dies für die Organisation der Abläufe in einer Reha-Einrichtung und für die Ergebnisqualität hat, ist bislang wenig untersucht.

Wenn die rehabilitativen Angebotsformen mit dem Vorteil werben, ihre Angebote sehr früh im Krankheitsprozess und stark vernetzt mit der Akutbehandlung erbringen zu können (z.B. Reha im Akutkrankenhaus), ist zu prüfen, von wem und wie reha-bedürftige Patienten während der Akutbehandlung identifiziert werden, ob die Einleitung entsprechender Maßnahmen frühzeitig erfolgt und wie die Zusammenarbeit des Rehabilitationsteams mit der akutmedizinischen Behandlung organisiert ist und funktioniert. Hier ergeben sich z.B. auch Fragen des Behandlungsverständnisses aus Sicht der Akutversorgung bzw. des Rehabilitationsteams und der entsprechenden Priorisierung unterschiedlicher (akutmedizinisch-diagnostischer vs. rehabilitationsmedizinischer) Behandlungserfordernisse, die für die Entscheidung und Terminierung einzelner Behandlungsschritte von großer Bedeutung sind. Erste Forschungsergebnisse zeigen hier noch Verbesserungsbedarf bei rehabilitativen Angeboten im Akutkrankenhaus (vgl. Prognos 1998).

Medizinische und berufliche Rehabilitation wird bislang weitgehend (Ausnahme: geriatrische Rehabilitation und Rehabilitation für psychisch Kranke) überregional organisiert und segregiert von der Akutbehandlung erbracht. Es werden also nicht, wie z. B. in den Niederlanden, Einzugsgebiete festgelegt, für die je nach Bedarf gestufte spezialisierte Versorgungsangebote vorgehalten werden. Aufgrund dieser überregionalen Organisation und der Trennung von Kuration und Rehabilitation besteht die Notwendigkeit der Vernetzung von Reha-Einrichtungen mit anderen Institutionen der Gesundheitsversorgung. Diese Vernetzung ist besonders dann schwierig, wenn ein großer Teil der behandelten Patienten in einer stationären Reha-Einrichtung nicht aus der näheren Umgebung stammt und deshalb kein institutionalisierter regelmäßiger Kontakt zu immer gleichen Vor- und Nachbehandlern aufgebaut werden kann. In der Regel geschieht der Austausch von Informationen über die Versendung von Befunden und Entlassungsberichten. Zumindest letztere dienen auch als offizielle Dokumentation der Leistung einer Klinik und sind nicht spezifisch auf die Adressaten zugeschnitten. Damit sind sie für den Austausch wichtiger Informationen vermutlich nicht immer optimal geeignet. Ein direkter Austausch zwischen den behandelnden Ärzten oder Therapeuten scheitert wahrscheinlich häufig an Zeitmangel, einem unterschiedlichen Behandlungsverständnis, mangelndem Wissen über die jeweils andere Institution, einem fehlenden Konsens über die Organisation einer Behandlungskette und unterschiedlichen Interessen der Beteiligten (vgl. auch VDR 1996). Noch bestehen im Hinblick auf solche Kommunikations- und Vernetzungsprozesse erhebliche Wissensdefizite und ist unklar, inwieweit ein solcher Informationsaustausch und Behandlungsabsprachen tatsächlich eher realisiert werden, wenn die Rehabilitation wohnortnah stattfindet.

Zwar wird die Notwendigkeit solcher Vernetzungen prinzipiell erkannt. So wird betont, dass „für den erfolgreichen Verlauf der Rehabilitation ... Koordination und Zusammenwirken der am Rehabilitationsprozeß Beteiligten von ausschlaggebender Bedeutung ..." sind (Deutscher Bundestag 1994, S. 23). Im Modell der „Rehabilitationskette" sollen die verschiedenen Elemente des Rehabilitationsprozesses (vom Krankenhaus über Reha-Klinik und Hausarzt bis zur Sozialstation) möglichst nahtlos ineinandergreifen. Der Gesetzgeber hat versucht, dies durch die Forderung nach Aufstellen eines Gesamtplanes sicherzustellen (§ 5 Abs. 3 RehaAnglG). In der Praxis aber hat sich dieses Instrument nicht durchgesetzt. Dies hängt u. a. damit zusammen, dass zu Beginn eines Behandlungs- und Rehabilitationsprozesses der Gesamtablauf der „Rehabilitationskette" oft noch gar nicht zu überblicken ist. Unklar ist auch, wer die Erstellung eines Gesamtplanes und die Koordinierung und Einleitung von unterschiedlichen Leistungsangeboten übernehmen kann. Die niedergelassenen Ärzte werden für solche Koordinierungsleistungen nicht honoriert; die Leistungsträger haben oft nicht den dafür erforderlichen engen Kontakt mit den Versicherten.

8.3.5 Vergleich der Ergebnisqualität verschiedener Reha-Formen

Da der Aufbau von ergänzenden oder alternativen Angeboten zur stationären Rehabilitation in Deutschland erst seit wenigen Jahren stattfindet und noch in der Entwicklung begriffen ist, steht die evaluative Forschung hier noch vergleichsweise am Anfang. Während in Studien zur Wirksamkeit von rehabilitativen Maßnahmen (vgl. Schliehe u. Haaf 1996) bislang, wenn überhaupt ein Kontrollgruppendesign realisiert werden konnte, der Vergleich eines rehabilitativ behandelten Patientenkollektivs mit nicht rehabilitativ behandelten Versicherten im Vordergrund stand, interessiert unter der Perspektive unterschiedlicher Rehabilitationsformen vor allem die Frage nach der Wirksamkeit und dem Nutzen neuer Angebote im Vergleich mit bereits etablierten Maßnahmen sowie anderen Konkurrenzangeboten.

Im Bereich der ambulanten Suchtrehabilitation fehlt es bis heute an wissenschaftlichen Begleitforschungsprogrammen, um wichtige Fragen zur Qualität der Versorgung und mögliche Unterschiede zur stationären Rehabilitation zu klären, obwohl dieses Versorgungsangebot bereits seit etwa 1991 existiert.

Dagegen werden gegenwärtig einige der ambulanten rehabilitativen Modelle in anderen Indikationsgebieten wissenschaftlich begleitet. Dies gilt vor allem für die Indikationsbereiche Kardiologie und Orthopädie. Hier ist zu erwarten, dass in einigen Jahren verschiedene Ergebnisse vorliegen, die eine wissenschaftlich fundierte Bewertung der bisherigen Erfahrungen mit diesem neuen Versorgungsangebot erlauben.

Im Bereich der Kardiologie liegen bereits einige Studien vor, die die prinzipielle Wirksamkeit ambulanter und teilstationärer Reha-Maßnahmen sowie ambulanter Reha-Maßnahmen im Akutkrankenhaus bestätigen (Badura 1994; BKK 1996; Bjarnason-Wehrens et al. 1999; Wendt 1999; Wendt et al. 1999; Klempt et al. 1999).

Für die ambulante orthopädisch-traumatologische Rehabilitation liegen Daten zur Strukturqualität (vgl. Bürger u. Koch 1997) sowie der Abschlussbericht einer vom VdAK in Auftrag gegebenen bundesweit angelegten wissenschaftlichen Evaluation vor (vgl. von Törne 1999). Das BMA hat eine umfassende Evaluation des Zentrums für ambulante Rehabilitation in Berlin finanziert, für das in diesem Jahr erste Ergebnisse erwartet werden. Seit 1998 findet eine multizentrische Evaluation des gemeinsam von Renten- und Krankenversicherung getragenen Modellversuches nicht-stationärer rehabilitativer Angebotsformen in den Indikationsbereichen Orthopädie und Kardiologie statt.

Auch wenn die Vergleichbarkeit der unterschiedlich behandelten Gruppen in den Studien, in denen ein Wirksamkeitsvergleich ambulant vs. stationär durchgeführt wurde, ein kritischer Punkt ist, weisen die Resultate insgesamt eher darauf hin, dass keine globalen Unterschiede im Behandlungserfolg nachzuweisen sind (vgl. Badura 1994; Remschmidt 1988; von Törne et al. 1998). Dagegen zeigen sich aber Unterschiede, die sich auf settingspezifische Eigenheiten zurückführen lassen. So weisen die längsschnittlichen Befunde z.B. tendenziell darauf hin, daß die für stationäre Angebote bekannten Probleme des „Praxisschocks“ nach der Rückkehr in den häuslichen Alltag und die damit verbundenen Probleme der Verstetigung der während des Klinikaufenthaltes erreichten Erfolge im ambulanten Bereich so nicht auftreten.

Allerdings sind bei Wirksamkeitsvergleichen unterschiedlicher Reha-Formen auch eine Reihe von forschungsmethodischen Problemen zu beachten, die nicht immer kontrolliert werden. So übersteigt z.B. die Gesamtdauer der Behandlung (nicht der Netto-Behandlungsumfang) bei ambulanten Maßnahmen häufig den der stationären Rehabilitation. Vor allem in den Fällen, wo auch ohne Behandlung mit der Zeit eine Verbesserung der klinischen Symptomatik zu erwarten ist, ist auf entsprechende Fehlinterpretationen der besseren Erfolge im ambulanten Setting zu achten.

Desweiteren ist zu berücksichtigen, dass in den Fällen, in denen parallelisierte Gruppen aus unterschiedlichen Settings miteinander verglichen werden, nicht notwendigerweise auch die für die jeweilige Behandlungsform typischen Patientengruppen miteinander verglichen werden. Dies gilt umso mehr, als bestimmte Patientenmerkmale bereits den Zugang zu den unterschiedlichen Versorgungsformen beeinflussen. So finden sich beispielsweise in fast allen Studien, die ambulant und stationär behandelte Patienten vergleichen, Unterschiede in der Chronifizierung der Erkrankung und der Multimorbidität.

Da es unserer Einschätzung nach auch weniger um die generelle Frage geht, welche Versorgungsform die wirksamere ist, sondern um die Frage „Welche rehabilitative Versorgungsform ist für welche Rehabilitanden mit welchen Problemlagen zu welchem Zeitpunkt angemessen und erfolgversprechend?", sind zumindest ergänzende Studien notwendig, die die Bedeutung der jeweils spezifischen Settingbedingungen untersuchen. Für die stationäre Rehabilitation ist also beispielsweise zu klären, welche Bedeutung die Herauslösung aus dem häuslichen Umfeld hat und für welche rehabilitativen Problemlagen eine solche Bedingung notwendig und hilfreich ist, welche Probleme dann in solchen Fällen bei der Rückkehr in das gewohnte Umfeld auftreten und ob und wie diese erfolgreich zu minimieren sind, ohne dass die Vorteile der stationären Behandlung gänzlich verschwinden.

8.3.6 Kosten unterschiedlicher rehabilitativer Angebotsformen

Neben den konzeptionellen Vorteilen der verschiedenen rehabilitativen Angebotsformen sind gerade in einer Zeit massiver Einsparungen in der Rehabilitation (vgl. Ruland 1996) auch die Kosten der verschiedenen Angebote von Bedeutung.

So sind z.B. mit der Einführung ambulanter Rehabilitationsangebote eindeutig Absichten der Kostenersparnis verbunden. Hier werden Kosteneinsparungsmöglichkeiten erwartet, u.a. weil mit dem Wegfall des „Hotelkostenanteils" von geringeren Personal-, Investitions- und Unterhaltungskosten ausgegangen wird. Im Allgemeinen liegen die für ambulante Maßnahmen gezahlten Tagespauschalen auch unter denen für stationäre Maßnahmen. Da zusätzlich nur die Tage gezahlt werden, an denen tatsächlich therapeutische Angebote erbracht werden, liegen die Gesamtkosten für ambulante Maßnahmen gleichen zeitlichen Umfanges nach bisherigen Erfahrungen deutlich niedriger als bei den stationären Maßnahmen. Hinsichtlich der Fahrtkosten ist noch offen, ob die bisherigen Erfahrungen der Krankenkassen, dass Versicherte sich diese selten erstatten lassen (vgl. von Törne 1998) auch bei einem weiteren Ausbau solcher Angebote auf Dauer Bestand haben.

Weitere Einsparungen sowohl bei ambulanten Angeboten als auch bei der Reha im Akutkrankenhaus werden durch schnellere Zugänge in rehabilitative Maßnahmen und kürzere Wartezeiten erhofft, indem geringere Aufwendungen für Krankengeldleistungen oder Übergangsgelder anfallen. Für einen Teil der berufstätigen Versicherten besteht bei ambulanten rehabilitativen Maßnahmen auch die Möglichkeit einer zumindest partiellen Weiterführung der Berufstätigkeit, so dass für die Rehabilitationsträger und die Arbeitgeber geringere Ausgaben für Lohnfortzahlung bzw. Lohnersatzleistungen anfallen. Dieser Anteil liegt beispielsweise bei den ambulant-orthopädisch-traumatologisch behandelten Berufstätigen bei 50% (vgl. von Törne 1998). Für rehabilitative Maßnahmen im Akutkrankenhaus gibt es erste empirische Hinweise, dass deutliche fallbezogene Einsparungen insbesondere hinsichtlich nachfolgender (Anschluss-) Rehabilitationsmaßnahmen und verkürzte Arbeitsunfähigkeitszeiten erzielt werden können (Prognos 1998).

Ob aber tatsächlich durch die Einführung oder den Ausbau solcher neuen rehabilitativen Angebote Einsparungen bei den Gesamtaufwendungen für rehabilitative Leistungen erzielt werden können, bleibt abzuwarten. Denn vermutlich wird nur ein Teil der Versicherten, die z. B. ambulante rehabilitative Maßnahmen in Anspruch nehmen, dies anstelle stationärer Maßnahmen tun. Vielmehr werden auch solche Versicherten ambulante Angebote nutzen, die bisher keine rehabilitativen Leistungen oder ausschließlich krankengymnastische Behandlungen erhalten haben. Ein geringerer Teil der Versicherten nutzt künftig vermutlich solche neuen rehabilitativen Angebote zusätzlich, ohne auf stationäre Maßnahmen zu verzichten. Grundsätzlich ist mit der Einführung neuer rehabilitativer Angebote nicht unbedingt damit zu rechnen, dass im gleichem Verhältnis Kosten bei stationären Maßnahmen oder Akutbehandlungen eingespart werden können. Vielmehr ist angesichts der begrenzten finanziellen Ressourcen im Gesundheitswesen im Sinne einer angebotsinduzierten Nachfragesteigerung (vgl. Graf von der Schulenburg 1987) damit zu rechnen, dass neue konkurrierende Reha-Formen bei allen Anbietern die Bemühungen forcieren, ihre Angebote auszulasten.

Bislang jedenfalls wird die Diskussion um ökonomische Vorteile neuer rehabilitativer Angebote häufig sehr vereinfachend und verkürzt geführt, wenn z. B. wie im Fall der ambulanten Rehabilitation allein mit geringeren Kosten für die einzelnen Maßnahmen argumentiert wird und Kostenentwicklungen im Gesamtsystem außer acht gelassen werden.

8.4 Ausblick

Zur Zeit befindet sich die Entwicklung und der Ausbau unterschiedlicher rehabilitativer Angebote in Deutschland in einer Anfangsphase. Auch die Rehabilitationsforschung steht hinsichtlich der Untersuchung von angebotsspezifischen Fragen noch am Beginn. Da im Zusammenhang mit einigen Modellvorhaben einzelne umfangreichere Forschungsaufträge vergeben wurden, sind in den kommenden Jahren erste umfassendere Ergebnisse zu erwarten, die den Ausgangspunkt für eine entsprechende Weiterentwicklungen darstellen können.

Noch beschränkt sich die angebotsspezifische Forschung sehr stark auf die Frage nach der (vergleichenden) Wirksamkeit eines neuen Modells. Die Klärung der Wirksamkeit und der Kosten eines neuen Angebotes sind vor allem wichtig, bevor es flächendeckend realisiert wird. Es ist aber auch zu beachten, dass verschiedene rehabilitative Angebote jeweils unterschiedliche Zielsetzungen sowie Stärken und Schwächen aufweisen, die sie nicht unbedingt als konkurrierende, sondern als sich ergänzende Angebote mit jeweils spezifischen Aufgaben innerhalb der rehabilitativen Versorgungslandschaft erscheinen lassen. Bislang werden trägerspezifische Zielsetzungen und Konzepte aus der stationären medizinischen Rehabilitation häufig ohne große Modifikationen auf die neuen Angebotsformen übertragen, ohne deren prinzipiellen konzeptionellen Vorteile voll auszuschöpfen. Hier wäre ausgehend von den prinzipiellen Möglichkeiten und Zielsetzungen unterschiedlicher rehabilitativer Settingbedingungen die Förderung einzelner Modelle mit hoher Innovationskraft unter wissenschaftlicher Begleitung wünschenswert.

Auch die Integration und Vernetzung von neuen rehabilitativen Angebotsformen in die bestehende Versorgungslandschaft ist ein Forschungsbereich, zu dem bislang kaum Ergebnisse vorliegen. Hier ergeben sich allerdings im Zusammenhang mit neuen Konzeptionen und Angebotsformen auch z.T. schwierige Fragen z.B. der Finanzierungs- und Leistungszuständigkeit, die komplizierte Abstimmungsprozesse erfordern.

Im Zusammenhang mit der Entwicklung innovativer rehabilitativer Angebotsformen leistet die Rehabilitationsforschung einen wichtigen Beitrag. Sie kann Informationsgrundlagen liefern, die für Entscheidungen über Weiterentwicklungen des Versorgungssystems von Bedeutung sind.

Literatur

Badura B, Grande G, Janßen H et al. (1994) Evaluation kardiologischer Rehabilitation - Ein Vergleich der Struktur-, Prozeß- und Ergebnisqualität stationärer und ambulanter Anschlußheilbehandlungen. Die Betriebskrankenkasse 8-9: 500-517

Behrend C (1992) Frühinvalidisierung und soziale Sicherung in der Bundesrepublik Deutschland. Deutsches Zentrum für Altersfragen e.V., Berlin

Behrend C (Hrsg) (1994) Frühinvalidität - ein Ventil des Arbeitsmarktes? Beiträge zur Gerontologie und Altenarbeit. Deutsches Zentrum für Altersfragen e.V., Berlin

Beutel M, Kayser E, Vorndran A, Farley A, Bleichner F (1998) Die integrierte berufliche Belastungserprobung in der medizinischen Rehabilitation - Erfahrungen und Perspektiven am Beispiel der psychosomatischen Rehabilitation. Die Rehabilitation 37: 85-92

Biene-Dietrich P, Gabanyi M (1990) (BASYS): Inanspruchnahme von Leistungen zur Rehabilitation in Allgemeinkrankenhäusern. Bericht für die BAR, Augsburg, Dezember 1990
Bischoff C (Hrsg) (1998) Themenschwerpunkt: Flexibilisierung stationärer psychosomatischer Rehabilitation. Praxis Klinische Verhaltensmedizin und Rehabilitation, Heft 44
Bjarnason-Wehrens B, Predel HG, Graf C, Rost R (1999) Ambulante kardiale Rehabilitation der Phase II - „Kölner Modell" - einschließlich der Ergebnisse drei Jahre nach Abschluß der Rehabilitation. Herz 24, Suppl. I: 9-23
Bjarnason-Wehrens B, Predel HG, Graf C, Rost R (1999) Klinischer Verlauf sechs Monate nach einer ambulanten/teilstationären Anschlußrehabilitation. Herz 24, Suppl. I: 13-24
BKK (1996) Qualitätsprüfung in der ambulanten Rehabilitation. Die Betriebskrankenkasse 4: 229-230
Bock WJ (1992) Frührehabilitation Schädelhirnverletzter im Akutkrankenhaus. Bund Deutscher Hirnbeschädigter BDH Kurier: 6-7
Budde HG, Grün O, Keck M (1988) Motivation von Patienten der Arbeiterrentenversicherung zur Teilnahme an der ambulanten Herzgruppe (AHG). Deutsche Rentenversicherung 4-5: 184-191
Budde HG, Keck M (1995) Motivation zur ambulanten Herzgruppe als Qualitätsmerkmal der stationären Rehabilitation. In: Verband Deutscher Rentenversicherungsträger (Hrsg) DRV-Schriften. Band 5, S 212-213
Bundesversicherungsanstalt für Angestellte (BfA) (1999) (Hrsg) Leitlinien zur Rehabilitationsbedürftigkeit für den beratungsärztlichen Dienst der BfA. BfA, Berlin
Bürger W (1997) Arbeit, Psychosomatik und medizinische Rehabilitation. Eine Längsschnittuntersuchung. Huber, Bern
Bürger W (1998a) Hilft stationäre psychosomatische Rehabilitation im Arbeitsleben? Praxis Klinische Verhaltensmedizin und Rehabilitation 44: 60-76
Bürger W (1998b) Positive und gesundheitsförderliche Aspekte der Arbeit und ihre Bedeutung für Patienten in psychosomatischer Rehabilitation. Zeitschrift für Gesundheitspsychologie 6(3): 137-150
Bürger W, Koch U (1997) Ambulante orthopädisch-traumatologische Rehabilitation. Zur Struktur- und Prozeßqualität der Zentren. Gesundheitsökonomie u. Qualitätsmanagement 4(2): 97-106
Bürger W, Koch U (1995) Arbeitsbelastungen und ihre Bedeutung für Patienten zu Beginn von stationärer psychosomatischer Fachbehandlung. Zeitschrift für Medizinische Psychologie 2: 66-78
Bürger W, Koch U (1999a) Gibt es einen Bedarf für ambulante orthopädische Rehabilitation? - Ein Mehrperspektivenansatz. Die Rehabilitation 39, Suppl. 1: 12-23
Bürger W, Koch U (1999b) Indikation für ambulante und teilstationäre rehabilitative Angebote. Die Rehabilitation 39, Suppl. 1: 24-36
Bürger W, Schulz H, Glier B, Rodewig K, Koch U (1997) Berufsbezogene Angebote in der Psychosomatischen Rehabilitation: Bedarf und Konzeption. Deutsche Rentenversicherung 9-10: 548-574
Buschmann-Steinhage R (1996) Einrichtungen der Rehabilitation und ihre Aufgaben. In: Delbrück H, Haupt E (Hrsg) Rehabilitationsmedizin. Urban u. Schwarzenberg, München, S 73-89
Deutscher Bundestag (1989) 2. Bericht der Bundesregierung über die Lage der Behinderten und die Entwicklung der Rehabilitation. Bundestagsdrucksache 11/4455 vom 02.05.1989
Deutscher Bundestag (1994) 3. Bericht der Bundesregierung über die Lage der Behinderten und die Entwicklung der Rehabilitation. Bundestagsdrucksache 12/7148
Enquete-Kommission Strukturreform der gesetzlichen Krankenversicherung (1990) Endbericht. Drucksache 11/6380, Deutscher Bundestag, 11. Wahlperiode
Graf v. d. Schulenburg JM (1987) Die „Ärzteschwemme" und ihre Auswirkungen auf die ambulante Versorgung. In: Brennecke R, Schach E (Hrsg) Ambulante Versorgung: Nachfrage und Steuerung. Springer-Verlag, Berlin, S 125-139
Hellbrügge T (Hrsg) (1988) Kinderkuren und Kinderheilverfahren. Hansisches Verlagskontor, Lübeck
Hildebrand J et al. (1994) Die Behandlung chronischer Rückenschmerzen durch ein ambulantes Rehabilitationsprogramm. Erste Ergebnisse einer prospektiven Studie. Physikalische Medizin, Rehabilitationsmedizin, Kurortmedizin 4: 161-168

Husen E, Bischoff C (1998) Ambulante Maßnahmen zur Vor- und Nachbereitung stationärer psychosomatischer Rehabilitation – Effekte auf die Patientenurteile über die Behandlung. Praxis Klinische Verhaltensmedizin und Rehabilitation 44: 24–31

Karoff M (1997) Prozeß- und Ergebnisqualität neuer Methoden zur Flexibilisierung einer kardiologischen Rehabilitationsbehandlung. Deutsche Hochschulschriften 1136. Hänsel-Hohenhausen, Egelsbach

Kauderer-Hübel M, Buchwalsky R (1988) Gesundheitsverhalten und Teilnahme an ambulanten Herzsportgruppen von BfA-Versicherten nach Myokardinfarkt. Deutsche Rentenversicherung 4-5: 179–183

Klempt HW, Roman C, Ylinen T, Rikus-Dee E (1999) Die teilstationäre kardiologische Anschlußheilbehandlung. Herz 24, Suppl. I: 32–37

Kobelt A, Schmid-Ott G, Künsebeck HW, Grosch E, Lamprecht F (1998) Ambulante Rehabilitation zur Nachbereitung stationärer Psychotherapie. Das Konzept eines zentralen, wohnortnahen stationär-poststationär psychosomatischen Rehabilitationsprogramms. Praxis Klinische Verhaltensmedizin und Rehabilitation 44: 13–18

Koch U, Bürger W (1996) Ambulante Rehabilitation: Ziele, Voraussetzungen und Angebotsstruktur. Deutsche Rentenversicherung 10–11: 690–710

Langenheim H et al. (1997) Die Sparmaßnahmen im Reha-Bereich und ihre Auswirkungen auf das Reha-Geschehen. Deutsche Rentenversicherung 1–2: 13–42

Maier-Riehle B, Schliehe F (1998) Auswirkungen der Spargesetze auf die Suchtrehabilitation. Sucht aktuell 5(3+4): 9–15

Petersmann L (1996) Fachübergreifende Frührehabilitation im St. Antonius-Hospital in Eschweiler. Das Krankenhaus 8/96: 419–423

Prognos (1998) Fachübergreifende Rehabilitation im Akutkrankenhaus – durchgeführt im Klinikum Ingolstadt. Unveröffentlichter Abschlußbericht der wissenschaftlichen Begleitung. Köln/Bonn

Regler K (1996) Das Akutkrankenhaus als eigenständiges Glied in der Rehabilitationskette. Das Krankenhaus 5/96: 222–228

Remschmidt H (1988) Alternative Behandlungsformen in der Kinder- und Jugendpsychiatrie. Enke, Stuttgart

Ruland F, Schliehe F, Dorenburg U (1995) Verzahnung zwischen Akutversorgung und Rehabilitation. Deutsche Rentenversicherung 10–11: 619–627

Ruland F (1996) In Sorge um die Rehabilitation. Deutsche Rentenversicherung 10–11: 625–632

Sakidalski B (1994) Inanspruchnahme und Akzeptanz von ambulanten kardiologischen Nachsorgeprogrammen bei Versicherten der Angestelltenversicherung. In: Müller-Fahrnow W (Hrsg) Medizinische Rehabilitation. Versorgungsstrukturen, Bedarf und Qualitätssicherung. Juventa Verlag, Weinheim München, S 175–181

Schliehe F, Haaf G (1996) Zur Effektivität und Effizienz der medizinischen Rehabilitation. Deutsche Rentenversicherung, Heft 5–6: 381–391

Schliehe F (1997) Auswirkungen des Sparzwanges in der Rehabilitation. Die Rehabilitation 36(1): 1–6

Schönstedt S, Beckmann S, Disselhoff W, Rüssmann B (1999) Erfahrungen mit der ambulanten kardialen Rehabilitation der Phase II. Herz 24, Suppl. I: 3–8

Schott T (1996) „Reha vor Rente"? - Zur Bedeutung der persönlichen Einstellung für die Wiederaufnahme der Arbeit. In: Schott T, Badura B, Schwager HJ, Wolters P (Hrsg) Neue Wege in der Rehabilitation. Juventa, Weinheim, S 182–194

Schräder WF, Bohm S, Häussler B, Schmidt D (1998) Betreuungsdienste für chronisch Kranke. In: Institut für Gesundheits- und Sozialforschung GmbH (Hrsg) Schriftenreihe Strukturforschung im Gesundheitswesen, Bd. 26. IGES-Eigenverlag, Berlin

Schwartz FW, Röseler S, Duda L (1995) Das Gleichstellungs- und Fristenmodell. Ein Beitrag zur Diskussion über die Zukunft des deutschen Rehabilitationswesens. Sozialer Fortschritt 12: 301–307

Steinke B, Schäfer G (1992) Frührehabilitation im Krankenhaus. Die Krankenversicherung 44: 168–171

Troester A (1998) Mobile Rehabilitation am Beispiel der „Mobilen ambulanten Rehabilitation Karlsruhe" mark-gGmbH. In: Schmidt-Ohlemann M, Zippel C, Blumenthal W, Fichtner HJ (Hrsg) Ambulante wohnortnahe Rehabilitation. Konzepte für die Gegenwart und Zukunft. Universitäts-Verlag, Ulm, S 85–87

Verband Deutscher Rentenversicherungsträger VDR (1995) Anforderungen der gesetzlichen Rentenversicherung für Erprobungsmodelle ambulanter/teilstationärer Rehabilitation. Deutsche Rentenversicherung 5-6: 381-391

Verband Deutscher Rentenversicherungsträger (1991) Empfehlungen zur Weiterentwicklung der medizinischen Rehabilitation in der gesetzlichen Rentenversicherung. Bericht der RehaKommission des VDR. VDR, Frankfurt

Verband Deutscher Rentenversicherungsträger (1997) Empfehlungen zur Weiterentwicklung der beruflichen Rehabilitation in der gesetzlichen Rentenversicherung. Abschlußbericht der RehaKommission-Berufsförderung des VDR. VDR, Frankfurt

Verband Deutscher Rentenversicherungsträger (1996) Rahmenkonzept zur medizinischen Rehabilitation in der gesetzlichen Rentenversicherung. Empfehlungen des Verbandes Deutscher Rentenversicherungsträger. Deutsche Rentenversicherung 10-11: 633-665

von Törne I, Weber-Falkensammer H, Wolf N (1998) Unveröffentlichter Abschlußbericht zur Begleitforschung für das Modell „Ambulante Rehabilitation bei orthopädisch/traumatologischen Erkrankungen" der Ersatzkassen. München

Wendt T (1999) Ambulante Phase-II-Rehabilitation Herzkranker an einem im Ballungsraum Rhein-Main gelegenen Akutkrankenhaus: das Frankfurter Modell. Herz 24, Suppl. I: 24-31

Wendt T, Bentjen A, Gilbert K, Jansen T, Khatibnia U, Seyfert H, Siegert C (1999) Ambulante Phase-II-Rehabilitation Herzkranker an einem im Ballungsraum Rhein-Main gelegenen Akutkrankenhaus: das Frankfurter Modell. Herz 24, Suppl. I: 57-62

Winkler W (1998) Mobile Rehabilitation - Die Chance im modernen Gesundheitswesen - Ergebnisse von Modellvorhaben des Bundesarbeitsministeriums. In: Schmidt-Ohlemann M, Zippel C, Blumenthal W, Fichtner HJ (Hrsg) Ambulante wohnortnahe Rehabilitation. Konzepte für die Gegenwart und Zukunft. Universitäts-Verlag, Ulm, S 208-216

Winter C (1995) Berufsgruppenübergreifende Kooperation als Qualitätsmerkmal für die Prozesse in der stationären Rehabilitation. Praxis der Klinischen Verhaltensmedizin und Rehabilitation 8(29): 74-83

Wittmann WW et al. (1990) Antragsverhalten hinsichtlich Berentung wegen Berufs- oder Erwerbsunfähigkeit (Abschlußbericht). Verband Deutscher Rentenversicherungsträger, Frankfurt a. M.

Kapitel 9

Partizipation von chronisch Kranken und Behinderten am Erwerbsleben

9

T. Hansmeier, M. Karoff

9.1 Einleitung

In einem sich wandelnden wirtschaftlichen und sozialen Umfeld, das sich plakativ mit den Stichworten Differenzierung, Ökonomisierung, Individualisierung, Enttraditionalisierung und Privatisierung[1] charakterisieren lässt und konkret einen massiven Wettbewerb um die zunehmend von Knappheit gekennzeichneten Arbeitsplätze bedeutet, erlangt die Teilhabe am Erwerbsleben den Charakter eines besonders wertvollen Gutes, dessen Verlust oder Nichterlangung die Gefahr einer – vermehrt sogar dauerhaften – gesellschaftlichen und sozialen Isolation birgt. Ein überproportionales und in diesem Kontext steigendes Risiko besteht für chronisch Kranke und Behinderte. Dieses Problem wird nicht zuletzt in den jüngsten (rehabilitationswissenschaftlichen) Diskussionen um die Neufassung der International Classification of Impairment, Disabilities, and Handicaps, kurz: ICIDH-2, thematisiert. Mit dem Kernbegriff der Partizipation wird hier die zunehmend komplexer werdende Aufgabe des „Einbezogenseins einer Person an bzw. in Lebensbereiche" (WHO 1998, S. 19) beschrieben und nicht nur unter dem Aspekt der gesundheitlichen Situation des Betroffenen, sondern auch unter Berücksichtigung weiterer Kontextfaktoren diskutiert. Partizipation thematisiert in dem neuen sozial orientierten Modell von chronischer Krankheit und Behinderung v.a. auch das komplexe Einwirken von Umweltbedingungen – und hier insbesondere von sozial- und arbeitsmarktbedingten Faktoren. Die in diesem Modell angesprochene Wechselwirkung von sozialen und gesundheitlichen Sicherungssystemen wird unter den Bedingungen zunehmend knapper werdender gesellschaftlicher Ressourcen immer problematischer und verlangt nach neuen Lösungen. Diese Problemlage wird für den Personenkreis der chronisch Kranken und Behinderten besonders prekär. Um den Betroffenen eine Chancengleichheit in Bezug auf die Partizipation zu gewährleisten, sind entsprechende rechtliche und institutionelle Rahmenbedingungen zwar wohlfahrtsstaatlich begründet und sozialrechtlich verankert worden, die sich grundsätzlich auch in ihrer langjährigen Tradition bewährt haben; aber ungeachtet dessen werden mit den veränderten sozialökonomischen Bedingungen zunehmend neue Aufgaben und Probleme aufgeworfen.

Betroffen ist u.a. auch das im Sozialrecht verankerte Instrumentarium der Rehabilitation – und hier sowohl das der medizinischen als auch der beruflichen Rehabilitation. Ungeachtet aller bisherigen Erfolge wird die Rehabilitation – besonders hinsichtlich ihrer Zieldimensionen – unter den Bedingungen einer andauernden wirtschaftlichen Stagnation verbunden mit einer manifesten strukturellen Arbeitslosigkeit zunehmend auch öffentlich kritisch diskutiert. Die Frage wird mitunter zugespitzt danach gestellt, ob unter den Bedingungen eines generellen Mangels an Möglichkeiten zur allgemeinen Partizipation am Erwerbsleben (Arbeitslosigkeit) eben diese Partizipation in der traditionellen Form der beruflichen Reintegration, ein-

[1] Vgl. Seyd, W. (1998, im unveröff. Vortrag anlässlich der Arbeitstagung „Zukunft der beruflichen Rehabilitation und Integration in das Arbeitsleben" der Deutschen Vereinigung für die Rehabilitation Behinderter (DVfR) sowie auch: International Labour Office 1995.

schließlich der hierfür eingesetzten Instrumentarien in der „alten" Form, das Ziel der Rehabilitation bleiben kann. Mit anderen Worten: Wenn die Frage, „ob die berufliche Reintegration überhaupt noch Bestandteil des Zielkataloges der ... Rehabilitation bleiben soll" (Häussler et al. 1994, S. 2) weiter positiv beantwortet werden soll, bedarf dies einer rehabilitationswissenschaftlich fundierten Überprüfung des status quo und der Anpassung und Weiterentwicklung der Rehabilitation bezüglich der konzeptuellen Begründung und Instrumentierung ihrer Aufgaben.

Ein besonderes Problem, aber auch ein Entwicklungspotenztial ergibt sich in diesem Kontext für die Rehabilitation durch die Verknüpfung ihrer medizinischen und erwerbsbezogenen Aufgaben. Sie war sozialrechtlich bisher einerseits verankert in der getrennten Beschreibung von medizinischer und beruflicher Rehabilitation, andererseits wurde sie mit dem Stichwort der beruflichen Reintegration als übergreifende Aufgabe beider Bereiche definiert. Durch den zunehmenden ökonomischen Druck verstärkt sich nun die Gefahr eines praktischen Auseinanderfallens beider Bereiche mit der Konsequenz einer wachsenden Gefährdung der Partizipation als dem übergreifenden Ziel sowohl der medizinischen als auch der beruflichen Rehabilitation.

In diesem Beitrag wird das beschriebene Problem der Partizipation thematisiert. Es geht um eine Bewertung der Frage der Partizipation von chronisch Kranken und Behinderten am Erwerbsleben - als traditioneller Aufgabe der medizinischen und beruflichen Rehabilitation. Dabei sollen sowohl inhaltliche Aspekte der Partizipation als auch organisatorische Konsequenzen der anzustrebenden stärkeren Integration von medizinischen und erwerbsbezogenen Aufgaben der Rehabilitation diskutiert werden. Aufbauend auf einer Analyse der Partizipationsproblematik im Kontext der sozialrechtlichen, sozialpolitischen und ökonomischen Rahmenbedingungen werden modelltheoretisch Ansätze zur Lösung dieses Entwicklungsproblems aus rehabilitationswissenschaftlicher Sicht diskutiert, werden Modellansätze zum Teil durch praktische Beispiele empirisch unterlegt und rehabilitationswissenschaftliche Erwartungen und Forschungsperspektiven aufgezeigt.

9.2 Sozialhistorische Aspekte der Partizipation von chronisch Kranken und Behinderten

Da eine rehabilitationswissenschaftliche Auseinandersetzung mit der Partizipation von chronisch Kranken und Behinderten am Erwerbsleben den Kontext der wesentlichen sozialrechtlichen und sozialpolitischen Rahmenbedingungen von Rehabilitation zu berücksichtigen hat, bedürfen diese - insbesondere dann, wenn sie durch gravierende Veränderungen charakterisiert sind - einer eingehenderen Analyse. Aus diesem Grunde wird im folgenden insbesondere die Entwicklung der sozialrechtlichen Rahmenbedingungen der Rehabilitation - die gleichzeitig immer auch Ausdruck einer sozialpolitischen Intention sind – im Hinblick auf die Einordnung des Partizipationsproblems untersucht.

9.2.1 Rehabilitation mit dem Ziel der Integration

Die Rehabilitation ist im Sozialrecht mit dem explizit formulierten Ziel der Integration verankert. Danach sind alle Träger von Rehabilitationsleistungen deren Zielsetzung, nämlich dem Behinderten „einen seinen Neigungen und Fähigkeiten entsprechenden Platz in der Gemeinschaft" zu sichern (§10 Sozialgesetzbuch I – SGB I) bzw. ihn auf Dauer in die Gesellschaft einzugliedern (§ 1 Rehabilitationsangleichungsgesetz – RehaAnglG), grundsätzlich verpflichtet. Da diese abstrakte Zieldefinition des Gesetzgebers, mit der Intention einer dauerhaften und vor allen Dingen umfassenden Eingliederung von chronisch Kranken und Behinderten (in die Gesellschaft), mit Schwierigkeiten hinsichtlich der Operationalisierung verbunden ist, gilt die „Wiedereingliederung in das Arbeitsleben" als objektiv feststellbares Kriterium für soziale Wiedereingliederung nach Wasilewski et al. (1985) als konsensfähig und wird allgemein als zufriedenstellende Lösung akzeptiert. Selbst wenn unter Operationalisierungsgesichtspunkten damit allenfalls wesentliche Voraussetzungen für die soziale Eingliederung erfasst werden können, spielt die Teilhabe am Erwerbsleben im Konzept der Partizipation (Terminologie der neugefassten ICIDH-2) von chronisch Kranken und Behinderten unter folgenden Aspekten eine wesentliche Rolle: „Implizit enthalten ist hier der normative Aspekt, nach dem der Erwerbstätigkeitsposition die zentrale Position im Leben eines Menschen zukommt. Erwerbstätigkeit hat demnach nicht nur die bloße Funktion der Bestreitung des Lebensunterhalts; vielmehr wird betont, dass der größte Teil der sozialen Rollen und Sozialbeziehungen eines Individuums durch seine Stellung in der beruflichen Hierarchie vermittelt wird, und zwar nicht nur im unmittelbaren Zusammenhang mit dem Arbeitsleben, sondern auch im privaten und gesellschaftlichen Bereich, in dem Position und Status einer Person weitgehend an seiner Erwerbstätigkeit fixiert sind" (Wasilewski et al. 1985, S. 30).

9.2.2 Rehabilitation und Integration im Verantwortungsbereich der Rentenversicherung

Dieses Zielverständnis liegt grundsätzlich auch der Rehabilitation der Rentenversicherung zugrunde, weil sie die besondere Aufgabe hat, „medizinische, berufsfördernde und ergänzende Leistungen zur Rehabilitation (zu erbringen), um erstens den Auswirkungen einer Krankheit oder einer körperlichen, geistigen oder seelischen Behinderung auf die Erwerbsfähigkeit der Versicherten entgegenzuwirken oder sie zu überwinden und zweitens dadurch Beeinträchtigungen der Erwerbsfähigkeit der Versicherten oder ihr vorzeitiges Ausscheiden aus dem Erwerbsleben zu verhindern oder sie möglichst dauerhaft in das Erwerbsleben wiedereinzugliedern" (§9 SGB VI). Sie bleibt damit zwar dem umfassenden und dauerhaften Integrationsanspruch verpflichtet, erhält aber einen speziellen Schwerpunkt, der in einem engen Zusammenhang zu ihren übrigen Hauptaufgaben im Rahmen des Systems der gegliederten Sozialversicherung steht. Das bedeutet in diesem Kontext, Rentenzugänge wegen verminderter Erwerbsfähigkeit zu verhindern, die z.B. 1997 mit rd. 265000 einen Anteil von etwa einem Viertel an allen Rentenzugängen (wegen Alter und verminderter Erwerbsfähigkeit) stellten; dazu kommen noch etwa 220000 Rentenzugänge wegen Arbeitslosigkeit (VDR 1998). So gesehen, besteht mit der eigentlichen Fokussierung auf die Funktionsfähigkeit ein enger Bezug zur konkreten Erwerbssituation der Rehabilitanden, also ein Auftrag zur Eingliederung ins Erwerbsleben.

Da dieser Auftrag unter den Bedingungen der „Vollbeschäftigung" bzw. einer entspannteren Arbeitsmarktsituation in der Regel mit dem Instrument der medizinischen Rehabilitation erfüllt werden konnte, war der ergänzende Einsatz weiterer Rehabilitationsleistungen, wie z.B. Nachsorgeinstrumente oder berufliche Rehabilitation, die in ihrer konzeptuellen Ausgestaltung einen noch engeren Bezug zur konkreten Erwerbssituation haben, nicht im großen Umfang erforderlich. Das Partizipationsproblem im Sinne der Teilhabe am Erwerbsleben nach erfolgter medizinischer Rehabilitation stellte sich nicht in diesem Maße. Über den Bereich der medizinischen Rehabilitation hinaus blieben daher Entwicklungs- und auch Forschungsaktivitäten aus. Bedingt durch den Wandel der sozialökonomischen Rahmenbedingungen, den veränderten sozialrechtlichen Regularien und den damit einhergehenden neuen Anforderungen an die Gestaltung der Rehabilitation erfährt diese offenkundig defizitäre Situation jedoch seit kurzem auch eine stärkere Wahrnehmung in der rehabilitationswissenschaftlichen Diskussion.

9.2.3 Partizipation im Fokus der jüngeren sozialrechtlichen Entwicklung

In Bezug auf die sozialrechtlichen Veränderungen in der jüngeren Vergangenheit sind zuerst die Änderungen durch die 10. Novelle des Arbeitsförderungsgesetzes (10. AFG-Novelle) aus dem Jahre 1993 zu erwähnen, die mit dem Ansatz der Lösung von Schnittstellenproblemen zwischen den Trägern der beruflichen Rehabilitation faktisch auch den konkreten Partizipationsauftrag der Rehabilitation der Rentenversicherung stärker betonten. Nachdem das Haushaltsstrukturgesetz aus dem Jahre 1982 die Verlagerung von Zuständigkeiten für die berufliche Rehabilitation zur Bundesanstalt für Arbeit veranlasst hat, sollte die AFG-Novelle das Gegenteil bewirken. Konkret ist die Rentenversicherung seitdem dann für die Durchführung beruflicher Rehabilitationsleistungen zuständig, wenn „ohne diese Leistungen Rente wegen verminderter Erwerbsfähigkeit zu leisten wäre" (§11 Abs. 2a Nr. 1 SGB VI). Darüber hinaus ist die Zuständigkeit der Rentenversicherung für berufliche Rehabilitation auch dann gegeben, „wenn sie für eine voraussichtlich erfolgreiche Rehabilitation unmittelbar im Anschluss an medizinische Leistungen der Träger der Rentenversicherung erforderlich sind" (§11 Abs. 2a Nr. 2 SGB VI).

Diese Änderungen in den formalen Regelungen, die zwar auch mit dem Ziel einer haushaltsentlastenden Wirkung für die Arbeitsverwaltung vorgenommen wurden, sind darüber hinaus jedoch als Anzeichen dafür zu werten, dass die Rehabilitation der Rentenversicherung in ihrem Gesamtkonzept noch stärker auf die Erwerbssituation von Rehabilitanden, also die berufliche Eingliederung, ausgerichtet werden sollte, um das Sozialsystem insbesondere von den Ausgaben für die Frühberentung aus gesundheitlichen Gründen zu entlasten. Weitere Indizien für diese Intention lassen sich aus den Regelungen des Wachstums- und Beschäftigungsförderungsgesetzes (kurz: WFG) ableiten. Danach wird die Budgetierungsvorschrift, die verbindlich einen festen Ausgabendeckel für alle Rehabilitationsleistungen der Rentenversicherung vorsieht, von einer ganzen Reihe restriktiver materiell-rechtlicher Regelungen in Bezug auf die medizinische Rehabilitation begleitet. Im Ergebnis bedeutet dies, dass die beruflichen Rehabilitationsleistungen davon weitgehend unberührt bleiben (vgl. Spyra et al. 1997; Hansmeier et al. 1997).

Dass diese Intention auch in der Zukunft Bestand haben soll, macht eine Analyse der Neuregelungen des von der alten Bundesregierung geplanten, jedoch derzeit ausgesetzten Gesetzes zur Reform der gesetzlichen Rentenversicherung (Rentenreformgesetz 1999–RRG 1999) deutlich. Hier sollten zwar formal nur wenige Regelungen vorgenommen werden, die explizit die Rehabilitation betreffen, jedoch haben rentenrechtliche Änderungen häufig auch einen mittelbaren Bezug zur Rehabilitation. Neben der im Gesetz geplanten Einführung einer abgestuften Erwerbsminderungsrente (vgl. Rische 1998) sollte bei der Feststellung, ob eine rentenrechtlich relevante Erwerbsminderung vorliegt, die sog. abstrakte Betrachtungsweise Geltung erlangen. Damit käme es allein auf den Gesundheitszustand des Versicherten an. Die konkrete Arbeitsmarktlage, d.h. ob der Versicherte mit seinem verbliebenen „Rest"-Leistungsvermögen einen Arbeitsplatz erlangen kann, wäre nicht mehr zu berücksichtigen. Weiterhin würden Erwerbsminderungsrenten – entgegen der bisherigen Praxis – in der Regel nur noch befristet gewährt.

Welche Konsequenzen könnten sich daraus mittelbar für die Rehabilitation im Verantwortungsbereich der Rentenversicherung ergeben? Eine oberflächliche Betrachtung könnte folgende Interpretation zulassen: Sobald die Funktionsfähigkeit verbessert oder wiederhergestellt wäre, wäre also in dieser Betrachtungsweise ein Rentenanspruch abgewehrt und ein derart definierter rehabilitativer Auftrag der Rentenversicherung erfüllt. Die Eingliederungsverantwortung ginge dann in Gänze auf die Arbeitsverwaltung über.

Gegen ein derartiges Szenario, die Rentenversicherung im Bereich der Rehabilitation aus ihrer gesetzlichen Aufgabe der Eingliederung und Wiedereingliederung und somit der Berücksichtigung der besonderen Erwerbs- bzw. Arbeitssituation der Versicherten zu entlassen, spricht jedoch die Ergänzung zum §10 SGB VI, die zum Ausdruck bringt, dass das Ziel der Rehabilitation die (Re-)Integration ins Erwerbsleben und auch der Erhalt der (Teil-) Erwerbstätigkeit ist. Im besonderen Teil des Gesetzentwurfs zum RRG 99 (Deutscher Bundestag 1997, S. 52) wird dazu ausgeführt: „Die

Ergänzung bewirkt, dass Leistungen zur Rehabilitation auch dann erbracht werden können, wenn bei leistungsgeminderten Versicherten, bei denen aufgrund der Neuordnung der Renten wegen verminderter Erwerbsfähigkeit davon auszugehen ist, dass sie noch einer Teilzeitbeschäftigung nachgehen können, zwar eine die Rentenzahlung vermeidende wesentliche Besserung ihrer Erwerbsfähigkeit durch Leistungen zur Rehabilitation nicht zu erwarten ist, durch Leistungen zur Rehabilitation jedoch der bisherige, ggf. zu einem Teilzeitarbeitsplatz umgestellte Arbeitsplatz erhalten oder ein neuer Arbeitsplatz bei demselben oder einem anderen Arbeitgeber erlangt werden kann. Zu diesem Zweck sollen - dem Grundsatz der Wirtschaftlichkeit und Sparsamkeit entsprechend - vorrangig mit Arbeitgebern und allen an der Arbeitsvermittlung Beteiligten die für die Eingliederung oder Wiedereingliederung in das Erwerbsleben, insbesondere für eine Teilzeitbeschäftigung notwendigen Leistungsmöglichkeiten festgestellt werden. Vor Leistungen zur Ausbildung und Weiterbildung sollen vorrangig Eingliederungshilfen geleistet werden."

Der explizite Bezug zu Teilzeitarbeitsplätzen und die mögliche Verknüpfung von durch Rehabilitation erhaltene (Teil-)Erwerbstätigkeit und (befristeter) Erwerbsminderungsrente gibt einen Hinweis darauf, dass der Gesetzgeber vor dem Hintergrund sich ändernder gesellschaftlicher und wirtschaftlicher Rahmenbedingungen, dabei insbesondere der Arbeitsmarktbedingungen, eine Auflösung des „ultima-ratio-Prinzips" in Bezug auf die Integration vornehmen und auf eine Flexibilisierung der Instrumente innerhalb der beruflichen Rehabilitation abstellen wollte. Diesbezüglich scheinen auch die Überlegungen aus der Bestandsaufnahme zur beruflichen Rehabilitation (VDR 1997) Berücksichtigung gefunden zu haben, die auf der Grundlage einer ersten Problemanalyse zu den Rationalitäten, zur Zugangssteuerung und zum Prozess hinsichtlich der Partizipationsfrage in der beruflichen Rehabilitation, eine Orientierung an der sog. „kleinen Lösung" innerhalb des bestehenden Systems der beruflichen Rehabilitation und eine stärkere Verzahnung der beruflichen und medizinischen Rehabilitation empfehlen. Kleine Lösung bedeutet in diesem Zusammenhang: „In allen Fällen, in denen eine berufliche Rehabilitation erforderlich wird, ist die Leistung zu wählen, die sich bezüglich der Wiedereingliederung als am erfolgreichsten erwiesen hat und die gleichzeitig die relativ kostengünstigere Variante ist. Ausbildungs- und Umschulungsmaßnahmen - zumal in stationärer Unterbringung - sollten als kostenintensivste Variante nur in wirklich dringenden Fällen gewährt werden" (VDR 1997, S. 182).

Zusammenfassend lässt sich also konstatieren, dass die Anpassungen der die Rehabilitation mittelbar und unmittelbar betreffenden sozialrechtlichen Rahmenbedingungen an die gesellschaftlichen und wirtschaftlichen Gegebenheiten und Notwendigkeiten weder die Instrumente der medizinischen und beruflichen Rehabilitation an sich, noch den konkreten Partizipationsauftrag der Rehabilitation in Frage stellen. Das Gegenteil ist der Fall, denn es werden Handlungsspielräume für konzeptionelle Weiterentwicklungen eröffnet, die dem Partizipationsanspruch Rechnung tragen. Nun sind die verantwortlichen Akteure und insbesondere auch die Rehabilitationswissenschaften gefordert, die vorhandenen Instrumente, v.a. auf ihre Zielorientierung und in Bezug auf ihre Zugänglichkeit unter Bedarfsgesichtspunkten, einer fundierten Evaluation zu unterziehen und neue Wege zu beschreiten, die auch dem Wandel der Arbeitswelt und der Arbeitsmarktbedingungen Rechnung tragen.

9.3 Partizipation im Fokus des Kontextfaktors Arbeitsmarkt

Rehabilitations- und sozialwissenschaftliche Ergebnisse belegen, dass die derzeit schwierige Situation auf dem Arbeitsmarkt nicht nur eine hohe Hürde für die Rückkehr von chronisch Kranken und Behinderten in die Erwerbstätigkeit darstellt, sondern gleichzeitig auch den Erhalt der Erwerbsfähigkeit und -tätigkeit dieser Personengruppe erschwert. Diesbezüglich liegen Analysen zur „Selektionshypothese", wonach das Risiko den Arbeitsplatz zu verlieren, für gesundheitlich beeinträchtigte Erwerbstätige im Gegensatz zu nicht beeinträchtigten Erwerbstätigen höher ist, und zur „Kausationshypothese", wonach Arbeitslosigkeit einen direkten negativen Effekt auf den Gesundheitszustand und dessen subjektive Bewertung seitens des Betroffenen hat (vgl. Elkeles u. Seifert 1992), vor. Sie lassen darauf schließen, dass der objektive Bedarf an medizinischer und beruflicher Rehabilitation unter den derzeitigen Gegebenheiten noch zunehmen wird und die Partizipationsproblematik ein noch stärkeres Gewicht erhält. Eine zusätzliche Verstärkung dieser Entwicklung ist durch die zunehmende Alterung der Bevölkerung zu erwarten (Spyra et al. 1997). In der Konsequenz bedeutet dies, dass die Rehabilitationsträger auch im Rahmen der gesellschaftlichen Verantwortung für den Einzelnen noch stärker als bisher gefordert sein werden, die Partizipation von chronisch Kranken und Behinderten zu unterstützen und damit dem zunehmenden Trend des endgültigen vorzeitigen Ausscheidens aus dem Erwerbsleben entgegenwirken.

Obwohl die Rehabilitation den Anspruch der gesellschaftlichen Verantwortung für den einzelnen chronisch Kranken und Behinderten verkörpert, kann sie sich nicht ausschließlich über dieses Sozialstaatspostulat legitimieren. So besteht immer auch die Verpflichtung, Wirksamkeitsnachweise zu erbringen, um sich nicht vermehrt der Kritik einer „Rehabilitation für die Arbeitslosigkeit" aussetzen zu müssen und letztendlich in die Gefahr zu begeben, „überflüssig zu werden und als zentrale, sozialstaatlich fixierte Hilfe für Menschen mit einer chronischen Erkrankung oder Behinderung aus dem Leistungskatalog der Sozialleistungsträger zu verschwinden" (Schott et al. 1996, S. 7). Dazu bedarf es der ständigen Weiterentwicklung und Anpassung mit einer Analyse von Entwicklungsproblemen und deren Lösung in der Versorgungsorganisation.

Ein diesbezüglicher Handlungsbedarf ergibt sich also nicht zuletzt vor dem Hintergrund von Ergebnissen bzw. fehlenden Ergebnissen der Rehabilitationsforschung zur Eingliederung von chronisch Kranken und Behinderten nach medizinischen und beruflichen Rehabilitationsleistungen. Obwohl insbesondere mit dem Konzept der Sozialmedizinschen Prognose – SMP (vgl. Müller-Fahrnow 1998) ein erster methodischer Ansatz zur Erfolgsbewertung der medizinischen Rehabilitation auf Basis der zur Zeit bei den Rentenversicherungsträgern bundesweit verfügbaren Routinedaten entwickelt wurde, existieren bislang selbst in diesem Rahmen keine Ergebnisse, die indikations- und sozialschichtspezifisch die zeitliche Entwicklung der Eingliederungsraten darstellen. Am besten dokumentiert - aber ebensowenig im Kontext der sozialökonomischen Veränderungen bewertbar - ist bisher der Bereich der kardiologischen Rehabilitation. Hier weist die Literatur berufliche Reintegrationsraten zwischen 40 und 60% aus (vgl. z. B. Häussler et al. 1994; Weidemann 1996; Müller-Fahrnow et al. 1989), wobei insbesondere Unterschiede für Rehabilitanden der Arbeiter- und Angestelltenrentenversicherung bestehen. In diesem Kontext wird auch auf den Zusammenhang zwischen beruflicher Integration und psychosozialer Situation dergestalt hingewiesen, dass sich Faktoren wie Angst und Depressivität, die insbesondere bei Patienten mit schwerer Erkrankung und einer wenig optimistischen beruflichen Situation stärker ausgeprägt sind, negativ auf die Rückkehr ins Erwerbsleben auswirken.

Für den Bereich der beruflichen Rehabilitation stellt sich die aktuelle Datenlage zur Erfolgsbewertung wesentlich defizitärer dar. Hier lässt sich nur auf eine neuere Untersuchung aus dem Bereich der Angestelltenversicherung (vgl. Hansmeier 1998; VDR 1997) verweisen, die kurzfristige Integrationsquoten nach berufsqualifizierenden Rehabilitationsleistungen von etwa 66% und mittelfristige (1 bis 1,5 Jahre nach Abschluss der Maßnahme) von etwa 56% ermittelt. Die Chance auf die Partizipation am Erwerbsleben sinkt danach mit steigendem Alter, sowie darüber hinaus bei vorheriger (Langzeit-)arbeitslosigkeit und -arbeitsunfähigkeit, hohen regionalen Arbeitslosenquoten sowie mit der zunehmenden Dauer der gesamten Zeit der Nichtteilhabe (durch Krankheit und/oder Arbeitslosigkeit und den anschließenden Rehabilitationsprozess) am Erwerbsleben.

Diese Ausführungen und die Erwartung eines tendenziell steigenden Anteils von chronisch Kranken und Behinderten mit Einschränkungen der Partizipation am Erwerbsleben machen deutlich, dass insbesondere den arbeitsmarktbedingten Aspekten im rehabilitativen Partizipationskonzept eine stärkere Aufmerksamkeit gewidmet werden müsste. Orientiert man sich an dem Konzept der gesundheitlichen Integrität nach der ICIDH-2, sollte, wie mit dem neuen sozial orientierten Modell von chronischer Krankheit und Behinderung unter dem Partizipationsbegriff thematisiert, auch das komplexe Einwirken von Umweltbedingungen stärker Berücksichtigung finden. Die Beachtung dieser Zusammenhänge wirft aber die Frage auf, wie ein unter diesen Gesichtspunkten weiterzuentwickelndes Rehabilitationsmanagement, das z. B. individuell ausgerichtet sein sollte, in Bezug auf medizinische und berufliche Rehabilitation partizipative Aspekte berücksichtigen sollte und stärker auf trägerübergreifende Kooperation setzen sollte, verwirklicht werden kann. Grundlegend scheint, dass dafür nicht nur eine neue Akzeptanz des partizipationsorientierten rehabilitativen Gedankens an sich, sondern auch die Umsetzung dieses Gedankens in die Rehabilitationskonzepte notwendig wäre.

9.4 Partizipation durch bedarfsspezifisches und zielorientiertes Rehabilitationsmanagement

Möglichkeiten der Sicherung eines gestrafften und in seinen Teilen aufeinander bezogenen Rehabilitationsverlaufs werden durch die Organisation nach dem Fallmanagementkonzept geboten. Ziel eines solchen Managements wäre es, Art und Umfang einer am individuellen Bedarf orientierten Reha-Intervention festzulegen und deren zügige Umsetzung zu gewährleisten. Hier gilt es auch, betriebliche und außerbetriebliche Aktivitäten zur Eingliederung zu verknüpfen und dabei die Zugangswege in die berufliche Rehabilitation zu verbessern (vgl. BAR 1998). Eine wesentliche Bedingung für ein unter Partizipationsgesichtspunkten erfolgreiches Reha-Management ist jedoch die rechtzeitige Einleitung der Interventionen. Voraussetzung dafür ist, neben den Rehabilitationsträgern auch die Ärzte in der Praxis und im Krankenhaus sowie die Betriebs- und Werksärzte für eine qualifizierte Erfassung und Bewertung der Rehabilitationsbedürftigkeit unter diesen Aspekten zu befähigen und dazu notwendige standardisierte Verfahren und Instrumente zu entwickeln. Damit wäre eine wesentliche Basis gegeben, auf der ein auf die Partizipation gerichteter ganzheitlicher Rehabilitationsprozess organisiert werden könnte.

Legt man der Rehabilitation den Partizipationsbegriff nach der ICIDH-2 zugrunde, müsste sie ein ganzheitliches Verständnis von medizinischer und beruflicher Rehabilitation beinhalten, in dem einzelne Aspekte von und die Zusammenhänge zwischen umfassendem Bedarf, Intervention(en) und Zielgrößen neu zu ordnen wären. So wären unter Partizipationsgesichtspunkten vor dem Hintergrund einer analytischen Differenzierung nach biopsychosozialen und berufsqualifizierenden Bedarfs- und Interventionskategorien differenzierte, individuell angepasste Behandlungsqualitäten und -intensitäten erforderlich. Diese müssen einem breiten Spektrum an unterschiedlichen Rehabilitationsbedürftigkeiten und -zielgrößen Rechnung tragen, das die verschiedenen Reha-Indikationen repräsentiert. Dieses Spektrum lässt sich in erster Annäherung idealtypisch nach den in Tabelle 9.1 dargestellten Ordnungskriterien systematisieren.

Der dargestellte Systematisierungsversuch von Rehabilitanden-Kategorien nach rehabilitationsbedürftigkeits-, rehabilitationsleistungs- und rehabilitationszielbezogenen Aspekten veranschaulicht unterschiedliche Versorgungs(proto)typen, die durch ein unterschiedliches Setting an Versorgungsleistungen charakterisiert werden. Typ III wäre beispielsweise gekennzeichnet durch ein hochspezielles Versorgungsangebot, das Patienten mit hohem Schweregrad, meist multimorbiden Krankheitsbildern und einer (ausgeprägten) Einschränkung der Partizipation am Erwerbsleben in Anspruch nehmen. Andere Krankheitsbilder mit einem geringeren Schweregrad könnten durch ein allgemeineres Versorgungsangebot an Reha-Leistungen (z.B. beschränkt auf Bewegungstherapie/Gesundheitstraining) qualitativ ausreichend behandelt werden, um ins Erwerbsleben zurückzukehren.

Dieses Modell hat auf der einen Seite den Sinn, die Zielausrichtung und spezifische inhaltliche Ausgestaltung von Rehabilitation in Abhängigkeit

Tabelle 9.1. Rehabilitandenkategorien nach Rehabitationsbedürftigkeit, -leistung und -zielsetzung – ein Systematisierungsansatz

Rehabilitanden-kategorien	Rehabilitationsbedürftigkeit (A)			Rehabilitationsleistung (B)				Rehabilitationsziele (C)	
	Medizinisch/ somatisch	Psychisch/ sozial	Berufs-/ erwerbs-bezogen	Integration	Intensität	Speziali-sierung	Partizipa-tionsaktivi-täten	Verbesserung	Wiederher-stellung
Typ I	Gering/nicht vorhanden			Niedrig/nicht vorhanden	Gering	Gering/nicht vorhanden	Gering/keine	von Teilfunktionen	
Typ II	Mittelgradig			Hoch	Mittel	Mittel	Umfangreich Intensive Nachsorge	der Gesamtfunktion Somatisch Psychologisch Berufs- und erwerbs-bezogen	
Typ III	Hoch			Inter-disziplinär	Hoch	Hoch	Stufenweise Wiedereinglie-derung		
Typ IV	Sehr hoch			Ganzheitlich	Sehr hoch	Sehr hoch	Berufliche Qualifikation		

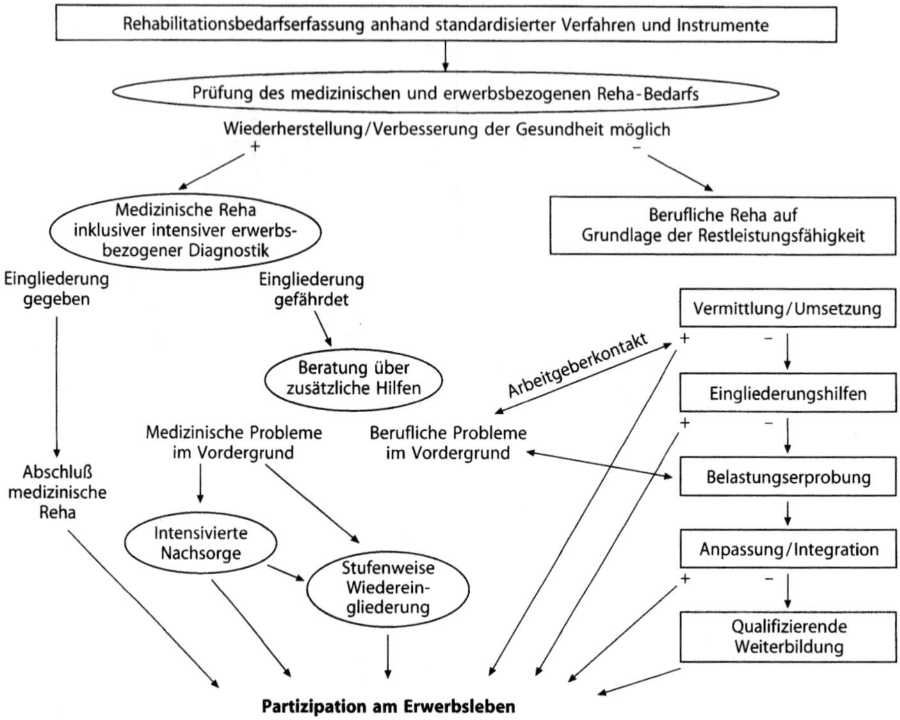

Abb. 9.1. Modellskizze für ein partizipationsorientiertes Case-Management im Rehabilitationsprozess

von unterschiedlichen Eingangsbedingungen zu thematisieren. Andererseits soll es zum Ausdruck bringen, dass medizinische und erwerbsbezogene Aspekte in der Rehabilitation vor dem Hintergrund der Partizipationsproblematik nicht getrennt voneinander betrachtet werden sollten, sondern einer stärkeren Verzahnung bedürfen.

Wesentliche Voraussetzungen für ein solches Rehabilitationsmanagement bilden allerdings die frühzeitige und umfassende Ermittlung der individuellen Rehabilitationsbedürftigkeit sowie Anpassungen in der Organisation von Rehabilitation. Diese sind in hohem Maße abhängig von der Lösung von Schnittstellen- und Sektorierungsproblemen im intra- und interinstitutionellen Kontext. Ein individuell und auf die Gesamtstrecke von notwendigen Partialinterventionen ausgerichtetes Rehabilitationsprozessmanagement nach der Case-Management-Philosophie, das eine Verzahnung von den Instrumenten der medizinischen und beruflichen Rehabilitation (vgl. Abb. 9.1) bei einem Träger wie z. B. der Rentenversicherung verlangt, setzt auch ein hohes Maß an Flexibilität bei kooperierenden Rehabilitationsträgern sowie das frühzeitige Einbeziehen des jeweiligen Arbeitsumfeldes voraus. Unter solchen Voraussetzungen bieten sich dann auch Lösungsansätze für das frühzeitige Erreichen von chronisch Kranken und Behinderten, deren Einschränkung der Partizipation am Erwerbsleben nicht aufgrund inanspruchgenommener medizinischer Rehabilitationsmaßnahmen sichtbar wird.

Dass sich die Rehabilitationsversorgungspraxis der Partizipationsproblematik bereits angenommen hat und wie sie sich dieser nähert, sollen die nachfolgend dargestellten Beispiele zeigen.

9.5 Neue Ansätze von partizipativen Versorgungsmodellen in der Praxis

Nach den bisherigen rehabilitationswissenschaftlichen Erkenntnissen steigt die Chance auf die Rückkehr ins Erwerbsleben mit der frühzeitigen Feststellung des Bedarfs und Einleitung rehabilitativer Schritte. Diesen Aspekten Rechnung tragend, sind derzeit verschiedene strukturgestaltende und strukturerweiternde Ansätze in der Modellerprobung, die sich zum einen auf die Ermittlung des mit den gesundheitlichen Einschränkungen zusammenhängenden erwerbsbezogenen Rehabilitationsbedarfs in der medizinischen Rehabilitation und zum anderen aus der konkreten Erwerbstätigkeit heraus beziehen.

9.5.1 Strukturgestaltender Ansatz: Verzahnung medizinischer und beruflicher Rehabilitation

In Bezug auf die Partizipationsproblematik gibt es insbesondere im Indikationsbereich der Kardiologie bereits erste Rehabilitationsmodelle, deren Grundausrichtungen deutlich stärker erwerbs- und arbeitsplatzbezogen gefasst sind (vgl. Karoff 1998). Die Durchführung der medizinischen Rehabilitation wird dabei in zunehmendem Maße durch erwerbsbezogene Aspekte geprägt. So wird als Grundvoraussetzung neben der medizinischen auch eine berufsbezogene Diagnostik durchgeführt. Darauf aufbauend werden während der medizinischen Rehabilitation - wie in Abb. 9.2 beispielhaft gezeigt - in einem gestuften Verfahren (vgl. Fraisse u. Karoff 1997) individuell angepasste Partizipationskonzepte entwickelt.

Solche Modelle versuchen, bereits früh den erwerbsbezogenen Rehabilitationsbedarf zu erkennen und abzuklären und entsprechende Weichenstellungen in Richtung einer stufenweisen Wiedereingliederung, einer notwendigen beruflichen Rehabilitationsmaßnahme bis hin zur beruflichen Neuorientierung oder einer intensivierten Nachsorge vorzunehmen. Konzepte der intensivierten Nachsorge, die unter „INA" (Intensivierte Nachsorge für arbeitsunfähige Patienten) und „IRENA" (Intensivierte Rehabilitationsnachsorge) bekannt sind, haben das Ziel, „der Fortsetzung des Rehabilitationsprozesses zur Sicherung des Rehabilitationszieles und ... der Festigung der bereits während der Rehabilitation erreichten Rehabilitationsergebnisse. Dazu gehören im Wesentlichen die weitere Verbesserung noch eingeschränkter Fähigkeiten, die Verstetigung von Lebensstiländerungen und Verstärkung der Selbstwirksamkeitseffekte, der nachhaltige und überprüfbare Transfer des Gelernten in den Alltag, die Förderung der persönlichen

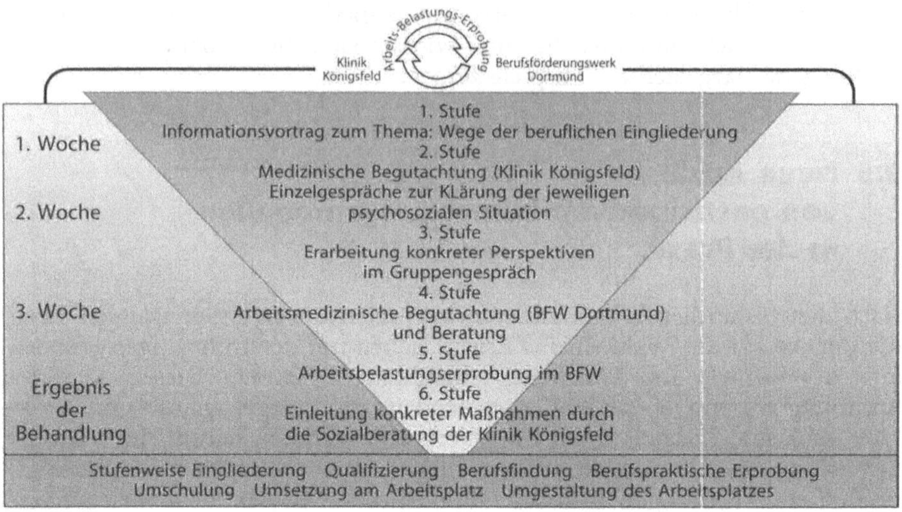

Abb. 9.2. Stufenmodell der Klinik Königsfeld zur Verbesserung der beruflichen Eingliederung (Quelle: Konzept des Sozialdienstes der Klinik Königsfeld)

Kompetenz und nicht zuletzt die Minderung von Schnittstellenproblemen in der Gesundheitsversorgung".[1]

Einen Überblick über das Spektrum der Möglichkeiten zur Verbesserung der beruflichen Eingliederung aus einer medizinischen Rehabilitationsklinik heraus gibt Abb. 9.3.

Nach Ansicht der Modellentwickler besteht die Intention nicht darin, eine modulare Integration der beruflichen Rehabilitation in die medizinische Rehabilitation vorzunehmen. Sie haben allein die Funktion einer verbesserten Partizipationsdiagnostik, Beratung und Weichenstellung innerhalb der medizinischen Rehabilitation. Wesentlicher Bestandteil dabei ist jedoch die Kooperation mit Einrichtungen zur beruflichen Rehabilitation, die z.B. Leistungen im Bereich der berufspraktischen Arbeitserprobung, arbeitsmedizinischen Begutachtung oder arbeitsmedizinischen Belastungserprobung bereitstellen können.

Erste Ergebnisse zur Integration nach Anwendung solcher Modelle in der kardiologischen Rehabilitationspraxis stehen bereits zur Verfügung. So zeigt eine nach dem Kontrollgruppendesign angelegte Studie (vgl. Karoff 1997, 1998), die als Kooperationsmodell zwischen Leistungs-, Kostenträger und Wissenschaft durchgeführt wurde, selbst nach 21 Monaten eine mit rd. 70% deutlich höhere Integrationsrate einer Interventionsgruppe (mit intensivierter Nachsorge oder stufenweiser Wiedereingliederung) gegenüber einer Kontrollgruppe (ohne weitere Intervention nach dem stationären Rehabilitationsaufenthalt), die eine Wiedereingliederungsquote von rd. 53% aufwies. Ebenfalls konnte zu diesem Zeitpunkt ein deutlich reduzierter Anteil von Erwerbsunfähigkeitsrentnern in der Interventionsgruppe nachgewiesen werden.

[1] Unveröffentl. Rahmenkonzeption der Bundesversicherungsanstalt für Angestellte (BfA).

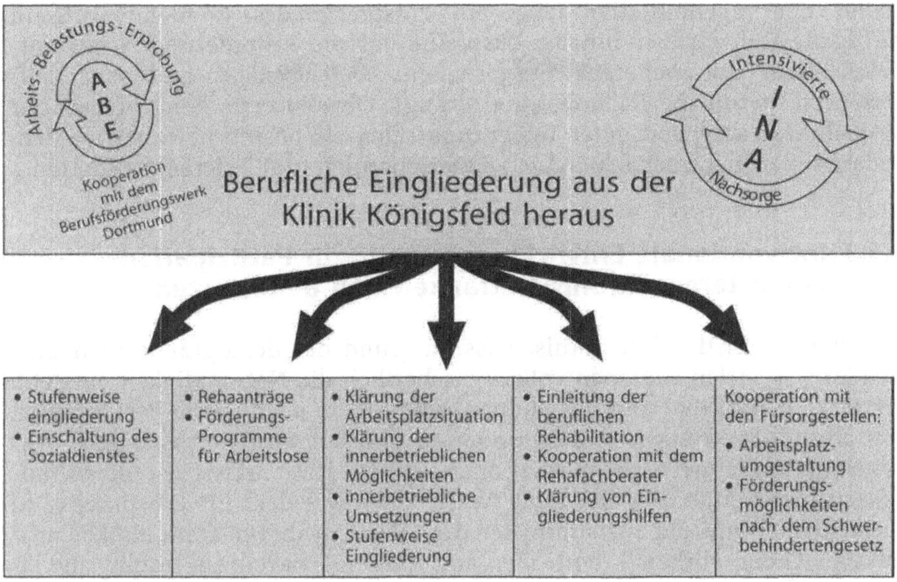

Abb. 9.3. Möglichkeiten zur Verbesserung der beruflichen Eingliederung aus der medizinischen Rehabilitation (Quelle: Konzept des Sozialdienstes der Klinik Königsfeld)

9.5.2 Strukturerweiternder Ansatz: Berufliche Rehabilitation im betrieblichen Umfeld

Die Gesellschaft für Gesundheit und berufliche Rehabilitation mbH (GR) führte vor einiger Zeit ein von Unternehmen und Sozialversicherung getragenes betrieblich orientiertes Modellprojekt zur beruflichen Rehabilitation durch (GR 1998). Es ging dabei um eine Positivbestimmung des vorhandenen (verbliebenen) Leistungsvermögens sowie um die Entwicklung von Leistungspotenztialen. In dem Modell orientiert und qualifiziert sich der leistungsgewandelte (physisch, durch Arbeitsunfall und psychisch in seinem gesundheitlichen Wohlbefinden stark eingeschränkte) Mitarbeiter unter Berücksichtigung seines bisherigen Berufsweges und seiner gesundheitlichen Einschränkung beruflich neu und bereitet sich auf eine neue dauerhafte und seiner Qualifikation entsprechende betriebliche Perspektive vor. Der Gesellschaft kommen dabei im Sinne des Case-Managements sowohl die Funktionen einer Anlauf- und Clearingstelle zu, die im Wesentlichen zwischen den relevanten Unternehmensstellen wie z.B. Betriebsarzt, Personalabteilung, Betriebsrat (Schwerbehindertenvertretung), Vorgesetzter sowie der Sozialversicherung vermittelt, als auch die Prozessdurchführungs- und Begleitungsfunktion der beruflichen Rehabilitation bis hin zur Integrationsfunktion in die neue Erwerbstätigkeit.

Als wesentliche positive Faktoren für die erfolgreiche Integration in diesem Modell sind das Unternehmensnetzwerk anzusehen, das sowohl aus abgebenden als auch aus aufnehmenden Unternehmen besteht, die aufgrund der Eigeninitiative über ein entsprechendes Problembewußsein verfügen, und darüber hinaus, dass eine auf die Anforderungen des aufnehmenden Unternehmens ausgerichtete, betriebsnahe und einzelfallgesteuerte berufliche Rehabilitation erfolgt. Obwohl erste Erfahrungen der Modellphase aufgrund guter Integrationsraten als positiv bewertet werden, bedarf sie einer bisher fehlenden wissenschaftlich fundierteren Evaluation.

9.5.3 Internationale Entwicklungstrends zur Partizipation von Älteren, chronisch Kranken und Behinderten

Ausgehend von der Erkenntnis, dass aufgrund der demographischen Entwicklung in vielen Nationen volkswirtschaftlich die Notwendigkeit entsteht, verstärkt Investitionen in das Humankapital (d.h. auch in die Partizipation von chronisch Kranken und Behinderten und älteren Erwerbstätigen) vorzunehmen, zeichnet sich international ein Trend ab, massiv die Bemühungen zu forcieren, ein frühzeitiges Ausscheiden aus dem Erwerbsprozess zu vermeiden. Wenn die Sozialminister der OECD in ihrem Kommunikee ausführen: „Older workers – both men and women – have been leaving the labour force at younger ages in many OECD countries. Part of this early withdrawal from the labour force is due to health problems, manifested in premature invalidity or long-term unemployment. Encouragement of improvements in occupational health and safety and promotion of healthier lifestyles are therefore key strategies for keeping older workers active“ (International Labour Office 1995, S. 45), dann ist damit insbesondere auch der Einsatz des Rehabilitationsinstrumentariums angesprochen.

Mit der Zielstellung der Vermeidung des frühzeitigen Ausscheidens aus dem Erwerbsleben lässt sich eine Vielzahl von unterschiedlichen Ansätzen anführen (vgl. International Labour Office 1995), die in ihrer Zielausrichtung zwar alle vergleichbar sind, jedoch im Gegensatz zur bundesdeutschen Umsetzung des partizipativen und rehabilitativen Gedankens sehr viel stärker von Unternehmen bzw. Akteursnetzwerken initiiert und getragen sind.

Das im vorherigen Kapitel skizzierte Modell ist diesbezüglich ein erster – bisher noch regional bezogener – Ansatz für die Bildung von Unterstützungsnetzwerken zur Partizipation von chronisch Kranken und Behinderten am Erwerbsleben. Dieses Organisationskonzept, das einem englischen Ansatz am nächsten kommt, orientiert sich am zentralen Gedanken einer verstärkten Kooperation zwischen Arbeitgebern und Rehabilitationsträgern. Nach Scott-Parker (1998) hat sich, basierend auf der Erkenntnis, dass der traditionelle Ansatz zur Eingliederung behinderter Menschen gescheitert sei, auf Eigeninitiative und in Eigenträgerschaft von Arbeitgebern das *Employer's Forum on Disability* gegründet, das sich mit den Hindernissen, denen Behinderte gegenüberstehen, beschäftigt, indem es sich auf die Bedürfnisse und Erwartungen derer konzentriert, die über Arbeitsplätze verfügen: die Arbeitgeber. Ziel ist es, den Arbeitgebern zu erleichtern, behinderte Arbeitnehmer einzustellen und zu halten und es dadurch gleichzeitig Behinderten zu erleichtern, einen Arbeitsplatz zu finden und zu halten.

Solche Netzwerke bieten die Möglichkeit, eine Reihe von partizipationsfördernden Funktionen wie z. B. Information und Aufklärung der Arbeitgeber mit dem Ziel einer Entstigmatisierung von Behinderung, Entwicklung eines Informationssystems zur Rehabilitation, Abstimmung von anforderungsorientierten Qualifikationsprofilen u. v. a. m. zusammenzufassen und zu koordinieren, die ansonsten durch die verschiedensten Akteure im Rehabilitationssystem wahrgenommen werden. Derartige – regional bzw. überregional organisierte – Kooperations- und Unterstützungsnetzwerke könnten eine wesentliche Verbesserung der Rahmenbedingungen für die Partizipation von chronisch Kranken und Behinderten am Erwerbsleben darstellen.

9.6 Anforderungen an eine partizipationsorientierte Rehabilitation aus rehabilitationswissenschaftlicher Sicht

Aus den vorhergehenden Ausführungen lassen sich zusammenfassend eine Reihe von Überlegungen für die zukünftige Gestaltung der partizipationsbezogenen Rehabilitation ableiten, die insbesondere die organisatorische, aber auch die instrumentelle Ebene betreffen:

1. Die Intention des Gesetzgebers, die Rentenversicherung von arbeitsmarktbedingten Risiken der vorzeitigen Rentenleistung zu befreien, ist keinesfalls konfligierend mit ihrer Aufgabe, notwendige medizinische und berufliche Rehabilitationsleistungen zu erbringen. Unter Effektivitäts- und Effizienzgesichtspunkten wäre jedoch eine stärkere Ausrichtung auf die Partizipation von chronisch Kranken und Behinderten am Erwerbsleben sinnvoll.
2. Der zwar abstrakte, aber absolute Integrationsanspruch der Rehabilitation im Sinne einer umfassenden und dauerhaften Wiedereingliederung ins Erwerbsleben bedarf einer Relativierung. In Zukunft sollten darauf bezogen verstärkt Konzepte zur stufenweisen Wiedereingliederung und zum Erhalt von Teilzeiterwerbstätigkeiten entwickelt werden.
3. Die medizinischen und beruflichen Rehabilitationsleistungen sollten unter Partizipationsgesichtspunkten stärker aufeinander bezogen werden. Sinnvoll scheint ein Rehabilitationsmanagement in Form eines erwerbsbezogenen zielorientierten Case-Managements auf der Basis eines individuell ausgerichteten Gesamtkonzeptes.
4. Wesentlich für die Partizipation von chronisch Kranken und Behinderten am Erwerbsleben ist das frühzeitige Erkennen gerade auch des erwerbsbezogenen Rehabilitationsbedarfs und eine Straffung des gesamten Rehabilitationsprozesses. Dazu gilt es nicht nur, die mit der gesundheitlichen Situation zusammenhängenden erwerbsbezogenen Probleme schon in der medizinischen Rehabilitation zu erkennen, sondern ebenso Personen, denen aufgrund gesundheitlicher Einschränkungen ein Verlust ihrer Erwerbstätigkeit droht oder die sie bereits verloren haben, frühzeitig zu erkennen, um die Chancen der Partizipation auf Basis der verbliebenen Restleistungsfähigkeit zu erhöhen.

5. Wenn dem Aspekt Rechnung getragen wird, dass es keinen „Arbeitsmarkt für Behinderte“ gibt, sollte der (pozentielle) Arbeitgeber als ein wesentlicher Faktor im Rehabilitationskonzept angesehen werden, der eine zentrale Partizipationsfunktion hat. Neue Aufklärungs-, Informations- und Kooperationskonzepte sowie die Schaffung von Incentives und Unterstützungsnetzwerken könnten hier hilfreich sein.
6. Erfolgreiche Rehabilitation im Sinne der Partizipation stellt sich auch als eine Funktion von umfassender und frühzeitiger Information dar. Deshalb sollte die Vernetzung von Kommunikations- und Informationsstrukturen zwischen allen Akteuren des Rehabilitationssystems (Betroffene, Anbieter, Kostenträger, Wissenschaften und Arbeitgeber) gefördert werden.

Um diese Anforderungen an eine partizipationsorientierte Rehabilitation organisations- und instrumentationsbezogen ausgestalten zu können, bedarf es jedoch empirisch fundierter rehabilitationswissenschaftlicher Ergebnisse zu diesem Entwicklungsproblem.

9.7 Rehabilitationswissenschaftliche Forschungsaufgaben zur Sicherung der Partizipation von chronisch Kranken und Behinderten am Erwerbsleben

Eine wesentliche Grundlage für die rehabilitationswissenschaftliche Forschung bildet die Erschließung von empirischen Datengrundlagen. Auf dieser Basis lassen sich im Kanon der in Abb. 9.4 skizzierten potenziellen rehabilitationswissenschaftlichen Forschungsfelder auch Fragestellungen zur Partizipationsproblematik bearbeiten.

Unter diesem Blickwinkel geht es u.a. darum, Standardinstrumente zur regelmäßigen – auch mittel- bis langfristigen – Erfolgsbewertung von Rehabilitationsmaßnahmen zu entwickeln. Derartige katamnestische Instrumente, die stichprobenhaft ergänzend zu den routinemäßig verfügbaren Prozessdaten der Kosten- und Leistungsträger eingesetzt werden könnten, dienen nicht nur der Beurteilung des Zielerreichungsgrades, sondern liefern wichtige Hinweise für die Prozessgestaltung und die Zugangssteuerung. In diesem Kontext ist auch an die Evaluation von Prognoseinstrumenten, wie z.B. den diskutierten Integrations-Prognose-Index – IPI (vgl. Greve 1998) zu denken.

Eine weitere Perspektive hinsichtlich der Partizipationsproblematik liegt in der wissenschaftlichen Begleitung und Evaluation neuer strukturgestaltender und strukturerweiternder Versorgungsmodelle in der Rehabilitation, wie z. B. die skizzierten Ansätze zur Verzahnung medizinischer und beruflicher Rehabilitation oder zur Rehabilitation im betrieblichen Umfeld und solche der intensivierten Nachsorge und stufenweisen Wiedereingliederung. Unter Bedürftigkeits- und Bedarfsaspekten gilt es, anhand der Entwicklung, Erprobung und Validierung von Assessment-Instrumenten für den medizi-

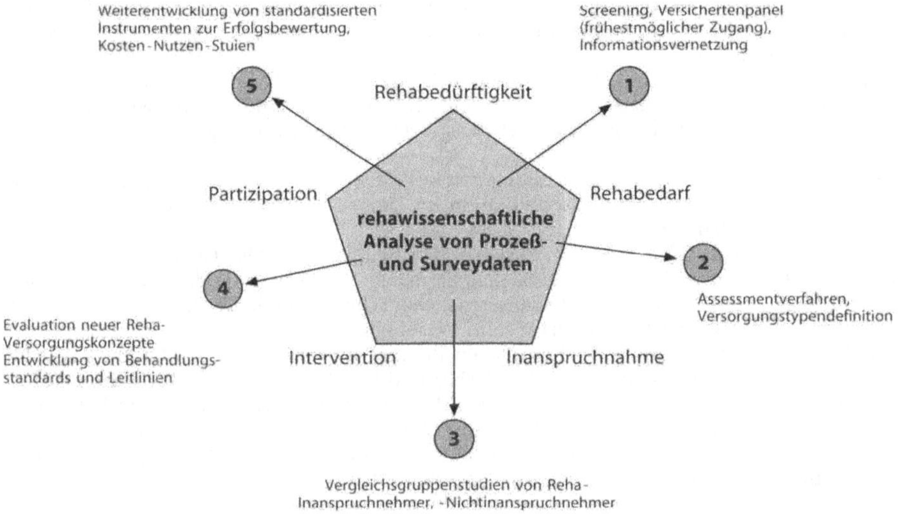

Abb. 9.4. Potenzielle rehabilitationswissenschaftliche Forschungsfelder auf empirischer Datenbasis

nischen und erwerbsbezogenen Rehabilitationsbedarf, Rehabilitanden-Kategorien zu identifizieren, für die im Sinne der Qualitätssicherung Behandlungsstandards formulierbar werden. Last but not least ist den Rehabilitationswissenschaften die Funktion eines Bindegliedes zwischen den Einzelakteuren im Rehabilitationssystem zuzuschreiben, in der sie auch neue Wege zur Partizipation durch Rehabilitation vermitteln, die Umsetzung wissenschaftlich fundiert unterstützen sowie die Grundlagen für den Aufbau von Informations- und Unterstützungsnetzwerken liefern können.

Literatur

Bundesarbeitsgemeinschaft für Rehabilitation (Hrsg) (1998) Positionspapier der Bundesarbeitsgemeinschaft für Rehabilitation (BAR) zur Weiterentwicklung der medizinischen, beruflichen und sozialen Rehabilitation in der 14. Legislaturperiode. Frankfurt am Main

Deutscher Bundestag (Hrsg) (1997) Entwurf eines Gesetzes zur Reform der gesetzlichen Rentenversicherung (Rentenreformgesetz 1999–RRG 1999). Bundestagsdrucksache 13/8011

Elkeles T, Seifert W (1992) Arbeitslosigkeit und Gesundheit. Langzeitanalysen mit dem Sozio-Ökonomischen Panel. Soziale Welt 3/1992, S 278–300. Otto Schwartz & Co, Göttingen

Fraisse E, Karoff M (1997) Verbesserung des Überganges zwischen medizinischer und beruflicher Rehabilitation. Rehabilitation 36: 233–237

GR – Gesellschaft für Gesundheit und berufliche Rehabilitation (Hrsg) (1998) Modellkonzeptionspapier zum „Modellversuch betriebliche Rehabilitation – Integrierte Maßnahme zur beruflichen Rehabilitation“

Greve J (1998) Der Integrations-Prognose-Index (IPI). Die Rehabilitation 37: XLI–LI

Häussler B, Keck M, Jacob M (1994) Optimierung der beruflichen Reintegration von Herzinfarktpatienten. Modellversuch zur Weiterentwicklung der stationären Rehabilitation. de Gruyter, Berlin New York

Hansmeier T (1998) Zugangsregulation und soziale Integration in der beruflichen Rehabilitation. Deutsche Hochschulschriften 2568. Hänsel-Hohenhausen, Egelsbach, Frankfurt (Main) Washington

Hansmeier T, Müller-Fahrnow W, Klosterhuis H, Spyra K (1997) Kosten-Nutzen-Bewertung der medizinischen Rehabilitation der Rentenversicherung und die Auswirkungen des Wachstums- und Beschäftigungsförderungsgesetzes (WFG). Die Angestelltenversicherung 44: 226–233

Heide M (1997) Rehabilitation als Gesamtprozeß – mehr als die Summe der Teile. In: Jeschke A, Lang JR (Hrsg) (1997) Rehabilitation im Umbruch: Entwicklungschancen und Zukunftsrisiken. Baumann, Kulmbach, S 343–350

International Labour Office (Hrsg) (1995) World Labour Report 1995. Genf

Karoff M (1997) Prozeß- und Ergebnisqualität neuer Methoden zur Flexibilisierung einer kardiologischen Rehabilitationsbehandlung. Deutsche Hochschulschriften 1136. Hänsel, Hohenhausen Egelsbach Frankfurt (Main) Washington

Karoff M (1998) Optimierung der beruflichen Reintegration in der kardiologischen Rehabilitation durch Vernetzung von medizinischer und beruflicher Rehabilitation. In: Bundesversicherungsanstalt für Angestellte (Hrsg) Rehabilitation 1998. Vorträge zum Rehabilitationsforum der BfA und der LVA Berlin vom 2. bis 3. Februar 1998, S 54–71. Berlin

Müller-Fahrnow W, Löffler HE, Schuntermann MF, Klosterhuis H (1989) Ergebnisse eines Forschungsprojektes zur Epidemiologie in der medizinischen Rehabilitation, Teil II: „Die sozialmedizinische Prognose". Deutsche Rentenversicherung 8–9: 535–545

Müller-Fahrnow W (1998) Sozial- und versorgungsepidemiologische Ansätze zur Kritik am System der medizinischen Rehabilitation. Deutsche Hochschulschriften 2557. Hänsel, Hohenhausen Egelsbach Frankfurt (Main) Washington

Rische H (1998) Perspektiven der Rehabilitation in der Rentenversicherung. In: Bundesversicherungsanstalt für Angestellte (Hrsg) Rehabilitation 1998. Vorträge zum Rehabilitationsforum der BfA und der LVA Berlin vom 2. bis 3. Februar 1998, S 16–27, Berlin

Schott T, Badura B, Schwager HJ, Wolf P, Wolters P (Hrsg) (1996) Neue Wege in der Rehabilitation. Juventa, Weinheim München

Scott-Parker S (1998) Employers' Forum on Disability. Unternehmer als Partner in der Rehabilitation. Plenarvortrag anläßlich der Arbeitstagung „Zukunft der beruflichen Rehabilitation und Integration in das Arbeitsleben" der Deutschen Vereinigung für die Rehabilitation Behinderter (DVfR)

Spyra K, Müller-Fahrnow W, Hansmeier T, Klosterhuis H (1997) Medizinische und berufliche Rehabilitationsleistungen der BfA. Abschätzung der Bedarfs- und Ausgabenentwicklung bis zum Jahr 2040 unter Berücksichtigung des WFG-Deckels. Die Angestelltenversicherung 44: 208–225

Verband Deutscher Rentenversicherungsträger (Hrsg) (1997) Abschlußbericht der Reha-Kommission-Berufsförderung des Verbandes Deutscher Rentenversicherungsträger. Empfehlungen zur Weiterentwicklung der beruflichen Rehabilitation in der gesetzlichen Rentenversicherung. DRV-Schriften, Band 7. Frankfurt am Main

Verband Deutscher Rentenversicherungsträger (Hrsg) (1998) VDR Statistik, Rentenzugang des Jahres 1997. Frankfurt am Main

Wasilewski R, Faßmann H, Passenberger J (1985) Langzeiterfolge beruflicher Rehabilitation. Eine Erfolgsanalyse von Umschulungsmaßnahmen der LVA Oberbayern der Jahre 1974 bis 1977. Institut für empirische Soziologie, Nürnberg

Weidemann H (1996) Qualitätskontrolle von Rehabilitation und Sekundärprävention nach PTCA und ACVB. Steinkopff, Darmstadt

Weltgesundheitsorganisation (WHO) (Hrsg) (1998) ICIDH-2: Internationale Klassifikation der Schäden, Aktivitäten und Partizipation. Ein Handbuch der Dimensionen gesundheitlicher Integrität und Behinderung. Deutschsprachiger Entwurf, Juni 1998. Genf

Kapitel 10

Das Rehabilitationssystem unter sich verändernden ökonomischen Bedingungen 10

W. Müller-Fahrnow, F. Schliehe, K. Spyra

10.1 Das Rehabilitationssystem als Gegenstand der Forschung

In der Reha-Systemforschung steht nicht die Wirksamkeit und Effizienz einzelner Programme und Maßnahmen im Vordergrund, sondern das Zusammenwirken von Bedarfsentwicklung, Versorgungsstrukturen und Prozessen der Leistungserbringung in Abhängigkeit von Bevölkerungsaufbau, Krankheitswandel, Beschäftigungsstruktur, ökonomischen Ressourcen, politischen Entscheidungen einerseits und versorgungsstrukturellen Aspekten der Planung und Steuerung, Arbeitsteilung und Spezialisierung, Abstimmung und Kooperation, Wirtschaftlichkeit und Qualitätsentwicklung andererseits. Reha-Systemforschung behandelt somit komplexe Struktur- und Steuerungsfragen in ihren Auswirkungen auf das Rehabilitationssystem und damit grundlegende Weiterentwicklungsfragen der Rehabilitation. Dabei erhalten Interdependenzen der strukturellen und prozessualen Bedingungen des Gesundheitssystems insgesamt zunehmende Bedeutung.

In Deutschland hat sich die Rehabilitation als ein eigenständiger Sektor der gesundheitlichen Versorgung entwickelt, der im Vergleich zu internationalen Entwicklungen eine Reihe von rechtlichen, strukturellen und konzeptionellen Besonderheiten aufweist. Diese begründen einerseits ihre Leistungsfähigkeit und stellen andererseits Bedingungen der Weiterentwicklung dar. Rehabilitation umfaßt nicht nur die Versorgung Behinderter, sondern hat auch die Aufgabe, Krankheitsfolgen und Behinderungen - vor allem bei chronischen Erkrankungen - sekundär- und tertiärpräventiv zu verhindern. Ein wesentliches strukturelles Merkmal besteht darin, dass die Rehabilitation in ihrer inhaltlichen Ausgestaltung eine Aufgabe der Selbstverwaltung innerhalb eines vorgegebenen rechtlichen Rahmens darstellt. Ferner wurde das gegliederte, arbeitsteilig organisierte System der sozialen Sicherung auf das Rehabilitationssystem übertragen. Im Grundsatz ist derjenige Leistungsträger für die Rehabilitation zuständig, der das Risiko ihres Scheiterns und somit die finanziellen Folgen trägt. So hat beispielsweise die Rentenversicherung mit ihrem gesetzlichen Rehabilitationsauftrag die Aufgabe, durch medizinische und berufsfördernde Rehabilitationsleistungen die berufliche Integration ihrer Versicherten zu fördern und somit Frühberentungen zu vermeiden. Dieses Prinzip der einheitlichen Risikozuordnung stellt auf Systemebene eine wichtige Anreizfunktion zum ökonomischen Handeln der Rehabilitationsträger dar.

Die gegliederte Zuständigkeit in der Rehabilitation ist damit eng verbunden mit spezifischen Aufgaben und Zielen des jeweiligen Rehabilitationsträgers, die sich u. a. in den Grundsätzen „Rehabilitation vor Rente" (gesetzliche Rentenversicherung) oder „Rehabilitation vor Pflege" (Kranken- bzw. Pflegeversicherung) ausdrücken. Auf dieser Grundlage unterliegt dem Rehabilitationssystem ein weiteres gesundheitsökonomisch relevantes Steuerungsprinzip. Die Selbstverwaltung der Rehabilitationsträger ist für die Sicherstellung der Rehabilitationsleistungen und damit auch für deren Qualität verantwortlich. Das bedeutet, dass sie dafür Sorge zu tragen hat, entsprechend dem Bedarf adäquate Leistungsangebote vorzuhalten und diese zugleich die fachlichen Standards, aber auch Effizienzkriterien erfüllen (Strukturverantwortung). Sicherstellungsauftrag, Finanzierung und Leistungsverantwortung im Einzelfall liegen somit in einer Hand. Der damit verbundene Handlungsspielraum wurde beispielsweise von der gesetzlichen Rentenversicherung genutzt, um den Aufbau einer - auch rehabilitationssystembezogenen - rehabilitationswissenschaftlichen Forschungsinfrastruktur zu fördern (Buschmann-Steinhage et al. 1998) oder auch ein umfassendes Programm zur Qualitätssicherung in der gesetzlichen Rentenversicherung zu entwickeln und zu implementieren (Müller-Fahrnow 1993; Egner et al. 1998).

Aufgrund der spezifischen strukturellen Rahmenbedingungen hat sich das Rehabilitationssystem in Deutschland relativ unabhängig von dem akut- bzw. kurativmedizinischen Versorgungssystem entwickelt, in dem andere Steuerungsmechanismen und Zuständigkeiten für die Leistung, Sicherstellung und Finanzierung gelten. Die Ausdifferenzierung der Rehabilitation als spezifisches Versorgungssystem umfaßt neben medizinischen Leistungen auch berufsfördernde oder soziale Leistungen zur Rehabilitation. Schließlich ist der mittlerweile erreichte Stand der Professionalisierung in der Rehabilitation sowie der Grad der Spezialisierung der verschiedenen Rehabilitationseinrichtungen Bedingung und Voraussetzung für die Weiterentwicklung zugleich.

Trotz - oder genauer: wegen - des erreichten Qualitätsniveaus bzw. der Professionalisierung auch im Vergleich zu internationalen Entwicklungen - besteht ein struktur- und prozessbezogener Weiterentwicklungsbedarf in der Rehabilitation. Rechtliche und strukturelle System- und Organisationsbedingungen, Leistungsvielfalt und Spezialisierung von Einrichtungen oder auch die Professionalisierung der Gesundheitsberufe können immer auch unerwünschte Nebenwirkungen für die Versorgungspraxis haben. Gesellschaftliche Differenzierung und Individualisierung stellen zudem hohe Anforderungen an die Kontinuität und Vernetzung der Leistungserbringung. Zusammenhänge und konzeptionelle Abstimmungen zwischen Gesundheitsförderung, Vorsorge, akutmedizinischer Krankenbehandlung und rehabilitativer Versorgung und Pflege rücken stärker in den Vordergrund und werden zu wechselseitigen Wirkgrößen. Zur Reha-Systemforschung gehören deshalb vor allem auch Untersuchungen, die die inhaltliche und strukturelle Abstimmung und Vernetzung der verschiedenen Versorgungsbereiche zum Ziel haben. Dabei stellt beispielsweise auch die Dynamik der kurativen Versorgung einen wesentlichen Einflussfaktor für die Rehabilitation dar und wirft neue Fragen nach einem adäquaten Übergang von der Akutbehandlung zur Anschlussrehabilitation auf. Zunehmende Bedeutung erlangt auch die Forderung nach einer adäquaten Umsetzung der Selbstbestimmung bzw. Mitbestimmung von Betroffenen.

Der hohe Grad der Ausdifferenzierung und Spezialisierung des Rehabilitationssystems tangiert auch die bedarfsgerechte, im Einzelfall notwendige Versorgung. Dabei stellt sich das Verhältnis von Struktur- und Prozesssteuerung, zwischen zentraler und rechtlicher Steuerung einerseits und dezentraler, regional bezogener Steuerung andererseits neu. Neben der trägerübergreifenden Kooperation und Vernetzung zur Vermeidung von überflüssigen Schnittstellen, dem Ausbau eines flexiblen Systems der Rehabilitation mit ambulanten und stationären Angeboten, der bedarfsgerechten

Inanspruchnahme und frühzeitigen Einleitungssteuerung von Rehabilitationsleistungen gewinnen die Qualitätssicherung und Wirtschaftlichkeitsfragen zunehmende Bedeutung (Koch et al. 1995).

Die zukünftige Entwicklung der Rehabilitation wird nicht nur durch die interne Dynamik innerhalb des Rehabilitationssystems bestimmt, sondern hängt wesentlich auch von externen Faktoren ab. Zu den wesentlichen externen Entwicklungsbedingungen gehören die für das Gesundheitssystem insgesamt und speziell für das Rehabilitationssystem zur Verfügung stehenden finanziellen Mittel. Belastungen öffentlicher Haushalte sind ein weiteres Argument dafür, die Kostenentwicklung im Gesundheitswesen mit gesamtwirtschaftlichen Zielsetzungen in Übereinstimmung zu bringen. Dabei treten rehabilitative Leistungen tendenziell in Konkurrenz zu anderen Leistungen des Gesundheitssystems und umgekehrt. Deshalb gewinnen Strategien der ökonomischen Steuerung im Gesundheitswesen an Bedeutung. Dahinter verbirgt sich eine breite Palette von Instrumenten wie die Förderung des Wettbewerbs, Budgetierung, Selbstbeteiligung, Fallpauschalierung, Managed Care, Einkaufsmodelle, Privatisierung von Einrichtungen u. a. Bei ihrer Beurteilung ist zu bedenken, dass der Rehabilitationssektor nur begrenzt den Regeln der Marktwirtschaft unterliegt (Arrow 1985). Qualitätsorientierte Strategien der Weiterentwicklung und ökonomisch motivierte Vorgehensweise gehen dabei nicht ohne weiteres konform.

Die folgenden Ausführungen zur Reha-Systemforschung konzentrieren sich insbesondere auf die Frage, wie qualitative, auf Effektivität bezogene Strategien der Systementwicklung mit ökonomischen Anforderungen in Übereinstimmung gebracht werden können. „Rationalisierung durch Qualitätsmanagement" – ein beliebtes Motto der aktuellen Gesundheitspolitik – birgt für die Rehabilitation durchaus erhebliche Qualitätsrisiken. So können die gegenwärtig durch die Sparmaßnahmen eingeleiteten Rationalisierungsstrategien (Verkürzung der Rehabilitationsdauer, Intensivierung der Rehabilitationsbehandlung, erhöhte Anforderungen an den Patienten, Rationalisierung des Personaleinsatzes, „Verkürzung" verhaltensmedizinischer Programmelemente u. a.) das erreichte Leistungs- und Qualitätsniveau gefährden und in Widerspruch zum langfristigen Bedarf an Rehabilitationsleistungen geraten. Im Folgenden wird das Verhältnis von Qualität und Ökonomie als eine wesentliche Bedingung für die Systementwicklung thematisiert.

10.2 Qualität und Ökonomie am Beispiel amerikanischer Erfahrungen

Für die Analyse des Zusammenspiels von Qualität und Ökonomie (Wirtschaftlichkeit, Effizienz) können amerikanische Erfahrungen genutzt werden. Insbesondere das „Outcome-Movement" sowie das Konzept der „Diagnosis Related Groups" stellen Beispiele dar, ökonomische und qualitative Entwicklungsbedingungen in Übereinstimmung zu bringen.

Zunächst zum Outcome-Movement: Wesentlicher Ausgangspunkt der wissenschaftlichen und praktischen Implementierung der Qualitätssicherung in den USA war das Scheitern einer einseitig monetär ausgerichteten Sparpolitik. Der Versuch einer Begrenzung der scheinbar nicht zu bremsenden Expansion des medizinischen Sektors durch Budgetierung und Rationierung hatte in den USA bereits Ende der 40er Jahre zu der Erkenntnis geführt, dass auf diese Weise weder die angestrebte Kostendämpfung erreicht werden kann, noch die Kontrolle über die Qualität der medizinischen Leistungsprozesse ermöglicht wird. Ein zentraler empirischer Sachverhalt, der diese Erkenntnis stützte, waren versorgungsepidemiologisch gefundene erhebliche Qualitätsunterschiede in der medizinischen Versorgung von Krankheitsgruppen mit ähnlicher Symptomatik und Schweregradausprägung.

Als „Gegenbewegung“ entstand in den USA das sogenannte Outcome-Movement, welches der amerikanische Epidemiologe Arnold S. Relman (1988) auch als 3. Revolution im Gesundheitswesen bezeichnet hat. Er versteht hierunter eine Abkehr von der primär ökonomiebestimmten Kostendämpfungspolitik zu einer qualitätsorientierten Betrachtung. Ein erster forschungsorientierter Ansatz zur Qualitätsentwicklung im Gesundheitssystem wurde in den USA mit der Gründung sogenannter Patient Outcome Research Teams (PORTs) initiiert. Grundsätzliche Zielstellung der PORTs war die Implementierung einer Qualitätsforschung, die in der Lage ist festzustellen, welche medizinischen Versorgungsleistungen im alltäglichen Medizinbetrieb Erfolg haben und welche nicht. Auf der Grundlage einer Bestandsaufnahme und Analyse der bisherigen Forschungsergebnisse sowie von Daten zur Versorgungspraxis sollten die PORTs dann für typische Krankheitsbilder Schlussfolgerungen und Empfehlungen zur Angemessenheit und Effektivität unterschiedlicher klinischer Behandlungsweisen („guidelines“) entwickeln (PORTs 1992).

Die PORTs sind insofern von besonderem methodischen Interesse, als hier zwei Grundprobleme des Qualitätsmanagements im Spannungsfeld von Praxis und Theorie deutlich werden: Qualitätssicherung muss einerseits auf empirische Fakten zurückgeführt werden, kann andererseits aber auch nicht an diesem Punkt stehen bleiben. Praxiswirksames Management von (outcome) Qualitäten erfordert sowohl die theoretische Aufbereitung wie auch die steuerungswirksame „Handlungsübersetzung“ der aufgedeckten Mechanismen. Dazu bedarf es einer gesellschaftlichen und fachbezogenen Konsensusfindung.

Allerdings ist anzumerken, dass die PORTs ihre Aufgabe aufgrund offener methodischer Fragen noch nicht unmittelbar umfassend lösen konnten. So stellte der Leiter der Dachorganisation der „Agency for Health care Policy and Research“ in einem vorläufigen Resümee aus dem Jahre 1993 fest, dass Probleme in der Messung von health outcomes bestehen. Diese gestaltet sich einerseits deshalb so schwierig, weil Qualität in der Gesundheitsversorgung ein multifaktorielles und komplexes Phänomen mit biopsychosozialer Dimensionierung ist. Andererseits wirft die Umsetzung der empirischen „Befunderhebung“ in praxiswirksame Guidelines zahlreiche inhaltliche und organisatorische Probleme auf. Abgesehen von strukturellen Besonderheiten des US-amerikanischen Gesundheitswesens, welche die handlungsrelevante Umsetzung einheitlicher Handlungsmaßstäbe erschweren, liegt die Hauptursache für das bisherige Fehlen wirksamer Guidelines aus methodischer Sicht in Problemen ihrer empirischen und theoretischen Begründbarkeit. Der strenge Maßstab randomisierter kontrollierter Studien ist nur in wenigen medizinischen Versorgungsbereichen zu erfüllen. Dieses Problem erscheint besonders deutlich in der Rehabilitation in Deutschland, in welcher jeder Versicherte ein gleiches Recht auf gleiche Leistung hat und randomisierte Gruppenzuordnungen für Leistungserhalt bzw. -verweigerung sozialrechtlich kaum realisierbar sind.

Als vorläufiges Fazit aus diesen ersten gesundheitssystembezogenen Ansätzen zum Qualitätsmanagement in den USA kann hervorgehoben werden: Probleme der Finanzierung des Gesundheitswesens im allgemeinen und der Rehabilitation im Besonderen bedürfen einer primär qualitativen Lösung. Die Optimierung der Versorgungsqualität bedarf sowohl einer empirischen Begründung wie auch der konsensualen theoretischen Umsetzung in praxiswirksame Guidelines. Hier gibt es allerdings noch erheblichen Entwicklungsbedarf, auf den im Folgenden noch näher eingegangen werden soll.

Einen weiteren bedeutsamen Erfahrungsbereich stellen in diesem Zusammenhang die Diagnosis Related Groups dar, die als zweite „Wurzel" der Entwicklung des Qualitätsmanagements verstanden werden können. Sie hatten ihren Ausgangspunkt ebenfalls in dem praktischen Bestreben nach Kostendämpfung im Gesundheitswesen, setzten jedoch nicht global bei einer Begrenzung des Gesamtbudgets an, sondern bezogen sich auf eine leistungsgerechtere Beschreibung der „Produkte eines Krankenhauses".

Ausgangspunkt war die Erkenntnis, dass es zur Bewertung der Leistungsfähigkeit eines Krankenhauses einer „Produkt"-Definition bedürfe. In diesem Zusammenhang wurden Anfang der 70er Jahre von dem US-Amerikaner Fetter sogenannte „Diagnosis Related Groups" (DRGs) entwickelt (Fetter et al. 1980). Die „Produkte" des Krankenhauses wurden hier über standardisierte Definitionen seiner Versorgungsaufgaben bestimmt, die wiederum im Wesentlichen über die Entlassungsdiagnosen und bestimmte medizinische Leistungen, sogenannte Prozeduren, bestimmt wurden.

Im praktischen Einsatz der DRGs, der sich schnell über den ursprünglich intendierten Zweck einer Produktbeschreibung des Krankenhauses hinaus auf die Absicherung wichtiger Bereiche des Vergütungssystems von Gesundheitsleistungen in den USA ausdehnte, wurden sehr bald methodische Probleme der Fallgruppenbildung deutlich, die trotz weitergehender Konstruktionsversuche (u. a. Patient Management Categories) bis heute nicht abschließend gelöst werden konnten.

10.3 Von der Fallgruppenbildung zu Qualitätsmanagementkategorien

In der Fallgruppenbildung lässt sich ein zentraler methodischer Zugang für viele Fragen des „ökonomisch begründeten Qualitätsmanagements" sehen, und zwar sowohl im Hinblick auf eine adäquate qualitative Leistungsbeurteilung, wie auch in Bezug auf „finanzorientierte" Strategien zur Qualitätsoptimierung. Soll Leistungsqualität beurteilt werden, so setzt dies deren adäquate Definition voraus. Das erfordert aber für komplexe Versorgungsbereiche wie die Rehabilitation ein gestuftes Vorgehen und somit die Bildung typischer Fallgruppen als Ausgangspunkt für entsprechende Leistungsspezifikationen.

Die Diskussion um entsprechende Konzepte hat die Qualitätssicherung im Gesundheitsbereich von Anfang an begleitet. In Deutschland wurde sie durch die Einführung der Fallpauschalen in der Akutmedizin neu entfacht. Aus den längeren Erfahrungen in den USA und den jüngsten Diskussionen in Deutschland können wesentliche Schlussfolgerungen für die Rehabilitation gezogen werden. Es geht um die Frage, welche methodischen Anforderungen Fallgruppenkonzepte erfüllen müssen, um das Qualitätsmanagement wirkungsvoll zu unterstützen, d. h. um als Instrumente für die Qualitätsverbesserung und zur Erhöhung von Effektivität und Effizienz im ökonomischen Sinne eingesetzt werden zu können.

Mit der Einführung von Fallpauschalen in der akutmedizinischen Versorgung ist die Übertragung entsprechender Vergütungsformen auf die Rehabilitation verstärkt in den Mittelpunkt der öffentlichen und fachwissenschaftlichen Diskussion um die Lösung ökonomischer Probleme gerückt. Während erstere sich vordergründig an den beobachteten Phänomenen zwischen Kosteneinsparung und Qualitätsverlusten im Akutbereich entzündete, wird letztere, mehr oder weniger inhaltlich eingegrenzt, aus der jeweils spezifischen Sicht von Medizinern, Ökonomen oder Sozialwissenschaftlern geführt.

Bisher gibt es kaum Ansätze einer integrierten versorgungsanalytischen Problemsicht und -bearbeitung, die - nicht zuletzt mit Blick auf die Rehabilitation - zu neuen Lösungsvorschlägen führen könnte. Mit „Lösungsvorschlägen" sind dabei nicht nur die Ziele einer leistungsgerechteren Vergütung gemeint, die die Einführung von Fallpauschalen in der Akutmedizin maßgeblich ausgelöst haben. Eine Sicht, die Leistungsbeurteilung auf Kosten-Messung reduziert, greift zu kurz. Diese Erkenntnis lenkt angesichts der Diskussionen um mögliche Qualitätsverluste im Nachgang der Fallpauschaleneinführung den Blick auf das Wesentliche: Leistung im Gesundheitsbereich im Allgemeinen und in der Rehabilitation im Besonderen erfordert es, ihre Qualität und Wirksamkeit zu berücksichtigen. Dieser Zusammenhang ist im Gesundheitsbereich insofern nicht selbstverständlich, als er anderen Regulationsmechanismen als im übrigen Produkt- und Dienstleistungssektor unterliegt: Die Qualität einer Gesundheitsleistung definiert sich nicht allein im freien Marktspiel von Angebot und Nachfrage, sondern muss - nicht zuletzt um einen ungebremsten Nachfrageanstieg zu verhindern - entsprechend sozialpolitisch gesetzten Rahmenbedingungen gesteuert werden.

Die Verantwortung für diese leistungssteuernden Maßnahmen im Gesundheitsbereich liegt institutionell bei den Rehabilitationskosten- und -leistungsträgern. In diesem Rahmen erhält die Auseinandersetzung um das Pro und Contra der Fallpauschalen in der Akutmedizin bzw. der Rehabilitation eine neue Dimension: Es geht um die versorgungstheoretisch begründete Suche nach neuen Wegen zu einer stärkeren Berücksichtigung qualitativer Parameter in der Leistungsbeurteilung als Grundlage für deren (spätere) Berücksichtigung für adäquate(re) Finanzierungsformen.

Die Qualitätsfrage erhält aus dieser Sicht einen neuen Stellenwert in der Rehabilitation, der über den kosten- bzw. patientenzentrierten Fokus hinausgeht. Qualität wird insofern „konkret", als sie über abstrakte Forderungen im Sinne von „das Beste für den Patienten" hinausgeht. Sie erhält eine weitergehende praktische und strategische Dimension, indem sie zum direkten und unmittelbaren Bestandteil der Leistungsdefinition wird. Wenn Qualität leistungsbestimmend werden soll, reicht es nicht aus, sie als gegeben zu unterstellen und nachträglich zu prüfen.

Die Forderung, Qualität als Bestandteil der Leistungsdefinition zu betrachten, umfasst verschiedene inhaltliche und methodische Aspekte, deren Berücksichtigung nicht nur die versorgungsanalytischen Konsequenzen aus dem akutmedizinischen Fallpauschalenkonzept für die Rehabilitation aufzeigt, sondern darüber hinaus auch neue Wege zum integrierten Qualitäts- und Leistungsmanagement in diesem Bereich eröffnet. Vor diesem Hintergrund werden im Folgenden einige konzeptionelle und forschungsstrategische Überlegungen zur Bildung von sogenannten Rehabilitanden-Management-Kategorien (RMK) als Instrument zu einem qualitätsbezogenen Leistungsmanagement in der Rehabilitation vorgestellt.

10.4 Rehabilitanden-Management-Kategorien

10.4.1 Das methodische Grundproblem

Die Einführung von Fallpauschalen in der Akutmedizin hat das Grundproblem einer qualitätsbezogenen Leistungsbeurteilung in der Gesundheitsversorgung aufgezeigt. Es geht um eine adäquate Definition von typischen Fallgruppen, hier speziell von Rehabilitanden. Die Zielstellung besteht dabei in der Bestimmung von Patientengruppen, für die ein möglichst homogener Ressourcenaufwand angenommen werden kann, sodass bei vorgegebenem Mitteleinsatz mit vergleichbaren Ergebnissen zu rechnen ist (Spyra u. Müller-Fahrnow 1998).

Das zentrale methodische Problem besteht darin, dass die „Produkte" einer Gesundheitseinrichtung (Krankenhaus/Rehabilitationsklinik etc.) - im Gegensatz zu industriellen Produkten – nur in statistischem Sinne homogen sein können. Eine exakte Standardisierung der Leistungsparameter ist im Spannungsfeld der genuin gegebenen Individualität eines jeden Behandlungsfalles und dem als typisch zu klassifizierenden Behandlungsstandard nicht möglich. Der Homogenitätsgrad der Fallgruppen kann unter diesen Bedingungen nur ein „Kompromiss" zwischen Praktikabilität des Klassifizierungssystems einerseits und dessen individueller Treffsicherheit andererseits sein.

Leistungsbeschreibungen im Sinne von fallgruppenspezifischen Behandlungsstandards können also jeweils nur den „typischen Fall" abdecken und sind damit im individuellen Einzelfall nur bedingt verbindlich. Dieses methodische „Dilemma“ einer theoretisch begründeten Fixierung von Behandlungsstandards einerseits und praktischer Berücksichtigung individueller Behandlungsspezifika andererseits sollte über einen iterativen (stufenweisen) Prozess beseitigt werden. Ein solcher Prozess ist notwendig für die schrittweise Annäherung zwischen theoretisch begründeten Festlegungen und empirisch ermittelten tatsächlichen Leistungsprofilen. In bisherigen Fallgruppenansätzen ist das beschriebene methodische Grundproblem nur unzureichend gelöst. Typisch ist eine einseitige „bottom-up“-Konstruktion der Fallgruppen durch Experten, wobei die empirische Evaluation sich nicht auf die Gruppenbildung bezieht, sondern sich auf eine nachträgliche Bewertung durch Ermittlung mittlerer Behandlungsaufwendungen beschränkt.

Dieser grundlegende methodische Konstruktionsmangel führt dann u.a. zu folgenden weiteren Problemen:

- Unvollständigkeit der Fallgruppensysteme, d.h. selbst mit Bezug auf beschränkte Versorgungsbereiche werden nicht alle Fälle erfasst.
- Begrenzte Komplexität der Gruppenbildung, d.h. die Spezifikation bleibt auf ausgewählte Parameter - wie Diagnose/n, Alter, Geschlecht u.a. - beschränkt und berücksichtigt nur unzureichend solche weiterführenden Merkmale wie Komorbidität und Komplikationen.
- Statischer Charakter der Gruppenbildung, d.h. verlaufsbezogene Parameter - wie Leistungen pro Zeit und Leistungsabfolge - werden nicht berücksichtigt.
- Deskriptiv beschränkte Funktionalität der Fallgruppen, d.h. es werden keine (verlaufsbezogenen) Anforderungen an die Prozess- und Outcome-Qualität definiert.

Die genannten Mängel bedeuten, dass die mit den Fallgruppenkonzepten avisierte Leistungs- und Kostenhomogenität bisher nicht realisiert werden konnte. Das wiederum führt in der Praxis zu Versorgungsdefiziten, die zwar immer wieder kritisiert, bisher jedoch noch nicht hinreichend einer auf das methodische Grundproblem zurückgehenden Lösung zugeführt worden sind.

10.4.2 Rehabilitationswissenschaftliche Problemlösung

Sollen Fallgruppen in der Rehabilitation erfolgreich für das Leistungs- und Qualitätsmanagement eingesetzt und Versorgungsdefizite, wie sie u.a. im Akutbereich mit bisherigen Fallgruppenkonzepten beobachtet wurden, vermieden werden, so ist das beschriebene Grundproblem der Fallgruppenklassifizierung neu zu lösen: Der iterative Prozess der Annäherung zwischen theoretisch begründeten Festlegungen einerseits und empirisch ermittelten tatsächlichen Leistungsprofilen andererseits kann unter Einbeziehung evidenz-basierter Erkenntnisse aus empirischen Untersuchungen über die stufenweise Konsensbildung in Expertengruppen erfolgen. Im Bereich der stationären medizinischen Rehabilitation kann hier auf bewährte Ansätze und Erfahrungen zurückgegriffen werden:

Als theoretische Ausgangsbasis für die Expertendiskussion wurden bereits in der Vergangenheit indikationsspezifische Reha-Konzepte erarbeitet, die als konsensueller Rahmen für einen „Soll"-Mindeststandard für die Struktur- und Prozessqualität - teilweise mit Ergebnisbezug - angesehen werden können. Auf der Ebene der Empirie wurden gleichzeitig Instrumente und Verfahren entwickelt, die einen geeigneten Zugang für die praktische Analyse eröffnen. Es handelt sich hier um Instrumente und Verfahren, mit denen in der medizinischen Rehabilitation diagnostische, therapeutische und ergebnisbezogene Qualitätsparameter durch Reha-Träger oder -Kliniken - teilweise routinemäßig - erfasst und analysiert werden. Besondere Bedeutung besitzen als methodische Hilfsmittel die ICD 9/10 für die Dokumentation der Diagnosen, die Klassifikation Therapeutischer Leistungen (KTL) für die Dokumentation der Therapieverläufe (Müller-Fahrnow et al. 1994, 1999) und nicht zuletzt Assessmentinstrumente für Patienten und Ärzte aus dem Qualitätssicherungsprogramm der Rentenversicherung und weiteren Entwicklungen (u. a. IRES-Fragebogen), die zur Prozess- und Ergebnisdokumentation eingesetzt werden.

Eine zentrale Bedeutung für die empirisch und theoretisch begründete RMK besitzt die KTL. Sie ermöglicht erstmals eine systematische Dokumentation und Gliederung von Anzahl, Aufwand und Dosierung einzelner Leistungseinheiten einschließlich der Fixierung von Mindestanforderungen für den therapeutischen Prozess. Die KTL ist dabei selbst ein Ergebnis ausführlicher Konsensusprozesse unter Experten und somit bereits Teil des iterativen Prozesses zwischen theoriegeleiteter Qualitätsstandardisierung unter Berücksichtigung empirischer Praxisvielfalt. Ähnliches gilt auch für die weiteren Instrumente aus dem Qualitätssicherungsprogramm der Rentenversicherung, bei deren Entwurf sich ein expertengestütztes Konsensuskonzept bewährt hat.

Die rehabilitationswissenschaftliche Umsetzung des beschriebenen methodischen Ansatzes zur Konstruktion von RMK wurde bereits in Angriff genommen: Sie ist Inhalt eines Projektes am Institut für Rehabilitationswissenschaften der Humboldt-Universität zu Berlin, das im Rahmen einer gemeinsamen Förderinitiative von Rentenversicherung und Bundesministerium für Forschung und Technologie gefördert wird. Der Begriff der RMK wurde dabei gewählt, um einerseits die konzeptionelle Nähe zu den bisherigen Fallgruppen-Ansätzen zu kennzeichnen, andererseits aber auch die zentrale inhaltliche und methodische Einordnung in Qualitäts-Managementkonzepte zu charakterisieren.

10.4.3 Instrumente für das Leistungs- und Qualitätsmanagement

Die RMK sollen - im Unterschied zu den bisherigen Ansätzen - sowohl reha-klinisch relevante Fallgruppen enthalten, die empirisch begründet sind, als auch theoriegeleitete und im Konsensusprozess abgestimmte Definitionen von diagnostischen und Qualitätsstandards. Bezogen auf das Qualitätsmanagement geht es also inhaltlich um die drei Zielbereiche: Diagnostikmanagement, Therapiemanagement und Outcomemanagement.

Das *Diagnostikmanagement* basiert auf der umfassenden Bestimmung der fallgruppentypischen funktionalen Defizite mit den drei Schwerpunktbereichen somatisch, psychisch, sozial sowie spezielle, diesen zugeordnete Problemlagen. Dazu gehören u. a. Merkmale wie die Informiertheit des Rehabilitanden über die Krankheit, das Risikoprofil, das Coping-Verhalten sowie das Beherrschen von Selbstkontrolltechniken. Auf der Basis einer umfassenden Beschreibung dieser indikationsspezifischen Rehabilitandenmerkmale sollen die RMK ein prozess- und ergebnisorientiertes Management ermöglichen.

Die Optimierung des *Therapiemanagements* basiert auf der ständigen Überprüfung und Aktualisierung der Indikationsstellung im Verlaufe des Behandlungsprozesses. Ein weiterer Beitrag besteht in dem verbesserten *Outcomemanagement*, indem die RMK bestimmte Zielkategorien qualitativ und ggf. quantitativ beschreiben. Indem diese Ergebnisparameter verlaufsbezogen fortgeschrieben werden, ermöglichen sie eine auf den Outcome ausgerichtete flexible Therapiesteuerung zu jedem Behandlungszeitpunkt, wie auch eine ergebnisbezogene Qualitätsbewertung des gesamten rehabilitativen Prozesses.

Die genannten Zielbereiche der RMK beschränken sich nicht nur auf das Qualitätsmanagement innerhalb des Systems der medizinischen Rehabilitation, sondern bewirken auch eine systemübergreifende Optimierung an den Schnittstellen zu vor- und nachgelagerten Versorgungsbereichen. Dies betrifft insbesondere die Übergänge zur Phase-I-Reha, d.h. der zum frühestmöglichen Zeitpunkt der Akutbehandlung einsetzenden Rehabilitation (Frührehabilitation), wie auch zur Phase-III-Reha, d.h. der lebenslangen Rehabilitation am Wohnort.

Aus systemanalytischer Sicht betreffen die erwarteten Management-Effekte der RMK folgende fünf Funktionen:

Die RMK dienen dem Qualitätsmanagement im engeren Sinne, d.h. der *Qualitätsverbesserung* durch Schwerpunkt-Verlagerung von der Strukturqualität auf die Ebene der Prozess- und Ergebnisorientierung. Diese Form des Qualitätsmanagements stärkt die Eigenverantwortlichkeit und Entscheidungskompetenz der Kliniken und hebt gleichzeitig generell das Qualitätsniveau an, indem sie Zielvorstellungen in Form von Standards oder Guidelines vorgibt und reale Leistungen empirisch vergleichbar macht. Die Funktion des Qualitätsmanagements im weiteren Sinne wird von den RMK folgendermaßen unterstützt.

Das *Netzwerk-Management* betrifft insbesondere die Steuerung der Versorgungsstrukturen durch die Rehabilitationsträger und -anbieter innerhalb des Reha-Systems und an den Schnittstellen. Die RMK unterstützen diese Funktion u.a. dadurch, dass sie eine qualitätsbezogene und flexible Planung und Steuerung des Reha-Angebots sowie der Versorgungsstrukturen ermöglichen. Sie fördern auch die Chancen der Rehabilitationseinrichtungen, ihre Versorgungsleistungen eigenverantwortlich, flexibel und wettbewerbsorientiert zu gestalten.

Neben den zentralen und dezentralen Struktureffekten unterstützen die RMK auf der Ebene der unmittelbaren Patientenversorgung das *Einzelfall-Management*. Über eine patientenorientierte Prozesssteuerung kann der

Rehabilitand indikationsspezifisch und ergebnisorientiert durch das gesamte Versorgungsnetz „gelotst“ werden.

Eine wesentliche Grundlage für die Entfaltung der Wirkeffekte der RMK wird über das *Informationsmanagement* geschaffen. Durch eine verbesserte Dokumentation der Leistungen der Kliniken wird die externe und interne Transparenz der Prozesse und Ergebnisse erhöht. Dies wiederum ist elementare Voraussetzung für die Optimierung der Strukturen, Prozesse und Ergebnisse über effektive Organisationsmechanismen im weitesten Sinne.

Nicht zuletzt wird mit den RMK die Grundlage für ein effektives *Finanzierungsmanagement* gelegt. Dies geschieht nicht nur über das ökonomische Korrelat der RMK, sondern bereits auf der Ebene qualitativer Effekte durch Qualitäts- und Wirtschaftlichkeitsanreize für die Kliniken.

10.4.4 Erfolgskontrolle

Sollen die RMK die gewünschten Erfolge zur Optimierung des Qualitäts- und Leistungsmanagements in der Reha-Versorgung zeigen, so genügt es nicht, die Einheit von theoriegeleitetem Qualitätsstandard und empirisch begründeter sowie evaluierbarer praktischer Umsetzung nur forschungsmethodisch zu realisieren. Es ist vielmehr erforderlich, die RMK auch strategisch-praktisch als Instrumente des Qualitätsmanagements einzusetzen. Das bedeutet einerseits, sie als theoretisch und empirisch begründete Guidelines für das Qualitätsmanagement zu entwickeln und sie andererseits in ein umfassendes System des externen und internen Qualitätsmanagements einzubinden. Gerade in dieser verbindenden Funktion von qualitätsfördernden Anreizen auf der Ebene der Leistungserbringung einerseits und der Leistungssteuerung andererseits, wird eine besondere Stärke der RMK gesehen. Diese konzeptionelle Verknüpfung ist die Voraussetzung dafür, Leistung auf allen Ebenen an der Qualität zu orientieren und damit nicht nur bedarfsgerechte Strukturen, sondern auch Prozesse und Ergebnisse zu thematisieren. Die wirtschaftliche Erbringung und Abrechnung dieser Leistungen im Sinne der fiskalischen Orientierung des Fallpauschalenkonzeptes ergibt sich dann als „Nebenprodukt“ eines qualitätsgesteuerten Rehabilitationssystems.

Mit Bezug auf die eingangs aufgeworfenen Fragen nach den Handlungsnotwendigkeiten in der Rehabilitation angesichts veränderter ökonomischer Bedingungen im Allgemeinen und knapper werdender Ressourcen im Besonderen, relativiert sich damit gleichzeitig die „Reichweite“ des vorgestellten Konzepts der RMK. RMK sind kein „Allheilmittel“ für alle Probleme der Rehabilitation. Sie betreffen jedoch einen neuralgischen Punkt für die weitere Entwicklung in diesem Bereich – nämlich das rehabilitationswissenschaftliche Defizit in der Entwicklung von Methoden und Strategien, die geeignet sind, auf die veränderten ökonomischen Bedingungen ohne Verluste in der Qualität der Versorgung zu reagieren.

10.5 Eine versorgungsepidemiologische Antwort auf die „ökonomische Frage"

Von der Verknappung der Ressourcen ist auch die Rehabilitation betroffen, ohne dass die Ursachen der Verknappung hier begründet sind. Ein Anstieg der rehabilitativen Leistungen ist so u.a. durch eine zunehmende Alterung der Versichertenpopulation verursacht. Dieser Alterungsprozess wird sich nach prognostischen Einschätzungen auch noch weiter fortsetzen und zu einem weiteren Bedarfsanstieg in der Rehabilitation führen. Auf diese Anforderungen muss die Rehabilitation mit der Entwicklung geeigneter Planungs- und Steuerungsinstrumente reagieren. Globale Ausgabenbudgetierungen und auf fiskalische Begründungen reduzierte Struktureingriffe, wie sie vom Gesetzgeber mit dem Wachstums- und Beschäftigungsförderungsgesetz (WFG) vorgenommen wurden (Hansmeier et al. 1997), sind als Regulationsmechanismen unwirksam und engen gleichzeitig den Handlungsspielraum der verantwortlichen Kosten- und Leistungsträger ein. Auf das Dilemma einer struktur-gefährdenden öffentlichen Sparpolitik angesichts nicht berücksichtigter demographisch verursachter Bedarfsanstiege in der Rehabilitation wurde in rehabilitationswissenschaftlichen Untersuchungen bereits früher hingewiesen (Spyra et al. 1997). Allerdings konnten in diesem Rahmen bisher noch keine ausreichenden wissenschaftlich evaluierten Bedarfsschätzungen vorgelegt werden, die über die demographische Komponente hinaus auch weitere gesellschaftliche Entwicklungen berücksichtigen.

Hierzu liegen nur erste Ansätze vor. Sie betreffen beispielsweise Untersuchungen zum Inanspruchnahmeverhalten der Versicherten angesichts veränderter akut-medizinischer Versorgungsbedingungen. So konnte gezeigt werden, dass in „somatischen" Indikationsgebieten mehr operierte Patienten mit einem anders akzentuierten therapeutischen Anforderungsprofil in die Rehabilitation gelangen als noch vor 10 Jahren (vgl. Beitrag von Spyra u. Müller-Fahrnow in diesem Band). Hier besteht ein erheblicher rehabilitationswissenschaftlicher Forschungsbedarf.

Das „ökonomische Problem" der Rehabilitation ist also wesentlich ein gesellschaftliches: Ein durch verschiedene gesellschaftliche Prozesse verursachter Bedarfsanstieg steht einem begrenzten Finanzetat gegenüber. Die Problemlösung kann durch die Entwicklung geeigneter Methoden und Handlungsstrategien für eine effektivere Planung und Steuerung der Strukturen und Prozesse in der Rehabilitation unterstützt werden. Die RMK erscheinen als ein – wenn auch sicher nicht der alleinige – Weg, um über eine weitere qualitative Bedarfskategorie zu wirksamen Regulationsinstrumenten zu gelangen. Von diesen Entwicklungen wird es vielleicht auch abhängen, welche Perspektive die Rehabilitation als integrierter Leistungsbereich – angesichts globaler gesellschaftlicher und ökonomischer Veränderungen – in Zukunft hat.

Literatur

Arrow KJ (1985) Uncertainty and the welfare Economics of Medical Care, Collected Papers, Applied Economics, Vol. 6. London 15–50

Buschmann-Steinhage R, Gerwinn H, Klosterhuis H, Mitreiter R (1998) Der Förderschwerpunkt „Rehabilitationswissenschaften" - ein Förderprogramm und seine Umsetzung. Die Rehabilitation 37: 71–77

Egner U, Gerwinn H, Müller-Fahrnow W, Schliehe F (1998) Das Qualitätssicherungsprogramm der gesetzlichen Rentenversicherung für den Bereich der medizinischen Rehabilitation. Die Rehabilitation 37: 2–7

Fetter RB, Shin Y, Freeman JL, Averill RF, Thompson JD (1980) Case mix definition by diagnosis related groups. Med Care 18, Suppl 1–53

Hansmeier I, Müller-Fahrnow W, Klosterhuis H, Spyra K (1997) Kosten-Nutzen-Bewertung der medizinischen Rehabilitation in der RV. DAngVers 44: 226ff.

Koch U, Gerdes N, Jäckel W et al. (1995) Verbundforschung Rehabilitationswissenschaften. Vorschlag zu einer Förderinitiative. DRV 7–8: 491–513

Müller-Fahrnow W (1993) Qualitätssicherung in der medizinischen Rehabilitation. f&w 4/93: 385

Müller-Fahrnow W, Sakidalski B, Sommhammer B, Wittkopf S (1994) Die Klassifikation therapeutischer Leistungen (KTL) für den Bereich der medizinischen Rehabilitation. Praxis der klinischen Verhaltensmedizin 6/24: 254–263

Müller-Fahrnow W, Spyra K, Hansmeier T, Nowossadeck E, Held K, Karoff M, Huß C (1999) Neue versorgungsorganisatorische Forschungsansätze in der kardiologischen Rehabilitation. In BAR (Hrsg) Perspektiven des Wandels in der Rehabilitation. Anregungen und Empfehlungen aus den Beiträgen auf dem 3. Bundeskongress für Rehabilitation 1999. Eigenverlag, Frankfurt am Main

PORTs (1992) Editorial. The Lancet 340: 1439

Relman AS (1988) Assessment and accountability: The third revolution in medical care. N Engl J Med 319: 1220–2

Spyra K, Müller-Fahrnow W (1998) Rehabilitanden-Management-Kategorien (RMK) / Ein neuer Ansatz zur Fallgruppenbildung in der medizinischen Rehabilitation. Die Rehabilitation 37, Suppl 1, 47–56

Spyra K, Müller-Fahrnow W, Hansmeier T, Klosterhuis H (1997) Abschätzung der langfristigen Bedarfs- und Ausgabenentwicklung für die Rehabilitationsleistungen der BfA unter Berücksichtigung des Wachstums- und Beschäftigungsförderungsgesetzes (WFG). Ztschr für Gerontologie und Geriatrie 30: 443–449

Kapitel 11

Qualitätssicherung in der medizinischen Rehabilitation

11

U. Dorenburg, J. Tiefensee

11.1 Einleitung

Innerhalb des Gesundheitssystems ist die Sicherstellung einer qualitativ hochwertigen medizinischen Versorgung sowohl ethisch als auch ökonomisch eine zentrale Aufgabe mit wachsender Bedeutung. In der immer schärfer geführten Debatte um die zur Verfügung stehenden Ressourcen gewinnen neben der Qualitätssicherung Aspekte einer bedarfsgerechteren Versorgung, der besseren Verzahnung der Teilbereiche, der Priorisierung und der Evidenz-basierten Medizin immer mehr an Bedeutung. Innerhalb der aktuellen öffentlichen und Fachdiskussion wird auch der zunehmende Stellenwert der Qualitätssicherung erkennbar. Dies drückt sich neben einer Verankerung im Sozialgesetzbuch V (§§ 135–139) in vielfältigen Maßnahmen der Verbände von Kosten- und Leistungsträgern sowie Leistungserbringern im Gesundheitswesen aus. Allerdings ist der Diskussionsprozess bei weitem nicht abgeschlossen. Die Integration zeitgemäßer Strategien einer rationalen und effektiven Qualitätssicherung steht in vielen Bereichen des Gesundheitswesens noch am Anfang. Dass gegenüber anderen Bereichen des Dienstleistungssektors eine zeitliche Verzögerung zu beobachten ist, kann einerseits aus dem Selbstverständnis der dominierenden Berufsgruppen im Gesundheitswesen abgeleitet werden, die Qualität als quasi genuinen Bestandteil der zu erbringenden Leistungen auffassen. Andererseits erschweren die spezifischen Bedingungen im Gesundheitswesen die Übertragung von Qualitätssicherungsmodellen aus dem allgemeinen Dienstleistungsbereich.

Dessen ungeachtet ist Qualitätssicherung sowohl in der Akutmedizin als auch in der Rehabilitation kein neues Thema. Allerdings waren die ersten Ansätze eher auf Kontrollaspekte ausgerichtet, ohne eine kontinuierliche Qualitätsentwicklung zu fokussieren. Inzwischen hat jedoch ein Paradigmenwechsel stattgefunden, der die Motivation zu einer ständigen Qualitätsverbesserung und -entwicklung in den Vordergrund rückt. Das Qualitätssicherungsprogramm der gesetzlichen Rentenversicherung kann in diesem Zusammenhang als wegweisend angesehen werden (vgl. Abschn. 11.3.3).

11.2 Grundlagen der Qualitätssicherung

11.2.1 Definition von Qualitätssicherung

Die begriffliche Eingrenzung von Qualitätssicherung setzt zunächst die Definition von Qualität voraus. Bemühungen um eine Definition von Qualität und Qualitätssicherung betrafen zunächst Problemlagen der Wirtschaft und Industrie. In der DIN ISO 9004 (1992) wurden Definitionen jedoch dann generell auf den Dienstleistungssektor bezogen. Hier wird Qualität als „die Gesamtheit von Eigenschaften und Merkmalen eines Produktes oder einer Dienstleistung, die sich auf deren Eignung zur Erfüllung festgelegter oder vorausgesetzter Erfordernisse beziehen" bezeichnet. Auch wenn hier das Gesundheitswesen als Teil der Dienstleistung mit einbezogen werden kann, trägt diese umfassende Definition wenig zur Begriffserhellung für den medizinischen Bereich bei. Aber auch im Gesundheitswesen wird Qualität häufig im Hinblick auf die Erreichung individueller Ziele definiert. So beschreibt z.B. die National Academy of Science der USA die „Qualität der Behandlung als das Maß, in dem die gesundheitliche Versorgung von Individuen oder Gruppen die Wahrscheinlichkeit erhöht, dass vom Patienten erwünschte auf die Gesundheit bezogene Ergebnisse erzielt werden, und zwar in Übereinstimmung mit dem aktuellen Wissen des Berufsstandes“ (zitiert nach Lohr, 1990, S. 707).

Für die Zielerreichung ist es nicht nur notwendig, die Ziele selbst zu definieren, ebenso sind die strukturellen Gegebenheiten und die Ablaufprozesse, die zur Zielerreichung beitragen als qualitätsrelevante Merkmale zu werten. Die Einteilung des Qualitätsbegriffs in Struktur-, Prozess- und Ergebnisqualität ist mittlerweile generell etabliert (für eine inhaltliche Bestimmung dieser Dimensionen für die Rehabilitation s. Abschn. 12.3). Qualität ist dabei ein latentes, mehrdimensionales Konstrukt, das unter Nutzung zu definierender Indikatoren operationalisiert werden muss (vgl. Zillessen 1994). Donabedian (1980, 1982) führte eine weitere Einteilung des Qualitätsbegriffs ein, der zwischen technischer und interpersoneller Qualität unterscheidet. Technische Qualität bezieht sich auf die Anwendung medizinischer Technik in der Behandlung der Patienten, wie z.B. die angemessene Anwendung diagnostischer und therapeutischer Maßnahmen, die interpersonelle Qualität umfasst die sozialen und psychologischen Komponenten einer Behandlung (Härter u. Tausch 1998).

Qualitätssicherung kann als „Oberbegriff für eine Reihe von unterschiedlichen Maßnahmen verstanden werden, deren globales Ziel darin besteht, die Qualität gesundheitsbezogener Dienstleistungen, d.h. die konkrete Versorgungspraxis, systematisch und kontinuierlich zu hinterfragen, zu bewerten und zu fördern und – im Falle von Mängeln oder Schwachstellen – zu verbessern“ (Nübling u. Schmidt 1998, S. 5). Die Einhaltung zuvor definierter Qualitätsparameter wird durch die laufende Beurteilung und Prozesskontrolle des medizinischen Handelns gesichert.

Die Durchführung von Qualitätssicherungsmaßnahmen erfordert die Einrichtung von Strukturen, die für die Umsetzung notwendig sind. Dies betrifft die Führungsebene hinsichtlich der Etablierung und Unterstützung einer entsprechenden Unternehmensphilosophie gleichermaßen wie die Einbindung motivierter und eigenverantwortlich handelnder Mitarbeiter (vgl. Nübling u. Schmidt 1998). Im Begriff des Qualitätsmanagement ist diese strukturelle Aufgabe deutlicher benannt. Durch die Weiterentwicklung der Qualitätssicherung im Sinne eines umfassenden Qualitätsmanagements wurde zunehmend auch das Prinzip der externen Kontrolle zugunsten einer internen Prozessregulation verschoben.

11.2.2 Anspruch der Qualitätssicherung

Qualitätssicherung ist ein Prozess, der nicht nur auf die *Sicherung* der Qualität der Leistungserbringung abzielt, sondern auf eine kontinuierliche Qualitäts*verbesserung*. Das Prinzip der Qualitätssicherung kann zusammenfassend als „dynamisches, auf Selbstverantwortung und eigener Motivation basierendes Verfahren zur Evaluation, Sicherung und Verbesserung der Prozess- und Ergebnisqualität im Sinne eines selbstlernenden Systems ..." beschrieben werden (Selbmann 1994, S. 20). Dabei wird immer wieder betont, dass dies auf der Grundlage von Methoden geschehen muss, die relativ einfach und ökonomisch in den Routineablauf einer spezifischen Einrichtung integrierbar sind, so dass die medizinische Versorgung nicht darunter leidet (Kaiser u. Schmitz 1994; Selbmann 1990). Auf diese Weise soll mit möglichst geringem Aufwand möglichst viel effektive Unterstützung rationaler Entscheidungsfindung bei klinischen Alltagsfragen gewährleistet werden (vgl. Kordy 1992).

Als Ziele der Qualitätssicherung lassen sich folgende Punkte benennen (vgl. Dorenburg u. Schliehe 1998):

- Verbesserung der Wirksamkeit der Leistungen,
- Gewährleistung einer bedarfs- und patientengerechten Versorgung,
- Erhöhung der Transparenz der Leistungserstellung,
- Erschließen von Wirtschaftlichkeitsreserven.

Eine sukzessive Annäherung an diese Ziele soll durch den dynamischen Prozess der Qualitätssicherung gewährleistet werden (s. Abb. 11.1). Die kontinuierliche Beobachtung, unterstützt durch ein Routinemonitoring, bildet die Datengrundlage für die Problem-Erkennung. Im Vergleich mit empirischen oder konsensusorientierten Standards oder auch Zielbestimmungen sollen Qualitätsprobleme aufgedeckt werden, die in einer Problemanalyse genauer spezifiziert werden können. Auf der Grundlage der Problemanalyse sollen anschließend Problemlösungen diskutiert, ausgewählt und implementiert werden. Die Evaluation der Implementierung gibt schließlich Aufschluss darüber, ob das Problem tatsächlich gelöst ist und eine Qualitätsverbesserung im definierten Problembereich verzeichnet werden kann.

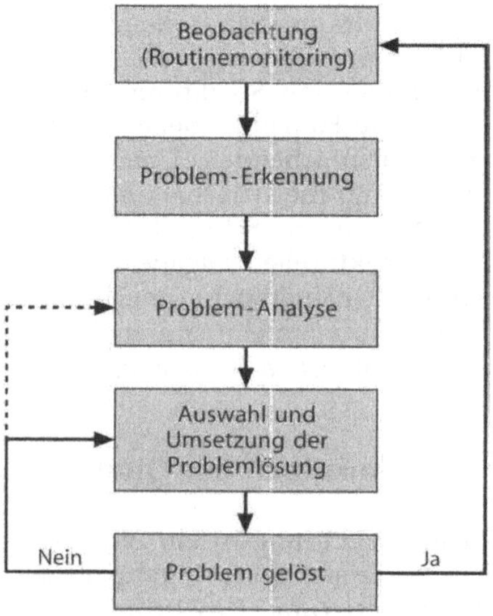

Abb. 11.1. Paradigma der Qualitätssicherung. (Nach Viethen, 1994, S. 14)

Der Optimierungsprozess betrifft neben Verbesserungen hinsichtlich konkreten therapeutischen Handelns oder organisatorischen Umstrukturierungen vor dem Hintergrund knapper werdender Ressourcen vor allem Kosten-Nutzen-Relationen. Enthalten sind aber auch Bereiche der gesellschaftlichen Verantwortung. So sind zum Beispiel im Modell der European Foundation of Quality Management (EFQM 1995) Fragen zur Lebensqualität und zum Umweltschutz bei der Einrichtungsbewertung ebenso berücksichtigt wie die Mitarbeiterorientierung und die Patientenzufriedenheit (vgl. Huck u. Dorenburg 1998).

11.2.3 Begriffliche Abgrenzung

Die Vielfalt der Verfahren der Qualitätssicherung führte dazu, dass in der Literatur der Begriff „inflationär" eingeführt wurde (Koch u. Schulz 1997). So wurde eine ganze Reihe von Maßnahmen und Ansätzen als Qualitätssicherung bezeichnet, die zwar im gesamten Prozess bedeutsam sein können, aber nicht mit Qualitätssicherung gleichzusetzen sind. Hinsichtlich einiger häufig genannter Verfahren soll im folgenden eine Abgrenzung versucht werden.

Selbmann (1995) benannte vor allem drei Fehlinterpretationen von Qualitätssicherung:

1. Fehlinterpretation: „Qualitätssicherung ist gleich Datenerfassung". Wie in Abschn. 11.2.2 ausgeführt, stellt die Datenerfassung im Rahmen des Routinemonitorings einen zentralen Bereich der Qualitätssicherung dar. Allerdings ist dies lediglich der erste Schritt. Im Sinne der Qualitätssicherung sind Datenerfassungen nur dann brauchbar, wenn klar ist, wie diese aufbereitet werden können, um Qualitätsdefizite sichtbar zu machen. Erst dann ist eine Grundlage für eine fundierte Problemanalyse und damit die Chance für eine adäquate Problemlösung geschaffen.

2. Fehlinterpretation: „Qualitätssicherung ist gleich Forschung". In der Qualitätssicherung geht es nicht primär um Forschungsergebnisse, sondern vielmehr um die Unterstützung rationaler Entscheidungsfindung bei klinischen Alltagsfragen (Kordy 1992). Allerdings kann Qualitätssicherung Forschungsaktivitäten auslösen. So kann beispielsweise der Effekt neuer Behandlungspakete auf den Behandlungserfolg oder auch der Effekt neu etablierter Besprechungsmodalitäten auf die Mitarbeiter- und auch Patientenzufriedenheit im Rahmen der Evaluationsforschung beurteilt werden. Evaluationsforschung bezieht sich dabei in der Regel auf eine einmalige Bewertung. Qualitätssicherung dagegen ist ein kontinuierlicher Prozess (vgl. Bührlen-Armstrong u. Bengel 1998).

3. Fehlinterpretation: „Qualitätssicherung ist gleich Kontrolle". Externe Kontrolle ist lediglich ein Teilbereich der Qualitätssicherung, der primär eine auf das Ergebnis bezogene Überprüfung darstellt; Qualitätssicherung dagegen strebt eine Optimierung angebotener Leistungen an (Koch u.

Schulz 1997). Seit einiger Zeit gewinnen interne Prozesse an Bedeutung und werden vielerorts als die wirksamste Komponente der Qualitätssicherung bezeichnet (Kaiser u. Schmitz 1994; Fröhlich et al. 1991). So betonen bspw. Zink et al. (1994), dass Qualitätsmanagement ohne motivierte und eigenverantwortlich handelnde Mitarbeiter undenkbar ist. Böselt u. Piwernetz (1994, S. 514) heben hervor, dass „qualitätsverbessernde Maßnahmen nur dann Erfolg haben können, wenn sich Chefärzte, Pflegedienst und Verwaltungsleiter damit identifizieren und in diesem Sinne Qualitätsmanagement an den Kliniken als Führungsaufgaben verstehen". Qualitätssicherung ist damit gleichermaßen denkbar als top-down-Prozess, indem beispielsweise neue Kommunikationsstrukturen und damit der Boden für Austausch geschaffen werden als auch als bottom-up-Prozess durch innovative und kreative Arbeit. Qualitätssicherung ist dann erfolgversprechend, wenn internes Engagement zur Qualitätsverbesserung vorhanden ist. Das lässt sich nicht durch externe Kontrolle erzwingen, sondern nur durch entsprechende interne Kommunikation fördern.

Mindestens ein weiterer Begriff wird immer wieder im Zusammenhang mit Qualitätssicherung verwendet: Das Controlling. Unter Controlling wird eine Prozessoptimierung unter ausschließlich wirtschaftlichen Gesichtspunkten verstanden (Huck u. Dorenburg 1998). Qualitätsmanagement sollte dagegen – zumindest seinem theoretischen Anspruch nach – vielfältigere Ziele verfolgen. Unter dem Aspekt der Strukturqualität ist beispielsweise auch die Mitarbeiterorientierung und unter dem Aspekt der Ergebnisqualität auch die Patientenzufriedenheit bedeutsam sowie die in Abschnitt 11.2.2 bereits genannten Gesichtspunkte der gesellschaftlichen Verantwortung.

11.3 Bedeutung der Qualitätssicherung für die Rehabilitation

Für die langfristige Integration der Rehabilitation in das System der gesundheitlichen Versorgung wird die Qualitätssicherung weiter an Bedeutung gewinnen. Unter den Bedingungen einer zunehmenden Ressourcenknappheit gilt es, den Stellenwert einer qualitativ hochwertigen Rehabilitation innerhalb der Versorgungskette zu sichern. Dabei kommt dem Nachweis ihrer Wirksamkeit wachsende Bedeutung zu. Qualitätssicherung kann über die differenzierte Darstellung und Interpretation der Ergebnisqualität hierzu einen entscheidenden Beitrag leisten.

Vor dem Hintergrund der schwierigen ökonomischen Bedingungen für viele Leistungserbringer in der Rehabilitation und der sich daraus ergebenden Wettbewerbsbedingungen kann Qualitätssicherung über die Förderung der kontinuierlichen Qualitätsentwicklung einen eher qualitätsorientierten Wettbewerb anstoßen. Damit wird verhindert, dass Wettbewerb unter rein ökonomischen Aspekten stattfindet und dass gute Qualitäten, die in den vergangenen Jahren um den Preis höherer Vergütungssätze explizit gefördert wurden, nun aus dem Markt ausscheiden, obwohl die Preis-Leistungs-Relation dies nicht nahelegen würde.

11.3.1 Qualitätsdimensionen

Auch in Bezug auf die Rehabilitation hat sich die Einteilung der Qualitätsdimensionen in Struktur-, Prozess- und Ergebnisqualität durchgesetzt. Im folgenden werden für die drei Dimensionen Beispiele aus der Rehabilitation beschrieben.

Strukturqualität
Die verschiedenen Merkmale der Strukturqualität stellen die Voraussetzung für die Erbringung von Leistungen dar. Strukturqualität kann in zwei inhaltliche Komplexe unterteilt werden. Dies sind zum einen „harte", abzählbare *Strukturmerkmale* der Ausstattung, der vorgehaltenen diagnostischen und therapeutischen Maßnahmen (u. a.) und zum anderen „weiche" aus Indikatoren abzuleitende *konzeptionelle Merkmale* der Arbeitsabläufe.

Strukturmerkmale sind z. B. (vgl. hierzu Koch u. Schulz 1997):
- personelle Bedingungen (Personalschlüssel, interprofessionelle Zusammensetzung, Qualifikation, Berufserfahrung),
- räumliche Gegebenheiten (angemessene Ausstattung der Einzel- oder Doppelzimmer, Größe, Lage und Gestaltung von Therapie-, Gruppen- und Aufenthaltsräumen sowie deren ökologische und kommunikationsfördernde Gestaltung, Behindertengerechtheit und störungsspezifische Funktionalität),
- medizinisch-technische Ausstattung (Verfügbarkeit diagnostischer Geräte für indikationsbezogene, allgemeinmedizinische und differentialdiagnostische Zwecke, Ausrüstung mit elektronischer Datenverarbeitung etc.),
- therapeutisches Angebot (Angebot von Visiten und Sprechstunden, indikationsspezifischen Leistungen, Sozial- und Berufsberatung, Gesundheitsinformation etc.),
- Abbildung des Indikationsspektrums.

Unter *konzeptionellen Merkmalen* können folgende Aspekte zusammengefasst werden:

- interne Vernetzung (berufsgruppenspezifische und -übergreifende Besprechungen, Dokumentation der Leistungen bezogen auf die Eingangs-, Verlaufs- und Abschlussdiagnostik sowie die Therapieplanung und die durchgeführten Maßnahmen, Etablierung interner Qualitätszirkel),
- externe Vernetzung (externe Qualitätszirkel, Vernetzung mit anderen rehabelevanten Einrichtungen),
- Mitarbeiterqualifizierung (Fortbildung und Supervision),
- therapeutische Schwerpunktsetzung.

Prozessqualität
Prozessqualität umfasst Fragen der

- Angemessenheit diagnostischer und therapeutischer Leistungen sowie die
- Beurteilung der sachgerechten Durchführung.

Dies umfasst auch die Inanspruchnahme, Frequenz, Dauer, Dosis und Abfolge von Behandlungsmaßnahmen (vgl. Schmidt u. Nübling 1994). Ein ökonomisches Vorgehen schließt die Nutzung von Vorbefunden und die Verwendung EDV-gestützter Verfahren ein; qualitätsrelevante Merkmale sind unter dem Gesichtspunkt der Ökologie Verständlichkeit und konzeptionelle Vereinbarkeit mit der Zielsetzung (Koch u. Schulz 1997). Besonders bedeutsam sind auch die Qualitätsanforderungen an das Nachsorgeangebot, welches die Notwendigkeit einer möglichst wohnortnahen Behandlung, Maßnahmen und Strategien zur Motivierung der Patienten, die Möglichkeit eines frühzeitigen Beginns, Hilfe bei der Vermittlung von Behandlungsplätzen sowie die regelmäßige, vollständige und verständliche Weitergabe von Informationen von der Rehabilitationseinrichtung an den Nachbehandler einschließt (Koch u. Schulz 1997).

Ergebnisqualität

Die Ergebnisqualität spiegelt den Grad der Zielerreichung wider. Neben der Verbesserung in medizinischen Parametern kann dies ebenso Bereiche der Lebensqualität in bezug auf die physische, psychische und soziale Gesundheit oder die Verminderung von Risikoverhalten betreffen (vgl. Schmidt u. Nübling 1994; Härter u. Tausch 1998). Die Beurteilung des Erfolgs einer Maßnahme kann erfolgen durch

- die subjektive Einschätzung durch den Patienten,
- die Einschätzung durch den Therapeuten sowie außenstehende Experten,
- den Nachweis von Veränderungen auf Symptomebene, im Verhalten, auf sozialmedizinischer Ebene sowie im Bereich der Persönlichkeit und der Einstellungen,
- die Dokumentation und Analyse von Nebenwirkungen,
- den Nachweis langfristiger Effekte der Behandlung über Routine-Katamnesen.

Der Erfolg kann im Hinblick auf die konkreten Zieldefinitionen sowie auch im Vergleich mit Standards – soweit vorhanden – beurteilt werden. Als weitere Kriterien der Ergebnisqualität lassen sich die Inanspruchnahme und Akzeptanz der angebotenen therapeutischen Leistungen, sowie Kosten-Nutzen-Verhältnisse benennen (Koch u. Schulz 1997).

11.3.2 Verfahren der Qualitätssicherung

Im Verlauf des Qualitätssicherungsprozesses können verschiedene Verfahren bzw. Werkzeuge zum Einsatz kommen. Tabelle 11.1 fasst einige dieser Methoden bezogen auf die einzelnen Stadien der Qualitätssicherung zusammen.

Ist-Analyse

Grundlage für einen kontinuierlichen Qualitätssicherungsprozess ist ein entweder extern motiviertes oder bspw. durch einen Qualitätssicherungsbeauftragten intern durchgeführtes Routinemonitoring zur Erfassung des Ist-Zustandes. So können Veränderungen in der Patientenzusammensetzung, in den Behandlungsverläufen und -ergebnissen usw. aufgezeigt und

Tabelle 11.1. Verfahren der Qualitätssicherung in den einzelnen Stadien des Qualitätssicherungsprozesses

Stadien der Qualitätssicherung	Verfahren der Qualitätssicherung
Ist-Analyse	Erhebungsbögen zu Struktur-, Prozess- und Ergebnisqualität Assessmentverfahren Beobachtungs- und Interviewverfahren Externe Begutachtung: Qualitäts-Screening, Audits, Klinikbegehungen
Aufbereitung und Rückmeldung der Daten	Vergleich mit Standards Benchmarking
Problemanalyse und Erarbeitung von Problemlösungen	Qualitätszirkel
Evaluation der Problemlösung	Erneutes Routinemonitoring Katamnesen Evaluationsforschung

damit frühzeitig mögliche Qualitätsprobleme entdeckt werden (Bührlen-Armstrong u. Bengel 1998). Für dieses Monitoring können verschiedene Verfahren zum Einsatz kommen. Im Rahmen des Qualitätssicherungsprogramms der Rentenversicherung in der medizinischen Rehabilitation wurden beispielsweise spezifische Erhebungsbögen zur Abbildung der Struktur-, Prozess- und Ergebnisqualität neu entwickelt. Zur Erfassung unterschiedlichster reharelevanter Zielparameter liegen mittlerweile eine Vielzahl von standardisierten Assessmentverfahren vor (s. hierzu auch Biefang u. Schuntermann in diesem Band). So gibt es *indikationsübergreifende* (generische) Instrumente für die Bereiche Activity of Daily Living, Lebensqualität, soziale Unterstützung, Krankheitsbewältigung, Gesundheitsverhalten, Patientenzufriedenheit etc. Ebenso gibt es indikationsspezifische Instrumente zur Abbildung des Leistungsvermögens und spezifischer Problemlagen bei muskuloskelettalen, Herz-Kreislauf-, neurologischen, Stoffwechsel- und Verdauungs-Erkrankungen etc. Diese standardisierten Verfahren sind vor allem dann sinnvoll, wenn Datensätze aus verschiedenen Einrichtungen aggregiert und miteinander verglichen werden sollen (Bührlen-Armstrong u. Bengel 1998). Auch Grawe und Braun (1994) sprechen sich deshalb im Rahmen ihres Berner Modells der Qualitätskontrolle für den Einsatz gemeinsamer „Assessmentbatterien" aus.

Eine weitere Möglichkeit der Beurteilung des qualitativen Ist-Zustandes ist die externe Begutachtung. Hierunter fallen die sogenannten „Audits". Durch systematische, unabhängige Untersuchungen wird das Vorhandensein und die sachgerechte Anwendung spezifizierter Anforderungen an das Qualitätsmanagement beurteilt und dokumentiert (Dorenburg u. Schliehe 1998).

Aufbereitung und Rückmeldung der Daten

Um Qualitätsdefizite aus den Daten ableiten zu können, müssen diese entsprechend aufbereitet und den Mitarbeitern der Klinik rückgemeldet werden. Problembereiche können leicht identifiziert werden, wenn entweder durch einen Vergleich mit definierten Standards oder Zielparametern ein Mangel aufzeigt wird oder einzelne Kliniken im Vergleich miteinander (Benchmarking) bei qualitätsrelevanten Struktur-, Prozess- oder Ergebnismerkmalen entsprechend schlecht abschneiden.

Problemanalyse und Erarbeitung von Problemlösungen
Als Instrument zur Problemanalyse und zur Erarbeitung von Problemlösungen haben sich die (internen) Qualitätszirkel etabliert. Idealtypisch versteht man unter internen Qualitätszirkeln interdisziplinär zusammengesetzte, zeitlich befristete, ergebnisorientierte, regelmäßige Arbeitsgruppen zur Erarbeitung von Problemlösungen hinsichtlich des eigenen Arbeitsbereiches (vgl. Häussler 1996; VDR 1997). Bänfer (1994) nennt einige weitere Merkmale interner Qualitätszirkel, die einerseits die Struktur und andererseits die Arbeit der Qualitätszirkel beschreiben: Hierarchiefreiheit, Regelmäßigkeit, Freiwilligkeit, Zusammensetzung aus fünf bis neun Mitgliedern eines Arbeitsbereiches, Beschäftigung mit selbstgewählten Themen, Anleitung durch einen Moderator, Hilfe durch spezielle Problemlösetechniken, Erarbeitung von Verbesserungsvorschlägen. Externe Berater können für spezielle Fragen hinzugezogen werden (s. hierzu auch Tiefensee u. Koch 1997).

Qualitätszirkel können auch mit der Implementierung und der Kontrolle der Umsetzung der Problemlösung betraut werden.

Evaluation der Problemlösung
Zur Beurteilung, inwieweit die gewählten Strategien eine Verbesserung der Qualität bewirken, kann das erneute Routinemonitoring herangezogen werden. Ein Vergleich der Daten zu verschiedenen Messzeitpunkten gibt Aufschluss über die Veränderung. Die Erfassung spezifischer Merkmale im Rahmen von Katamnesen informiert ebenfalls über die Entwicklung im Verlauf. Denkbar ist zudem, sich der Forschung zu bedienen, beispielsweise zur Evaluation neu eingeführter Behandlungsmethoden.

11.3.3 Ein Beispiel für Qualitätssicherung: Das klinikvergleichende Informationssystem der gesetzlichen Rentenversicherung

Alle gesetzlichen Rehabilitationsträger sind bestrebt, qualitätssichernde Strukturen in der medizinischen Rehabilitation aufzubauen. Das am weitesten entwickelte Verfahren stellt das Qualitätssicherungsprogramm der gesetzlichen Rentenversicherung dar. Es wurde auf der Grundlage der Konzepte der Reha-Kommission (VDR 1991) und der Rentenversicherungsträger sowie neuer wissenschaftlicher Methoden und Verfahren in einer mehrjährigen Entwicklungs- und Erprobungsphase seit 1994 eingeführt (VDR 1994). Seit Anfang 1998 werden die zentralen Komponenten zur Erfassung und Bewertung der Struktur-, Prozess- und Ergebnisqualität routinemäßig eingesetzt (siehe ausführlich hierzu Dorenburg 1999; VDR 2000). In das

Programm einbezogen sind alle eigenen oder von der Rentenversicherung federführend belegten Kliniken und Einrichtungen.

Wesentliche Grundlage des Programms ist der klinikvergleichende Ansatz (vgl. hierzu auch Egner et al. 1998). Er soll es ermöglichen, Schwachpunkte einzelner Einrichtungen zu identifizieren und gleichzeitig die Motivation herzustellen, in einem qualitätsorientierten Wettbewerb die erbrachten Leistungen kontinuierlich zu verbessern.

Grundlage für die Klinikvergleiche sind die routinemäßig erhobenen Daten zu allen drei Qualitätsdimensionen. Ziel ist es, allen am gesamten Rehabilitationsprozess Beteiligten kontinuierlich und zeitnah diejenigen Informationen in geeigneter Weise zur Verfügung zu stellen, die sie zur Verbesserung des Rehabilitationsprozesses benötigen. Hierfür wird derzeit ein klinikvergleichendes Informationssystem aufgebaut, dessen Struktur Abb. 11.2 wiedergibt. Den Kern des Systems bilden zwei administrativ unabhängige Auswertungsstellen, die über die jeweils für die Kliniken zuständigen Rentenversicherungsträger alle erhobenen Daten zu Struktur-, Prozess- und Ergebnisqualität in anonymer Form erhalten. In den Auswertungsstellen werden auf der Grundlage von Gruppen strukturähnlicher Kliniken die vergleichenden Analysen durchgeführt und die Ergebnisse in Form periodischer Berichte über die Rentenversicherungsträger an die Kliniken weitergeleitet.

Inhaltlich berücksichtigt das Qualitätssicherungsprogramm alle Qualitätsdimensionen. Es bildet in verschiedenen Komponenten die Strukturqualität (u.a. Ausstattung, Qualitätsmanagementstrukturen, Vernetzung mit anderen Einrichtungen), die Prozessqualität (u.a. Regelhaftigkeit der Behandlung, Therapieplanung und -steuerung) und die Ergebnisqualität (u.a. Erreichen des individuellen Behandlungsziels, Zufriedenheit des Patienten) ab.

Für alle Komponenten wurden wissenschaftlich begründete Verfahren und Instrumente unter Einbeziehung indikationsspezifischer Experten ent-

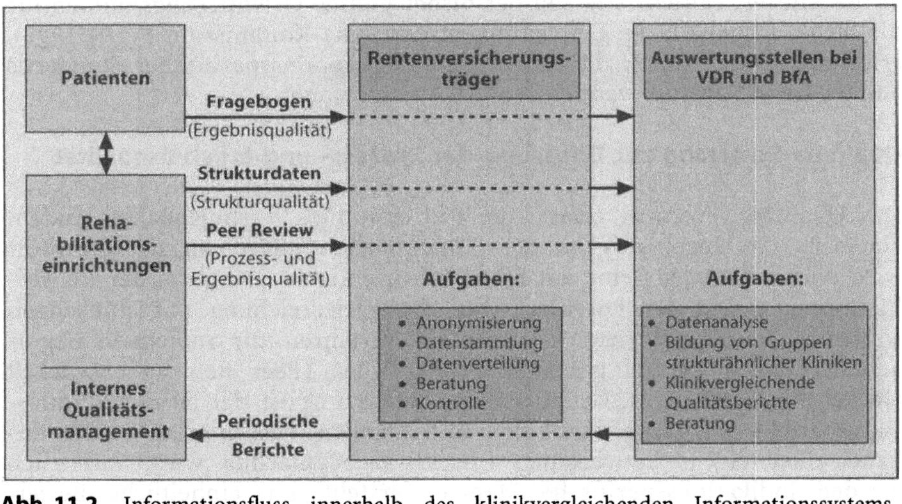

Abb. 11.2. Informationsfluss innerhalb des klinikvergleichenden Informationssystems. (Nach Dorenburg u. Schliehe, 1998)

wickelt. Die eingesetzten Instrumente sind in den verschiedenen Indikationen weitestgehend vergleichbar. Aus sachlichen Gründen wird jedoch zwischen den „somatischen" Indikationen und den Bereichen Psychosomatik/ Abhängigkeitserkrankungen unterschieden.

Im folgenden werden die wichtigsten Bausteine des Programms erläutert.

Struktur und Konzept der Rehabilitationskliniken

Die Merkmale der Strukturqualität werden periodisch erhoben. Sie umfassen u.a. Informationen über das Personal und dessen Qualifikation, die vorhandenen diagnostischen und therapeutischen Angebote, die bauliche Ausstattung und belegungsrelevante Besonderheiten. Zusätzlich werden konzeptionelle Merkmale, wie therapeutische Ausrichtung, interne und externe Kommunikationsstrukturen und internes Qualitätsmanagement erfragt. Als qualitätsunabhängige Informationen stehen Angaben über den Behandlungsschwerpunkt, Umfang der Anschlussrehabilitation und die Einrichtungsgröße zur Verfügung. Die Datenerfassung erfolgt bereits größtenteils in den Kliniken über bereitgestellte Eingabemasken, die auch den künftigen Aufwand für die periodischen Erhebungen bzw. Veränderungsmeldungen minimieren.

Die Strukturdaten bilden die Grundlage für wesentliche Fragestellungen innerhalb des Gesamtprogramms: Dem Konzept der Klinikvergleiche werden Gruppen strukturähnlicher Kliniken zugrundegelegt, deren Definition sich aus qualitätsneutralen Strukturdaten (z.B. Indikationsschwerpunkt, Grad der Spezialisierung) ableitet. Ferner kann der Einfluss qualitätsrelevanter Strukturmerkmale sowie unterschiedlicher konzeptioneller Ansätze auf die Prozess- und Ergebnisqualität differenziert untersucht werden. Darüber hinaus ist für die Rentenversicherungsträger die detaillierte Beschreibung der Leistungsspektren, speziellen Angebote und der konzeptionellen Aspekte für eine zielgerichtete und bedarfsgerechte Zuweisungssteuerung von zentraler Bedeutung. Mittelfristig soll der bisher gültige Orientierungsrahmen für die Strukturqualität, die Empfehlungen der Reha-Kommission (VDR 1991), erweitert werden durch die Entwicklung indikationsspezifischer Standards auf der Grundlage der vergleichenden Auswertungen.

Qualitäts-Screening zur Erfassung der Prozess- und Ergebnisqualität

Das Qualitäts-Screening erfasst die Prozess- und Ergebnisqualität, indem einerseits die Regelhaftigkeit der Behandlung stichprobenartig überprüft wird und andererseits eine am Einzelfall orientierte Definition der Rehabilitationsziele und der jeweilige Grad der Zielerreichung mit einbezogen werden sollen. Als Kernstück wurde ein Verfahren zur anonymen Begutachtung durch speziell geschulte Fachkollegen (Peer Review) entwickelt (Jäckel et al. 1997a, b). Grundlage der Bewertung ist der ärztliche Entlassungsbericht – ergänzt durch den individuellen Therapieplan –, der anhand einer eigens entwickelten Checkliste begutachtet wird. Zusätzlich wurden indikationsspezifische Manuale erstellt, um einheitliche Bewertungskriterien zu gewährleisten. Die Peers werden in dem Verfahren zuvor geschult. Die Kliniken erhalten vergleichende Ergebnisberichte (s.o.), auf deren Grundlage im Rahmen der internen Qualitätssicherung gegebenenfalls Schwachstellen analysiert und wirksam angegangen werden können. Seit Anfang 2000 sind nach einer 2-jährigen, schrittweisen Einführungsphase alle von der Rentenversicherung federführend belegten Einrichtungen in das Verfahren einbezogen.

Die vergleichenden Auswertungen der Ergebnisse zeigen, dass das Verfahren nicht nur qualitätsrelevante Unterschiede zwischen den Kliniken darstellen kann, sondern darüber hinaus jeder einzelnen Klinik ein sehr differenziertes Bild über die erbrachte Prozessqualität auf Einzelitembasis zur Verfügung gestellt werden kann. Diese Informationen sind unverzichtbare Grundlage für ein effektives internes Qualitätsmanagement.

Zur Vorbereitung einer zielorientierten Ergebnismessung wurde ein indikationsspezifischer Therapiezielkatalog entwickelt und allen in das Programm eingebundenen Kliniken zur Verfügung gestellt. Die Entwicklung eines Instrumentes zur Erfassung des jeweiligen Zielerreichungsgrades ist jedoch noch nicht abgeschlossen (siehe auch Abschnitt 11.4.2).

Patientenbefragung zur Ermittlung der Ergebnisqualität

Das Konzept der Patientenbefragung wurde im Rahmen umfangreicher Erprobungsstudien mit großen Stichproben entwickelt (vgl. auch Raspe et al. 1996, 1997). Erfasst werden die Behandlungsergebnisse aus Patientensicht und die Patientenzufriedenheit. Zur Darstellung der Behandlungsergebnisse wurden international eingeführte Skalen in die Fragebögen integriert. Zusammen mit dem Qualitäts-Screening stellen die Ergebnisse ebenfalls eine wichtige Grundlage für die interne Qualitätssicherung der Kliniken dar. Den Kliniken werden zweimal pro Jahr vergleichende Auswertungen zur Verfügung gestellt, die Anreize für die interne Qualitätsentwicklung und einen qualitätsorientierten Wettbewerb geben sollen.

Für die somatischen Indikationsbereiche und die Bereiche Psychosomatik/Abhängigkeitserkrankungen wurden zwei unterschiedliche Fragebögen entwickelt, da in den letztgenannten Bereichen besondere Fragestellungen zu berücksichtigen waren.

Nach einer 6-monatigen Pilotphase im Jahre 1998 mit etwa zwei Drittel aller somatischer Kliniken werden seit April 1999 alle am Programm beteiligten Kliniken in allen Indikationsbereichen bundesweit in die Patientenbefragung einbezogen.

Mit der vollständigen Überführung des Programms in die Routine verfügt die Rentenversicherung als einziger gesetzlicher Träger der Rehabilitation über die Möglichkeit, Struktur-, Prozess- und Ergebnisqualität systematisch zu erfassen, vergleichend auszuwerten und aufeinander zu beziehen. Dies geht weit über die derzeitigen gesetzlichen Regelungen hinsichtlich der von der Rentenversicherung zu erbringenden Leistungen hinaus (§13 Abs. 2 Nr. 3 SGB VI), wonach die Leistungen lediglich „dem allgemein anerkannten Stand medizinischer Erkenntnisse“ entsprechen müssen.

11.4 Offene Fragen der Qualitätssicherung und Forschungsbedarf

Obwohl im Bereich der Rehabilitation mit dem Programm der Rentenversicherung bereits ein ausdifferenziertes System zur Qualitätssicherung zur Verfügung steht, sind eine Reihe von wichtigen Fragen noch nicht in ausreichendem Maße gelöst. Zu unterscheiden sind Fragen, die auf politischer Ebene zu lösen sind, von solchen, die auf Forschungs- und Weiterentwicklungsbedarf hinweisen.

11.4.1 Gesundheitspolitische Aspekte

Als zentraler Punkt – auch in der aktuellen gesundheitspolitischen Diskussion – kann die Frage einheitlicher oder zumindest vergleichbarer Qualitätssicherungsmaßnahmen im Bereich aller gesetzlichen Träger der Rehabilitation genannt werden. Hier gilt es, einerseits eine Mehrfachbelastung der Leistungserbringer durch Qualitätssicherungsmaßnahmen verschiedener Kostenträger zu vermeiden und andererseits die Herausbildung unterschiedlicher Qualitätsstandards zu verhindern. Sollte aus strukturellen Gründen die Einführung einheitlicher Programme nicht möglich sein, ist die gegenseitige Anerkennung vergleichbarer Maßnahmen zur Qualitätssicherung als Mindestkonsens zu fordern. Dies setzt jedoch voraus, dass alle gesetzlichen Träger der Rehabilitation auch vergleichbare Maßnahmen durchführen. Auf gesundheitspolitischer Ebene zeichnet sich derzeit ab, dass der Gesetzgeber möglicherweise trägerübergreifende Maßnahmen zur Qualitätssicherung bei der Abfassung des geplanten IX. Sozialgesetzbuches festschreibt.

11.4.2 Forschungs- und Weiterentwicklungsbedarf

Im Zuge der wissenschaftlich begleiteten Entwicklung und Einführung des Qualitätssicherungsprogramms der Rentenversicherung hat sich auf unterschiedlichen Feldern Forschungs- und Weiterentwicklungsbedarf gezeigt. Dabei handelt es sich um Fragestellungen, welche

1. die Instrumentarien zur Erfassung der drei Qualitätsdimensionen betreffen,
2. sich auf konzeptionelle Fragen beziehen und
3. auf die Rückmeldung und Umsetzung der Ergebnisse zielen.

Hinsichtlich der Instrumentarien besteht weiterer Forschungs- bzw. Entwicklungsbedarf v.a. in Bezug auf die

- Operationalisierung geeigneter Rehabilitationsziele und deren quantifizierbare Erreichbarkeit,
- Methoden zur Erfassung der Prozessqualität,
- vorhandenen Instrumente zur Erfassung des medizinischen und sozialmedizinischen Outcome.

Die eher konzeptionellen Aspekte betreffen die

- Ausdifferenzierung der Kriterien für Qualitätsmerkmale der Struktur-, Prozess- und Ergebnisqualität,

- Entwicklung von indikationsspezifischen Standards,
- Definition von Patientengruppen mit vergleichbaren Funktionseinschränkungen und damit mit vergleichbarem Behandlungsbedarf als Grundlage für die Entwicklung exemplarischer Therapiepläne, gestützt auf die ICIDH - International Classification of Impairments, Disabilities and Handicaps (Matthesius et al. 1995; WHO 1998),
- Weiterentwicklung des Qualitätsmanagements.

Schließlich sind hinsichtlich der Umsetzung der Ergebnisse folgende Bereiche weiterzuentwickeln:

- Methodik der Klinikvergleiche,
- Aufbereitung der Ergebnisse für unterschiedliche Adressaten (z.B. Sozialmediziner, Verwaltungen, leitende und Assistenzärzte sowie andere therapeutisch tätige Berufsgruppen, Adressaten außerhalb der Rentenversicherung in Politik und Wissenschaft),
- Unterstützung der Rentenversicherungsträger und Kliniken bei der Bewertung der Ergebnisse und möglicherweise daraus folgender Maßnahmen (z.B. Beratung, Audits vor Ort),
- institutionelle Weiterentwicklung der externen Qualitätssicherung.

Einige der genannten Felder sind Gegenstand von Forschungsprojekten z. B. in den Forschungsverbünden des gemeinsam von der Rentenversicherung und den Bundesministerien für Forschung bzw. Gesundheit 1996 auf den Weg gebrachten Förderschwerpunktes „Rehabilitationswissenschaften".

Hinsichtlich der konzeptionellen Weiterentwicklung der Qualitätssicherung ist die aktuell geführte Diskussion über Leitlinien von wachsender Bedeutung. Deren Entwicklung ist in den USA bereits weit fortgeschritten und wird auch in Deutschland von medizinischen Fachgesellschaften sowie auf wissenschaftlicher Ebene, wie z.B. auf dem 8. Rehabilitationswissenschaftlichen Kolloquium (VDR 1999), intensiviert. Da Leitlinien auf der Grundlage wissenschaftlicher Erkenntnisse und praktischer Erfahrung ergebnisorientierte Standards setzen können, sind sie wichtige Bausteine für ein effektives Qualitätsmanagement. Insofern ist eine Beteiligung der gesetzlichen Träger der Rehabilitation an der Entwicklung indikationsspezifischer Leitlinien wünschenswert.

11.5 Ausblick

Qualitätsentwicklung und Qualitätssicherung werden die Weiterentwicklung der medizinischen Rehabilitation auch künftig entscheidend mitbestimmen. Vom Gelingen dieser - vor allem auch qualitätsorientierten - Weiterentwicklung wird nicht zuletzt auch die dauerhafte Integration der Rehabilitation in das Gesamtversorgungssystem abhängen. Langfristige Erfolge sind insbesondere dann zu erwarten, wenn es gelingt, durch das Zusammenwirken interner und externer Qualitätssicherungsmaßnahmen wissenschaftliche und ökonomische Erkenntnisse in die Weiterentwicklung der Rehabilitation zu integrieren. Nicht zuletzt würde dies auch auf gesundheitspolitischer Seite den Willen zum Erhalt und Ausbau des bestehenden Reha-Systems in Deutschland fördern.

Als eine wichtige Voraussetzung für die Weiterentwicklung der Rehabilitation muss die Verbesserung der reha-spezifischen Qualifikation aller unmittelbar beteiligten Berufsgruppen angesehen werden. Neben einer Verankerung der Rehabilitation in den jeweiligen Ausbildungsgängen ist auch die Förderung einer qualifizierten Rehabilitationsforschung an den Hochschulen in diesem Zusammenhang ein zentrales Anliegen.

Literatur

Bänfer W (1994) Qualitätszirkel als Instrument partizipativer Unternehmensstrategie. f&w 1 (11): 37–42

Böselt G, Piwernetz K (1994) Total Quality Management in der stationären Rehabilitation. f&w 6 (11): 514–518

Bührlen-Armstrong B, Bengel J (1998) Qualitätssicherung: Grundlagen, Funktionen, Möglichkeiten. In: Hell D, Bengel J, Kirsten-Krüger M (Hrsg) Qualitätssicherung in der psychiatrischen Versorgung. Modelle und Projekte in der Schweiz und in Deutschland. Karger, Freiburg, S 1–15

Bundesärztekammer (1998) Leitfaden Qualitätsmanagement im deutschen Krankenhaus. Zuckschwerdt, München

DIN ISO 9004, Teil 2 (1992) Beuth, Berlin

Donabedian A (1966) Evaluating the quality of medical care. Milbank memorial fund quarterly 44: 166–203

Donabedian A (1980) Explorations in quality assessment and monitoring. Vol. 1: The definition of quality and approaches to its assessment. Health Administration Press, Ann Arbor

Donabedian A (1982) Explorations in quality assessment and monitoring. Vol. 2: The criteria and standards of quality. Health Administration Press, Ann Arbor

Dorenburg U, Schliehe F (1998) Qualitätsmanagement in der medizinischen Rehabilitation. In: Delbrück H u. Haupt E (Hrsg) Rehabilitationsmedizin. Urban & Schwarzenberg, München, Wien, Baltimore, 2. Auflage, S 218–224

Dorenburg U (1999) Instrumente zur Qualitätssicherung in Einrichtungen der medizinischen Rehabilitation. Rehabilitation 38 (4): I–VII

Egner U et al. (1998) Das Qualitätssicherungsprogramm der gesetzlichen Rentenversicherung für den Bereich der medizinischen Rehabilitation – Konzept, Stand der Umsetzung und Perspektiven. Rehabilitation 37 Suppl. 1: 2–7

European Foundation for Quality Management (EFQM) (1995) Selbstbewertung anhand des Europäischen Modells für umfassendes Qualitätsmanagement (TQM). Richtlinien für den öffentlichen Sektor: Gesundheitswesen. Brüssel

Fröhlich E, Hamacher F, Herrmann JM, Naundorf BD, Schildwächter G, Sieber G, Tittor W (1991) Basiskonzepte zur medizinischen Rehabilitation bei chronischen Erkrankungen. Mitteilungen der LVA Württemberg 83: 159–164

Grawe K, Braun U (1994) Qualitätskontrolle in der Psychotherapiepraxis. Zeitschrift für Klinische Psychologie 23: 242–267

Grigoleit H, Schliehe F, Wenig M (Hrsg) (1998) Handbuch Rehabilitation und Vorsorge. Asgard, Sankt Augustin

Härter M, Tausch B (1998) Qualitätszirkel erfolgreich gestalten. Ein Arbeitsbuch für hausärztliche Qualitätszirkel. Springer, Berlin, Heidelberg

Häussler B (1996) Qualitätszirkel und Ansätze von umfassendem Qualitätsmanagement in Rehabilitationskliniken. In: Schott T et al. (Hrsg) Neue Wege in der Rehabilitation. Juventa, Weinheim und München, S 135–155

Huck K, Dorenburg U (1998) Modelle des Qualitätsmanagements für Einrichtungen der medizinischen Rehabilitation. Rehabilitation 37, Supplement 1, 57–64

Jäckel WH et al. (1997a) Peer Review: Ein Verfahren zur Analyse der Prozessqualität stationärer Rehabilitationsmaßnahmen. Die Rehabilitation 36 (4): 224–232

Jäckel WH et al. (1997b) Qualitäts-Screening im Qualitätssicherungsprogramm der gesetzlichen Rentenversicherung. Deutsche Rentenversicherung 9-10/97: 575–591

Kaiser U, Schmitz M (1994) Qualitätssicherung in der stationären Rehabilitation. Erste Erfahrungen mit einem neuentwickelten Instrument. Atemwegs- und Lungenerkrankungen 20 (2): 190–202

Koch U, Schulz H (1997) Qualitätssicherung in der psychotherapeutischen Medizin. In: Ahrens S (Hrsg) Lehrbuch der psychotherapeutischen Medizin. Schattauer, Stuttgart, S 14–25

Kordy H (1992) Qualitätssicherung: Erläuterungen zu einem Reiz- und Modewort. Zeitschrift für psychosomatische Medizin 38: 310–324

Lohr KN, Schröder SA (1990) A Strategy for Quality Assurance in Medicare. New England Journal of Medicine 322: 707–712

Matthesius R-G et al. (1995) Die internationale Klassifikation der Schadensbilder, Fähigkeitsstörungen und Beeinträchtigungen – Deutschsprachige Übersetzung und Kommentierung der International Classification of Impairments, Disabilities and Handicaps (ICIDH) der WHO. Ullstein Mosby, Berlin, Wiesbaden

Nübling R, Schmidt J (1998) Qualitätssicherung in der Psychotherapie – Grundlagen, Realisierungsansätze, künftige Aufgaben. In: Laireiter A-R, Vogel H (Hrsg) Qualitätssicherung in der Psychotherapie – Ein Werkstattbuch. Dgvt, Tübingen

Raspe H et al. (1996) Patientenzufriedenheit in der medizinischen Rehabilitation – ein sinnvoller Outcome-Indikator? Das Gesundheitswesen 58 (7): 372–378

Raspe H et al. (1997) Qualitätssicherung durch Patientenbefragungen in der medizinischen Rehabilitation: Wahrnehmungen und Bewertungen von Rehastrukturen und -prozessen („Rehabilitationszufriedenheit“). Rehabilitation 36 (3): XXXI–XLII

Schmidt J, Nübling R (1994) Qualitätssicherung in der Psychotherapie – Teil 1: Grundlagen, Hintergründe und Probleme. GwG-Zeitschrift 96: 15–25

Selbmann H-K (1990) Konzeption, Voraussetzung und Durchführung qualitätssichernder Maßnahmen im Krankenhaus. Krankenhaus 1990: 470–474

Selbmann H-K (1994) Maßnahmen der medizinischen Qualitätssicherung in der Bundesrepublik Deutschland – Bestandsaufnahme. Schriftenreihe des Bundesministeriums für Gesundheit 38. Nomos, Baden-Baden

Selbmann H-K (1995) Konzept und Definition medizinischer Qualitätssicherung. In: Gaebel W (Hrsg) Qualitätssicherung im psychiatrischen Krankenhaus. Springer, Wien, S 3–10

Tiefensee J, Koch U (1997) Qualitätssicherung in der medizinischen Rehabilitation. In: Petermann F (Hrsg) Rehabilitation. Ein Lehrbuch zur Verhaltensmedizin, 2. Auflage. Hogrefe, Göttingen, S 509–528

Verband Deutscher Rentenversicherungsträger (VDR) (1991) Kommission zur Weiterentwicklung der Rehabilitation in der gesetzlichen Rentenversicherung – Abschlußberichte, Band III und IV, Eigenverlag, Frankfurt am Main

Verband Deutscher Rentenversicherungsträger (VDR) (1994) Das Reha-Qualitätssicherungsprogramm der gesetzlichen Rentenversicherung – Perspektiven und Ziele. DRV 11/94: 745–750

Verband Deutscher Rentenversicherungsträger (VDR) (1997) Manual für Qualitätszirkel, Eigenverlag, Frankfurt am Main

Verband Deutscher Rentenversicherungsträger (VDR) (1999) 8. Rehabilitationswissenschaftliches Kolloquium. Reha-Bedarf – Effektivität - Ökonomie. Tagungsband. DRV-Schriften Band 12

Verband Deutscher Rentenversicherungsträger (VDR) (2000) Das Qualitätssicherungsprogramm der gesetzlichen Rentenversicherung in der medizinischen Rehabilitation – Instrumente und Verfahren. Deutsche Rentenversicherung, DRV-Schriften Band 18

Viethen G (1994) Qualitätssicherung in der Medizin. QualiMed 2 (4): 9–16

World Health Organisation (WHO, Hrsg) (1998) ICIDH-2 - Internationale Klassifikation der Schäden, Aktivitäten und Partizipation. Ein Handbuch der Dimensionen von gesundheitlicher Integrität und Behinderung. Beta-1 Entwurf zur Erprobung. Deutschsprachiger Entwurf. M. F. Schuntermann (Koordination), Verband Deutscher Rentenversicherungsträger, Selbstverlag, Frankfurt am Main

Zillessen E (1994) Qualitätssicherung. Zeitschrift für Gastroenterologie (Suppl. 1) 32: 61–67

Zink KJ, Schubert H-J, Fuchs A E (1994) Umfassendes Qualitätsmanagement im Krankenhaus. f&w 6 (11): 26–30

Geschlechtsspezifische Aspekte in der Rehabilitation: Das Beispiel koronare Herzkrankheit 12

U. Härtel

12.1 Einleitung

Herz-Kreislaufkrankheiten zählen bei Männern und Frauen zu den drei häufigsten Indikationen für Frühberentung und Teilnahme an Rehabilitationsmaßnahmen. Im Jahre 1995 wurden in Deutschland 53 113 Männer und Frauen (etwa ein Fünftel aller Rentenzugänge wegen verminderter Erwerbsfähigkeit) mit dieser Indikation (erste Diagnose, ICD 390–459) frühberentet (VDR-Statistik 1996). Bei etwa einem Viertel der Frauen und einem Drittel der Männer in dieser Diagnosegruppe lautete die Indikation Herzinfarkt. Generell liegen die altersstandardisierten Herzinfarktraten der Männer zwar international und in Deutschland etwa zwei- bis sechsmal höher als die Herzinfarktraten der Frauen (Tunstall-Pedoe et al. 1994), wenn allerdings Frauen einen Herzinfarkt erleiden, scheint ihre Prognose schlechter zu sein als die Prognose der Männer, zumindest beim kurzfristigen Überleben.

Trotz des zunehmenden Interesses am Thema Frauen und koronare Herzerkrankung beruht der größte Teil unserer Erkenntnisse noch immer auf Ergebnissen von Studien an Männern, die in der Regel auf die weibliche Bevölkerung übertragen werden. Dies betrifft insbesondere die Ursachenforschung, aber auch klinische Studien zur Therapie und Rehabilitation (Wenger et al. 1993). Nach wie vor ist ungeklärt, ob die verschiedenen therapeutischen und rehabilitativen Maßnahmen nach erlittenem Herzinfarkt bei Männern und Frauen in gleicher Weise wirken. Besondere Erkenntnisdefizite existieren im Hinblick auf die kombinierten Einflüsse von geschlechtsspezifischen Belastungen, psychosozialen Faktoren und etwaiger Komorbidität auf kurzfristige und langfristige Veränderungen in der objektiven Gesundheit (einschließlich des Reinfarktrisikos) und der subjektiven Lebensqualität.

Je nach Krankheitsstadium lassen sich verschiedene Fragen zu den geschlechtsspezifischen Unterschieden im Bereich der koronaren Herzkrankheit stellen:
- Welche Unterschiede existieren bei Neuerkrankungen und Sterblichkeit?
- Gibt es frauenspezifische Risiko- oder Schutzfaktoren und wie wirken sie?
- Wie ist die Prognose, das Kurzzeit- und Langzeitüberleben nach Herzinfarkt?
- Gibt es geschlechtsspezifische Unterschiede in der akuten medizinischen Versorgung und/oder der Rehabilitation bei koronarer Herzkrankheit?
- Welchen Einfluss haben psychosoziale Faktoren auf die Entstehung von koronaren Herzkrankheiten und die Rehabilitation nach Infarkt?

Bereits auf der Basis der bisher noch unzureichenden Erkenntnisse lassen sich geschlechtsspezifische Unterschiede fast in jedem Stadium der koronaren Herzkrankheit feststellen. Sie beginnen beim geschlechtsspezifisch unterschiedlichen Einfluss der klassischen koronaren Risikofaktoren, z. B. der Lipide und Diabetes auf die Inzidenz der KHK, setzen sich fort mit der geschlechtsspezifischen Symptomatik und dem Unterschätzen von Angina pectoris- und Herzinfarktsymptomen bei Frauen, die wiederum verbunden sind mit verzögerten Einweisungszeiten ins Krankenhaus (Wenger et al. 1993; Härtel u. Löwel 1991; Löwel et al. 1994).

Klinisch-epidemiologische Studien weisen darauf hin, dass die Ausgangssituation von Frauen bereits zu Beginn der Rehabilitation anders ist als bei Männern. Dies bezieht sich nicht nur auf biomedizinische Merkmale wie Vorerkrankungen, Multimorbidität oder höheres Alter der Frauen, sondern auch auf psychosoziale Merkmale wie social support, stärkere emotionale Belastung und häufigere Depressionen bei Frauen mit Herzinfarkt im Vergleich zu Männern (Forsander et al. 1995).

Der vorliegende Beitrag soll anhand ausgewählter Studienergebnisse darlegen, welche geschlechtsspezifischen Unterschiede in verschiedenen Stadien der koronaren Herzkrankheit für die Rehabilitation relevant sein können und m. E. auch auf andere chronische Krankheiten zu übertragen sind. Da vor allem im Bereich der Rehabilitationsforschung ein erheblicher Mangel an wissenschaftlich akzeptablen Studien zu geschlechtsspezifischen Unterschieden existiert, wird hier nur exemplarisch auf einige empirische Untersuchungen eingegangen.

12.2 Geschlechtsspezifische Unterschiede vor Beginn der Rehabilitation

12.2.1 Erkrankungsrisiken von Männern und Frauen

Aufgrund des internationalen WHO MONICA-Projektes (MONICA = Monitoring of trends and determinants in Cardiovascular Diseases), an dem 21 Länder beteiligt sind, existieren mittlerweile sehr gute Erkenntnisse über die unterschiedlichen Morbiditäts- und Mortalitätsrisiken von Männern und Frauen im internationalen Vergleich (Tunstall-Pedoe et al. 1994). Wie in der jüngsten Publikation von Tunstall-Pedoe et al. (1999) dargestellt, liegen in allen untersuchten MONICA-Populationen die altersstandardisierten Herzinfarktraten der Männer höher als die Raten der Frauen. Tabelle 12.1 bezieht sich auf die aktuellen Ergebnisse und liefert einen Überblick über die durchschnittlichen jährlichen Erkrankungsraten in 28 Populationen über einen Zeitraum von ca. 10 Jahren (von 1984 bis 1995). In diesem Vergleich fällt auf, wie stark die geschlechtsspezifischen Unterschiede in den Herzinfarktraten je nach Population bzw. Nation variieren und wie stark sich auch die Herzinfarktraten der Frauen international unterscheiden.

Relativ groß sind die Unterschiede *zwischen Männern und Frauen* beispielsweise in Brianza (Italien), Toulouse (Frankreich), Kaunas (Litauen) und Katalonien (Spanien). In diesen Ländern erleiden Männer mehr als sechsmal so häufig einen Herzinfarkt verglichen mit Frauen gleichen Alters (siehe „Sex ratios" in Tabelle 12.1). Am geringsten sind die geschlechtsspezifischen Unterschiede in Peking (China), Glasgow (UK), Stanford (USA) und Newcastle (Australien). Hier erkranken Männer „nur" etwa dreimal so häufig an einem Herzinfarkt wie Frauen. Dabei ist bemerkenswert, dass die geschlechtsspezifischen Differenzen innerhalb einer Region nicht abhängig sind von der Häufigkeit der Herzinfarkte. Das heißt, sowohl in Regionen

Tabelle 12.1. Durchschnittliche altersstandardisierte Herzinfarktraten (pro 100000 der Bevölkerung) und 28-Tage-Letalität nach Infarkt (%) bei Frauen und Männern (Alter 35–65) mit „Sex ratios" (Verhältnis Männer/Frauen und Frauen/Männer). Ergebnisse des WHO-MONICA-Projektes, Trends über 10 Jahre; U. Härtel. (Nach Tunstall-Pedoe et al. 1999)

Untersuchungsort	Infarktraten pro 100000 pro Jahr*		Sex Ratio Männer/ Frauen	28-Tage-Sterblichkeit nach Infarkt (%)		Sex Ratio Frauen/ Männer
	Frauen	Männer	M/F	Frauen	Männer	F/M
Beijing (China)	35	81	2,3	74	59	1,3
Katalonien (Spanien)	35	210	6,0	46	37	1,2
Toulouse (Frankreich)	36	233	6,5	60	40	1,5
Brianza (Italien)	42	279	6,6	53	41	1,3
Friuli (Italien)	47	253	5,4	50	45	1,2
Augsburg (Deutschland)	63	286	4,5	65	55	1,2
Lille (Frankreich)	64	298	4,7	70	59	1,2
Strasbourg (Frankreich)	64	292	4,6	57	49	1,2
Ghent (Belgien)	77	346	4,5	58	47	1,2
Frühere DDR	78	370	4,7	63	50	1,3
Kaunas (Litauen)	80	498	6,2	54	55	1,0
Bremen (Deutschland)	81	361	5,5	52	50	1,0
Gothenburg (Schweden)	84	363	4,3	45	44	1,0
Perth (Australien)	92	389	4,2	42	37	1,1
Island	99	486	4,9	34	37	0,9
Prag (Tschechien)	101	515	5,1	54	53	1,0
Tarnobrzeg (Polen)	110	461	4,2	88	83	1,1
Auckland (Neuseeland)	115	434	3,8	51	50	1,0
Charleroi (Belgien)	118	487	4,1	59	50	1,2
Nordschweden	119	509	4,3	34	36	0,9
Stanford (USA)	134	422	3,1	54	48	1,1
Halifax (Kanada)	139	523	3,8	34	38	0,9
Glostrup (Dänemark)	140	517	3,7	58	53	1,1
Nordkarelien (Finnland)	145	835	5,8	41	48	0,9
Warschau (Polen)	153	586	3,8	59	60	1,0
Newcastle (Australien)	153	479	3,1	41	41	1,0
Belfast (United Kingdom)	188	695	3,7	42	41	1,0
Glasgow (United Kingdom)	265	777	2,9	46	48	1,0

* Geordnet nach Höhe der Herzinfarktraten bei Frauen

mit sehr niedrigen Herzinfarktraten lassen sich große geschlechtsspezifische Unterschiede finden (z.B. Katalonien), als auch in Ländern mit sehr hohen Herzinfarktraten (z.B. Finnland). Pekinger Frauen und Männer weisen mit 35 bzw. 81 pro 100000 international ein vergleichsweise geringes Herzinfarktrisiko auf, während die Erkrankungsrate in Glasgow für Frauen 265 pro 100000 beträgt und diejenige der Männer im jährlichen Durchschnitt 777 pro 100000. Das bedeutet, Frauen in Glasgow haben ein siebenfach höheres Risiko, einen Herzinfarkt zu erleiden als Frauen in Peking und Männer in Glasgow ein 10fach höheres Risiko als Männer in Peking. Warum in manchen Zentren die Unterschiede zwischen Männern und Frauen größer sind als in anderen, ist noch keineswegs geklärt, auch nicht die Frage, warum die Herzinfarktraten der Frauen je nach Region so unterschiedlich sind.

Dass die bekannten Risikofaktoren hoher Blutdruck, hohes Cholesterin und Zigarettenrauchen einen Teil sowohl der geschlechtsspezifischen Unterschiede *innerhalb* eines Landes, als auch der regionalen Variationen in der Herzkreislaufmortalität erklären, zeigten bereits frühere Analysen der internationalen MONICA-Daten (WHO 1994). Bereits in diesen Analysen fiel jedoch auf, dass die drei genannten Risikofaktoren *bei den Frauen* nur etwa ein Drittel der internationalen Differenzen der *Mortalität an Herz-Kreislauferkrankungen* (einschließlich Schlaganfall) erklärte und noch weniger die Unterschiede in der *Herzinfarktmortalität* der Frauen. Es ist anzunehmen, dass bisher im MONICA-Projekt noch nicht einbezogene Faktoren, wie die psychosoziale und kulturelle Umwelt (s. u.), Lebensstil und Ernährung eine bedeutende Rolle spielen.

12.2.2 Frauenspezifische Risiko- und Schutzfaktoren

Die Tatsache, dass das Herzinfarktrisiko von Frauen in der Menopause fast exponentiell ansteigt, hat schon seit langer Zeit die weiblichen Geschlechtshormone als wichtigen Schutzfaktor in die Diskussion gebracht. Als wissenschaftlich unumstritten gilt, dass *exogen zugeführte Östrogene* in der Menopause das *Risiko eines Herzinfarkts* um etwa 40% senken (Manson et al. 1992). Neben dem erwünschten Effekt des Anstiegs des HDL-Cholesterins und des Senkens des LDL-Cholesterins scheinen *exogene Hormone* auch direkt auf die Arterienwände zu wirken und den Insulinspiegel im Blut zu senken (Barrett-Connor et al. 1989, 1990). Als unerwünschte Wirkung der exogenen Hormone wurde jedoch auch ein erhöhtes Risiko für den (allerdings seltenen) Gebärmutterkrebs beobachtet, während der Zusammenhang mit einem höheren Brustkrebsrisiko fraglich ist. Neue, großangelegte Langzeitstudien der Women's Health Initiative des National Institute of Health (NIH) in den USA untersuchen derzeit an Zehntausenden von Frauen die Wirkung von Östrogenen und kombinierten Präparaten (Östrogen und Progestin) auf Brustkrebs und kardiovaskuläre Erkrankungen. Aufgrund weniger aussagekräftiger Studien ist bisher nicht sicher, ob die zusätzliche Gabe von Progestin nicht nur die durch Östrogen mitbedingten höheren Krebsrisiken vermindert, sondern auch den schützenden Effekt beim Herzinfarkt der Frauen zunichte macht.

Im Gegensatz zu *exogenen* Östrogenen ist der Einfluss *natürlicher endogener* Östrogene auf das Herzinfarktrisiko wissenschaftlich bisher nicht nachgewiesen. Angesichts der unterschiedlichen Stoffwechselmechanismen ist es nach Meinung führender Forscher in den USA (Caulay et al. 1994) keineswegs zulässig, von der Wirkung der exogenen Östrogene auf die Wirkung der endogenen zu schließen. So haben z.B. übergewichtige Frauen mehr endogene Östrogene und nichtinsulinabhängigen Diabetes als schlanke Frauen. Übergewicht und Diabetes könnten somit den schützenden Effekt der endogenen Östrogene aufheben (Folsom et al. 1993).

Generell ist es sehr schwierig, die Einflüsse der natürlichen Menopause auf die klassischen koronaren Risikofaktoren zu trennen vom normalen Alterseinfluss und einer exogenen Östrogentherapie. Karen Matthews und

Mitarbeiter haben dies in ihrer Studie mit 500 Frauen zwischen 42 und 50 Jahren (die zu Beginn der Studie noch nicht in der Menopause waren) untersucht (Matthews et al. 1989). Sie fanden heraus, dass die natürliche Menopause mit einem signifikanten Anstieg des LDL-Cholesterins und einem Sinken des HDL-Cholesterins einherging, während es sich beim Anstieg des Körpergewichts, des Blutdrucks und des Blutinsulinspiegels eher um einen Alterseffekt als um einen hormonellen Effekt handelte.

Zu den weiteren frauenspezifischen koronaren Risikofaktoren, die bisher wissenschaftlich untersucht wurden, zählen *häufige Schwangerschaften* und das *Alter der Mütter bei ihrer ersten Schwangerschaft oder Geburt* (Ness et al. 1993). Bei verschiedenen der genannten Studien, insbesondere zur Östrogentherapie, wurde kritisiert, dass sie den Einfluss sozialer Faktoren, z. B. der sozialen Schicht, nicht gezielt berücksichtigen. In den USA nehmen z. B. Frauen aus höheren sozialen Schichten häufiger *exogene Östrogene* ein als Frauen aus unteren Schichten. Und es ist auch anzunehmen, dass die Zahl der Schwangerschaften und das Alter der Mütter bei ihrer ersten Schwangerschaft mit einem spezifischen Lebensstil und sozialem Umfeld zusammenhängen, welche die gefundenen Einflüsse auf das Herzinfarktrisiko eventuell mitbestimmt haben.

12.2.3 Psychosoziale Faktoren und Erkrankungsrisiken

Dass *soziale Faktoren* bei Männern und Frauen die Entstehung und den Verlauf von Herz-Kreislauferkrankungen beeinflussen, wird heute kaum noch bestritten. Die großen Unterschiede in den Erkrankungsrisiken innerhalb, aber auch zwischen Regionen und Veränderungen in den Trends sind nicht allein genetisch oder mit den bekannten physischen Risikofaktoren zu erklären: Sie sind stark mitbedingt durch die soziokulturelle Umwelt und davon abhängigem individuellen Verhalten. Unklar beim Einfluss sozialer Faktoren ist noch weitgehend: Welches sind die wirklich relevanten Faktoren? Über welche physiologischen Mechanismen wirkt ihr Einfluss? Wirken soziale Faktoren nur indirekt über einen spezifischen Lebensstil, wie beispielsweise Zigarettenrauchen, Ernährung oder Alkoholkonsum oder beeinflussen sie auch direkt (z. B. über das Immunsystem) die Gesundheit?

In epidemiologischen Herzinfarktstudien, die sich bisher mehrheitlich auf berufstätige Männer in mittleren Jahren konzentrierten, haben sich die (psycho)sozialen Faktoren soziale Schicht, Feindseligkeit, Ärger, Aggressivität, Arbeitsstress, soziales Netzwerk (Quantität und Qualität sozialer Beziehungen) und (m. E.) psychische Probleme wie Depressionen, Neurotizismus und vitale Erschöpfung als bedeutsam herausgestellt. Hinsichtlich der vitalen Erschöpfung ist noch immer umstritten, ob es sich hier nicht um sehr frühe Symptome einer koronaren Erkrankung handelt und weniger um einen mitverursachenden Faktor. Auf diese Ergebnisse kann hier im einzelnen nicht eingegangen werden, sondern nur auf einige Beispiele aus Studien mit Frauen.

Kulturelle Unterschiede: Wie bereits oben dargestellt, existieren international beträchtliche Unterschiede in den Herzinfarktraten der Frauen, die nur zum Teil durch Unterschiede in den klassischen Risikofaktoren erklärt werden können. Im Rahmen der „psychosozialen" Untersuchungen im internationalen MONICA-Projekt (Sykes et al. 1992) wurden die Augsburger, Litauer (Kaunas) und Belfaster Frauen hinsichtlich psychosozialer Risikofaktoren, wie *subjektive Arbeitsüberlastung, Ungeduld, Zeitdruck* und *Dominanzstreben* (Merkmale des Typ-A-Verhaltens) und der Mortalität an Herz-Kreislauferkrankungen miteinander verglichen. Obwohl diese *ökologischen* Querschnittsvergleiche keine kausalen Schlüsse zulassen, war es doch interessant festzustellen, dass sich die Belfaster Frauen (sehr hohe Herzinfarktraten) und die litauischen Frauen (mittlere Herzinfarktraten) im Vergleich zu Augsburger Frauen (relativ niedrige Herzinfarktraten) hinsichtlich der psychosozialen Faktoren Arbeitsüberlastung, Ungeduld (Zeitdruck) und Dominanzstreben signifikant unterschieden. Die Belfaster Frauen waren allerdings auch häufiger Zigarettenraucherinnen als die Augsburger Frauen (33% verglichen mit 21%), während dies auf die litauischen Frauen nicht zutraf (nur 5% Raucherinnen). Obwohl diese Ergebnisse keine endgültigen Aussagen zulassen, verweisen sie auf kulturell induzierte Belastungen, welche möglicherweise mit den erhobenen psychosozialen Merkmalen korrelieren und das Herzinfarktrisiko der Frauen erhöhen.

Erwerbstätigkeit: Die häufig formulierte These, dass die zunehmende Erwerbstätigkeit von Frauen einhergehe mit einer Zunahme des Herzinfarktrisikos, lässt sich bisher mit wissenschaftlichen Daten nicht belegen. Vor einigen Jahren stellte die WHO in einem Übersichtsartikel fest (Uemura u. Pisa 1988), dass in den meisten industrialisierten Ländern von 1970 bis 1985 die Herzinfarktmortalität der Frauen stärker abnahm als diejenige der Männer. Von 1985 bis etwa 1995 nahm nach den Ergebnissen des MONICA-Projektes (Tunstall-Pedoe et al. 1999) die Herzinfarktmortalität für Männer und Frauen etwa gleichermaßen ab. Nur in einigen osteuropäischen Ländern und in China war ein Anstieg zu verzeichnen. Im gleichen Zeitraum nahm der Anteil der berufstätigen Frauen in fast allen westlichen Ländern zu. Die in Augsburg beobachtete leichte Zunahme der Herzinfarktneuerkrankungen bei Frauen ist sicher nicht auf zunehmende Erwerbstätigkeit zurückzuführen, sondern eher auf eine Zunahme des Zigarettenrauchens bei Frauen in jüngeren Jahrgängen (Keil 1993). Erwerbstätige Frauen sind in Augsburg zwar etwas häufiger Zigarettenraucherinnen als Hausfrauen, sie sind allerdings auch seltener übergewichtig, haben ein signifikant höheres (schützendes) HDL-Cholesterin, einen höheren Alkoholkonsum, eine geringere Anzahl Schwangerschaften und unterscheiden sich nicht hinsichtlich der physischen Risikofaktoren Hypertonie und Serumgesamtcholesterin (Härtel et al. 1992). Bisher scheinen sich die Vor- und Nachteile der berufstätigen Frauen, verglichen mit Hausfrauen, im Hinblick auf die traditionellen Risikofaktoren eher auszugleichen. Eine Beurteilung des tatsächlichen Herzinfarktrisikos von berufstätigen Frauen und Hausfrauen ist für Augsburg derzeit noch nicht möglich, da hier noch ein längerer Beobachtungszeitraum abgewartet werden muss. In Bezug auf das allgemeine Sterberisiko (alle Todesursachen) zeigte sich im Verlauf von 8 Jahren in vorläufigen Analysen ein niedrigeres Sterberisiko berufstätiger Frauen verglichen mit Hausfrauen. Da es wahrscheinlich ist, dass gesündere Frauen generell häufiger berufstätig sind als weniger gesunde Frauen („Healthy-Worker-Effekt"), muss dieses Ergebnis mit Vorsicht interpretiert werden.

Mögliche kausale Zusammenhänge zwischen psychosozialen Faktoren und Herzinfarktrisiken lassen sich letztlich nur in epidemiologischen Studien untersuchen, welche eine anfänglich gesunde Population über einen längeren Zeitraum hinweg weiterverfolgen. Eine der wenigen Langzeitstudien, in welcher auch Frauen untersucht wurden, ist die Framingham-Studie. Wegen der insgesamt geringen Anzahl Frauen mit Herzinfarkt ist es auch in dieser Studie erst seit kurzen möglich, die tatsächlichen Erkrankungsrisiken statistisch zu bewerten. So wurde nunmehr für einen Zeitraum von 20 Jahren untersucht, welchen Einfluss psychosoziale Faktoren wie Erwerbstätigkeit, soziales Netzwerk, soziale Isolation oder finanzielle Sorgen auf das Herzinfarktrisiko haben (Eaker et al. 1992). Die Analysen wurden sowohl für *erwerbstätige Frauen* und *Hausfrauen* getrennt durchgeführt, als auch für die gesamte Gruppe der Frauen. Unter Berücksichtigung der klassischen Risikofaktoren, erwiesen sich *bei Hausfrauen* die folgenden psychosozialen Merkmale als signifikant im Zusammenhang mit dem Herzinfarktrisiko: *Symptome von Angst und Spannung, Schlafstörungen, kein Urlaub, Einsamkeit während des Tages, anstrengende Hausarbeit, selbsteingeschätzte Gefährdung für koronare Herzerkrankungen.* Im Gegensatz dazu zeigte sich innerhalb der *berufstätigen Frauen,* dass in dieser Gruppe nur das Merkmal *finanzielle Sorgen* signifikant mit dem Erkrankungsrisiko zusammenhing, obwohl die Schulbildung ebenfalls von Bedeutung war. Die *berufliche Position* war im Gegensatz zu früheren Framingham-Ergebnissen (die sich vorwiegend auf Angina pectoris bezogen) bei den erwerbstätigen Frauen nicht signifikant. Wurden Hausfrauen und erwerbstätige Frauen *zusammengefasst*, ergab sich, dass von allen psychosozialen Faktoren das Merkmal *fehlender Urlaub* (subjektive Überlastung) den stärksten Einfluss auf das Erkrankungsrisiko hatte.

12.2.4 Kurzfristiges Überleben nach Herzinfarkt und Akutbehandlung

In der großen Mehrheit der internationalen Studien wurde bisher vor allem das *kurzfristige Überleben* nach Herzinfarkt untersucht (z. B. die 24-Stunden- und 28-Tage-Sterblichkeit). Während epidemiologische Studien (wie das MONICA-Projekt) in der Regel in ihre Sterblichkeitsberechnungen auch diejenigen Personen einbeziehen, die kein Krankenhaus erreicht haben, also bereits vorher verstorben sind, beziehen sich klinische Studien vorwiegend auf die Sterblichkeit im Krankenhaus (z. B. die neue Studie von *Vaccarino* et al. 1999). Bei der im MONICA-Vergleich berechneten Sterblichkeit innerhalb von 28 Tagen nach dem Auftreten von Infarktsymptomen zeigte sich, dass in den meisten Studienpopulationen Frauen eine höhere Letalität aufwiesen als Männer (vgl. Tabelle 12.1); es gibt aber auch Länder, in denen Frauen seltener innerhalb dieses Zeitraums versterben als Männer (z. B. in Halifax, Kanada und Nordkarelien, Finnland). In Halifax verstarben beispielsweise im jährlichen Durchschnitt 34% der Frauen und 38% der Männer innerhalb von 28 Tagen nach Infarkt (Sex ratio 0,9). Demgegenüber betrug die Letalität in Toulouse (Frankreich) 60% bei Frauen und 40% bei Männern (Sex ratio 1,5). In den statistischen Analysen, die alle Studienpopulationen einbezogen, fand sich für Frauen insgesamt ein signifikanter Zusammenhang zwischen niedrigen Herzinfarktraten und höherer 28-Tage-Letalität. Die MONICA-Autoren (Tunstall-Pedoe et al. 1994) vermuten, dass in Regionen, in denen die Herzinfarktraten der Frauen sehr niedrig liegen, *nichttödliche* Infarkte möglicherweise eher übersehen bzw. nicht registriert wurden.

In der großangelegten US-Studie von Vaccarino et al. (1999), welche nur Patienten einbezog, die ein Krankenhaus erreicht hatten, zeigten sich wesentlich größere geschlechtsspezifische Differenzen in der Sterblichkeit nach Infarkt als in der bevölkerungsbasierten MONICA-Studie und zwar insbesondere in den jüngeren Jahrgängen. In dieser Studie mit 155 565 Frauen und 229 313 Männern des nationalen US-Herzinfarktregisters lag die Krankenhaussterblichkeit der Frauen unter 50 Jahren doppelt so hoch wie bei gleichaltrigen Männern (6,1% bzw. 2,9%), bezogen auf einen Zeitraum von ca. 7 Tagen (durchschnittliche Krankenhausverweildauer nach Infarkt in den USA). Bei den 70–74Jährigen betrug die Krankenhaussterblichkeit der Frauen 16,6%, diejenige der Männer 14,4%. Mit zunehmendem Alter verringerten sich die geschlechtsspezifischen Unterschiede und waren bei den über 75Jährigen statistisch nicht mehr signifikant. Nur etwa ein Drittel der erhöhten Sterberisiken der Frauen in jüngeren Jahren konnte mit höherer Komorbidität, der Schwere des Infarktes und der unterschiedlichen Akutbehandlung erklärt werden. Als besonders wichtigen Einflussfaktor, der noch systematischer untersucht werden muss, vermuten die Autorinnen spezifische pathophysiologische Mechanismen der koronaren Herzkrankheit, die bei jüngeren Frauen anders ablaufen als bei Männern oder älteren Frauen. So sind beispielsweise arterielle Plaque-Erosionen die wichtigste klinische Auffälligkeit bei Frauen, die vor der Menopause an einer koronaren Herzkrankheit versterben, während Plaque-Rupturen häufiger bei älteren Frauen oder Männern auftreten. Auch unterschiedliche Gerinnungs-Mechanismen und eine geringere Verengung der Koronararterien wurden bei jüngeren Frauen mit Infarkt beobachtet (Hochman et al. 1999). Dies kann bedeuten, dass mit den traditionellen diagnostischen Tests Herzinfarkte bei jüngeren Frauen leichter übersehen werden als bei Männern oder älteren Frauen.

Aus früheren US-Studien ist bekannt, dass bestimmte invasive Maßnahmen wie *diagnostische Angiografien*, *koronare Angioplastie*n und *Bypass-Operationen* bei Frauen seltener durchgeführt werden als bei Männern (Wenger et al. 1993). Dies geschieht zum Teil aus Sorge vor möglichen Komplikationen (kleinere Arterien) und angesichts des höheren Operationsrisikos bei Frauen. Auch im Rahmen des Augsburger MONICA-Projektes wurde festgestellt, dass bis etwa Mitte der 80er Jahre invasive Maßnahmen bei Frauen signifikant seltener durchgeführt wurden als bei Männern und sie auch seltener mit Thrombolytika behandelt wurden (Löwel et al. 1995). Mittlerweile gibt es in Augsburg keine signifikanten geschlechtsspezifischen Unterschiede mehr in der stationären Akutbehandlung. Allerdings hat sich die Letalität der Frauen nach Infarkt dadurch nicht verringert.

Da zur Effektivität verschiedener therapeutischer Maßnahmen bei Frauen und Männern zu wenig klinische Studien existieren, ist noch weitgehend unklar, welchen Nutzen sie für das Überleben nach Infarkt haben. Aufgrund der neuen Erkenntnisse von Vaccarino et al. (1999) könnte diskutiert werden, ob es nicht sinnvoller wäre, bestimmte invasive Maßnahmen bei Frauen seltener durchzuführen als bei Männern. Die Anwendung der *thrombolytischen Therapie* scheint zwar bei Frauen und Männern den gleichen Überlebensnutzen zu bringen, allerdings erleiden Frauen auch hier häufiger Komplikationen als Männer (z.B. stärkere Blutungen). Da die Thrombolyse nur innerhalb von 4 bis 6 Stunden nach Auftreten des Infarkts sinnvoll ist und Frauen häufig zu spät ins Krankenhaus eingeliefert werden, werden Frauen insgesamt eher seltener thrombolysiert als Männer. Die *medikamentöse* Behandlung (z.B. mit Aspirin und Betablockern) scheint bei Männern und Frauen den gleichen Effekt für die Prävention weiterer Infarkte zu haben und wird auch etwa gleich häufig angewandt.

Für die in der Mehrzahl der Studien beobachtete höhere kurzfristige Sterblichkeit von Frauen nach Infarkt lassen sich zusammenfassend eine Reihe von Ursachen aufführen, die sich keineswegs ausschließen:
- Frauen, die einen Herzinfarkt erleiden, sind bereits vor dem Infarkt kränker als die vergleichbare Gruppe der Männer, haben also mehr Vorerkrankungen, insbesondere Diabetes, Hypertonie und frühere Angina pectoris.
- Bei Frauen wird die Angina pectoris-Symptomatik leichter unterschätzt als bei Männern.
- Frauen selbst, ihre Familie und/oder ihre behandelnden Ärzte nehmen erste Infarktsymptome nicht ernst genug (dadurch verzögerte Krankenhauseinweisung).
- Frauen werden anders therapiert als Männer (u.a. aus physiologischen Gründen, dem durchschnittlich höheren Alter zum Zeitpunkt des Infarkts, der häufigeren Komorbidität).
- Bei jüngeren Frauen scheint der Infarkt pathophysiologisch anders zu verlaufen als bei älteren Frauen oder Männern und wird mit den traditionellen diagnostischen Maßnahmen wahrscheinlich leichter übersehen.

12.3 Geschlechtsspezifische Unterschiede während der Rehabilitation

Die dargestellten epidemiologischen Studienergebnisse weisen auf zahlreiche geschlechtsspezifische Unterschiede im Verlauf der koronaren Herzkrankheit hin, die zweifellos auch für die Rehabilitation von Bedeutung sind. Allein die häufig beobachtete Multimorbidiät der Frauen, die sich nicht nur auf kardiologische Vorerkrankungen bezieht, erfordert bereits ein spezifischeres therapeutisches Programm für Frauen. Natürlich müsste auch für den Nutzen eines solchen Programms der empirische Nachweis geliefert werden. Hier steht allerdings die Forschung erst am Anfang.

12.3.1 Ziele der Rehabilitation aus geschlechtsspezifischer Sicht

Laut WHO (1993) ist die kardiale Rehabilitation ein langfristiger Prozess mit dem allgemeinen Ziel, weitere koronare Ereignisse zu verhindern (Sekundärprävention), die physische Funktionsfähigkeit zu verbessern, die Symptome zu lindern und die Lebensqualität zu erhöhen. Der Begriff Lebensqualität beinhaltet wiederum physische, soziale und psychologische Aspekte. In der Forschungspraxis ist es daher zuweilen schwierig, zwischen Prädiktor und „Outcome" zu unterscheiden (s. unten; vgl. auch den Beitrag von Bullinger und Ravens-Sieberer in diesem Band).

Im deutschen Rehabilitationssystem, welches, verglichen mit anderen Ländern, eine sehr umfassende Versorgung mit einem besonderen sozial- und gesundheitspolitischen Auftrag einschließt (Koch et al. 1998), sind die allgemeinen Rehabilitationsziele nach wie vor stark auf die Wiederherstellung der Arbeitsfähigkeit gerichtet bzw. auf die berufliche und soziale Reintegration (Reha vor Rente oder Pflege). Natürlich sind diese Ziele, ebenso wie die Unterscheidung zwischen somatischen, funktionalen, psychosozialen und edukativen Therapiezielen (Protz et al. 1998) auf Männer *und* Frauen anzuwenden. Es ist jedoch anzunehmen, dass ihre Bedeutung geschlechtsspezifisch stark variiert, je nach Art der Erkrankung(en) und dem Alter der Betroffenen.

Dies lässt sich am Beispiel „Wiedereingliederung ins Erwerbsleben" bei koronarer Herzkrankheit darstellen. Da das Erkrankungsalter der Frauen mit Herzinfarkt im Durchschnitt etwa 10 Jahre höher liegt als bei Männern und wesentlich weniger Frauen als Männer vor ihrem Infarkt erwerbstätig waren, ist die Reintegration ins Berufsleben für die Gruppe der Frauen schon rein quantitativ weniger bedeutsam als für Männer. Andererseits müsste den Zielen „Erhaltung der (physischen) Funktionsfähigkeit" und „Reintegration ins normale Alltags- und Familienleben" bei älteren Frauen besondere Aufmerksamkeit gewidmet werden. So leiden beispielsweise Frauen über 65 zusätzlich zu ihrer koronaren Herzkrankheit häufiger als Männer an Krankheiten des Muskel- und Skelettsystems, Arthritis, Osteoporose und Depressionen. Diese Krankheiten sind verbunden mit Schmerzen, Immobilität, sozialer Isolation und besonderen Einschränkungen der funktionalen Kapazität. Hinzu kommt, dass Frauen zum Zeitpunkt ihres Infarktes wesentlich öfter als Männer verwitwet sind oder allein leben, ohne spezielle Unterstützung durch einen (Ehe-)Partner.

Auch das gesundheitsbewusste Verhalten von Frauen scheint gerade in denjenigen Altersgruppen (über 50) abzunehmen, in denen es besonders nötig wäre, sich z. B. gesund zu ernähren, körperliches Training zu betreiben oder auch an Krebsfrüherkennungsmaßnahmen teilzunehmen. Dieses abnehmende Gesundheitsbewusstsein ist verbunden mit einer negativen Einstellung der Frauen zum Älterwerden, dem Verlust des Selbstbewusstseins, der Veränderung der sozialen Rollen, aber auch mit speziellen psychosozialen Belastungen wie Pflege von Angehörigen oder schlechten finanziellen Verhältnissen.

In der medizinischen Versorgung existiert ebenfalls die Tendenz, bei älteren Menschen (auch bei Männern) weniger an Gesundheitsvorsorge und Prävention von Krankheiten zu denken als bei jüngeren Menschen. Mit wissenschaftlichen Erkenntnissen lässt sich eine solche Einstellung nicht begründen. Aktuelle Studien zeigen z.B., dass auch in höheren Altersklassen zahlreiche körperliche Funktionen durch Training verbessert und gefördert werden können und Neuerkrankungen oder die Progression bereits existierender Krankheiten verhindert werden können (z.B. Balady et al. 1996).

Die Bedeutung des oben genannten Rehabilitationsziel „Verbesserung der Lebensqualität" könnte ebenfalls geschlechtsspezifisch stark variieren. Zum einen, weil Lebensqualität ohnehin ein sehr relatives und variables Konzept ist, zum anderen, weil möglicherweise die verschiedenen Dimensionen der Lebensqualität (physisch, psychisch, sozial) von Männern und Frauen sehr unterschiedlich bewertet werden und auch einen unterschiedlichen Effekt auf zukünftige Erkrankungsrisiken haben können. So scheint beispielsweise die emotionale Unterstützung durch Partner oder Familienangehörige für die langfristige Prognose bei älteren Frauen (über 65) von größerer Bedeutung zu sein als für ältere Männer (Krumholz et al. 1998). Umgekehrt könnte eine misslungene berufliche Wiedereingliederung für das subjektive Befinden von Frauen oder ihre Reerkrankungsrisiken von geringerem Einfluss sein als bei Männern (obwohl dies bisher nicht nachgewiesen ist).

Es wird wohl kaum bezweifelt, dass das wichtigste langfristige Ziel von Rehabilitationsmaßnahmen für Männer und Frauen die Förderung der Gesundheit bzw. die Prävention weiterer Erkrankungen ist. Allerdings müssten für das Erreichen dieses Ziels die mittelfristigen Ziele (z.B. eines Rehabilitationsprogramms) geschlechtsspezifisch wahrscheinlich unterschiedlich definiert werden.

12.3.2 Reha-Teilnahme und Akzeptanz therapeutischer Maßnahmen

Generell ist festzustellen, dass Frauen in Deutschland und in anderen Ländern seltener an kardiologischen Rehabilitationsmaßnahmen teilnehmen als Männer. Dies ist zwar vorwiegend bedingt durch die niedrigeren Erkrankungsraten der Frauen, aber auch erkrankte Frauen nehmen seltener Rehabilitationsleistungen in Anspruch als Männer. Bezüglich der ischämischen Herzkrankheit weist beispielsweise die VDR-Statistik für das Jahr 1997 (VDR 1998) bei Männern 28450 stationäre medizinische und sonstige rehabilitative Leistungen aus, bei Frauen nur 4244; dies entspricht etwa einem Verhältnis von 7 zu 1. Bei den altersstandardisierten Herzinfarktraten können wir hingegen in Deutschland in den Jahrgängen unter 65 von einem Verhältnis von 4,5 zu 1 (Männer zu Frauen) ausgehen (vgl. Tabelle 12.1), bei den älteren Jahrgängen von einer noch geringeren Differenz (3 zu 1 bis 2 zu 1).

Da der Versorgungsauftrag der Gesetzlichen Rentenversicherung sich in erster Linie auf die Wiederherstellung der Erwerbsfähigkeit richtet und wesentlich mehr Frauen als Männer vor ihrer Koronarerkrankung nicht erwerbstätig gewesen sind, ist dies ebenfalls eine wichtiger Prädiktor für die relativ geringe Inanspruchnahme der kardiologischen Rehabilitation durch Frauen, insbesondere bei Anschlussheilbehandlungen. Gestützt wird diese Beobachtung durch eine Befragung von Herzinfarktpatienten (1104 Männer, 272 Frauen) der MONICA-Studienpopulation Augsburg, ein Jahr nach Infarkt (Härtel u. Löwel 1991; Löwel et al. 1994). In den 12 Monaten nach Infarkt hatten 69% der befragten Männer und 53% der Frauen an einer Anschlussheilbehandlung teilgenommen, aber 90% derjenigen Männer und Frauen, die vor ihrem Infarkt erwerbstätig waren. An einer ambulanten Koronargruppe hatten 21% der männlichen und 16% der weiblichen Patienten teilgenommen. Dieser Unterschied war statistisch nicht signifikant. Soweit aus der gegenwärtigen Literatur ersichtlich, nehmen auch in anderen europäischen Ländern und in den USA Frauen seltener an Rehabilitationsmaßnahmen teil als Männer (Brezinka et al. 1995; Lieberman et al. 1998; Halm et al. 1999). Allerdings beziehen sich diese Aussagen vorwiegend auf die Teilnahme an ambulanten Nachsorgeprogrammen.

Wenn die kardiologische Rehabilitation ambulant betrieben wird, scheinen es, neben dem wichtigsten Prädiktor „fehlende Arztempfehlung“, vor allem praktische Gründe zu sein, welche Frauen von einer Teilnahme abhalten: Transportprobleme, niemand im Haushalt, der sie zur Therapie fahren kann, andere Verpflichtungen (Limacher 1998). Auch in dem Review von Brezinka und Kittel (1995), in welchem über die (wenigen) Studien zur geschlechtsspezifischen Inanspruchnahme der ambulanten kardiologischen Rehabilitation in verschiedenen europäischen Ländern berichtet wird, waren die wichtigsten Prädiktoren der Nichtteilnahme von Frauen: fehlende Arztempfehlung, fehlendes Auto und schlechter Versicherungsschutz. Zudem oder mitbedingt durch diese Faktoren nahmen jüngere alleinerziehende Frauen relativ selten teil, ebenso wie ältere Frauen, die Angehörige zu pflegen hatten. Halm et al. (1999) berichten aus ihrer Studie mit allerdings nur 46 Frauen und 41 Männern, dass Männer trotz weniger zwingender Indikation von ihren Ärzten häufiger in die ambulante Phase II der Rehabilitation überwiesen wurden als Frauen und die Rehabilitation auch seltener abbrachen. Neben der Überweisung durch den Arzt waren auch in dieser Studie Transportprobleme oder mangelnder Versicherungsschutz die wichtigsten Gründe für die Nichtteilnahme oder den Abbruch der Therapie. Dass außer den bereits genannten Gründen die Ermutigung durch andere Familienmitglieder für Männer und Frauen von Bedeutung ist, zeigt eine kanadische Studie (Liebermann et al. 1998) mit etwa 200 Herzinfarktpatienten. Bei Frauen war auffallend, wie wichtig der Zuspruch durch erwachsene Kinder für die Teilnahme bzw. Nichtteilnahme war. Ein weiterer signifikanter Einflussfaktor für die Nichtteilnahme der Frauen waren ihre Bedenken wegen zusätzlicher Erkrankungen.

Gesichert erscheint ebenfalls, dass Frauen, selbst wenn sie an ambulanten Rehabilitationsmaßnahmen teilnehmen, diese häufiger abbrechen als Männer. In den meisten Fällen ist dies ebenso – wie die Entscheidung über den Beginn einer Rehabilitation – auf soziale Faktoren wie familiäre Verpflichtungen, Versorgung von Angehörigen usw. zurückzuführen, aber auch auf das höhere Alter der Frauen und ihren schlechteren Gesundheitszustand zum Zeitpunkt des Infarkts (Wenger et al. 1993).

Daß Frauen während des Ablaufs eines Rehabilitationsprogramms andere Präferenzen aufweisen als Männer, zeigt die Studie von Moore et al. (1996). Die Anzahl der untersuchten Männer und Frauen (n=65) war zwar auch hier sehr klein, aber es zeigten sich deutliche Unterschiede hinsichtlich der Akzeptanz verschiedener Maßnahmen. So beklagten sich Männer insbesondere darüber, dass sie sich keine eigenen Ziele, z.B. beim körperlichen Training setzen konnten, während die Präferenz der Frauen eher in Richtung auf Vermeidung von Schmerzen oder Erschöpfung beim Training gerichtet war. Sowohl Männer als auch Frauen bemängelten, dass ihre Fortschritte während des Trainings zu wenig diskutiert wurden und dass sie nicht wählen konnten zwischen verschiedenen Trainingsarten. Frauen fanden die Übungen auf dem Fahrradergometer oder der „Treadmill" weniger akzeptabel als Männer. Sie äußerten außerdem stärker den Wunsch, sich „sicher zu fühlen" und beim Training gut überwacht zu werden. Auch die emotionale Unterstützung durch andere Patienten und durch das Klinikpersonal war ihnen wichtiger als Männern.

Auf die Bedeutung der Akzeptanz insbesondere sportlicher Übungen auf den Langzeiteffekt der Rehabilitation weisen auch Schuler und Hambrecht (1995) hin. Allerdings können hier durchaus Konflikte auftauchen zwischen Maßnahmen, die bei Patienten beliebt sind, und solchen, die aus medizinischer Sicht als besonders effektiv und sicher eingeschätzt werden. So erfreuen sich z.B. Fußball oder Basketball bei (männlichen) Patienten großer Beliebtheit, obwohl sie nicht dem „Sicherheitskonzept" des Koronarsports entsprechen (Schuler u. Hambrecht 1995).

Die größere Unsicherheit von Frauen und ihr geringeres Selbstbewusstsein, zumindest zu Beginn der kardiologischen Anschlussheilbehandlung, konnten wir selbst bereits im Rahmen unseres Pretests mit ca. 40 Männern und 30 Frauen der Herz-Kreislaufklinik der LVA in Höhenried beobachten (Härtel et al. 1998). Bei der Bitte um Teilnahme an der Studie machten nur Frauen Bemerkungen wie „Ich bin doch nicht so wichtig"; „Auf mich kommt es doch nicht an" oder gaben an, dass ihnen „alles zuviel" würde. Von ähnlichen Erfahrungen berichten auch die Sporttherapeuten der Klinik. Bei manchen Übungen sind Frauen zu Beginn oft aus Unsicherheit schwer zu motivieren, während sich diese Einstellung im Verlauf des Trainings stark verändert.

12.3.3 Veränderung klassischer Risikofaktoren

Hoher Blutdruck, hohes Serum-Cholesterin, Zigarettenrauchen, starkes Übergewicht und mangelnde physische Aktivität zählen nach wie vor zu den klassischen Risikofaktoren für koronare Herzkrankheiten bei Männern und Frauen (Lowe et al. 1998). Auch der Nutzen von gezielten Interventionen für die Primär- und Sekundärprävention ist kaum zu bezweifeln. Die Verbesserung der funktionalen physischen Kapazität ist ein zentraler Bestandteil der meisten kardiologischen Rehabilitationsprogramme. Die positiven Auswirkungen körperlichen Trainings auf zahlreiche biologische Funktionen, auf den Abbau anderer Risikofaktoren und das subjektive Befinden sind heute auch in der Sekundärprävention der koronaren Herzkrankheit unbestritten (Schuler u. Hambrecht 1995; Löllgen et al. 1998; Beniamini et al. 1997). Zahlreiche klinische Studien in den USA haben nachgewiesen, dass kardiologische Rehabilitationsprogramme in der Lage sind, durch körperliches Training die funktionale Kapazität zu erhöhen, und die Mortalität und Morbidität an koronaren Erkrankungen zu senken oder ihren Verlauf zu verlangsamen (z.B. Haskell et al. 1994; Oldridge et al. 1988). Die meisten Studien beschränken sich allerdings auch hier auf Männer, obwohl der positive Effekt physischen Trainings auf die Erkrankungsrisiken und das subjektive Befinden auch bei Frauen nachgewiesen wurde (Limacher et al. 1998).

So fanden beispielsweise Cannistra et al. (1992) in ihrem sportbasierten ambulanten Rehaprogramm, dass Frauen insgesamt zu Beginn ein ungünstigeres klinisches und soziales Risikoprofil und geringere funktionale Kapazität aufwiesen als Männer. Im Verlauf des Reha-Programms erzielten sie jedoch ähnliche Trainingseffekte wie Männer und waren auch gleichermaßen compliant. Entsprechendes berichten auch Balady et al. (1996). In ihrer Studie mit 558 Männern und 220 Frauen zeigten sich bei beiden Geschlechtern über einen Zeitraum von 10 Wochen signifikante Verbesserungen der funktionalen physischen Kapazität. Bei Frauen unter 75 war die relative Steigerung sogar stärker ausgeprägt als bei Männern.

Während die genannten Studien sich vor allem mit dem relativ kurzfristigen Erfolg von Rehamaßnahmen befassen, gibt es auch Beispiele aus längeren Follow-up-Studien, welche die geschlechtsspezifischen Unterschiede im Hinblick auf dauerhafte Veränderungen physischer Risikofaktoren nach kardiologischer Rehabilitation untersucht haben. So ergab die Studie von Warner et al. (1995) über einem 5-jährigen Follow-up-Zeitraum, dass der im Verlauf der Rehabilitation durch physisches Training bei Männern und Frauen erreichte Erfolg von Lipidveränderungen (Anstieg des HDL-Cholesterins, Senken des Gesamtcholesterins) bei Frauen dauerhafter war als bei Männern. So fanden sich zwar auch bei Männern im 1-Jahres-follow-up noch höhere HDL-C-Werte, aber nach 5 Jahren war dieser positive Effekt nur noch bei Frauen nachzuweisen. Frauen profitierten in diesem Fall also stärker von den Reha-Maßnahmen als Männer.

Zu Beginn der 90er Jahre machte in der Rehabilitationsforschung die Studie von Ornish und Kollegen aus Kalifornien Furore (Ornish et al. 1990), die an einer Gruppe von 48 Patienten (davon 20 als Kontrollgruppe) mit koronarer Arteriosklerose nachweisen konnten, dass durch extensive Veränderungen des Lebensstils wie Aerobic-Training, vegetarische Ernährung, Stress-Management und psychosoziale Gruppenprogramme die Progression der Arteriosklerose innerhalb eines Jahres nicht nur aufgehalten wurde, sondern sich sogar zurückbildete. Mittlerweile wurden diese Ergebnisse auch im 5-Jahres-follow-up der gleichen Patienten bestätigt (Ornish et al. 1998). Es wurde sogar eine weitere Rückbildung der Arteriosklerose gemessen.

Obwohl diese Erkenntnisse für die nicht-medikamentöse Behandlung von Patienten mit Koronarsklerose sehr bedeutsam sind, erscheint es doch unrealistisch, dass ein so aufwendiges Programm in die routinemäßige Rehabilitation eingebaut werden könnte. So mussten die Patienten in der Ornish-Gruppe über ein Jahr lang (mittlerweile über 5 Jahre) mindestens eine Stunde täglich Entspannungsübungen durchführen, mindestens 3 Stunden wöchentlich Ausdauertraining betreiben, ihre Ernährung komplett umstellen und natürlich das Rauchen aufgeben (allerdings gab es nur 2 Raucher zu Beginn der Studie). Zusätzlich nahmen sie zweimal wöchentlich an einem mehrstündigen Gruppentreffen teil, zu dem auch die Ehepartner eingeladen wurden. Leider gibt es auch in dieser Studie keinen Hinweis darauf, wie viele Frauen teilgenommen haben. Scherwitz und Kollegen (1995) haben versucht, an einer kleinen Gruppe deutscher Patienten (15 Fälle, 25 Kontrollen) die kalifornischen Ergebnisse zu replizieren, allerdings mit einem reduzierten Programm, das nur etwa 4 1/2 Monate dauerte und bei dem zusätzlich lipidsenkende Medikamente gegeben wurden. Die Erfolge des Verhaltensprogramms ließen sich nur im Hinblick auf die verbesserte subjektive Lebensqualität nachweisen, während die physischen Risikofaktoren sich nicht signifikant verbesserten und die gemessene Lipidsenkung auf die Medikamente zurückzuführen war. Die Autoren merken außerdem an, dass ihr exzessives Verhaltensprogramm einzuschränken ist auf hoch motivierte Patienten mit hohem Bildungsgrad.

12.3.4 Subjektive Lebensqualität und psychosoziale Anpassung

In der Konstitution der Weltgesundheitsorganisation (WHO) wird seit 1948 *Gesundheit* definiert als „... a state of complete physical, mental and social well-being and not merely the absence of disease or infirmity". Im Unterschied zur WHO-Auffassung definiert die traditionelle medizinische Konzeption Gesundheit im wesentlichen als Abwesenheit von Krankheit und betrachtet die Vorstellung von „perfekter" oder „positiver" Gesundheit als Utopie. Die beste Annäherung an ein solches Optimum sei die Herstellung eines physischen und psychischen Zustandes, der frei ist von Unwohlsein und Schmerzen und es den Individuen erlaubt, relativ uneingeschränkt ihr Leben zu führen (Dubos 1980). Kontrovers diskutiert wird insbesondere, ob es möglich ist, „positive" Gesundheit zu messen, da Gesundheit ein relatives Konzept ist und die gesundheitlichen Standards von Land zu Land und von Mensch zu Mensch variieren. Am umstrittensten und schwer zu operationalisieren ist der Begriff der „sozialen Gesundheit", der mit Interaktionsfähigkeit, sozialer Integriertheit und funktionierendem sozialen Netzwerk verbunden wird. Hier lässt sich kaum unterscheiden zwischen Prädiktor und „outcome" (vgl. auch den Beitrag von Bullinger u. Ravens-Sieberer in diesem Band). In der sozialepidemiologischen Forschung werden beispielsweise soziale Unterstützung und das soziale Netzwerk eher als Prädiktor bzw. mitwirkende Ursache von Krankheit oder Gesundheit gesehen und nicht als Gesundheit selbst. Eng verbunden mit der Vorstellung von „positiver Gesundheit" ist der Begriff der „Lebensqualität". Dieser Terminus bezeichnet nach WHO-Auffassung die nicht-physiologischen und nicht-biochemischen Aspekte von Gesundheit.

In den bisher publizierten Studien, die sich mit geschlechtsspezifischen Unterschieden in der Lebensqualität nach akuten koronaren Ereignissen befassen, ist aufgrund des Studiendesigns und der Definition von Lebensqualität häufig ebenfalls schwer zu trennen zwischen abhängigen und unabhängigen Variablen. Lebensqualität wird zudem oftmals im Querschnitt erfasst, das heißt zum gleichen Zeitpunkt wie die Prädiktoren für Lebensqualität, so dass die Richtung des Zusammenhangs nicht bestimmt werden kann. Als Indikatoren für Lebensqualität gelten je nach Art des Erhebungsinstruments oder des Studiendesigns eine Vielzahl von Variablen: Ökonomischer Lebensstandard, soziale Integriertheit, psychosomatische Beschwerden, Angst und Depressionen, physische und emotionale Funktionsfähigkeit oder auch Schmerzen.

Brezinka und Kittel (1995) verweisen in ihrem Review auf acht Studien, die sich mit psychosomatischen Reaktionen von Männern und Frauen nach Herzinfarkt befassen (zwei Studien hatten allerdings lediglich 13 bzw. 11 Frauen einbezogen) und zwar insbesondere mit den Merkmalen Angst, Depression, Schlafstörungen, Müdigkeit und Schwäche. In sieben dieser Studien war das psychosomatische Befinden der Frauen nach Infarkt schlechter als bei Männern. Es wird allerdings in diesem Review - wie auch in anderen Studien - nicht klar, ob die höheren Angstwerte der Frauen, ihre häufigeren Schlafstörungen und die höheren Depressionsraten tatsächlich eine Reaktion auf die koronare Herzkrankheit sind oder der Prävalenz von Beschwerden gleichaltriger Frauen einer Bevölkerungsstichprobe entspricht, die ebenfalls wesentlich höher liegt als diejenige der Männer (Härtel 1995).

Auch Forsander und Kolleginnen (1995) fanden in ihrer Analyse mit Herzinfarktpatienten (414 Männer und 62 Frauen unter 60 Jahren), dass Frauen in der akuten Phase nach Infarkt signifikant häufiger als Männer mit depressiven Symptomen und resignativem Verhalten reagierten, während sie gleichzeitig stärkere Tendenzen zeigten, sich in ihrem zukünftigen Leben neu zu orientieren und einen gesünderen Lebensstil anzunehmen. Interessant war in dieser Studie der unterschiedliche Einfluss des Familienstandes auf die Reaktionen nach Infarkt. So zeigten alleinlebende Männer signifikant häufiger Angst und Depressionen als nicht alleinlebende Männer, während sich bei Frauen die umgekehrte Tendenz fand. Verheiratete bzw. mit Partner zusammenlebende Frauen reagierten häufiger mit Angstreaktionen als alleinlebende Frauen. Interpretiert wurde dieses Ergebnis damit, dass es alleinlebenden Männern stärker an „social support“ und Unterstützung durch Freunde und Verwandte mangelt als alleinlebenden Frauen, während verheiratete Frauen mit ihren vielfältigen familiären Verpflichtungen in dieser Situation stärker unter Stress stehen als verheiratete Männer.

Bezogen auf die Lebensqualitätsdimensionen Angst, Depressionen und emotionale Befindlichkeit berichtet zwar die Mehrzahl der bisherigen Studien von einem höheren Risiko der Frauen, aber es existieren unterschiedliche Auffassungen über die Ursachen für diese schlechtere Befindlichkeit. Loose und Fernhall (1995) kamen aufgrund ihrer Studien mit kardiologischen Patienten zu dem Schluss, dass Begleiterkrankungen wie Migräne, Rückenschmerzen und Arthritis einen bedeutenden Anteil der geringeren psychischen Lebensqualität der Frauen erklärten. Ein signifikanter Zusammenhang zeigte sich auch zwischen der gemessenen funktionalen physischen Kapazität (als Indikator für die Schwere der Erkrankung) und der

Müdigkeit der Frauen sowie ihren Problemen beim Verrichten von Alltagstätigkeiten („home management"). Hinweise auf einen engen Zusammenhangs zwischen physischer Fitness und emotionalem Befinden liefern auch Beniamini et al. (1997). In ihrem 12-wöchigen Rehabilitationsprogramm bewirkten intensives sportliches Training, einschließlich Krafttraining, bei Männern *und* Frauen eine signifikante Verbesserung der Lebensqualität in Bezug auf emotionale Befindlichkeit, Depression und Selbstwirksamkeit.

Der Zusammenhang zwischen Depressionen und physischer Mobilität wird auch in der epidemiologischen Forschung hervorgehoben. Einige sehr umfangreiche Studien der letzten Jahre weisen besonders bei älteren Frauen auf einen signifikanten Einfluss von Depressionen auf die allgemeine Mortalität und auf die Morbidität und Mortalität an koronaren Herzerkrankungen hin (Whooley u. Browner 1998; Mendes de Leon et al. 1998). Whooley und Kollegen fanden in ihrer prospektiven Follow-up-Studie mit 7518 älteren Frauen (>66 Jahre), dass Frauen mit 5 oder mehr depressiven Symptomen, gemessen mit einer geriatrischen Depressionsskala, im Verlauf von 7 Jahren ein etwa doppelt so hohes Mortalitätsrisiko bei den Herz-Kreislauferkrankungen und anderen Todesursachen aufwiesen als Frauen mit einer geringeren Anzahl depressiver Symptome. Dies galt allerdings nicht für die Mortalität an Krebserkrankungen. Aufgrund des adäquaten Studiendesigns ließ sich in dieser Analyse auch nachweisen, dass depressive Symptome sowohl Ursache als auch Effekt des funktionalen Status der Frauen waren. Frauen, die zu Beginn der Studie Schwierigkeiten mit der Verrichtung von Alltagstätigkeiten hatten, entwickelten häufiger depressive Symptome als Frauen ohne eingeschränkten funktionalen Status, und Frauen, die zu Beginn der Studie depressiv waren, entwickelten im Verlauf von sieben Jahren häufiger eine eingeschränkte Funktionsfähigkeit als nicht depressive Frauen. Auch in der New Haven-Studie (Mendes de Leon et al. 1998) mit 1169 Männern und 1643 Männern zeigte sich im Follow-up-Zeitraum von ca. 10 Jahren für ältere Frauen (über 65) mit depressiven Symptomen ein signifikant erhöhtes Morbiditäts- und Mortalitätsrisiko in Bezug auf Koronarerkrankungen, das mit den klassischen koronaren Risikofaktoren nicht erklärt werden konnte. Allerdings war der Effekt der depressiven Symptome nach Einbeziehung der physischen Funktionsfähigkeit statistisch nicht mehr signifikant. Bei Männern gab es keinen signifikanten Zusammenhang zwischen Depressionen und koronarer Morbidität oder Mortalität.

12.3.5 Reintegration ins Berufsleben

Wie bereits erwähnt, ist die Wiedereingliederung ins Erwerbsleben bzw. die Wiederherstellung der Arbeitsfähigkeit im deutschen Rehabilitationssystem noch immer eines der wichtigsten Ziele. In der wissenschaftlichen Literatur finden sich derzeit kaum Studien, die sich mit geschlechtsspezifischen Prädiktoren der Rückkehr in der Beruf bei Koronarerkrankungen befassen. Die meisten (veröffentlichten) „return-to-work"-Studien schließen nur Männer ein oder berichten über „Patienten", so dass nicht klar wird, ob und wie viele Frauen einbezogen wurden (z. B. Angermann u. Deschler 1992; Engblom et al. 1994; Mark et al. 1992; Gehring et al. 1988). Nicht überraschend ist, dass bei Männern (und wahrscheinlich auch bei Frauen) sozioökonomische Faktoren wie Ausbildung, Einkommen, Art des Berufs, neben dem Alter der Betroffenen und dem kardialen Status eine wesentliche Rolle spielen. Die Rückkehrrate in den Beruf ist bei unteren beruflichen Schichten (insbesondere ungelernten Arbeitern) wesentlich geringer als bei höheren Schichten.

Eine deutsche Untersuchung von Keck und Budde (1998) zeigt, dass die berufliche Wiedereingliederung von Frauen unter 60 Jahren nach stationärer kardiologischer Rehabilitation häufiger misslingt als bei Männern und dass diese Diskrepanz bei den unter 55-jährigen noch stärker ausgeprägt ist. Sieben Monate nach der Anschlussheilbehandlung waren in dieser Studie 42% der unter 60-jährigen Frauen und 54% der unter 60-jährigen Männer wieder berufstätig. Leider wird in diesem Artikel nicht berichtet, ob dieser Unterschied statistisch signifikant war und auf welche *Anzahl* Frauen sich diese Prozentzahlen beziehen. Die Autoren vermuten, dass die geringere Rückkehrrate der Frauen mit ihrer geringeren beruflichen Qualifikation zusammenhängt, die wiederum mit besonderen körperlichen Anforderungen verbunden ist, denen Frauen mit koronaren Erkrankungen nicht mehr gewachsen sind. Wie bereits oben näher dargestellt, ist gerade im Falle jüngerer Frauen mit einer wesentlich schwereren Erkrankung und einer schlechteren Prognose zu rechnen als bei gleichaltrigen Männern (Vaccarino et al. 1999).

Obwohl auch in der Untersuchung von Mark et al. (1992) mit 1 252 Koronarpatienten (mit Herzkatheterisierung) unter 65 Jahren und einer Follow-up-Zeit von einem Jahr nicht über Frauen berichtet wird, ist diese doch sehr aufschlussreich, da sie eine Vielzahl von klinischen und sozialen Variablen einbezieht, um deren Einfluss auf die vorzeitige Erwerbslosigkeit zu prüfen. Die wichtigsten Prädiktoren für die Nicht-Rückkehr in den Beruf waren (in dieser Reihenfolge): Geringerer funktionaler Status (gemessen mit dem Duke Activity Status Index), höheres Alter, Herzinsuffizienz, niedrigerer Ausbildungsstand, nichtkardiale Gefäßerkrankungen, schlechteres psychologisches Befinden und niedrigere berufliche Position. Die demografischen und sozioökonomischen Variablen zusammen erklärten in diesem Modell fast die Hälfte der Gesamtvarianz (45%), der funktionale Status 27% und die klinischen Variablen 20%.

Ob ein solches Modell in gleichem Ausmaß für Frauen gilt, ist empirisch noch unzureichend geprüft. Es erscheint aber einleuchtend, dass die hier nachgewiesenen Prädiktoren auch einen großen Anteil der geringeren beruflichen Rückkehrraten von Frauen erklären. Zudem wird vermutet, dass insbesondere bei verheirateten Frauen der ökonomische Druck zur Rückkehr in den Beruf geringer ist als bei Männern und ihnen vom Arzt seltener zur Rückkehr geraten wird – auch unabhängig von den oben genannten Faktoren (Brezinka u. Kittel 1995).

12.3.6 Langfristige Prognose von Männern und Frauen

Zur langfristigen Prognose nach akuten Koronarerkrankungen existieren auch aus epidemiologischer Sicht bisher nur wenige Studien mit Frauen. Wenn überhaupt, befassen sie sich mit den langfristigen *Überlebenschancen.* Hier scheint die Prognose für Frauen - im Gegensatz zur kurzfristigen Sterblichkeit nach Infarkt - günstiger zu sein als für Männer, insbesondere wenn der Follow-up-Zeitraum mehr als ein Jahr beträgt (Vaccarino et al. 1995; Brett u. Madans 1995; Kirkwood et al. 1999). In einer Analyse der US National Health and Nutrition Examination Study (Brett u. Madans 1995) wurden an einer Stichprobe von 4000 Männern und 6000 Frauen deren langfristige Überlebenschancen nach Herzinfarkt untersucht. Sie fanden, dass das Risiko, innerhalb von *zweieinhalb Jahren* nach Beginn der Koronarerkrankung zu versterben, für Frauen 20% bis 30% *niedriger* war als das Risiko der Männer - und zwar unter Berücksichtigung des Alters und der bekannten koronaren Risikofaktoren. Der Überlebensvorteil der Frauen existierte, obwohl sie seltener Bypässe oder Angioplastien erhalten hatten. Bei Frauen in der Menopause, welche zusätzlich Östrogene einnahmen, waren die Überlebenschancen im Vergleich zu gleichaltrigen Männern fast doppelt so hoch. Generell scheint bei älteren Frauen der Langzeit-Überlebensvorteil größer zu sein als bei jüngeren Frauen (unter 45 Jahren), bei denen dieser Vorteil bisher nicht nachweisbar war.

Einige Follow-up-Studien haben den kombinierten Einfluss von biomedizinischen und psychosozialen Faktoren auf die Langzeitprognose nach Herzinfarkt oder nach anderen koronaren Ereignissen bei Männern und Frauen untersucht (z.B. Berkman et al. 1992; Williams et al. 1992; Krumholz et al. 1998). In diesen Studien richtete sich das Interesse vor allem auf das soziale Netzwerk und die verschiedenen Dimensionen von „social support". Berkman et al. (1992) fanden in ihrer Untersuchung mit älteren Herzinfarktpatienten aus New Haven (Frauen und Männer über 65) einen signifikanten Einfluss der *emotionalen* Unterstützung durch Lebenspartner oder andere Nahestehende auf die Überlebenschancen von Frauen und Männern. Auch dieser Zusammenhang erwies sich als unabhängig von zahlreichen anderen sozialen und medizinischen Risikofaktoren. Die Studie von Krumholz et al. (1998) schloss ebenfalls Patienten aus der New Haven-Population ein, die allerdings älter waren als in der vorigen Studie. Die Mehrzahl der etwa 300 Frauen und Männer war zwischen 75 und 84 Jahre alt. Hier zeigte sich nur für Frauen ein signifikanter schützender Effekt von emotionaler Unterstützung auf die Überlebenschancen im Verlauf eines Jahres. Obwohl die Autoren sich diesen geschlechtsspezifisch unterschiedlichen Einfluss nicht erklären konnten, ist anzunehmen, dass gerade Frauen in diesem Alter wesentlich häufiger allein leben als Männer, und es sich hier bereits im Hinblick auf den Familienstand um eine sehr ungleiche Stichprobe handelt. Auszuschließen ist allerdings auch nicht, dass selbst Frauen, welche noch mit einem Partner zusammenleben, von diesem weniger „profitieren" als Männer. So zeigte sich beispielsweise in der Augsburger Herzinfarktstudie, dass *verheiratete* Männer ein signifikant *niedrigeres* Risiko aufwiesen, innerhalb von 24 Stunden nach dem Auftreten von Infarktsymptomen zu versterben als *nicht ver-*

heiratete Männer, während *verheiratete Frauen* gegenüber *unverheirateten Frauen* keinen Überlebensvorteil hatten (Härtel u. Löwel 1991). Hier handelte es sich allerdings um das kurzfristige Überleben nach Infarkt und wir vermuten, dass es weniger die mangelnde emotionale Unterstützung als die fehlende praktische Hilfe bzw. die fehlende Anwesenheit des Partners während des Auftretens akuter Symptome war, welche die schlechtere Prognose der Frauen mitbewirkt haben.

12.4 Ausblick

Die hier exemplarisch dargestellten Studien liefern zahlreiche Hinweise, dass geschlechtsspezifische Unterschiede fast in jedem Stadium der koronaren Herzerkrankung wirksam und damit auch für die langfristige Rehabilitation wichtig sind. Die meisten wissenschaftlich akzeptablen Erkenntnisse stammen allerdings bislang aus epidemiologischen Studien, obwohl auch hier noch Forschungslücken existieren. Sie weisen darauf hin, dass bei der Entscheidung über Rehabilitationsziele oder Rehabilitationsmaßnahmen zahlreiche biomedizinische und psychosoziale Ausgangsvariablen berücksichtigt werden müssen, wenn eine Intervention auch langfristig erfolgreich sein soll. Die derzeitigen Rehabilitationsstudien, welche sich mit geschlechtsspezifischen Unterschieden befassen, sind aufgrund ihrer häufig unpräzisen Fragestellung, des Studiendesigns und der meist geringen Anzahl Frauen, die einbezogen wurden, eher hypothesengenerierend als hypothesentestend. Dennoch gibt es auch in diesen Studien bereits interessante Beobachtungen, welche eine unterschiedliche Behandlung von Männern und Frauen während der Rehabilitation nahelegen. So wird fast übereinstimmend festgestellt, dass Frauen mit koronarer Herzkrankheit müder, erschöpfter, depressiver, ängstlicher und physisch stärker beeinträchtigt sind als Männer. Auf der anderen Seite machen sie bei entsprechender Beachtung dieser unterschiedlichen Ausgangsbedingungen und spezieller Motivierung ähnliche, manchmal sogar bessere Fortschritte während der Rehabilitation als Männer. Dies scheint nach heutiger Kenntnis insbesondere für altersangepasste sportliche Fitnessprogramme zu gelten, deren Nutzen für die Sekundärprävention, für die Verbesserung der subjektiven Lebensqualität und die Verringerung depressiver Symptome bei Frauen bisher erheblich unterschätzt wurde (Lavie u. Milani 1995; Limacher 1998).

Literatur

Angermann B, Deschler H (1992) Anschlußheilbehandlung nach aortokoronarem Bypass – Wie häufig gelingt die Wiedereingliederung ins Erwerbsleben? Rehabilitation 31/1: 29–32

Balady GJ, Jette D, Scheer J, Downing J (1996) Changes in exercise capacity following cardiac rehabilitation in patients stratified according to age and gender. J Cardiopulm Rehabil 16: 38–46

Barrett-Connor E, Laakso M (1990) Ischemic heart disease risk in postmenopausal women. Effects of use on glucose and insulin levels. Arteriosclerosis 10: 531–534

Barrett-Connor E, Wingard DL, Criqui MH (1989) Postmenopausal estrogen use and heart disease risk factors in the 1980s. JAMA 261: 2095–2100

Beniamini Y, Rubenstein JJ, Zaichkowsky LD, Crim MC (1997) Effects of high-intensity strength training on quality-of-life parameters in cardiac rehabilitation patients. Am J Cardiol 80: 841–846

Berkman LF, Leo-Summers L, Horwitz RI (1992) Emotional support and survival after myocardial infarction. Ann Intern Med 117: 1003–1009

Brett KM, Madans. JH (1995) Long-term survival after coronary heart disease. Comparisons between men and women. Ann Epidemiol 5: 25–32

Brezinka V, Kittel F (1995) Psychosocial factors of coronary heart disease in women: a review. Soc. Sci Med 42: 1351–1365

Cannistra LB, Balady GJ, O'Malley CJ, Weiner DA, Ryan TJ (1992) Comparison of the clinical profile and outcome of women and men in cardiac rehabilitation. Am J Cardiol 69: 1274–1279

Caulay JA, Gutai JP, Glynn NW, Paternostro M, Cottington E, Kuller LH (1994) Serum estrogene concentrations and coronary artery disease in postmenopausal women. Arterioscler Thromb 14: 14–18

Dubos R, Man Adapting (1980) Enlarged Edition, Yale University Press, New Haven

Eaker ED, Prisky J, Castelli WP (1992) Myocardial infarction and coronary death among women: psychosocial predictors from a 20-year follow-up of women in the Framingham Study. Am J Epidemiol 135: 854–864

Engblom E, Hamalainen H, Ronnemaa T, Vanttinen E, Kallio V, Knuts LR (1994) Cardiac rehabilitation and return to work after bypass surgery. Qual Life Res 3: 207–213

Folsom AR, Kaye SA, Sellers TA et al (1993) Body fat distribution and 5-year risk of death in older women. JAMA 7: 451–537

Forsander C, Julkunen J, Saarinen T, Idänpään H, Sala R (1995) Do women and men react differently to myocardial infarction? Presentation at the 5th European Congress on Research in Rehabilitation, Helsinki, Finland

Freedman DS, Jacobsen SJ, Barboriak JJ et al (1990) Body fat distribution and male/female differences in lipids and lipoproteins. Circulation 81: 1498–1506

Gehring J, König W, Rana NW, Mathes P (1988) The influence of type of occupation on return to work after myocardial infarction, coronary angioplasty and coronary bypass surgery. Eur Heart J 9/Suppl: 109–114

Grande G, Leppin A, Mannebach H (1998) Geschlechtsspezifische Unterschiede in der kardiologischen Rehabilitation - Eine Analyse von Ungleichheiten in der rehabilitativen Versorgung von Männern und Frauen, sowie deren Determinanten und Folgen. Forschungsverbund Nordrhein-Westfalen. Projektübersicht DLR-Projektträger des BMBF 11, S 108

Halm M, Penque S, Doll N, Beahrs M (1999) Women and cardiac rehabilitation: referral and compliance pattern. J Cardiovasc Nurs 13: 83–92

Härtel U, Löwel H (1991) Familienstand und Überleben nach Herzinfarkt. MMW 133: 464–468

Härtel U, Heiss G, Filipiak B, Döring A (1992) Cross-sectional and longitudinal associations between HDL-Cholesterol and Women's Employment Status. Am J Epidemiol 135: 68–78

Härtel U (1995) Subjektive und objektive Gesundheit älterer Frauen und Männer. Public Health Forum: Nr. 1

Härtel U, Gehring J, Klein G, Weber R (1998) Untersuchung geschlechtsspezifischer Prädiktoren des kurzfristigen und langfristigen Erfolgs von Rehabilitationsmaßnahmen bei Patienten mit Herzinfarkt. Forschungsverbund Bayern. Projektübersicht DLR-Projektträger des BMBF 11, S 14

Haskell WL, Alderman EL, Fair JM, Maron DJ, Mackey SF, Superko R, Williams PT, Johnstone IM, Champagne MA, Krauss RM, Farquahr JW (1994) Effects of intensive multiple risk factor reduction on coronary atherosclerosis and clinical cardiac events in men and women with coronary artery disease. Circulation 89: 975–990

Hochman JS, Tamis JE, Thompson TD et al (1999) Sex, clinical presentation, and outcome in patients with acute coronary syndromes. N Engl J Med 341: 226–232

Keck M, Budde HG (1998) Nachsorgeverhalten und soziale Situation von Patientinnen nach stationärer kardiologischer Rehabilitation. Herz/Kreislauf 30: 394–399

Keil U (1993) Mortalität an Herz-Kreislauferkrankungen von 1985 bis 1990, Abnahme bei Männern - Zunahme bei Frauen. Therapiewoche 43: 1658–1664
Kirkwood F, Adams J, Sueta CA, et al (1999) Gender differences in survival in advanced heart failure. Insights from the FIRST Study. Circulation 99: 1816–1821
Koch U, Schliehe F, Aufderheide E (1998) Stand und Entwicklung der Rehabilitationswissenschaftlichen Forschung. Die Rehabilitation 37: 66–70
Krumholz HM, Butler J, Miller J et al (1998) Prognostic importance of emotional support for elderly patients hospitalized with heart failure. Circulation 97: 958–964
Kuller LH (1994) Eating fat or being fat and risk of cardiovascular disease and cancer among women. Ann Epidemiol 4: 119–127
Larsson B, Bengtsson C, Björntorp P et al (1992) Is abdominal body fat distribution a major explanation for the sex differences in the incidence of myocardial infarction? Am J Epidemiol 135: 266–273
Lavie CJ, Milani RV (1995) Effects of cardiac rehabilitation and exercise training ond exercise capacity, coronary risk factors, behavioral characteristics, and quality of life in women. The American Journal of Cardiology 75: 340–343
Lieberman L, Meana M. Stewart D (1998) Cardiac rehabilitation: gender differences in factors influencing participation. J Women's Health 7: 717–723
Limacher MC (1998) Exercise and rehabilitation in women, indications and outcomes. Cardiology clinics 16: 27–36
Löllgen H, Dickhuth HH, Dirschedl P (1998) Serie: Sekundärprävention der koronaren Herzerkrankung: Vorbeugung durch körperlicher Bewegung. Deutsches Ärzteblatt 95: A-1531
Löwel L, Lewis M, Keil et al. (1995) Zeitliche Trends von Herzinfarktmorbidität, -mortalität, 28-Tage-Letalität und medizinischer Versorgung. Ergebnisse des Augsburger Herzinfarktregisters von 1985 bis 1992. Z Kardiol 84: 596–605
Löwel L, Lewis M, Härtel U, Hörmann A (1994) Herzinfarkt-Patienten ein Jahr nach dem Ereignis. MMW 136: 33–38
Loose MS, Fernhall B (1995) Differences in quality of life among male and female cardiac rehabilitation participants. J Cardiopulmonary Rehabil 15: 225–231
Lowe LP, Greenland P, Ruth KJ, Dyer AR, Stamler R, Stamler J (1998) Impact of major cardiovascular disease risk factors, particularly in combination, on 22-year mortality in women and men. Arch Intern Med 158: 2007–2014
Manson JE, Tosteson H, Ridker PM, Satterfeld S, O'Connor GT, Buring JE, Hennekens CH (1992) The primary prevention of myocardial infarction. N Engl. J Med 326: 1406–1416
Mark DB, Lai-Choi-Lam, Lee KL, Clapp-Channing NE, Williams RB, Pryor DB, Califf RM, Hlatky MA (1992) Identification of patients with coronary disease at high risk for loss of employment: A prospective validation study. Circulation 86: 1485–1494
Matthews KA, Meilan E, Kuller LH, et al (1989) Menopause and risk factors for coronary heart disease. N Engl J Med 321: 641–646
Mendes de Leon CF, Krumholz HM, Seeman TS, Vaccarino V, Williams CS, Kals SV, Berkman LF (1998) Depression and risk of coronary heart disease in elderly men and women. Arch Intern Med 158: 2341–2348
Mittag O, Horres-Sieben B (1998). Vergleich der Verläufe nach erstem Herzinfarkt bzw. erster ACVB-OP oder PTCA bei Frauen und Männern mit/ohne Rehabilitation (Phase II/III). Forschungsverbund Norddeutschland. Projektübersicht DLR-Projektträger des BMBF 11, S 89
Moore SM, Kramer FM (1996) Women's and men's preferences for cardiac rehabilitation program features. J Cardiopulm Rehabil 16: 163–168
Ness RB, Harris T, Cobb J et al (1993) Number of pregnancies and the subsequent risk of cardiovascular disease. N Engl J Med 328: 1528–1533
Oldridge NB, Guyatt GH, Fischer ME, Rimm AA (1988) Cardiac rehabilitation after myocardial infarction. Combined experience of randomized clinical trials. 260: 945–950
Ornish D, Brown SE, Scherwitz LW, Billings JH et al. (1990) Can lifestyle changes reverse coronary heart disease? Lancet 336: 129–133
Ornish D, Scherwitz LW, Billings JH et al. (1998) Intensive lifestyle changes for reversal of coronary heart disease. JAMA 16: 2001–2007

Protz W, Gerdes B, Maier-Riehle W, Jäckel H (1998) Therapieziele in der medizinischen Rehabilitation. Die Rehabilitation 37: 24–29

Scherwitz P, Brusis OA, Kesten D, Safian PA, Hasper E, Berg A, Siegrist J (1995) Life style changes in patients with myocardial infarction in the framework of intramural and ambulatory rehabilitation - results of a German pilot study. Z Kardiol 84: 216–221

Schuler G, Hambrecht R (1995) Serie: Sekundärprävention der koronaren Herzerkrankung: Die Rolle der Rehabilitation. Deutsches Ärzteblatt 20: A-1233

Sykes DH, Härtel U, Gostautas A, Evans AE (1992) The Framingham Type A Behaviour Pattern and coronary heart disease in three countries: a cross-cultural comparison. Int J Epidemiol 21: 1081–1089

The World Health Organization MONICA Project (1994) Ecological analysis of the association between mortality and major risk factors of cardiovascular disease. Int J Epidemiol 23: 505–516

Tunstall-Pedoe H, Kuulasmaa K, Amouyel P, Arveiler D, Rajakangas AM, Pajak A (1994) Myocardial Infarction and Coronary Deaths in the World Health Organization MONICA Project. Circulation 90: 583–612

Tunstall-Pedoe H, Kuulasmaa K, Mahonen M, Tolonen H, Ruokokoski E, Amouyel P (1999) Contribution of trends in survival and coronary-event-rates to changes in coronary heart disease mortality: 10-year results from 37 WHO MONICA Populations. The Lancet 353: 1547–1557

VDR-Statistik Rehabilitation des Jahres 1995 (1996) Verband Deutscher Rentenversicherungsträger, Band 118, Frankfurt

VDR-Statistik Rehabilitation des Jahres 1997 (1998) Verband Deutscher Rentenversicherungsträger, Band 126, Frankfurt

Uemura K, Pisa Z (1988) Trends in cardiovascular disease mortality in industrialized countries since 1950. Wld hlth statist Quart 41: 155–177

Vaccarino V, Krumholz HM, Berkman LF, Horwitz RI (1995) Sex differences in mortality after myocardial infarction. Is there evidence for an increased risk for women? Circulation 91: 1861–1871

Vaccarino V, Parsons L, Every NR, Barron HV, Krumholz HM (1999) Sex-based differences in early mortality after myocardial infarction. N Engl J Med 341: 217–225

Warner JG, Brubaker PH, Zhu Y, Morgan TM, Ribisl PM, Miller HS, Herrington DM (1995) Long-term (5-year) changes in HDL cholesterol in cardiac rehabilitation patients. Do sex differences exist? Circulation 92: 773–777

Wenger NK, Speroff L, Packard B (1993) Cardiovascular health and disease in women. N Engl J Med 22: 247–256

WHO Regional Office for Europe (1993) Cardiac rehabilitation and secondary prevention: long-term care for patients with ischaemic heart disease. ICP/CVD 125: Revision I

Wing RR, Matthews KA, Kuller LH et al (1991) Waist to hip ratio in middle-aged women. Arterioscler Thromb 11: 1250–1257

Williams RB, Barefoot JC, Califf RB, Haney T, Saunders WB et al (1992) Prognostic importance of social and economic resources among medically treated patients with angiographically documented coronary artery disease. JAMA 267: 520–524

Whooley Mary A, Browner WS (1998) Association between depressive symptoms and mortality in older women. Arch Intern Med 158: 2129–2135

Kapitel 13

Ökonomische Aspekte der Rehabilitation

13

G. Neubauer, R. Nowy

13.1 Knappheit der Güter als Ausgangspunkt ökonomischen Denkens

Stets galt es in jeder Gesellschaft wirtschaftliche Probleme zu lösen, die in der generellen *Knappheit* der vorhandenen Ressourcen begründet sind. Die „Knappheit“ ist definiert als die Diskrepanz zwischen den (unendlich) größeren Bedürfnissen (Wünschen) der Menschen und den zu ihrer Befriedigung begrenzt gegebenen Gütern (Waren und Dienstleistungen) (Thieme 1998).

Allgemeiner gesprochen sind die Möglichkeiten der Mittelverausgabung stets größer als die gegebenen Ressourcen. Die Knappheit der Güter ist der stete ökonomische Wegbegleiter der Menschheit, ähnlich wie die Krankheiten. Für beide Bereiche, Ökonomie und Medizin, trifft ferner zu, dass, wie weit auch die Möglichkeiten der Bedarfsdeckung ausgedehnt werden, dennoch menschliche Wünsche unbefriedigt bleiben (Breyer u. Zweifel 1997).

Die Knappheit der Mittel verlangt nach rationalem Umgang mit diesen; sie erfordert wirtschaftliches Handeln. Die Wirtschaftswissenschaften haben zum Ziel, *Optimierungsstrategien*, bezogen auf den Einsatz der knappen Mittel, zu entwickeln. Es gilt, mit den gegebenen knappen Mitteln ein Maximum an Nutzen zu erreichen (Maximalprinzip), oder ein vorgegebenes Nutzenniveau mit minimalem Mitteleinsatz (Sparsamkeitsprinzip, Minimalprinzip) anzustreben.

Sowohl das Minimal- als auch das Maximalprinzip beinhalten eine Prioritätensetzung und den Ausschluss unwirtschaftlicher Maßnahmen. Insofern bedeutet „wirtschaftliches Handeln“ immer Prioritätensetzung und Rationierung. Management beinhaltet die Gestaltung der Knappheit in Bezug auf ein Optimum. Ein *volkswirtschaftliches Optimum* ist erreicht, wenn durch Reallokation der gegebenen Mittel kein höherer Grad an Bedürfnisbefriedigung mehr erreicht werden kann. Formalisiert ausgedrückt ist dann der erreichbare Nutzenzuwachs pro eingesetzte Ressourceneinheit in allen möglichen Verwendungen gleich hoch.

Das einzelwirtschaftliche Optimum ist erreicht, wenn bei einem gewinnorientierten Betrieb das Gewinnmaximum, bei einem „Non-Profit“-Betrieb das Kostenminimum realisiert wird. Für Privathaushalte liegt das Nutzenmaximum dann vor, wenn das verfügbare Einkommen so ausgegeben wurde, dass die letzte Ausgabenmark in allen möglichen Verwendungen den gleichen Nutzenzuwachs verspricht. Bildlich ausgedrückt hat ein Reiselustiger seinen Koffer (Einkommen) optimal genutzt, wenn er den Nutzen der Reiseutensilien nicht mehr durch Umpacken erhöhen kann. Tauscht er z. B. ein paar gepackte Socken gegen ein weiteres Hemd, so verliert er mehr Nutzen (von den Socken) als er Nutzen (vom Hemd) hinzugewinnt. Er hat dann seinen gegebenen Koffer (Einkommen) nutzenmaximal gepackt (verwendet).

Generell wird zwar auch Einzelwirtschaften rationales Verhalten unterstellt, doch muss die Summe der individuellen Optima nicht automatisch das volkswirtschaftliche Optimum ergeben. Auch das lässt sich mit Hilfe eines Bildes leicht erklären. Wenn in einem Fußballstadion ein Zuschauer aufsteht, optimiert er sein individuelles Sichtfeld, aber damit ist keineswegs das Sichtfeld für alle besser geworden - das Gegenteil trifft zu. Aus diesem Grunde kommt der Koordination der einzelwirtschaftlichen Handlungen eine zentrale volkswirtschaftliche Bedeutung zu. Es stehen drei *Koordinationssysteme* zur Verfügung:

- eine staatlich-administrierte Koordination,
- eine marktwirtschaftlich organisierte Abstimmung der Individualwirtschaften.
- eine verbandswirtschaftliche Steuerung.

Hier ist nicht der Raum, auf die einzelnen Vorzüge und Schwächen der drei Koordinationssysteme einzugehen, doch sei darauf hingewiesen, dass in der Regel alle drei Systeme nebeneinander, wenn auch in unterschiedlicher Gewichtung, auftreten. Das deutsche Gesundheitswesen wird hauptsächlich verbandswirtschaftlich gesteuert - hier ist vor allem die vertragsärztliche Versorgung hervorzuheben. Der Bereich der Rehabilitation hat mehr marktwirtschaftliche Elemente als andere Bereiche, musste aber von 1993-1997 massive staatlich administrierte Eingriffe verkraften.

13.2 Das Knappheitsproblem im Bereich der Rehabilitation

Knappheit besteht grundsätzlich in allen Lebensbereichen, so auch in der Gesundheitsversorgung allgemein und in der Rehabilitation im besonderen. Die Gesundheitspolitik der letzten Jahre ist deutlich von der Mittelknappheit gekennzeichnet. Einsparungen werden dann vor allem dort vorgenommen, wo der geringste Nutzenverlust vermutet wird - hier stehen die medizinische Rehabilitation und insbesondere die Heilverfahren stets im Blickpunkt. Dahinter steht das Kalkül, dass mit den eingesparten Mitteln an anderer Stelle mehr Nutzen gestiftet werden kann, also der Nutzenverlust bei der medizinischen Rehabilitation durch Nutzengewinne an anderer Stelle der Volkswirtschaft überkompensiert wird.

Es zeigt sich bei weiterer Betrachtung, dass sich nahezu alle Aspekte des „Knappheitsmanagements" auch im Gesundheitssektor wiederfinden lassen. Das Beispiel des Beitragsentlastungsgesetzes von 1996 demonstriert, dass damit aus staatlicher Sicht eine volkswirtschafliche Optimierung angestrebt wurde - zu Lasten der Rehabilitation. Zugleich macht dieses Beispiel auch deutlich, wie wichtig es ist, dass ein Versorgungsbereich seine Wirtschaftlichkeit im Umgang mit knappen Mitteln auch belegen kann.

Hier stößt der Gesundheitssektor und damit auch die Rehabilitation auf ein spezifisches Problem: die *Definition, Messung und Bewertung des Nutzens* gesundheitlicher Maßnahmen (Ried u. Wille 1997). Insbesondere kommen häufig die Leistungserbringer, die Krankenversicherungen, die Patienten und auch der Staat zu ganz unterschiedlichen Ergebnissen bei der Nutzenermittlung. Aber auch das Problem der systematischen Kostenermittlung ist für die Rehabilitation noch immer wenig befriedigend gelöst. Oft werden auch Kosten und Nutzen nicht aufeinander bezogen, sondern lediglich nebeneinander gestellt. Hier kann die Ökonomie, wie im nächsten Abschnitt gezeigt wird, Hilfestellung leisten.

Ein häufiger Streitpunkt zwischen Medizinern und Ökonomen verdient hier noch erwähnt zu werden. Während Mediziner neue Maßnahmen schon dann als *Fortschritt* bezeichnen, wenn sich die medizinische Wirksamkeit erhöht, akzeptieren Ökonomen solche diagnostischen und/oder therapeutischen Neuerungen nur als Fortschritt, wenn sich das Kosten-Nutzen-Verhältnis verbessert. Letztere Bedingung ist strenger als das genannte medizinische Kriterium. Es lässt sich systematisch zeigen, in welchen Fällen Mediziner und Ökonomen in ihrem Urteil übereinstimmen und in welchen Fällen nicht.

13.3 Kosten-Nutzen-Untersuchungen als Instrumentarium der Optimierung

Die verfügbaren (knappen) Mittel müssen unter Berücksichtigung der Möglichkeiten der Medizin so eingesetzt werden, dass der höchste *Gesundheitsnutzen* erreicht werden kann. Es werden also stets Kosten- und Nutzenrelationen betrachtet. Voraussetzung hierfür ist die Erfassung der Kosten und Nutzen sämtlicher diagnostischer und therapeutischer Leistungen. Primäres Ziel ist dabei nicht die Kosteneinsparung, sondern eine möglichst optimale Verwendung der vorhandenen Ressourcen im oben beschriebenen Sinne.

Grundsätzlich erfolgt eine Differenzierung der Kosten-Nutzen-Untersuchungen nach drei Methoden, die in den folgenden Ausführungen kurz beschrieben werden (Neubauer 1997). Siehe Abb. 13.1.

Alle drei Ansätze haben zum Ziel, ein Kriterium abzuleiten, mit dessen Hilfe aus verschiedenen, alternativen Maßnahmen die wirtschaftlichste ausgewählt werden kann.

Die *Kosten-Nutzen-Analyse (KNA)* stellt den umfassendsten Ansatz dar. Die *KNA* bildet die volkswirtschaftlichen (sozialen) Kosten und Nutzen einer bestimmten Maßnahme systematisch und umfassend ab. Dabei wird

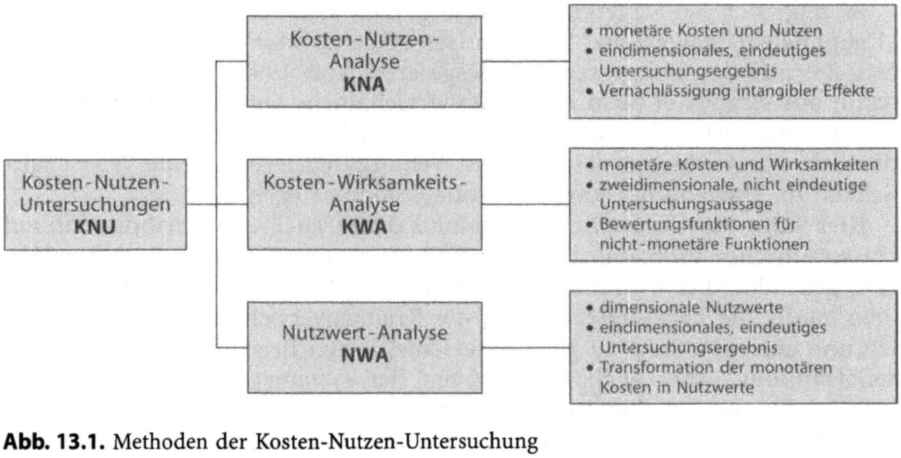

Abb. 13.1. Methoden der Kosten-Nutzen-Untersuchung

die Summe aller Kosten den monetarisierten Nutzen gegenübergestellt, so dass im Ergebnis ein dimensionsloser Quotient Auskunft über die erzielbare Kosten-Nutzen-Relation gibt. Zu den bedeutendsten Problemen der Kosten-Nutzen-Analyse zählen die Erfassung und *Bewertung* (Quantifizierung) der Kosten und Nutzen sowie die Berücksichtigung künftiger Werte. Letzteres betrifft die Vergleichbarkeit von gegenwärtigen und künftigen Kosten und Nutzen. Es müssen künftige Werte, die generell weniger wert sind als gegenwärtige, über einen Zinsfaktor - üblicherweise den langfristigen realen Kapitalmarktzins - auf den gegenwärtigen Zeitpunkt bezogen werden. Für den Bereich Rehabilitation tritt hier das Problem auf, dass die Kosten von Rehabilitationsmaßnahmen heute anfallen, der Nutzen jedoch in der Zukunft liegt. Eine gegenwärtige Kostenmark ist jedoch mehr wert als eine künftige Nutzenmark und zudem exakter zu erfassen.

Wenn eine Bewertung der Nutzen in monetären Einheiten nicht möglich oder sinnvoll ist und die Bewertung deshalb in nichtmonetären Einheiten vorgenommen wird, spricht man von einer *Kosten-Wirksamkeits-Analyse (KWA)*. Es werden also den monetären Kostenwerten einer Maßnahme der Nutzen in Form von Wirksamkeitsmaßen gegenübergestellt. Nichtmonetäre Indikatoren können z.B. vermeidene Erkrankungen, die Zahl geretteter Lebensjahre oder verringerte Komplikationsraten sein. Voraussetzung ist allerdings, dass die zum Vergleich herangezogenen Maßnahmen die gleiche Wirksamkeitsdimension aufweisen. Ziele von Rehabilitationsmaßnahmen sind häufig nichtmonetär. Ein Ansatz, verschiedene Wirksamkeitsmaße auf eine Dimension zu reduzieren, ist das Konzept der qualitätsbewerteten Lebensjahre (quality-adjusted life-years, QALYs, vgl. Schöffski u. Greiner 1998). Dabei werden verschiedene Wirksamkeitseffekte aggregiert und über bestimmte Werteskalen in ihrer Wirkung auf die Lebenserwartung und die Lebensqualität analysiert.

Bei einer *Nutzwertanalyse* (NWA) schließlich werden mehrdimensionale und hierarchisierte Ziele vorgegeben, die von den Entscheidungsträgern mit Hilfe subjektiver Bewertungskriterien (z.B. Punktzahlen) entsprechend der subjektiven Einschätzung der relativen Bedeutung der formulierten Zielkriterien gewichtet werden. Diese aufsummierten Werte geben Auskunft über die jeweiligen Zielerreichungsgrade der Alternativen. Die Gewichtung der unterschiedlichen Nutzendimensionen erfolgt häufig durch Expertenurteil über die sogenannte Delphi-Methode. Durch Nutzwertanalysen können Handlungsalternativen nachvollziehbar bewertet werden, jedoch mit dem Mangel der subjektiven Bewertung.

Diese drei vorgestellten Verfahren können in vielen Fällen als Entscheidungshilfen dienen. Jedoch wird häufig die vollständige Erfassung aller - insbesondere auch der indirekten - Kosten und Nutzen nicht möglich sein. Die Folge sind entsprechende Verzerrungen.

Mit Hilfe der Ergebnisse von Kosten-Nutzen-Untersuchungen müssen Alternativen ausgewählt, also Prioritäten gesetzt werden. Es müssen z.B. Entscheidungen getroffen werden, welche Leistungen der gesetzlichen Kranken- oder Rentenversicherung im bisherigen Umfang beibehalten werden können oder welche Leistungen reduziert werden sollen (Rebscher 1995). Andererseits bieten derartige Untersuchungen auch die Möglichkeit, bestimmte Maßnahmen zu rechtfertigen. Kann beispielsweise nachgewiesen werden, dass Rehabilitationsmaßnahmen, die zum jetzigen Zeitpunkt Kosten verursachen, in der Zukunft erheblichen Nutzen auslösen, so kann damit die Bedeutung dieser Maßnahmen herausgestellt und eine Beibehaltung oder Ausweitung der Rehabilitation eingefordert werden.

13.4 Vergütung als Instrument zur individuellen Steuerung

Die Vergütung wird als Steuerungsinstrument für das individuelle Verhalten eingesetzt (Neubauer u. Zelle 1996). Ziel ist es, das individuelle Verhalten so zu steuern, dass ein gesamtwirtschaftliches Optimum quasi automatisch angestrebt wird. Die Vergütung stellt aus der Sicht von Leistungsanbietern den pekuniären Nutzen ihres Handelns, nämlich Einnahmen und damit Einkommen dar, denen die Produktionskosten gegenüberstehen. Ein gewinnorientierter Anbieter - und für die Mehrzahl der Rehabilitationskliniken trifft diese Zielsetzung zu - versucht einen möglichst hohen Gewinn zu erzielen.

Werden die Leistungen vergütet, die gesamtwirtschaftlich erwünscht sind, so richten sich die einzelwirtschaftlichen Produktionsplanungen auf das volkswirtschaftlich Gewünschte. Dies gilt übrigens auch für Betriebe, die lediglich Kostendeckung anstreben. Es kann sogar gezeigt werden, dass gewinnorientierte Betriebe gesamtwirtschaftlich kostendeckenden Betrieben überlegen sind. Ein Vergleich, der gerade für die Rehabilitation interessant ist, da hier gewinnorientierte, private Betriebe mit kostendeckenden, versicherungseigenen Betrieben konkurrieren. Ein wesentlicher Vorteil privater Betriebe besteht darin, dass sie autonom investieren und Verluste nur begrenzt akzeptieren können. Dies führt zu höherer Flexibilität in der Betriebsführung und zu höherem Druck in Richtung Wirtschaftlichkeit, da keine Existenzgarantie - auch keine mittelfristige - gegeben ist.

Die Kunst eines adäquaten Vergütungssystems liegt also darin, die Vergütung nach den *volkswirtschaftlichen Nutzen* der gewünschten Leistungen auszurichten. Bislang wird die Verweildauer in der Rehabilitation mit deren Nutzen gleichgesetzt. Eine Einschätzung, die selbst der Gesetzgeber nicht mehr teilte, als er die Rehabilitationsdauer um 25% verkürzte. Es muss heute als offensichtlich gelten, dass die Zahl der Reha-Tage nicht mit deren Nutzen gleichgesetzt werden kann. Insbesondere die undifferenzierte Begrenzung der Behandlungsdauer muss als ausgesprochen unbefriedigend eingestuft werden. Damit wird das vielfältige und differenzierte Leistungsgeschehen in der medizinischen Rehabilitation - von präventiven Maßnahmen bis zur Rehabilitation schwer kranker Menschen - nur unzureichend berücksichtigt und abgebildet. Besonders in Zeiten, in der die Rehabilitation starker Kritik ausgesetzt ist und ihre Leistungen und deren Nutzen nachweisen muß, ist es von großer Bedeutung, dass diesem differenzierten Leistungsgeschehen eine leistungsbezogene Vergütung gegenübergestellt wird. Damit kann zugleich ein höherer Grad an Leistungstransparenz für die Nutzer wie auch für die Kostenträger der Rehabilitation realisiert werden.

Grundlage für eine *leistungsbezogene Vergütung* in der medizinischen Rehabilitation muss eine leistungsbezogene Bezugsbasis sein. Ein Ansatz könnte, ähnlich wie in der Akutversorgung, die Bildung von bedarfs- und nutzenhomogenen Rehabilitationsbehandlungsgruppen (RBGen) sein (Neubauer u. Nowy 1998).

Die Gruppenbildung dient dazu, typische Verrichtungen für zuvor festgelegte und voneinander abgegrenzte „Bedarfsprofile" zu einem Leistungskomplex zusammenzufassen. Aus medizinischer Sicht ist zu fordern, dass die Gruppierung medizinisch sinnvoll erfolgt. Die gleichzeitige Erfüllung beider Kriterien - ökonomische Homogenität und medizinische Plausibilität - ist nur im Zusammenwirken beider Disziplinen sicherzustellen. Ökonomisch müssen die Leistungen so definiert werden, dass sie

- Leistungsvergleiche zwischen verschiedenen Leistungserbringern ermöglichen,
- die Zuordnung von Kosten erlauben und
- als Bezugsbasis von Preisen geeignet sind.

Um eine höchstmögliche rehabilitationsmedizinische Plausibilität zu erreichen, sollte es vor allem Aufgabe von Rehabilitationsexperten sein, Patientenkategorien zu definieren, deren Behandlungsart und -umfang sowie der daraus ableitbare Ressourcenbedarf so ähnlich wie möglich ist. Dies verlangt eine adäquate Berücksichtigung sowohl des *Schweregrades* einer Erkrankung wie auch möglicher *Zusatzerkrankungen*.

Eine fallgruppenspezifische Vergütung wird als Instrument zur Optimierung in der Rehabilitation um so mehr beitragen können, je bedarfs- und nutzenhomogener die Gruppenbildung erfolgt. Die Vergütung sollte in direkter Relation zu den medizinischen Nutzen stehen. Die Nutzenrelationen verschiedener Patientengruppen müssen sich dann in den Vergütungsrelationen abbilden. Die einzelwirtschaftliche Optimierungsstrategie der Kliniken wird sich folglich auf die Senkung der Kosten pro Patientengruppe und auf die Einwerbung möglichst vieler Patienten richten. Geschieht beides in einem Wettbewerbsprozess, so können die Vergütungen bei gleichbleibenden Rehabilitationsnutzen reduziert werden. Freilich besteht auch die Gefahr, dass die Leistungsqualität und damit der Patientennutzen abgesenkt wird, um Kosten zu sparen. Hier muss mit Hilfe einer externen Qualitätssicherung gegengesteuert werden.

Erste Erfahrungen mit *Rehabilitationsfallpauschalen* (RFP) liegen für den Bereich der Anschlussrehabilitation vor. Sie zeigen, dass RFPen problemlos zu handhaben sind und die Freiheitsgrade für die Kliniken erhöhen, da keine fixe Behandlungsdauer vorgegeben ist. Die Rehabilitation kann nach individuellem Bedarf abgestimmt werden, ohne administrative Probleme auszulösen.

Eine jüngere Diskussion, ausgelöst durch das Gutachten des Sachverständigenrates für die Konzertierte Aktion im Gesundheitswesen von 1997, richtet sich auf die Ausgestaltung von ergebnisabhängigen *Vergütungszuschlägen*. Damit könnte der erhöhte Behandlungsnutzen einer Rehabilitationsklinik - soweit er nachgewiesen ist - belohnt werden. Es könnten aber auch vermiedene Folgekosten einer entsprechenden Therapie zugeordnet werden und als Bonus ausgezahlt werden. Hier könnte z. B. die Verlegungsrate in ein Pflegeheim als eine Ergebnisgröße dienen. Dies macht zugleich deutlich, dass eine ergebnisorientierte Vergütung eine entsprechende Patientenklassifikation voraussetzt.

13.5 Einbindung der Patienten in die Kosten-Nutzen-Abwägung

Dem gesamten Rehabilitations- und Kurbereich haftet der Ruf an, dass viele Patienten in diesen Einrichtungen lediglich einen „Kurlaub" auf Kosten der Solidargemeinschaft verbringen. Der ökonomische Hintergrund dieses Vorwurfes liegt darin, dass die Patienten eine individuelle Optimierung betreiben, welche zu Lasten des Versorgungsoptimums der jeweiligen Solidargemeinschaft geht. Tatsächlich werden für den Patienten die Nutzen direkt sichtbar und spürbar, während die Kosten früher überhaupt nicht und heute nur teilweise erfahren werden.

Die Optimierung aus der Sicht von Patienten besteht darin, zu den gegebenen Kosten – das ist zunächst der Versicherungsbeitrag – den Nutzen dadurch zu maximieren, dass die Rehabilitation so oft und so lange wie möglich genutzt wird. Diesem individuellen Optimierungskalkül stehen freilich eine Reihe persönlicher wie institutioneller Hindernisse entgegen.

Andererseits hat sich gezeigt, dass durch die Anhebung der *Kostenbeteiligung* für Patienten die Nutzung der Heilverfahren zurückgegangen ist. Eine ökonomische Erklärung hierfür ist, dass sich u. a. die Kosten-Nutzen-Relation für die Patienten verschlechtert hat. Eine Kostenbeteiligung hat aber auch die Funktion, über die Patienten den Wettbewerb der Leistungserbringer zu beleben. Wird die Kostenbeteiligung als Prozentanteil von den Preisen bemessen, hat der Patient ein Interesse an preisgünstigen Versorgungsformen. Dabei muss das Suchinteresse der Patienten keineswegs im Widerspruch zu der Belegungsplanung der Leistungs- bzw. Kostenträger stehen. Im Gegenteil, Patienten und Leistungsträger können ihr gleichgerichtetes Interesse bündeln. Die in der Rehabilitation praktizierte Form der absoluten Zuzahlung verzichtet auf diesen Effekt.

Die Zuweisungsverfahren in der Rehabilitation verzichten generell auf eine aktive Mitwirkung der Patienten bei der *Auswahl von Rehabilitationskliniken*. Diese Politik bedarf der Überprüfung. Warum sollten nicht die Versicherungen ihre Mitglieder über die verschiedenen Reha-Kliniken informieren? Es geht dabei nicht nur um die geografische Lage, sondern um die konkreten Therapieabläufe und deren Preise, so dass Patienten eine Vorstellung vom Preis-Leistungs-Verhältnis erhalten können.

Letztlich geht es darum, auch den Patienten eine Chance zu geben, Kosten (Preise) und Nutzen (Leistungen) von Rehabilitationsmaßnahmen abzuwägen. Auch hierfür sind Rehabilitationsbehandlungsgruppen und die zugeordneten Fallpauschalen ein hilfreiches Instrument für eine vergleichende Kosten-Nutzen-Beurteilung verschiedener Angebote.

Werden pro Behandlungsgruppe *Behandlungsleitlinien* entwickelt, so können die Patienten dadurch auch die eigenen Therapieabläufe nachvollziehen. Abweichungen könnten dann gegebenenfalls mit den Verantwortlichen diskutiert werden.

Insgesamt plädieren wir aus ökonomischer Sicht für eine aktivere Mitwirkung der Patienten an den Rehabilitationsverfahren. Hierzu sind insbesondere Informationen über Leistungsprozesse, Leistungsergebnisse und über Preise erforderlich, die derzeit weitgehend bei den Kliniken und ihren Vertragspartnern paternalistisch gehalten werden. Wenn man den Patienten als Partner betrachten will, so ist ein weitgreifender Umdenkungsprozess erforderlich.

13.6 Integration der Rehabilitation in das Gesamtsystem

Bisher ist der Rehabilitationsbereich ein weitgehend verselbständigter Teil der Gesundheitsversorgung. Es existieren deshalb zu anderen Versorgungsbereichen - beispielsweise zur stationären Versorgung im Krankenhaus oder zur hausärztlichen Betreuung - erhebliche Schnittstellenprobleme. Diese treten etwa bei der Verlegung eines Patienten von einem Akutkrankenhaus in eine Rehabilitationsklinik in Form von Wartezeiten, Kommunikationslücken und Doppeluntersuchungen zutage.

Dabei wird mit der Zunahme von alten Patienten, von chronischen Erkrankungen und der Verkürzung der Krankenhausverweildauern die Rehabilitation, insbesondere die Anschlussrehabilitation, an Gewicht gewinnen. Defizite in der Kooperation von Krankenhaus und Rehabilitationsklinik bedeuten sowohl Qualitätsminderung als auch Effizienzverluste. Deshalb gewinnt die Integration durch *Schnittstellenmanagement* an Bedeutung.

Ein Instrument zur Verbesserung des Schnittstellenmanagement ist die integrierte Vergütung in Form von *Komplexpauschalen* (Sachverständigenrat für die Konzertierte Aktion im Gesundheitswesen 1996, 1998). Die Komplexpauschale überspringt quasi die institutionellen Grenzen und vergütet, losgelöst von den jeweiligen Leistungserbringern, einen gesamten Behandlungskomplex. Andererseits gewinnen die Leistungserbringer mehr Gestaltungsfreiheit zur Optimierung des Behandlungskomplexes, da Art und Zeitpunkt der Verlegung nicht vorgegeben sind. Die folgende Abb. 13.2 zeigt diesen Zusammenhang schematisch.

Zur Ermittlung von Komplexpauschalen werden bereits vorhandene Fallpauschalen für die Akutversorgung und die bereits oben skizzierten Fallpauschalen für die Rehabilitationsbehandlung aggregiert, so dass in einem ersten Schritt der gesamte stationäre Aufenthalt unabhängig vom Ort der Leistungserbringung und der Gesamtverweildauer über eine Komplexpauschale vergütet wird. In einem weiteren Schritt könnte auch die Einbeziehung von teilstationärer bzw. ambulanter Rehabilitation erfolgen. Zielsetzung dabei ist es, den Patienten einen nahtlosen Übergang zwischen Akutversorgung und Rehabilitation anzubieten. Weitere positive Effekte von Komplexpauschalen sind in einer Reduzierung der Gesamtbehandlungsdauer bzw. der stationären Krankenhausverweildauer, in besser abgestimmten, patientenorientierten Gesamtbehandlungsabläufen, in einer Minimierung der Wartezeiten auf eine Anschlussheilbehandlung und in einer Einsparung von Krankengeld zu erwarten.

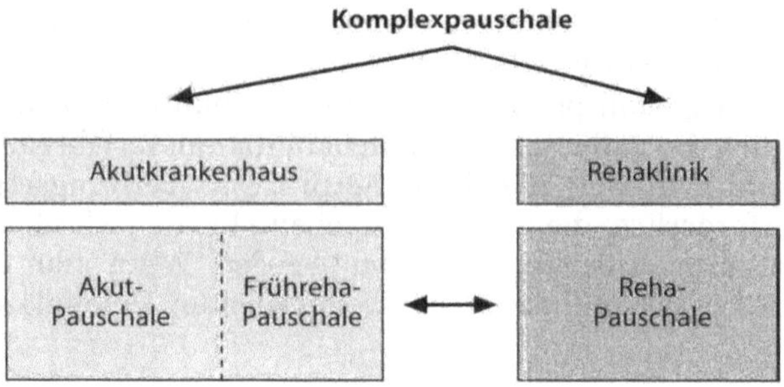

Abb. 13.2. Struktur von Komplexpauschalen

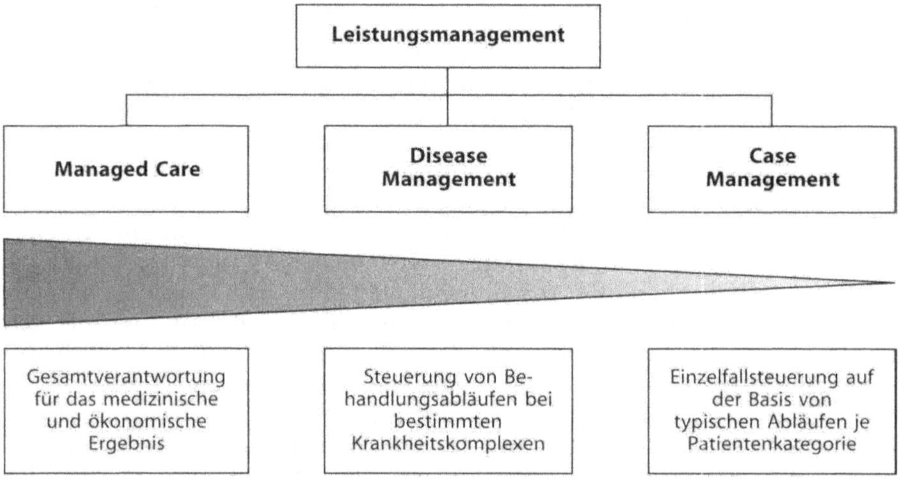

Abb. 13.3. Leistungsmanagement im Gesundheitswesen

Eine weitere Form der integrierten Vergütung könnte zwischen Rehabilitationseinrichtungen und Hausärzten entwickelt werden. Der Hausarzt übernimmt frühzeitig geeignete Rehabilitationspatienten und führt wohnortnah die Rehabilitation fort bzw. koordiniert diese. Die Vergütung der Hausärzte erfolgt durch die Rehabilitationsklinik aus einer mit den Leistungsträgern vereinbarten Komplexpauschale. Neben einem nahtlosen Übergang könnte dadurch die Nachhaltigkeit der Rehabilitation abgesichert werden.

Integrierte Vergütungspauschalen können als ökonomische Grundlage für das Case-Management dienen. Das Case-Management ist ein Baustein des Leistungsmanagements im Gesundheitswesen. Eine Zuordnung der beiden Bereiche nimmt die Abb. 13.3 vor.

Managed Care ist der umfassendste Ansatz eines Leistungsmanagements. Ein Dienstleister (z.B. ein Kostenträger) übernimmt die Koordination der Behandlungen und Behandlungsabläufe sämtlicher Patienten, die sich bei einem Versorgungsnetz eingetragen haben. Kosteneinsparungen können dabei durch die Optimierung des Behandlungsverlaufs oder durch die Kon-

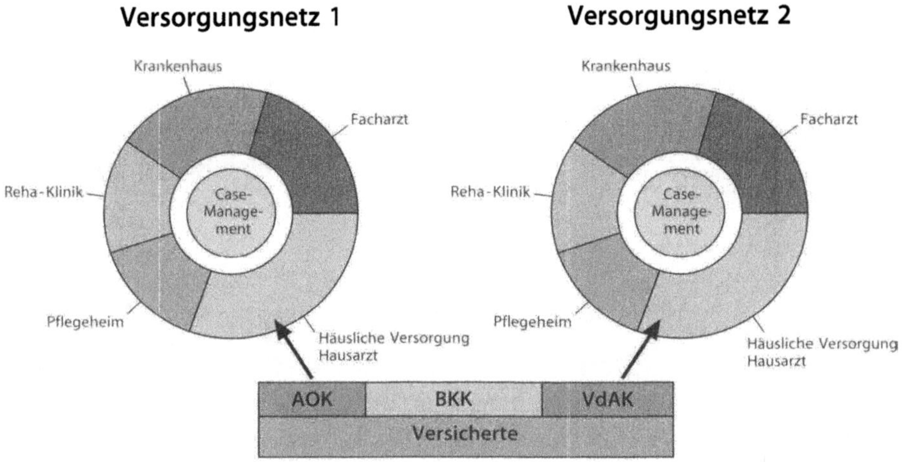

Abb. 13.4. Bildung konkurrierender Versorgungsnetze

zentration der Nachfrage erzielt werden. Für Rehabilitationspatienten kann dies beispielsweise bedeuten, dass Therapieangebote fallgruppenbezogen präzisiert werden, dass Therapieziele für typische Patientengruppen definiert werden und dass Therapieleitlinien entwickelt werden. Die Gesamtverantwortung liegt dabei stets beim jeweiligen Versorgungsnetz. Existieren mehrere derartige Versorgungsnetze im Markt, so entsteht zwischen diesen eine Konkurrenzsituation, die sich in aller Regel zum Vorteil der Patienten auswirkt (Abb. 13.4).

Die adäquate Vergütungsform für Formen des Managed Care ist die Pauschale pro eingeschriebenen Versicherten. Das Versorgungsnetz übernimmt damit einen Teil des Risikos der Krankenversicherung. Bei einer solchen Vergütungsform gewinnt die Prävention und das integrierte Krankheitsmanagement einen herausragenden Stellenwert. Die Rehabilitation in Form der Anschlussrehabilitation dürfte hierbei gewinnen, da sie eine preiswerte Substitution von Krankenhaustagen verspricht. Allerdings dürften andererseits die teilstationäre und die ambulante Rehabilitation die stationäre teilweise ersetzen. Bislang gibt es in Deutschland (1998) keine Versorgungsformen dieser Art.

Das *Disease Management* bezieht sich im Gegensatz zum Managed Care lediglich auf *ein* spezifisches Krankheitsbild oder *eine* spezifische Diagnose. Ziel ist es dabei, den klinischen Verlauf und die damit verbundenen ökonomischen Konsequenzen dahingehend zu optimieren, dass Prävention, Diagnose und Behandlung in einem integrierten und interdisziplinären Prozess, basierend auf einem multilateralen Informationsaustausch, ablaufen. Der Vorteil für Patienten besteht vor allem in den optimierten Gesamtbehandlungsabläufen sowie in der möglichen Partizipation an daraus resultierenden Kostenvorteilen. Eine dazu passende Vergütungsform ist die Betreuungspauschale. Für die Betreuung z.B. eines chronisch Kranken werden sämtliche typische Leistungen, einschließlich der Rehabilitation, über eine

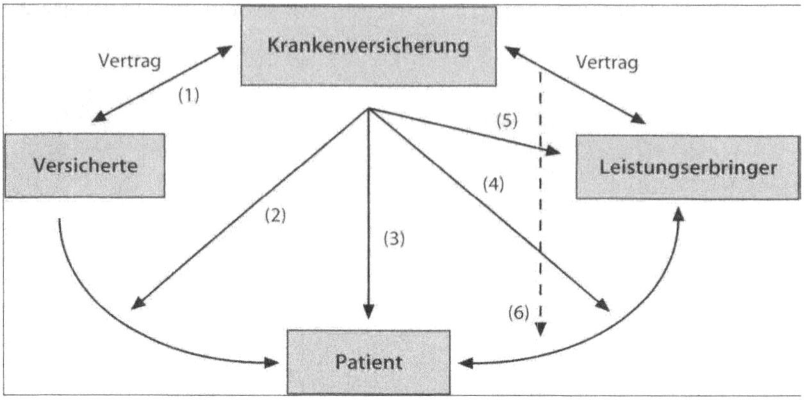

Abb. 13.5. Case Management als Steuerung des Behandlungsablaufs

Jahrespauschale vergütet. Die Rehabilitation wird hierbei sehr kritisch auf ihr Kosten-Nutzen-Verhältnis geprüft.

Das *Case Management* schließlich bezieht sich auf die Optimierung eines einzelnen Behandlungsfalles. Dies kann zum Beispiel durch Beratung des Versicherten, durch die Aufstellung eines Behandlungsplanes oder durch die Sicherstellung der Nachsorge erfolgen. Als mögliche Case Manager könnten die Versicherungen auftreten (Abb. 13.5).

Die gezielte Steuerung des Behandlungsablaufes basiert auf einem Vertrag (1) der Krankenversicherung mit Versicherten und Leistungserbringern. Die einzelne Krankenversicherung informiert ihre Versicherten (2) über das Case Management sowie die Modalitäten der vertraglichen Vereinbarung mit den Leistungserbringern (6) und übernimmt die Betreuung der Patienten vor Ort (3). Insbesondere ist es dabei eine Aufgabe der Krankenkasse, den Behandlungsablauf zu koordinieren (4) und den Kontakt zu den Leistungserbringern herzustellen (5).

Im Bereich der Rehabilitation ist das Case Management schon relativ weit entwickelt, wobei die Rentenversicherungsträger einen gewissen Vorsprung vor den Krankenkassen haben, auch weil Heilverfahren leichter zu steuern sind als die Anschlussrehabilitation.

Eine Möglichkeit zur Weiterentwicklung des Case-Managements liegt in der Erweiterung auf die fallgruppenspezifische Steuerung, was heute auch schon - wenn auch weniger systematisch - geschieht. Die typischen Vergütungsformen wären dann die Fallpauschale und die Komplexpauschale.

13.7 Ausblick

Die Rehabilitation unterliegt - wie auch der Gesundheitssektor insgesamt - einer zunehmenden Ökonomisierung. Wie in vielen anderen sozialen Versorgungsbereichen auch genügt nicht mehr der soziale und gesundheitliche Zweck einer Einrichtung, um sie von ökonomischen Grundsätzen freizusprechen. Die Knappheit der Mittel wird mehr und mehr auch für diese Bereiche spürbare Realität und – noch wichtiger – der Konkurrenz um knappe Mittel werden auch frühere gesellschaftliche „Tabuzonen" unterworfen. Wer aber in die Konkurrenz um knappe Mittel eintreten muss, kann sich nur durchsetzen, wenn er die Kosten-Nutzen-Relation seiner Leistungen wettbewerbsfähig ausgestaltet.

Die Rehabilitation ist bereits seit einiger Zeit in den Wettbewerbsprozess um knappe Mittel einbezogen, ohne dies selbst vorangetrieben zu haben. Dies ist aber auch der Grund, dass die Rehabilitation bislang ungenügend auf diesen Wettbewerbsprozess vorbereitet ist – Klagen überzeugen immer weniger und ersetzen vor allem keine Argumente. Um die Rehabilitation ökonomisch überzeugender zu machen, ist die systematische Entwicklung einer „*Rehabilitationsökonomie*" erforderlich. Einen kleinen Baustein hierzu sollte dieser Beitrag liefern.

Literatur

Breyer F, Zweifel P (1997) Gesundheitsökonomie, 2. Auflage. Springer, Berlin, Heidelberg

Neubauer G (1997) Methoden der Kosten-Nutzen-Untersuchung und deren Anwendbarkeit auf die Rehabilitation. In: Pelka RB, Neubauer G, Steinbach M (Hrsg) Kosten und Nutzen der Rehabilitation. Advanced Management, Bonn, Berlin S 120–133

Neubauer G, Nowy R (1998) Konzepte zur Kosten- und Nutzentransparenz in der Rehabilitation. f&w Führen und Wirtschaften im Krankenhaus, Heft 4/1998, S 341–345

Neubauer G, Zelle B (1996) Fallpauschalen: Ein Ansatz zu einer leistungsbezogenen Krankenhausvergütung. In: Adam D (Hrsg) Krankenhausmanagement. Gabler, Wiesbaden, S 19–32

Rebscher H (1995) Ordnungspolitische Bewertung von Kosten-Nutzen-Analysen aus Sicht der gesetzlichen Krankenversicherung. In: Oberender P (Hrsg) Kosten-Nutzen-Analysen in der Pharmaökonomie – Möglichkeiten und Grenzen. Sozio medico, Gräfelfing, S 101–121

Ried W, Wille E (1997) Methodische Aspekte der Bewertung von Gesundheitsleistungen. Betriebswirtschaftliche Forschung und Praxis, Heft 2/1997, S 123–142

Sachverständigenrat für die Konzertierte Aktion im Gesundheitswesen (1996) – Sondergutachten 1995, Gesundheitsversorgung und Krankenversicherung 2000. Nomos, Baden-Baden

Sachverständigenrat für die Konzertierte Aktion im Gesundheitswesen (1998) – Sondergutachten 1997, Gesundheitswesen in Deutschland: Kostenfaktor und Zukunftsbranche. Nomos, Baden-Baden

Schöffski O, Greiner W (1998) Das QALY-Konzept zur Verknüpfung von Lebensqualitätseffekten mit ökonomischen Daten. In: Schöffski, Glaser, v.d. Schulenburg (Hrsg) Gesundheitsökonomische Evaluationen. Springer, Heidelberg

Thieme HJ (1998) Wirtschaftssysteme. In: Vahlens Kompendium der Wirtschaftstheorie und Wirtschaftspolitik, Band 1, 3. Auflage. München S 1–47

C Forschungsstrategien und Methoden

Kapitel 14

Strategien der Rehabilitationsforschung: Die Forschungsansätze im Überblick

14

H.-C. Waldmann

14.1 Einleitung

Eine für die Forschungspraxis der Rehabilitationswissenschaften bedeutsame Frage besteht darin, wie erprobte Methoden der empirischen Forschung aus dem Bereich der Sozialwissenschaften für rehabilitationswissenschaftliche Fragestellungen adaptiert werden können. Da in der Rehabilitation medizinische, psychologische und soziale Aspekte von Krankheit und Krankheitsfolgen sowie deren Bewältigung ineinander greifen, ist Rehabilitationsforschung geradezu prädestiniert für eine pluralistische und interdisziplinäre Methodenlehre. Es wird nicht der Anspruch erhoben, allen möglichen Forschungsfragen zu einzelnen Indikationen adäquate empirische Untersuchungsstrategien zuzuordnen. Es geht vielmehr um die Entwicklung einer methodologischen Ordnung für ein sich schnell entwickelndes Forschungs- und Versorgungsfeld mit zunehmender medizinischer und gesellschaftlicher Relevanz. Im folgenden werden zunächst die Gegenstandsfelder der Reha-Forschung so definiert, dass ihnen bestimmte Klassen an Forschungsmethoden und -verfahren zugewiesen werden können. Im zweiten Abschnitt werden vier entsprechende Methodenfelder vorgestellt. Schließlich werden beide Felder überlagert und bestimmten Hauptfragestellungen der Reha-Forschung adäquate Methoden zugewiesen, unter der These, dass Reha-Forschung mit sozialwissenschaftlicher Methodik im Kern Veränderungsmessung ist (vgl. Beitrag Petermann in diesem Band). Dabei wird auch auf die Frage nach der Vereinbarkeit qualitativer und quantitativer Zugänge eingegangen.

Eine wissenschaftstheoretische Position für die Reha-Forschung lässt sich aus ihrer Verpflichtung herleiten, über die alleinige Integration fachspezifischer und/oder grundlagenwissenschaftlicher Ergebnisse hinaus eine Bewertung und Entscheidungshilfe zu leisten. Im Sinne einer „evidence based medicine“ (vgl. Farin und Antes in diesem Band) liegt es daher nahe, der Rehabilitation ein insgesamt pragmatisches Paradigma zu unterstellen. Dies bedeutet, dass die Reha-Forschung dem Finalprinzip der Rehabilitation als Handlungsfeld verpflichtet wird und primär Handlungswissen bzw. operationale Modelle zur Verfügung stellt, deren Berechtigung v.a. in der Transferleistung zur Verbesserung der Praxis liegt. Dem entspricht auch die Vorstellung von Reha-Forschung als Sequenz von Forschung, Evaluation und Qualitätssicherung. Für eine detaillierte Diskussion methodologischer Grundfragen der Reha-Forschung und deren Implikationen für einen praktischen Methoden-Pool wird auf Waldmann (1997) verwiesen.

14.2 Gegenstandsfelder

In Anlehnung an die Strukturierung der Qualitätssicherungsbereiche bei Donabedian (1982) wird hier unterschieden zwischen einem Struktur-, Prozess- und Ergebnisfeld der rehabilitationswissenschaftlichen Forschung.

Das Strukturfeld rehabilitationswissenschaftlicher Interessen umfasst Fragen der optimalen Gestaltung des Rehabilitationsystems und hat die

Wechselwirkungsprozesse zwischen zwei Variablengruppen zum Hauptgegenstand. Zum einen ist dies ein Komplex von Determinanten der Bedarfsentwicklung (Bevölkerungsaufbau, Krankheitsverteilung, Beschäftigungsstruktur etc.) und zum anderen der Determinanten der Versorgungsstruktur in der Rehabilitation (Angebotsplanung, Zentralisierung, Ausbildung, Finanzierung etc.). Es ist offensichtlich, dass zur Bearbeitung dieser Fragen hauptsächlich Methoden der (sozialen) Epidemiologie, der Gesundheitsökonomie und Gesundheitssystemforschung eingesetzt werden müssen.

Der prozessorientierte Gegenstand der Rehabilitation ergibt sich direkt aus ihrem Auftrag, „die nachteiligen Auswirkungen von Krankheiten und Behinderungen aufzudecken, diesen vorzubeugen und entgegenzuwirken. Voraussetzung hierzu sind insbesondere Erkenntnisse zu Bedingungen, Entstehungszusammenhängen und Verläufen von funktionellen Einschränkungen und sozialen bzw. beruflichen Einschränkungen" (VDR 1991). Die Aufgabe der Reha-Forschung besteht hier in der Analyse und Optimierung von Prozessen in den vier Bereichen

1. Zuweisung und Diagnostik,
2. Rehabilitationsangebot, Verfahrenssteuerung und Rehabilitationsplan,
3. Analyse und Optimierung des Antwortverhaltens des Patienten auf die Maßnahme, sowie
4. post-rehabilitatives Angebot und Nachsorgeplanung.

Letztlich ist hier das gesamte Feld medizinischer und psychologisch-pädagogischer Therapieforschung angesprochen. Allgemein gilt nun, dass die Reha-Forschung nicht alle Probleme bearbeiten kann, die sich aus allen Fragestellungen ihrer medizinischen, psychosozialen und rechtlichen Basisdisziplinen ableiten ließen. Ihr kommt vielmehr die Aufgabe zu, Ergebnisse dieser Fachrichtungen zu integrieren, zu prüfen und zu bewerten. Der Primat wird daher dem ergebnisorientierten Feld eingeräumt.

Der ergebnisorientierte Gegenstand der Reha-Forschung ergibt sich aus der gesetzlich definierten Verantwortung des Rehabilitationssystems, die angegebenen Ziele durch entsprechende Leistungen effektiv, d.h. bedarfsdeckend, wirksam und anhaltend und effizient, d.h. vorausschauend, organisiert und wirtschaftlich zu verwirklichen. Hier ist der Schwerpunkt der Reha-Forschung anzusetzen: die Entwicklung und Durchführung von Wirksamkeitsstudien im Hinblick auf das jeweilige Rehabilitationsziel, entsprechende Evaluation und Qualitätssicherung. Im übrigen können (sollen) alle Fragestellungen nach der Effektivität auch unter einer Kosten-Nutzen-Perspektive betrachtet werden. Damit steht die Effizienz im Mittelpunkt des Interesses. Richtlinien für die ökonomische Evaluation von Gesundheitsdienstleistungen stellen Schulenburg und Greiner (1995) vor.

14.3 Methodenfelder

Da sich reha-wissenschaftliche Fragestellungen angesichts ihrer Vielfalt nur interdisziplinär beantworten lassen, kommt der Reha-Forschung die Auf-

gabe der Integration zu: Sie holt Fachkompetenzen der für eine Fragestellung spezialisierten Fachrichtungen ein, führt deren Ergebnisse in einer bewertenden Analyse zusammen, zieht daraus Schlüsse und leistet so den Trägern des Rehabilitationssystems Entscheidungshilfe. Auch wenn durch die interdisziplinäre Anlage der Reha-Forschung ein multimethodales Vorgehen in der Forschungspraxis wünschenswert ist, lassen sich vier Forschungszugänge voneinander abgrenzen:
1. Empirisch-experimenteller Zugang,
2. statistische Verfahren als Inhaltsmodell,
3. Sekundär- und Meta-Analyse,
4. qualitative und innovative Verfahren.

14.3.1 Empirisch-experimenteller Zugang

Es ist das Hauptziel eines empirisch-experimentellen Forschungsprozesses, durch Untersuchung an Stichproben die Bedeutsamkeit einer Intervention zu überprüfen und aus den dabei erhobenen Daten ein Maß zu gewinnnen, das die Effektivität einer Intervention quantifiziert und Schlüsse auf Verbesserungsmöglichkeiten zulässt. Dies ist prinzipiell dann möglich, wenn dem experimentellen oder quasi-experimentellen Design eine Kontrastlogik zugrunde liegt, d.h. es werden Personen (Gruppen), Messungen (Zeitpunkte) sowie deren Interaktion (klassische Effektdefinition) durch eine gemeinsame Statistik über die abhängige(n) Variable(n) verglichen. Als ideal gelten hierbei quasi-experimentelle Kontrollgruppendesigns mit Veränderungsmessung auf multivariaten Kriterien.

Da sich aus dem „Königsweg" des experimentellen Vorgehens ein allgemeines Prozessmodell für Rehaforschung mit sozialwissenschaftlichen Methoden herleiten lässt, wird im folgenden ein entsprechendes Planungsschema in Anlehnung an Hager (1992) vorgestellt. Für eine detaillierte Diskussion entsprechender Qualitätskriterien (interne, externe und Konstrukt-Validität) wird auf die Literatur verwiesen (Cook u. Campbell 1979).

1. Idealerweise werden als Ausgangspunkt empirisch-experimenteller Forschung sogenannte substantielle Hypothesen (wH) aus einer Theorie abgeleitet und überprüft. In der Praxis ist oft das Bedürfnis nach Problemlösung oder Evaluation der Ausgangspunkt von Forschung. Es wird dann ein Pool von Arbeitshypothesen gebildet, die in der Untersuchung zueinander in Konkurrenz treten sollen.

2. Relativ zu den Randbedingungen der Forschungssituation wird aus diesen Hypothesen ein Gegenstandsmodell entworfen, welches Aussagen über messbare qualitative und quantitative Eigenschaften von Variablen und deren wechselseitigen Beziehungen sowie ihrer Entwicklung über die Zeit umfasst. Daraus lassen sich dann substantielle Vorhersagen (wV) hinsichtlich der erwarteten empirischen Manifestation des Gegenstandsmodells ableiten („ist höher als..."), welche durch den Vorgang des Messens im nächsten Schritt erreicht wird. In einem weiteren Schritt benötigt man nun ein

Design und einen Stichprobenplan. Durch das Design wird die hypostasierte Beziehung zwischen Variablen in mess- und entscheidbare Unterschiede (Kontraste) zwischen Personen, Variablen und Messzeitpunkten übersetzt. Durch den Stichprobenplan wird festgelegt, wie Untersuchungsgruppen räumlich und zeitlich anzuordnen sind, um die Messung tatsächlich durchzuführen. So wird die aus einem Interventionskonzept abgeleitete Wirksamkeitsbehauptung einer konkreten Maßnahme in die Vorhersage übersetzt, dass sich eingangs vergleichbare Gruppen nach der Maßnahme auf einem Kriterium unterscheiden sollen, wenn einer Gruppe keine Maßnahme zuteil wird.

Eine Bewertung einer Reha-Maßnahme bzw. ihrer Effektivität setzt unabhängig von der Aussageebene (Individuum oder Population) voraus, dass konkrete Leistungserwartungen an die zu überprüfende Verfahrensweise formuliert werden können, die dann mit den empirisch vorgefundenen Verhältnissen verglichen werden. Dabei tritt oft das Problem auf, wie Erfolgskriterien operationalisiert werden können („Lebensqualität") und wie über das (volks)wirtschaftliche Interesse der Rehabilitation hinaus die „Subjektseite des Beschwerdeverlaufes" (Casper 1992) erfasst werden soll. Ein Forschungsziel muss also sein, geeignete Indikatoren des Reha-Erfolges auch außerhalb der klassischen objektiven Maße wie Pflegedauer in Stunden, verlorene Arbeitstage oder Anzahl der Arztbesuche zu bestimmen und durch entsprechend veränderungssensitive Indikatoren auszuweisen (Indikatorenforschung, vgl. Biefang und Schuntermann sowie Bullinger und Ravens-Sieberer in diesem Band).

Die Menge praktisch relevanter Forschungsdesigns unterscheidet sich hauptsächlich darin, ob sie Randomisierung als Strategie der Stichprobenbildung und Garant der Pretest-Äquivalenz vorsehen und ob sie Kontrollgruppen zur Bestimmung des relativen Effekts heranziehen. Weitere Unterscheidungsmerkmale sind die Verwendung von Pretests, multiplen Posttests, multiplen Treatments und multiplen Kontrollgruppen. Bei mehreren experimentell variierten Einflussgrößen sind als weitere Punkte die zeitliche Abfolge im Einsetzen der Treatmentkomponenten sowie die Vollständigkeit der Kombinationsmöglichkeit von Einflussfaktoren zu nennen. Auf dieser Stufe werden demnach das Rationale der Untersuchung (z.B. ein multipler Gruppenvergleich) sowie die Erhebungsform (Beobachtung, Befragung, physiologische Messung etc.) festgelegt.

3. Aus den im Design festgelegten Unterschiedsstrukturen wird nun eine statistische Vorhersage (sV) abgeleitet, die Aussagen über Parameter der Verteilungen von Messdaten macht. So wird die konzeptuelle Definition des Effekts als Pre-Post-Unterschied zwischen Interventions- und Kontrollgruppe nun als Voraussage von Differenzen in einem streuungsnormierten Maß der zentralen Tendenz in den erfassten Daten präzisiert. Bei der Übersetzung in statistische Vorhersagen spielt die Kreativität des Untersuchers eine tragende Rolle: Effektstärken können alle möglichen Statistiken (Funktionen der Daten) betreffen. Die sV impliziert dabei weitere strategische Aspekte (globaler Test vs. Einzelvergleiche, einstufiges vs. mehrstufiges Testen etc.; Abb. 14.1).

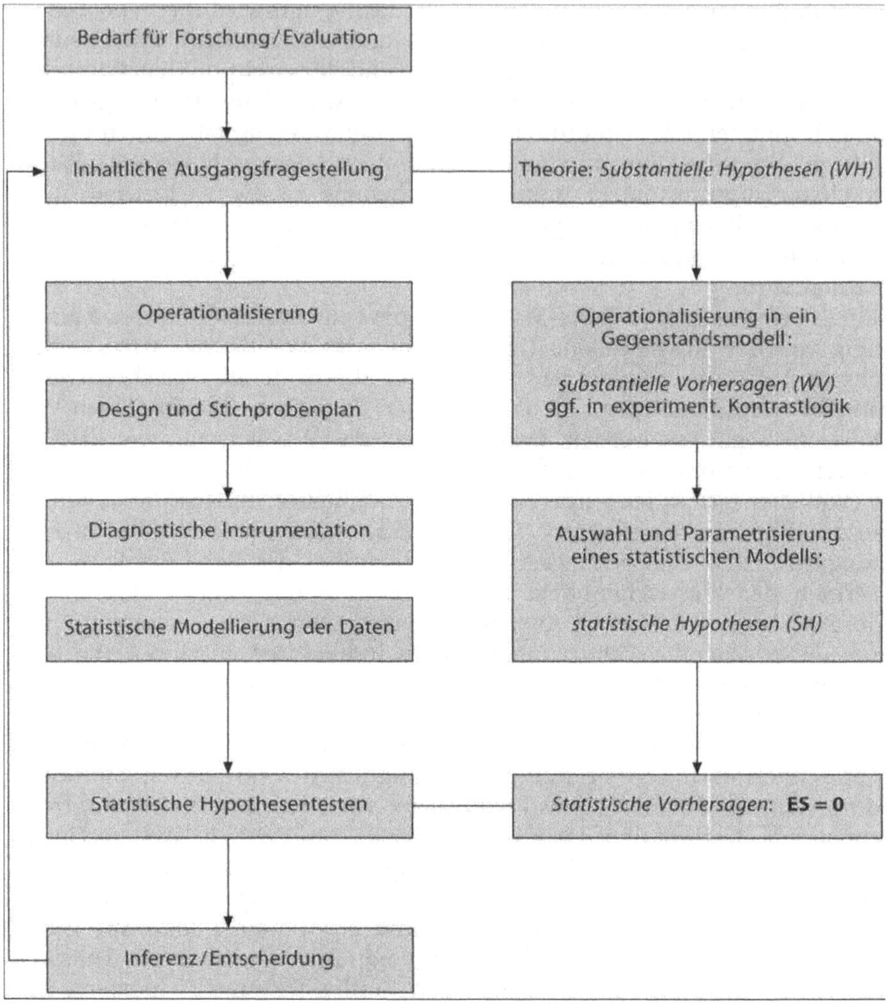

Abb. 14.1. Der empirisch-experimentelle Forschungsprozess

4. Nach dem Vorgang des Messens in einem durch das Design vorgegebenen Zeit- und Stichprobenschema liegen nun je nach Messinstrument verschieden skalierte Daten vor. Jetzt soll geprüft werden, ob sich die in die Kontrastlogik des Designs „eingebauten" Unterschiedshypothesen in den statistischen Beziehungen innerhalb des Datensatzes in „bedeutsamer" Art und Weise widerspiegeln. Auf der vorletzten Stufe wird daher die Übersetzung der Fragestellung in ein probabilistisches Modell vollendet. Statistische Hypothesen werden als Aussagen über spezifische Werte und Variabilitäten (allgemein: Momente) über Daten- sowie Parameterverteilungen eingeführt. Im Beispiel der Therapieeffektivität erfährt die sV einer positiven Effektstärke auf dieser Stufe ihre präzise Formulierung in die Nullhypothese ES=(M(treat) – M(control))/S(control)=0. Den auf Effektprüfung in diesem Sinne abgestellten Einsatz von Statistik auf (quasi)-experimentell beigebrachte Daten bezeichnet man als Auswertung. Der überwiegende Teil der Literatur zur statistischen Auswertung der Standard-Designs befasst sich mit Formen der Varianzanalyse (Moosbrugger 1994; Bortz 1993). Auch wenn die Präferenz für diese Modelle aus der Sicht des Forschenden verständlich ist (intuitives Komponentenmodell, intuitive Skaleneigenschaften, einfaches Testmodell unter Annahme der Normalverteilung), läßt das Rationale des statistischen Testens eine viel größere Vielfalt an Modellen zu. Und diese Vielfalt ist notwendig, damit man nicht Fragestellung und Designstruktur an den Möglichkeiten und Grenzen gewohnter Auswertungsmodelle orientiert, sondern umgekehrt die Statistik auf die speziellen Bedürfnisse der jeweiligen Forschungssituation anpassen kann. Dabei bedeutet Vielfalt keinesfalls Unübersichtlichkeit, denn mit Ausnahme einiger sehr spezieller Rangtests für ordinale Daten lassen sich alle Designstrukturen durch lineare Regressionsmodelle darstellen und auswerten (Christensen 1987; Liang u. Zeger 1986). Ob man nun an „Annahme" oder „Ablehnung" der Nullhypothese interessiert ist, hängt im Allgemeinen Fall von der Richtung der sV ab: In Fällen der Testung auf Anpassung der Daten an ein hypothetisches Gegenstandsmodell nach dem Ansatz linearer Strukturgleichungssysteme möchte man die Nullhypothese annehmen, da der eigentliche statistische Test die Hypothese überprüft, dass die Abweichung der empirischen Datenlage von der durch das Modell vorhergesagten Datenlage groß und überzufällig ist.

5. Der letzte Schritt bedeutet nun die Umkehr der Ableitungskette des Forschungsprozesses aus Abb. 14.1 unter bewertender Perspektive. Es muss auf jeder Ebene entschieden werden, ob man den hier jeweils formulierten Effekt als hinreichend ansieht, die Hypothese oder Vorhersage als „bewährt" anzunehmen oder abzulehnen. Dieser induktive Schritt bis zurück auf die Theorie schließt den Forschungsprozess zu einem (Regel-) Kreis. Es muss betont werden, dass letztlich nicht Komplexität und Eleganz des statistischen Modells darüber entscheiden, ob der Prozess der emp.-exp. Forschung „zu einem guten Ende gebracht" wurde: Es ist die „Passung" von inhaltlicher Frage und der Methode ihrer Beantwortung. Hierzu zählt auch die Abwägung statistischer und klinisch-praktischer Signifikanz der Ergebnisse. Pedhazur und Pedhazur (1991) bieten eine praxisnahe Einführung in die empirisch-experimentelle Forschung, Gesamtdarstellungen zu Designs finden sich in Spector (1981) sowie Cook und Campbell (1979), Gesamtdarstellungen zur statistischen Auswertung bei Bortz (1993) sowie Toutenburg (1994). Eine Systematik von Designs speziell für die Bedürfnisse der Reha-Forschung schlägt Waldmann (1997) vor.

14.3.2 Statistische Verfahren als Inhaltsmodell

Wenn im Gegensatz zur experimentellen Methode auf eine kontrollierte Erzeugung von Variation in den Daten durch ein Treatment verzichtet wird, liegt eine Beobachtungsstudie vor. Die zentralen Probleme des Forschungsprozesses sind dann Auswahl und Parametrisierung „statistischer Verfahren als Inhaltsmodell". Hierunter wird der Einsatz von Statistik nicht in einer Werkzeugfunktion zum Prüfen von Effekthypothesen, sondern als Ziel der Untersuchung, als Abbildung des Erkenntnisinteresses verstanden. Ein solches Ziel kann bestehen in

- der Identifikation von theoretischen Konstrukten, welche die beobachtbaren Reaktionen des Untersuchten „erklären" (Analyse der Strukturbedingung),
- der Identifikation von Dimensionen, nach denen der Untersuchte Werturteile fällt (z. B. multidimensionale Skalierung),
- der Identifikation und Parametrisierung von Prozessmodellen, welche die Erzeugung eines beobachteten Sachverhaltes „erklären" (Analyse der Prozessbedingung),
- der Identifikation eines Systems von Prädiktoren auf seiten des Untersuchten, um die Ausprägung eines Kriteriums vorhersagen zu können (diverse Progressionsmodelle für diskrete/kontinuierliche Variablen in diskreter/kontinuierlicher Zeit),
- der Identifikation einer Prädiktorlinie, um auf die Zugehörigkeit zu Gruppen bzw. Kategorien mit einem kalkulierbaren Fehlentscheidungsrisiko schließen zu können (z. B. Diskriminanzanalyse),
- der (hierarchisierenden) Gruppierung von Objekten aufgrund der Ausprägung ihrer Messcharakteristika oder der über sie abgegebenen Eigenschaftsurteile (z. B. Clusteranalysen).

Die voranstehende Liste ließe sich beliebig verlängern, es sind nur einige Grundinteressen aufgeführt, die durch ein statistisches Datenmodell per se abgedeckt werden können. Die im vorigen Abschnitt genannten Verfahren zur Effektqualifikation setzen mindestens zwei Personen- oder Zeitstichproben voraus (Effekt = Kontrast). Statistische Verfahren als Inhaltsmodell werden in der Regel als Einstichprobenproblem aufgefasst, bei dem die internen Beziehungen von Variablen im Vordergrund stehen. Werden solche Modelle für Gruppen oder Zeitpunkte angepasst, die sich konzeptuell unterscheiden (im Sinne eines Designfaktors), sind natürlich wieder Unterschiedshypothesen über korrespondierende Modellparameter möglich.

So wie die meisten Auswertungsmodelle lassen sich mit Ausnahme der reinen Verteilungsmodelle sowie einigen Klassifikationsverfahren (Clusteranalysen) die meisten statistischen Modelle mit hoher Relevanz für die Reha-Forschung in der Form des Generalisierten Linearen Modells darstellen. Diese Klasse statistischer Verfahren formuliert den Zusammenhang von Variablen in der intuitiven Form des Regressionsmodells durch eine stochastische Funktion der Form $y = f(x, \text{theta}, e)$. Hier bezeichnet y den Response (die gemessene abhängige Variable), x ein Element des Modells (unabhängige Variable), das den tatsächlichen Response annähern soll mit dem Anpassungsfehler (Residual) e. Die Parameter theta quantifizieren die sogenannte Intensität (den Effekt) des jeweiligen Elementes, sie werden nur konditional zu den Daten unter Minimierung einer sogenannten Qualitätsfunktion bestimmt („least" squares, negative „maximum" likelihood). Die Daten werden als Funktion des Modells zuzüglich eines zu minimierenden

Restes aufgefaßt. f bezeichnet die sogenannte Link-Funktion, welche die Prädiktoren und den Fehler- oder Residualausdruck mit dem Response verknüpft. Während man die Anwendbarkeit der o.a. funktionalen Form auf klassische Regressionsverfahren unmittelbar einsieht, gilt sie auch in Fällen, bei denen man von der Konzeption der Variablen her nicht sofort an ein Standardregressionsmodell denkt. So muss der Response y nicht unbedingt ein Messwert im intuitiven Sinne sein. Es kommen außer den gewohnten Intensitäten auch Frequenzen, Häufigkeiten, Zeitdauern zwischen Ereignissen, direkte Wahrscheinlichkeiten oder abgeleitete Maße wie z.B. die Beschleunigung eines Chronifizierungsprozesses in Frage (vgl. Beitrag von Petermann in diesem Band). Die Einheitlichkeit des Ansatzes begründet seine hohe Relevanz für das Denken in statistischen Modellen. Trotz der formalen Subsumierbarkeit fast aller zu diskutierender Modelle unter das Generalisierte Lineare Modell ist es zweckmäßig, zwischen reinen Verteilungsmodellen, Regressions- und Progressionsmodellen für Variablen jeder Skalenqualität sowie Latente-Variablen-Modellen zu differenzieren. Waldmann (1997) bietet eine Taxonomie entsprechender Modelle für rehabilitationswissenschaftliche Fragestellungen, eine hervorragende Einführung in die Technik des statistischen Modellierens gibt Gilchrist (1984).

14.3.3 Sekundär- und Meta-Analysen

Meta-Analysen (vgl. Beitrag von Farin und Antes) integrieren die Ergebnisse des „primary research" durch Kumulation derer statistischer Kennwerte wie p, M, s^2, t, F, Chi^2 etc., die in klassische Effektmaße transformiert und gemittelt werden (Wolf 1980). Es wird also nicht auf Rohdaten zurückgegriffen, sondern einzelne Effektivitätsstudien sind die Daten. Smith, Glass und Miller (1980) weisen darauf hin, dass in der Meta-Analyse an einer homogenen Stichprobe aus der Population aller Untersuchungen zur Therapieforschung Hypothesen über den Zusammenhang von unabhängigen Variablen (Charakteristika der Original-Studien) zu abhängigen Variablen (Aspekten der aggregierten Effektstärke) überprüft werden. Wittmann und Matt (1986) weisen der Meta-Analyse daher den Status von Quasi-Experimenten zu und sehen in ihr den Versuch, durch klare Kodierungs- und Bewertungskriterien die Subjektivität in der Therapieeffektivitätsforschung zu vermindern. Eine Einführung in die Techniken der Meta-Analyse geben Fricke und Treinies (1985).

Die deskriptive Sekundäranalyse (vgl. Beitrag von Klosterhuis in diesem Band) dient in erster Linie als Datengrundlage zur Entscheidungsfindung auf Planungsebene. Sie kann darüber hinaus jedoch auch hypothesengenerierende und -prüfende Funktion für die Forschung haben. Man bedient sich dabei der Datenquellen des Rehabilitationssystems selbst, was eine standardisierte Berichterstattung zur Bildung der Datenbasis voraussetzt. Die Statistiken der Rentenversicherung sind als „prozessproduzierte Vielzweck-Vollerhebungen mit dezentraler Erhebung und zentraler Auswertung" (Rehfeld 1991) organisiert. Dabei bedeutet „prozessproduziert", dass die unterliegenden Daten eigentlich für laufende Verwaltungsaufgaben im

Rehabilitationssystem erhoben werden (Bewilligungsbescheide, Abrechnungsanträge mit Diagnoseschlüssel etc.) und praktisch als anfallende Datensätze sekundäranalytisch durch die Reha-Forschung weiterverarbeitet werden. Ziele der sekundäranalytischen Reha-Forschung sind nach Schuntermann (1992a) die Verbesserung der Effektivität des Rehabilitationssystems als Ganzem, welche man in der Regel an einer allgemeinen Senkung des Berufs-/Erwerbsunfähigkeits-Risikos festmacht. Dabei geht man von bestimmten Plausibilitäten (z.B. nimmt mit zunehmender Dauer der Reha-Bedürftigkeit die Wahrscheinlichkeit des Reha-Erfolgs ab) sowie den Zusammenhangsstrukturen der Primärstatistiken aus. Da die Datengrundlage der Primärstatistiken Häufigkeiten sind, lassen sich diese Zusammenhangsstrukturen in einer Kontingenztafel organisieren und dann auf Sekundärmaße reduzieren. Solche Analysen sind vor allem für die Versorgungsforschung sowie für die Effektivitätsforschung auf Systemebene relevant. Eine Übersicht geben Rehfeld (1991) sowie Schleier-Langer (1991).

14.3.4 Qualitative und innovative Verfahren

Zur Analyse von Prozessen im Sinne von Organisations- und Entscheidungsabläufen, die v.a. in der Forschung zur Qualität medizinischer Versorgung und darauf aufbauenden Qualitätssicherungsprogrammen zentral sind, ist ein empirisch-experimentelles Vorgehen kein angemessener Zugang. Solche Abläufe sind hochkomplex und nicht durch eine Forschungslogik abbildbar, die auf gruppenspezifischen Beziehungsmustern von gesetzten unabhängigen und gemessenen abhängigen Variablen beruht. Gleiches gilt, wenn eine hochauflösende, interpretierende Analyse des Erlebens und Verhaltens von Personen gefragt ist. Es wird unterschieden zwischen einem qualitativen Forschungszugang, dem in der Tradition sozialwissenschaftlicher Methodologie ein bestimmtes Verständnis von Mensch, Gesellschaft und sozial vermittelter Erkenntnis unterliegt, und der Reduktion des Ansatzes auf eine Messmethode, deren Daten „konventionell" statistisch weiterverarbeitet werden (vgl. Beitrag von Kardorff in diesem Band).

Die grundsätzliche Verschiedenheit des qualitativen Ansatzes lässt sich an dessen erkenntnistheoretischen Grundlagen festmachen. Nach Lamnek (1993a) ist die sich darauf berufende qualitative Sozialforschung durch die Schlagworte Kommunikation, Verstehen, Subjekt und Lebenswelt gekennzeichnet. Ihre zentralen Prinzipien im Methodenverständnis wie auch im praktischen Vorgehen sind Offenheit und Kommunikations- bzw. Interaktionsbereitschaft des Forschenden gegenüber dem Erkenntnisobjekt, die auch die Prozesshaftigkeit, Reflexivität und damit die Flexibilität des Ansatzes bedingen. Methodologische Strategien und Ablaufmodelle geben Strauss und Corbin (1995). Einen sehr guten Überblick zu Methoden und Verfahren des qualitativen Vorgehens gibt Lamnek (1993b).

14.4 Quantitative versus qualitative Methoden?

Die Debatte „quantitative vs. qualitative" Methoden läßt sich im Grunde auf die Behauptung reduzieren, quantitative Methoden seien reliabel, aber kaum valide, während qualitative Verfahren valide, aber wenig reliabel sein. Bisherige Auflösungsversuche des angeblichen Dilemmas umfassen im wesentlichen

1. die Substituierbarkeit des qualitativen Ansatzes durch den quantitativen,
2. die Addition der Ansätze, sowie
3. ein wechselseitiges Ergänzen.

Die erste Position muss verworfen werden, da quantitative Methoden qualitative schon deswegen nicht ersetzen können, weil die Anwendung quantitativer Methoden während des Entwurfes eines Gegenstandsmodelles (vgl. Abb. 14.1) ein qualitatives Verständnis des untersuchten Phänomenbereichs voraussetzt. Die simultane Anwendung beider Ansätze auf eine Forschungsfrage wird als Methodentriangulation bezeichnet: als der Versuch, multimethodales Vorgehen nicht nur auf der Ebene der Auswertungsverfahren (vgl. z.B. Multi-Trai-Multi-Method Ansatz bei Campbell u. Fiske 1959) zu realisieren, sondern auch auf der Ebene der methodologischen Zugangsweise. Durch simultanen Einsatz „objektiver" (quantitativer) und „subjektiver" (qualitativer) Methoden verspricht man sich eine die Messung übersteigende Kreuzvalidierung der Ergebnisse und eine höherwertige Begründung der Generalisierbarkeit. Dieses Vorgehen wirft jedoch gravierende wissenschaftstheoretische Probleme auf: Verschiedene Methoden konstituieren verschiedene Erfahrungsräume, auch wenn sie sich auf dasselbe Erkenntnisinteresse beziehen. Zudem müssen nicht-gleichsinnige Beobachtungen oder Schlussfolgerungen nicht unbedingt immer auf Fehlerhaftigkeit eines der jeweiligen Instrumente der Erfassung zurückgeführt werden. Widersprüchliche Daten können ebenso auf die tatsächliche „Widersprüchlichkeit" auf seiten des Gegenstandes oder der Person hinweisen und damit gerade valide sein (Gesundheitseinstellung versus Gesundheitsverhalten).

Am fruchtbarsten erweist sich die dritte Perspektive: Cook und Reichardt (1979) kommen zu dem Schluss, dass ein Prozessverständnis (monitoring) am effektivsten mit qualitativer Methodik, eine Evaluation des Prozessergebnisses (impact assessment) am genauesten mit quantitativer Methodik zu erreichen sei, eine Analyse der kausalen Mechanismen (causal explanantion) aber nur im Verbund beider Zugänge realistisch sei. Ein hervorragendes Beispiel dafür, dass in beiden Zugängen gedacht werden muß, liefert die Operationalisierung eines modernen Kern-Konstruktes der Reha-Forschung: der Qualität von Gesundheitsdienstleistungen (Badura u. Wolters 1996). Nach dem klassisch-ergebnisorientierten Ansatz wird die Qualität einer Reha-Maßnahme synonym zum Erfolg der Maßnahme bezüglich der bekannten Kriterien verstanden. Erfolg und damit Qualität werden in bestimmte Messvariablen operationalisiert und durch Effektivitätsuntersuchungen nach Vorbild des quasi-experimentellen Forschungsprozesses quantifiziert (z.B. durch Kontrollgruppendesigns). Ziel des prozessorientierten Ansatzes ist es dagegen, die fördernden und hemmenden Merkmale der Strukturen und Prozesse zu identifizieren, welche zu einem Erfolg in obigem Sinne beitragen. Außerdem sollen Ansatzpunkte für optimierende Modifikation isoliert werden. Qualität bezieht sich dann z. B. auf den Grad an Synergie, mit dem verschiedene Leistungskomponenten innerhalb einer Maßnahme auf ein Reha-Ziel hinwirken. Hier sind (quasi-) experimentelle Methoden und Verfahren natürlich weniger geeignet. Gefordert sind hochauflösende und „zeitechte" Verfahren wie die teilnehmende Beobachtung der relevanten Abläufe während einer Maßnahme und lückenlose Dokumentation. Erhoben werden müssen weiterhin strukturelle Parameter einer Maßnahme (z. B. durch Dokumentenanalyse und Experteninterviews). Es kommen vor allem qualitative Verfahren zum Einsatz, die nicht nur beim Patienten ansetzen, sondern bei allen am Reha-Erfolg beteiligten Personen oder Faktoren; kurz: es wird eine vernetzte oder „ganzheitliche" Zusammenschau des Reha-Geschehens versucht.

14.5 Gegenstand × Methode

Für alle genannten Zugangsweisen wird eine gemeinsame methodologische Hypothese zur Beziehung von Inhalt und Methode aufgestellt:

Die gemeinsame Strategie aller methodischen Zugänge zur Reha-Forschung ist die Veränderungsmessung.

Hauptzielsetzungen der Rehabilitation weisen schon der Bezeichnung nach auf bestimmte Modelle aus der Veränderungsmessung und -analyse hin. Dazu zählen u.a.

1. der Nachweis der Verbesserung des Gesundheitszustandes,
2. befristete Remission und Rezidivprophylaxe,
3. die Verlangsamung der Chronifizierung,
4. die Stabilität von Residualzuständen,
5. Verlaufsdynamik und Prognose von Krankheiten,
6. die Therapieverlaufskontrolle, sowie
7. die Identifikation von Risikofaktoren.

Methoden und Verfahren der Prozessevaluation und Verlaufsanalyse werden im Beitrag von Nübling und Schmidt in diesem Band erläutert. Unter Annahme eines pragmatischen Paradigmas für die Reha-Forschung sind der Effektivitätsnachweis, die Prädiktion im Sinne der Prognose, aber auch der Indikation, sowie das Gewinnen eines Prozessverständnisses zur Optimierung von Rehaverläufen wichtige Erkenntnisinteressen. Für diese Bereiche wird im folgenden eine erste Zuordnung zu sozialwissenschaftlich-statistischen Analysemethoden versucht. Eine detaillierte Topografie sozialwissenschaftlicher Methoden für die klinische Forschung im Anwendungsfeld Rehabilitation findet sich in Waldmann (1997).

Nachweis und Erklärung von Effekten

Eine Hauptaufgabe der Reha-Forschung wurde mit dem Nachweis der Effektivität von Reha-Maßnahmen identifiziert. Er wird idealerweise durch randomisierte Kontrollgruppendesigns mit Messwiederholung simultan auf mehreren Outcome-Parametern erbracht. Es wird angestrebt, den summativen, d.h. allein dem Endergebnis verpflichteten Effektnachweis grundsätzlich durch einen experimentellen Forschungsprozess zu untersuchen. Meta-Analysen dienen im weiteren Forschungsverlauf dann dazu, Ergebnisse solcher Untersuchungen zu vergleichen und zu aggregieren. Der Einfluss von Strukturbedingungen der Rehabilitation auf ihre Effektivität wird in der Regel sekundäranalytisch untersucht (s. o.)

In wie weit der angestrebte Schluss möglich ist, dass die experimentell variierten Einflussgrößen kausal verantwortlich für das erzielte Ergebnis sind, hängt nicht allein von der optimalen Erfüllung von Gütekriterien aus dem klassischen Katalog von interner und externer Validität (Cook u. Campbell 1979) ab, sondern auch von der wissenschaftstheoretischen Orientierung des Untersuchers. Ein Kernproblem besteht darin, ob von statistischen Aussagen und Wahrscheinlichkeiten ausgehend eine Erklärung bzw. eine Gesetzesaussage aufgestellt werden kann. Salmon (1967) führt den Begriff der statistischen Relevanz ein, Stegmüller (1973) ersetzt den Kausalitätsbegriff in diesem Kontext durch ein statistisches Situationsverständnis. Letztlich ist man auf ein eindeutig pragmatisches Kausalitätskonzept angewiesen (Putnam 1974; Waldmann 1997). Im Zusammenhang mit Prognosen (als Tautologie der Erklärung) wurde die sogenannte Granger-Kausalität vorgeschlagen (Granger 1969). Stark vereinfacht besagt das Konzept, dass ein Faktor rationalerweise dann kausal interpretiert werden kann, wenn die Prognose von Existenz und Ausprägung des Effekts unter Verwendung des Faktors im Modell präziser und stabiler ist als ohne ihn.

Prädiktion

Ein großes Interesse besteht darin, aufgrund von Vorinformation das Ergebnis von Rehabilitation möglichst präzise und dabei ökonomisch vorhersagen zu können. Zentrale Probleme der Reha-Forschung wie Selektion und Plazierung oder differentielle Indikation sind Prädiktionsprobleme. Werden als unabhängige Variablen der (Ko-)Varianzanalyse oder der Regression bestimmte Personenmerkmale herangezogen, erhält man Hinweise darauf, für welche Ausprägungen dieser Merkmale eine Zielvariable besonders hoch erwartet werden kann bzw. welche Personen welchen Bedingungen zuzuweisen sind, um eine Zielvariable zu maximieren. Kann in einer Varianzanalyse die Interaktion von Personenmerkmalen und Therapiemerkmalen mit Wirkung auf das Maßnahmeergebnis als Kriterium nachgewiesen werden, gilt dies als Entscheidungshilfe für eine differentiellen Indikation. Dieselbe Information kann auch umgekehrt dazu genutzt werden, aufgrund eines provozierten Interventionsergebnisses eine klassifikatorische Entscheidung zu fällen. Ein Beispiel ist der klassische Allergentest. Die Umkehr der Schlussrichtung („Wirkung" auf „Ursache") nennt man Retrodiktion (z. B. durch Diskriminanzanalysen).

Das bereits angesprochene Generalisierte Lineare Modell zeigt, dass das traditionelle Auswertungsmodell für (quasi-)experimentelle Untersuchungen – die Varianzanalyse – und das Modell der multiplen Regressionsanalyse als klassischer statistischer Methode zur Vorhersage formal äquivalent oder strukturgleich sind. Daraus ergibt sich, dass ein unabhängiger Faktor in der ANOVA mit signifikantem Haupt- oder Interaktionseffekt auch einen hoch zu gewichtenden Prädiktor des Kriteriums darstellt (Pedhazur u. Pedhazur 1991). Grundlage der Vorhersage ist in allen diesen Fällen die statistische Kovariation des Prädiktors mit dem Kriterium, die nicht nur im Sinne des metrischen Zusammenhangsmaßes zu verstehen ist: Durch log-lineare Modelle (Bishop et al. 1975) sowie durch bestimmte variablen- und zeitdiskrete Progressionsmodelle (Hagenaars 1995; Plewis 1985) wird essentiell dieselbe Information gewonnen. Im Falle kategorialer Daten beeinflusst eine Prädiktorvariable die Verteilung von Personen auf bestimmte Kategorien einer anderen kategorialen Variablen. Die Neukonzeption des Merkmals- und Zusammenhangsbegriffs bei kategorialen Daten erläutert Toutenburg (1994).

Prozessanalysen

Eine andere Klasse von Analysen ist indiziert, wenn

1. seltene Phänomene Gegenstand der Beobachtung und Analyse sein sollen (z.B. seltene Kombinationen von Hirnläsionen in der neurologischen Rehabilitation), oder
2. bei hoher zeitlicher Auflösung die Muster wechselseitiger Beeinflussung und unterschiedlich verzögerten Ansprechverhaltens identifiziert werden sollen, oder
3. feinere Mechanismen von Treatmentwirkungen analysiert werden sollen, um daraus ein Prozessverständnis zu gewinnen.

Solche Analysen werden in der Regel nicht als experimentelle Gruppen-Untersuchungen realisiert werden können. Einzelfalldesigns (Hersen u. Barlow 1984; Petermann 1996) leisten Entscheidungshilfe vor allem bei der Optimierung von Reha-Maßnahmen. So kann durch ein interventions-alternierendes Design (Kern 1997) eine Kosten-Effektivitäts-Bewertung für Einzelbausteine oder bestimmte Aggregations-/Kombinationsformen eines Therapieplanes bewertet werden. Eine wichtige Rolle bei der Überprüfung des „timings“ von Intervention sowie bestimmter klinisch interessanter Parameter im Antwortverhalten des Patienten spielen Transferfunktionsanalysen (McDowall et al. 1980). Durch die Fokussierung auf den Prozess an sich anstatt allein auf sein Ergebnis wird also ein Beitrag zur formativen Evaluation geleistet. Verlaufsanalysen bilden also idealerweise einen Bestandteil der Wissensbasis, aufgrund derer Indikationen gestellt werden. Vergleichende Veränderungsanalysen durch Kontrollgruppendesigns legitimieren ein solches Vorgehen.

Literatur

Badura B, Wolters P (1996) Qualitätsforschung hat Priorität. Public health Forum 12: 9–10
Bishop YMM, Fienberg SE, Holland PW (1975) Discrete multivariate analysis: theory and practise. MIT Press, Cambridge
Bortz J (1993) Statistik für Sozialwissenschaftler. Springer, Berlin Campbell DT, Fiske DW (1959) Convergent and discriminant validation by the multitrait-multimethod matrix. Psychological Bulletin 56: 81–105
Casper S (1992) Zur Fortentwicklung der Rehabilitation. In: Verband Deutscher Rentenversicherungsträger (Hrsg) Modelle der Rehabilitation: psychologischer und gesellschaftlicher Kontext Bd 5. VDR, Frankfurt, S. 163–173
Christensen R (1987) Plane answers to complex questions: the theory of linear models. Springer, New York
Cook TD, Campbell DT (1979) Quasi-Experimentation: Design and analysis issues for field settings. Rand McNally, Chicago
Cook TD, Reichardt C (1979) Beyond qualitative versus quantitative methods. In: Cook TD, Reichardt C (eds.) Qualitative and quantitative methods in evaluation research. Sage, Beverly Hills, pp. 7–32
Donabedian A (1982) An exploration of structure, process and outcome as approaches to quality assessment. In: Selbmann HK, Überla KK (eds.) Quality assessment of medical care. Bleicher, Gerlingen
Gilchrist W (1984) Statistical modeling. Wiley, London
Granger CW (1969) Investigating causal relations by econometric models and cross-spectral methods. Econometrica 37: 424–438
Hagenaars JA (1990) Categorical longitudinal data: log-linear panel, trend and cohort analysis. Sage, Newbury Park
Hager W (1992) Jenseits von Experiment und Quasiexperiment: Zur Struktur psychologischer Versuche und zur Ableitung von Vorhersagen. Hogrefe, Göttingen
Hersen M, Barlow H (1984) Single case experimental design: strategies for studying behavior change. Pergamon, Oxford
Kern HJ (1997) Einzelfallforschung. PVU. Weinheim
Lamnek S (1993) Qualitative Sozialforschung, Bd. 1: Methodologie. PVU, Weinheim
Lamnek S (1993) Qualitative Sozialforschung. Bd.2: Methoden und Techniken. PVU, Weinheim
Liang KY, Zeger SL (1986) Longitudinal data analysis using generalized linear models. Biometrika, 73: 13–22
McDowall D, McCleary R, Meidinger EE, Hay AR (1980) Interrupted time series analyses. Sage, Beverly Hills
Moosbrugger H (1994) Lineare Modelle und Varianzanalysen. Huber, Bern
Pedhazur J, Pedhazur L (1991) Measurement, design and analysis: an integrated approach. Lawrence Erlbaum, Hillsdale
Petermann F (Hrsg) (1996) Einzelfallanalyse. Oldenbourg, München
Plewis I (1985) Analysing change: measurement and explanation using longitudinal data. Wiley, New York
Putnam H (1974) The „Corroboration" of theories. In: Boyd R, Gasper P Trout JD (eds) The Philosophy of Science. The MIT Press, Cambridge MA, pp. 299–315
Rehfeld U (1991) Die Statistiken der deutschen gesetzlichen Rentenversicherung: Eine methodische und inhaltliche Übersicht. Deutsche Rentenversicherung 10–11: 618–639
Salmon WC (1967) The foundations of scientific inference. University of Pittsburgh Press; Pittsburgh
Schleier-Langer U (1991) Konzepte und statistische Methoden zur Bewertung von Rehabilitation durch die Rentenversicherungsträger auf der Grundlage von Sekundärdaten. Univ. Diss. 1991, Berlin
Schulenburg M, Greiner W (1995) „Hannover Guidelines" für die ökonomische Evaluation von Gesundheitsgütern und -dienstleistungen. Pharm. Ind. 57: 265–268
Schuntermann MF (1992) Grundzüge eines epidemiologischen Leistungsmodells der Rentenversicherung. In: Häusler B, Schliehe F, Brennecke R, Weber-Falkensammer H (Hrsg), Sozialmedizinische Ansätze der Evaluation im Gesundheitswesen, Bd. II: Qualitätssiche-

rung in der ambulanten Versorgung und medizinische Rehabilitation. Springer, Berlin, S. 234–273
Smith ML, Glass VG, Miller TI (1980) The benefits of psychotherapy. John Hopkins Univ. Press, Baltimore
Spector PE (1981) Research Designs. Sage, Beverly Hills
Stegmüller W (1973) Statistisches Schließen – statistische Begründung - statistische Analyse statt statistische Erklärung. Probleme und Resultate der Wissenschaftstheorie und Analytischen Philosophie. Springer, Berlin
Strauss AL, Corbin J (1995) Grounded Theory: Grundlagen qualitativer Sozialforschung. PVU, Weinheim
Toutenburg H (1994) Versuchsplanung und Modellwahl: statistische Planung und Auswertung von Experimenten mit stetigem oder kategorialem Response. Physica Verlag, Heidelberg
Verband deutscher Rentenversicherer VDR (Hrsg) (1991) Empfehlungen zur Weiterentwicklung der medizinischen Rehabilitation in der gesetzlichen Rentenversicherung. Bericht der Reha-Kommission des Verbandes Deutscher Rentenversicherer. VDR, Frankfurt/Main VDR.
Waldmann HC (1997) Sozialwissenschaftliche Methoden in der klinischen Forschung. Grundlagen, Forschungsdesigns und statistische Modelle im Anwendungsfeld Rehabilitation. Lang, Frankfurt/Main
Wittmann WW, Matt GE (1986) Meta-Analyse als Integration von Forschungsergebnissen am Beispiel deutschsprachiger Arbeiten zur Effektivität von Psychotherapie. Psychologische Rundschau 37: 20–40
Wolf FM (1980) Meta-Analysis: Quantitative methods for research synthesis. Sage, Beverly Hills

Experimentelle und nicht-experimentelle Studienpläne in der Rehabilitationsforschung

15

H. Faller, H.-G. Haaf, C. Löschmann,
C. Maurischat, H. Schulz

15.1 Einleitung

Die rehabilitationswissenschaftliche Forschung steht häufig vor dem Problem, nicht alle Fragestellungen mit Hilfe von experimentellen Designs überprüfen zu können. Bei der Wahl eines auf die Fragestellung zugeschnittenen Forschungsdesigns müssen zusätzlich zu den praktischen, rechtlichen und ethischen Fragen auch die Validitätskriterien berücksichtigt werden. Experimentelle Studien streben über die Kontrolle sämtlicher bekannten und vermuteten Störvariablen eine hohe interne Validität an, um die Ergebnisse eindeutig interpretieren zu können. Bei dem Streben nach einer hohen internen Validität sollte jedoch auch immer die Frage der Übertragbarkeit von Ergebnissen aus experimentellen Studien mit „künstlichen" Bedingungen (Laborbedingungen) auf „natürliche" Gegebenheiten (Feldbedingungen) geprüft werden. Das vorliegende Kapitel soll Hinweise auf die Anwendungsmöglichkeiten experimenteller und nicht-experimenteller Studienpläne in der Rehabilitationsforschung geben (Koch et al. 1995; Raspe 1995).

15.2 Möglichkeiten und Grenzen experimenteller Studienansätze

15.2.1 Zur Bedeutung der randomisierten kontrollierten Studie

In Studien, in denen die Wirksamkeit einer Behandlungsmaßnahme (Intervention, treatment) überprüft (evaluiert) werden soll, wird unter der internen Validität der Studie die Sicherheit verstanden, mit der die gemessenen Effekte (auf den abhängigen Variablen, AV) auf die variierten Interventionsbedingungen (unabhängigen Variablen, UV) zurückgeführt werden können. Die Sicherheit von Kausalschlüssen hängt in erster Linie von der Anlage einer Studie (Versuchsplan, Design) ab. Die höchste Sicherheit ist bei einem experimentellen Design gegeben, bei welchem die unabhängige Variable, deren Wirkung auf die abhängige Variable untersucht werden soll, vom Forscher eingeführt (variiert) wird. Als „Goldstandard" innerhalb des experimentellen Designs gilt die randomisierte kontrollierte Studie (Begg et al. 1996; Bortz u. Döring 1995; Kazdin 1994; Moher et al. 1995; The University of York 1996). „Kontrolliert" bedeutet, dass die Experimentalgruppe, in der die experimentelle Bedingung (Intervention, treatment) eingeführt wird, mit einer Kontrollgruppe, in der diese Bedingung nicht eingeführt wird, verglichen wird. „Randomisiert" bedeutet, dass die Zuweisung der Studienteilnehmer zur Experimental- bzw. Kontrollgruppe zufällig erfolgt.

Warum wird der Randomisierung ein so hoher Stellenwert beigemessen (Windeler u. Holle 1997)? Die Randomisierung soll sicherstellen, dass ein Unterschied zwischen Experimentalgruppe und Kontrollgruppe nicht durch Störvariablen (confounder) bewirkt wird, wodurch die Interpretation dieses Unterschieds als Behandlungseffekt infragegestellt wäre. Unter der Bedingung der Zufallszuteilung kann man hingegen annehmen, dass sich etwaige

Störgrößen zufällig auf beide Untersuchungsgruppen verteilen und dadurch gegenseitig aufheben (Abel u. Koch 1997; Abel u. Windeler 1998). Würde man die Zuweisung der Probanden nicht durch Zufall vornehmen, so könnte es beispielsweise vorkommen, dass sich bestimmte Studienteilnehmer (z.B. besonders motivierte Probanden oder Patienten mit einem leichteren Störungsgrad) bevorzugt in der Experimentalbedingung wiederfinden; der günstige Effekt der Intervention könnte dann nicht sicher auf die Intervention selbst zurückgeführt werden, sondern wäre durch die besondere Ausgangslage (hohe Motivation; leichte Störung) der Teilnehmer an der Intervention erklärbar.

Je nach der Sicherheit des möglichen Kausalschlusses können Studiendesigns in einer Hierarchie angeordnet werden (z.B. Oxman 1994; The University of York 1996). An der Spitze steht die randomisierte kontrollierte Studie (RCT, „randomized controlled trial"), gefolgt von kontrollierten Studien mit „Pseudo-Randomisierung" (z.B. offene Allokation anhand des Geburtsdatums, alternierende Allokation oder andere weniger zuverlässige Verfahren, bei denen eine systematische Verzerrung nicht ausgeschlossen werden kann, insbesondere, wenn Zuweisung der Studienteilnehmer und Durchführung der Intervention in einer Hand liegen, im Unterschied zur externen Randomisierung oder „concealed allocation") oder ohne Randomisierung über prospektive und retrospektive Kohortenstudien mit gleichzeitigen oder historischen Kontrollen bis hin zu Fall-Kontroll-Studien.

Mit abnehmender Position in dieser Hierarchie steigt die Gefahr, dass ein Ergebnis durch konfundierende Variablen verzerrt wird und in Wirklichkeit nicht durch die geprüfte Intervention zustandekommt. Um diese Gefahr zu vermindern, ist entscheidend, dass alle potenziellen Stör- oder Moderatorvariablen adäquat kontrolliert werden. Während dies bei prospektiven Studien noch eher gelingt, weil man die Erfassung von Moderatorvariablen bei der Planung berücksichtigen kann, ist es bei historischen Kontrollen oder retrospektiven Studien oft nicht möglich, weil man mit denjenigen Daten vorlieb nehmen muss, die „damals" erhoben wurden. Bei Fall-Kontroll-Studien steht und fällt die Vergleichbarkeit der Stichproben mit der „richtigen" Auswahl der Kontrollfälle, die der Willkür einigen Spielraum lässt. Kontrollstrategien nicht-experimenteller Studien, wie die Parallelisierung von Experimental- und Kontrollgruppe anhand bestimmter Merkmale oder die nachträgliche statistische Kontrolle von intervenierenden Variablen sind auch deshalb schwächer, weil man diejenigen Störgrößen, deren Einfluss man kontrollieren will, schon kennen muss, um sie erfassen zu können. Durch die Randomisierung werden dagegen auch unbekannte Moderatorvariablen zufällig zwischen den Untersuchungsgruppen verteilt.

Die Validität einer Studie bemisst sich insgesamt danach, in welchem Ausmaß durch Design und Durchführung systematische Fehler („bias") vermieden werden. Systematische Fehler verzerren das Ergebnis in eine bestimmte Richtung. Bei den Fehlermöglichkeiten lassen sich prinzipiell „Selection bias" (Fehler bei der Auswahl und Zuweisung der Probanden), „Performance bias" (Fehler bei der Durchführung von Interventions- und Kontrollbehandlung; mangelnde Treatment-Integrität), „Attrition bias" (Fehler durch selektives Ausscheiden von Probanden aus der Studie; dagegen richtet sich u.a. der intent-to-treat-Ansatz, d.h. der Einbezug in die Auswertung auch derjenigen Probanden, die vorzeitig aus der Behandlungsgruppe ausgeschieden sind) und „Detection bias" (Fehler bei der Ergebnismessung) unterscheiden (University of York 1996). Bei der Studienplanung kann man sich an Handanweisungen und Checklisten orientieren, die mögliche Fehlerquellen aufführen (z.B. Begg et al. 1996; Gardner u. Altman 1992; Hadorn et al. 1996; Hasford u. Staib 1994; Hulley u. Cummings 1988; JAMA 1993; Kazdin 1994; Meinert 1986; Oxman 1994; Wichmann u. Lehmacher 1991; Witte et al. 1990).

15.2.2 Experimentelle Studien und Versorgungsrealität

Das Experiment strebt eine möglichst große Bedingungskontrolle an (interne Validität). Typische Merkmale experimenteller Therapiestudien sind in Tabelle 15.1 zusammengefasst (vgl. Seligman 1995). Experimentelle Studien sind gut geeignet zur Überprüfung der Wirksamkeit (Effektivität) von Behandlungen unter idealen Bedingungen (efficacy). Sie sind jedoch weniger gut geeignet, die Frage zu beantworten, ob die geprüfte Behandlung auch unter realistischen Bedingungen der Praxis wirkt (effectiveness, Brauchbarkeit). Dies hängt mit den ebenfalls in Tabelle 15.1 gegenübergestellten Merkmalen der praktischen Gesundheitsversorgung zusammen. Diese Kontrastierung zeigt, dass unter den Bedingungen der Praxis experimentelle Studienansätze oft nicht ohne weiteres realisiert werden können. Das bedeutet, dass sich einerseits die klinische Situation verändern muß, wenn man Therapiestudien durchführen will, und dass sich andererseits auch die Idealvorstellungen des RCT (randomized controlled trial) auf die klinische Situation zubewegen müssen, um einen tragfähigen Kompromiss zwischen möglichst hoher Interpretationssicherheit und Realisierbarkeit in der Praxis zu suchen.

Bei der Realisierung von experimentellen Untersuchungen in der Rehabilitationsforschung werden vor allem die beiden folgenden Forschungsansätze verwendet. Beim sogenannten Wartegruppendesign dienen Reha-Antragsteller, die noch auf die Maßnahme warten müssen, als Kontrollgruppe. Die Zuordnung der Rehabilitanden sollte dabei randomisiert erfolgen. Nachteil dieses Vorgehens ist der begrenzte Nacherhebungszeitraum, der maximal so lange wie die Wartezeit sein kann. Für viele rehabilitationswissenschaftliche Fragestellungen erscheint dieser Zeitraum zu kurz. Ein weiterer Forschungsansatz ist der Vergleich zwischen einer Standardtherapie und einer konzeptuell weiterentwickelten Therapie. Dabei erscheint eine randomisierte Gruppenzuordnung unter forschungspraktischen Gesichtspunkten leichter realisierbar, und auch ethische Probleme stellen sich weniger stark als bei einer unbehandelten Kontrollgruppe. Es sollte darauf geachtet werden, dass die beiden verglichenen Rehabilitationsmaßnahmen die gleiche Therapiedichte aufweisen. Wird die Standardtherapie in der Experimentalgruppe um bestimmte Therapieelemente ergänzt (z.B. Patientenschulung), sollte in der Kontrollgruppe eine entsprechende unspezifische Intervention ein-

Tabelle 15.1. Merkmale von experimentellen Therapiestunden und klinischer Praxis im Vergleich

Experimentelle Therapiestudie	Klinische Praxis
Efficacy	Effectiveness
Homogene Stichproben, enge Ein- und Ausschlusskriterien	Multiple Diagnosen, Komorbidität
Randomisierte Zuweisung der Studienteilnehmer zu Experimental- oder Kontrollgruppe	Klinische Indikation, Selbstselektion, „natürlich" vorliegende Stichproben
Plazebo-Kontrolle bzw. Standardbehandlung als Kontrolle	Keine Kontrolle, wirksame Behandlungen in Kontrollgruppe
Treatment-Manual, trainierte Therapeuten, Prüfung der Treatment-Integrität	Kein Manual, kein spezifisches Training, flexible, individualisierte Interventionen
Feste Zeitdauer und Behandlungsdosis	Unterschiedliche Dauer je nach Störungsgrad bzw. Therapieerfolg, adaptive Indikation
Ein einziges Zielkriterium oder nur wenige Zielkriterien (Verminderung des Fehlers I)	Breite Zieldefinition, multiple Kriterien
„Blinde" Ergebnisbeurteilung	Ergebnisbeurteilung durch Behandler

geführt werden. Die Aussagekraft des Designs beschränkt sich grundsätzlich auf den Vergleich der beiden Therapieansätze. Auch wenn die weiterentwickelte Rehabilitationsmaßnahme der Standardtherapie überlegen ist, kann daraus nicht geschlossen werden, dass sich die Rehabilitationsmaßnahme auch gegenüber einer unbehandelten Kontrollgruppe als wirksam erwiesen hätte. Dieser Schluss wäre nur dann zulässig, wenn nachgewiesen wäre, dass von der Standardtherapie keine negativen Wirkungen ausgehen.

15.2.3 Verzerrende Effekte bei randomisierten Studien

Auch die Prozedur der Randomisierung selbst kann zu einer Selektion der Studienstichprobe und anderen Effekten führen, die die externe („ökologische") Validität beeinträchtigen können. Die nachfolgend aufgeführten Punkte sollten deshalb geklärt werden, wenn eine randomisierte Studie durchgeführt werden soll (Schwartz et al. 1997; Shadish u. Ragsdale 1996; Shadish et al. 1997; Stephenson u. Imrie 1998).

Es gibt in der bisherigen Forschung Hinweise dafür, dass Patienten, die einer Randomisierung zustimmen, hinsichtlich wichtiger therapierelevanter Variablen nicht repräsentativ für die Population derjenigen Patienten sind, für die die Behandlungsmaßnahme evaluiert werden soll. Folgende Frage muss deshalb überprüft werden: Unterscheiden sich Patienten, die der Randomisierung zustimmen, von denjenigen, die sich nicht randomisieren lassen, in relevanten Merkmalen (z. B. leichter Störungsgrad), mit der Folge einer Einschränkung der Generalisierbarkeit der Ergebnisse?

Potenzielle Untersuchungsteilnehmer müssen vor ihrer Entscheidung über die Partizipation an der Studie umfassend, d.h. insbesondere auch hinsichtlich der vorgesehenen Randomisierung und der unterschiedlichen

Behandlungsbedingungen, aufgeklärt werden (informed consent). Ein Im-Unklaren-Lassen der Teilnehmer („Verblindung") hinsichtlich der konkreten Behandlung, der sie dann tatsächlich durch die Randomisierung zugewiesen werden, lässt sich realistischerweise nicht durchführen. D.h., dass im Unterschied zur pharmakologischen Forschung weder eine Einfach-blind- noch eine Doppel-blind-Studie möglich sind. Dadurch können Wahrnehmungs- und Bewertungsprozesse durch die Studienteilnehmer eine große Bedeutung gewinnen: Wie werden die zu prüfende Behandlung und die Kontrollbedingung (alternatives Treatment, Standardbehandlung, „Zuwendungs-Plazebobehandlung") von den Patienten bewertet? Wenn die zu prüfende Behandlung als Behandlung erster Wahl, die Kontrollbehandlung dagegen als Behandlung zweiter Wahl betrachtet wird, könnte dies infolge des unspezifischen Erwartungseffekts, der sich dem spezifischen Effekt des Treatments hinzuaddiert, zu einer Verstärkung des Unterschieds zwischen Behandlungs- und Kontrollgruppe und damit zu einer Überschätzung des Treatment-Effekts führen.

Bei vielen Behandlungsmaßnahmen ist eine wichtige Voraussetzung ihrer Wirksamkeit, dass der Patient zu ihrer Durchführung motiviert ist. Ist ein Proband zu einer Behandlung nicht oder wenig motiviert, wird sie wahrscheinlich geringere Effekte erzielen. Auch hierbei können subjektive Bewertungen der Probanden eine Rolle spielen. Wie beurteilen die Patienten die durch den Randomisierungsprozess getroffene Zuordnung zu einer Behandlungsmaßnahme? Fühlen sie sich richtig oder falsch zugewiesen? Stimmen die Präferenz des Patienten und die Zuweisung durch Randomisierung nicht überein, könnte dies (infolge eines negativen Erwartungseffekts) zu einer Unterschätzung des Treatment-Effekts führen. Dieser Effekt kann durch eine vor der Randomisierung durchgeführte Befragung der Patienten über ihre Präferenz und deren Einbezug als Moderatorvariable kontrolliert werden. Manchmal wird empfohlen, denjenigen Probanden, die sich fehlzugewiesen fühlen, zu ermöglichen, den Studienarm (d.h. die Behandlungsbedingung) zu wechseln; hierdurch setzt man jedoch das Prinzip der Randomisierung außer Kraft.

Wenn beide Studienarme (Treatmentbedingung und Kontrollbedingung) einer randomisierten Studie zur gleichen Zeit in der selben Klinik durchgeführt werden, ist es oft nicht möglich, einen Austausch zwischen den Untersuchungsteilnehmern über ihre jeweilige Behandlung zu verhindern. Wenn dadurch spezifisch wirksame Bestandteile des Treatments in die Kontrollbedingung transferiert werden, wird die Integrität von Treatment und Kontrolle beeinträchtigt. Es stellt sich demnach die Frage, ob Patienten, die dem Kontrollbedingungsarm der Studie zugehören, von ihren Mitpatienten aktive Ingredienzien des Treatments vermittelt bekamen. Wenn dies der Fall wäre, würde der Unterschied zwischen Behandlungs- und Kontrollgruppe geringer ausfallen (Verminderung des Effekts). Eine Alternative wäre hier, die beiden Studienarme in verschiedenen Kliniken anzusiedeln. Hierdurch kommen jedoch wieder zusätzliche, mit den experimentellen Interventionen konfundierte unterschiedliche Bedingungen (z. B. das unterschiedliche Kliniksetting) zwischen Experimentalgruppe und Kontrollgruppe ins Spiel, die nur schwer kontrolliert werden können.

15.2.4 Möglichkeiten quasi-experimenteller Studienpläne

Quasi-experimentelle Versuchspläne haben wie experimentelle Designs das Ziel, Ursache-Wirkungs-Zusammenhänge zu analysieren und kausale Interpretationen zu ermöglichen. Sie sind jedoch an Praxisbedingungen angepasst, in welchen eine Zufallszuteilung der Untersuchungsteilnehmer zu den Untersuchungsgruppen nicht möglich ist oder zu neuen Problemen der Interpretation führen würde. Quasi-experimentelle Versuchspläne sind Versuchspläne, bei denen die Einteilung der Probanden in die experimentellen Gruppen nicht vom Forscher vorgenommen werden kann, sondern schon „natürlicherweise" vorgegeben ist. Studien, in denen vorliegende Gruppen in Prä-Post-Messungen miteinander verglichen werden, werden auch als Kohortenstudien bezeichnet. Da man keine Randomisierung durchführen kann, ist die Kontrolle von Störgrößen nicht so leicht möglich. Es gibt jedoch eine große Zahl von Verfahren, die die Kontrolle intervenierender Variablen ermöglichen, so dass auch quasi-experimentelle Studien eine hohe Validität der Kausalerklärung erreichen können (s. Abschnitt 15.3).

Man kann den Einfluss intervenierender Variablen dadurch auszuschalten versuchen, dass man sie zwischen beiden Untersuchungsgruppen konstant hält bzw. Subgruppen miteinander vergleicht, die hinsichtlich der Moderatorvariablen homogen sind. Man parallelisiert Untersuchungs- und Kontrollgruppe hinsichtlich derjenigen Störvariablen, die möglicherweise einen Einfluss ausüben können (z.B. Alter, Geschlecht, Schulbildung, Schweregrad der Störung, Komorbidität, etc.), d.h. achtet darauf, dass in jeder Gruppe gleich viele Patienten mit den entsprechenden Merkmalsausprägungen vorhanden sind. Wenn jedem Individuum der Experimentalgruppe ein auf den ausgewählten Merkmalen vergleichbares Individuum der Kontrollgruppe zugeordnet werden kann, spricht man von matched pairs. Damit soll sichergestellt werden, dass die Störvariablen in beiden Gruppen gleichermaßen wirken, also keine systematische Verzerrung in eine einseitige Richtung auftritt. Daneben gibt es statistische Verfahren zur Kontrolle der Effekte intervenierender Variablen, wie mehrfaktorielle Varianzanalysen, Kovarianzanalysen oder multiple Regressionsanalysen. Durch die genannten Methoden zur Kontrolle von Störvariablen (d.h. zur Erhöhung der internen Validität) kann jedoch u.U. eine Selektivität der Stichproben erzeugt werden (z.B. durch vorgegebene Stichprobengrößen nach Altersgruppen und Geschlecht, um ausreichende Power für Gruppenunterschiede zu erzielen), die wiederum die Generalisierbarkeit der Ergebnisse (externe Validität) einschränkt.

Wo es um Kausalaussagen geht, sollten wegen der Sicherheit, mit der Effekte von (auch bisher unbekannten) Störvariablen kontrolliert werden können, wenn immer möglich experimentelle Designs mit Randomisierung durchgeführt werden. Quasi-experimentelle Designs, die alle bekannten intervenierenden Variablen in die Erhebung einbeziehen und statistisch kontrollieren, können jedoch eine gute Alternative zu experimentellen Studien sein, wenn eine Randomisierung nicht möglich oder nicht sinnvoll ist, insbesondere wenn Behandlungen unter Praxisbedingungen geprüft werden sollen.

15.3 Anwendungsmöglichkeiten nicht-experimenteller Studien

15.3.1 Theoretischer Hintergrund

Fragestellungen zur Entstehung und Entwicklung von Erkrankungen (z. B. Risiko- und Schutzfaktorforschung) sowie den Krankheitsfolgen werden in der epidemiologisch bzw. rehabilitationswissenschaftlich orientierten Forschung in den meisten Fällen anhand von Beobachtungsstudien, sog. naturalistische Studien (z. B. Längsschnittstudien, Eingruppen-Prä-Post-Design), seltener durch experimentelle Untersuchungen (Therapiestudien, Interventionsstudien), geprüft (Biefang et al. 1979; Kreienbrock u. Schach 1995). Kontrolltechniken wie z. B. die zufällige Zuteilung von Probanden zu verschiedenen Versuchsbedingungen (Randomisierung) sind meist aus praktischen oder auch rechtlichen, vor allem aber aus ethischen Gründen nicht möglich. Würde man beispielsweise untersuchen wollen, welche Ursachen der peripheren arteriellen Verschlusskrankheit zugrundeliegen, und hätte dabei die Hypothese, dass das Zigarettenrauchen hier eine entscheidende Rolle spielt, so würde es sich aus ethischer Sicht verbieten, Probanden einer „starkes Zigarettenrauchen"-Bedingung zuzuweisen und das Ausmaß der Progression der Verschlusskrankheit zu erfassen. Auch praktisch wäre dieses Vorgehen nicht durchführbar, da sich das Rauchverhalten von Menschen nicht völlig willkürlich manipulieren lässt. Vielmehr würde man Menschen, bei denen die Verschlusskrankheit diagnostiziert worden ist, in ihrer natürlichen Umgebung sehr genau beobachten (Explorationsstudie), ohne in die bestehenden (Umwelt-) Verhältnisse einzugreifen. Ein Vergleich mit Personen, die nicht an der Verschlusskrankheit erkrankt sind, ermöglicht dann aus „Indizien", auf den oder die entscheidenden Risikofaktoren (hier z. B. jahrelanges Zigarettenrauchen) zu schließen. Dieses Risikoverhalten wäre dann bei der Planung der Therapie während der Rehabilitation zu berücksichtigen.

Die interne Validität, also die Sicherheit, aufgrund dieses Studiendesigns von dem beobachteten Effekt, wie dem Auftreten einer Erkrankung oder Krankheitsfolge, auf die „richtige Ursache" zu schließen, ist gegenüber einem experimentellen Design geringer. Andere unbekannte und damit im Design nicht berücksichtigte Einflüsse könnten die Unterschiede in den abhängigen Variablen entscheidend mitbedingt haben. Während diese Confounder eine „wahre" Assoziation zu der abhängigen Variable aufweisen, sei an dieser Stelle zudem an die in einschlägigen Lehrbüchern immer wieder zitierten Beispiele für Scheinassoziationen erinnert, wie dem zwischen Geburtenrate und dem Auftreten von Störchen oder zwischen Fußgröße und Lebenserwartung. Dabei ist das Risiko falscher Interpretationen oder voreiliger Schlüsse gerade bei auf der Hand liegenden Erklärungen oder bei Fragestellungen mit hoher Alltagsplausibiltät besonders groß, bei denen alternative Erklärungen z. T. nicht so leicht zu erkennen sind. In der Rehabilitationsforschung gilt dies z. B. für die häufig beobachtete Abnahme der Arbeitsunfähigkeitszeiten der Rehabilitanden nach einer Rehabilitationsmaßnahme, für die neben dem zunächst naheliegenden Effekt der Maßnahme selbst eine Reihe weiterer Erklärungen denkbar sind (u.a. der sog. „Epidemiologische AU-Trend" bzw. das als Regression zur Mitte bezeichnete statistische Phänomen, dass hohe Werte eines Merkmals - hier der AU-Zeiten der für eine Reha-Maßnahme ausgewählten Versicherten - eine größere Wahrscheinlichkeit aufweisen, in der Follow-up-Messung zur Mitte, d.h. zu niedrigeren Werten, zu tendieren). In der Folge ist die externe Validität ebenfalls zumindest fragwürdig, da eine Aussage über die praktische Relevanz und den Nutzen (Generalisierbarkeit) der Untersuchungsergebnisse primär von gut gesicherten - also intern validen - Ergebnissen abhängt.

Auch wenn sich eine randomisierte Zuweisung und ein gezielter Eingriff in die Exposition aus den genannten Gründen verbieten, lassen sich durchaus andere Techniken zur Vermeidung und Kontrolle von Konfundierungseffekten wie das Matching oder das Konstanthalten (restriction) zur Sicherung der Validität anwenden (Rothman u. Greenland 1998). Die statistische Auswertung von nicht-experimentellen Studien vermag „nur" die Assoziation (z.B. durch eine Korrelation) zwischen der vermuteten Ursache und der Wirkung aufzuzeigen.

Da das Hauptziel der Untersuchung aber in der Regel der Nachweis einer kausalen Beziehung bleibt, existieren mehrere Kriterien, um die Evidenz dieser Beziehung zu bewerten und zu erhöhen (Hill 1965). So ist Kausalität wahrscheinlich, wenn gleichzeitig

1. eine statistisch bedeutsame Assoziation zwischen Ursache und Wirkung besteht,
2. die Ursache der Wirkung zeitlich vorausgeht und
3. die Assoziation nicht auf eine Konfundierung zurückzuführen ist.

Für den Ausschluss von Konfundierungen stehen statistische Kontrolltechniken zur Verfügung. Die Qualität der Beziehung wird anhand

1. der Stärke der Assoziation (z.B. die Größe des Odds Ratios),
2. des Vorliegens einer Dosis-Wirkung-Beziehung (z. B. mit Erhöhung der Therapiedosis steigt die Genesungsrate),
3. der Konsistenz der Assoziation (z.B. die Beziehung ist in weiteren Populationen reproduzierbar),
4. der Spezifität der Assoziation (z.B. der Grad der Sicherheit, mit der die Ziel-Variable vorhergesagt werden kann), sowie
5. der Kohärenz (z.B. Einklang mit bestehendem Wissen) bewertet.

15.3.2 Studientypen

Studien können hinsichtlich ihres Designs, ihres Aufwandes und ihrer Aussagekraft unterteilt werden (Heinemann u. Sinnecker 1994). In Abhängigkeit von der Fragestellung (z.B. von der Häufigkeit der Erkrankung oder der Dauer der Latenzzeit) haben die Studientypen jeweils ihre Vor- und Nachteile, so dass eine generelle Aussage über deren relative Wertigkeit nicht möglich ist.

Kohortenstudie (cohort study, follow up study, Längsschnittstudie, longitudinal study, incidence study)

Das Prinzip dieser Untersuchungsart besteht darin, Personengruppen (Kohorten) mit vergleichbaren Startbedingungen in längeren zeitlichen Abständen wiederholt (follow ups) in Bezug auf ein Kriterium (z.B. Erkrankung, Teilnahme an einer Rehabilitationsmaßnahme, Rückkehr in den Arbeitsprozess) zu untersuchen. Wenn nur Teilnehmer in die Studie aufgenommen werden, bei denen das Kriterium zu Beginn der Untersuchung nicht manifest ist, kann die Entwicklung und Manifestation dieses Zustands verfolgt werden. Schließlich kann die Gruppe der Personen, die das Kriterium erfüllt, mit der Gruppe, die das Kriterium nicht erfüllt, hinsichtlich diskriminierender Variablen untersucht werden (z.B. Exposition bezüglich verschiedener Risikofaktoren, Inanspruchnahme qualitativ oder quantitativ unterschiedlicher therapeutischer Maßnahmen). Ein Beispiel ist die international vergleichende Studie der International Social Security Association (ISSA), in der bei langzeitarbeitsunfähigen Rückenschmerzpatienten aus verschiedenen Ländern über zwei Jahre beobachtet wird, unter welchen Bedingungen eine berufliche Wiedereingliederung erfolgt (Weber u. Raspe 1998).

In Abhängigkeit von dem Beginn der ersten Datenerhebung lassen sich Kohortenstudien in *prospektive* Kohortenstudien (concurrent follow up study, prospective study) und *retrospektive* Kohortenstudien (historische Kohortenstudie, historisch-prospektive Studie, prospektive Studie mit zurückverlegtem Ausgangspunkt) unterteilen. Dabei startet bei dem prospektiven Design die Datenerhebung in der Gegenwart, und alle follow ups folgen zeitlich später. Bei dem retrospektiven Vorgehen werden anhand von vorliegendem Datenmaterial ab einem bestimmten Zeitpunkt in der Vergangenheit Kohorten mit und ohne Exposition konstruiert, wobei die sich anschließende gegenwärtige Datenerhebung bereits als follow up betrachtet wird. In einem retrospektiven Kohortenansatz untersuchten Behrens und Dreyer-Tümmel (1995) Indikatoren für die Reha-Bedürftigkeit und Dörning et al. (1996) das Risiko für Frühberentung wegen verminderter Erwerbsfähigkeit anhand von vorhandenen Krankenkassendaten.

Die Kohortenstudie ist einem experimentellen Design mit Messwiederholung vergleichbar, allerdings mit dem Unterschied, dass der Untersucher die Probanden der Stichproben dabei nicht im voraus unterschiedlichen Bedingungen aussetzt. Dieser Ansatz eignet sich insbesondere zur Beschreibung der Entstehungsgeschichte einer Veränderung (z.B. Schweregrad, Letalität, Einfluss von Interventionen). Zudem können absolute Risiken, die unabhängig von einer bereits bestehenden Erkrankung sind, berechnet werden. Nachteilig sind der hohe Aufwand, die hohen Kosten und vor allem die Sicherung der langfristigen Bereitschaft zur Teilnahme (drop out bias) auf Seiten der Probanden. Um eine valide Interpretation zu ermöglichen, müssen die Hypothesen einerseits bereits am Anfang der Untersuchung formuliert werden, wobei andererseits die Ergebnisse erst sehr spät vorliegen. Auch ist aufgrund der langen Zeiträume die Konstanz der Untersuchungsbedingungen fraglich. So kann sich z.B. durch die Einführung neuer Klassifikationssysteme die Gruppeneinteilung innerhalb einer Kohorte in „erkrankt“ vs. „gesund“ während des Untersuchungszeitraumes ändern.

Fall-Kontroll-Studie (case-control study)

Dieses Studiendesign kann gewissermaßen als Übergang zwischen Querschnitt- und Längsschnittstudie klassifiziert werden. Das Ziel besteht darin, diejenigen (Risiko-)Faktoren zu identifizieren, die wahrscheinlich zu dem Auftreten einer Ziel-Variablen beigetragen haben. In einer in der Regel einmaligen Untersuchung werden Personen, die zu einem bestimmten Zeitpunkt ein bestimmtes Merkmal aufweisen (cases), mit Personen verglichen, die nicht betroffen sind (controls). Analysiert wird, ob sich die Gruppen in Hinblick auf potenzielle Ursachen, also z. B. der Exposition eines Risikofaktors, unterscheiden. Der Nachweis wird retrospektiv geführt, da die entscheidenden Einflüsse Jahre zurückliegen können. Der Kausalitätsschluss erfolgt indirekt. In der Rehabilitationsforschung könnte über eine Fall-Kontroll-Studie beispielsweise bei Frührentnern (Fälle) untersucht werden, welche Faktoren im Gegensatz zu vergleichbaren erwerbstätigen Versicherten (Kontrollen) die Frühverrentung begünstigen bzw. verhindern.

Da die Menge der möglichen Einflussfaktoren sehr groß ist, ist es für die spätere Bewertung entscheidend, dass die beiden Gruppen auch tatsächlich vergleichbar sind, und zwar hinsichtlich der Variablen, die ebenfalls mit dem untersuchten Merkmal in Beziehung stehen können (z. B. das Lebensalter). Um dies zu ermöglichen, kommen Techniken aus der experimentellen Forschung (z. B. matching) bei der Personenauswahl der cases und controls zur Anwendung. Vorteilhaft wirkt sich hier die schnelle Durchführbarkeit bei geringen Kosten aus. Zudem können relative Risiken (relativ im Vergleich zur Kontrollgruppe) angegeben werden. Nachteile sind u. a. die bias-Anfälligkeit durch die Abhängigkeit von dem Gedächtnis der Probanden (Erinnerungslücken, Verdrängungs- und Suggestionsmechanismen bei vorhandenen Information über die Zusammenhänge des untersuchten Merkmals) oder auch die schwierige Abschätzung der eindeutigen zeitlichen Abfolge von Risikofaktoren und Zielvariablen.

Eingruppen-Prä-Post-Design

Nach einer Literaturübersicht von Schliehe und Haaf (1996) wurde in der bisherigen rehabilitationswissenschaftlichen Forschung überwiegend das sogenannte „Eingruppen-Prä-Post-Design“ verwendet (Bortz u. Döring 1995). Wenn in diesem Design die routinemäßig durchgeführte Behandlung (im Unterschied zu einer vom Forscher eingeführten Behandlungsbedingung) untersucht wird, handelt sich um eine nicht-experimentelle Studie. Eine Gruppe von Patienten wird zu zwei (oder mehr) Messzeitpunkten – z. B. vor und nach einer Intervention – untersucht, mit dem Ziel, eine auf die Intervention zurückführbare Veränderung abbilden zu können. Dabei wird häufig implizit unterstellt, dass die Intervention das ausschließliche Agens für diese Veränderung darstellt. Dies trifft allerdings nicht zu, da weitere denkbare Einflüsse mit Veränderungspotenzial wie z. B. der natürliche Krankheitsverlauf, zwischenzeitliche Einflüsse (Gesetzesänderungen, Veränderungen am Arbeitsmarkt), Testeffekte und reaktive Effekte oder der Effekt der Regression zur Mitte nicht berücksichtigt werden. Eine kausale Interpretation ist bei diesem Design aufgrund der geringen internen Validität also nicht möglich. Allenfalls kann mit dem „Eingruppen-Prä-Post-Design" eine Schätzung der durchschnittlichen Veränderung zwischen zwei Messzeitpunkten vorgenommen werden.

Querschnittstudie (Prävalenzstudie, cross-sectional study)

Bei dieser Art von Studien werden die Daten eines Erhebungszeitpunktes – möglichst über eine repräsentative Zufallsstichprobe – innerhalb eines bestimmten Zeitraumes erhoben, um beispielsweise die Häufigkeit, den Schweregrad oder die Letalität einer Krankheit zu untersuchen. Ermittelt wird eine Aussage zum status quo. Kausale Veränderungshypothesen können mit diesem Studiendesign nicht getestet werden. Wohl aber werden in einem explorativen Sinn Hinweise auf Risikofaktoren gesammelt, die eine Generierung ätiologischer Hypothesen und spätere Testung in einer neuen Untersuchung ermöglichen. Beispielsweise werden Studien zum Auftreten bestimmter Symptome (z. B. Rückenschmerzen) oder auch zur Rehabilitationsbedürftigkeit in bestimmten Populationen großenteils mit einem Querschnittansatz durchgeführt (z. B. Berger-Schmitt et al. 1996).

Die Vorteile eines solchen Ansatzes liegen in der schnellen Realisierungsmöglichkeit und den vergleichsweise geringen Kosten. Die Gefahren sind u. a. Verzerrungen durch Selektionseffekte (z. B. Menschen ohne Telefon werden über telefonisch durchgeführte Befragungen nicht erreicht, nur Überlebende werden untersucht, Menschen ziehen aus Hoch-Risiko-Regionen weg) oder die kausale Interpretation von Scheinassoziationen, da die zeitliche Abfolge von Ursache und Wirkung unklar bleibt. Dieser methodische Ansatz, bei dem aus dem Vorliegenden, also „aus dem bereits Geschehenen", Schlüsse über kausale Ketten gezogen werden, ist auch unter dem Begriff der ex post facto-Forschung bekannt geworden (vgl. Bortz u. Döring 1995; Kerlinger 1979).

Kasuistik (casuistry)

Ein im klinischen Setting häufig vorkommender Typ der Beobachtungsstudie ist der Fallbericht. Er besteht aus einer umfangreichen und sehr detaillierten Darstellung eines Krankheitsfalles bei einem Individuum oder bei einer Gruppe von Patienten. Eine etwaige Kontrolle durch eine vergleichende Darstellung der Verläufe bei gesunden Personen wird nicht angefertigt. Die Kasuistik kann wertvolle Hinweise auf mögliche kausale Verkettungen liefern, auch Unterschiede im diagnostischen und therapeutischen Vorgehen werden ab einem frühen Stadium offensichtlich. Die Möglichkeit, die Kausalbeziehungen statistisch zu prüfen oder die Diagnostik und Therapie zu evaluieren, besteht allerdings nicht (Trampisch 1997).

15.3.3 Statistische Kontrolltechniken

Zur Reduktion des Einflusses von Störvariablen, Erhöhung der internen Validität und Verbesserung der Interpretation einer Studie existieren neben den Kontrolltechniken, die bereits bei der Studienplanung anzuwenden sind, eine Reihe von statistischen Auswertungsverfahren, die gewissermaßen „nachträglich" eine Fehlermessung bzw. Fehleranalyse ermöglichen (Cook u. Campbell 1979).

Werden bivariate Zusammenhänge von Variablen untersucht, können Scheinassoziationen oder Einflüsse von Confoundern durch Partialkorrelationen aufgedeckt werden. Hierbei wird die bivariate Beziehung durch das gleichzeitige „Herausrechnen" der Einflüsse einer oder mehrerer anderer Variablen bereinigt (Partialkorrelation höherer Ordnung). Anschließend kann die beobachtete Assoziation als unabhängig von „dahinterstehenden" Einflüssen interpretiert werden. In Abhängigkeit vom Skalenniveau der Variablen werden bei dieser Form der Bereinigung unterschiedliche Verfahren verwendet (Bortz et al. 1990).

Bei der Prüfung von multiplen Zusammenhangshypothesen mit einem intervallskalierten Kriterium werden multiple Korrelationen berechnet und Regressionsgleichungen nach dem allgemeinen linearen Modell (ALM) formuliert. Da die Regressionsgewichte zum einen von dem Ausmaß der Multikollinearität der unabhängigen Variablen, möglichen Suppressoreffekten und von der untersuchten Stichprobe abhängig sind, ist es notwendig, Kreuzvalidierungen durchzuführen oder Strukturkoeffizienten zu berechnen, um Fehlinterpretationen zu vermeiden (Cohen u. Cohen 1983). Eine Analyse der Residuen, also der Differenzen zwischen den beobachteten und den durch die Regressionsgleichung vorhergesagten Werten, welche die nicht erfassten Einflussgrößen repräsentieren, kann u.a. Aufschluss über die Modellpassung, die Verletzung der Modellvoraussetzungen oder den Einfluß von Ausreißern geben.

Liegt das Kriterium auf nonparametrischem Skalenniveau vor, können verteilungsfreie Regressionsverfahren, z.B. logistische Regressionen unter Angabe von Vertrauensintervallen für die entsprechenden Parameter (Hosmer u. Lemeshow 1989) oder z.B. Cox-Hazard-Modelle zur Analyse der multivariaten Assoziationen bei Längsschnittdaten berechnet werden (Cox 1994).

Ist der Vergleich von zwei Gruppen (z.B. Behandlung vs. Kontrolle) hinsichtlich einer abhängigen Variablen Ziel der Untersuchung, so wäre es möglich, durch eine kovarianzanalytische Auswertung die Fehlervarianz in der abhängigen Variablen zu reduzieren. Dieses Vorgehen beruht im Prinzip ebenfalls auf der Partialkorrelationstechnik, bei der hier der Einfluss der Störvariablen vor dem Gruppenvergleich aus der abhängigen Variable „herausgerechnet" wird. Voraussetzung ist selbstverständlich, dass die Störvariablen zu ihrer späteren Kontrolle miterhoben wurden (vgl. Campbell u. Stanley 1963).

Partialkorrelation und Kovarianzen sind zudem zentrale Elemente von Auswertungsverfahren, die im Rahmen von Längsschnittsstudien eingesetzt werden, um kausale Beziehungen, die z.B. durch die zeitliche Abfolge der Erhebungen impliziert werden, zu untersuchen. Auch wenn die Bestätigung einer real vorliegenden Kausalität korrelativ nicht möglich ist, können mit diesen Verfahren unterschiedliche Kausalmodelle zumindest widerlegt werden (Hodapp 1993). Neben der Pfadanalyse seien hier die linearen Strukturgleichungsmodelle (z.B. LISREL, Jöreskog u. Sörbom 1989; EQS, Bentler 1989) erwähnt.

Danksagung

Dieses Kapitel entstand auf der Basis einer Veröffentlichung aus der Arbeitsgruppe „Generische Methoden" im Förderschwerpunkt Rehabilitationswissenschaften, gefördert durch das Bundesministerium für Bildung und Forschung und die Deutsche Rentenversicherung. An dieser Veröffentlichung waren Th. Kohlmann, F. Petermann und Ch. Zwingmann als weitere Autoren beteiligt; dem VDR sei für die Genehmigung zum teilweisen Nachdruck herzlich gedankt.

Literatur

Abel U, Koch A (1997) Randomisation in klinischen Studien – empirisch begründet oder nur ein Dogma? Internist 38: 318–324

Abel U, Windeler J (1998) Erkenntnistheoretische Aspekte klinischer Studien. 4. Vergleichbarkeit in Therapiestudien – „Strukturgleichheit" und die Bedeutung der Randomisation. Tägliche Praxis 39: 613–624

Begg C, Cho M, Eastwood S, Horton R, Moher D, Olkin I, Pitkin R, Rennie D, Schulz KF, Simel D, Stroup DF (1996) Improving the quality of reporting of randomized controlled trials. The Consort statement. JAMA 276: 637–639

Behrens J, Dreyer-Tümmel A (1995) Ermittlung von Indikatoren der Rehabilitationsbedürftigkeit aus Routinedaten der gesetzlichen Krankenversicherung (GKV-Daten). Deutsche Rentenversicherung (7–8): 413–443

Bentler PM (1989) EQS. Structural equation program manual. Los Angeles: BMDP Statistical software incorporation.

Berger-Schmitt R, Kohlmann T & Raspe H (1996) Rückenschmerzen in Ost- und Westdeutschland. Das Gesundheitswesen 58: 519–524

Biefang S, Köpcke W, Schreiber MA (1979) Manual für die Planung und Durchführung von Therapiestudien. Springer, Berlin (Englisch: 1983)

Bortz J, Döring N (1995) Forschungsmethoden und Evaluation. Springer, Berlin Heidelberg New York

Bortz J, Lienert GA, Boehnke K (1990) Verteilungsfreie Methoden in der Biostatistik. Springer, Berlin

Campbell DT, Stanley JC (1963) Experimental and quasi-experimental research on teaching. In: Gage NL (ed.) Handbook for research on teaching (pp. 171–246). Rand McNally, Chicago

Cohen J, Cohen P (1983) Applied multiple regression/correlation analysis for the behavioral sciences. Lawrence Erlbaum, Hillsdale

Cook TD, Campbell DT (1979) Quasi-experimentation. Rand McNally, Chicago

Cox DR (1994) Analysis of survival data (5th ed.). Chapmann and Hall, London

Dörning H, Haase I, Hofmann W, Schwartz FW (1996) Das Risiko auf Berufs- und Erwerbsunfähigkeitsberentung – Längsschnittanalyse von Krankenkassendaten. Arbeitsmedizin – Sozialmedizin – Umweltmedizin 31: 518–523

Efron B (1985) The jacknife, the bootstrap and other resampling plans (2nd ed.). Philadelphia: Society for Industrial and Applied Mathematics

Efron B, Tibshirani RJ (1994). An introduction to the bootstrap. Chapman and Hall, New York

Gardner MJ, Altman DG (1992) Statistics with confidence. British Medical Journal, London

Hadorn DC, Baker D, Hodges JS, Hicks N (1996) Rating the quality of evidence for clinical practice guidelines. J Clin Epidemiol 49: 749–754
Hallahan M, Rosenthal R (1996) Statistical power: Concepts, procedures, and applications. Behav Res Ther 34: 489–499
Hasford J, Staib AH (1994) Arzneimittelprüfungen und Good Clinical Practice. MMV, München
Heinemann L, Sinnecker H (Hrsg) (1994) Epidemiologische Arbeitsmethoden. Fischer, Stuttgart
Hill AB (1965) The environment and disease: association or causation? Proc R Soc Med 58: 295–300
Hodapp V (1993) Von der Assoziations- zur Dependenzanalyse: Methodologische Perspektiven in der Gesundheitspsychologie. Zeitschrift für Gesundheitspsychologie 1: 87–104
Hosmer Jr. DW, Lemeshow S (1989) Applied logistic regression. Wiley, New York
Hulley SB, Cummings SR (1988) Designing clinical research. An epidemiologic epproach. William & Wilkins, Baltimore
JAMA (1993) Uniform requirements for manuscripts submitted to biomedical journals. JAMA 269: 2282–2286
Jöreskog KG, Sörbom D (1989) LISREL 7: A guide to the program and applications (2nd ed.). SPSS, Inc, Chicago
Kazdin AE (1994) Methodology, design, and evaluation in psychotherapy research. In: Bergin AE, Garfield SL (eds) Handbook of psychotherapy and behavior change (p. 19–71). Wiley, New York
Kerlinger FN (1979) Grundlagen der Sozialwissenschaften (Band 2). Beltz, Weinheim
Koch U, Gerdes N, Jäckel W, Müller-Fahrnow W, Raspe, H-H, Schian HM, Schliehe F, Wallesch CW, Lotz W (1995) Verbundforschung Rehabilitationswissenschaften - Vorschlag einer Förderinitiative. Deutsche Rentenversicherung (7–8): 491–513
Kreienbrock L, Schach S (1995) Epidemiologische Methoden. Stuttgart: Fischer
Meinert CL (1986) Clinical Trials. Design, Conduct, and Analysis. Oxford, New York
Moher D, Jadad AR, Nichol G, Penman M, Tugwell P, Walsh S (1995) Assessing the quality of randomized controlled trials: An annotated bibliography of scales and checklists. Controlled Clinical Trials 16: 62–73
Oxman AD (1994) Checklists for review articles. BMJ 309: 648–651
Raspe H (1995) Qualitätssicherung in der Rehabilitationsforschung. In: Schuntermann, MF (Hrsg) Tagungsband zum 5. Rehabilitationswissenschaftlichen Kolloquium in Freyung. März 1995. Frankfurt: VDR (DRV-Schriften Bd. 5) (S 23–33)
Rothman KJ, Greenland S (eds) (1998) Modern epidemiology (2nd ed.). Lippincott-Raven, Philadelphia
Schliehe F, Haaf HG (1996) Zur Effektivität und Effizienz der medizinischen Rehabilitation. Deutsche Rentenversicherung (10–11): 666–689
Schwartz CE, Chesney MA, Irvine MJ, Keefe FJ (1997) The control group dilemma in clinical research: Applications for psychosocial and behavioral medicine trials. Psychosom Med 59: 362–371
Seligman MEP (1995) The effectiveness of psychotherapy. The Consumer Reports study. American Psychologist 50: 965–974
Shadish WR, Matt GE, Navarro AM, Siegle G, Crits-Christoph P, Hazelrigg MD, Jorm AF, Lyons LC, Nietzel MT, Prout HAT, Robinson L, Smith ML, Svartberg M, Weiss B (1997) Evidence that therapy works in clinically representative conditions. J Consult Clin Psychol 65: 355–365
Shadish WR, Ragsdale K (1996) Random versus nonrandom assignment in controlled experiments: Do you get the same answer? J Consult Clin Psychol 64: 1290–1305
Stephenson J, Imrie J (1998) Why do we need randomised controlled trials to assess behavioural interventions? BMJ 316: 611–613
Trampisch HJ (1997) Planung, nicht Auswertung. Die Rolle der Medizinischen Biometrie. Internist 38: 307–317
The University of York; NHS Centre for Reviews & Dissemination (1996) Undertaking systematic reviews of research on effectiveness. CRD Report 4. York Publishing Services, York

Weber A, Raspe HH (1998) Langzeitarbeitsunfähigkeit und Wiederaufnahme der Arbeit – Konzeption und erste Ergebnisse einer internationalen Studie in Deutschland –. Deutsche Rentenversicherung (9–10): 601–611
Wichmann HE, Lehmacher W (1991) Manual für die Planung und Durchführung epidemiologischer Studien. Schattauer, Stuttgart
Windeler J, Holle R (1997) Beurteilung klinischer Studien. Internist 38: 337–343
Witte PU, Schenk J, Schwarz JA, Kori-Lindner C (1990) Ordnungsgemäße klinische Prüfung. Good Clinical Practice (3. Aufl.). Habrich, Fürth

KAPITEL 16

Prognose des Rehabilitationsbedarfs 16

K. SPYRA, W. MÜLLER-FAHRNOW

16.1 Einleitung

Der Wunsch, zukünftige Entwicklungen vorauszusagen, hat die Menschheit seit Beginn ihrer Geschichte bewegt. Bewegt im wahrsten Sinne des Wortes, war es doch nicht selten der „Blick in die Zukunft", welcher menschlichem Tun für oder wider erwünschte oder befürchtete Naturgewalten vorausging. Das Streben nach gedanklicher Vorwegnahme der Zukunft ist dabei weniger eine Laune des menschlichen Geistes, als vielmehr eine Strategie zur Sicherung seines Überlebens in einer sich ständig verändernden Umwelt. Der Fähigkeit seines Geistes zur Modellierung einer virtuellen Zukunft verdankt der Mensch seine Chance, sich rechtzeitig auf wechselnde Anforderungen einzustellen und adäquate Verhaltensweisen vorausschauend zu planen. Dabei ist der Erfolg keineswegs garantiert. Fehlaktionen sind sowohl eine Folge ungeeigneter Methodenwahl wie auch falscher Zieleinschätzungen. Beide Dimensionen, Methoden und Ziele, haben sich im Laufe der menschlichen Geschichte erheblich verändert und diversifiziert, wobei sie bis heute ein Gegenstand ständiger Entwicklung - nicht zuletzt im Sinne der wissenschaftlichen Forschung - bleiben.

Die Vielfalt der praktizierten „Prognose"-Methoden im weiteren Sinne reicht vom frühzeitlichen Orakel über die Deutung himmlischer Phänomene bis hin zu komplizierten mathematischen Modellen in der Jetzt-Zeit. Sinn und Unsinn wissenschaftlich begründeter Zukunftsmodelle sind für den modernen Menschen ebenso schwer einzuschätzen wie der Wert der Sterndeutung für seine Vorfahren. Letztlich offenbart erst die Zeit, welche Vorhersagen sich realisieren und welche nicht. Eine besondere Schwierigkeit ergibt sich hier in Bezug auf soziale Phänomene, die im Gegensatz zu den ewig gültigen Naturgesetzen ihrerseits selbst wieder durch menschliche Aktionen modelliert werden. Zur Vorhersage der menschlichen Zukunft reicht es nicht aus, gegenwärtig beobachtete gesellschaftliche Gesetzmäßigkeiten zu extrapolieren, hier müssen Veränderungen in den Prämissen für soziale Aktionen in ihrer Wechselwirkung mit der Schaffung neuer gesellschaftlicher Realitäten berücksichtigt werden. Die Kompliziertheit dieser Aufgabe leuchtet ein und lässt die notwendige Relativierung gesellschaftlicher Prognose-Wahrheiten ahnen.

Welche Inhalte sind es nun im Besonderen, die sozial basierte Prognosemodelle heute zum Gegenstand haben? Die Vielfalt ist auf der konkreten Einzelziel-Ebene so vielfältig wie das gesellschaftliche Leben. Im folgenden soll eine Gruppe von Modellen betrachtet werden, die sich am Beispiel der Rehabilitation dem Thema Bedarf widmen.

Die Kategorien von Bedürfnis und Bedarf sind nicht zuletzt mit der Herausbildung der (modernen) Marktwirtschaft zunehmend in den Mittelpunkt des Interesses gerückt. Während unter den Bedingungen der frühzeitlichen (weitgehenden) individuellen Selbstversorgung und Naturalwirtschaft die Produktion gewissermaßen selbstverständlich auf die Befriedigung der menschlichen Lebensbedürfnisse ausgerichtet war, rückten im Zuge der Arbeitsteilung im Allgemeinen und des monetär organisierten Tauschhandels im Besonderen, Produkt und Bedürfnis immer weiter auseinander. Die daraus entstehenden Probleme einer nicht-bedarfsgerechten

Produktion im Allgemeinen und der Überproduktion von Gütern unter den Bedingungen eines sogenannten „Käufermarktes“ im Besonderen, d.h. eines Marktes auf dem das Angebot die Nachfrage übersteigt, fanden ihren ökonomischen Ausdruck in der Etablierung des Marketings in der Wirtschaft. Marketing war ursprünglich als Absatzstrategie, später als allgemeine Führungsstrategie, konzipiert, deren oberste Maxime die konsequente Orientierung an den Bedürfnissen der Verbraucher (Bedarfsträger) war. Als Mittel wurde eine systematische (Markt-) Analyse zu den Wünschen der Nachfrager als Grundlage für die entsprechende Ausrichtung der Produktion empfohlen. In den späteren Ansätzen wurde diese Konzeption auf die Führung des gesamten Unternehmens ausgeweitet.

Ohne hier auf die Diskussion um das Für und Wider der Stärken und Schwächen einzugehen, die um das Konzept des Marketing - insbesondere in seiner jüngsten Ausweitung bis zum sogenannten Sozio-Marketing oder Generic Marketing als Instrument zur Steuerung öffentlich gewünschter Prozesse - zwischenzeitlich geführt wurden, soll hier auf dessen positive Anstöße für den Gesundheitssektor im Allgemeinen und die Rehabilitation im Besonderen hingewiesen werden.

16.2 Möglichkeiten und Grenzen marktwirtschaftlicher Bedarfsmodelle in der Rehabilitation

Als moderne Dienstleistungssektoren unterliegen die Gesundheitsversorgung und Rehabilitation letztlich ähnlichen Gesetzmäßigkeiten wie der kommerzielle Sektor, lassen sich grundlegende Handlungsstrategien also gewinnbringend übertragen. Die Tatsache, dass der Patient/Rehabilitand nicht vordergründig als Objekt sozialer Fürsorge angesehen werden darf, dessen Bedürfnisse ausschließlich medizinisch zu beurteilen und (unbegrenzt) zu befriedigen sind, ist nicht zuletzt mit knapper werdenden Ressourcen zunehmend auch in das öffentliche Bewusstsein gerückt. Der Patient/Rehabilitand ist auch „Kunde“ im Dienstleistungsbereich Gesundheitswesen/Rehabilitation, dessen Angebote einerseits seine Wünsche, d.h. seinen Bedarf befriedigen sollen, diesen andererseits aber auch mitbestimmen. In diesem Sinne erhält die medizinische bzw. rehabilitationswissenschaftliche Forschung eine Ausrichtung auf die Bedürfnisse des Patienten/Rehabilitanden, die über die traditionelle, fast ausschließlich auf den Gesundheitszustand im engeren Sinne bezogene Dimension hinausgeht und auch marktwirtschaftliche Aspekte umfasst. Anbieter und Nachfrager von Rehabilitationsleistungen, auf die im Folgenden näher eingegangen werden soll, erfahren vor diesem Hintergrund eine makroökonomische Einordnung in einen rehabilitativen Systemzusammenhang.

Betrachtet man die Elemente dieses Systems, so wird über die Gemeinsamkeiten mit kommerziellen Dienstleistungsbereichen hinaus auch eine Besonderheit des Rehabilitationsmarktes deutlich: Zwischen die Rehabilitationseinrichtungen als Anbieter von Leistungen und die Rehabilitanden als Nachfrager treten die Kostenträger, wie Rentenversicherung und Krankenversicherung, als sogenannte intermediäre Organisationen. Ihre vermittelnde Rolle zwischen den Interessen der Anbieter und Nachfrager erklärt sich aus den Bedingungen einer nicht rein marktwirtschaftlich zu steuernden Gesundheitsversorgung. Ohne auf die ökonomische Begründung für die Besonderheiten des Gesundheitsmarktes (vgl. Arrow 1951) an dieser Stelle näher eingehen zu wollen, sei lediglich auf die Konsequenzen für das „Marketing" im Rehabilitationsbereich hingewiesen:

Die Ausrichtung des rehabilitativen Leistungsangebots auf die Bedürfnisse der Rehabilitanden kann unter den Bedingungen eines nur teilweise marktwirtschaftlich regulierbaren Gesundheitsmarktes nicht allein der Initiative der Rehabilitationseinrichtungen überlassen bleiben, sondern liegt wesentlich auch in der Verantwortung der Kosten- und Leistungsträger. Indem letztere Planungs- und Steuerungsfunktionen des Leistungsangebots übernehmen, fällt ihnen auch eine wesentliche Aufgabe im Rahmen der Bedarfsforschung zu. Hier ordnen sich auch die drei im folgenden vorgestellten Beispiele für realisierte Prognose-Modelle in der medizinischen Rehabilitation der Rentenversicherung ein. Bevor darauf näher eingegangen wird, sei noch auf einige theoretisch-methodische Probleme der Kategorie „Bedarf" in der Rehabilitation hingewiesen.

16.3 Bedürfnis, Bedarf und Inanspruchnahme in der Rehabilitation

Bis heute fehlt eine „explizite inhaltliche Bestimmung von Rehabilitationsbedürftigkeit" (Burger 1996, S. 135). Der Zugang zu rehabilitativen Leistungen ist hingegen auf abstrakte Weise durch gesetzliche Bestimmungen und deren sozial-medizinische Ausgestaltung geregelt. Der Einfluss der Rentenversicherung beschränkt sich dabei auf eine sogenannte „nachfrageseitige Mengensteuerung" (ebd.). Darunter werden „Instrumente verstanden, welche die Versorgungsarten und -mengen, die zu produzierenden Güter und Dienstleistungen, das Einsatzverhältnis der Produktionsfaktoren, den Zugangsmodus für die Versicherten und die regionale Verteilung der Versorgung festlegen" (Neubauer 1991, zit. n. Burger 1996). Diese Instrumente setzen im Gegensatz zu indirekten Instrumenten der preislichen Steuerung direkt am Leistungsgeschehen an. Die konkrete Ausgestaltung dieser Instrumente obliegt wesentlich dem Rehabilitationsträger und steht damit im Mittelpunkt der meisten Untersuchungen zur Bedarfsforschung in der Rehabilitation.

In vielen Studien zum Reha-Bedarf geht es vordergründig um die Frage, ob es den Reha-Trägern gelingt, die Inanspruchnahme von Rehabilitationsleistungen so zu regulieren, dass alle wirklich Reha-Bedürftigen auch eine Maßnahme erhalten (Verhinderung von Unter-Inanspruchnahme) und ein darüber hinausgehender Missbrauch (Über-Inanspruchnahme) ausgeschlossen wird. Die Diskussion um die Vermeidung von Über- bzw. Unter-Inanspruchnahme bleibt dabei häufig auf eine Kritik an der Wahrnehmung ihrer Steuerungsverantwortung durch die Reha-Träger begrenzt. Dieser Ansatz entspricht zwar vordergründig dem traditionellen quantitativ ausgerichteten Steuerungskonzept für die Reha-Versorgung, er greift jedoch wissenschaftlich zu kurz, indem er einen bekannten und messbaren objektiven Reha-Bedarf als übergeordnetes Steuerungskriterium als gegeben unterstellt. Ein solches objektives „Bedarfs-Maß“ konnte jedoch zumindest bisher wissenschaftlich nicht definiert werden. Der Begriff der Rehabilitationsbedürftigkeit ist nach wie vor wissenschaftlich unbestimmt. Praktisch definiert er sich im Spannungsfeld von allgemeiner sozialgesetzlicher Regulation und konkreter medizinischer Auslegung.

So sind es einerseits rechtliche Regelungen, welche den abstrakten Bedarf an rehabilitativen Leistungen normieren und die Anspruchsvoraussetzungen für Versicherte definieren. Die sozial- und rehabilitationsmedizinische Ausgestaltung dieser Regelungen, auf die sich die Diskussion um die Über-/Unterinanspruchnahme wesentlich bezieht, stößt damit einerseits auf relativ starre gesetzliche Grenzziehungen. Auf der anderen Seite sind die Begriffe im Sozialrecht unbestimmt, d.h. sie erfordern eine konkrete Auslegung (im Einzelfall), die wiederum von den Reha-Trägern nur in dem Grade befriedigend reguliert werden kann, wie es gelingt, Urteile auch rehabilitationswissenschaftlich abzusichern. Eine befriedigende rehabilitationswissenschaftliche Fundierung ist zur Zeit jedoch nicht gegeben. Auf der wissenschaftlichen Ebene besteht das Problem darin, Rehabilitationsbedürftigkeit im Rahmen konsistenter Theorien und Modelle schlüssig zu bestimmen. Dabei sind u.a. auch solche Faktoren wie die Veränderung der Morbiditätsstruktur der Gesellschaft (Zunahme chronischer Krankheit, Multimorbidität) sowie veränderte Präferenzen der Versicherten für Gesundheitsleistungen (Gesundheit als „superiores Gut“) zu berücksichtigen. Zur Zeit existieren verschiedene theoretische Ansätze zur Entwicklung des Gesundheitszustandes der Bevölkerung (u.a. Kompression der Morbidität nach Fries; Medikalisierungsthese nach Schneider et al. und Verbrugge; Konzept der Bi-Modalität nach Kane; vgl. hierzu auch Burger S. 59ff.) relativ unverbunden nebeneinander.

Letztlich ist das Problem der wissenschaftlichen Beschreibung der Entwicklung des Gesundheitszustandes der Bevölkerung im Allgemeinen und der Rehabilitationsbedürftigkeit im Besonderen jedoch bis heute nicht befriedigend gelöst. Das hängt nicht zuletzt auch damit zusammen, dass es sich hier um ein multifaktoriell bestimmtes Prozessgeschehen handelt, dessen vielschichtige Zusammenhänge nur ansatzweise aufgedeckt oder modelliert sind. Während sich komplexe Modelle, wie sie beispielsweise von Gerdes (1991) und Koch (1993) für die Rehabilitation entwickelt wurden, auf eine möglichst vollständige Erfassung aller Bedingungs- und Zielgrößen im Rehabilitationssystem orientieren, zielen zahlreiche spezielle Versuche darauf ab, konkrete Einzelzusammenhänge unter vorwiegend fachspezifischen Fragestellungen – wie beispielsweise aus psychologischer (u.a. Koch 1993), soziologischer (u.a. Siegrist 1995), medizinischer (u.a. Delbrück u. Haupt 1996) oder ökonomischer (u.a. Burger 1996) Sicht – zu analysieren. Die Zusammenfassung der analytischen Einzelmodelle in einem komplexen Ansatz ist bisher nicht gelungen.

Zusammenfassend lässt sich zu den Problemen der Über-/Unterinanspruchnahme kritisch resümieren, dass die entsprechende Diskussion das Problem einer rehabilitationswissenschaftlich begründeten Modellierung des Zusammenhangs von Gesundheit/Krankheit, Rehabilitationsbedürftigkeit und Inanspruchnahme auf die vordergründige Infragestellung einer bedarfsgerechten Zuweisungspraxis des Rehabilitationssträgers reduziert. Sie lässt die Tatsache weitgehend unberücksichtigt, dass die Träger-Aktivitäten letztlich nicht weiter gehen können als dies die primäre Ebene zulässt, d. h. sie werden einerseits von den gesellschaftlichen Rahmengesetzen bestimmt und erfordern andererseits ein rehabilitationswissenschaftlich zu begründendes Modell der Rehabilitationsbedürftigkeit, welches den „objektiv" existierenden Rehabilitationsbedarf ebenso definiert, wie die sich daraus ableitende Inanspruchnahme angebotener rehabilitativer Leistungen.

Ein an diesem Anspruch gemessenes Modell zu dem Zusammenhang von Rehabilitationsbedürftigkeit, -bedarf und -inanspruchnahme ist zur Zeit nur ansatzweise entwickelt. Es müsste eine Vielzahl von biologischen, psychosozialen und gesellschaftspolitischen Faktoren berücksichtigen, die in ihrer Gesamtheit den Prozess der Umwandlung von Rehabilitationsbedürftigkeit in eine konkrete Inanspruchnahme rehabilitativer Leistungen bestimmen. Damit sind die Kernfragen genannt, um die sich ein solches Bedarfsmodell formieren könnte. Hierzu liegen Erkenntnisse aus verschiedenen Wissenschaftsdisziplinen vor, so aus der Medizin, der Psychologie, der Soziologie und der Ökonomie, die ihre erste pragmatische Zusammenfassung in dem handlungsorientierten Ansatz des Marketing gefunden haben. Ohne die theoretische Diskussion um die Einzelbegriffe hier nachvollziehen zu können, sei aus der steuerungsorientierten Sicht des Marketing auf die Kernpunkte der Handlungsketten hingewiesen: Während das Bedürfnis die individuelle Antriebsebene betrifft, also physiologische, persönlichkeitsbedingte, soziale u. a. Motive des Individuums, umschreibt die Herausbildung eines Bedarfs bereits die konkrete Objektausrichtung der Bedürfnisse des Individuums, das sind u.a. seine Einstellungen, Produktinformationen, seine Werte sowie soziale Normen. Der Bedarf realisiert sich letztlich auf dem Markt, wobei Modelle des Marketing im Allgemeinen noch 2 Stufen unterscheiden – die Nachfrage als Ebene der Beschaffungsdisposition (Geld, Zeit/Ort der Beschaffung, Aufwand u. a.) und den Kaufakt als eigentliche Transaktionsebene, auf welcher u. a. das am Beschaffungsort verfügbare Angebot sowie situative Gegebenheiten wirksam werden (vgl. Nieschlag et al. 1994). Dieses Modell ist insofern von Interesse für die Bedarfsforschung in der Rehabilitation, als es einerseits offen genug für die Subsumption der verschiedensten fachspezifischen Teilmodelle ist, die auf den jeweiligen Ebenen zu den Fragen der Rehabilitationsbedürftigkeit, des Rehabilitationsbedarfs und der Rehabilitationsinanspruchnahme entwickelt wurden; andererseits lenkt es die Aufmerksamkeit auf die Kernfrage eines handlungs- und strukturorientierten Ansatzes: Aus Sicht des Kosten- und Leistungsträgers in der Rehabilitation geht es um die Planung, Steuerung und Regulierung eines bedarfsgerechten Rehabilitationsangebotes, welches sich letztlich in der konkreten Inanspruchnahme rehabilitativer Leistungen durch die Versicherten manifestiert. Aus der handlungsorientierten Sicht des Rehabilitationsträgers ist also die Inanspruchnahme die letztlich entscheidende Zielgröße der Bedarfsforschung. Sie kann um so fundierter prognostiziert werden, desto komplexer das Modell auf den verschiedenen Ebenen von Bedürfnis und Bedarf wissenschaftlich unterlegt ist. Andererseits gestattet diese pragmatische Sicht jedoch auch eine planungsbezogene „Verkürzung" des Modells, wobei von weitgehend unsicheren wissenschaftlichen Erklärungen für die Kategorien von Rehabilitationsbedürftigkeit und -bedarf zunächst abstrahiert wird und nur die konkret realisierte Inanspruchnahme zum Untersuchungsgegenstand erklärt wird. Diese Sicht gestattet es, zunächst von so komplexen Fragestellungen, wie dem Zusammenhang von Gesundheitszustand, Morbidität der Bevölkerung bzw. der Versicherten und Rehabilitationsbedürftigkeit einschließlich der vermittelnden Einflussfaktoren, wie psychischer Disposition, sozialer Lage, beruflicher Situation, ökonomischer Bedingungen etc. (vgl. Gerdes 1991), die letztlich die Entscheidung für oder gegen eine Rehabilitationsinanspruchnahme aus individuenbezogener Sicht mitbestimmen, zu abstrahieren. Wird aus Sicht des Rehabilitationsträgers die Inanspruchnahme als kritische Größe der Bedarfsforschung thematisiert, ist es darüber hinaus sinnvoll, zunächst auch die modellierenden externen Einflussfaktoren, wie gesetzliche Regelungen, sozialmedizinische Begutachtung und organisatorisch-strukturelle Steuerungsprämissen (u. a. Angebot von stationären bzw. ambulanten Leistungen) als konstant zu unterstellen. Ist ein solches Modell einerseits stark reduziert, so erlaubt es doch andererseits die schrittweise Analyse ausgewählter steuerungsbezogener Wirkfaktoren, die später wieder zu einem komplexeren Ansatz zusammengeführt werden können.

Wenn man davon ausgeht, dass Bedarfsprognosen für die intermediäre Ebene vordergründig benötigt werden, um ein entsprechendes Leistungsangebot (Betten, Einrichtungen, Personal etc.) planen und vorhalten zu können, so erscheint unter den zur Zeit gegebenen Bedingungen des Fehlens eines rehabilitationswissenschaftlich ausreichend fundierten Komplexmodells ein Untersuchungsansatz sinnvoll, der in der beschriebenen Weise ausgewählte Wirkfaktoren in ihrem Einfluss auf die Rehabilitationsinanspruchnahme untersucht, wobei im übrigen konstante Umfeldbedingungen unterstellt werden. Vor diesem Hintergrund sollen im folgenden 3 konkrete Beispiele für Modelle zur Rehabilitations-Bedarfsprognose in der Rentenversicherung vorgestellt werden.

16.4 Prognose des aktuellen und mittelfristigen Reha-Bettenbedarfs in den neuen Bundesländern

Für den Bereich der stationären medizinischen Rehabilitation obliegt der Rentenversicherung wesentlich die Planung und Regulierung des gesamten Leistungsangebots und insbesondere auch die Strukturierung der Reha-Bettenkontingente. Besondere Handlungsanforderungen entstanden hier zu Beginn der 90er Jahre mit der Übernahme der Trägerschaft für die medizinische Rehabilitation in den neuen Bundesländern. Die Rentenversicherung war damit vor die Aufgabe gestellt, Leistungen in einem Bereich zu planen und zu erbringen, der in der ehemaligen DDR völlig anders organisiert war als in der Bundesrepublik Deutschland, und über den man zunächst aufgrund der staatlich verordneten restriktiven Informationspolitik auch nur wenig wusste. Bereits vor Inkrafttreten der rehabilitationsrechtlichen Bestimmungen für die neuen Bundesländer im Jahre 1990 wurde vor diesem Hintergrund von den versorgungsepidemiologischen Entwicklungsbereichen der BfA eine Prognose des zu erwartenden Reha-Bettenbedarfs in den neuen Bundesländern erarbeitet. Dazu wurden in einem Fortschreibungsmodell auf Basis der verfügbaren statistischen Daten zur Heilkurvergabe in der ehemaligen DDR sowie der Angaben zur DDR-Bevölkerung von 1988 die stationären Rehabilitationsmaßnahmen und -Betten der Rentenversicherung in den 5 neuen Ländern für 1991 prognostiziert (Müller-Fahrnow 1990). Mit dem Vorliegen weiterer detaillierterer Informationen, insbesondere zur Morbidität und der demografischen Entwicklung in den neuen Bundesländern, wurde dieses Modell dann erweitert. Dabei wurde der oben beschriebene „robuste" Ansatz beibehalten, soweit die Prognose unter Verzicht auf eine komplexe Modellierung der Zusammenhänge von Gesundheitszustand der Bevölkerung, Motivationslage, Arbeitsmarktfaktoren etc. von der vereinfachten Annahme einer bereits mittelfristig dem Westen vergleichbaren Rehabilitationsinanspruchnahme in den neuen Bundesländern ausging.

Vor dem Hintergrund des globalen Ziels einer schnellstmöglichen Integration der neuen Bundesländer in das soziale System der Bundesrepublik im Allgemeinen und in die rehabilitative Versorgung im Besonderen erschien dieser Prognose-Ansatz ebenso gerechtfertigt, wie unter Berücksichtigung der sozialepidemiologischen Erkenntnisse zur Erwartung einer kürzerfristigen relativen Stabilität genetisch bedingter Morbiditätsänderungen in Bevölkerungen (Niehoff et al. 1995). Das Prognose-Modell ging in der mittelfristigen Planung für den Zeitraum bis 1995 im einzelnen von folgenden Annahmen für die Inanspruchnahme aus: Aufgrund mittelfristig vergleichbarer Morbiditäts- und Sozialstrukturen sei davon auszugehen, dass die Versicherten in den alten und neuen Bundesländern eine vergleichbare durchschnittliche Inanspruchnahme rehabilitativer Leistungen aufweisen. Unter vergleichbaren Bedingungen wären dann demografische Unterschiede als Hauptdeterminante für den zu erwartenden Rehabilitationsbedarf anzusehen.

Vor diesem Hintergrund wurde für die kurz- und mittelfristige (bis 1991 bzw. bis 1995) Rehabilitations-Betten-Prognose auf 3 Hauptdeterminanten und deren speziellen Modellierung zurückgegriffen:

a) Modell der Bevölkerungsentwicklung,
b) Modell der Versichertenentwicklung,
c) Modell der Entwicklung der Rehabilitationsinanspruchnahme.

Zu a). Nach Analyse mehrerer Bevölkerungsmodelle aus aktuellen wissenschaftlichen Untersuchungen wurde für die Bevölkerungsprognose ein Modell des Deutschen Instituts für Wirtschaftsforschung (DIW) ausgewählt, das in einem seinerzeit am besten auf die Spezifik der neuen Bundesländer ausdifferenzierten Ansatz die Entwicklung der Geburten, der Sterblichkeit und der zu erwartenden demografischen Veränderungen im Osten in die Beschreibung von „Szenarien der Bevölkerungsentwicklung in der DDR" einbezog.

Zu b). Auf der Basis der DIW-Schätzung der Bevölkerungsentwicklung (nach Region, Alters- und Geschlechtsgruppen) erfolgte dann die Prognose der Versichertenentwicklung, als der – laut gesetzlicher Regelung – potenziell anspruchsberechtigten Rehabilitationsklientel. Es wurde davon ausgegangen, dass mittelfristig bei gleichen sozialrechtlichen Bedingungen mit einer Annäherung der östlichen an die westlichen Versichertenstrukturen zu rechnen wäre.

Zu c). Auf der Basis der geschätzten Versichertenentwicklung wurde schließlich der erwartete Rehabilitationsbedarf in den neuen Bundesländern prognostiziert. Hier wurde von der Hypothese ausgegangen, dass mittelfristig eine weitgehende Annäherung der östlichen an die westlichen Bedarfs-Strukturen erwartet werden könnte. Diese Annahme stützte sich im Wesentlichen auf vergleichende Studien zur Morbidität sowie zur Inanspruchnahme von Heilkuren in der ehemaligen DDR, die keine längerfristig wirksamen Unterschiede erkennen ließen, sowie auf den erwarteten egalisierenden Einfluss der Vereinheitlichung des Systems der sozialen Sicherung. Die Schätzung erfolgte dann auf der Grundlage einer versichertenbezogenen Hochrechnung der westlichen Rehabilitationsintensitäten (spezifische Maßnahmen je 100 000 Versicherten gleichen Alters und Geschlechts) für die neuen Bundesländer. Unter Berücksichtigung der mittleren Rehabilitationsbehandlungsdauern konnte daraus der indikationsspezifische Bettenbedarf errechnet werden, welcher seinerseits wiederum regional auf die fünf neuen Bundesländer entsprechend deren Versichertenstrukturen verteilt wurde. Entsprechende Schätzungen wurden sowohl für die Angestelltenversicherung (AV) wie auch für die Arbeiterrentenversicherung (ArV) einschließlich der einzuplanenden Kontingente für Anschlussheilbehandlungen (AHB) bei gesetzlich Krankenversicherten (GKV) vorgenommen.

Zusammenfassend sei noch einmal auf die praktische Bedeutung der vorgelegten Prognose zum Rehabilitationsbettenbedarf für die neuen Bundesländer hingewiesen: Im Jahre 1991 war die BfA vor die Aufgabe gestellt, nicht nur kurzfristig für die Sicherung und Kontinuität der stationären Rehabilitation im Beitrittsgebiet zu sorgen, sondern auch die Planungsgrundlagen und praktischen Voraussetzungen für einen schrittweisen und möglichst nahtlosen Aufbau eines flächendeckenden und umfassenden stationären Rehabilitationsangebots mit hohen Qualitätsanforderungen zu schaffen. Da einschlägige Erfahrungen zum stationären Rehabilitationsbedarf in den neuen Bundesländern fehlten, wurde eine versorgungsepidemiologische Schätzung der erforderlichen Kapazitäten erforderlich. Bei einem begrenzten theoretischen und empirischen Kenntnisstand stellte das Modell – ungeachtet vereinfachender robuster Grundannahmen und damit verbundener Unsicherheiten bzw. der Erwartung später ggf. notwendig werdender Präzisierungen – ein Instrument dar, welches es der Rentenversicherung ermöglichte, die unmittelbar anstehenden Aufgaben einer Rehabilitationsbettenplanung in den neuen Bundesländern zu lösen. Insbesondere die detaillierten Aussagen zur Regional-, Indikations- und Häuserstruktur des zu erwartenden Reha-Bettenbedarfs erwiesen sich als geeignete Planungsgrundlage für den Aufbau eines modernen stationären Rehabilitationsangebots in den neuen Bundesländern. Bereits zum Ende des Planungszeitraums im Jahre 1995 konnte festgestellt werden, dass sich die Prognose-Erwartungen insofern erfüllt hatten, als sich die Rehabilitationsinanspruchnahme in den neuen Bundesländern der Bedarfslage in den alten Bundesländern weitgehend angenähert hatte.

16.5 Prognose der langfristigen Bedarfs- und Ausgabenentwicklung für medizinische und berufliche Rehabilitationsleistungen der BfA

Die Schaffung von Planungsgrundlagen für die Rehabilitationsversorgung stellt eine kontinuierliche Aufgabe der Reha-Träger dar. In diesem Zusammenhang wurden insbesondere von den Entwicklungsbereichen der BfA in den letzten 10 Jahren wiederholt Modelle vorgelegt, die eine Abschätzung der Entwicklung des Bedarfs an Rehabilitationsversorgungsleistungen ermöglichen. Die letzte Prognose wurde 1997 anlässlich der Verabschiedung des Wachstums- und Beschäftigungsförderungsgesetzes (WFG) sowie der Anhörung der Enquete-Kommission „Demographischer Wandel“ des Deutschen Bundestages zum Thema „Rehabilitation unter ökonomischen Gesichtspunkten“ erarbeitet. Beide Ereignisse haben diese Prognose maßgeblich geprägt: Für die Rentenversicherung bedeutete das WFG eine massive Kürzung der ab 1997 zulässigen Ausgaben für medizinische und berufliche Rehabilitation. Gleichzeitig war auf Grundlage demografischer Analysen anzunehmen, dass sich im gleichen Zeitraum die demografische Alterung der Bevölkerung fortsetzen würde. Die Prognose sollte empirisch und theoretisch klären, mit welchen Konsequenzen für den Rehabilitationsbedarf allein aufgrund der demografischen Veränderungen mittel- und längerfristig zu rechnen sein wird und in welchem Umfang diese Versorgungsleistungen im Rahmen des gesetzlich limitierten Budgets noch zu erbringen sein würden (Spyra et al. 1997).

Für die Prognose wurde – ähnlich wie in der Bettenplanung für die neuen Bundesländer – ein vereinfachtes Schätzmodell gewählt, in dem alle Bedingungen konstant gesetzt und nur der demografische Faktor variiert wurde. Dieser reduzierte Ansatz erschien sowohl unter pragmatischen wie auch inhaltlichen Aspekten gerechtfertigt: Aus pragmatischer Sicht benötigte die Rentenversicherung – unabhängig vom Fehlen eines rehabilitationswissenschaftlich begründeten komplexen Bedarfsmodells – ein Planungsinstrument zur Abschätzung der längerfristig zu erwartenden Bedarfsentwicklung. Aus inhaltlicher Perspektive wurden durch das WFG selbst die für seine Verabschiedung gültigen Rehabilitationsversorgungsbedingungen konstant gesetzt. Die Begründungen für die gesetzlich verordnete Budgetkürzung bezogen sich auf die Annahme, dass das 1995/96 erreichte Inanspruchnahmeniveau „einzufrieren“ sei. In der Prognose konnte darüber hinaus von allen exogenen Einflussfaktoren abstrahiert werden, deren aktive Gestaltung außerhalb des Einflussbereichs der Rentenversicherung liegt.

Qualitätsverantwortung und Bedarfsplanung der Rentenversicherung beginnen im engeren Sinne erst ab dem Zeitpunkt, zu dem der Versicherte einen Antrag auf Rehabilitation gestellt hat bzw. eine Leistung in Anspruch nimmt. Aus dieser Sicht kann die Rehabilitationsinanspruchnahme - soweit es die Verantwortung der Rentenversicherung betrifft - zunächst als nachfrage-wirksamer Bedarf angesehen werden, den es im Rahmen der gesetzlichen Regelungen und sozialen Umfeldbedingungen zu befriedigen gilt. Weiterführende Maßnahmen - bspw. im Sinne der qualitativen Umstrukturierung des Versorgungsangebots oder der Organisation der Zugangsregulation - sollten sich zunächst an der Basislinie eines durch die realisierte Nachfrage definierten Bedarfs orientieren. Damit ist es auch empirisch möglich, Rahmenbedingungen für ggf. notwendige Regulierungsansätze zu bestimmen, ohne dass diese im einzelnen aus einem komplexen theoretischen Modellansatz begründet und abgeleitet werden müssten.

In Übereinstimmung mit den vereinfachten Modellannahmen wurde die Bedarfsprognose auf einen längeren Zeitraum - mittelfristig bis zum Jahr 2015 und längerfristig bis 2040 - ausgedehnt, für den einerseits sichtbare Effekte aus der Variation des demografischen Faktors erwartet werden konnten und für den andererseits weitere Veränderungen - beispielsweise durch gesetzliche Neuregelungen etc. - ohnehin kaum vorhersehbar waren.

Dem Prognose-Modell wurden 4 Bausteine zugrundegelegt:

a) Bevölkerungsmodell bzw. Modell der Erwerbspersonen,
b) Versichertenmodell,
c) Modell der Rehabilitationsinanspruchnahme,
d) Modell der gesetzlichen Kostendeckelung.

Für die Prognose der Bevölkerungsentwicklung wurde aus neueren Untersuchungen ein Modell ausgewählt, das vom Europäischen Zentrum für Wirtschaftsforschung und Strategieberatung „Prognos“ entwickelt und bereits in anderen Zusammenhängen zur Perspektivplanung von der Rentenversicherung (Rentenmodell) genutzt wurde. Das Modell zeigte als wesentliches Ergebnis, dass sich die demografische Alterung der Bevölkerung weiter fortsetzt. Zu einem ähnlichen Resultat kam Prognos auch in der Erweiterung des demografischen Modells die Entwicklung des Erwerbspersonenpotenzials, in welches Annahmen zu den längerfristig wirkenden Determinanten der Erwerbsbeteiligung eingingen. Dieses Modell war insofern für die Rehabilitations-Bedarfsplanung von besonderem Interesse, als die Rentenversicherung vornehmlich Rehabilitationsleistungen für Erwerbstätige zur Sicherung oder zum Erhalt ihrer Erwerbsfähigkeit anbietet. Konkret sagte das Prognos-Modell einen Anstieg der über 45jährigen Erwerbspersonen von 33% im Jahre 1998 auf über 40% im Jahre 2040 voraus.

Auf der Basis des Prognos-Modells wurde dann die Entwicklung des Versichertenbestandes als der potenziell anspruchsberechtigten Rehabilitationsklientel geschätzt. Es zeigte sich, dass es in Analogie zur Alterung des Erwerbspersonenpotenzials auch bei den Versicherten zu einer überproportionalen Zunahme des Anteils der über 45-Jährigen kommt: Ihr Anteil wird im Jahre 2015 ein Maximum von 43% erreichen und auch 2040 mit 40% immer noch um 8 Prozentpunkte über dem Ausgangswert von 32% im Jahre 1998 liegen. Die Zunahme des Anteils der über 45jährigen Rentenversicherten ist dabei insofern von besonderem Interesse für die Rehabilitationsbedarfsplanung, als diese älteren Versicherten in besonders großem Umfang Rehabilitationsleistungen benötigen, die die Rentenversicherung erbringt, um eine erheblich gefährdete oder geminderte Erwerbsfähigkeit zu bessern bzw. wiederherzustellen und Frühberentung zu verhindern.

Für die Abschätzung der zu erwartenden Rehabilitationsinanspruchnahmen wurden die im Jahre 1995/96 realisierten Rehabilitationsraten (Maßnahme je 100000 Versicherte gleichen Alters und Geschlechts, differenziert nach Maßnahme-Arten – wie Allgemeines Heilverfahren, Anschlussheilbehandlung, Entwöhnungsbehandlung, Krebsmaßnahme – und Region) auf die geschätzte Versichertenentwicklung hochgerechnet. Es zeigte sich, dass unter den z.Z. gegebenen strukturellen und organisatorischen Rehabilitationsversorgungsbedingungen bis zum Jahr 2015 mit einem erheblichen Anstieg des Rehabilitationsbedarfs um etwa 13% (entspricht rund 70 Tsd. Maßnahmen) zu rechnen ist. Dieser Mehrbedarf wird allein durch die demografische Alterung des Versichertenbestandes verursacht. Nach dem Jahr 2015 verringert sich der Bedarf dann wieder – und zwar bis auf ein etwas geringeres Niveau als im Jahre 1998.

Um die Auswirkungen der gesetzlichen Kostendeckelung auf die rehabilitative Versorgung zu analysieren, wurde die Bedarfsprognose abschließend um eine Kostenkalkulation erweitert. Grundlage war eine Bewertung der geschätzten Rehabilitationsbedarfszahlen mit den Kosten der BfA-Haushaltsabrechnung für das Jahr 1996.

Die Prognose ergab, dass der geschätzte Finanzbedarf für Rehabilitationsleistungen über die gesamte Zeitspanne von 1998 bis 2040 erheblich über dem gesetzlich gedeckelten Budget liegen wird (Abb. 16.1). Dies implizierte erhebliche Leistungseinschränkungen in der Rehabilitation, die vornehmlich die medizinischen Leistungen in den alten Bundesländern betreffen würden, wenn man davon ausgeht, dass der Gesetzgeber keine Kürzungen in der beruflichen Rehabilitation sowie der medizinischen Rehabilitation der neuen Bundesländer vorsieht. Die Prognose ergab konkret, dass im Jahre 2015 etwa jede zweite medizinische Rehabilitationsmaßnahme in den alten Bundesländern im Rahmen des WFG-Budgets nicht mehr erbracht werden könnte. Zum Ende des Prognosezeitraums „entspannte" sich die Lage zwar etwas; trotzdem würde auch im Jahr 2040 für rund 120 Tsd. bedürftige Versicherte kein Geld für benötigte medizinische Rehabilitationsmaßnahmen vorhanden sein.

Die prognostizierte Versorgungslücke steht im Widerspruch zu der ebenfalls gesetzlich neu geregelten Anhebung des Rentenzugangsalters. In der Folge ergibt sich die Gefahr, dass eine reduzierte Rehabilitationsversorgung zu einer Zunahme der Frührenten führt, die in der Bilanz mehr Ausgaben (u.a. durch Rentenzahlungen für Frührenten und Beitragsausfälle) verursachen, als Kosten bei der Rehabilitation eingespart werden.

In der sozialpolitischen Diskussion haben die Ergebnisse der vorgestellten Prognose mit dazu beigetragen, dass der Budget-Deckel für Rehabilitation angehoben wurde. Der gewählte vereinfachte Prognose-Ansatz erwies sich damit auch als geeignetes Instrument, um in der sozialpolitischen Dis-

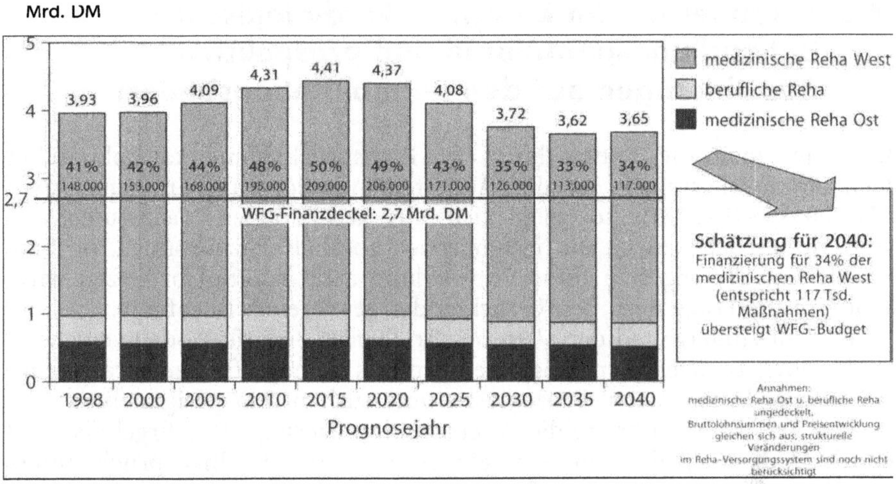

Abb. 16.1. Prognose der Bedarfs- und Ausgabenentwicklung für medizinische und berufliche Rehabilitationsleistungen der BfA 1998–2040. (Quelle: Prognos-Vorausschätzung der Erwerbspersonen, BfA-Pflichtversicherte 1995, mittlere Reha-Nachfrage 1995/96, BfA-Haushaltsausgaben 1996)

kussion die rehabilitationsspezifischen Versorgungsprozesse zu begründen und in die übergeordneten gesellschaftlichen – bzw. demografischen – Strukturprozesse einzuordnen, wobei allein aus dieser Verbindung zu erwartende Fehlentwicklungen mit der Konsequenz von Versorgungslücken aufgezeigt werden konnten.

Während sich das beschriebene Modell zur Prognose des Rehabilitationsbedarfs für globale Trendaussagen zunächst als ausreichende Planungsgrundlage erwies, stößt es zugleich sehr schnell an seine methodischen Grenzen, sobald es darum geht, qualitative strukturelle Veränderungen innerhalb der verschiedenen Elemente bzw. in den Prozessen des Rehabilitationssystems zu berücksichtigen. Solche qualitativen Veränderungen betreffen u.a. die Ebene der Versicherten, so beispielsweise deren Motivationslage im Kontext der Arbeitsmarktsituation, die Ebene der Rehabilitationsanbieter, so beispielsweise ein verändertes Versorgungsangebot der Kliniken in Abhängigkeit von der aktuellen Marktlage, und nicht zuletzt die Ebene der Rehabilitationsträger in ihrer vermittelnden Funktion zwischen Rehabilitationsnachfragern (Versicherten) und Rehabilitationsanbietern (Rehabilitationseinrichtungen).

Sollen die entsprechenden Veränderungen untersucht und prognostisch berücksichtigt werden, sind sowohl für jede einzelne Ebene wie auch für die Beschreibung des wechselseitigen Gesamtzusammenhangs komplexe Modelle erforderlich. Auf diesbezügliche rehabilitationswissenschaftliche Defizite wurde bereits hingewiesen. Obwohl vordergründig demografisch ausgerichtete Modelle hier für detaillierte prognostische Voraussagen nicht ausreichen, sind sie dennoch bei qualitativen inhaltlichen Fragestellungen von heuristischem Wert. Das soll an einem abschließenden Beispiel demonstriert werden.

16.6 Veränderung im kurativen kardiologischen Behandlungsparadigma und prospektive Auswirkungen auf den Rehabilitationsbedarf

Betrachtet man die Entwicklung der Inanspruchnahme kardiologischer Rehabilitationsleistungen in der Angestelltenversicherung in den letzten 5 Jahren (1991–1996), so zeigt sich ein ausgeprägter Wachstumstrend (Abb. 16.2). Nicht zuletzt um prognostisch abschätzen zu können, ob bzw. in welchem Umfang sich diese Entwicklung auch künftig fortsetzen wird, stellt sich die Frage nach den Ursachen der gestiegenen Nachfrage.

Vor dem Hintergrund der oben beschriebenen Bedarfs-Modelle erscheint es plausibel, zunächst den möglichen Einfluss demografischer Veränderungen auf die beobachteten Prozesse zu untersuchen. Ein geeignetes methodisches Verfahren dafür ist die Altersstandardisierung. Das Ergebnis zeigt jedoch (Abb. 16.2), dass nur ein sehr geringer Teil der Inanspruchnahme-Steigerung durch die demografische Alterung des Versichertenbestandes erklärt werden kann: Auch unter der Annahme konstanter Altersstrukturen für den Zeitraum 1989–1996 in den alten Bundesländern und 1991–1996 in den neuen Bundesländern ergibt sich ein – nur wenig abgeschwächtes – Wachstum der Inanspruchnahme von Rehabilitationsleistungen in der Angestelltenversicherung. Allein aus demografischen Veränderungen kann die Zunahme der Nachfrage also nicht erklärt werden.

Als weitere mögliche Ursache für die gestiegene Inanspruchnahme wäre eine Zunahme der zugrundeliegenden *K*oronaren *H*erz*k*rankheiten (KHK) zu vermuten. Die zur Klärung eines solchen Zusammenhangs notwendige

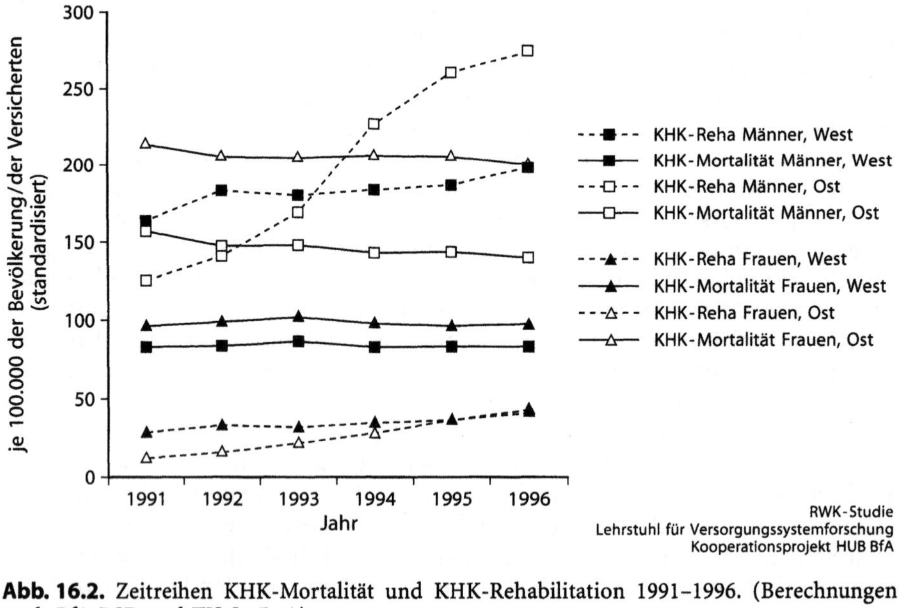

Abb. 16.2. Zeitreihen KHK-Mortalität und KHK-Rehabilitation 1991–1996. (Berechnungen nach BfA-RSD und TU StaBuA)

Kenntnis der KHK-Inzidenz/Prävalenz stellt sich jedoch für die Bundesrepublik Deutschland in mehrfacher Hinsicht als problematisch dar:

a) die Indikationen für die kardiologische Rehabilitation sind sehr weit gefasst (ICD-Nr. 410–414) und
b) in dem entsprechenden Umfang liegen keine epidemiologisch hinreichenden Erkenntnisse für das gesamten Bundesgebiet vor. Die einzige – allerdings regionalisierte und auch auf eine bestimmte Manifestationsform der KHK reduzierte epidemiologisch aussagekräftige Grundlage bilden die Ergebnisse aus der MONICA/CORA-Studie (Löwel et al. 1993; Keil et al.).

Vor diesem Hintergrund wurde ein vereinfachtes Modell gewählt, in welchem die Mortalität an den o. a. Todesursachen als Indikator für die kardiologische Morbidität herangezogen wurde.

Die Verwendung der Mortalität als Morbiditätsindikator basiert auf der grundlegenden und in verschiedenen Studien reproduzierten Annahme einer relativ stabilen Quote von Überlebenden an den insgesamt an der KHK-Verstorbenen – in einer Größenordnung – je nach Untersuchungsgruppen und Region durchschnittlich für alle Lebensalter von 50–70%.

Die zweite Prämisse ist – was den empirischen Beleg angeht – demografisch für die Gesamtbevölkerung nicht untersucht. Sie findet sich jedoch bestätigt durch verschiedene auch in den letzten Jahren reproduzierte Untersuchungen mit randomisiertem, prospektivem und kontrolliertem Design: Die Annahme, dass sich durch neuere Behandlungsmethoden – wie die verschiedenen Formen der interventionellen Kardiologie und/oder der ACVB – eine Senkung der KHK-Sterblichkeit oder der Komplikationen, insbesondere in Form des Myokardinfarkts, ergibt, konnte nicht bestätigt werden. Da diese Ergebnisse – zumindest für den angelsächsischen Raum – sich auch in umfangreichen Metaanalysen wiederfinden (Pocock et al. 1995; Sim et al. 1995), kann die Annahme einer relativen Persistenz der KHK-Sterblichkeit und der darauf bezogenen KHK-Inzidenz und -Prävalenz als sehr wahrscheinlich angesehen werden.

Betrachtet man also die Entwicklung der Sterblichkeit an kardiologischen Erkrankungen in den letzten Jahren in der Bevölkerung insgesamt, so zeigt sich ein eher abnehmender Trend (Statistisches Bundesamt). Die Analyse ergab keinerlei Zusammenhang zwischen den Zeitreihen des Morbiditätsindikators – Sterblichkeit ICD-Nr. 410–414 – und der Reha-Inanspruchnahme. Daraus lässt sich schließen, dass die gestiegene kardiologische Rehabilitationsnachfrage nicht durch eine Zunahme der Inzidenz und Prävalenz verursacht sein dürfte.

Auf der Suche nach weiteren möglichen Ursachen für die gestiegene Inanspruchnahme wurde im Folgenden das mit der Rehabilitation in hohem Maße assoziierte kurative Versorgungsangebot untersucht. Hier sind insbesondere zu nennen: Patienten mit Myokardinfarkt und anschließender ACVB/PTCA bzw. mit ausschließlich konservativer Behandlung sowie solche Patienten, die ohne einen Myokardinfarkt erlitten zu haben, bypassoperiert bzw. interventionell kardio-chirurgisch versorgt wurden. Die Referenzstatistiken aus dem kurativen Versorgungsfeld bildeten die Krankenhausfälle mit ICD-Nr. 410–414 mit und ohne operativen Eingriff sowie die Bypass- bzw. PTCA-Fälle, die von Bruckenberger in einem jährlich fortgeschriebenen Band veröffentlicht wurden. Der zunehmende Trend in der Reha-Nachfrage lässt sich nur aus dem ebenfalls starken Zuwachs in der interventionellen Kardiologie und Kardio-Chirurgie ableiten. Der Zusammenhang zwischen den chirurgisch behandelten KHK-Patienten und der gestiegenen Rehabilitationsnachfrage widerspiegelt sich auch in dem – nach der kurativen Vorbehandlung differenzierten – Indikationsspektrum der kardiologischen Rehabilitanden. Während zu Beginn der 80er Jahre die weitaus größte Zahl der Patienten in der kardiologischen Rehabilitation noch ausschließlich konservativ vorbehandelt worden war (Müller-Fahrnow 1998), dominieren heute in der Rehabilitation interventionell und kardiochirurgisch behandelte KHK-Patienten (Abb. 16.3).

Die dargestellten Ergebnisse sind in doppelter Hinsicht von Bedeutung für die Prognose des (kardiologischen) Rehabilitationsbedarfs: Zum einen wurde hier mit dem akut-stationären Versorgungsangebot ein externer Faktor untersucht, dessen Einfluss auf die Rehabilitationsnachfrage bisher – und das betrifft vor allem die Studien zur Über-/Unterinanspruchnahme von Rehabilitation – kaum beachtet worden ist. Zum anderen umschließt der Untersuchungsansatz auch qualitative Parameter und geht damit über die weitgehend mengenorientierte Betrachtung der o.g. Bedarfsmodelle ebenfalls hinaus.

Beide Aspekte erweitern damit die inhaltliche Differenzierung der bisherigen Prognose-Modelle. Sie erfordern eine zunehmende Berücksichtigung von qualitativen Planungs- und Steuerungsaspekten. Diese betreffen einerseits Reha-System-übergreifende Funktionen der Gesundheitsversorgung und andererseits die prozess- und outcomeorientierte Ausdifferenzierung weiterer Reha-System-interner Funktionen des Qualitätsmanagements.

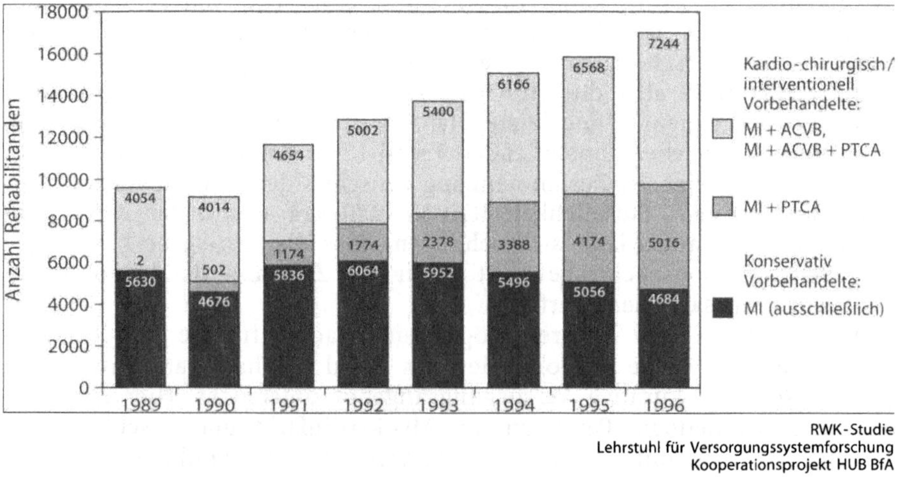

Abb. 16.3. Inanspruchnahme kardiologischer Rehabilitation (BfA) nach Art der kurativen Vorbehandlung bei Patienten mit Myokardinfarkt (MI) 1989–1996. (Quelle: BfA-RSD 1989–1996, 50%-Stichprobe)

Zunächst zu den Reha-System-übergreifenden Aspekten:

Gerade unter den Bedingungen einer zunehmenden Differenzierung der Versorgungsstrukturen im Gesundheitssektor bei gleichzeitiger Zunahme der Vernetzung ist es zur Minimierung von Schnittstellenproblemen bzw. -verlusten wichtig, Strukturverantwortung komplexer zu verstehen. Das heißt u. a., die kompetenzbasierte sektorale Strukturverantwortung für die Planung und Gestaltung der Versorgung in einem begrenzten Bereich – wie beispielsweise der Rehabilitation – mit einer übergreifenden extra-systemischen Betrachtungsweise zu verbinden. Diese Forderung wurde in letzter Zeit sowohl aus versorgungsorganisatorischer (patientenzentrierte Versorgung, Managed Care u. a.), wie auch aus ökonomischer (Kostentransfer auf Kosten von Kosteneinsparung) Sicht in der sozialpolitischen Diskussion bereits grundsätzlich deutlich. Die Verantwortung für strukturelle Planungen in einem Versorgungsbereich teilt sich zwar funktional in verschiedene Trägerbereiche, sie ist jedoch auch Teil einer gesellschaftlich wahrzunehmenden Gesamtverantwortung und globaler Strategienbildung für die Gesundheitsversorgung insgesamt.

Um auf das eingangs dargestellte Problem einer nicht rein marktwirtschaftlich zu steuernden Gesundheitsversorgung zurückzukommen, wird am Beispiel der kardiologischen Rehabilitation deutlich, dass die Nachfrage wesentlich vom Angebot modelliert wird. Konkret führen zunehmende kardiologische Behandlungsmöglichkeiten zu einem Anstieg der entsprechend versorgten Patienten mit der Konsequenz einer wachsenden Rehabilitationsnachfrage. In welchem Umfang diese Entwicklung gesellschaftlichen Wertesystemen und Ressourcen entspricht, wird letztlich gesellschaftlich reguliert. In diesem Kontext können und sollen Bedarfsprognosen dann auch Strukturveränderungen – sowohl innerhalb des Rehabilitationssystems (bspw. durch Veränderungen der Angebotsformen u. a.), wie auch an den Schnittstellen zu vor-/nachgelagerten Versorgungsbereichen – berücksichtigen.

Andererseits hat die Berücksichtigung Reha-System-externer Steuerungsgrößen auch Einfluss auf die intra-systemischen Strukturentscheidungen in der Rehabilitation. So führt die Identifikation qualitativ veränderter rehabilitativer Bedarfslagen, wie sie sich beispielsweise in der Kardiologie andeuten, zu entsprechend qualitativ ausdifferenzierten Planungs- und Steuerungsmodellen mit Bezug nicht nur auf die Strukturen, sondern auch auf die Prozesse und Ergebnisse der Rehabilitation. Konkret heißt das beispielsweise, dass für kardiologische Rehabilitandengruppen unterschiedliche therapeutische Reha-Behandlungsangebote ausdifferenziert und damit bedarfswirksam werden. Prognose-Modelle betreffen auf dieser Stufe nicht mehr vordergründig Mengensteuerungsprozesse, sondern wesentlich weitergehende Fragen des prozess- und outcome-orientierten Qualitätsmanagements. Die Berücksichtigung differenzierter qualitativer Parameter wirft allerdings – wie auch im letzten Beispiel aus der kardiologischen Rehabilitation deutlich wurde – noch zahlreiche ungelöste methodische Probleme auf.

Sie stellt eine neue Stufe der Bedarfsprognosen dar, wie sie zukünftig in wachsendem Umfang benötigt werden, für die es jedoch noch weiterer rehabilitationswissenschaftlicher Forschung bedarf, um versorgungsepidemiologisch und konzeptionell fundierte und zeitlich, d. h. auch prognostisch belastbare Modelle zu erstellen.

Literatur

Arrow KJ (1951) Alternative Approaches to the Theory of Choice in Risk-Taking Situations. Econometrica 19: 404–437

Burger S (1996) Ökonomische Analyse der medizinischen Rehabilitation. Frankfurt a.M./ New York

Delbrück H, Haupt E (Hrsg) (1996) Rehabilitationsmedizin: Therapie und Betreuungskonzepte bei chronischen Krankheiten. Urban & Schwarzenberg, München, Wien, Baltimore

Gerdes N (1991) Forschungsbedarf aus der Sicht der Versorgungs- und Evaluationsforschung. In: VDR (Hrsg) Kommission zur Weiterentwicklung der gesetzlichen Rentenversicherung, Band IV „Wissenschaft und Lehre", Frankfurt, S 141–153

Keil U, Filipiak B, Döring A, Hense H-W, Lewis M, Löwel H, Steiber J (1992) Monitoring Trends and Determinants Cardiovascular Disease in Germany: Results of the MONICA Project Augsburg 1985–1990. MMWR 41, Supplement, S 171–179

Löwel H, Lewis M, Keil U, Hörmann A, Bolte H-D, Willich S, Gostomzyk J (1995) Zeitliche Trends von Herzinfarktmorbidität, -mortalität, 28-Tage-Letalität und medizinischer Versorgung. Ergebnisse des Augsburger Herzinfarktregisters von 1985 bis 1992. Z. Kardiol. 84: 596–605

Müller-Fahrnow W (1990) Stationärer Rehabilitationsbedarf für das Gebiet der DDR in einem künftigen Deutschland. Deutsche Angestelltenversicherung 9: 345–358

Müller-Fahrnow W (1998) Sozial- und versorgungsepidemiologische Ansätze zur Kritik am System der medizinischen Rehabilitation. In: Deutsche Hochschulschriften 2557, Egelsbach, Frankfurt a. M., Washington

Niehoff J-U (Hrsg) (1995) Sozialmedizin systematisch. UNI-MED, Lorch 1995

Nieschlag R, Dichtl E, Hörschgen H (1994) Marketing. Duncker u. Humblot, Berlin

Pocock S, Henderson RA, Rickards AF, Hampton JR, King III SB, Hamm CW, Puel J, Hueb W, Goy J-J, Rodriguez A (1995) Meta-analysis of randomised trials comparing coronary angioplasty with bypass surgery. The Lancet 346: 1184–1189

Siegrist J (1995) Medizinische Soziologie. Urban u. Schwarzenberg, München, Wien, Baltimore

Sim I, Gupta M, McDonald K, Bourassa MG, Hlatky MA (1995) A Meta-Analysis of Randomized Trials Comparing Coronary Artery Bypass Grafting With Percutaneous Transluminal Coronary Angioplasty in Multivessel Coronary Artery Disease. Am J Cardiol 76: 1025–1029

Spyra K, Müller-Fahrnow W, Hansmeier T, Klosterhuis H (1997) Medizinische und berufliche Rehabilitationsleistungen der BfA. Abschätzung der Bedarfs- und Ausgabenentwicklung bis zum Jahr 2040 unter Berücksichtigung des WFG-Deckels. Deutsche Angestelltenversicherung 5, 44. Jhg, S 208–225

Kapitel 17

Indikatoren des Rehabilitationsergebnisses

17

M. Bullinger, U. Ravens-Sieberer

17.1 Einleitung und Begriffsbestimmung

In den letzten Jahren mehren sich die Bemühungen um eine wissenschaftliche Fundierung der medizinischen Rehabilitation in Deutschland. Hierzu gehört eine klare Explikation der Ziele der Rehabilitation, eine Definition relevanter Dimensionen des Rehabilitationsergebnisses (Outcomes) sowie eine konkrete Operationalisierung der Indikatoren des Rehabilitationserfolgs. Zum Verständnis des Rehabilitationsergebnisses ist zusätzlich die Einbeziehung sogenannter Prädiktoren der Rehabilitation von Nöten. Ziel des folgenden Beitrags ist es, mit Hilfe einer Taxonomie der Outcomes des Rehabilitationserfolgs aussagekräftige Indikatoren zu identifizieren. Dies wird sowohl für den Bereich der Erwachsenenrehabilitation, als auch für den Bereich der Kinderrehabilitation dargestellt.

Da die Begriffe „Rehabilitationsziele", „Outcomes" und „Indikatoren" in der Literatur nicht immer einheitlich verwendet werden, soll zunächst eine präzise Begriffsklärung versucht werden. *Rehabilitationsziele* (vgl. Abschnitt 17.2.1, 17.3.1) werden auf die Feststellung des individuellen Rehabilitationsbedarfs hin im Rahmen der avisierten Maßnahme festgelegt. Dabei kann es sich um übergreifende, krankheitsspezifische und auch individualspezifische Ziele handeln. Um die Erreichung dieser Ziele während bzw. nach Abschluss der Maßnahme zu bewerten, müssen sie empirisch operationalisiert werden. Die Operationalisierungen der Zielvariablen werden als *Indikatoren* (vgl. Abschnitt 17.2.2, 17.3.2) bezeichnet (z. B. die subjektive Gesundheit gemessen über die zwei Summenskalen des SF-36 Health Survey). *Outcomes* (vgl. Abschnitt 17.2.2, 17.3.2) sind die aus den Indikatoren ableitbaren Informationen über die Zielerreichung. Es fächert sich das Bild dadurch auf, dass Ziele in Nah- und Fernziele unterteilt werden können, dass die Rehabilitationsmaßnahmen auf die Erreichung mehrerer Ziele ausgerichtet sein können, und dass verschiedene Prädiktoren (sozioökonomischer Status, psychosoziale Patientencharakteristika, medizinische Parameter) und nicht nur die Maßnahmen selbst die Outcomes beeinflussen. Wenn bei Indikatoren nicht nur metrische Information sondern auch die Erfüllung eines Kriteriums erhoben werden soll, können Indikatoren auch als *Zielkriterien* bezeichnet werden (analog der klinischen Prüfung ist hier das Eintreten eines „Ereignisses" bzw. die Schwellenüberschreitung eines Messwertes zu sehen).

17.2 Ziele, Outcomes und Indikatoren der medizinischen Rehabilitation bei Erwachsenen

17.2.1 Ziele in der Erwachsenenrehabilitation

Die medizinische Rehabilitation ist durch therapeutische und gesundheitspolitische Zielsetzungen gekennzeichnet, die den Erhalt und die Verbesserung der Leistungsfähigkeit im Alltag und Beruf sowie die Vermeidung von Frühinvalidität und Pflegebedürftigkeit mit einschließt. Diese Zielsetzung basiert auf dem Konzept der Krankheitsfolgen der Weltgesundheitsorganisation (vgl. Schuntermann 1997), nach welchem nicht nur die Krankheit selbst, sondern auch die negativen Folgen von Krankheit Gegenstand von Gesundheitsversorgung sind; dies betrifft besonders die funktionalen Einschränkungen hinsichtlich sozialer und beruflicher Rollen des Patienten (Schliehe u. Haaf 1996).

Der Begriff des Rehabilitationserfolgs nimmt auf diese Ziele Bezug, die auch in der gesetzlichen Rentenversicherung festgeschrieben sind (§9 SGB IV). So „erbringt die Rentenversicherung medizinische, berufsfördernde und ergänzende Leistungen zur Rehabilitation, um a) den Auswirkungen einer Krankheit oder einer körperlichen, geistigen oder seelischen Behinderung auf die Erwerbsfähigkeit der Versicherten entgegen zu wirken oder sie zu überwinden und b) dadurch Beeinträchtigungen der Erwerbsfähigkeit der Versicherten oder ihr vorzeitiges Ausscheiden aus dem Erwerbsleben zu verhindern oder sie möglichst dauerhaft in das Erwerbsleben wieder einzugliedern“ (Schliehe u. Haaf 1996, S. 669).

Primäres Ziel der Rehabilitation von Seiten der Rentenversicherung ist also eine möglichst dauerhafte Eingliederung bzw. Wiedereingliederung in das Erwerbsleben. Allerdings wird dies mit medizinischen Rehabilitationsleistungen nicht immer erreicht, häufig ist aber eine Verbesserung der Leistungsfähigkeit des Patienten möglich. Die berufsfördernden Leistungen im Rahmen der Rehabilitation sind stärker auf die Wiedereingliederung ins Erwerbsleben ausgerichtet, so dass der Kombination beider Strategien eine besondere Bedeutung zukommt (vgl. Faßmann et al. 1991; Bellach et al. 1994).

Generell hängt das Erreichen des Rehabilitationsziels nicht nur von den Maßnahmen selbst (medizinische, berufsfördernde), sondern auch von strukturellen Parametern wie z.B. Arbeitsmarktlage und Beschäftigungspolitik ab (vgl. Budde et al. 1994). Da es darüber hinaus verschiedene Ausgangssituationen bei den Rehabilitanden gibt, können unterschiedliche Indikatoren der Erfolgsbeurteilung eingesetzt werden. Diese müssen sich nicht nur auf die Beseitigung oder Besserung von gesundheitlichen Schäden oder auf die Rückkehr zur Arbeit beziehen, sondern können auch die Verhütung einer Verschlimmerung des aktuellen Krankheitsprozesses, die psychische Bewältigung der Erkrankung oder den Aufbau spezieller Kompetenzen zur Steigerung der Leistungsfähigkeit betreffen (vgl. Schliehe u. Haaf 1996, S. 671).

Frühe Studien zum Rehabilitationserfolg bezogen sich auf Parameter wie Arbeitsfähigkeit als Indikator für eine positive Beeinflussung des gesundheitlichen Zustandes und zeigten in Prä-Post-Vergleichen eine deutliche Abnahme der Arbeitsunfähigkeitszeiten im Zeitraum bis zu drei Jahren nach der Rehabilitation (vgl. Müller-Fahrnow et al. 1988; Biefang u. Gerdes 1992). Solche Studien konnten weder multifaktorielle Indikatoren des Rehabilitationserfolgs, noch kontrollierte Studiendesigns nutzen, mit denen eine Zurückführung der Arbeitsunfähigkeitsergebnisse auf die Rehabilitation per se möglich wäre. Gefordert wurde Prädiktoren des Rehabilitationserfolgs mit einzubeziehen, von denen auch Informationen über differentielle Indikationskriterien für Rehabilitationsmaßnahmen zu erwarten wären (Fliedner u. Gerdes 1988).

Aus den ersten Studien ergab sich die Notwendigkeit zur Einführung einer Dokumentation von Rehabilitationsverläufen, mit der seit 1986 jeder

Rehabilitand über einen bis zu achtjährigen Zeitraum nach der medizinischen Rehabilitation erfasst wird (Schuntermann 1996). Die bisherigen Ergebnisse zeigen, dass etwa 75% der Versicherten fünf Jahre nach einer medizinischen Rehabilitation im Erwerbsleben stehen, wobei sich dieser Anteil je nach medizinischer Indikation unterscheidet und auch die Altersabhängigkeit der Erreichung des Zielkriteriums „Verbleiben im Erwerbsleben" zu berücksichtigen ist (Biefang et al. 1996). Nach dem Hauptziel „Rückkehr ins Erwerbsleben" wurden andere Ziele der Rehabilitation, die sich z. B. auf Krankheitsbewältigung oder Lebensqualität beziehen, bisher in solchen Rehaverlaufsstatistiken nicht systematisch berücksichtigt.

Die Vielfalt von Rehabilitationszielen wird dann besonders deutlich, wenn einzelne Erkrankungen genauer betrachtet werden (Delbrück u. Haupt 1996). Hier geht es neben der beruflichen und sozialen Wiedereingliederung auch explizit um die Stärkung der Verantwortlichkeit der Patienten für ihre Gesundheit und um die Motivation zur aktiven Beeinflussung des Gesundheitszustands bzw. zum präventiv gesundheitsvorbeugenden Verhalten (Zielke 1993).

Bei Erkrankungen des Haltungs- und Bewegungsapparates beispielsweise, unter denen fast 50% der Rehabilitanden leiden, sind Ziele der Rehabilitation (Pfingsten u. Hildebrandt 1995; Finkbeiner 1996; Teasell u. Harth 1996):

a) Rückgewinnung oder weitgehende Normalisierung motorischer Funktionen,
b) Verbesserung restlicher Funktionsstörungen,
c) Kompensation von Behinderungen durch spezielle Trainings im Bereich der Alltagsbewältigung,
d) Schmerzbefreiung und -reduktion,
e) Information über Ätiologie und Verlauf der Erkrankung,
f) Motivation zur Verhaltensänderung im Rahmen einer sekundären Prävention,
g) Information und Anleitung zu Bewegung und Sport und
h) Inanspruchnahme von Selbsthilfegruppen.

Für andere Erkrankungsgruppen lassen sich weitere Ziele nennen, die ganz spezifisch den Gegenstandsbereich der jeweiligen Rehabilitationsmaßnahmen reflektieren (vgl. Koch et al. 1996; für die onkologische Rehabilitation, Mullen et al. 1992; Badura et al. 1995; Budde et al. 1994 für die Rehabilitation kardiovaskulärer Erkrankungen).

17.2.2 Outcomes und Indikatoren in der Erwachsenenrehabilitation

In Sinne unserer Definition (s. o.) ist der Outcome einer Rehabilitationsmaßnahme die über Indikatoren erfasste Zielerreichung in Abhängigkeit der Zielformulierung und unter Berücksichtigung des relativen Beitrags von Prädiktoren. Folgende Outcomes wurden bisher vorgeschlagen:

- sozioökonomische Indikatoren (z. B. Erwerbstätigkeit),

- biomedizinische Indikatoren (z. B. Wiedererlangung der Bewegungsfähigkeit),
- psychosoziale Indikatoren (z. B. Krankheitsbewältigungsmanagement),
- gesundheitsökonomische Indikatoren (z. B. Kosten der Behandlung in Relation zur Erwerbstätigkeit nach der Rehabilitation).

Diese Taxonomie ist prinzipiell anwendbar auf den Einzelfall (worin profitiert ein Patienten von der Rehabilitation?), auf Rehabilitationsmaßnahmen (welche Therapieverfahren bringen akzeptable Ergebnisse?) und auf Versorgungserbringer (welche Rehabilitationsstrukturen bewähren sich?). Im Zusammenhang mit Managed Care Programmen könnte die Taxonomie auch für Patientengruppen (z. B. Rheumapatienten) einsetzbar sein.

Wie bereits Biefang et al. (1997) vor dem Hintergrund der internationalen Rehabilitationsforschung (Johnston et al. 1993; Landrum et al. 1995) feststellen, erfordert die Frage nach dem Rehabilitationsergebnis einen Konsens über die relevanten Dimensionen sowohl hinsichtlich der Indikatoren des Rehabilitationsergebnisses als auch hinsichtlich möglicher Einflussfaktoren (Prädiktoren). So unterbreiten Biefang et al. (1997) einen Vorschlag, nach dem Outcomes prinzipiell auf 3 Ebenen unterschieden werden können:

1. *Outcomes aus Patientensicht:* Lebensqualität, Selbständigkeit im Alltag, Gesundheitsverhalten, Freiheit von Beschwerden, Angst, Depressivität, Behandlungszufriedenheit.
2. *Outcomes aus Sicht der Ärzte bzw. Therapeuten*: biomedizinische Indikatoren.
3. *Outcomes aus Sicht von Versorgungsstrukturen zur Beurteilung der Effizienz von Rehabilitationsmaßnahmen:* sozialmedizinische Indikatoren, gesundheitsökonomische Indikatoren.

Als Prädiktoren für die Patienten-Outcomes werden u. a. soziodemografische Variablen, Komorbidität, Behandlungsmotivation und -erwartungen, soziale Unterstützung, Krankheitsverarbeitung, Kontrollüberzeugungen, berufliche Belastungen sowie Gesundheitsverhalten, Angst und Depression diskutiert (Biefang et al. 1997). Diese Liste ist nicht vollständig, abhängig von Patientengruppe und individueller Situation kommen weitere Aspekte in Frage (z. B. Compliance, Qualität der Partnerschaft oder Ehe). Allerdings zeigt sich schon hier, dass je nach Erkenntnisinteresse einige der Prädiktoren auch als Outcomes diskutiert werden können (z. B. Angst, Depression, Gesundheitsverhalten).

In diesem Kapitel wird ein Überblick über die Ebene der *Outcomes aus Patientensicht* gegeben. Entsprechende Instrumente zur Erfassung dieser Outcomes sind dem Beitrag von Biefang und Schuntermann (in diesem Buch) zu entnehmen.

Um Indikatoren des Rehabilitationserfolges bei Erwachsenen zu identifizieren und operationalisieren, ist eine Rückbesinnung auf die Ziele der Rehabilitation notwendig. Hierbei erscheint eine Einbeziehung von Wohlbefinden und Funktionsfähigkeit (Stewart u. Ware 1992) und eine Differenzierung in krankheitsübergreifende und krankheitsspezifische Ziele sinnvoll (Guyatt et al. 1996). Ein krankheitsübergreifender Ansatz der Indikatorenforschung impliziert, dass es gemeinsame Elemente in den Rehabilitationszielen gibt, die übergreifend erfassbar sind, was aber spezifische Elemente nicht ausschließt (vgl. hierzu die Arbeiten aus der kardiologischen Rehabilitation (Badura et al. 1995) oder zur Rehabilitation von Rückenschmerzpatienten (Sangha u. Stucki 1997).

Darüber hinaus ist eine Klärung notwendig, welche Operationalisierungen für diese Indikatoren in den einzelnen Bereichen vorliegen, d. h. welche Messverfahren vorhanden sind und welche Qualität die Indikatoren haben müssen, um die Ziele adäquat zu reflektieren; hierzu hat vor allem die Arbeitsgruppe von Biefang et al. beigetragen (Biefang et al. 1996; Biefang et al. 1998). Es ist des weiteren ein Konsens darüber notwendig, in welcher zeitlichen Sequenz Indikatoren des Rehabilitationserfolges zu erheben sind und wie sie im Gesamt der erhobenen Daten zu bewerten und miteinander in Beziehung zu setzen sind. Nicht zuletzt ist kritisch zu prüfen, welche Relevanz die Erfassung des Rehabilitationsergebnisses mit diesen Indikatoren hat, d.h. inwiefern sie geeignet sind, etwas über den Nutzen der Rehabilitation aus verschiedenen Nutzerperspektiven auszusagen.

Nach Muthny et al. (1998) sollten rehabilitationsrelevante Instrumente und Indikatoren nach folgenden Kriterien bewertet werden:
- psychometrische Gütekriterien (Reliabilität, Validität, Änderungssensitivität),
- Verbreitung von Instrumenten in der rehabilitationsbezogenen nationalen und internationalen Literatur,
- Vergleichbarkeit der mit den Instrumenten gemessenen Daten (Vergleiche mit alters- und geschlechtsentsprechenden gesunden Populationen z. B. aus repräsentativen Surveys, mit chronisch kranken Personen außerhalb und innerhalb der Rehabilitation, Dimension der Nationalität versus Internationalität),
- Untersuchungsökonomie (Zahl der Items, Zahl der Dimensionen, durchschnittliche Bearbeitungszeit),

Ein Überblick über den Forschungsstand zum Thema Indikatoren der Rehabilitation zeigt, dass bisher zumindest in der deutschen Forschungslandschaft eine uneinheitliche Verwendung von Messinstrumenten besteht (vgl. Muthny et al. 1998). Schwerpunkte der Erfassung patientennaher Outcomes sind ursprünglich englischsprachige Instrumente, häufig verwandt werden Skalen, die Aktivitäten des täglichen Lebens erfassen, wie z. B. Funktionaler Selbständigkeits Index (FIM) oder Bartel Index (BI). Häufig erhoben werden auch die Dimensionen subjektive Gesundheit/Lebensqualität, Angst/Depression und allgemeine Beschwerden. Die Dimensionen Coping, Kontrollüberzeugungen, Zufriedenheitsindizes, Indikatoren der beruflichen Belastung und der sozialen Unterstützung, Gesundheitsverhalten und Compliance sind demgegenüber in den Studien weniger repräsentiert. Dagegen ist im Bereich Schmerz auf die Erfahrungen führender Arbeitsgruppen wie z. B. der Deutschen Gesellschaft zum Studium des Schmerzes zu rekurrieren, die entsprechende Indizes entwickelt haben.

Noch völlig unbearbeitet erscheinen die Bereiche Motivation und Erwartungen gegenüber der Rehabilitation und Zufriedenheit mit der Rehabilitation sowie die Bereiche Gesundheitsverhalten und Compliance. Obwohl Compliance ebenso wie das Gesundheitsverhalten ein wichtiger Parameter im Rehabilitationsgeschehen sowie relevante Moderatorvariable ist, sind diese Parameter bisher nur unzureichend operationalisiert. Zwar gibt es entsprechende Ansätze aus dem Augsburger-Monica-Survey, außer dem hier eingesetzten Fragebogen zum Risikoverhalten (Härtel 1997) gibt es aber bisher keine kurzen und ökonomisch einsetzbaren Verfahren zur Erfassung des Gesundheitsverhaltens.

Die Arbeitsgruppe um Muthny (Muthny et al. 1998) kam zu dem Konsens, die Dimensionen subjektiver Gesundheitsstatus / Lebensqualität, Angst/Depression, allgemeine Beschwerden, Schmerzverarbeitung/-intensität, Aktivitäten des täglichen Lebens, Gesundheitsverhalten, Rehamotivation/-erwartung, Coping/Kontrollüberzeugungen, berufliche Belastung, soziale Unterstützung und Compliance in die Erfassung der Outcomes mit einzubeziehen. Als geeignete Instrumente werden der deutsche SF-36 Health Survey (Bullinger 1996, Bullinger u. Kirchberger 1998) und der IRES-Fragebogen (Gerdes u. Jäckel 1995) empfohlen, die beide einige der identifizierten Bereiche erfassen. Die Verwendung von Subskalen aus anderen Instrumenten, die die jeweiligen Dimensionen repräsentieren ist, eine Ergänzung speziell dann, wenn die Kurzformen der oben beschriebenen Instrumente, nämlich SF-12 und IRES-Min verwandt werden (Muthny et al. 1998).

Der aktuelle Wissensstand zum Rehabilitationsergebnis, der sich der oben beschriebenen Messinstrumente bedient, ist noch rudimentär. Mit Ausnahme einiger früher, eher psychometrischer Arbeiten zur methodischen Güte einiger Messinstrumente bei Rehabilitationspatienten fehlen vor allem noch Längsschnittstudien, die die relative Aussagekraft der Indikatoren über die Zeit, im Vergleich verschiedener Therapiemethoden und in Abhängigkeit von Prädiktoren des Rehabilitationserfolges untersuchen.

17.3 Ziele, Outcomes und Indikatoren der medizinischen Rehabilitation bei Kindern und Jugendlichen

17.3.1 Ziele in der Rehabilitation bei Kindern und Jugendlichen

Die Kinderrehabilitation unterscheidet sich von den Konzepten im Erwachsenenbereich wesentlich hinsichtlich Rahmenbedingungen, Aufgabenfeldern, Indikationen, Inhalten und Zielen (Petermann u. Warschburger 1999). Schwerpunkte der Rehabilitation bei Kindern und Jugendlichen liegen in der langfristigen Abschwächung oder Beseitigung gesundheitlicher Störungen, um die Voraussetzungen für einen angemessenen Einstieg in das spätere Arbeitsleben zu schaffen, bzw. eine mögliche Minderung oder den Verlust der Erwerbstätigkeit von vorne herein zu vermeiden (vgl. Rahmenkonzept des Verbands der Deutschen Rentenversicherungsträger, VDR 1998).

Chronische Erkrankungen und ihre Folgen lassen auch bei Kindern und Jugendlichen eine völlige Wiederherstellung der Gesundheit oftmals nicht zu. Die Aufgabe und das Ziel der Rehabilitation liegt in diesen Fällen darin, den Gesundheitszustand zu verbessern, ein Fortschreiten des Krankheitsprozesses aufzuhalten, bereits eingetretene Fähigkeitsstörungen und -beeinträchtigungen so weit wie möglich zu reduzieren und dauerhaften Benachteiligungen vorzubeugen.

Entscheidend für eine Rehabilitation im Kindes- und Jugendalter ist, die individuellen kind- und umgebungsbezogenen Risikofaktoren kennenzulernen und in ihrem ungünstigen Einfluss auf den Krankheitsverlauf und dessen Folgen zu minimieren. Darüber hinaus sollen Schutzfaktoren gestärkt und aufgebaut werden, die ihrerseits eine angemessene Krankheitsbewältigung des chronisch kranken Kindes unterstützen und fördern. Risiko- und Schutzfaktoren können sich hierbei sowohl auf die Kinder selbst als auch auf ihre Umgebung und ihr soziales Umfeld beziehen. Insgesamt gilt es, optimale Bedingungen für die körperliche, geistige und psychische Entwicklung zu schaffen (VDR 1998). Rehabilitation muss hier also vor allem präventiv wirken, um einer Minderung der Erwerbsfähigkeit vorzubeugen.

Der Kinderrehabilitation kommt vor allem dadurch eine besondere Bedeutung zu, dass in der Entwicklungsphase der Kindheit gesundheitliche Probleme bereits im Vorfeld verhindert und reduziert werden und somit einer sekundären Chronifizierung entgegengewirkt werden kann (Petermann u. Warschburger 1999).

Innerhalb der allgemeinen Rehabilitationsziele für Kinder und Jugendliche der Rentenversicherung (VDR 1998) lassen sich folgende Schwerpunkte unterscheiden:

- Restitution und Stabilisierung von Funktionsfähigkeit bei gefährdetem Leistungsvermögen sowie Erweiterung der Kompetenzen hinsichtlich gesundheitsbezogenem Verhalten,
- Kompensation und Adaptation bereits eingetretener Gesundheitsschädigungen und Fähigkeitsstörungen. Der Schwerpunkt liegt auf der Krankheitsbewältigung mit dem Ziel der Reduzierung von Krankheitsfolgen bzw. einer bestmöglichen Anpassung an bleibende Einschränkungen.

Der Rehabilitationserfolg hängt entscheidend davon ab, inwieweit Kinder und Jugendliche nach der Rehabilitationsmaßnahme das während der Heilbehandlung vermittelte gesundheitsförderliche und krankheitsangepasste Verhalten in den Alltag übertragen und damit die Rehabilitationseffekte langfristig stabilisieren können (VDR 1998).

Ebenso wie bei Erwachsenen sind auch bei Kindern je nach Erkrankung krankheitsspezifische Rehabilitationsziele von Bedeutung. Im Zusammenhang mit der Erstellung des Rahmenkonzepts und übergreifenden Rehabilitationszielen hat die Rentenversicherung auch indikationspezifische Konzepte und Ziele erarbeitet, die bei der Durchführung stationärer Rehabilitationsmaßnahmen von Kindern und Jugendlichen die Grundlage bilden. Diese betreffen die Indikationen Asthma bronchiale, Adipositas mit Folgestörungen, Neurodermitis, Diabetes mellitus, Erkrankungen der Stütz- und Bewegungsorgane und Mukoviszidose (Cibis u. Hüller 1999).

Da sich Krankheitsfolgen immer auf verschiedenen Ebenen manifestieren, kann es ein alleiniges Rehabilitationsziel bei Kindern und Jugendlichen nicht geben (Petermann u. Warschburger 1999). Betrachtet man die verschiedenen Ziele innerhalb des Rahmenkonzepts des Verbands der Deutschen Rentenversicherungsträger (VDR), so lassen sich folgende Ziele medizinischer Rehabilitation bei Kindern und Jugendlichen identifizieren, die je nach Grunderkrankung spezifisch operationalisiert werden:

1. Beseitigung von Leistungseinschränkungen und Wiederherstellung der Leistungsfähigkeit durch Verbesserung des Gesundheitszustandes und der physischen und psychischen Gesamtsituation, Kompensation von Funktionsstörungen und Verbesserung von funktionsbezogenen Parametern.
2. Erlangung maximaler Selbständigkeit im Krankheitsmanagement sowohl individuell als auch innerhalb der Familie und in Abhängigkeit vom Alter.
3. Reintegration in Schule, Beruf, Familie und Gesellschaft durch eine Beratung für die spätere berufliche Tätigkeit.
4. Steigerung der Lebensqualität durch eine verstärkte Auseinandersetzung mit der Erkrankung, durch Ermöglichung größerer Freiräume und durch Förderung von Belastbarkeit, Selbstsicherheit und Selbstvertrauen sowie Steigerung des Körperbewusstseins und des Selbstbewusstseins.
5. Minimierung der Krankheitsfolgen für Patient, Familie und Gesellschaft durch das Erkennen und Vermeiden von Folgeerkrankungen und durch das Erlernen sozialer Kompetenzen.
6. Erlernen von Krankheitsbewältigungsstrategien, Stressbewältigung sowie Akzeptanz der Krankheit.
7. Management von Sekundärkomplikationen zur Prävention von Sekundärprozessen und Verbesserung der Langzeitprognose.

Um diese Ziele zu erreichen, umfasst die Rehabilitation einen differenzierten Maßnahmenkatalog, der spezifische Leistungen für den Rehabilitanden beinhaltet (z. B. Optimierung der medizinischen Therapie oder Vermittlung eines angemessenen Umgangs mit der Erkrankung im Rahmen von Patientenschulungsprogrammen), aber auch das familiäre Umfeld mit einschließt (z. B. Elternschulung oder -beratung), um die spätere Integration zu erleichtern (Petermann u. Warschburger 1999).

Bei Kindern mit asthmatischen Erkrankungen gehören zu den spezifischen Zielen z. B. der regelmäßige Umgang mit dem Peekflowmeter oder das Erlernen von „Asthma-Notfallprogrammen", bei Kindern mit Neurodermitis ist es das Erlernen von „Kratztechniken". Solche sehr verhaltensbezogenen Inhalte sind Nahziele der Rehabilitation, die in den einzelnen Einrichtungen vermittelt werden sollen und die, zu Hause angewandt, die effektive Kontrolle der Erkrankung durch die Betroffenen selbst bzw. ihrer Familie gewährleisten.

Weiterführendes Ziel der Rehabilitation von Kindern ist, neben der klassischen gesundheitlichen Wiederherstellung, die Hinführung zu einem Umgang mit der Erkrankung, der eine möglichst geringe Beeinträchtigung von Leistungsfähigkeit und Befindlichkeit nach sich zieht (Steinhausen 1987). Dies ist gerade in jüngerer Zeit mit dem Konzept des Selbstmanagements chronischer Krankheiten in die Kinder- und Jugendlichenrehabilitation eingeführt worden. Zunehmend gewinnen hier Schulungsprogramme, z. B. für

Kinder mit Erkrankungen aus dem atopischen Formenkreis (z. B. Asthma, Neurodermitis), aus dem Bereich der Stoffwechselstörungen (z. B. Diabetes) oder aus dem Bereich der Ernährungsstörungen (z. B. Adipositas) an Bedeutung (Freidel et al. 1999; Warschburger et al. 1999a, b).

17.3.2 Outcomes und Indikatoren in der Kinder- und Jugendlichenrehabilitation

Im Rahmen der neugegründeten Arbeitsgruppe „Kinder in der Rehabilitation" im Rehabilitationswissenschaftlichen Forschungsverbund Niedersachsen-Bremen wurden folgende Outcomes für die Rehabilitation von Kindern und Jugendlichen diskutiert:

- *Patientennahe Outcomes aus der Kinderperspektive*: Lebensqualität im Selbstbericht sowohl krankheitsübergreifend als auch krankheitsspezifisch, Prädiktoren der Lebensqualität (v. a. soziale Unterstützung, Coping, Compliance, Stressbelastung) sowie Rehamotivation, Rehaerwartung und Rehazufriedenheit.
- *Outcomes aus der Elternperspektive*: Lebensqualität der Kinder sowohl krankheitsübergreifend als auch krankheitsspezifisch aus Elternsicht, eigene Angaben zu dem subjektivem Wohlbefinden, Einschätzung der familiären Belastung durch die chronische Erkrankung des Kindes.
- *Biomedizinische Ebene*: objektive Parameter durch die ärztliche Dokumentation der wichtigsten diagnostischen und klinischen Parameter, Einschätzung der sozialen Situation des Kindes durch den Arzt.
- *Gesundheitsökonomie*: gesundheitsökonomische Parameter der Rehabilitation durch Befragung der Eltern (z. B. Schulfehltage bei den Kindern, Krankheitstage der Kinder, aber auch Arbeitsfehltage der Eltern, Kosten der Medikamente, Veränderung der Lebensgewohnheiten wie z. B. Veränderung des elterlichen Urlaubsverhaltens).

Diese Outcomes ähneln den in der Erwachsenenrehabilitation vorgeschlagenen Bereichen, sind aber erweitert um die Dimension der Familie. Wie auch im Erwachsenenbereich ist die Identifikation und Erfassung dieser Outcomes wesentliche Grundlage für Ergebnisbewertung und Qualitätssicherung bei der Rehabilitation von Kindern und Jugendlichen (Ingrisch et al. 1999).

Aus den dargestellten Zielen für die Kinder- und Jugendlichenrehabilitation wird deutlich, dass es einer Vielfalt an Assessmentverfahren bedarf, um die Indikatoren für den Rehabilitationserfolg genauer bestimmen zu können.

Kontrovers wird diskutiert, ob Kinder zuverlässige Berichterstatter ihrer eigenen Befindlichkeit sind. In der Forschung zur Lebensqualität wird allerdings zunehmend betont, dass nur die Betroffenen selbst die Erlebnisse angemessen einschätzen können und einen Zugang dazu besitzen (Ravens-Sieberer et al. 1998). Die Sichtweise von Kindern und Jugendlichen selbst zur Ergebnisbeurteilung ist auch deshalb so zentral, weil die in der Klinik erhaltenen Informationen und erlernten Verhaltensweisen von ihnen selbst umgesetzt werden sollen. Die Akzeptanz von Maßnahmen und die Bewertung ihres Nutzens beeinflussen wesentlich, ob die erlernten Strategien tatsächlich eingesetzt werden. Nur so kann die medizinische Rehabilitation ihrem Ziel nachkommen, langfristig eigenverantwortliches Krankheitsmanagement zu fördern, um einen nachhaltigen Erfolg der Rehabilitation zu sichern. Fragen nach der langfristigen Wirkung von Schulungsmaßnahmen, der Motivation von betroffenen Kindern und deren Familien, deren Krankheitssicht und deren Lebensqualitätsveränderungen etc. wurden bisher kaum gestellt.

Die Diskussion um die Outcome-Indikatoren in der Kinderrehabilitation hat gerade erst begonnen, viele Fragen sind in der Kinderrehabilitation noch nicht explizit angesprochen worden (vgl. VDR 1998). Zu Fragen der Festlegung der Assessmentverfahren oder der Rehabilitationserwartungen ist gerade im Bereich der patientenorientierten Outcomes noch Grundlagenforschung erforderlich. Entwicklungsbedarf besteht vor allem an krankheitsspezifischen Verfahren sowie Lebensqualitäts-Instrumenten (vgl. Biefang et al. 1997). Ohne diese Grundlagenforschung im Bereich der Messverfahren lassen sich die Effekte von Rehabilitationsleistungen nur unzureichend abbilden (Cibis u. Hüller 1999).

Zusammenfassend kann festgehalten werden, dass die Rehabilitation von Kindern und Jugendlichen

a) der Förderung einer angemessenen Krankheitsbewältigung und
b) der Prävention von möglichen Entwicklungsrisiken und sekundären Krankheitsrisiken dienen sollte,

wobei beachtet werden muss, dass nicht ausschließlich der medizinischen Status verbessert, sondern auch das soziale und familiäre Umfeldes berücksichtigt wird (Petermann u. Warschburger 1999); in den Indikatoren der Kinderrehabilitation sollte sich die Beachtung dieser Anforderungen widerspiegeln.

17.4 Anforderungen an die Ergebnisbewertung in der Rehabilitation

Aus den bisherigen Erläuterungen sowohl zum Erwachsenenbereich als auch für die Kinder und Jugendlichen ergibt sich die Forderung nach einer Taxonomie der Outcomes in der Rehabilitation. Diese sollte möglichst in operationalisierter Weise formuliert sein, d.h. als Konkretisierung der beschriebenen Rehabilitationsziele einerseits und als Identifikation der Prädiktoren des Rehabilitationserfolgs andererseits. Darüber hinaus ist ein Modell der Relation zwischen Maßnahmen und Outcomes in der Rehabilitation notwendig, das jenseits des traditionellen „Black-Box-Modells" konkret spezifiziert

a) welche Rehabilitationsmaßnahmen mit welchen Outcome-Parametern verknüpft sind,
b) wie Prädiktoren auf der medizinischen, psychosozialen, sozial-medizinischen Ebene den Rehabilitationserfolg ebenfalls beeinflussen und
c) welches Zusammenspiel zwischen Maßnahmen und Prädiktoren mit den Outcomes zu beschreiben ist.

Hierzu eignen sich besonders die sogenannten Mediator-/Moderator-Modelle aus der experimentellen Psychologie, die Moderatoren als konkurrierende Einflussfaktoren auf die abhängigen Variablen definieren und Mediatoren als solche Variablen betrachten, die die Relation zwischen unabhängiger (Art der Rehabilitationsmaßnahme) und abhängiger Variable (Indikator) beeinflussen. Weitere Ansätze bestehen in der Berücksichtigung von Rehabilitationsprozessen, unter dem Aspekt der wechselseitigen Beeinflussung und Interaktion von Prädiktoren und Rehabilitationsmaßnahmen im Verlauf und im Hinblick auf die Outcomes (z. B. dynamische Strukturgleichungsmodelle).

Der Komplex der Indikatoren und Prädiktoren ist systematisch zu betrachten. So können z.B. medizinische Variablen sowohl Indikatoren des Rehabilitationserfolgs sein, als auch, aus anderer Perspektive, Prädiktoren. Die Relation zwischen medizinischen Indikatoren und psychosozialen Prädiktoren des Rehabilitationserfolgs erscheint genauso bedeutsam wie die Relation zwischen medizinischen Prädiktoren und psychosozialen Indikatoren des Rehabilitationserfolgs. Eine solche Matrix könnte dazu beitragen, die einzelnen Forschungsbereiche zu systematisieren, so dass Forschungsergebnisse und Forschungslücken aufgedeckt werden.

Aufgabe einer Taxonomie der Rehabilitationsoutcomes ist es, verschiedene Outcome-Ebenen zu identifizieren und krankheitsübergreifende Indikatoren für diese Outcomes zu definieren. Die Arbeit von Muthny et al. (1998) zeigt, dass der Schritt der Definition der Outcomes prinzipiell geleistet ist (vgl. dazu die Outcome-Diskussion in der Rehabilitation, in denen patientennahe Indikatoren von biomedizinischen, sozialmedizinischen und gesundheitsökonomischen Bereichen unterschieden werden). Vor dem Hintergrund des Überblicks von Biefang et al. (1999) über Assessment-Verfahren in der Rehabilitation wurden hier Anstrengungen unternommen, die relevanten Indikatoren in Outcomebereiche zu definieren und einen Konsens über einzusetzende Messinstrumente zu finden, wobei über einzelne Messinstrumente bereits Informationen vorliegen (Westhoff 1993).

Für die patientennahen Outcomes zeigt sich im Erwachsenenbereich ein Konsens über bedeutsame Kernbereiche wie den der Lebensqualität, der subjektiven Gesundheit, des psychischen Wohlbefindens, der körperlichen Beschwerdefreiheit und der Selbständigkeit im Alltag. Bereiche wie soziale Unterstützung, Kontrollüberzeugung und Krankheitsbewältigung können je nach Rehabilitationsziel sowohl als Indikator als auch als Prädiktor fungieren. Aspekte der beruflichen Belastung, der Rehamotivation und der Compliance sind eher als Prädiktoren des Rehabilitationserfolgs zu sehen. Die Zufriedenheit mit der Rehabilitation liegt auf einer anderen Ebene – sie bezeichnet eine Bewertung von Rehabilitationsstruktur, -prozess und -outcomes auf höherem Abstraktionsniveau, womit die Zufriedenheit mit der Rehabilitation keine Operationalisierung eines Rehabilitationsoutcomes im eigentlichen Sinne darstellt. Während der Bereich der sozialmedizinischen und biomedizinischen Indikatoren als klassische Ergebnisbewertung der Rehabilitation im Erwachsenenbereich definiert ist, ist dies für die gesundheitsökonomischen Indikatoren neu, hier steht die Entwicklung und Anwendung von Assessmentverfahren noch aus (Drummond 1987; Breyer u. Zweifel 1992; Schneider 1989).

Ansätze zu einer Taxonomie fehlen für den Bereich der Rehabilitation von Kindern und Jugendlichen. Zu prüfen ist hier, ob Indikatoren und Prädiktoren aus der Rehabilitation von Erwachsenen auch für Kinder und Jugendliche in der Rehabilitation einsetzbar sind und ob dies krankheitsübergreifend geschehen kann. Outcomebereiche wie Krankheitsbewältigung oder Lebensqualität scheinen auch auf den Kinderbereich übertragbar zu sein, wenngleich sie spezifisch adaptiert werden müssen (vgl. Bullinger u. Ravens-Sieberer 1995).

Ein weiterer Schritt ist die konkrete Identifikation von Prädiktoren, die miterfasst werden sollten, wenn das Rehabilitationsergebnis vor dem Hintergrund von individualbezogenen (z. B. als soziale Unterstützung) bzw. strukturellen (z. B. Arbeitsmarktlage) Faktoren zu verstehen ist (vgl. Zasler 1997). Bisher zeigt sich in den gängigen Vorschlägen zur Verwendung von Messinstrumenten in der Rehabilitation noch nicht, dass Prädiktoren von Indikatoren des Outcomes differenziert werden. Wenn dies auch von Rehabilitationsziel und Umfeld abhängt, ist doch eine Präzisierung dahingehend notwendig, ob Krankheitsverarbeitung im Kontext einer speziellen Rehabilitationsmaßnahme als Outcome-Indikator oder als Prädiktor definiert wird.

Eine bisher noch ungeklärte Frage betrifft die Relation zwischen den Rehabilitationszielen einerseits und den dazugehörigen Outcomes andererseits. Der Effekt einer Rehabilitationsmaßnahme ist dann gut überprüfbar, wenn im individuellen Fall über eine adäquate Rehabilitationsdiagnostik der Rehabilitationsbedarf und die Rehabilitationsziele identifiziert werden, und dann diesen Zielen die entsprechende Rehabilitationsmaßnahme zugeordnet werden, von der aufgrund von empirischer Evidenz ein Erfolg erwartet werden kann. Die Indikatoren zur Prüfung des Rehabilitationsergebnisses würden sich so auf die mit der Maßnahme realisierten Ziele rückbeziehen.

Ein Beispiel aus dem Bereich asthmakranker Kinder soll dies illustrieren: Aufgrund biomedizinischer und patientennaher Diagnostik wird festgestellt, dass ein asthmakrankes Kind spezieller Schulungsmaßnahmen bedarf, um sein Krankheitsverhalten mit dem Ziel besserer Kontrolle über Asthmaanfälle zu verändern. Die geeigneten Rehabilitationsmaßnahmen sind durch die Schulungsprogramme definiert, die Indikatoren des Rehabilitationsergebnisses sind das Wissen um Asthmakontrolle und die Anwendung dieses Wissens im Alltag. An diesem Beispiel lassen sich auch mittel- und langfristige Rehabilitationsziele differenzieren. Ein kurzfristiges Ziel ist die Motivation des Kindes, an der Schulungsmaßnahme teilzunehmen (gleichzeitig auch ein Prädiktor für das weitere Rehabilitationsergebnis), mittelfristiges Ziel ist das Wissen und die Anwendung der Schulungsinhalte während der Rehabilitationsmaßnahme selbst, und das langfristige Ziel ist die durch follow-up zu erhebende Praxis im Umgang mit Asthmasymptomen im weiteren Verlauf im Alltags des Kindes. Die Lebensqualität aus Sicht von Kindern und von Eltern ist hierbei ein relevantes Zielkriterium (Ravens-Sieberer et al. 1998).

Vor dem Hintergrund der Differenzierung in krankheitsübergreifende und spezifische Aspekte scheint es sinnvoll, Indikatorenbereiche zunächst als krankheitsübergreifend zu definieren, um dann im krankheitsspezifischen Fall entsprechende Ergänzungen vornehmen zu können (vgl. Biefang et al. 1997). Wie bereits Koch u. Barth (1992) definierten, sind die krankheitsübergreifenden Themenbereiche der Rehabilitationsforschung „Krankheitsbewältigung" und „Lebensqualität" als zentrale Indikatoren der Rehabilitation zu sehen und auch entsprechend zu erfassen. Sowohl im Kinder- als auch im Erwachsenenbereich gibt es zwar für diese wesentlichen Ziele der Rehabilitation im patientennahen Bereich einige theoretisch fundierte und empirisch geprüfte Messinstrumente (vgl. Westhoff 1993), diese sind aber bisher nicht in größerem Maße eingesetzt worden.

Bisher noch völlig unbearbeitet ist der Bereich der Angehörigen in der Rehabilitation. Dieser ist besonders für Kinder und Jugendliche in der Rehabilitation von besonderer Bedeutung, wobei die Familie hier sowohl selbst von den Rehabilitationsmaßnahmen betroffen ist, gleichzeitig aber auch die Effekte der Rehabilitation bei ihren Angehörigen bewerten könnte (im Sinne eines Fremdratings). Für den Bereich der Kinderrehabilitation wird dies derzeit in verschiedenen Projekten operationalisiert, in denen Mütter und Kinder die wesentlichen Outcome-Bereiche beurteilen.

Wie in der Gesundheitsversorgung insgesamt, zeigt sich auch in den Rehabilitationswissenschaften in jüngerer Zeit eine Tendenz zur Reflexion des eigenen Handels in Bezug auf Qualitätssicherung (VDR 1991; vgl. Bürger u. Koch 1997). In diesem Sinne sind die Outcomes der Rehabilitation ein Bereich, in dem sowohl theoretische Arbeiten (Definition von Rehabilitationszielen und der Mechanismen der Zielerreichung) als auch im praktischen Arbeiten (Entwicklung von Messinstrumenten und ihre empirische Prüfung) notwendig sind (Reed u. Cunningham). Nur auf empirischer Basis wird es möglich werden, im Sinne der evidenzbasierten Medizin spezifische Rehabilitationsmaßnahmen spezifischen Indikationsbereichen zuzuordnen und über entsprechende Indikatoren die Wirksamkeit der Rehabilitationsmaßnahme zu identifizieren (Deyo 1994; Di Fabio 1995; Evans et al. 1994).

17.5 Ausblick

Die aktuelle Diskussion um die Ergebnisbewertung in der Rehabilitation macht deutlich, dass die Ziele der Rehabilitation sich über die ursprünglich definierten und gesetzlich verankerten Bereiche hinaus entwickelt haben (Müller-Fahrnow 1994; Jeschke u. Lang 1998). Sie umfassen zunehmend neben dem körperlichen auch den psychischen und sozialen Bereich und gehen insofern über die Erfassung von Krankheitssymptomen und Funktionsbeeinträchtigungen im engeren Sinne hinaus. Gleichzeitig hat sich das Spektrum der rehabilitativen Bemühungen verändert, von der passiven Inanspruchnahme von Rehabilitationsmaßnahmen hin zu der Notwendigkeit, während der Rehabilitation aktiv mitzuarbeiten und sich für den Erfolg der Rehamaßnahme verantwortlich zu fühlen (Haupt u. Delbrück 1996).

Dies wird auch in einem veränderten Sprachgebrauch sichtbar: Es geht nicht mehr um „medizinische Anwendungen", sondern um Schulungsprogramme, an die Stelle eines passiven „Mit-sich-geschehen-lassen", tritt ein aktives „Sich-mit-einbeziehen" mit dem Ziel der Selbstkontrolle der Erkrankung.

Dieser Wandel in der Rehabilitationslandschaft hat sich auch niedergeschlagen in den Indikatoren zur Erfassung des Rehabilitationserfolgs. Nach wie vor sind klassische Indikatoren der Beeinträchtigung (z.B. ICIDH) sowie sozialmedizinische und fachspezifisch medizinische Indikatoren von Bedeutung. Hinzugekommen sind aber die sogenannten patientennahen Indikatoren, die einen Selbstbericht des Patienten beinhalten und die neben körperlichen auch psychische und soziale Aspekte der Befindlichkeit und Funktionsfähigkeit von Patienten einbeziehen.

Der Definition und Operationalisierung von Outcomes kommt in der rehabilitationswissenschaftlichen Forschung ein zentraler Stellenwert zu (Wolk u. Blair 1994). Die Outcomes sind eingebettet zu sehen in eine Sequenz von Ereignissen, die von der Diagnostik eines Rehabilitanden über die Feststellung des Rehabilitationsbedarfs, die Festlegung von Zielen der Rehabilitation im Einzelfall bis zur Definition der Outcomes reicht, die dann wiederum über Indikatoren des Rehabilitationsergebnisses zu operationalisieren sind. Die Indikatoren des Rehabilitationsergebnisses wiederum sind einerseits abhängig von Prädiktoren des Rehabilitationserfolgs, die auf verschiedenen Ebenen liegen können (individualspezifisch bis strukturell), sie sind aber auch abhängig von der durchgeführten Rehabilitationsmaßnahme selbst.

Die patientennahe Ermittlung des individuellen Behandlungserfolgs erfordert ein differenziertes Instrumentarium (Biefang et al. 1998). Neben der Definition des Behandlungsziels und der Erfassung des Grades der Zielerreichung sollen die längerfristigen gesundheitlichen vom Patienten wahrgenommenen Effekte sowie die Zufriedenheit der Rehabilitanden miteinbezogen werden (Raspe et al. 1996; Schmidt et al. 1994).

Zusammenfassend ergibt sich, dass im Bereich des Rehabilitationsoutcomes ein hoher Forschungsbedarf besteht sowohl im Bereich der Erwachsenen- als auch besonders in der Kinder- und Jugendrehabilitation. Dies betrifft die Definition der Outcomes, deren Operationalisierung in adäquaten Indikatoren, die Auswahl und Entwicklung von Messinstrumenten sowie die Umsetzung in Forschungsdesigns, mit denen eine Relation zwischen Rehabilitationsbedarf, Zielen, Rehabilitationsmaßnahmen und Outcomes möglich ist.

Literatur

Badura B, Grande G, Janßen H, Schott T (1995) Qualitätsforschung im Gesundheitswesen: Ein Vergleich ambulanter und stationärer kardiologischer Rehabilitation. Juventa, Weinheim, München

Bellach B, Ziese T, Dortschy R (1994) Kohortenauswertung: Rehabilitation und Frühberentung. Robert-Koch-Institut, Berlin

Biefang S, Gerdes N (1992) Monitoring der medizinischen Rehabilitation. In: Häussler B et al. (Hrsg) Sozialmedizinische Ansätze der Evaluation im Gesundheitswesen. Bd. 2, Springer, Berlin, S 274–288

Biefang S, Potthoff P (1996) Assessmentverfahren für Kuren unter besonderer Berücksichtigung von Verfahren für Kinder, Jugendliche und alte Menschen. Heilbad und Kurort 48: 114–118

Biefang S, Potthoff P, Schliehe F (1998) Assessmentverfahren für die Rehabilitation. Hogrefe, Göttingen

Biefang S, Potthoff P, Bellach B, Ziese T, Buschmann-Steinhage R (1996) Prädiktoren des Rehabilitations- und Berentungsgeschehen – Ergebnisse einer Längsschnittstudie. Deutsche Rentenversicherung 1–2: 84–108

Biefang S, Birkner B, Thien U, Härtel U, Bullinger M (1997) Harmonisierung der Messung von Outcomes, Prädiktoren und Kosten sowie Prüfung geschlechtsspezifischer Unterschiede: Vorschläge für die rehabilitationswissenschaftlichen Forschungsverbünde. Rehabilitation 36: 1–11

Biefang S, Potthoff P, Schliehe F (1999) Assessmentverfahren für die Rehabilitation. Hogrefe, Göttingen

Bowling A (1995) Measuring disease: A review of disease-specific quality of life measurement scales. Open University Press, Buckingham, Philadelphia

Budde HG, Keck M, Hamerle A (1994) Zusammenhänge zwischen klinischen Routinedaten und der beruflichen Wiedereingliederung 5 und 24 Monate nach kardiologischer Anschlußheilbehandlung. Deutsche Rentenversicherung 2: 28–40

Bürger W, Koch U (1997) Ambulante orthopädisch-traumatologische Rehabilitation. Zur Struktur- und Prozeßqualität der Zentren. Gesundheitsökonomie & Qualitätsmanagement 2: 97–106

Bullinger M, Ravens-Sieberer U (1995) Grundlagen, Methoden und Anwendungsgebiete der Lebensqualitätsforschung bei Kindern. Praxis der Kinderpsychologie und Kinderpsychiatrie 2: 76–91

Bullinger M (1996) Erfassung der gesundheitsbezogenen Lebensqualität mit dem SF-36 Health Survey. Rehabilitation 35: XVII–XXX

Bullinger M (1997) Gesundheitsbezogene Lebensqualität und subjektive Gesundheit. Psychotherapie, Psychosomatik, Medizinische Psychologie 47: 76–91

Bullinger M, Kirchberger I (1998) Der deutsche SF-36 Health Survey-Fragebogen zum Gesundheitszustand: Handbuch für die deutschsprachige Fragebogenversion. Hogrefe, Göttingen

Breyer F, Zweifel P (1992) Gesundheitsökonomie. Springer, Berlin

Cibis W, Hüller E (1999) Rahmenbedingungen, Diagnostik und Therapie in der Kinderrehabilitation. In: Petermann F, Warschburger P (Hrsg) Kinderrehabilitation. Hogrefe, Göttingen, Bern, Toronto, Seattle

Delbrück H, Haupt E (1996) Rehabilitationsmedizin. Therapie und Behandlungskonzepte bei chronischer Krankheit. Urban & Schwarzenberg, München

Delbrück H, Haupt E (1996) Diagnostische Verfahren in der medizinischen Rehabilitation. In: Delbrück H, Haupt E (Hrsg) Rehabilitationsmedizin. Therapie und Behandlungskonzepte bei chronischer Krankheit. Urban & Schwarzenberg, München, S 109–114

Deyo RA (1994) Meta-analysis: A useful tool for the spine researcher. Spine 19 (18 Suppl): 2076–2082

Di Fabio RP (1995) Efficacy of comprehensive rehabilitation programs and back school for patients with low back pain: A meta-analysis. Physical Therapy 75: 865–878

Drummond MF, Stoddart GL, Torrance GW (1987) Methods for the economic evaluation of health care programs. University Press, Oxford

Evans RL, Connis R, Haselkorn JK, Hendricks RD (1994) Can meta-analysis help to determine whether rehabilitation medicine improves outcomes? Psychological Reports 75: 849–850

Faßmann H, Oertel M, Wasilewski R (1991) Konzepte, Erfahrungen und Probleme im Bereich der stufenweisen Wiedereingliederung in den Arbeitsprozeß. Ergebnisse einer Bestandsaufnahme. Öffentliches Gesundheitswesen 53, 3: 115–120

Finkbeiner GF (1996) Rehabilitation bei Krankheiten der Haltungs- und Bewegungsorgane. In: Delbrück H, Haupt E (Hrsg) Rehabilitationsmedizin, Kurortmedizin 4: 71–78

Fliedner TM, Gerdes N (1988) Wissenschaftliche Grundlagen der Rehabilitation bei chronischen Krankheiten. Situationsanalyse und Zukunftsperspektiven. Deutsche Rentenversicherung 4–5: 227–237

Freidel K, Lob-Corzilius T, Petermann F, Szepanski R, Grüber C, Becker PC (1999) Effekte ambulanter und stationärer Asthmaschulung bei Kindern und Jugendlichen. In: Petermann F, Warschburger P (Hrsg) Kinderrehabilitation. Hogrefe, Göttingen, Bern, Toronto, Seattle

Gerdes N, Jäckel WH (1995) Hinweise auf Bewertungsinstrumente zur Qualitätssicherung in der Rehabilitation - Blatt 2. Der IRES-Fragebogen für Klinik und Forschung. Rehabilitation 34(2): 13–24

Guyatt GH, Jaeschke R, Feeny DH, Patrick DL (1996) Measurement in clinical trials: Choosing the right approach. In: Spilker B (Hrsg) Quality of life and pharmaeconomics in clinical trials, 2nd edition. Lippincott-Raven, Philadelphia, S 41–48

Härtel U (1997) Standardisierte Erfassung von sozialen Variablen und Gesundheits- und Krankheitsverhalten in Bevölkerungssurveys. München (unveröffentlichtes Manuskript)

Haupt E, Delbrück H (1996) Grundlagen der Rehabilitation. In: Delbrück, Haupt (Hrsg) Rehabilitationsmedizin. Urban & Schwarzenberg, München, S 15–24

Ingrisch S, Haag C, Bauer CP (1999) Qualitätssicherung in der Kinderrehabilitation. In: Petermann F, Warschburger P (Hrsg) Kinderrehabilitation. Hogrefe, Göttingen

Jeschke HA, Lang JR (Hrsg) (1998) Rehabilitation im Umbruch: Entwicklungschancen und Zukunftsrisiken. Baumann, Kulmbach

Johnston MV, Wilkerson DL, Maney M (1993) Evaluation of the Quality and Outcomes of Medical Rehabilitation Programmes. In: DeLisa JA, Gans BM (Hrsg) Rehabilitation Medicine: Principles and Practise. Lippincott-Raven, Philadelphia, S 240-268

Koch U, Aßmann P, Heckl U, Becker S (1996) Expertise „Krebsrehabilitation in der Bundesrepublik Deutschland". Unveröffentlichtes Manuskript

Koch U, Barth M (1992) Rehabilitationsforschung in der Rentenversicherung - Rahmenbedingungen, Interessen und Perspektiven. In: Müller R, Schuntermann MF (Hrsg) Sozialpolitik als Gestaltungsauftrag. Bund, Köln, S 74–89

Koch U, Bürger W (1996) Ambulante Rehabilitation. Ziele, Voraussetzungen und Angebotsstruktur. Expertise im Auftrag des Bundesverbandes deutscher Privatkankenanstalten e.V. Schriftenreihe zum Gesundheits- und Sozialwesen IV. Bonn

Landrum PK, Schmidt ND, McLean A (1995) Qutcome-orientated rehabilitation. Principles, strategies, and tools for effecive program management. Aspen, Gaitersburg, Ma

Müller-Fahrnow W, Löffler HE, Schuntermann MF, Klosterhuis H (1988) Die Rehabilitations-Verlaufsstatistik - Ergebnisse eines Forschungsprojektes zur Epidemiologie in der medizinischen Rehabilitation. Teil II: Die Sozialmedizinische Prognose. Deutsche Rentenversicherung 3: 170–207

Müller-Fahrnow W (Hrsg) (1994) Medizinische Rehabilitation: Versorgungsstrukturen, Bedarf, Qualitätssicherung. Juventa, Weinheim, München

Mullen PD, Mains DA, Velez R (1992) A meta-analysis of controlled trials of cardiac education. Patient Education and Councelling 19: 143–162

Muthny FA, Kohlmann T, Bullinger M (1998) Abschlußbericht der Arbeitsgruppe „Variablen und Instrument" im Förderungsschwerpunkt Rehabilitationswissenschaften

Petermann F, Warschburger P (1999) Kinderrehabilitation. Grundbegriffe, Aufgabenfelder und Ziele. In: Petermann F, Warschburger P (Hrsg) Kinderrehabilitation. Hogrefe, Göttingen, Bern, Toronto, Seattle

Pfingsten M, Hildebrand J (1995) Degenerative und andere nicht-entzündliche Erkrankungen der Haltungs- und Bewegungsorgane. In: Petermann, F (Hrsg) Verhaltensmedizin in der Rehabilitation. Hogrefe-Verlag, Göttingen, S 101–130

Raspe H, Voigt S, Herlyn K, Feldmeier U, Meier-Rebentisch K (1996) Patientenzufriedenheit in der Rehabilitation - ein sinnvoller Outcome-Indikator? Gesundheitswesen 58(7): 372–378

Ravens-Sieberer U, Bullinger M (1997) Lebensqualität in der Pädiatrie. In: Birner U, Döhring E, Schweisfurth H (Hrsg) Qualitätsmanagement und Interdisziplinarität in der pädiatrischen Rehabilitation. Profil, München

Ravens-Sieberer U, Theiling S, Bullinger M (1998) Subjektive Gesundheit bei chronisch kranken Kindern und Jugendlichen die Patienten- und die Elternsichtweise. In: Bullinger M, Morfeld M, Ravens-Sieberer U, Koch U (Hrsg) Medizinische Psychologie in einem sich wandelnden Gesundheitssystem: Identität, Integration & Interdisziplinarität. Pabst Verlag

Reed KL, Cunnningham S (1997) Internet Guide for Rehabilitation Professionals. Lippcott-Raven, Philadelphia, New York

Sangha O, Stucki G (1997) Patienten-zentrierte Evaluation der Krankheitsauswirkungen bei muskuloskelettalen Erkrankungen: Übersicht über die wichtigsten Outcome-Instrumente. Zeitschrift für Rheumatologie 56: 322–333

Schliehe F, Haaf HG (1996) Zur Effektivität und Effizienz der medizinischen Rehabilitation. Deutsche Rentenversicherung 10–11: 666–689

Schmidt J, Nübling R, Lamprecht F, Wittmann WW (1994) Patientenzufriedenheit am Ende psychosomatischer Reha-Behandlungen. Zusammenhänge mit Behandlungs- und Ergebnisvariablen und prognostische Bedeutung. In: Lamprecht F, Johnen R (Hrsg) Salutogenese - Ein Konzept in der Psychosomatik? VAS, Frankfurt/Main, S 271–283

Schneider M (1989) Die Kosten-Wirksamkeit der Rehabilitation von Herzinfarktpatienten: Deutsche Rentenversicherung 8–9: 487–493

Schuntermann MF (1996) Epidemiologie und Krankheitsfolgen. In: Delbrück H, Haupt E (Hrsg) Rehabilitationsmedizin. Urban & Schwarzenberg, München, S 3–13

Schuntermann MF (1997) Die revidierte Fassung der Internationalen Klassifikation der Impairments, Disabilities und Handicaps (ICIDH-2): Was ist neu? Deutsche Rentenversicherung 9–10: 429–442

Steinhausen HC (1987) Psychosoziale Betreuung und Rehabilitation chronisch kranker Kinder und Jugendlicher. Münchner medizinische Wochenschrift 129(49): 904–907

Stewart AL, Ware J (1992) Measuring functioning and well-being. University Press, Durham/NC: Duke

Teasell RW, Harth M (1996) Functional restoration. Returning patients with chronic low back pain to work - revolution or fad? Spine 21: 844–847

VDR, Verband Deutscher Rentenversicherungsträger (1991) Bericht der Kommision zur Weiterentwicklung der medizinischen Rehabilitation in der gesetzlichen Rentenversicherung. Eigenverlag, Frankfurt

VDR, Verband Deutscher Rentenversicherungsträger (1998) Rahmenkonzept und indikationsspezifische Konzepte zur medizinischen Rehabilitation von Kindern und Jugendlichen in der gesetzlichen Rentenversicherung. Eigenverlag, Frankfurt

Warschburger P, Niebank K, Ulrich A, Gulyas AF, Petermann F (1999a) Verhaltensmedizinische Interventionen bei atopischer Dermatitis. In: Petermann F, Warschburger P (Hrsg) Kinderrehabilitation. Hogrefe, Göttingen

Warschburger P, Fromme C, Wojtalla N, Oepen J, Petermann F (1999b) Stationäre Rehabilitation bei Adipositas: Konzepte und erste Ergebnisse eines Schulungsprogramms. In: Petermann F, Warschburger P (Hrsg) Kinderrehabilitation. Hogrefe, Göttingen

Westhoff G (1993) Handbuch psychosozialer Meßinstrumente. Hogrefe, Göttingen

Wolk S, Blair T (1994) Trends in Medical Rehabilitation. Va: American Rehabilitation Association, Reston

Zasler ND (1997) Prognostic indicators in medical rehabilitation of traumatic brain injury: a commentary and review. Arch-Phys-Med-Rehabil. 78 (8 Suppl. 4): 12–16

Zielke M (1993) Wirksamkeit stationärer stationärer Verhaltenstherapie. Beltz-Verlag, Weinheim

Kapitel 18

Methodische Grundlagen der Ergebnisevaluation 18

R. Nübling, J. Schmidt

18.1 Einleitung

Rehabilitation erhebt den Anspruch einer ganzheitlichen, interdisziplinär angelegten Diagnostik und Therapie. Sie soll vom individuellen Rehabilitationsbedarf ausgehen, die aktive Mitwirkung der Rehabilitanden fördern und gleichermaßen die körperliche, psychische und soziale Ebene der jeweiligen Gesundheitsstörung und ihrer Folgen berücksichtigen (VDR 1996). Behandelt werden in erster Linie chronische Erkrankungen, die multifaktoriellen Einflüssen unterliegen. Zugrunde gelegt wird letztlich ein „bio-psycho-soziales" Modell, wie es v.a. in der Psychosomatik entwickelt wurde (vgl. z.B. Engel 1977). Behandlungskonzepte in der Rehabilitation versuchen deshalb, eine Vielzahl unterschiedlicher Maßnahmen oder Therapiebausteine zu integrieren und individuell auf den jeweiligen Patienten abzustimmen. Sie sind multimethodal und komplex ausgelegt und erfordern die intensive Zusammenarbeit von Fachkräften aus sehr unterschiedlichen Disziplinen (Ärzte, Psychologen, Pflegekräfte, Pädagogen, Sozialarbeiter, Physiotherapeuten etc.).

Der Erfolg einer Rehabilitationsmaßnahme ist an ihren Zielen zu messen (Schliehe u. Haaf 1996). Allgemeines und in § 9 SGB VI gesetzlich verankertes Ziel der Rehabilitation in der Rentenversicherung ist die möglichst dauerhafte Eingliederung bzw. Wiedereingliederung in das Erwerbsleben. Die medizinischen Rehabilitationsleistungen richten sich unmittelbar darauf, die negativen Folgen von Krankheit und Behinderung auf die Erwerbsfähigkeit bzw. Leistungsfähigkeit im Beruf zu vermeiden, zu beseitigen oder zu kompensieren. Das Rahmenkonzept des VDR (1996) leitet daraus als die wesentliche Zielsetzung der Rehabilitation ab, die Betroffenen zu befähigen, mit ihrer Krankheit adäquat umzugehen und trotz Behinderung neben der Wahrnehmung ihrer Funktionen im Beruf auch ihre Rollen in Familie und Gesellschaft so weit wie möglich ausüben zu können (S. 637). Bei der Beurteilung des Rehabilitationserfolges ist dabei zu berücksichtigen, dass die konkreten Ziele der Rehabilitation je nach Ausgangssituation des Rehabilitanden unterschiedlich sind (vgl. Schliehe u. Haaf 1996).

Eine der Herausforderungen für die Rehabilitationsforschung im Allgemeinen sowie für die Ergebnisevaluation im Speziellen besteht darin, der integrativen und ganzheitlichen Konzept- und Behandlungsperspektive sowie den unterschiedlichen Ebenen möglicher Erfolgs-, besser Ergebniskriterien entsprechende Datenerhebungs- und Datenanalysekonzepte gegenüberzustellen. Dies macht einen eher breiten, mehrdimensionalen Zugang zu Daten erforderlich, der unterschiedliche Ebenen des Rehabilitationsgeschehens abzubilden vermag. Die im Bereich der klinischen Psychologie bzw. der psychologischen Diagnostik entwickelten Modelle multimodale Diagnostik, Mehrebenenansatz, Multitrait-Multimethod-Ansatz (MTMM), multivariate Reliabilitäts- und Validitätstheorie und Konzept der Datenboxen (vgl. z.B. Fahrenberg 1982, 1984; Fiske 1978, 1987; Seidenstücker u. Baumann 1978, 1987; Wittmann 1985, 1987, 1990) können auch für die Rehabilitationsforschung nutzbar gemacht werden. Zur Abbildung der Ergebnisseite wurde in den letzten Jahren insbesondere im Bereich der psychosomatischen Rehabilitation der Ansatz sogenannter multipler Ergebniskriterien (Schmidt et al. 1987) entwickelt. Der vorliegende Beitrag skizziert aus diesem Blickwinkel wesentliche methodische Grundlagen der Ergebnisevaluation und diskutiert sie hinsichtlich ihrer Brauchbarkeit bzw. Übertragbarkeit für die Rehabilitationsforschung.

18.2 Multimodale Diagnostik und Multitrait-Multimethod-Ansatz

Multimethodales Vorgehen hat in der psychologischen Diagnostik eine lange Tradition (z.B. Rapaport et al. 1946; Heiß 1949, zit. n. Fahrenberg 1987a). Systematisch wurde das Vorgehen als Multitrait-Mulitmethod-Ansatz (MTMM-Ansatz) erstmals von Campbell und Fiske (1959) sowie später von Fiske (1978) beschrieben. Ausgangspunkt für diesen Ansatz war die häufig vorzufindende Divergenz zwischen unterschiedlichen Datenquellen oder Messverfahren (z.B. im Sinne mäßiger bis schwacher Korrelationen). Die mit einem multimethodalen Vorgehen - im Gegensatz zum unimethodalen - verbundene Hoffnung ist die, dass es zu mehr Konvergenzen zwischen den unterschiedlichen Messungen bzw. Verfahren kommt, also letztlich die Validität psychologischer Konstrukte erhöht werden kann (Wittmann 1987; Fahrenberg 1982). Der Grundgedanke besteht dabei darin, den komplexen Forschungsfragestellungen in den Sozial- und Gesundheitswissenschaften eine mehrdimensionale bzw. multimodale Operationalisierung der zu erfassenden Konstruktbereiche gegenüberzustellen und damit mehr Kriteriumsvarianz erklären zu können.

Im deutschen Sprachraum wurde der MTMM-Ansatz insbesondere von Seidenstücker und Baumann (1978; Baumann u. Seidenstücker 1977) für die Konzeption der multimodalen Diagnostik aufgenommen. Folgende Annahmen werden dabei zugrunde gelegt (Baumann u. Seidenstücker 1977; Seidenstücker u. Baumann 1987; Köhnken et al. 1979; Möller u. Benkert 1980):

1. *Datenquellen (Datengeber):* Die Einbeziehung mehrerer Datenquellen ist eine wesentliche Voraussetzung für eine möglichst umfassende Beurteilung;
2. *Datenebenen:* Für eine umfassende Status- und Veränderungsbeschreibung sind möglichst viele für eine Störung spezifischen Datenebenen zu berücksichtigen. So unterscheiden Seidenstücker und Baumann (1978) z.B. bei psychischen Störungen eine soziologische, psychologische, psychophysiologische, neurophysiologische und biochemische Ebene, wobei die psychologische Ebene zusätzlich differenziert werden kann in die Bereiche Erleben, Verhalten und Leistung;
3. *Konstrukte/Funktionsbereiche:* Die Auswahl der zu verwendenden Assessmentverfahren, Datenquellen und Datenebenen hängt von der konkreten Fragestellung und von den zur Erklärung herangezogenen Konstrukten und Operationalisierungsmöglichkeiten ab.

Ziel der multimodalen Diagnostik ist es, Informationen aus den verschiedenen Bereichen zusammenzufassen und letztlich eine möglichst breite Grundlage für Indikationsentscheidungen zu erhalten. Dies gilt auch für die Abbildung von therapeutisch induzierten Veränderungen. Seidenstücker und Baumann (1978) entwickelten hierfür umfangreiche Taxonomien, die den verschiedenen Datenebenen unterschiedliche Messverfahren zuordnen (vgl. S. 152–153). Verschiedentlich wurden die Datenebenen, Datenquellen und Konstrukte bzw. Funktionsbereiche auch als dreidimensionale Würfel oder Datengitter dargestellt (vgl. z. B. Kiesler 1977). Für die Evaluation von Verläufen ist die Mehrebenendiagnostik zusätzlich um die Zeitdimension im Sinne von Mehrebenen-Mehrpunkte-Analysen (Fahrenberg 1982) zu erweitern. Insbesondere für die Abbildung bzw. Bewertung der Ergebnisqualität sind Messzeitpunkte zu fordern, die in einem ausreichenden Abstand zum Behandlungsende liegen (Katamnesen).

Nach einer anfänglichen Euphorie wurde zunehmend Kritik an den MTMM-Ansätzen laut, da auch sie das Problem der Divergenzen nicht zu lösen vermochten. Verschiedentlich wurde spöttisch auch von einem „multivariaten Methodensumpf" gesprochen (vgl. Fahrenberg 1982; Wittmann 1987), Ausdruck dafür, dass die Vielzahl der Methoden und Datenquellen eine Unübersichtlichkeit entstehen ließ, die für die Auswertung solcher Datensätze und die Interpretation von Ergebnissen eine Reihe neuer Probleme entstehen ließ. Fahrenberg (1982, 1984) hat dies als allgemeines Kovariationsproblem beschrieben, bei dem man sich letztlich in folgendem Dilemma befindet: Eine unimethodale Strategie (ein oder nur wenige Assessments) führt leicht zu Übergeneralisierungen und falschen Schlussfolgerungen. Bei multimethodaler Strategie ist hingegen die Gefahr von Konfusion und widersprüchlichen Ergebnissen gegeben (vgl. Fahrenberg 1982, S. 45). Im ersten Fall liegt die relative Beliebigkeit in der primären Auswahl der speziellen Methode zur Erfassung der interessierenden Sachverhalte, im zweiten die relative Beliebigkeit in der Gewichtung oder im Ausklammern von Befunden (vgl. ebd.). Fahrenberg (1982) hebt hervor, dass einfache Lösungen dieses Dilemmas bzw. in jeder Hinsicht befriedigende Strategien nicht zu erwarten sind (vgl. auch Westmeyer et al. 1987; Fiske 1987; Fahrenberg 1987b).

18.3 Modell der Datenboxen

Die multivariate Reliabilitäts- und Validitätstheorie (vgl. insb. Wittmann 1988) dient der Konzeption, Duchführung und Auswertung von Evaluationsstudien, und wurde inzwischen auch in der Rehabilitationsforschung angewandt (vgl. z. B. Schmidt 1991; Nübling 1992; Süß 1988). Es geht von der Cattellschen Datenbox BDRM (Basic Data Relation Matrix; Cattell 1966) und dem Linsenmodell von Brunswick (1956) aus. Wesentliche Bestimmungsstücke dieses Ansatzes sind fünf aufeinander bezogene Datenboxen, das Symmetrie-Prinzip sowie das Prinzip der Datenaggregation.

18.3.1 Konzeption der fünf Datenboxen

Die ursprünglich zehn Dimensionen umfassende Matrix Cattells wurde von Wittmann (1985) auf eine aus den drei wichtigsten Dimensionen Personen, Situationen und Variablen (Testitems) bestehende „covariation chart" reduziert. Ein zentraler Gedanke in der Konzeption ist die Verbindung von fünf unterschiedlichen „covariation charts" zum sog. „Five-Box-Modell". Neben einer Prädiktor-(PR)- und einer Kriterien-(KR)-Box werden zwei Treatment-Boxen (eine experimentelle (ETR) und eine nicht-experimentelle (NTR) Treatment-Box) sowie eine Evaluationsbox (EVA-Box) eingeführt (vgl. Abb. 18.1). Die Pfeile zwischen den jeweiligen Datenboxen kennzeichnen unterschiedliche methodische Forschungsansätze bzw. spezifische Probleme, z.B. den experimentellen Ansatz (PR → ETR → KR) oder das Vorhersage-Problem (PR → KR). Die EVA-Box schließlich ist eine übergeordnete Datenbox, die erst später eingeführt wurde und die versucht, die Stakeholderinteressen zu vereinen. Stakeholder sind Interessensträger (z.B. Therapeuten, Patienten, Klinikträger, Kosten- und Leitungsträger von Behandlungen), die sich insbesondere hinsichtlich der als wichtig erachteten Zielkriterien deutlich unterscheiden können. Die repräsentative Erfassung von Stakeholder-Kriterien hält Wittmann (1995a) für eine unverzichtbare Grundlage für faire Bewertungen von Behandlungsprogrammen. Sie sollten als übergreifende Kriterienmaße in die KR-Box Eingang finden.

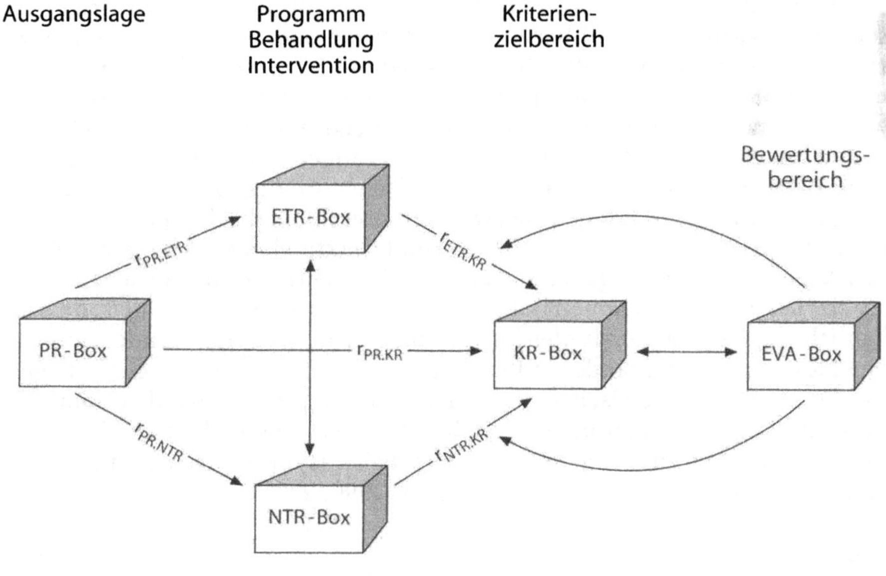

PR: Prädiktor-Box
KR: Kriterien-Box
ETR: Experimentelle Treatment-Box
NTR: Nicht-Experimentelle Treatment-Box
EVA: Evaluations-Box, Berwertungs-Box

Abb. 18.1. 5-Boxen-Modell. (Nach Wittmann 1990)

Einer der wesentlichen Gesichtspunkte der Daten-Box-Konzeption liegt in der Einführung der Treatment-Boxen. Da eine Rehabilitationsmaßnahme in der Regel eine auf den einzelnen Patienten zugeschnittene Kombination unterschiedlicher Behandlungsbausteine darstellt, ist die Abbildung der Variabilität in der konkreten Treatment-Inanspruchnahme unverzichtbar. Dies gilt insbesondere für nicht-experimentelle, „natürliche" Forschungsansätze, aber auch in experimentellen Studien kann, streng genommen, die Reliabilität des Treatments nie 1 sein, da auch dort die Variabilität innerhalb der Gruppen oft beträchtlich ist (Wittmann 1985, 92f; vgl. auch die Homogenitätsmythen von Kiesler 1977). Dabei kann unterschieden werden zwischen Stärke und Integrität eines Treatments. Treatmentstärke kann dabei als die Dosis-Wirkungs-Relation einer Behandlung verstanden werden. Die Integrität eines Treatments hingegen bezieht sich auf die Konstruktvalidität eines Behandlungskonzepts. Die Treatmentintegrität ist umso höher, je mehr ein theoretisches Behandlungskonzept einer Einrichtung tatsächlich auch in die Praxis umgesetzt wird (geringe Konzept-Soll-Ist-Differenz, Wittmann 1985; vgl. auch Kazdin 1994).

18.3.2 Symmetrieprinzip

Eine zweite Grundsäule stellt das Symmetrie-Prinzip dar, dem das hierarchische Linsenmodell Egon Brunswicks (1956) zugrundeliegt. Häufig werden asymmetrische Validierungsstrategien verwendet, die als mitverantwortlich dafür betrachtet werden, dass in Literaturreviews oft „chronisch niedrige Teststärken" (Wittmann 1989) berichtet werden müssen. Chen und Rossi (1981; zit. n. Lösel u. Wittmann 1989) bezeichnen diese Tatsache auch als „iron law of mean zero effects". Die vermehrte Verwendung symmetrischer Strategien wird als eine Lösungsmöglichkeit diskutiert (Lösel u. Wittmann 1989).

Was unterscheidet symmetrische von asymmetrischen Forschungsstrategien? Betrachtet man die Beziehungen zwischen Prädiktor- und Kriterienseite (vgl. Abb. 18.2), so können sie zwischen drei Ebenen geknüpft werden: der Item-, der Primärfaktor- sowie der Sekundärfaktorebene. Symmetrisch werden Beziehungen dann genannt, wenn sie beidseitig auf der gleichen Ebene ansetzen. Im Sinne symmetrischer Strategien ist darauf zu achten, dass inhaltlich vergleichbare oder gleiche Variablen bzw. Variablen-Bündel zwischen den Messungen miteinander in Beziehung gesetzt bzw. miteinander korreliert werden. Von asymmetrischen Strategien kann gesprochen werden, wenn Zusammenhänge zwischen unterschiedlichen Ebenen betrachtet werden. Wittmann (1985) hat zusammenfassend vier Fälle asymmetrischer Zusammenhänge unterschieden (vgl. auch Wittmann 1990, 247f.):

Fall 1.
Zur Bewertung eines Programms werden inadäquate Effektmaße verwendet. Dies bedeuted maximale Asymmetrie zwischen Prädiktor- und Kriterien-Box; die „Überlappung" (Wittmann 1985) liegt nahe Null. Die Gefahr dieses Fehlers ist immer dann groß, wenn Messinstrumente v.a. wegen leichter Verfügbarkeit oder hoher Reliabilität unabhängig vom Theoriebezug ausgewählt werden.

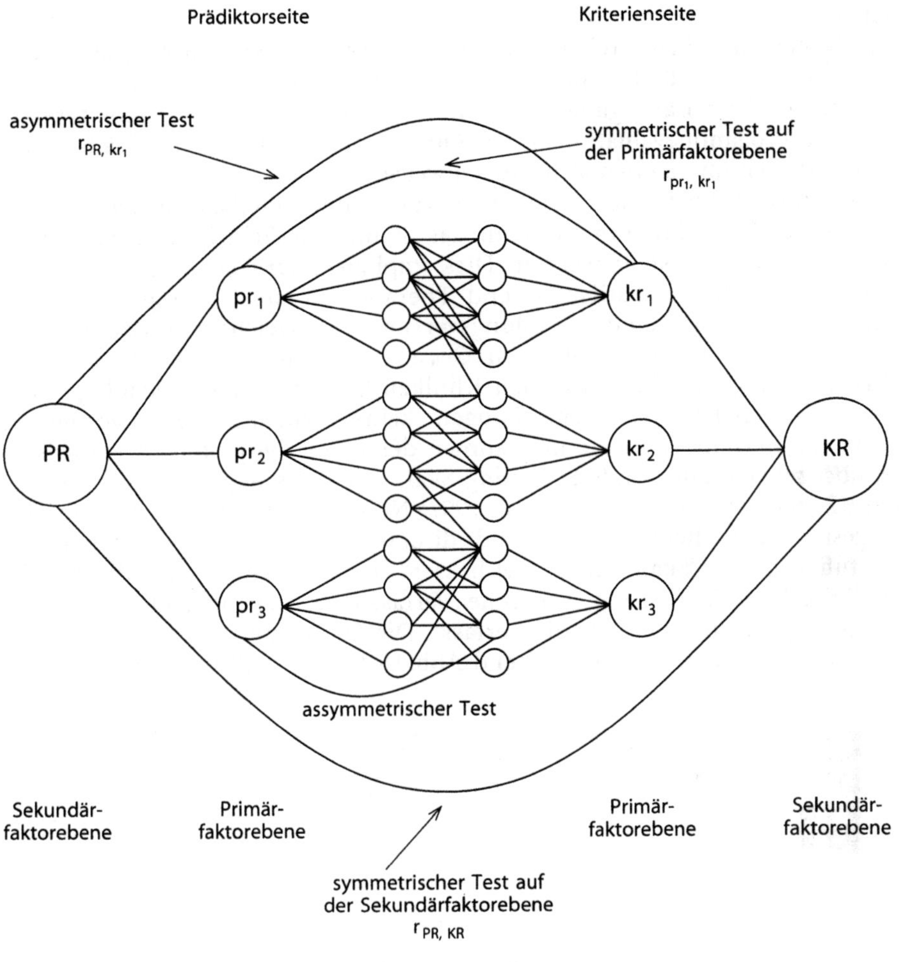

Abb. 18.2. Symmetrieprinzip. (Nach Wittmann 1988)

Fall 2.
Zur Bewertung eines breiten Programms werden nur wenige, sehr spezifische Effektmaße verwendet. Eine Asymmetrie dieser Art liegt beispielsweise vor, wenn der Erfolg einer Rehabilitationsmaßnahme allein über das Kriterium berufliche Wiedereingliederung abgebildet oder wenn für die Bewertung eines Adipositas-Programms lediglich die Gewichtsreduktion als Ergebnisparameter herangezogen wird.

Fall 3.
Zur Bewertung eines spezifischen Programms werden breite, umfangreiche Kriterienmaße verwendet. Diese Form der Asymmetrie zeigt sich z. B., wenn zur Beurteilung eines Verhaltenstrainings zum Erlernen der Kontrolle des Blutzuckerspiegels umfangreiche Fragebogen zur Erfassung von Persönlichkeitsdimensionen, Lebensstil etc. verwendet werden.

Fall 4.
Zur Bewertung eines breiten Programms werden ebenso breite, aber teilweise inadäquate Kriterienmaße verwendet. Dieser vierte Fall stellt eine Mischform der vorangegangenen beiden Varianten dar und ist sehr typisch für viele Progammevaluationen. Die Operationalisierungen von Prädiktoren und Kriterien überlappen sich nur teilweise.

Neben dem Aspekt der Adäquatheit von Kriterienmaßen hinsichtlich der zu evaluierenden Programme kann das Symmetrie-Prinzip z. B. auch über Datenquellen hergestellt werden. Dies impliziert vergleichbare, symmetrische Messungen auf Patienten- und Therapeutenseite (jeweilige Skalen in einer Selbst- und Fremdbeurteilungsversion zum gleichen Messzeitpunkt). Dies ist meist aus pragmatischen Gründen nur für kurze, ökonomische Verfahren möglich, da den in den Kliniken tätigen Ärzten/Psychologen für zu umfangreiche Fremdbeurteilungen keine Arbeitszeit zur Verfügung steht. Als Beispiel kann die im Rahmen der Zauberberg-Studien entwickelte, hochreliable und valide Screening-Skala zur Erfassung von Ergebnisqualität (BESS, vgl. z. B. Schmidt et al. 1992; Nübling 1992) dienen. Sie umfasst insgesamt fünf Items, die anhand direkter Veränderungseinschätzungen (5-stufige Lickert-Skalierung; „viel besser“ bis „viel schlechter“) die Aspekte körperliche Verfassung, seelische Verfassung, Allgemeinbefinden, Leistungsfähigkeit und Beschwerden erfasst. Die Umsetzung des Symmetrieprinzips kann schematisch entsprechend Abb. 18.3 dargestellt werden.

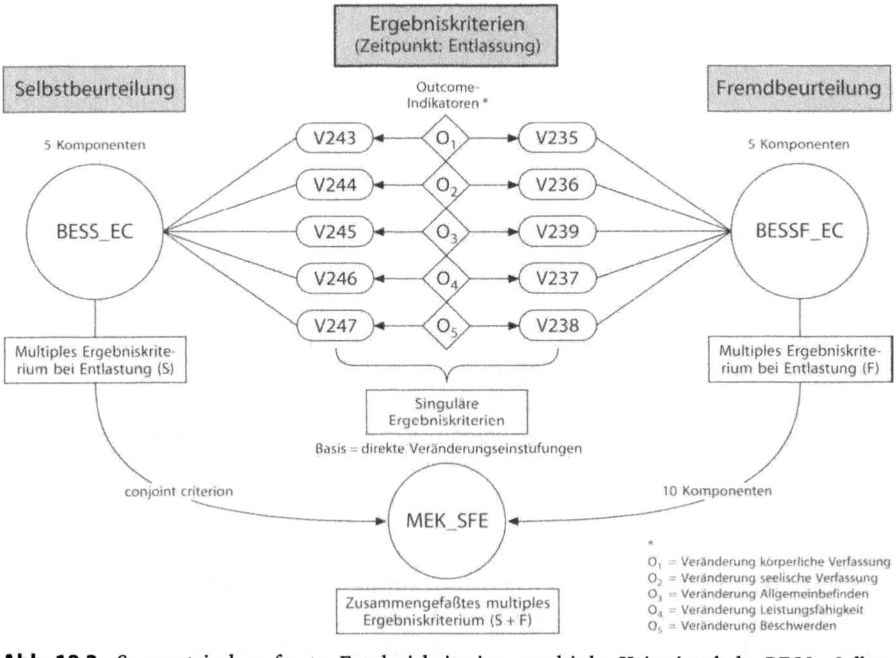

Abb. 18.3. Symmetrisch erfasste Ergebniskriterien, multiple Kriterienskala BESS, Selbstbeurteilung des Patienten, Fremdbeurteilung behandelnder Arzt/Psychologe bei Entlassung. (Vgl. auch Schmidt et al. 1992)

Wie in der Abbildung ebenfalls angedeutet, kann darüber hinaus ein „conjoint criterion" gebildet werden, das eine additive Verknüpfung von Patienten- und Therapeutenurteil darstellt. Dieses Vorgehen wurde bislang in zwei Studien realisiert (Maatz u. Schmidt 1997; Meyerberg et al. 1998).

18.3.3 Aggregationsprinzip

Bei multimethodalem Vorgehen entsteht das Problem der Faktoren- bzw. Parameterinflation. Das Aggregationsprinzip ist eine Strategie zur Datenstrukturierung und Datenreduktion. Aggregation meint die Zusammenfassung von Einzelvariablen über Personen und/oder Situationen nach einem bestimmten festgelegten Algorithmus (Indexbildung, Skalierung über additive Verknüpfung). Durch Aggregation wird im Sinne einer Testverlängerung eine Steigerung der Reliabilität bewirkt. Fishbein und Ajzen (1975) bzw. Ajzen und Fishbein (1980), die den Aggregationsansatz innerhalb ihres REACT-(theory of reasoned action)-Modells entwickelt und angewendet haben, unterscheiden spezifische Verhaltensweisen (single acts) von Verhaltenskategorien bzw. -klassen (multiple acts). Verhaltensklassen entstehen durch die Auswahl spezifischer Verhaltensweisen (Items), die als bedeutsam erachtet und indexiert werden. Wittmann (1977) nennt solche aggregierten Verhaltensklassen auch polythetische Konstrukte. Fishbein und Ajzen konnten zeigen, dass sich durch Indexbildungen wesentlich bessere Vorhersagen der Kriterienseite machen lassen (zusammenfassend Barth 1989). Wittmann und Schmidt (1983; Wittmann 1985; Schmidt et al. 1987) haben diesen Gedanken für die KR-Box aufgenommen und auf der Grundlage eines breiten Sets von Einzelkriterien multiple Ergebniskriterien gebildet (vgl. Abschn. 18.5). Ähnliche Indices lassen sich für die Prädiktor- und die Treatmentboxen bilden (z.B. Prognose-Index, Therapiedosis-Index; vgl. Nübling 1992).

In Bezug auf das Problem der Parameter-/Faktoreninflation des multifaktoriellen Ansatzes hat Wittmann (1985) hervorgehoben, dass Aggregationsverfahren nicht nur die Reliabilität und Vorhersagbarkeit steigern, sondern darüber hinaus dazu dienen, die Vielfalt möglicher Beziehungen zwischen den Daten-Boxen zu strukturieren bzw. auf überschaubarere Dimensionen systematisch zu reduzieren. Ein Anwendungsbeispiel liefert Süß (1988) für die Evaluation stationärer Alkoholismustherapie.

Eine sehr wichtige Frage ist, welche Variablen konkret aggregiert werden sollen, können oder dürfen. Es besteht Übereinstimmung darin, dass eine „wilde" Aggregation von wenig Nutzen ist. Aggregation sollte statt dessen theoriegeleitet durchgeführt und empirisch überprüft (z.B. faktoren-/itemanalytische Überprüfung, Reliabilitätsanalyse) werden, wenn sie erfolgreich sein soll. Die Möglichkeit einer theoriegeleiteten Vorgehensweise hängt dabei von der Verfügbarkeit einer entsprechenden Theorie ab. Im Bereich der Rehabiliation kann hier z.B. das von Gerdes und Jäckel (1995) vorgestellte Linsenmodell neben dem WHO-Modell der Behinderung eine wichtige Orientierungsgrundlage liefern. Ein Beispiel für die Aggregation von Outcome-Aspekten stellt die Konzeption multipler Ergebniskriterien dar (s.u.).

18.4 Selektionsprozesse und Datenschwund

Selektionsprozesse, die zu Datenschwund (attrition) führen, sind in allen Phasen einer Studie gegenwärtig (Abb. 18.4; vgl. Schmidt et al. 1998a, Schmiedek et al. in Vorb.).

Bereits vor Aufnahme in eine Rehabilitationseinrichtung kann es zu einer mehr oder minder großen Vorselektion, z. B. durch die Kosten- und Leistungsträger kommen. Hier kann die Frage, ob die untersuchte Population repräsentativ für einen gesamten Versorgungsbereich ist, z. B. über den Vergleich zwischen Einrichtungen oder zu Routinedaten der Rentenversicherung abgeschätzt werden. Ein weiterer Aspekt, der die externe Validität gefährden kann, bezieht sich auf zu enge Ein- bzw. Ausschlusskriterien einer Studie. So kann z. B. der Ausschluss von Behandlungsabbrechern oder von unmotivierten Patienten aus einer Programmevaluationsstudie zu erheblichen Verzerrungen hinsichtlich der Bewertung der Ergebnisqualität eine Einrichtung führen (vgl. z. B. Howard et al. 1986). Von der in einer Einrichtung aufgenommen und behandelten Patientenpopulation bzw. der für eine bestimmte Fragestellung vorgesehene Patientengruppe wiederum wird ein Teil die freiwillige Teilnahme an einer Studie verweigern. Die Verweigerungsquoten können sich dabei zwischen zehn und gut bis über 50% bewegen. Weiterer Daten- bzw. Patientenschwund wird zum Entlassungszeitpunkt auftreten. Nicht jeder der Aufnahmeteilnehmer wird sich – trotz Einwilligung zur Studienteilnahme – auch bei Entlassung als Datengeber zur Verfügung stellen. Schließlich treten Schwundphänomene zum Katamnesezeitpunkt auf.

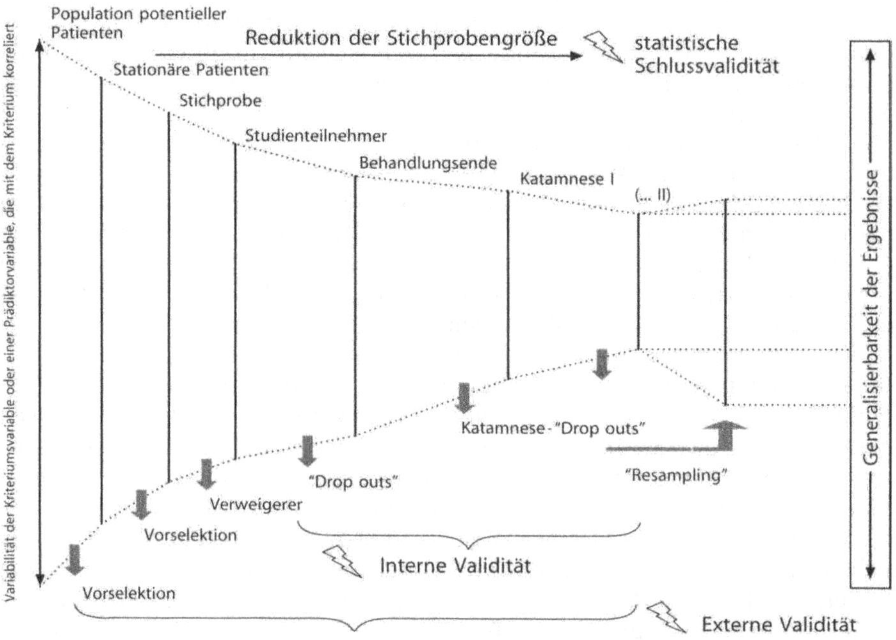

Abb. 18.4. Datenschwund in Längsschnittstudien. (Nach Schmidt et al. 1998a)

Stichprobenreduktionen sind mit Validitätsgefährdungen verbunden. So führt eine reduzierte Teilnehmerzahl grundsätzlich zu einer Verringerung der statistischen Power (statistical conclusion validity; Cook u. Campbell 1979). Parameterschätzungen werden ineffizienter, da sie mit größeren Standardfehlern verbunden sind und die Teststärke beim Prüfen statistischer Hypothesen abnimmt. Die Absicherung gefundener Effekte wird dadurch eingeschränkt. Das zentrale Validitätsproblem aber liegt in der Abschätzung der Generalisierbarkeit von Ergebnissen einer Teilstichprobe (Teilnehmer, Antworter) auf die gesamte Untersuchungsstichprobe oder gar auf die Grundgesamtheit (externe Validität). Systematische Unterschiede zwischen Teilnehmern und Nicht-Teilnehmern bzw. zwischen Antwortern und Nicht-Antwortern werden als „differential attrition" bezeichnet (vgl. z. B. Graham u. Donaldson 1993).

Zur Abschätzung der differential attrition kommen unterschiedliche Methoden in Betracht. Zunächst können auf der Grundlage von Mittelwertsvergleichen oder Chi2-Tests Unterschiede zwischen z. B. katamnestischen Antwortern und Nicht-Antwortern hinsichtlich wesentlicher PR- und NTR-Variablen gerechnet werden. Diese sollten über die oft für ausreichend erachteten demographischen Variablen hinausgehen und vor allem Aspekte wie z. B. Schweregrad und Chronizität der Erkrankung, berufliche Situation, Behandlungsmotivation, bisherige Behandlungen etc. einbeziehen (Kazdin 1994). Für die multivariate Analyse können entsprechende Ausgangs- und Behandlungsvariablen als Prädiktoren regressionsanalytisch mit dem Kriterium „Antworter-Status" (als Dummy-Variable) in Zusammenhang gebracht werden. Signifikante Beta-Gewichte weisen auf einen systematischen Drop-Out-Effekt hin (vgl. Schmidt et al. 1998 a).

Für die Datenanalyse bei unvollständigen Datensätzen stehen mehrere mögliche Varianten der Missing-Data-Korrektur zur Verfügung. Während meist die einfacheren sogenannten ad-hoc-Methoden wie „listewise" oder „pairwise deletion" von fehlenden Daten sowie „mean imputation" angewandt werden, sind regressionanalytische Ansätze, iterative Verfahren oder das Verfahren der „multiple imputation" (vgl. Graham et al. 1994; Little u. Rubin 1987) meist komplizierter und nur teilweise in herkömmlichen Statistik-Programmpaketen enthalten. Eine Übersicht über Vor- und Nachteile der genannten Verfahren geben Schmidt et al. (1998 a) sowie Schmiedek et al. (in Vorb.).

18.5 Ergebnisevaluation

Typische Fragestellungen der Ergebnisevaluation wie z. B. nach der Effektivität der durchgeführten Reha-Maßnahmen für bestimmte Patientengruppen oder für den individuellen Rehabilitanden oder allgemeiner danach, ob Maßnahmen die beabsichtigten Wirkungen haben – stellen sich für die gesamte Rehabilitation. Die Aufgaben der Ergebnisforschung liegen darin, die Effektivität (= Wirksamkeit, Wirkungsforschung) und/oder Effizienz (=Relation zwischen Aufwand und Ergebnis) der durchgeführten Reha-

Maßnahmen zu überprüfen. Forschungsgegenstand sind insbesondere Veränderungen des Patienten (z.B. seines Funktionsstatus), die nach Therapieende feststellbar sind, wobei der Behandlungserfolg auch in einem ausreichenden zeitlichen Abstand nach Behandlungsende überprüft werden muss (Katamneseforschung), um die Stabilität des Behandlungsergebnisses beurteilen zu können (vgl. z.B. von Rad u. Senf 1986).

Als beispielhaft für die Auseinandersetzung mit dem Thema Ergebnisevaluation bzw. dessen praktische Umsetzung in konkrete Evaluationsstudien kann der Bereich der Psychosomatischen Rehabilitation angesehen werden. Dies hängt sicherlich auch damit zusammen, dass sie ihre allgemeine Effektivität und Effizienz im Vergleich zu den somatischen Disziplinen bereits sehr viel früher nachweisen musste (vgl. Wille et al. 1997). So können heute etwa die „Zauberberg-Studien" (Psychosomatische Klinik Schömberg; vgl. z.B. Schmidt 1991, Nübling 1992), die BKK-Studie (Psychosomatische Klinik Bad Dürkheim; vgl. z.B. Zielke 1993) und die Berus-Studie (Zentrum für Verhaltensmedizin Berus; vgl. z.B. Broda et al. 1996; Bürger 1997) als deutsche Meilensteine für die Ergebnisevaluation in diesem Bereich angesehen werden. Dennoch gibt es auch hier bis heute keine Verständigung über die Kardinalfragen (Strategien, Methoden, Messverfahren, Kriterien) der Evaluationsbemühungen, wenngleich mittlerweile – national und international – eine ganze Reihe von Empfehlungen vorliegen (vgl. z.B. Fydrich et al. 1996; Grawe u. Braun 1993; Lambert 1994; Schulte 1993). Die Frage, anhand welcher Kriterien und anhand welcher Methoden der „Erfolg" bzw. das Ergebnis psychosomatisch-psychotherapeutischer Rehabilitationsbehandlungen beurteilt werden soll, wird nach wie vor kontrovers diskutiert.

18.5.1 Methoden der Veränderungsmessung

Fragen der *Veränderungsmessung* spielen in diesem Kontext eine zentrale Rolle. Nach Krauth (1981) versteht man darunter die Messung von Veränderungen einer oder mehrerer Variablen an einem Individuum. Veränderungsmessung wird dabei als die Abbildung intraindividueller Prozesse aufgefasst. Seidenstücker und Baumann (1978) unterscheiden dabei verschiedene Zugangsweisen, von denen wir die folgenden drei ausführlicher darstellen (vgl. Stieglitz u. Baumann 1994):

- die *indirekte* Veränderungserfassung (indirekte Veränderungsmessung),
- die *direkte* Veränderungserfassung (direkte Veränderungsmessung),
- die Beurteilung der *Therapiezielverwirklichung* (Zielerreichungsskalierung).

Indirekte Veränderungsmessung

Die indirekte, klassische Form der Veränderungsmessung (Beutler u. Crago 1983; measurement of change) erfolgt i.d.R. über die Bildung von Differenzen zwischen Statusbeurteilungen zweier unterschiedlicher Messzeitpunkte (die Differenz stellt also das Veränderungsmaß dar). Differenzwerte sind die in Studien am häufigsten verwendeten Veränderungsmaße, sie werden auch für die Evaluation der medizinischen Rehabilitation empfohlen (vgl. Kohlmann u. Raspe 1998). An der Bildung von einfachen Differenzwerten wurde aber immer wieder auch Kritik geübt (z. B. bzgl. Skalenabhängigkeit, Reliabilität, Regressionseffekte; vgl. zusammenfassend Stelzl 1982) und es wurden verschiedene Alternativen zur Schätzung der wahren Differenzen vorgeschlagen: unterschiedliche Regressions- oder Residualmaße, Korrelationsmaße oder die Berücksichtigung von Drittvariablen (vgl. z. B. Cronbach u. Furby 1970; Petermann et al. 1977). Baumann u. Stieglitz (1980) geben dabei zu bedenken, dass eine solche Schätzung höchstens von theoretischem Interesse ist, da in der Praxis bisher der Nachweis fehlt, dass man mit den kompliziert zu berechnenden und in Folge der Stichprobeneinflüsse Scheingenauigkeit vorspiegelnden „wahren Werten" zu präziseren und weitreichenderen Aussagen kommt (vgl. hierzu Stieglitz u. Baumann 1994). Wittmann (1988) hält die vorgeschlagenen Methoden zur Bestimmung der Reliabilität von Veränderungen für untauglich, da letzlich über Veränderungen in der Terminologie des der klassischen Testtheorie zugrundeliegenden Stabilitätskonzeptes gesprochen werde. Er hat vorgeschlagen, die Reliabilität von Veränderungen über die Messwiederholung von Differenzwerten zu bestimmen. Die Korrelation der Differenzen zweier paralleler Formen eines Tests stellt nach seiner Auffassung ein adäquateres Maß für die Schätzung von Veränderungsreliabilität dar. Ein Anschauungsbeispiel hierzu findet sich in Nübling (1992, S. 188 f).

Eine andere Vorgehensweise, die nur *einen* Meßzeitpunkt bei Therapieende benötigt, kann als quasi-indirekte Veränderungsmessung bezeichnet werden, da die Prä-Messung gewissermaßen retrospektiv (retrospektiver Vortest) erfolgt (vgl. auch Kohlmann u. Raspe 1998). Die Befragten müssen dabei ihren Zustand zu Beginn der Behandlung aus dem Gedächtnis beurteilen sowie im Anschluss daran den derzeitigen Status am Ende der Behandlung. Wie bei der direkten Veränderungsmessung kann die Differenz zwischen beiden Urteilen als Veränderungsmaß herangezogen werden. Auch mit diesem Verfahren bestehen eine Reihe ungelöster Probleme (u. a. Frage von sog. Response-Shifts). Diese Vorgehensweise ist allerdings ökonomisch und kann z. B. für Studien hilfreich sein, in denen keine Ausgangsdaten (Prätest) erhoben werden können (z. B. bei retrospektiv angelegten Designs).

Direkte Veränderungsmessung

Eine Alternative zur indirekten Veränderungsmessung stellt der Ansatz der *direkten Veränderungsmessung* (Beutler u. Crago 1983; improvement ratings) dar. Hierbei wird eine von der Person subjektiv erlebte Veränderung direkt eingestuft, wobei die Aussagen zur Umschreibung der Veränderung in Komparativform gekleidet sind (z. B. besser, schlechter). Baltissen u. Boucsein (1987) verwenden zur Unterscheidung beider Vorgehensweisen die Begriffe *Zustands-* und *Veränderungsskalierung*. Nach Deneke (1982) ist eine direkte Veränderungserfassung angemessener, weil der *intraindividuelle Vorher-Nachher-Vergleich* der Eigenart des menschlichen Urteilsprozesses, in Relationen wahrzunehmen und zu quantifizieren, am besten entspricht (vgl. auch Bereiter 1963). Unterschiede zur *indirekten* Erfassung von Veränderungen bestehen u.a. in folgenden Punkten (vgl. Stieglitz u. Baumann 1994):

1. *Anzahl der Messzeitpunkte*: Für eine indirekte Veränderungsmessung sind mindestens zwei, bei der direkten Veränderungsmessung ist nur ein Messzeitpunkt notwendig.
2. *Messabstand*: Für die indirekte Veränderungsmessung können kürzere Zeitintervalle (z.B. einige Tage) sinnvoll sein, für die direkte Veränderungsmessung sind kurze Zeitabstände weniger geeignet.
3. *Messwerte:* Bei der indirekten Veränderungsmessung handelt es sich um abgeleitete Messwerte (z.B. Differenzwerte), bei der direkten um direkt zu bestimmende Veränderungswerte.
4. *Messvorgang*: Während die Indikatoren der Änderung bei der indirekten Veränderungsmessung auf zwei unabhängigen Messungen basieren, bestehen die Veränderungsaussagen der direkten Veränderungsmessung aus den retrospektiven Angaben über den Umfang und die Richtung der Veränderung eines Merkmals innerhalb eines bestimmten Zeitraums.

Der Ansatz der direkten Veränderungsmessung fand im deutschen Sprachbereich erst in den letzten zehn bis 15 Jahren intensiver Eingang in die Forschung. In diesem Zeitraum wurden eine Reihe empirischer Untersuchungen durchgeführt sowie Untersuchungsinstrumente entwickelt, die dem Ansatz der direkten Veränderungsmessung verpflichtet sind (vgl. die Übersicht bei Stieglitz u. Baumann 1994). Es handelt sich dabei durchweg um *Selbstbeurteilungsverfahren*. Auch der Ansatz von Schmidt et al. (1987) bzw. Wittmann und Schmidt (1983) zur Konstruktion sog. *multipler Ergebniskriterien*, der im Feld der psychosomatischen Rehabilitation entwickelt wurde, basiert im Wesentlichen auf dem Prinzip der Veränderungsskalierung (s.u.). Trotz verschiedener noch nicht gelöster Probleme (z.B. Abhängigkeit von Gedächtnisleistungen, Gefahr von Antworttendenzen, Unklarheit über das Ausgangsniveau) stellt das Feld der direkten Veränderungsmessung ein eigenständiger Ansatz mit einer spezifischen Betrachtungsebene dar (vgl. Stieglitz u. Baumann 1994). Er sollte nicht, wie Kohlmann und Raspe (1998) dies jüngst für die medizinische Rehabilitation vorgeschlagen haben, pauschal als ungeeignet eingestuft werden. Es kann zwar beobachtet werden, dass Outcome-Einschätzungen auf der Grundlage direkter Veränderungsmessung häufig nur mäßig mit Differenzmaßen korrelieren und oft zu „günstigeren“ bzw. „besseren“ Veränderungquoten führen als solche auf der Basis der indirekten Methode. Bei diesen Phänomenen stellen sich allerdings einige methodische Fragen (z.B. Vergleichbarkeit der Messdimensionen hinsichtlich Inhalt und Breite, Vergleichbarkeit der zugrundeliegenden Zeitfenster, Änderungssensitivität bestimmter Verfahren, klinische vs. statistische Signifikanz etc.), die bislang im Bereich der Rehabilitation nicht hinreichend untersucht sind. Mit Baltissen u. Boucsein (1987) kann gefordert werden, dass diesem Ansatz in zukünftigen Untersuchungen eher stärkere Beachtung geschenkt werden sollte.

Zielerreichungsskalierung

Die dritte Zugangsweise, die Beurteilung der *„Therapiezielverwirklichung“*, faßt verschiedene Ansätze zusammen (vgl. im Überblick Scholz 1989; Roecken 1984), in denen versucht wird, einen Ausgangszustand (z.B. bei Therapiebeginn) mit einem Zielzustand (z.B. bei Therapieende oder 1 Jahr nachher) zu verbinden und die Zielerreichung abzubilden. Das bekannteste Verfahren ist dabei das *Goal Attainment Scaling* (GAS). Das Verfahren stammt aus der Psychotherapieforschung und stellt einen Ansatz *einzelfallbezogener* und *zielorientierter* Erfolgsmessung dar (Kiresuk et al. 1994; Roecken 1984). Das GAS wurde auch im deutschsprachigen Bereich in verschiedenen Studien eingesetzt (vgl. z.B. Kordy u. Scheibler 1984; Roecken u. Weis 1987). Weitere Möglichkeiten individuumszentrierter, zielorientierter Veränderungmessung stellen die Konstruktion sog. *Persönlicher Fragebogen* (PF; vgl. im Überblick Scholz 1989) bzw. *individualisierter Outcomeskalen* dar (vgl. Hansson et al. 1987).

In der Rehabilitation kann eine therapiezielorientierte Ergebnisbetrachtung darin bestehen, zu Beginn einer Maßnahme individuelle Reha-Ziele zu definieren (z.B. bestimmte funktionale oder psychosoziale Parameter, die sich verändern sollen; diese können z.B. über relevante Messdimensionen aus psychometrischen Fragebogen operationalisiert werden) und zugleich Kriterien für die Veränderungsbewertung (z.B. Veränderungsrichtung, Ausmaß der bedeutsamen Veränderung) festzulegen. In die individuelle Ergebnisbewertung gehen dann nur solche Parameter ein, die beim Rehabilitanden vorab als Reha-Ziele bzw. als Indikatoren derselben definiert waren.

Für den Bereich der medizinischen Rehabilitation wurde das Verfahren der „zielorientierten Ergebnismessung“ (ZOE-Verfahren, Gerdes 1998) vorgeschlagen. Dabei wird davon ausgegangen, dass die Rehabilitation meist eine sehr breit gefächerte Zielstruktur aufweist, weshalb üblicherweise viele unterschiedliche Zielparameter (bzw. Variablen) erhoben werden müssen. Da viele dieser Parameter für einen Teil der Patienten keine Relevanz für die Behandlung besitzen (z.B. wenn die entsprechenden Werte unauffällig sind bzw. kein Befund vorliegt), „verwässert“ eine Betrachtung im Rahmen „üblicher“ Veränderungsmessung (z.B. Mittelwertsvergleiche) die Ergebnisse. Das ZOE-Verfahren soll dieses Problem lösen, indem auf der Grundlage eines Patientenprofils bei Aufnahme (gemessen über IRES (Indikatoren des Reha-Status, Gerdes u. Jäckel 1995) individuell relevante Reha-Ziele (bezogen auf die IRES-Skalen) durch den behandelnden Klinikarzt definiert und in der Folge für die jeweilige Skala nur noch jene Patienten in die Mittelwertsvergleiche einbezogen werden, für die bei Aufnahme eine Zieldefinition vorliege. Bei Anwendung des ZOE-Verfahrens lassen sich nach Gerdes (1998) „deutlich bessere Effekte“ als bei konventioneller Auswertung nachweisen. Das ZOE-Verfahren wurde in der medizinischen Rehabilitation mit viel Beachtung aufgenommen, es wurde aber auch fundierte Kritik daran geübt (z.B. Zwingmann 1996, 1998; Zwingmann u. Maier-Riehle 1999). So sind, da es sich mit der Zieldefinition faktisch um eine Extremgruppenbetrachtung handelt, Regressionseffekte wahrscheinlich und auch die Bewertung der Effektstärken nach Cohen (1988, zit. nach Gerdes 1998) in „niedrige", „mittlere" und „starke" Effekte ist in diesem Zusammenhang nicht unproblematisch.

18.5.2 Messen und Bewerten

Vor dem Hintergrund der beschriebenen Arten von Veränderungmessung kann Ergebnisevaluation über die Vorgänge „Messen" und „Bewerten" definiert werden. In diesem Kontext unterscheiden Kordy u. Scheibler (1984) allgemeine, gruppenspezifische und individuelle Mess- und Bewertungsstrategien, welche – je nachdem, wie sie miteinander „verknüpft" werden – zu unterschiedlichen Evaluationsstrategien führen. Während in der bisherigen Evaluationsforschung die „klassischen" Ansätze (z.B. Mehr-Punkt-Erhebungen im Sinne der indirekten Veränderungsmessung bei Gruppen von Patienten nach einem eher allgemeinen bzw. gruppenspezifischen Paradigma) dominieren, sehen z.B. Strupp u. Bergin (1969, S. 58) drei Möglichkeiten der *individuellen* Evaluation von Therapieergebnissen:

- Bei allen Patienten werden die gleichen Kriterien erfasst (allgemeine Messstrategie), doch die Veränderungen einzelner Merkmale, deren Ausmaß und Richtung, werden individuell beurteilt.
- Bei verschiedenen Fällen werden unterschiedliche eventuell standardisierte Messverfahren eingesetzt, die dem jeweiligen Problem des Patienten angemessen sind (z.B. Angstfragebogen bei einer Angstneurose oder Depressivitätsskala bei einer Depression). Die Bewertung der Ergebnisse erfolgt wiederum individuell.
- Für jeden Patienten werden individuelle Erfolgskriterien entwickelt.

Letzteres Vorgehen würde z.B. dem Prinzip des Goal-Attainment-Scalings (GAS) entsprechen. Alle Konzepte einer zielorientierten, individualisierten Ergebnisbewertung basieren letztlich auf der Überlegung, dass für die Patienten, die in einer Klinik ein Therapieangebot erhalten, *unterschiedliche Ausgangsbedingungen* gegeben sind, die sich etwa in der Variation der Schwere und/oder Art der Erkrankung oder Fähigkeitsstörungen ausdrücken (vgl. WHO-Modell der Krankheitsfolgen). Unter dieser Prämisse sind dann auch Veränderungen im Befinden oder Verhalten der Patienten nach der Therapie *unterschiedlich* zu bewerten. Das heißt, die Bewertung eines Behandlungsergebnisses als Erfolg oder Misserfolg soll in Abhängigkeit von den individuellen Ausgangsbedingungen und den sich daraus ergebenden Therapiezielen erfolgen.

18.5.3 Auswahl der Ergebniskriterien

Eine wichtige Voraussetzung für die Bewertung von Rehabilitationseinrichtungen bzw. -maßnahmen stellt die *Auswahl der Ergebniskriterien (KR-Box)*, d.h. der für die Ergebnisbeurteilung relevanten Merkmalsbereiche bzw. der zu ihrer Erfassung zu verwendenden Assessment-Verfahren dar.

Behandlungsergebnisse sind abhängig von der Zielsetzung der Maßnahmen und meinen für die unterschiedlichen am Rehabilitationsprozess Beteiligten durchaus unterschiedliches. Insbesondere bei der Planung einer Studie müssen deshalb die Zielkriterien von Stakeholdern entsprechend dem oben skizzierten Datenbox-Modell erhoben bzw. eruiert werden, die dann eine Basis sein können für übergreifende Kriterienmaße (s. u.).

Für die Festlegung relevanter Kriterienbereiche ist ein Systematisierungsversuch zur Einschätzung des Erfolgs von Rehabilitationsmaßnahmen von Schuntermann (1988) bzw. Schuntermann und Koch (1987) vorgelegt worden. Sie schlagen auf der Grundlage des WHO-Modells des Behinderungsprozesses (vgl. WHO 1980, zit. n. ebd.) einen Vier-Ebenen-Ansatz vor, nach dem der Erfolg eines Heilverfahrens hinsichtlich jeder dieser Ebenen beurteilt werden kann bzw. sollte. Sie unterscheiden:

1. Die *rehabilitationsmedizinische Ebene* (Ebene I): Begrenzung bzw. Verringerung des körperlichen und/oder psychischen Schadens und der Funktionsstörungen (sofern reversibel) im Sinne von Impairments, der funktionellen Einschränkungen im Sinne von Disabilities sowie der Beeinträchtigungen im Sinne von Handicaps sowie Verbesserung der psychischen Fähigkeiten und Fertigkeiten zur Bewältigung der Belastung durch chronische Krankheit und Vermeidung von Risikofaktoren.
2. Die *Ebene der sozialmedizinischen Leistungsbeurteilung* (Ebene II): verbesserte Leistungs- und Arbeitsfähigkeit bzw. positives Leistungsbild.
3. Die *Ebene der rentenrechtlichen Beurteilung der Erwerbstätigkeit* (Ebene III): Abwendung einer Berufs- oder Erwerbsunfähigkeit bzw. Überführung einer Erwerbsunfähigkeit in eine Berufsunfähigkeit (Abschwächung).
4. Die *sozialepidemiologische Ebene* (Ebene IV): Eingliederungserhalt sowie Wiedereingliederung ins Erwerbsleben (unabhängig von Arbeitslosigkeit).

Diese Systematisierung fokussiert Ziele der Rehabilitation der Rentenversicherung. Für Krankenkassen sind z. B. eher Kriterienbereiche wie die Reduktion von Medikamenteneinnahmen, von Arztbesuchen oder von Krankenhaustagen von herausragender Bedeutung. Aus Sicht der Patienten können beispielsweise die subjektiv erlebte Veränderung des Gesundheitszustandes, des Umgangs mit Konflikten und Problemen des Alltags, der Arbeits- und der Lebenszufriedenheit, der Zufriedenheit mit (einer bestehenden oder neuen) Partnerschaft etc. wesentliche Ergebniskriterien sein. Therapeutenseitig sind eher Aspekte wie z. B. eine verbesserte Ich-Stärke, ein verbessertes Selbstbewusstsein, Veränderungen im Bereich des Gesundheitsverhaltens, die Erhöhung sozialer Kompetenzen oder die Motivierung für eine ambulante, nachsorgende Behandlung von Bedeutung. Eine umfassendere Ergebnisbeurteilung sollte auch solche Outcomekriterien mit einbeziehen.

Im Sinne des Aggregationsansatzes können *singuläre Kriterien* zu einem *multiplen Ergebniskriterium* zusammengefasst werden (vgl. Schmidt et al. 1987). *Singuläre Ergebniskriterien* entsprechen dabei der – einmaligen oder wiederholten – Erfassung von Veränderungsinformation hinsichtlich bestimmter, spezifischer Einzelmerkmale (z. B. die Veränderung des Körpergewichts bei Anorexie-Patienten). Im Sinne der klinisch eher banalen Vorstellung, dass beim *individuellen* Patienten eine Vielzahl von Einzelkriterien zusammen beobachtet und beurteilt werden müssen, um die Ergebnisqualität einschätzen zu können, repräsentieren *multiple Ergebniskriterien* die Idee, unterschiedliche Veränderungsinformationen zu kombinieren bzw. zusammenzufassen (vgl. Schmidt 1991; Schmidt et al. 1987; Wittmann 1990). Sie stellen den Versuch dar, mehrere Einzelindikatoren (einzelne Veränderungsinformationen) für jeden Rehabilitanden zu einem Gesamtindex der „Ergebnisqualität" (= Kriteriumsskala) zusammenzufassen (für jeden Patienten kann also ein individueller Skalenwert ermittelt werden). Im Sinne des Indikatorenkonzepts ermöglichen multiple Kriterien eine umfassendere und reliablere Abbildung der Ergebnisqualität individueller Behandlungen. Methodisch liegt das Prinzip der Datenaggregation zugrunde, wodurch die Reliabilität und Generalität (Konstruktvalidität) des Kriteriums erhöht werden soll. Wittmann (1987) bzw. Schmidt (1991) halten multiple Ergebniskriterien für die *geeigneten Kriterien zur längerfristigen Bewertung von medizinischen Rehabilitationsbehandlungen.* Zur Generierung von Veränderungsinformationen – die „aggregiert" werden – können dabei theoretisch sowohl Verfahren der *indirekten* als auch der *direkten* Veränderungsmessung herangezogen werden. Beispiele für praktikable und ökonomische Ergebnisskalen (sog. EMEKs = *e*inmalig erfasste *m*ultiple *E*rgebnis*k*riterien) auf der Basis von 1-Punkt-Erhebungen wurden im Rahmen von umfassenden Programmevaluationsstudien bereits entwickelt und psychometrisch überprüft (z. B. Schmidt 1991; Schmidt et al. 1987, 1995; Nübling et al. 1994, 1999).

Die nachfolgend dargestellte Ergebnisskala EMEK 27, die im Rahmen der Zauberberg-II-Studie entwickelt wurde, stellt ein *Beispiel* für ein solches Vorgehen dar.

Mutiples Ergebniskriterium (EMEK 27), Einzelkomponenten[1]
- Befinden zum Katamnesezeitpunkt.
- Veränderung von
  - Lebensqualität,
  - körperlicher Verfassung,
  - seelischer Verfassung,
  - Leistungsfähigkeit,
  - Beschwerden,
  - Umgang alltägliche Belastungen,
  - Lebensführung bezüglich Gesundheit,
  - Medikamentenkonsum,
  - Beziehung Bezugspersonen,
  - Beziehung zum Partner,
  - Familienleben,

[1] Anzahl der Komponenten: 27 „Items", Verrechnung: jede Komponente mit 1/0; (1 = positiv bewertbarer Aspekt; 0 = negativ bewertbarer oder unveränderter Aspekt)

- Arbeitsfähigkeit,
- Anzahl der Arztbesuche (prä/post),
- AU-Zeiten (prä/post),
- Krankenhaustage (prä/post),
- Wohlbefinden,
- Umgang mit Problemen,
- Fähigkeit zur Selbsthilfe,
- Ertragen von Enttäuschungen,
- Zurechtkommen mit Arbeit,
- Belastbarkeit,
- Auskommen mit Mitmenschen,
- Leben können mit Einschränkungen,
- Ausgeglichenheit.

Die Skala basiert auf katamnestischen Patientenangaben - im vorliegenden Fall zwölf Monate nach Entlassung -, die per Katamnesefragebogen erhoben wurden. Sie umfasst 27 Veränderungsinformationen (EMEK-Komponenten; vgl. s. o.), die zu einem Gesamtscore aufsummiert werden (s. u.); die Veränderungsinformationen werden weitgehend durch „direkte Veränderungsmessung" erhoben. Die Inhalte der multiplen Kriterien reichen von gesundheitsbezogenen Veränderungsinformationen im engeren Sinne (körperliche und seelische Verfassung, Gesundheitszustand, Beschwerden), über bewältigungsbezogene Merkmale (Umgang mit Problemen, Fähigkeit zur Selbsthilfe), Veränderungen in sozialen Beziehungsvariablen (Bezugspersonen, Partner, Familie) bis hin zu monetär bewertbaren Kriterien (z. B. Veränderung der Anzahl von Arztbesuchen, AU-Zeiten, Medikamentenkonsum). Die einfachste Berechnungsalternative besteht darin, jede Komponente in eine Dummy-Variable (0/1-Variable) umzuformen wird und diese zu einer Skala additiv zu verknüpfen. Jede positive Veränderung wird dabei mit einer 1, alle anderen Werte mit einer 0 verrechnet. Die Skala EMEK 27 kann demzufolge Werte zwischen 0 (keine einzige positive Veränderung) und 27 (alle Komponenten haben sich positiv verändert) aufweisen. Patienten mit *hohen Skalenwerten* zeigen dann eine höhere bzw. *„günstigere" „Ergebnisqualität"* als Patienten mit niedrigeren Skalenwerten (vgl. Schmidt 1991, Nübling u. Schmidt 1998). EMEK 27 ist hochreliabel (Cronbachs alpha bei allen bisherigen Stichproben >90). Eine erste *Validierung* erfolgte im Rahmen von prospektiven Evaluationsstudien, insbesondere der Zauberberg-II-Studie (vgl. z. B. Schmidt et al. 1995; Nübling u. Schmidt 1998). Es zeigte sich, dass die untersuchten katamnestischen multiplen Ergebniskriterien jeweils hochsignifikant und plausibel korrelieren mit Testwertveränderungen, gleichzeitig erfassten (Status-)Merkmalen sowie gleichzeitig erfassten (singulären) Fremdeinschätzungen der Veränderung. Diese Ergebnisse sind zum jetzigen Zeitpunkt noch als explorativ und vorläufig zu bewerten.

Die Weiterentwicklung und vertiefende, methodenkritische empirische Überprüfung des Konzepts der multiplen Ergebniskriterien ist derzeit Gegenstand eines Projektes im Rahmen des Rehabilitationswissenschaftlichen

Forschungsverbundes Freiburg/Bad Säckingen (Schmidt et al. 1998b). Auf der Grundlage gegenwärtig vorliegender Empfehlungen und Realisierungsvorschläge (s.o.) sollen hierin unterschiedliche Zugangsweisen zur Abbildung der Ergebnisqualität empirisch erprobt und miteinander verglichen werden. Nach Abschluss der auf drei Jahre angelegten Studie soll es anhand des Simultanvergleichs unterschiedlicher Strategien der Ergebnismessung möglich sein, eine umfassendere Nützlichkeitsbewertung multipler Ergebniskriterien vorzunehmen.

Literatur

Ajzen I, Fishbein M (1980) Understanding attitudes and predicting social behavior. Prentice Hall, Englewood-Cliffs

Baltissen R, Boucsein W (1987) Vergleichende Untersuchungen zur Zustandsskalierung und Veränderungsskalierung bei der Beurteilung subjektiver Stresswirkungen in psychophysiologischen Experimenten. Zeitschrift für Differentielle und Diagnostische Psychologie 8: 1–23

Barth M (1989) Evaluation der Inanspruchnahme medizinischer Maßnahmen zur Rehabilitation. Forschungsberichte des Psychologischen Instituts, Nr. 58. Freiburg, unveröff.

Baumann U, Seidenstücker G (1977) Zur Taxonomie und Bewertung psychologischer Untersuchungsverfahren bei Psychopharmakaprüfungen. Pharmakopsychiatrie 10: 165–175

Baumann U, Stieglitz RD (1980) Ein Vergleich von vier Beschwerdenlisten. Archiv für Psychiatrie und Nervenkrankheiten 229: 145–163

Bereiter G (1963) Some persisting dilemmas in the measurement of change. In G.W. Harris (Ed.), Problems in measuring change. Wisconsin University Press, Madison S 3–20

Beutler LE, Crago M (1983) Self-report measures of psychotherapy outcome. In Lambert MJ, Christensen ER, DeJulio SS (Eds) The assessment of psychotherapy outcome. Wiley, New York, S 453–497

Broda M, Bürger W, Dinger-Broda A, Massing H (1996) Die Berus-Studie. Zur Ergebnisevaluation der Therapie psychosomatischer Störungen bei gewerblichen Arbeitnehmern. Verhaltensmedizin heute (Schriftenreihe des Wissenschaftsrates der AHG). Westkreuz-Verlag, Berlin

Brunswick E (1956) Perception and representative Design of psychological experiments. University of California Press, Berkeley

Bürger W (1997) Arbeit, Psychosomatik und medizinische Rehabilitation. Eine Längsschnittuntersuchung. Hans Huber, Bern

Campbell DT, Fiske DW (1959) Convergent und discriminant validation by multitrait-multimethod matrix. Psychol. Bull. 56: 81–105

Cattell RB (1966) Handbook of multivariate experimental psychology. Rand McNally, Chicago

Cook TD, Campbell DT (1979) Quasi-experimentation. Design and analysis issues for field settings. Rand McNally, Chicago

Cronbach LJ (1957) The two disciplines of scientific psychology. Am Psychologist 12: 671–684

Cronbach LJ, Furby L (1970) How we should measure „change" – or should we? Psychological Bulletin 74: 60–80

Deneke FW (1982) Analytische Gruppentherapie. Verlag für Medizinische Psychologie, Göttingen

Engel GL (1977) The need for a new medical model: A challenge for biomedicine. Science 196: 129–136

Fahrenberg J (1982) Probleme der Mehrebenen-Beschreibung und Prozess-Forschung. Forschungsberichte des Psychologischen Instituts Nr. 8, Freiburg/Br.

Fahrenberg J (1984) Methodische Überlegungen zur Mehrebenen-Prozess-Forschung. In: Baumann U (Hrsg) Psychotherapie: Makro-/Mikroperspektive. Hogrefe, Göttingen, S 198–222

Fahrenberg J (1987a) Multimethodale Diagnostik - eine Einleitung. Diagnostica 33: 185–187
Fahrenberg J (1987b) Zur psychophysiologischen Methodik: Konvergenz, Fraktionierung oder Synergismen? Diagnostica 33: 272–287
Fishbein M, Ajzen I (1975) Belief, attitude, intention and behavior: An introduction to theory and research. Addison-Wesley, Reading, Mass.
Fiske DW (1978) Strategies for personality research. Jossey-Bass, San Francisco
Fiske DW (1987) On understanding our methods and their effects. Diagnostica 33: 188–194
Fydrich T, Laireiter AR, Saile H, Engberding M (1996). Diagnostik und Evaluation in der Psychotherapie: Empfehlungen zur Standardisierung. Zeitschrift für Klinische Psychologie 25(2): 161–168
Gerdes N (1998) Rehabilitationseffekte bei „zielorientierter Ergebnismessung". Ergebnisse der IRES-ZOE-Studie 1996/97. Dt. Rentenversicherung, Heft 3-4: 217–238
Gerdes N, Jäckel WH (1995) Der IRES-Fragebogen für Klinik und Forschung. Rehabilitation 34: XIII-XXIV
Graham JW, Donaldson SI (1993) Evaluation interventions with differential attrition: The importance of non-response mechanisms and use of follow-up data. Journal of Applied Psychology 78: 119–128
Graham JW, Hofer SM, Piccinin AM (1994) Analysis with missing data in drug prevention research. In: Collins LM, Seitz L (Eds) Advances in data analysis for prevention intervention research (NIDA Research Monograph no. 142). National Institute on Drug Abuse, Washington, DC
Graham JW, Hofer SM, Donaldson SI, MacKinnon DP, Schafer JL (1997) Analysis with missing data in prevention research. In: Bryant KJ, Windle M, West SG (Eds) The Science of prevention. APA, Washington, DC
Grawe K, Braun U (1994) Qualitätskontrolle in der Psychotherapiepraxis. Zeitschrift für Klinische Psychologie 23(4): 242–267
Hansson L, Berglund M, Öhman R (1987) Individualized measures of outcome versus standardized rating scales in evaluation of in-hospital psychiatric treatment. Acta Psychiatrica Scandinavica 75: 275–282
Howard KI, Krause MS, Orlinsky DE (1986) The attrition dilemma: Toward a new strategy for psychotherapy research. Journal of Consulting and Clinical Psychology 54: 106–110
Kazdin AE (1994) Methology, design and evaluation in psychotherapy research. In: Bergin AE, Garfield SL (Eds) Handbook of psychotherapy and behavior change. 4th Ed. Wiley, New York, S 19–71
Kiesler DJ (1977) Experimentelle Untersuchungspläne in der Psychotherapieforschung. In: Petermann F, Schmook E (Hrsg) Forschungsfragen in der klinischen Psychologie. Huber, Bern, 106–147
Kiresuk TJ, Smith A, Cardilllo JE (1994) Goal Attainment Scaling: Applications, Theory, and Measurement. Lawrence Erlbaum, Hillsdale, N.J.
Köhnken G, Seidenstücker G, Baumann U (1979) Zur Systematisierung von Methodenkriterien für Psychotherapiestudien. In: Baumann U, Berbalk H, Seidenstücker G (Hrsg) Klinische Psychologie: Trends in Forschung und Praxis. Band 2. Huber, Bern, S 72–128
Kohlmann T, Raspe H (1998) Zur Messung patientennaher Erfolgskriterien in der medizinischen Rehabilitation: Wie gut stimmen „indirekte" und „direkte" Methoden der Veränderungsmessung überein? Rehabilitation 37, Suppl. 1: S30–S37
Kordy H, Scheibler D (1984) Individuumsorientierte Erfolgsforschung: Erfassung und Bewertung von Therapieeffekten anhand individueller Behandlungsziele. Teil 1: Gibt es in der Ergebnisforschung eine „Lücke" für individuumsorientierte Verfahren? Zeitschrift für klinische Psychologie und Psychotherapie 32: 218–233
Krauth J (1981) Statistische Methoden zur Veränderungsmessung. In: Baumann U, Berbalk H, Seidenstücker G (Hrsg) Klinische Psychologie. Trends in Forschung und Praxis (Band 4). Huber, Bern, S 98–131
Lambert MJ (1994) Use of Psychological Tests for Outcome Assessment. In: Maruish ME (Ed) The Use of Psychological Testing for Treatment Planning and Outcome Assessment. Lawrence Erlbaum, Hillsdale, NJ, S 75–97
Little RJA, Rubin DB (1987) Statistical analysis with missing data. Wiley, New York

Lösel F, Wittmann WW (1989) The relationship of treatment integrity and intensity to outcome criteria. In: Conner RF, Hendricks M (Eds) International innovations in evaluation methodology. Jossey-Bass, San Francisco, S 97–107

Maatz E, Schmidt J (1998) Psychosomatische Rehabilitation von Patienten mit chronisch-entzündlichen Darmerkrankungen – Erste Ergebnisse der Gengenbacher CED-Studie. In: Verband Deutscher Rentenversicherungsträger (Hrsg): Interdisziplinarität und Vernetzung. DRV-Schriften Band 11. VDR, Frankfurt, 462–463

Meyerberg J, Nübling R, Oppl M (1998) Kurzfristige Behandlungsergebnisse psychosomatischer Rehabilitation mit integrativem Behandlungskonzept. Vortrag auf dem 1. Bad Herrenalber Psychotherapie-Symposium, 18.4.1998 in Bad Herrenalb

Möller HJ, Benkert O (1980) Methoden und Probleme der Beurteilung der Effektivität psycho-pharmakologischer und psychologischer Therapieverfahren. In: Biefang S (Hrsg) Evaluationsforschung in der Psychiatrie. Enke, Stuttgart, S 64–128

Nübling R (1992) Psychotherapiemotivation und Krankheitskonzept. Zur Evaluation psychosomatischer Heilverfahren. Verlag für Akademische Schriften VAS, Frankfurt/Main

Nübling R, Puttendörfer J, Schmidt J, Wittmann WW (1994) Längerfristige Ergebnisse psychosomatischer Rehabilitation. In: Lamprecht F, Johnen R (Hrsg): Salutogenese. Ein neues Konzept in der Psychosomatik ? VAS, Frankfurt a. M., S 254–270

Nübling R, Schmidt J (1998) Interne Qualitätssicherung in der stationären psychosomatischen Rehabilitation. Erfahrungen mit einem „zweigleisigen Modell". In: Laireiter AR, Vogel H (Hrsg) Qualitätssicherung in der Psychotherapie – Ein Werkstattbuch. DGVT-Verlag, Tübingen

Nübling R, Schmidt J, Wittmann WW (1999) Längerfristige Ergebnisse psychosomatischer Rehabilitation. Psychother Psychosom med Psychol 49

Pawlik K (1976) Modell- und Praxisdimensionen psychologischer Diagnostik. In: Pawlik K (Hrsg) Diagnose der Diagnostik. Kohlhammer, Stuttgart, S 13–43

Petermann F (1989) Einzelfallanalyse. Urban und Schwarzenberg München

Petermann F, Hehl FJ, Schneider W (1977). Veränderungsmessung im Rahmen der klassischen Testtheorie. In: Petermann F (Hrsg) Methodische Grundlagen Klinischer Psychologie. Beltz, Weinheim, S 129–154

Rad M von, Senf W (1986) Ergebnisforschung in der Psychosomatischen Medizin. In: Uexküll T (Hrsg) Lehrbuch der psychosomatischen Medizin (3. Auflage). Urban & Schwarzenberg, München, S 361–378

Richards JM (1975) A simulation study of the use of change measures to compare educational programs. American Educational Research Journal 12: 299–311

Roecken S (1984) Goal Attainment Scaling. Eine Methode zur Evaluation psychotherapeutischer Maßnahmen (Forschungsbericht Nr. 14). Freiburg: Psychologisches Institut der Albert-Ludwigs-Universität

Roecken S, Weis J (1987) Erfahrungen bei der Anwendung von Goal Attainment Scaling (GAS) in der Evaluation einer psychiatrischen Übergangseinrichtung. Zeitschrift für Klinische Psychologie 16: 158–173

Schmidt J (1991) Evaluation einer psychosomatischen Klinik. VAS, Frankfurt/Main

Schmidt J, Bernhard P, Wittmann WW, Lamprecht F (1987) Die Unterscheidung zwischen singulären und multiplen Ergebniskriterien. Ein Beitrag zur Kriterienproblematik in der Evaluation. In: Lamprecht F (Hrsg), Spezialisierung und Integration in Psychosomatik und Psychotherapie. Springer, Berlin, S 293–299

Schmidt J, Nübling R, Lamprecht F, Schmid-Ott G, Wittmann WW (1992) Effects of psychosomatic rehabilitation. Paper presented at the 1st Baltic Sea Conference on Psychosomatics and Psychotherapy, Kiel, 16.–19. 9. 1992

Schmidt J, Nübling R, Wittmann WW (1995) Praktikable Möglichkeiten der Messung von Ergebnisqualität im Rahmen der Qualitätssicherung: Erfahrungen mit multiplen Ergebniskriterien im Bereich der psychosomatischen Rehabilitation. In: Verband Deutscher Rentenversicherungsträger (Hrsg) Zusammenarbeit von Forschung und Praxis. DRV-Schriften Band 5. Frankfurt, VDR, S 71–73

Schmidt J, Nübling R, Schmiedek F, Wittmann WW (1998a) Data attrition in longitudinal research: Questions, answers, and solutions given in the Magic Mountain research projects. Paper presented on the 6th European Congress on Research in Rehabilitation, Berlin, 31. 5.–4. 6. 1998

Schmidt J, Nübling R, Wittmann WW (1998b) Erfassung der Ergebnisqualität stationärer psychosomatischer Rehabilitationsbehandlungen - Vergleich unterschiedlicher Evaluationsstrategien und Entwicklung neuer Messinstrumente. Unveröffentlichter Projektantrag

Schmiedek F, Schmidt J, Wittmann WW, Nübling R (in Vorb.) Datenverlust in längsschnittlichen Psychotherapiestudien. Konzeptuelle und datenanalytische Problem- und Lösungsmöglichkeiten

Scholz OB (1989) Therapieplanung des Einzelfalles - Voraussetzungen, Methoden, Anwendungen. In: Petermann F (Hrsg) Einzelfallanalyse 2. Auflage. Oldenbourg, München, S 264–283

Schulte D (1993) Wie soll Therapieerfolg gemessen werden? Zeitschrift für Klinische Psychologie 22 (4): 374–393

Schuntermann MF (1988) Konzepte zur Beurteilung medizinischer Rehabilitationsmaßnahmen durch die Rentenversicherungsträger. Dt. Rentenversicherung, 4–5: 238–265

Schuntermann MF, Koch U (1987) Erfolgsparameter medizinischer Rehabilitationsmaßnahmen. Öff Gesundh-Wesen, 49: 136–141

Seidenstücker G, Baumann U (1978) Multimethodale Diagnostik. In: Baumann U, Berbalk H, Seidenstücker G (Hrsg) Klinische Psychologie: Trends in Forschung und Praxis. Bd.1. Huber, Bern, S 134–182

Seidenstücker G, Baumann U (1987) Multimodale Diagnostik als Standard in der Klinischen Psychologie. Diagnostica 33: 243–258

Seligman MEP (1995) The effectiveness of psychotherapy. The Consumer Reports Study. American Psychologist 50: 965–974

Smith NL (1980) The feasibility and desirability of experimental methods in evaluation. Evaluation and Program Planning 3: 251–256

Stelzl I (1982) Fehler und Fallen der Statistik. Huber, Bern

Stieglitz RD, Baumann U (1994) Veränderungsmessung. In: Stieglitz HD, Baumann U (Hrsg) Psychodiagnostik psychischer Störungen. Enke, Stuttgart, S 21–36

Strupp HH, Bergin AE (1969) Some empirical and conceptual bases for coordinated research in psychotherapy. J. Psychiatry 7: 18–90

Süß HM (1988) Evaluation von Alkoholismustherapie. Huber, Bern

Verband Deutscher Rentenversicherungsträger VDR (1996) Rahmenkonzept zur medizinischen Rehabilitation in der Rentenversicherung. Empfehlungen des Verbandes Deutscher Rentenversicherungsträger. Deutsche Rentenversicherung 10–11/96: 633–665

Westmeyer H, Hannemann J, Nell V, Völkel U, Winkelmann K (1987) Eine Monotheory-Multimethod Analyse: Plädoyer für einen deduktivistischen Multiplismus. Diagnostica 33: 227–242

Wille G, Irle H, Klosterhuis H, Nischan P (1997) Psychosomatik - trotz „Sparpaket" ein zentraler Bereich der medizinischen Rehabilitation. Praxis Klinische Verhaltensmedizin und Rehabilitation 1013–1021

Wittmann WW (1977) Faktorenanalytische Modelle, Methodenstudien und Probleme der Reproduzierbarkeit. Dissertation, Phil. Fak., Univ. Freiburg

Wittmann WW (1985) Evaluationsforschung. Springer, Berlin

Wittmann WW (1987) Grundlagen erfolgreicher Forschung in der Psychologie: Multimodale Diagnostik, Multiplismus, multivariate Reliabilitäts- und Validitätstheorie. Diagnostica 33: 209–226

Wittmann WW (1988) Multivariate reliability theory. Principles of symmetry and successful validation strategy. In: Nesselroade JR, Cattell RB (Eds) Handbook of multivariate experimental psychology. Plenum, New York, S 505–560

Wittmann WW (1989) Grundfragen der Evaluation in der Prävention. In: Vogel HR (Hrsg) Prävention und deren ökonomische Effizienz. Fischer, Stuttgart, S 8–26

Wittmann WW (1990) Brunswik-Symmetrie und die Konzeption der Fünf-Datenboxen - Ein Rahmenkonzept für umfassende Evaluationsforschung. Zschr Päd Psychol 4: 241–251

Wittmann WW (1995a) Evaluation in der Rehabilitation: Methoden, Ergebnisse, Folgerungen für die Praxis. In: Siek K, Pape FW, Blumenthal W, Schmollinger M (Eds) Erfolgsbeurteilung in der Rehabilitation. Universitätsverlag, Ulm, S77–88

Wittmann WW (1995b) Wie ist Psychotherapie messbar? Konzepte und Probleme der Evaluation. In: Fachverband Sucht (Hrsg) Qualitätssicherung in der Rehabilitation Abhängigkeitskranker. Geesthacht, Neuland, S 29–53

Wittmann WW, Schmidt J (1983) Die Vorhersagbarkeit des Verhaltens aus Trait-Inventaren. Theoretische Grundlagen und empirische Ergebnisse mit dem Freiburger Persönlichkeitsinventar (FPI). Forschungsberichte des Psychologischen Instituts Nr. 10, Freiburg i.Br.
Wittmann WW, Schmidt J, Nübling R, Schmiedek F (1998) Modeling Selection into treatment dosage and data attrition in the Magic Mountain Longitudinal Program Evaluiation Study. Paper presented on the 6th European Congress on Research in Rehabilitation, Berlin, 31.5.–4.6.1998
Zielke M (1993) Wirksamkeit stationärer Verhaltenstherapie. PVU, München
Zwingmann C (1996) Zielorientierte Ergebnismessung: Klinische Relevanz und Regression zur Mitte. In: VDR (Hrsg) Evaluation in der Rehabilitation. DRV-Schriften Band 6. VDR, Frankfurt, S 405–406
Zwingmann C (1998) Zielorientierte Ergebnismessung. Teil II. Vortrag auf dem Methodenworkshop des Rehabilitationswissenschaftlichen Forschungsverbundes Freiburg/Bad Säckingen, 10./11.12.1998 in Freiburg
Zwingmann C, Maier-Riehle B (1999) Eingruppen-Prä-Post-Design: Kritische Anmerkungen. In: VDR (Hrsg): Reha-Bedarf – Effektivität – Ökonomie. DRV-Schriften Band 12. VDR, Frankfurt, S 114–116

KAPITEL 19

Prozessevaluation und Verlaufsanalysen

19

F. PETERMANN

19.1 Einleitung

Ein Hauptanliegen der Reha-Forschung besteht in der Planung und Durchführung von Wirksamkeitsstudien. Es ist ein unumstrittener Konsens, dass dies idealerweise durch experimentelle Kontrollgruppendesigns mit Messwiederholung zu leisten ist. Veränderungsmessung wird hier in der Definition der Effektstärke zum tragenden Konzept: Es werden mehrere Gruppen (z. B. Treatment- und Kontrollgruppe) zu verschiedenen Zeitpunkten (z. B. vor und unmittelbar nach einer Reha-Maßnahme sowie nach einem halben und/oder ganzen Jahr nach Abschluss der Maßnahme) hinsichtlich der gleichen Outcome-Variablen untersucht und verglichen. Diese Untersuchungsform weist den höchsten Grad an Validität auf (Cook u. Campbell 1979).

Die medizinische Rehabilitation beschäftigt sich im Wesentlichen mit der Anwendung komplexer Interventionen und zielt durch Forschungsaktivitäten darauf ab, diese Verfahren zu optimieren. Optimierung bedeutet dabei:
- geeignetere Interventionsverfahren zu entwickeln,
- bestehende Verfahren für die Rahmenbedingungen der Rehabilitation maßzuschneidern und
- gezieltere Interventionen für umschriebene Patientengruppen anzubieten.

Solche Entscheidungen müssen auf der Evaluation des Rehabilitationsprozesses und der Analyse von Rehabilitationsverläufen basieren; die Methoden der Planung und Auswertung solcher Studien werden unter dem Begriff „Veränderungsmessung“ zusammengefasst (vgl. Petermann u. Waldmann 1996); die Veränderungsmessung repräsentiert die gemeinsame Strategie aller methodischen Zugänge zur interventionsbezogenen Reha-Forschung (vgl. Beitrag von Waldmann in diesem Band).

19.1.1 Ziele der Veränderungsmessung

Mit Fragestellungen zur Veränderungsmessung möchte man Bedingungs- und Zustandsänderungen in Abhängigkeit von Wirkfaktoren erfassen. Um solche Fragestellungen beantworten zu können, untersucht man wiederholt Merkmale zur Kennzeichnung einer Stichprobe. Viele Fragestellungen der Rehabilitationswissenschaften lassen sich als Veränderungshypothesen formulieren, wobei man durch Ansätze zur Veränderungsmessung sehr unterschiedliche Ziele bearbeiten kann (s. die folgenden Ausführungen).

Entwicklungsanalyse. Deskription von Verläufen, z. B. Zerlegung einer Messreihe in verschiedene inhaltlich deutbare Komponenten wie stabiler Trend, Periodik/saisonale Schwankungen und einen Zufallsanteil; solche Daten liegen oft in klinischen Messreihen vor (z. B. Herzschlagabstände, psychophysiologische Belastungsmaße; vgl. Langewitz 1996).

Wirkungsanalysen, Effizienzanalysen, Prozessevaluation. Destillation der Ursachen für bestimmte Verläufe, z. B. Nachweis eines verbesserten Gesundheitszustandes durch Interventionsstudien, Vergleich zweier Maßnahmen in der Nachhaltigkeit eines Effektes.

Profilanalyse. Differenzierung von individuen- und gruppenspezifischen Verläufen, z. B. im Rahmen der Indikationsforschung. Eine Indikation wird idealerweise dadurch begründet, dass der Krankheitsverlauf unter Behandlung dem Verlauf ohne Behandlung prognostisch gegenübergestellt wird.

Bedeutungsanalyse. Bewertung von Prozessen und ihren Determinanten (Evaluation im engeren Sinne), z. B. durch Analyse von Bedarfs- und Kostenentwicklungen. Evaluationsstudien münden immer in eine Entscheidung, nicht notwendigerweise in eine wissenschaftliche Erklärung.

Diese Auflistung illustriert die vielfältigen Ziele der Veränderungsmessung, wobei auf der inhaltlichen Ebene völlig unterschiedliche Bereiche betroffen sein können; so können sich die Aussagen zum Beispiel auf einen verbesserten Gesundheitszustand, eine erhöhte Lebensqualität, eine optimierte Bewältigungskompetenz, eine reduzierte Risikoexposition oder sozialmedizinische Erfolgsmaße beziehen (vgl. den Beitrag von Bullinger und Ravens-Sieberer in diesem Band).

19.1.2 Relevanz der Veränderungsmessung für die Reha-Forschung

Ein entscheidender Beitrag der Veränderungsanalyse besteht in der Fundierung von Indikationsregeln. Eine Indikation im medizinischen Sinne basiert insofern auf Kenntnis oder Vermutung von Verläufen, als sie die Risiken und Nutzen einer Intervention abwägt, indem sie den Verlauf „ohne Intervention" dem Verlauf „mit Intervention" gegenüberstellt. Deskriptive Verlaufsanalysen bilden also idealerweise einen Bestandteil der Wissensbasis, aufgrund derer Indikationen gestellt werden. Vergleichende Veränderungsanalysen nach der Logik von Kontrollgruppendesigns legitimieren ein solches Vorgehen.

Eine andere wichtige Fragestellung der Rehabilitationsforschung betrifft sogenannte Abbruch-Kriterien und Stop-Zeiten. Hierunter versteht man den Tatbestand, dass nach einer bestimmten Rehabilitationsdauer (= Förderzeit) oder nach der Durchführung bestimmter Maßnahmen (z. B. Krankengymnastik, Patientenschulung) bereits das Reha-Ziel stabil erreicht ist. In einem solchen Fall könnte man mit einem geringeren zeitlichen Aufkommen und einem beschränkteren Katalog von Maßnahmen das gesteckte Ziel erreichen. Es ist weiter zu fragen, ob es eine besonders ideale Reihenfolge der Förderschritte gibt (z. B. zuerst Patientenschulung, dann Sporttherapie; vgl. Petermann 1997a).

Eine *mikroanalytische Prozessevaluation* zeigt dem Rehabilitationsforscher auf, welche Interventionsbausteine besonders wichtig sind und zu welchem Zeitpunkt man sie besonders effektiv einsetzen kann.

In beiden Fällen kann man natürlich die weitergehende Frage stellen, ob ein solcher Sachverhalt durch die Einwirkung von Drittvariablen (z.B. die Reha-Motivation des Patienten) moderiert wird und ob sich über den Wertebereich dieser Variablen homogene Substichproben isolieren lassen, für die dann aufgrund dieser Ergebnisse unterschiedliche Rehabilitationspläne erstellt werden können.

Auf der *makroanalytischen Ebene* werden verlässliche Entwicklungs- und Prognosemodelle benötigt, um die Bedarfs- und Angebotsentwicklung optimal regulieren zu können und gegebenenfalls Systemänderungen anzuregen. Aus den periodisch vorliegenden Statistiken des Rehabilitationssystems lassen sich bestimmte Prozessmodelle schätzen, welche sich unmittelbar auf rehabilitationswissenschaftliche Fragestellungen beziehen lassen (Überlebenszeiten, Dauer bis Wiedereintritt in den Erwerbsprozess, Rückfallwahrscheinlichkeiten etc., vgl. auch den Beitrag von Wegscheider in diesem Band).

19.2 Veränderungs- und Prozesshypothesen

Fragestellungen zur Veränderungsmessung müssen in testbare Annahmen über den Verlauf (die Effekte) einer Intervention umgesetzt werden; solche Annahmen kann man global als Veränderungs- und Prozesshypothesen bezeichnen. Studien zur Testung solcher Veränderungshypothesen müssen besonders gut geplant werden, wobei das gewählte Design bestimmte Anforderungen erfüllen muss. Der erste und wesentlichste Schritt bei der Entscheidung für ein Design betrifft die Frage danach, was sich eigentlich verändert und wie dies durch die Auswahl von Messvariablen und durch Hypothesen zu deren zeitlicher Entwicklung operationalisiert werden kann. Man kann daher den oben angeführten Katalog auch für einen inhaltlichen Gegenstand oder auch eine rehabilitationswissenschaftlich relevante Fragestellung heranziehen. Nimmt man als Beispiel aus der psychosomatischen Rehabilitation die Therapie einer psychosomatischen Erkrankung (z.B. eine somatoforme Störung mit massiven krankheitsbezogenen Ängsten) einschließlich einer länger andauernden Phase der beruflichen Reintegration, lassen sich die unten aufgeführten Zielgrößen einer Veränderungsanalyse bestimmen.

A. Eine Intensität (Merkmals-Ausprägung):
- Innerhalb einer Person: Intraindividuelle Veränderung, die Angst wird weniger stark.
- Zwischen Personen (1): Interindividuelle Veränderung, Unterschiede in der Ängstlichkeit nivellieren sich in der Gruppentherapie; es kann sich auch die Heterogenität der intraindividuellen Entwicklungen verändern.
- Zwischen Personen (2): Das über die Gruppe bestimmte mittlere Angstniveau hat sich im Vergleich zur Kontrollgruppe positiv verändert.

B. Eine Qualität (Merkmals-Definition):
- Angst schlägt in Aggression um.

C. Eine Frequenz (Merkmals-Häufigkeit):
- Relativ, d.h. im Zeitbereich: Angst tritt weniger oft auf.
- Dekomponiert, d.h. im Frequenzbereich: Angst tritt periodisch auf, jedoch zyklisch verändert, z.B. längere angstfreie Phasen.

D. Eine Dauer:
- Relativ zur Kohorte: Die Zeit bis zur ersten Angstattacke bei sozialem Druck bei 25- im Vergleich zu 40-jährigen.
- Relativ zum Messzeitpunkt oder kumulativ: Die Zeit zwischen Phasen der Zustandsverschlimmerung wird kürzer mit der Anzahl dieser Phasen.

E. Ein Maß oder Derivat:
- Es ändert sich die Dimensionalität oder Faktorstruktur verschiedener Merkmale.
- Es verändert sich die Vergleichbarkeit von Personen in verschiedenen Subgruppen aufgrund ihrer Ähnlichkeit in unterschiedlichem Ausmaß.
- Es verändert sich die Klassifikationsgüte eines Zuweisungs- bzw. Indikationsmodells, die Vorhersagegüte eines Prognosemodells oder allgemein die Zusammensetzung eines erfolgreichen Regressionsmodells.
- Es verändert sich die Struktur eines anhand der empirisch ermittelten Zusammenhänge in den Variablen angepassten theoretischen Bedingungs- oder Kausalmodells (z.B. nach dem LISREL-Ansatz).
- Es verändern sich letztlich auch die Parameter der Veränderung selbst. So kann sich ein Chronifizierungsprozess in verschiedenen Gruppen durch die Gabe oder Vorenthaltung einer Intervention unterschiedlich positiv auswirken oder negativ niederschlagen.

19.3 Veränderungsdesign

Alle veränderungssensitiven experimentellen Designs hier aufzuführen, würde den Rahmen dieses Beitrags sprengen; aus diesem Grund wird auf die einschlägige Literatur verwiesen (Cook u. Campbell 1979; Spector 1980, Waldmann 1997). Es soll aber im Folgenden auf einige Probleme hingewiesen werden, die für Veränderungsdesigns typisch sind; diese sollten bei der Planung einer Wirksamkeitsstudie unbedingt berücksichtigt werden. Sie entstammen dem bekannten Katalog der Validitätskriterien von Cook und Campbell (1979) und werden hier hinsichtlich der Veränderungssensitivität spezifiziert. Im Anschluss werden einige Gruppen- und Einzelfalldesigns zur Veränderungsanalyse diskutiert.

19.3.1 Prozessspezifische Validitätsprobleme

Nach Cook u. Campbell (1979) lassen sich mindestens sieben Faktoren benennen, die die Validität einer Veränderungsstudie beeinträchtigen.

Reifung. Zunächst muss man davon ausgehen, dass durch Reifung (Gesundung, Heilung) natürliche Veränderungen beim Patienten ablaufen, die die Interventionseffekte überlagern. Bei manchen chronischen Erkrankungen treten zum Beispiel Spontan-Remissionen auf, die dazu führen, dass ein Interventionseffekt völlig überschätzt wird. Am besten lassen sich solche Effekte bei großen Stichproben durch eine Zufallszuweisung in Interventions- und Kontrollgruppen überprüfen; bei kleineren Stichproben muss man die Vergleichbarkeit der Gruppen durch Zuordnungsverfahren (z. B. Parallelisierung) gewährleisten.

Zeiteinflüsse. Neben der Intervention können zwischen den Messungen unkontrollierte Faktoren und Ereignisse einwirken und die Interventionseffekte überlagern. Wenn diese Störeinflüsse individuell verschieden wirksam sind, wird außerdem die Fehlervarianz erhöht und die experimentelle Präzision sinkt gerade bei kleinen Stichproben. Wird zum Beispiel der Rehabilitationserfolg über Belastungsmaße (Schweregrad einer Erkrankung) oder beschwerdefreie Tage erfasst, so wird bei manchen, saisonal moderierten Krankheiten (z. B. Asthma, Neurodermitis, Rheuma) das mögliche Ausmaß der Verzerrung besonders deutlich.

Mortalität/Stichprobenschwund. Bei mehreren, sich über längere Zeiträume erstreckenden Messwiederholungen wird immer eine gewisse Zahl von Abbrechern auftreten. Wenn sich deren Zahl nicht zufällig, das heißt im Erwartungswert gleich, über alle Gruppen verteilt, ist anzunehmen, dass sich Gruppen in den ursächlichen Variablen systematisch unterscheiden (Therapieerwartung, Angst etc.). Dementsprechend wird die Fehlervarianz in den Effektmaßen erhöht, und der statistische Test bewertet im Extremfall ein Artefakt.

Testeffekte. Selbstverständlich kann auch die Datenerhebung selbst die Messwerte beeinflussen. So können starke emotionale Reaktionen auslösende Messungen durch die damit verbundene Erhöhung unspezifischer Erregung anschließende Funktions- und Fähigkeitsprüfungen verzerren. Der Unterschied von Interventions- und Kontrollgruppe auf einem Effektmaß kann auch dadurch beeinflusst werden, dass behandelte Personen eben durch die Behandlung für die Nachmessung sensibilisiert werden.

Statistische Regression. Als typisches Problem jeder Veränderungsmessung bezeichnet die „Regression zur Mitte" den statistischen Messwiederholungseffekt, nach dem Personen mit hohem Ausgangsniveau im Messwert eines Effektmaßes allein durch die mangelnde Reliabilität des Messinstrumentes bei der Folgemessung eher einen weniger extremen, zur Mitte tendierenden Wert erzielen. Die Wahrscheinlichkeit dieses Effekts vermindert sich, wenn das Effektmaß durch mehrere Indikatoren erfasst wird oder mehrere Meßwiederholungen eingeführt werden (vgl. Petermann 1978; Raykov 1994).

Instrumentation. Natürlich müssen diagnostische Instrumente die bekannten Gütekriterien wie Objektivität, Reliabilität und Validität erfüllen. Aber auch dann treten Probleme auf: Gerade in Messwiederholungsdesigns ist es wahrscheinlich, dass sich die Fähigkeiten der Patienten mit der Zeit durch Übung verbessern - oder aber sich durch Unkonzentriertheit aufgrund von Motivationseffekten wie beispielsweise Sättigung verschlechtern. In beiden Fällen ist der in der klassischen Testtheorie angenommene „wahre Wert" von Einflüssen überlagert, die nichts mit Treatmenteffekten zu tun haben. Ein dem Regressionseffekt verwandtes Problem sind außerdem die Boden- und Decken-Effekte bei den Skalen des Messinstrumentes. So können Personen, welche bei der vorangegangenen Messung bereits Werte im Skalenrandbereich aufweisen, kaum noch Weiterentwicklungen in dieselbe Richtung angeben (mangelnde statistische Veränderungssensitivität der Skala).

Wechselwirkung zwischen Behandlungen. Es ist offensichtlich, dass parallele oder sich überschneidende Behandlungen die Validität beeinträchtigen. Je weniger strukturiert und standardisiert das Setting einer Studie gestaltet ist, desto weniger genau lassen sich die Effekte einer gezielten Intervention zuschreiben. Vor allem in der stationären Rehabilitation kumulieren verschiedene, vielfach in ihrer Einzelwirkung nicht evaluierte Interventionsbausteine (Sporttherapie, Klimaeffekte, Patientenschulung, Pharmakotherapie, Entspannungs- und Psychotherapie etc.). Maximal lässt sich in der medizinischen Rehabilitation eine Aussage über die summierten Effekte treffen; unklar bleibt jedoch, ob bei allen Patienten in gleicher Weise die Komponenten zusammenwirken und ob auf der individuellen Ebene sogar negative Wechselwirkungen auftreten.

19.3.2 Experimentelle Gruppendesigns

Pre-Post-Designs. Die einfachste Form eines Veränderungsdesigns ist die Messung einer Variablen in einem Pre- und einem Posttest, mit oder ohne Kontrollgruppe. Ein ebenso einfaches Konzept für einen Effekt besteht darin, den Pretest-Wert vom Posttest-Wert zu subtrahieren und die resultierende Differenz entweder an einem Streuungsmaß oder an der entsprechenden Differenz einer Kontrollgruppe zu normieren. In der Testtheorie darf die Debatte, ob Differenzwerte zur Schätzung des Effekts herangezogen werden sollen, als entschieden gelten (vgl. Raykov 1994):

- In solche Werte wird der Reliabilitätsmangel beider Originalwerte übertragen, sie hängen von der Pre-Post-Korrelation ab.
- Sie verändern sich mit den Skaleneigenschaften der zugrunde liegenden Messinstrumente.
- Sie unterliegen der Regression zur Mitte.

Es wurden diverse Alternativen vorgeschlagen (Petermann 1978), z. B.
- Standardisierung vor der Differenzenbildung,
- sogenannte „wahre“ Differenzwerte,
- die Verwendung von Regressionsresidualen (Cronbach u. Furby 1970) sowie
- eine Mischung aus alledem in Form der kovarianzanalytischen Bereinigung der Posttest-Werte um die Pretest-Werte (Pedhazur u. Pedhazur 1991).

In der Regel aber werden in der klinischen Forschung die intuitiven Differenzwerte des einfachen Pre-Post-Vergleichs verwendet. Die Wahl eines Veränderungsindexes ist kein technisches Problem, sondern reflektiert vor allem die methodologische Schwierigkeit, ein substantielles und empirisch fassbares Konzept von Veränderung zu definieren.

Die beste Einsicht in Veränderungsmuster erhält man durch Designplots, in denen einfach die Mittelwerte der verschiedenen Untersuchungsgruppen bezüglich der interessierenden abhängigen Variablen gegen den Messzeitpunkt abgetragen werden. Auf diese Weise werden Ergebnismuster einer Untersuchung schon vor der formalen, statistischen Auswertung sichtbar und können die Modell- und Testwahl empirisch unterstützen.

Ein „günstiges“ Ergebnismuster für ein Pre-Post-Kontrollgruppendesign ist eine hohe Mittelwertdifferenz im Posttest von Kontrollgruppe zu Treatmentgruppe und eine vernachlässigbar kleine Differenz von Pre- zu Posttest-Mittelwert in der Kontrollgruppe, wobei von vergleichbaren Pretest-Werten beider Gruppen ausgegangen wird. Das Wort „und“ weist darauf hin, dass eine Interaktion von Treatmentfaktor (Gruppenzugehörigkeit) und Messwiederholung gefordert ist. Andernfalls könnte ja der Fall paralleler Trends in beiden Gruppen auftreten, sodass sich auch unbehandelte Patienten positiv verändern und sich eine Behandlung erübrigt. Diverse Variationen dieses „Scheren“-Musters beschreiben Cook und Campbell (1979) ausführlich; am geläufigsten sind die in Abb. 19.1 dargestellten Muster.

Die hier sichtbaren Veränderungsmuster werden formal durch die F-Tests einer zweifaktoriellen Varianzanalyse mit Messwiederholung auf ihre statistische Signifikanz hin überprüft.

Es sind allerdings Situationen denkbar, in denen der Verzicht auf einen Pretest ratsam oder gar notwendig ist:
- Wenn aufgrund inhaltlicher Überlegungen erwartet werden kann, dass sich das Phänomen eher qualitativ als numerisch verändert, würde der Posttest etwas anderes messen als der Pretest. Eine Differenzenbildung wäre dann sinnlos.
- Ein Pretest könnte mit der Behandlung interagieren (differentielle Sensitivierung) und zu einer Verzerrung führen. Effekte wären dann nicht mehr oder nicht mehr ausschließlich der Behandlung zuzuschreiben.
- Es kann der Fall eintreten, dass eine Testung prinzipiell nur einmal vorgenommen werden kann, weil der Vorgang des Testens oder das Bewusstsein des Getestet-Werdens das Phänomen quasi zerstört und keine Parallelform des Testes in hinreichend maskierender Form verfügbar ist.

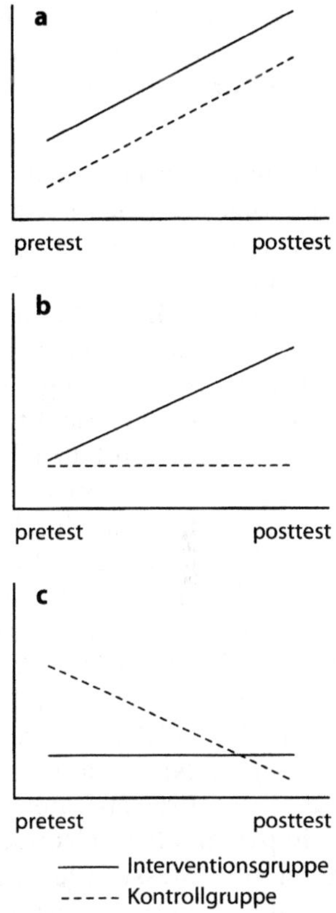

Abb. 19.1 a–c. Veränderungsmuster im Kontrollgruppendesign mit Messwiederholung.
a Parallele Trends = kein Therapieeffekt

b Differentielle Veränderung: Verbesserung der Interventionsgruppe durch den Therapieeffekt

c Switching means: im Vortest überlegene Interventionsgruppe sinkt unter das Kontrollgruppenniveau

Zeitreihendesigns. In folgenden Fällen kann das klassische Pre-Post-Design auf ein Zeitreihendesign (ein Design mit vielen wiederholten Messungen) erweitert werden:

A. Vor und nach einem Treatment werden weitere Beobachtungspunkte angesetzt.
B. Die Wirkung mehrerer Treatments im Zeitverlauf soll analysiert werden.

Effekthypothesen in gruppen-basierten kurzen Zeitreihendesigns betreffen unter anderem

- das mittlere Niveau der Posttest-Reihe oder das Niveau in einigen, nach inhaltlichen Überlegungen gesetzten Intervallen des gesamten Posttest-Zeitraumes (Amplitude des Effekts)
- die Persistenz einer zunächst festgestellten Differenz; entweder aufgefasst als Zeitraum bis zum Auftreten der ersten oder einer Folge statistisch insignifikanter Differenzen zu je einem benachbarten Posttest-Zeitpunkt oder aufgefasst als Differential der Abschwächung oder des Verschwindens eines Effekts (Stabilität des Effekts)
- darin gewissermaßen bereits enthalten die unterschiedliche Dispersion des Post-Prozesses (Variabilität des Effekts)

- die unterschiedliche Dauer vom Interventionszeitpunkt bis zur Messbarkeit oder Signifikanz eines Effekts (Latenz des Effekts)
- die Form als Effekt der interpretierten Differenz im Niveau beider Reihen.

Der sicherlich einfachste Parameter eines Trends ist die Steigung einer Regressionsgeraden; man passt sowohl eine Baseline (Phase der Vorbeobachtung ohne Intervention) als auch eine Kurve für die Posttest-Entwicklung an und vergleicht dies über alle Gruppen. Eine Einführung in diese Thematik bieten McDowall et al. (1980) sowie Schmitz (1987).

Der größte Vorteil von Mehrfachmessungen des Kriteriums liegt in der Kontrolle von Reifung und statistischer Regression. Die Hinzunahme von Kontrollgruppen erlaubt weiterhin die Kontrolle von außerexperimentellen Zeiteinflüssen und Erhebungseffekten, da alle damit verbundenen Störungen auf beide Gruppen gleichermaßen einwirken.

Prozessanalysen durch Zeitreihendesigns stellen mehr als eine Erweiterung des klassischen Pre-Post-Designs um weitere Beobachtungszeitpunkte dar. So kann man sowohl der Gesamtheit der Pretest- als auch der Posttest-Werte jeweils auf dem Wege der allgemeinen Kurvenanpassung eine Trendlinie anpassen und einen „Bruch“ in der resultierenden Gesamtkurve in der zeitlichen Nähe der Intervention als Indikator des Effekts interpretieren. Ohne eine solche Kontrolle des Trends in den Daten liefe man Gefahr, den Anstieg im Niveau aufgrund der einfachen Extrapolation von Regelmäßigkeiten in den Pretest-Daten für einen Effekt zu halten (McDowall et al. 1980).

Experimentelle Gruppendesigns werden in der Regel durch Varianzanalysen mit Messwiederholungsfaktoren ausgewertet, wenn die abhängigen Variablen metrisch erfasst werden konnten (Bortz 1993), und durch verschiedene nonparametrische oder tabellenanalytische Verfahren, wenn von ordinalem oder nominalem Messniveau ausgegangen werden muss (Bortz u. Lienert 1998).

Eine wichtige Rolle bei der Überprüfung des „Wirkungsverlaufs“ von Interventionen und bestimmter klinisch interessanter Parameter im Reaktionsverhalten des Patienten spielen Transferfunktionsanalysen. Bei kategorialen Daten bietet sich zum Beispiel die Überprüfung verschiedener Markov-Modelle an.

19.3.3 Einzelfalldesigns

Obwohl die Einzelfallmethodik in der Rehabilitationsforschung vielfältig einsetzbar wäre, wurde sie hier bislang kaum zur Kenntnis genommen; eine Ausnahme bildet lediglich der psychotherapeutisch/verhaltensmedizinisch orientierte Bereich der Rehabilitation (vgl. Petermann 1997b). Hier liegen Erfahrungen für die Effektkontrolle von psychotherapeutischen Ansätzen und die Wirksamkeitsanalyse der psychosomatischen Versorgung vor.

Im Gegensatz zu den Gruppenvergleichen erfolgt bei Einzelfall- oder Klein-N-Analysen eine Messfehlerkontrolle durch Replikation über die

Messwiederholungen, während die Generalisierbarkeit durch Replikation der gesamten Studie über N oder unter variierten Bedingungen gesichert werden soll.

Dieser Abschnitt beschränkt sich auf den Typ der einzelfallorientierten Interventionsstudie oder der sogenannten explikativen Einzelfallanalyse (Petermann 1996). Gemeint ist eine hypothesenprüfende, kontrollierte quasi-experimentelle Studie mit einem Patienten, bei dem ein Interventionseffekt abgebildet werden soll. In beiden Untersuchungsformen wird eine Effekthypothese durch Kontrastsetzung in ein Design umgesetzt, im Unterschied zum Gruppenvergleich erfolgt dies jedoch nicht durch intersubjektive, sondern durch intrasubjektive Bedingungsvariation.

Einige Probleme der Veränderungsmessung durch Gruppenvergleiche wie Regression zur Mitte etc. werden in der statistischen Modellierung von Einzelfallexperimenten mit hinreichend vielen Messwiederholungen durch die hohe zeitliche Auflösung der Verfahren kompensiert.

Nach Westmeyer (1996) konkurrieren beide Untersuchungsformen (Einzelfall-/Gruppenstudie) nicht, da sie sich auf verschiedene Arten von Hypothesen beziehen und daher nicht substituierbar sind. Genau dies wird aber durch die Annahme impliziert, dass Einzelfallbetrachtungen hauptsächlich dann indiziert seien, wenn aus „praktischen" Gründen zum Beispiel der Stichprobengewinnung und -erhaltung ein längsschnittlicher Gruppenvergleich mit hohem Replikationsfaktor nicht durchführbar ist (Einzelfallanalyse als „Surrogat einer empirischen Prüfstrategie im klinischen Bereich", Petermann 1996, S. 44).

Zwei Grundtypen von Einzelfalldesigns bilden die AB-Pläne und Multiple-Baseline-Versuchspläne, die analog den Gruppenvergleichen mit einfacher Meßwiederholung auf Kontrollzeitreihendesigns erweitert werden können. Der einfache Ausblendungsplan (ABAB-Plan) findet sich bei Campbell und Stanley (1963) als „equivalent time samples design". Durch Alternieren von Interventions- und Baselinephase wird eine Replikation des Effekts erreicht. Der Ausblendungsplan wird vor allem in der verhaltenstherapeutischen Forschung eingesetzt (z. B. Überprüfen von Kontingenz-Verstärkungsplänen, vgl. Fichter 1996). Bei den Multiple-Baseline-Designs werden mehrere Merkmale wiederholt registriert (= Vergleich mehrerer Zeitreihen), wobei das Einsetzen der Intervention zeitlich verschoben ist. Das Zielverhalten (positiver Befund auf allen Kriterien) wird hier schrittweise angenähert; das Kriterium kann auch im Eintreten des Effekts bezüglich eines Zielverhaltens in verschiedenen Situationen bestehen. Weitere Variationen des Multiplen-Baseline-Designs betreffen die quantitative Erweiterung (Anzahl der Kriterien und Interventionen), qualitative Erweiterungen durch Kombination (Einführung von Ausblendungsphasen in einzelne Zeitreihen) sowie die Veränderung des Lernprinzips (Reizdiskrimination statt Reaktionsdiskrimination: Design mit multiplen Kontingenzen). Interessant sind Multiple-Baseline-Designs auch für Effektivitätsstudien mit pharmakologischem Schwerpunkt (z. B. Wechsel und Interferenz von Medikationsphasen und medikationsfreier psychologischer Intervention).

Zur statistischen Auswertung von Einzelfallstudien mit vielen Messzeitpunkten (T>50) kommen fast alle Verfahren der Zeitreihenanalyse in Frage. Da das Hauptanliegen der Reha-Forschung in der Effektprüfung besteht (vgl. den Beitrag von Waldmann in diesem Band), sind in erster Linie Interventionsanalysen indiziert (McDowall et al. 1980; Möbus u. Nagl 1983). Zur Auswertung von Einzelfalldaten wurden multivariate Zeitreihenanalysen nach dem ARIMA-Ansatz diskutiert (vgl. Box et al. 1994). Mit solchen Modellen gelingt es, Interventionseffekte zu spezifizieren; neuere Analysemethoden liefern zusätzliche Informationen darüber, wie sich in einem Interventionsprogramm die Interventionsfolge optimieren lässt.

Zur Modellierung von Daten aus Multiple-Baseline-Designs können Verfahren für multiple Zeitreihen eingesetzt werden (Lütkepohl 1993). Langewitz (1996) referiert Beispiele für den Einsatz frequenzanalytischer Verfahren in verschiedenen Bereichen der Medizin. Grundsätzlich werden Parameter des Interventionseffekts nach dem gleichen, in der Regel linearen Regressionsmodell ausgewertet. Interventionsanalysen mit kategorialen Daten stellt Lindsey (1993) vor.

19.4 Perspektiven der Veränderungsmessung in der medizinischen Rehabilitation

Die Vorgaben zur Veränderungsmessung müssen sich zunächst an der Tatsache orientieren, dass Methoden wie die Einzelfallansätze in die Rehabilitationsforschung bisher kaum Eingang gefunden haben. Vorgeordnet sind Guidelines zur Studiendurchführung (= Anforderungskatalog an Studienprotokolle). In diesen Guidelines sollten folgende Angaben enthalten sein:

- Festlegung von Erhebungsverfahren, die sich als änderungssensitiv erwiesen haben.
- Angaben zu Standarddesigns zur Veränderungsmessung; so sollte man auf klassische Pre-Posttests verzichten und Drei- oder gar Vierzeitpunktmessungen anstreben, zumal klassische Kontrollgruppendesigns schwer realisierbar sind.
- Ein Dreizeitpunktdesign sollte zu Beginn, am Ende und zwölf Monate nach der Rehabilitationsmaßnahme Daten erheben; ein Vierzeitpunktdesign zu Beginn, am Ende sowie sechs und zwölf Monate nach der Reha-Maßnahme.
- Das Repertoire der möglichen Datenzugänge sollte auch Sekundärdaten beinhalten; diese bieten gerade für die Veränderungsmessung gute Perspektiven (vgl. Schleier-Langer 1991; Waldmann 1997).
- Neben den üblichen Feldstudien (als Panel) sind auch die Möglichkeiten von sogenannten Klein-N-Studien zu nutzen, die einen Umfang von fünf bis 20 Personen und vier bis acht Messwiederholungen aufweisen (vgl. Robinson u. Foster 1979); die Möglichkeiten von Einzelfallstudien dürften vor allem auf die Auswertung von Psychotherapiedaten, psychophysiologischen Daten und auf die Analyse von Gruppenprozessen in der psychosomatischen Rehabilitation beschränkt sein (vgl. Petermann 1996).

Sicherlich bietet die medizinische Rehabilitation in mancherlei Hinsicht gute Voraussetzungen für die Veränderungsmessung: Die stationäre Rehabilitation bildet einen idealen Zugang zu weitgehend homogenisierten Patientenpopulationen und die Dokumentationssysteme der Krankenkassen und Rentenversicherer ermöglichen prinzipiell einen Datenzugang, der für eine längerfristig angelegte Evaluation genutzt werden kann.

Literatur

Bortz J (1993) Statistik für Sozialwissenschaftler. Springer, Berlin

Bortz J, Lienert GA (1998) Kurzgefasste Statistik für die klinische Forschung. Springer, Berlin

Box GE, Jenkins GM, Reinsel GC (1994) Time series analysis: Fore-casting and control. Englewood Cliffs. Prentice Hall, NJ

Campbell DT, Stanley JC (1963) Experimental and quasi-experimental research on teaching. In: Gage NL (Ed) Handbook for research on teaching. Rand McNally, Chicago, S 71–246

Cook TD, Campbell DT (1979) Quasi-experimentation design and analysis issues for field settings. Rand McNally, Chicago

Cronbach LJ, Furby L (1970) How should we measure ‚change' – or should we? Psychological Bulletin 74: 68–80

Fichter M (1996) Versuchsplanung experimenteller Einzelfalluntersuchungen in der Psychotherapieforschung. In: Petermann F (Hrsg) Einzelfallanalyse. Oldenbourg, München, S 61–79

Langewitz W (1996) Zur Bedeutung der Analyse rhythmischer Prozesse in der klinischen Medizin. In: Petermann F (Hrsg) Einzelfallanalyse. Oldenbourg, München, S 284–306

Lindsey JK (1993) Models for repeated measurements. Oxford statistical science series, 10. Claredon Press, Oxford

Lütkepohl H (1993) Introduction to multiple time series analysis. Springer, Berlin

McDowall D, McCleary R, Meidinger EE, Hay AR (1980) Interrupted time series analyses. Sage Publications, Beverly Hills

Möbus C, Nagl W (1983) Messung, Analyse und Prognose von Veränderungen. In: Bredenkamp J, Feger H (Hrsg) Enzyklopädie der Psychologie, Band 5. Hogrefe, Göttingen S 239–470

Pedahazur J, Pedhazur L (1991) Measurement, design and analysis: an integrated approach. Erlbaum, Hillsdale

Petermann F (Hrsg) (1997a) Patientenschulung und Patientenberatung. 2. völlig veränd. und erweit. Auflage. Hogrefe, Göttingen

Petermann F (Hrsg) (1997b) Rehabilitation. Ein Lehrbuch zur Verhaltensmedizin. 2. erweit. Auflage. Hogrefe, Göttingen

Petermann F (Hrsg) (1996) Einzelfallanalyse. Oldenbourg, München

Petermann F (1978) Veränderungsmessung. Kohlhammer, Stuttgart

Petermann F, Waldmann HC (1996) Methoden der Rehabilitationsforschung. Zeitschrift für Klinische Psychologie, Psychiatrie und Psychotherapie 44: 305–338

Raykov T (1994) On two-wave measurement of individual change and initial value dependence. Zeitschrift für Psychologie 202: 275–290

Robinson PW, Forster DF (1979) Experimental psychology: A small-N-approach. Harper u. Row, New York

Schleier-Langer U (1991) Konzepte und statistische Methoden zur Bewertung von Rehabilitation durch die Rentenversicherungsträger auf der Grundlage von Sekundärdaten. Dissertation, Berlin

Schmitz B (1987) Zeitreihenanalyse in der Psychologie. Beltz, Weinheim

Spector PE (1981) Research Designs. Sage, Beverly Hills

Waldmann HC (1997) Sozialwissenschaftliche Methoden in der klinischen Forschung. Lang, Frankfurt

Westmeyer H (1996) Wissenschaftstheoretische Grundlagen der Einzelfallanalyse. In: Petermann F (Hrsg) Einzelfallanalyse. Oldenbourg, München, S 18–35

[illegible]

Literatur

[illegible]

Kapitel 20

Dokumentation und Katamnestik 20

M. Broda, U. Beckmann

20.1 Einleitung

Die Dokumentation hat in der stationären Rehabilitation durch frühzeitig eingeführte Dokumentationssysteme eine lange Tradition. Gefördert wurde diese Entwicklung durch zwei Interessenschwerpunkte: Zum einen benötigt der Leistungsträger Daten, die ihm Qualitätssicherung, Kosten-/Nutzenberechnung und Planung ermöglichen und die Basis zu einer soliden Berichterstattung liefern. Zum anderen ist den Rehabilitationseinrichtungen daran gelegen, möglichst rasch über Entwicklungen des behandelten Klientels informiert zu sein und somit die Möglichkeit zu haben, das vorgehaltene Angebot schnell auf die Nachfrage abzustimmen.

Hieraus ergeben sich die Zielsetzungen für eine Basisdokumentation medizinischer und psychosozialer Daten.

- *Klinikinterne Steuerung*: Die Daten der Basisdokumentation geben über die Zusammensetzung des Klientels, die Verteilung der Erstdiagnosen, Kostenträger oder Vorerkrankungsdauer Auskunft. Sie bilden eine wichtige Grundlage für klinikinterne Entscheidungen.
- *Optimierung therapeutischer Angebote*: Mit Hilfe der Basisdokumentation können in der Regel störungsbildspezifische Aussagen über Dosis-Wirkungsrelationen getroffen werden. Außerdem kann geprüft werden, ob und mit welchem Erfolg Patienten ihren Erkrankungen entsprechende Therapieangebote erhalten haben. Weiterhin können Aussagen darüber getroffen werden, ob sich die Angebotsstruktur im Einklang mit beispielsweise der sozialen Zusammensetzung des Klientels befindet (s.a. Broda u. Dinger-Broda 1995).
- *Argumentationshilfe gegenüber Kostenträgern oder politischen Instanzen*: Durch die schnelle Übersicht über Zusammensetzung und Entwicklungen im Klientel können in der Argumentation mit Trägern oder politischen Entscheidungsinstanzen wertvolle Hilfestellungen geleistet werden.
- *Qualitätssicherung*: Interne und externe qualitätssichernde Maßnahmen sollen durch eine weitgehend standardisierte Routinedokumentation unterstützt werden.
- *Forschung und Außendarstellung*: Indikations-, alters- oder auch geschlechtsspezifische Fragestellungen lassen sich mit der Basisdokumentation, ergänzt durch spezifische Instrumente, in der Regel ausreichend beantworten. Sie dienen als Grundlage für die Darstellung in der wissenschaftlichen, fachlichen Öffentlichkeit.

Die Routinedokumentation im Bereich der Rehabilitation wird ergänzt durch Katamnesestudie, die Zusammenhänge von Störungen und Symptomen mit psychosozialen Faktoren untersuchen. Da die universitären Forschungsvorstellungen bis heute oft für die Praxis zu aufwendig erscheinen, stellte sich die Aufgabe, handhabbare, leicht auszufüllende, knappe und verständliche Instrumente zu entwickeln, die die notwendigen Basisdaten über das behandelte Klientel abbilden.

20.2 Basisdokumentation in der Rehabilitation

20.2.1 Erfassungsbereiche und Adressaten

Eine Basisdokumentation soll die Möglichkeit eröffnen, über alle für Behandlungsangebot und -ergebnis relevanten Daten des behandelten Klientels zu verfügen und statistisch aufzuarbeiten. Um diese Daten erfassen zu können, sind Angaben zu unterschiedlichen, mit der Erkrankung möglicherweise in Verbindung stehenden Bereichen erforderlich.

Soziodemographische Variablen wie Alter, Geschlecht, Familienstand, Bildung und Beruf sind Bestandteile einer jeden Dokumentation von Basisdaten. Sie erlauben Aussagen über die soziale Zusammensetzung des Klientels.

Daten im Zusammenhang mit der Erkrankung vor Aufnahme in die stationäre Rehabilitation wie Ursache der Erkrankung, Erkrankungsdauer, Krankenhausaufenthalte, Vorbehandlungen und Anregung zur Rehabilitation (Einweiser) geben Aufschluss über Teile der stattgefundenen Patientenkarriere.

Sozialmedizinische Daten wie Arbeitsunfähigkeitszeiten, Berentungen, Grad der Behinderung oder Arbeitslosigkeit erlauben Aussagen zur Chronifizierung der Erkrankungen und der Einschränkung im sozialen und beruflichen Bereich.

Medizinische Diagnosen sollten sowohl für den somatischen Bereich als auch für den Bereich der psychiatrischen Diagnostik festgehalten werden.

Therapieziele sollten individuell formuliert und für jeden Patienten vor Beginn der Behandlung festgelegt werden.

Durchgeführte Therapiebausteine sollen in Quantität und Zusammensetzung festgehalten werden, um die Adäquatheit der Interventionen und die Dosis-Wirkungsrelation beurteilen zu können.

Einschätzung des Therapieerfolgs kann durch direkte Befragung, aber auch durch sozialmedizinische Parameter (Leistungsbeurteilung, Arbeitsfähigkeit bei Entlassung, Abgleich mit der arzt-/patientenorientierten Zielvorstellung) erfolgen.

Der Kostenträger benötigt über die rein medizinischen Informationen hinaus die *sozialmedizinische Bewertung der vorliegenden Gesundheitsstörungen*, um über weiterführende Leistungen entscheiden zu können. Als Träger der Rehabilitation muss er über Daten verfügen können, die ihm Qualitätssicherung, Kosten-/Nutzenberechnung und Planung ermöglichen und die Basis zu einer soliden Berichterstattung liefern. Die folgende Abb. 20.1 soll die verschiedenen Adressaten des Reha-Entlassungsberichts verdeutlichen.

20.2.2 Anforderungen vonseiten der Kostenträger

In allen von den Rentenversicherungsträgern belegten Rehabilitationskliniken soll ein bundesweit vergleichbarer Qualitätsstandard eingehalten werden. Als gemeinsame Dokumentationsgrundlage wird seit dem 1.1.1997 der „ein-

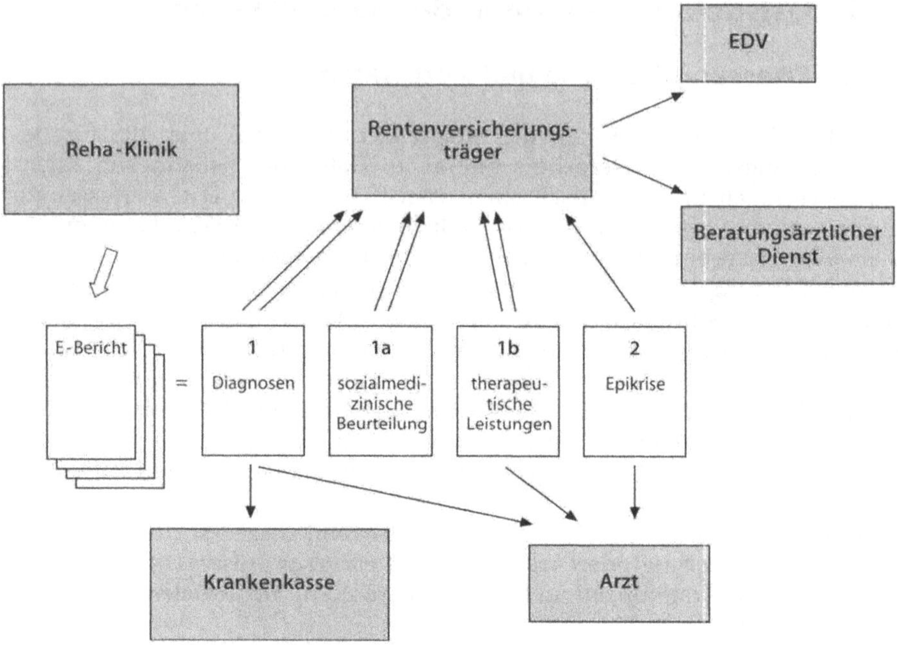

Abb. 20.1. Zentrales Entlassungsberichtsverfahren eines Rentenversicherungsträgers – Instrument der Rehadokumentation

heitliche Entlassungsbericht in der medizinischen Rehabilitation der gesetzlichen Rentenversicherung" eingesetzt. Das Konzept hierzu entspricht den Empfehlungen der Reha-Kommission (Verband Deutscher Rentenversicherungsträger 1992). Die Einführung einer einheitlichen Dokumentationslogik und gemeinsamer Dokumentationsstandards soll einerseits die Datenqualität verbessern und andererseits eine vergleichbare Berichterstattung sichern.

Zur Erleichterung der Dokumentation wurde ein „Leitfaden zum einheitlichen Entlassungsbericht in der medizinischen Rehabilitation der gesetzlichen Rentenversicherung" erarbeitet (Hrsg. Bundesversicherungsanstalt für Angestellte 1997). Er informiert über relevante Begriffe, rechtliche Bestimmungen und inhaltliche Strukturierung der Berichterstattung. Darüber hinaus werden die geltenden Regeln für die sozialmedizinische Dokumentation kurz erläutert.

Die Erfahrung (u. a. im Reha-Qualitätssicherungsprogramm der Rentenversicherung) zeigte, dass bisher Defizite der Entlassungsberichte weniger im Bereich klinischer Berichterstattung liegen als vielmehr in der unzureichenden Wiedergabe der sozialen und beruflichen Anamnese sowie in ihrer epikritischen und sozialmedizinischen Aussage. Eine Verbesserung liegt im Interesse des Versicherten wie auch des Sozialleistungsträgers, um eine zügige Entscheidung über nachfolgende Leistungen zu gewährleisten. Außerdem sollen durch diesen einheitlichen Entlassungsbericht die qualitätssichernden Maßnahmen in der Rehabilitation der gesetzlichen Rentenversicherung unterstützt werden.

Es ist vorgesehen, den Leitfaden weiter zu entwickeln unter Berücksichtigung der Erfahrungen der Rehabilitationskliniker und Sozialmediziner der Rentenversicherungsträger, den geänderten gesetzlichen Rahmenbedingungen sowie den aktuellen Ergebnissen aus dem Reha-Qualitätssicherungsprogramm.

20.2.3 Klassifikation therapeutischer Leistungen

Durch die Ermittlung und Kontrolle definierter Leistungs- und Qualitätsstandards in der medizinischen Rehabilitation kann eine systematische und auf Wirtschaftlichkeit ausgerichtete Planung, Bewertung und Steuerung von Rehabilitationsleistungen unterstützt werden. Hierzu müssen Qualitätsanforderungen in der med. Rehabilitation definiert werden, für die wesentliche Voraussetzungen mit der *K*lassifikation *T*herapeutischer *L*eistungen (KTL) sowie mit dem Reha-Qualitätssicherungsprogramm der Rentenversicherung geschaffen wurden (Müller-Fahrnow et al. 1993).

Von Experten-Konsensusgruppen wurde mit der Bundesversicherungsanstalt für Angestellte (BfA) eine Klassifikation therapeutischer Leistungen für die medizinische Rehabilitation erarbeitet, mit dem Ziel der Definition therapeutischer Leistungseinheiten und Standards für die Dokumentation (Sommhammer 1994). Als Ergebnis liegt mit der KTL (Hrsg. Bundesversicherungsanstalt für Angestellte 1996) erstmals ein umfassendes, für die Rehabilitationsmedizin repräsentatives Leistungsverzeichnis vor mit der inhaltlichen Definition der einzelnen Leistungseinheiten und einer Festlegung von Mindestanforderungen der Leistungserbringung.

Die 3. neubearbeitete Auflage (Ausgabe 1997) der KTL gilt jetzt für alle Bereiche der medizinischen Rehabilitation der gesetzlichen Rentenversicherung. Zur Dokumentation therapeutischer Leistungen im Entlassungsbericht wird vom Verband Deutscher Rentenversicherungsträger die KTL als verbindlich für alle Rentenversicherungsträger empfohlen.

Die quantitativ und qualitativ differenzierte Beschreibung von Therapieeinheiten ist eine notwendige Voraussetzung, um die Qualität der rehabilitativen Behandlung einschätzen zu können.

20.2.4 Klassifikation der Krankheiten

Wie in allen medizinischen Versorgungsbereichen wird die Diagnose auch in der Rehabilitation als Basisinformation benötigt und übernimmt dann im nachfolgenden ärztlichen Handeln eine Art Leitfunktion. Sie muss daher möglichst exakt das vorliegende Krankheitsbild benennen und einem Diagnosenschlüssel zugeordnet werden. Diagnosentexte und ihre zugehörigen Diagnosenschlüssel werden bei den Sozialleistungsträgern zur Erledigung unterschiedlicher Aufgaben benötigt. Sie werden daher häufig in unterschiedlichem Umfang und auf unterschiedliche Weise, oft getrennt voneinander, verarbeitet und im Ergebnis für sich allein wiedergegeben.

Die Einführung der 10. Revision der „Internationalen statistischen Klassifikation der Krankheiten und verwandter Gesundheitsprobleme" (ICD-10) im Bereich der Rentenversicherung war bereits für den 1.1.1998 vorgesehen und wurde auf den 1.1.2000 verschoben, um einen einheitlichen Einführungstermin von allen beteiligten Institutionen zu realisieren. Für den Bereich der Rentenversicherung sind sämtliche Vorarbeiten zur ICD-Umstellung geleistet worden. Der bisherige *„Gemeinsame einheitliche Diagnoseschlüssel der Rentenversicherung und Krankenversicherung"* (Hrsg. BfA) basiert auf der „Internationalen Klassifikation der Krankheiten" in ihrer 9. Revision. Der neu erarbeitete *„Einheitliche Diagnosenschlüssel der Rentenversicherung"* soll wieder ein speziell auf das Krankheitsgeschehen in der medizinischen Rehabilitation und Frühberentung ausgerichteter Auszug aus der „Internationalen statistischen Klassifikation der Krankheiten und verwandter Gesundheitsprobleme" (ICD) in ihrer 10. Revision sein. Er soll auf denselben Prinzipien basieren wie die bisher im Bereich der Rentenversicherung eingesetzte Version des Diagnosenschlüssels.

Er enthält *vollständig* die Kapitel I bis XIX der „Dreistelligen allgemeinen Systematik der ICD", ergänzt durch sozialmedizinisch notwendige Differenzierungen und Spezifizierungen auf vier- und fünfstelliger Ebene aus der Original-ICD. Einige vier- und fünfstellige Codes wurden für den Bereich der gesetzlichen Rentenversicherung eingefügt, d.h. dieser Code ist nicht in der Original-ICD enthalten. Alle Ergänzungen wurden im Rahmen der vorgegebenen Klassifikationslogik der amtlichen ICD vorgenommen, sodass ein ICD-kompatibles Verzeichnis entstanden ist. Die sozialmedizinisch relevanten ICD-Kapitel wurden durch Experten aus Rehabilitationseinrichtungen sowie Sozialmediziner aus den Bereichen Rehabilitation und Frühberentung bearbeitet. Es sollte erreicht werden, dass der vorliegende Diagnosenschlüssel für den gesamten Bereich der Rentenversicherung zu nutzen ist und dennoch übersichtlich bleibt.

20.2.5 Bislang erprobte und verwendete Dokumentationssysteme

Kaum ein Bereich der Rehabilitation kann auf eine vergleichbare Fülle von Dokumentationssystemen verweisen wie die Psychosomatik. Nicht zuletzt ergaben sich durch die starke Repräsentanz sozialwissenschaftlicher Mitarbeiter in den psychosomatischen Kliniken Forschungsinteressen über Zusammenhänge von Störungen und Symptomen mit psychosozialen Faktoren.

Basisdokumentationssysteme

Vertreter der psychosomatischen Fachkliniken Bad Dürkheim und Windach entwickelten und erprobten 1982 ein erstes Basisdokumentationssystem, das als Vorläufer eines Dokumentationssystems gilt, das heute an mehreren großen psychosomatischen Kliniken eingesetzt wird (Zielke 1993). In einer Zwischenauswertung konnte dort über eine Stichprobe von mehr als 22000 Patienten berichtet werden (Broda 1995). In einer Arbeitsgruppe des Deutschen Kollegiums für Psychosomatische Medizin (DKPM) wurde ein Basisdokumentationssystem entwickelt, das sich dadurch auszeichnet, dass es sowohl in tiefenpsychologisch als auch verhaltenstherapeutisch ausgerichteten Institutionen einsetzbar ist (Broda et al. 1993).

Auch im ambulanten Bereich gibt es erste Erfahrungen mit Basisdokumentationssystemen. In einer Pilotstudie setzten Scheidt und Hartmann (1994) zeitbegrenzt eine Basisdokumentation in 40 ambulanten Psychotherapiepraxen in Südbaden ein. Die Europäische Arbeitsgruppe für Konsiliar-Liaison-Psychiatrie entwickelte eine gemeinsame Basisdokumentation (Herzog et al. 1995).

In fünf ehemals zur Karlsruher Sanatoriums AG gehörenden psychosomatischen Fachkliniken wurde ein Basisdokumentationssystem entwickelt, das auch in der Kombination mit Evaluationsstudien eingesetzt wurde (Schmidt et al. 1992). Heuft und Senf (1998) stellen ein weiterentwickeltes Instrumentarium vor, das eine von Patienten und Therapeuten angegebene Therapiezielerfassung nach dem Vorbild des „goal attainment scaling – GAS" beinhaltet.

Das gemeinsame Problem der Dokumentationssysteme liegt in der Erfolgsmessung. Gerade dort warten die Systeme mit wenig differenzierten Einschätzungen der Therapeuten auf, die ja durchaus nicht frei von eigenen Interessen sind. Einen weiteren Grund hierfür haben Strauß und Wittmann (2000) überzeugend dargestellt. Sie zeigten, dass Effekte häufig deswegen nicht abbildbar sind, weil die Behandlungselemente und die Kriterien bei der Bewertung in ihrer Spezifität nicht aufeinander bezogen sind. Einige Ansätze zu therapiezielorientierten Ergebnismessungen werden im Folgenden dargestellt.

Therapiezielorientierte Dokumentation

Die Erarbeitung von Therapiezielen ist seit jeher fester Bestandteil einer jeden seriösen psychotherapeutischen Behandlung (Margraf 1996; Reimer et al. 1996; Senf u. Broda 2000). Leider hat deren systematische Erfassung und die Bewertung des Grades der Zielerreichung auch an verhaltensmedizinischen Kliniken im Gegensatz zu allen Forderungen in der Therapietheorie (Kanfer et al. 1996) noch keine Tradition. Vielerorts tat man sich schwer, als die Rentenversicherungsträger in ihrem Qualitätssicherungsprogramm in einer ausgewählten Patientenstichprobe Auskunft über die Rehabilitationsziele der einzelnen Versicherten von den Behandlern abfragte. Globale klinische Urteile ersetzen auch heute noch weitgehend die differenzierte Bestimmung von Therapiezielen sowie deren Überprüfung. Jede im Verlauf einer Behandlung eingetretene Veränderung als positiv einzustufen, dürfte für eine Behandlung weitaus bedenklicher sein als einige Fehlschläge zu dokumentieren. Dabei könnte diese Erfassung unaufwendig und ökonomisch vor sich gehen.

Im Unterschied zu den bislang vorgelegten Systemen legt die PsyBaDo von Heuft und Senf (1998) die Erfassung von Therapiezielen sowohl aus Patienten – als auch Therapeutensicht ihrem System zugrunde. Dieses Modul wurde konzipiert von den Qualitätssicherungsbeauftragten der Psychotherapeutischen Fachgesellschaften in der AWMF, der alle relevanten ärztlich-psychotherapeutischen Verbände angehören, als therapieschulen-übergreifend, (zeit-)ökonomisch, für den ambulanten und stationären Behandlungssektor praktikabel und gestuft einsetzbar – je nach Fortgang der Diagnostik oder des Therapieprozesses. Damit wurde erstmals ein gemeinsames Instrument aller relevanten Fachgesellschaften in der ärztlichen Psychotherapie vorgelegt. Neben Basisdokumentationsdaten, die auf der Basisdokumentation des DKPM aufbauen (Broda et al. 1993) und die von Patient und Therapeut parallel erhoben werden, wird der BSS (Schepank 1995) und die Global Assessment of Functioning Scale (GAF) ausgefüllt. Dann werden vom Patienten und vom Therapeuten unabhängig voneinander bis zu fünf frei zu formulierende Therapieziele benannt und Kriterien dazu angegeben, anhand derer die Zielerreichung überprüft werden kann. Zu Behandlungsende wird der Grad der Zielerreichung von Therapeut und Patient wiederum separat eingeschätzt.

Das Problem der schlechten Vergleichbarkeit bei frei formulierten individuellen Therapiezielen wird durch ein elaboriertes Kategoriensystem gelöst, das in 5 Hauptkategorien ca. 130 Therapieziele einordnet. Zusätzlich wird ein Rating eingeführt, das den Realitätsgrad der Zielformulierung aufseiten des Patienten einstuft. Daneben wird für 11 relevante Dimensionen erhoben, welche Bedeutung für Patient und Therapeut eine Veränderung in diesem Bereich hätte.

20.3 Katamnesestudien in der Rehabilitation

20.3.1 Ergebnisorientierte Überprüfung des Rehabilitationserfolgs

Mit der Ausweitung der Stellen für sozialwissenschaftlich ausgebildete Mitarbeiter (vor allem Psychologen) wuchs insbesondere in der Psychosomatik das Interesse an einer ergebnisorientierten Überprüfung der Rehabilitationserfolge. Dabei konnten diese auf die Tradition der Psychotherapieforschung zurückgreifen.

Schulte (1993) ordnet in seiner Übersichtsarbeit die Aspekte der Struktur-, Prozess- und Ergebnisqualität so ein, dass die Ergebnisqualität Priorität bekommt. Er vertritt die Position, dass die Beurteilung des Ergebnisses als ein übergeordnetes Ziel der Qualitätssicherung zu verstehen ist, die anderen Merkmale nur der Nützlichkeit des Treatments dienen.

Katamnesestudien haben traditionell mit Problemen zu kämpfen. Schlechte Rücklaufquoten gelten nach wie vor als „Abstimmung mit den Füßen“, obwohl umfangreiche Non-Responder-Analysen dazu beitragen, die Nicht-Antwortenden sehr viel differenzierter zu sehen (Broda et al. 1996).

Die Frage, was in der Rehabilitation ein Behandlungserfolg ist, ist schwer zu beantworten. Die Anzahl der in der Literatur berichteten Maße zur Erfolgskontrolle übersteigen dementsprechend auch die Anzahl der vorhandenen Studien um das ca. Fünffache (Schulte 1993). Einzig sinnvoller Ausweg scheint die Konstruktion eines multiplen Erfolgskriteriums zu sein, das sowohl die subjektiven Beurteilungen von Patienten, Beurteilungen aus therapeutischer Sicht sowie sozialmedizinische Verlaufsdaten berücksichtigt.

20.3.2 Katamnesestudien in der Psychosomatik

Die Anzahl der publizierten Katamnesestudien im Bereich der stationären Psychotherapie ist eher gering. So beklagt Koch (1993) „einen Mangel an sorgfältigen Arbeiten von Evaluationsergebnissen zur Frage der angemessenen Inanspruchnahme und zum Wirkungsnachweis für den Bereich der psychotherapeutisch/psychosomatisch behandelten Rehabilitationspatienten". Hier sollen die drei wichtigsten Studien vorgestellt werden.

In der Zauberberg-Studie (Schmidt 1991) wurden 384 Patienten ohne Kontrollgruppe untersucht. Die Programmevaluation wurde über 4 Messzeitpunkte (Beginn und Ende der stationären Behandlung, Katamnesen nach 12 und 36 Monaten) durchgeführt. Auch nach 12 Monaten zeigten sich noch signifikante Effekte in der Einschätzung der behandelten Patienten. Auch hinsichtlich der Anzahl der Arztbesuche, der eingenommenen Medikamente, der AU-Tage und der Krankenhaustage zeigten sich Reduktionseffekte.

Zielke (1993) legte eine umfangreiche Studie zur Effektivität stationärer Verhaltenstherapie vor. Die Studie war eine aufwendige retro/prospektive Studie mit 120 Versicherten von Betriebskrankenkassen. Zu dieser Gruppe wurde eine Zufallsvergleichsgruppe gezogen, und die Projektgruppe wurde für zwei Jahre vor der Aufnahme in die stationäre Psychotherapie nachverfolgt (Medikamentenverhalten, AU-Tage, Diagnosen, Arztbesuche usw.). Zielke konnte nachweisen, dass sich Patienten in allen relevanten Erhebungsbereichen durch die Therapie deutlich positiv veränderten. Die am Behandlungsende gefundenen signifikanten Veränderungen blieben auch zwei Jahre nach Behandlungsende in den meisten Dimensionen stabil. Ein hoher Rückgang von AU-Tagen, Krankenhausbehandlungen und Arztbesuchen konnte konstatiert werden.

Die Berus-Studie (Broda et al. 1996) untersuchte den langfristigen Erfolg einer psychosomatischen Rehabilitationsbehandlung mit einer Katamnese von bis zu 5 Jahren an 593 Patienten. In einer Längsschnittuntersuchung an 260 Patienten wurden darüber hinaus direkte Behandlungseffekte gemessen. Die Zahl der AU-Tage sowie der AU-Fälle ging im Jahr nach stationären Aufenthalt im Vergleich zum Jahr vor Aufnahme um die Hälfte zurück (Krankenkassendaten), 80% der bei Entlassung berufs- und erwerbsfähigen Patienten standen zum Katamnesezeitpunkt noch im Erwerbsleben. Diejenigen Patienten, die arbeitsunfähig in die Behandlung kamen, waren zum Katamnesezeitpunkt zu 64% wieder berufstätig. Auch nach Jahren beurteilten die Patienten die Maßnahme als erfolgreich und zeigten verbesserte Werte in den Bereichen Allgemeinbefinden, Gesundheitszustand, Selbstakzeptanz sowie Problembewältigung. Auch in den Bereichen der innerfamiliären Beziehungen, Ausbau von Sozialkontakten und im Freizeitverhalten waren positive Veränderungen nachweisbar. Die Studie unterstreicht auch die zentrale Bedeutung des Lebensbereichs „Arbeit", dies wird im Einzelnen von Bürger (1997) dargestellt.

Katamnesestudien, so wesentliche Elemente einer Ergebnisevaluation sie auch sind, können jedoch nicht auf mittlere Sicht die einzigen Elemente sein, um Rehabilitationserfolge nachzuweisen. Dazu sind diese zu aufwendig und kostspielig. Wünschenswert wäre die Einführung von Standardkatamnesen ein Jahr nach Behandlungsende, die bei Patienten routinemäßig erhoben werden und zur Standarddokumentation der stationären und ambulanten Rehabilitation gehören könnten. Ein solches Projekt wird z.Z. aufbauend auf der Berus-Studie und der PsyBaDo entwickelt (Broda et al. 1999). Daneben können Verlaufsdaten der Kostenträger als weitere Möglichkeit der Ergebnisevaluation betrachtet werden.

20.3.3 Reha-Berichterstattung – verlaufsorientierte Routinedaten

Für die neukonstruierte Reha-Statistik-Datenbasis (RSD) werden die Daten aus dem Versicherungskonto beim Rentenversicherungsträger erhoben. Die RSD ist ein wichtiger Baustein der Reha-Berichterstattung (vgl. den Beitrag von Klosterhuis in diesem Band). Mit der Einführung einer einheitlichen logischen RSD konnten die wichtigsten Sachverhalte zur Rehabilitation miteinander verknüpft werden. Hiervon sind vor allem Daten betroffen über: Rehabilitationsanträge und deren Erledigung, abgeschlossene Rehabilitationsleistungen, Rentenleistungen sowie Versicherungsverläufe.

Datenquellen der Reha-Statistik-Datenbasis sind die Verfahrensdaten aus den Bereichen Rehabilitation, Rente und Versicherung über eine Gesamtbeobachtungszeit von 8 Jahren. Der Zeitraum wird für Daten zu den Anträgen auf Reha-Maßnahmen und Renten um weitere 3 Jahre ergänzt. Durch die RSD wird eine verlaufsorientierte Betrachtung des Reha- und Rentengeschehens in einem 8-jährigen Beobachtungszeitraum ermöglicht.

Aus diesen Routinedaten wird auch die „Sozialmedizinische Prognose" fünf Jahre nach Rehabilitation berechnet (Müller-Fahrnow et al. 1989). Die Ergebnisse sowie weitere Angaben über Erwerbstätigkeit, Berentung und Tod werden für ergebnisbezogene qualitätssichernde Maßnahmen medizinischer Leistungen zur Rehabilitation herangezogen.

20.4 Basisdokumentation und Katamnese als Bestandteil der Qualitätssicherung

20.4.1 Ansätze zur Qualitätssicherung

Im gesamten Bereich des Gesundheitswesens wird eine funktionierende Qualitätssicherung von allen Beteiligten als dringend notwendig erachtet. Dies wird nicht zuletzt in dem am 1.1.1989 in Kraft getretenen Sozialgesetzbuch V deutlich. In dieses wurden erstmals Vorschriften zur Qualitätssicherung aufgenommen. Für die Bereiche Akut-Krankenhaus-Behandlung und ambulante Versorgung sind seit Jahren verschiedene Aktivitäten zur Erarbeitung von Qualitätssicherungsprogrammen zu verzeichnen (Beske et al. 1990; Himmel u. Kochen 1991). Die Methoden und Verfahren zur Qualitätssicherung werden allerdings kontrovers diskutiert (Paschen u. Vitt 1992). Einig ist man sich jedoch darüber, dass Programme entwickelt werden müssen, die prüfen, ob die angestrebte Qualität erreicht wurde und ggf. zu verbessern ist. Häufig wurde bei der Erarbeitung der Programme auf Erfahrungen aus den USA zurückgegriffen (vgl. Müller-Fahrnow 1992; Reinhardt 1992).

Zu den Möglichkeiten der Qualitätssicherung der Rehabilitation in der Rentenversicherung wurde vom Institut für Gesundheits- und Sozialforschung (IGES) im Auftrag der BfA eine Studie durchgeführt (Häussler 1991). Basierend auf den Erfahrungen aus den USA ergab diese Studie Anwendungsmöglichkeiten von Qualitätssicherungsprogrammen und -maßnahmen für die medizinische Rehabilitation der gesetzlichen Rentenversicherung in Deutschland (Beckmann 1994).

20.4.2 Das Reha-Qualitätssicherungsprogramm der Rentenversicherung

Das 5-Punkte-Programm zur Reha-Qualitätssicherung der Rentenversicherung umfasst die Bereiche: Klinikkonzept, Patiententherapiepläne, Qualitäts-Screening, Patientenbefragungen und Qualitätszirkel. Ziel des Reha-Qualitätssicherungsprogramms ist eine generelle Qualitätsverbesserung der medizinischen Rehabilitation, vor allem mehr Ergebnisorientierung und Wirtschaftlichkeit (Egner et al. 1998). Es soll zudem sicherstellen, dass in allen Rehabilitationskliniken der Rentenversicherung ein bundesweit vergleichbarer Qualitätsstandard eingehalten wird.

Die Beurteilung der Qualität rehabilitativer Arbeit setzt eine angemessene Basis- und Leistungsdokumentation voraus. Die mit der KTL erreichte Transparenz über das Leistungsgeschehen im Einzelfall ist eine entscheidende Voraussetzung für die qualitätssichernden Maßnahmen der Rentenversicherung.

Seit Januar 1994 wird das Reha-Qualitätssicherungsprogramm der Rentenversicherung schrittweise in allen eigenen Rehabilitationskliniken der Rentenversicherung sowie in den federführend belegten Vertragseinrichtungen umgesetzt. Die Entwicklung des Programms erfolgte unter wissenschaftlicher Begleitung der folgenden Arbeitsgruppen: Uwe Koch, Hamburg (Programmpunkt 1 und 2, sowie spezielle Fragestellungen im Bereich psychosomatische und Abhängigkeitserkrankungen); Wilfried Jäckel, Bad Säckingen (Programmpunkt 3); Heiner Raspe, Lübeck (Programmpunkt 4); Bertram Häussler, Berlin (Programmpunkt 5).

Programmpunkt 1 „Klinikkonzept"

Der Punkt 1 des Programms erfasst die Strukturqualität in den Rehabilitationseinrichtungen. Für die „Klinikphilosophie" wurden Erhebungsinstrumente entwickelt zur Dokumentation von: Struktur, Indikationen, Leistungsspektrum, Behandlungszielen, Vernetzung und Selbstverständnis der Klinik. Dabei wurde für Kliniken aus den Indikationsbereichen psychosomatische und Abhängigkeitserkrankungen wegen der besonderen strukturellen Anforderungen eine modifizierte Version des Erhebungsinstruments erstellt. Zur Standardisierung möglichst vieler Antwortbereiche wurde ein übersichtlich gestaltetes Schlüsselverzeichnis entwickelt.

Programmpunkt 2 „Patiententherapiepläne"

Mit den „Patiententherapieplänen" werden Art, Umfang und zeitliche Abfolge der diagnostischen und therapeutischen Rehabilitationsleistungen sowie die Behandlungsziele von typischen Rehabilitanden-Fallgruppen dokumentiert. Außerdem werden Zusatzfaktoren erfasst, z.B. Risikofaktoren, Co-Erkrankungen. Dieser Programmpunkt stellt im Rahmen des Qualitätssicherungsprogramms das Bindeglied zwischen der Dokumentation der Klinikstrukturen und -konzepte und den konkreten Einzelfällen, die durch den ärztlichen Entlassungsbericht und die individuellen Therapiepläne dokumentiert werden, dar.

Im Rahmen der wissenschaftlichen Begleitung zu diesem Programmpunkt des Reha-Qualitätssicherungsprogramms der Rentenversicherung wurde von der Arbeitsgruppe Koch geprüft, welche Klassifikationssysteme zur Dokumentation therapeutischer Leistungen im Bereich der stationären medizinischen Rehabilitation einzusetzen sind. Die Arbeitsgruppe kam zu dem Ergebnis, dass „die KTL der BfA den spezifischen Bedürfnissen und Gegebenheiten am besten Rechnung trägt".

Programmpunkt 3 „Qualitäts-Screening"

Dieser Programmpunkt dient zur Überprüfung der Prozess- und Ergebnisqualität von Rehabilitationsleistungen. Hierzu wurde ein Verfahren zur Begutachtung von erbrachten Rehabilitationsleistungen durch Fachkollegen aus Rehabilitationseinrichtungen (Peer Review-Verfahren) entwickelt. Hier werden Rehabilitationsleistungen anhand von Entlassungsberichten und Patiententherapieplänen mittels einer Checkliste qualitätsrelevanter Prozessmerkmale von erfahrenen Fachkollegen („Peers") bewertet. Die Kriterien für die Beurteilung sind in einem Manual definiert. Im Einzelnen soll der Peer folgende qualitätsrelevanten Bereiche beurteilen:

I Anamnese,
II Diagnostik,
III Therapieziele und Therapie,
IV Sozialmedizinische Stellungnahme,
V Nachsorgekonzept,
VI Verlauf und Epikrise,

VII Reha-Dauer,
VIII Zusammenfassende Bewertung – Qualität des Reha-Prozesses.

Für die Indikationen psychosomatische und Abhängigkeitserkrankungen wurde das Bewertungsinstrument modifiziert.

Die Qualität der Behandlung, die Versorgungsabläufe und die Behandlungsergebnisse werden systematisch durch regelmäßige Stichproben überprüft. Als gemeinsame Dokumentationsgrundlage wird der „einheitliche Entlassungsbericht in der medizinischen Rehabilitation der gesetzlichen Rentenversicherung" eingesetzt, in dem auch die durchgeführten therapeutischen Leistungen (freier Text, KTL-Code und Anzahl) dokumentiert werden.

Programmpunkt 4 „Patientenbefragungen"

Dieser Programmpunkt bezieht die Einschätzung des Rehabilitanden zu Zufriedenheit und Ergebnis der Rehabilitation in das Qualitätssicherungsprogramm ein. Die Patienten werden 8–10 Wochen nach Abschluss der Reha-Maßnahme zu folgenden Bereichen befragt: Allgemeine Angaben zur Rehabilitation, zum Klinikaufenthalt, zu ihren gesundheitlichen Beschwerden, zu ihren gesundheitsbedingten Einschränkungen im Beruf und Alltag, zu den Lebensgewohnheiten, zu der Erwerbstätigkeit, zum Leistungsvermögen und zur Rente. Für die Indikationsbereiche Psychosomatik und Abhängigkeitserkrankungen wurde auch hier ein eigener Fragebogen in Anlehnung an den Fragebogen für die somatischen Indikationen entwickelt.

Aus den Routinedaten der Rentenversicherungsträger werden Kovariablen zur Patientenstruktur in die Auswertungen einbezogen, die sicherstellen, dass nur solche Abweichungen in den Ergebnissen verschiedener Kliniken an die Rehabilitationseinrichtungen gemeldet werden, die nicht durch eine unterschiedliche Patientenstruktur bedingt sind.

Programmpunkt 5 „Qualitätszirkel"

Die externe Qualitätssicherung in den Programmpunkten 1 bis 4 wurde in der Entwicklungsphase durch einen Programmpunkt ergänzt, der als Ziel den Aufbau interner Qualitätssicherungsstrukturen in den Kliniken hatte. Der Aufbau dieser Strukturen wurde begleitet durch die Erstellung eines Manuals für Qualitätszirkel, das einen Vorschlag zur Dokumentation interner und externer Qualitätszirkelarbeit enthält.

Zusammenarbeit der Sozialleistungsträger

Ziel des Reha-Qualitätssicherungsprogramms war es, neben der Qualitätsentwicklung im Bereich der Rehabilitation rentenversicherungsweit mit einem einheitlichen Programm zur Qualitätssicherung zu arbeiten, das nunmehr einen großen Teil der Rehabilitationseinrichtungen einschließt. Im nächsten Schritt wird versucht, auch mit den Rehabilitationsträgern im Bereich der Krankenversicherung eine abgestimmte Vorgehensweise zu erreichen. Auf Seiten der Krankenversicherung lassen sich Initiativen erkennen, die in unterschiedlichem Ausmaß in ihrem Ziel und den eingesetzten Instrumenten differieren. Aus Gründen der Qualitätsentwicklung und -förderung erscheint es wünschenswert, sich in Deutschland auf ein inhaltlich gleiches Qualitätssicherungs- und Qualitätsmanagementkonzept für die Rehabilitation zu verständigen.

20.5 Ausblick

Dokumentation und Katamnestik sind für die Durchführenden und die Auswertenden aufwendig und mühsam. Häufig begegnet man auf therapeutischer Seite dem Argument, dass diese Zeit besser dem Patienten zur Verfügung stehen sollte. Vor einigen Jahren galt Forschung überwiegend als Luxus, da die Ansicht vorherrschte, Kostenträger oder Politiker würden ihre Entscheidung nach ganz anderen Kriterien als nach Forschungsergebnissen fällen. Durch das Reha-Qualitätssicherungsprogramm der Rentenversicherung hat sich jedoch die Einsicht durchgesetzt, dass Dokumentation und Katamnestik ein unverzichtbarer Bestandteil einer qualitativ hochstehenden Versorgung sind. Insofern kann die Aufregung, die sich bei Einführung dieses Qualitätssicherungsprogramms bei den meisten Kliniken einstellte heute als ein notwendiges „wachgerüttelt-werden" verstanden werden, das vielleicht manche Einrichtungen vor härteren Konsequenzen in der „Reha-Krise" bewahrte.

Natürlich birgt die an den Kliniken entstehende neue Forschungswelle auch Gefahren. Ergebnispräsentation im Interesse des Klinikträgers ist eine häufige Erscheinungsform von Forschungsdarstellung im Rahmen der Kürzungen im Bereich der Leistungen zur Rehabilitation. Durch selektierte Daten könnte versucht werden, sich anderen Mitbewerbern gegenüber Vorteile zu verschaffen und bei Kostenträgern einen günstigen Eindruck zu hinterlassen. Ebenso gefährlich ist das Verschweigen ungünstiger Ergebnisse.

Zur Verbesserung der Forschungspraxis sollen vor allem trägerübergreifende Forschungsverbünde günstige Auswirkungen haben. Bisher führte eine forschungs-skeptische Haltung seitens der Kostenträger manchmal dazu, dass eine bestimmte Fragestellung in der Klinik nicht verfolgt werden konnte. Der interessierte Doktorand oder Diplomand stand nicht mehr zur Verfügung, da er an anderer Stelle bereits eine Arbeit geschrieben hatte. Hier müssen alle Entwicklungen gefördert werden, die eine Aufgeschlossenheit gegenüber Daten und daraus abgeleiteten Ergebnissen zum Ziel haben. Es bleibt zu hoffen, dass die entstandenen Reha-Forschungsverbünde solche Entwicklungen begünstigen.

Der Nachweis einer spezifischen Wirksamkeit therapeutischer Leistungen in Abgrenzung zu unspezifischen Effekten ist das Ziel von Dokumentation und Katamnestik an den Kliniken. Damit ist eine Frage angesprochen, der sich auf Dauer kein in der Rehabilitation Tätiger verschließen kann.

Literatur

Beckmann U (1994) Methodische Ansätze zur internen Qualitätssicherung in der kardiologischen Rehabilitation. In: Müller-Fahrnow W (Hrsg) Medizinische Rehabilitation. Juventa, Weinheim, München, S 159–174

Beske F, Brecht JG, Niemann FM, Keuchel L (1990) Pilotprojekt Qualitätssicherung in Krankenhäusern Schleswig-Holsteins. Teile I–III. Das Krankenhaus, 3

Broda M (1995) Chronisches Krankheitsverhalten - ein hilfreiches Paradigma für die psychosoziale Rehabilitation. Praxis der klinischen Verhaltensmedizin und Rehabilitation 31: 180–186

Broda M, Dahlbender R, Schmidt J, v Rad M, Schors R (1993) DKPM-Basisdokumentation. Eine einheitliche Basisdokumentation für die stationäre Psychosomatik und Psychotherapie. PpmP Psychotherapie Psychosomatik med. Psychologie 13: 214–223

Broda M, Dinger-Broda A (1995) Basisdokumentation psychosozialer Daten. Prävention und Rehabilitation 2: 55–60

Broda M, Bürger W, Dinger-Broda A, Massing H (1996) Die Berus-Studie. Zur Ergebnisevaluation der Therapie psychosomatischer Störungen bei gewerblichen Arbeitnehmern. Westkreuz, Berlin

Broda M, Lamberti J, Dinger-Broda A, Klinkenberg N (1999) Entwicklung eines Fragebogens zur Standardkatamnese für die stationäre psychosomatische Rehabilitation. Psychotherapie Psychosomatik med. Psychologie 49, 9/10, 337–342

Bürger W (1997) Arbeit, Psychosomatik und medizinische Rehabilitation. Eine Längsschnittuntersuchung. Huber, Bern

Bundesversicherungsanstalt für Angestellte (Hrsg) (1996) Klassifikation therapeutischer Leistungen in der stationären medizinischen Rehabilitation. BfA, Berlin

Bundesversicherungsanstalt für Angestellte (Hrsg) (1997) Der Ärztliche Reha-Entlassungsbericht - Leitfaden zum einheitlichen Entlassungsbericht in der medizinischen Rehabilitation der gesetzlichen Rentenversicherung. BfA, Berlin

Egner U, Gerwinn H, Müller-Fahrnow W, Schliehe F (1998) Das Qualitätssicherungsprogramm der gesetzlichen Rentenversicherung für den Bereich der medizinischen Rehabilitation. Rehabilitation 37, Suppl 1

Häussler B (1991) Anwendungsmöglichkeiten von Qualitätssicherungs-Programmen und -Maßnahmen in den USA für die medizinische Rehabilitation in der Deutschen Rentenversicherung. Institut für Gesundheits- und Sozialforschung GmbH, Berlin, 91–10

Herzog T, Huyse FJ, Malt UF, Cardoso G, Creed F, Lobo A, Rigatelli M (1995) Quality Assurance in Consultation Liaison Psychiatry and Psychosomatics. Development and Implementation of an European QA System. In: Baert AE (Hrsg) European Union Biomedical and Health Research. IOS-Press, Amsterdam, 525–526

Heuft G, Senf W (1998) Praxis der Qualitätssicherung in der Psychotherapie: Das Manual zur Psy-Bado. Thieme, Stuttgart

Himmel W, Kochen MM (1991) Ärztliche Qualitätszirkel in der Allgemeinmedizin. Münchner medizinische Wochenschrift 13: 200–204

Kanfer FH, Reinecker H, Schmelzer D (1996) Selbstmanagement-Therapie: Ein Lehrbuch für die klinische Praxis. Springer, Berlin, Heidelberg

Koch U (1993) Vorwort. In: Zielke: Wirksamkeit stationärer Verhaltenstherapie. PVU, Weinheim

Margraf J (1996) Hrsg) Lehrbuch der Verhaltenstherapie. Heidelberg: Springer

Müller-Fahrnow W, Sakidalski B, Sommhammer B, Wittkopf S (1993) Die Klassifikation therapeutischer Leistungen (KTL) für den Bereich der medizinischen Rehabilitation. Praxis der Klinischen Verhaltensmedizin und Rehabilitation 24: 254–263

Müller-Fahrnow W (1992) Qualitätssicherung in der gesetzlichen Rehabilitation - Bisher Erreichtes und aktuelle Planungen –. In: Bundesversicherungsanstalt für Angestellte (Hrsg) Rehabilitation 1992. BfA-aktuell, Berlin 81–103

Müller-Fahrnow W, Löffler HE, Schuntermann MF, Klosterhuis H (1989) Die Rehabilitations-Verlaufsstatistik – Ergebnisse eines Forschungsprojektes zur Epidemiologie in der medizinischen Rehabilitation. Teil II: Die Sozialmedizinische Prognose. Deutsche Rentenversicherung 3: 170–207

Paschen U, Vitt KD (1992) Das Tracer-Konzept der Qualitätssicherung im Krankenhaus – eine kritische Überprüfung. Gesundheits-Wesen 54: 460–464

Reimer C, Eckert J, Hautzinger M, Wilke E (1996) Psychotherapie. Ein Lehrbuch für Ärzte und Psychologen. Springer, Heidelberg

Reinhardt U (1992) Die Bedeutung des Qualitätsbegriffs in der gesundheitspolitischen Diskussion in den Vereinigten Staaten von Amerika. Die Sozialversicherung 6: 141–146

Scheidt CE, Hartmann A (1994) Qualitätssicherung in der ambulanten Psychotherapie. Unveröff. Manual, Freiburg

Schepank H (1995) Der Beeinträchtigungs-Schwere-Score (BSS). Beltz, Weinheim

Schmidt J (1991) Evaluation einer psychosomatischen Klinik. VAS, Frankfurt

Schmidt J, Nübling R, Lambrecht F (1992) Möglichkeiten klinikinterner Qualitätssicherung auf der Grundlage eines Basis-Dokumentations-Systems sowie erweiterter Evaluationsstudien. Gesundheitswesen 54: 70–80

Schulte D (1993) Wie soll Therapieerfolg gemessen werden? Zeitschrift für Klinische Psychologie 4: 374–393

Senf W, Broda M (2000) Was ist Psychotherapie? Versuch einer Definition. In: Senf W, Broda M (Hrsg) Praxis der Psychotherapie. Ein integratives Lehrbuch: Psychoanalyse, Verhaltenstherapie, Systemische Therapie. Thieme, Stuttgart, S 2–5

Sommhammer B (1994) Dokumentationsstandards therapeutischer Leistungen in der medizinischen Rehabilitation als Bestandteil der Versorgungsforschung Qualitätssicherung. In: Müller-Fahrnow W (Hrsg) Medizinische Rehabilitation. Juventa Verlag Weinheim und München, 103–108

Strauß B, Wittmann WW (2000) Wie hilft Psychotherapie? In: Senf W, Broda M (Hrsg) Praxis der Psychotherapie. Ein integratives Lehrbuch: Psychoanalyse, Verhaltenstherapie, Systemische Therapie. Thieme, Stuttgart, S 734–745

Verband Deutscher Rentenversicherungsträger (1992) Bericht der Reha-Kommission des Verbandes Deutscher Rentenversicherungsträger: Empfehlungen zur Weiterentwicklung der medizinischen Rehabilitation in der gesetzlichen Rentenversicherung. Frankfurt a.M.

Zielke M (1993) Basisdokumentation in der stationären Psychosomatik. Praxis der klinischen Verhaltensmedizin und Rehabilitation 24: 218–226

Kapitel 21

Verfahren der Qualitätsprüfung 21

B. Bührlen, B. Maier-Riehle, W. H. Jäckel

21.1 Einleitung

Eingebettet in Maßnahmen zur Qualitätssicherung oder in ein Qualitätsmanagement-System sind Phasen erforderlich, in denen empirisch geprüft wird, wie ein Produkt oder eine Dienstleistung - im Bereich der Rehabilitation: die Behandlung und ihre Rahmenbedingungen - beschaffen ist. Es sind also Verfahren notwendig, um die Qualität der Rehabilitation zu prüfen. Mit diesen Verfahren der Qualitätsprüfung beschäftigt sich das vorliegende Kapitel.

Der Begriff *Qualitätsprüfung* ist nicht eindeutig definiert, zunächst muss deshalb sein begriffliches Umfeld etwas eingegrenzt werden. *Qualität* kann übersetzt werden mit „Beschaffenheit". In der DIN ISO 9004 (Deutsches Institut für Normung 1995, S. 212) wird Qualität auf die Eignung eines Produkts oder einer Dienstleistung zur Erfüllung bestimmter Erfordernisse bezogen. Qualität macht sich dabei an einem ganzen Bündel von Eigenschaften fest, sie bemisst sich an festgelegten Anforderungen und ist damit nichts Absolutes oder Feststehendes (Zweckgebundenheit der Qualität).

Steffen (1988, p. 56, Übers. durch d. Verf.) schlägt folgende Definition für *Qualität im Bereich der medizinischen Versorgung* vor: „Qualität medizinischer Versorgung ist die Fähigkeit der Bestandteile dieser Versorgung, legitime medizinische und nichtmedizinische Ziele zu erreichen". Dabei können sich die Ziele der Beteiligten (z. B. Arzt, Patient, Krankenversicherung, Gesundheitspolitiker) durchaus unterscheiden. Deshalb kann das, was unter Qualität verstanden wird, je nach Standpunkt des Betrachters einer großen Varianz unterliegen. Qualität im Gesundheitssektor wird nach Donabedian (1966, 1982) in Struktur-, Prozess- und Ergebnisqualität unterteilt. Die Strukturqualität meint relativ konstante Charakteristika des Leistungserbringers bzw. der Einrichtung (materielle und personelle Ressourcen sowie organisatorische Aspekte). Gegenstand der Prozessqualität sind die Vorgänge bei der Behandlung des Patienten (z. B. diagnostische und therapeutische Maßnahmen). Die Ergebnisqualität bezieht sich auf die Effekte der Maßnahme bzw. Behandlung und dabei v. a. auf den Gesundheitszustand des Patienten.

Das Konzept der *Qualitätssicherung* entstammt dem industriellen Bereich und bedeutet dort die Kontrolle und Optimierung des Produktionsprozesses und des dabei entstandenen Produkts (Spörkel et al. 1995). Eine weit verbreitete Form der Qualitätssicherung ist die „Zertifizierung" von Einrichtungen anhand der Normenreihe DIN EN ISO 9000 bis 9004 (kurz „ISO 9000"; Deutsches Institut für Normung 1990, 1992).

Der Prozess der Bestimmung von Qualitätszielen, der Planung und Bewertung ihrer Realisierung und der Analyse und Prävention von Qualitätsproblemen wird als *Qualitätsmanagement*, in seiner umfassendsten Form auch als „Total Quality Management" (TQM) bezeichnet (Stroebel 1996).

Eine *Qualitätsprüfung* kann in Anlehnung an die DIN 55350 (Deutsches Institut für Normung 1995, S. 257) beschrieben werden als die Untersuchung, inwieweit ein Produkt oder eine Dienstleistung vorgegebene Qualitäts(an)forderungen erfüllt.

Nach dieser begrifflichen Eingrenzung wird im Folgenden unter einer Qualitätsprüfung ein dreistufiges Vorgehen verstanden:

1. Definition von Qualitätsdimensionen und -standards,
2. Datenerhebung und Datenanalyse,
3. Bewertung der Ergebnisse, Vergleich mit den Anforderungen.

Unter dieser Perspektive kann Qualitätsprüfung als die Definition von Soll-Werten, Erhebung eines Ist-Zustandes und anschließendem Ist-Soll-Vergleich verstanden werden.

Eine Qualitätsprüfung kann mit unterschiedlicher Zielsetzung und auf sehr verschiedenen Ebenen erfolgen. Sie kann z.B. von einem externen Prüfer vorgenommen werden mit dem Ziel, die Einhaltung vorgegebener Standards festzustellen. Innerhalb eines klinikinternen Qualitätsmanagements kann demgegenüber eine interne Qualitätsprüfung beispielsweise zum Auffinden von Problembereichen und damit als Input für die Arbeit in Qualitätszirkeln eingesetzt werden. Je nach Zielsetzung und Adressaten können also verschiedene Qualitätsanforderungen bzw. -dimensionen mit mehreren Methoden der Datenerhebung und unterschiedlichen Bewertungsstrategien kombiniert werden.

Im Gegensatz zu einer internen Qualitätsprüfung wird eine externe leicht als Qualitäts*kontrolle* verstanden, was bei den Mitarbeitern der geprüften Einrichtung zu Befürchtungen hinsichtlich unkontrollierbarer Konsequenzen und damit zu Widerständen führen kann.

Eine gesetzliche Grundlage für Qualitätsprüfungen findet sich in §136 SGB V, welcher Qualitätsprüfungen „im Einzelfall" anhand von Stichproben vorschreibt. Sie sollen von den Kassenärztlichen Vereinigungen durchgeführt werden, nachdem die notwendigen Kriterien und Verfahren mit den Krankenkassen abgestimmt wurden.

In den folgenden Abschnitten werden die drei Schritte einer Qualitätsprüfung näher erläutert.

21.2 Definition von Qualitätsdimensionen und -standards

Folgt man der oben angeführten Definition von „Qualität", dann werden Informationen zu einem Gegenstand insbesondere dann zu Auskünften über dessen Qualität, wenn sie auf die Erfordernisse bzw. den Zweck des Gegenstands rekurrieren. Die Festlegung der Qualitätsanforderungen als Bewertungsgrundlage wird damit zum notwendigen Bestandteil jeder Qualitätsprüfung. Dabei müssen zunächst die relevanten *Dimensionen* (auch Merkmale, Kriterien, Indikatoren genannt) festgelegt werden, die bei der Beurteilung berücksichtigt werden sollen. Beispielsweise wurden für das Peer-Review-Verfahren der gesetzlichen Rentenversicherung in Expertenworkshops die qualitätsrelevanten Prozessmerkmale bestimmt, welche die Grundlage für die Beurteilung der Prozessqualität von Rehabilitationsbehandlungen bilden (s. Abschnitt 21.5.3).

Um die Ergebnisse beurteilen zu können, die eine Einrichtung auf den Qualitätsdimensionen erzielt, müssen Werte definiert werden, die auf den Qualitätsdimensionen mindestens zu erreichen sind. Diese Grenzen, beispielsweise eine mindestens anzubietende Therapiedichte oder ein bestimmter Personalschlüssel, können als *Qualitätsstandards* (Mindeststandards) bezeichnet werden. In der Rehabilitation liegen solche expliziten, konsensual definierten – oder auf Studienergebnissen („evidence based medicine") basierenden – Anforderungen für qualitätsrelevante Merkmale für die meisten Merkmale bisher nicht vor.

Eine Form von definierten Standards für die klinische Praxis sind Leitlinien (*clinical guidelines*), die den „state of the art" der Behandlung beschreiben. In Deutschland haben die Fachgesellschaften der Arbeitsgemeinschaft der Wissenschaftlichen Medizinischen Fachgesellschaften (AWMF) bereits über 500 „Leitlinien für Diagnostik und Therapie" veröffentlicht (Arbeitsgemeinschaft der Wissenschaftlichen Medizinischen Fachgesellschaften 1998). Eine der Leitlinien für das Fachgebiet „Physikalische Medizin und Rehabilitation" beschäftigt sich mit dem chronischen unspezifischen Rückenschmerz. Sie enthält zunächst eine Definition des Krankheitsbilds. Es folgen Hinweise für Diagnostik und Therapie, beispielsweise auch zum Vorgehen bei Schmerzprogredienz oder bei Restschmerz, sowie zur Prognose der Erkrankung. Abschließend wird das Verfahren zur Konsensbildung beschrieben und der Zeitraum, für den eine Revision der Leitlinie geplant ist, genannt.

Große Unterschiede in der klinischen Praxis und Entscheidungsfindung deuten darauf hin, dass Leitlinien in der Praxis von begrenzter Nützlichkeit sind. Scott (1997) verweist auf Leitlinien, die eine seltenere Anwendung des Kaiserschnitts bei problematischen Geburtsverläufen empfehlen, die aber an der tatsächlichen Praxis nichts veränderten.

Über den Charakter von Leitlinien besteht noch kein Konsens. Die AWMF betrachtet Leitlinien als juristisch unverbindliche Hilfe zur Entscheidungsfindung und höchstens am Rande als Instrument der Qualitätssicherung (Arbeitsgemeinschaft der Wissenschaftlichen Medizinischen Fachgesellschaften 1998; eine vergleichbare Position vertritt Scott 1997). Bundesärztekammer (BÄK) und Kassenärztliche Bundesvereinigung (KBV) hingegen plädieren dafür, „Ärztliche Handlungsleitlinien" verbindlich zu machen (Arbeitsgemeinschaft der Wissenschaftlichen Medizinischen Fachgesellschaften 1998). In ihrer normativen Funktion als empirisch oder konsensuell abgesicherte Standards, die in der Regel einen positiven Behandlungsverlauf ermöglichen, können Leitlinien als Sollwerte innerhalb von Visitationen und anderen Formen der Qualitätsprüfung genutzt werden.

Als Standard, an dem die Qualität einer bestimmten Einrichtung gemessen werden soll, kann jedoch auch ein Vergleichswert aus einer anderen Einrichtung oder einer ganzen Gruppe von vergleichbaren Einrichtungen benutzt werden (s. Abschnitt 21.4.2). Um eine faire Beurteilung einer Einrichtung zu gewährleisten, sollten die zur Bewertung herangezogenen Qualitätsdimensionen und Standards vor der Datenerhebung explizit festgelegt und nachträglich nicht mehr verändert werden.

21.3 Datenerhebung und Datenanalyse

Nachdem die Qualitätsdimensionen und -standards festgelegt wurden, müssen empirische Daten zu den Qualitätsmerkmalen gewonnen werden. Damit die Daten als Grundlage für nützliche und vertrauenswürdige Bewertungen gelten können, müssen sie den allgemeinen Kriterien der (sozial-)wissenschaftlichen Forschung genügen - schließlich geht es bei Qualitätsprüfungen häufig um die Versorgung von Patienten, aus Sicht der Leistungsträger und der Politik auch um die Allokation von begrenzten Mitteln, über deren Einsatz auf Grund von Qualitätsprüfungen entschieden werden muss. Zu diesen Gütekriterien zählen v.a. Reliabilität, Validität, Objektivität, Spezifität und Sensitivität (für detailliertere Ausführungen vgl. z.B. Bortz u. Döring 1995). Auch bei der Berechnung von Kenngrößen (Indices) wie z.B. Skalenwerten oder bei anderen Formen der Aggregation von Daten müssen hohe Standards eingehalten werden. Wenn beispielsweise Einrichtungen in einem „benchmarking" miteinander verglichen werden, sollten die Differenzen der Messwerte auf statistische Signifikanz geprüft und eine Power-Analyse durchgeführt werden. Die Zusammensetzung der untersuchten Stichproben sollte mitgeteilt werden, mögliche systematische Ausfälle während der Erhebung sollten dokumentiert werden. Stichprobenkennwerte sollten zusammen mit ihrer Standardabweichung bzw. mit einem Konfidenzintervall angegeben werden.

Besonderheiten ergeben sich eventuell bei internen Qualitätsprüfungen, da dann häufig die zur Verfügung stehenden personellen und finanziellen Ressourcen in besonderem Maß begrenzt sind. Zudem sind meistens möglichst schnelle Aussagen zu Qualitätsmerkmalen notwendig, so dass aufwändigere Designs selten realisiert werden können. Trotzdem bleibt festzuhalten, dass die Planung und Durchführung der Datenerhebung wie auch der Datenanalyse bei Qualitätsprüfungen mit der selben Sorgfalt vorgenommen werden sollte wie in der Grundlagenforschung.

21.4 Bewertung der Ergebnisse

Die Bewertung des „Ist-Zustands" innerhalb einer Qualitätsprüfung kann prinzipiell auf zwei verschiedenen Vorgehensweisen basieren:

1. Vergleich mit expliziten Qualitätsstandards und
2. Vergleich der Ergebnisse einer Klinik mit den Ergebnissen anderer Kliniken („benchmarking").

21.4.1 Vergleich mit expliziten Qualitätsstandards

Durch einen Vergleich der Resultate der Datenanalyse mit definierten Qualitätsstandards (vgl. Abschnitt 21.2) können Rehabilitationseinrichtungen ermittelt werden, die solche Standards in einem oder mehreren Bereichen nicht erfüllen. Der Vorteil dieser Vorgehensweise liegt in der Möglichkeit,

„bad apples“ zu identifizieren und von solchen Einrichtungen die zukünftige Einhaltung der definierten Anforderungen einzufordern. Dieses Verfahren hat aber auch einen schwer wiegenden Nachteil: Die Einrichtungen werden – insbesondere in Zeiten einer zunehmenden Konkurrenz von Einrichtungen über den Pflegesatz – zwar versuchen, die definierten Qualitätsstandards zu erfüllen, sie werden aber nicht motiviert, eine besonders gute Qualität zu „produzieren“, da sie dadurch keine Vorteile hätten. Es kommt hinzu, dass Einrichtungen mit besonders guter Qualität versucht sein könnten, zur Verbesserung ihrer wirtschaftlichen Situation die bestehende Qualität so weit zu vermindern, dass sie (gerade noch) die definierten (Mindest-) Standards erfüllen. Hinsichtlich der Leitlinien als einer Form von Mindeststandards bleibt abzuwarten, ob die zurzeit in den verschiedenen medizinischen Fachgesellschaften mit unterschiedlicher Intensität geführten Diskussionen über Leitlinien eine Basis für allgemein akzeptierte Qualitätsstandards in der Rehabilitation liefern werden.

21.4.2 Vergleiche zwischen Behandlungseinrichtungen

Im Gegensatz zum vorher beschriebenen Bewertungsmodus erhöht der Qualitätsvergleich zwischen Kliniken die Motivation zu einer kontinuierlichen Qualitätsverbesserung. Die Klinik wird daran interessiert sein, nicht nur basale Qualitätsanforderungen zu erfüllen, sondern zu den besten Kliniken zu gehören und damit ihre Chancen „am Markt“ zu verbessern. Beim „benchmarking“ werden beispielsweise auf einer Skala von Qualitätspunkten die Ergebniswerte verschiedener Einrichtungen direkt nebeneinander gestellt. Methodische Voraussetzung dafür ist aber, dass die einbezogenen Kliniken auch tatsächlich vergleichbar sind. Es hätte z.B. wenig Sinn, die Ergebnisqualität einer Einrichtung mit einer großen Zahl von AHB-Patienten nach Bandscheibenoperation mit einer Klinik zu vergleichen, in der vor allem Patienten mit chronischen Rückenschmerzen behandelt werden. Die Ergebnisse der AHB-Klinik müssten zwangsläufig besser sein, da die zu erwartenden „outcomes“ bei der Anschlussheilbehandlung nach Bandscheibenoperation deutlich besser sind als diejenigen einer Rehabilitation bei chronischen Rückenschmerzen.

Für die Definition der Vergleichbarkeit von Kliniken müssen sowohl Merkmale der Strukturqualität (siehe Koch et al. 1998) als auch Patientenmerkmale (der sog. „case mix“; z.B. Diagnose, Schweregrade, soziodemographische Merkmale) berücksichtigt werden. Für eine vergleichende Analyse der Ergebnisqualität erscheint z.B. eine Konzentration auf Tracerdiagnosen sinnvoll.

21.5 Vorgehen bei einer Qualitätsprüfung

In den nachfolgenden Abschnitten werden drei Verfahren der Qualitätsprüfung vorgestellt. Eingegangen wird insbesondere auf Qualitätsscreenings (Abschnitt 21.5.1), Visitationen (Abschnitt 21.5.2) und Peer-Review-Verfahren (Abschnitt 21.5.3). Anhand zweier Beispiele aus dem Bereich der Qualitätssicherung in der medizinischen Rehabilitation der gesetzlichen Rentenversicherung (vgl. Egner et al. 1998) werden dabei die Verfahren „Qualitätsscreening" und „Peer-Review" näher erläutert.

Die vorgestellten Herangehensweisen schließen sich gegenseitig nicht aus, beispielsweise können Visitationen mit Hilfe von Peer-Reviews (Begutachtung durch Experten) durchgeführt werden. Andererseits werden Peer-Review-Verfahren auch zum Qualitätsscreening eingesetzt.

21.5.1 Qualitätsscreening

Grundlagen

Eine Grundvoraussetzung für Qualitätssicherung stellt die Erhebung und Analyse von Daten dar, die Aussagen zu den behandelten Patienten, den Behandlungsverläufen und -ergebnissen etc. ermöglichen und damit frühzeitig auf mögliche Qualitätsprobleme hinweisen können. Bei einem regelmäßigen und wiederholten Vorgehen wird dies als Monitoring bezeichnet. Die notwendige Datenerhebung geschieht in vielen Bereichen über eine Basisdokumentation (Bührlen-Armstrong u. Bengel 1998). In Anlehnung an medizinische Screening-Tests stellt ein Qualitätsscreening eine Qualitätsprüfung dar, die auf größere Stichproben oder Populationen von Untersuchungseinheiten angewandt wird und deren Ergebnisse bei bestimmten Ausgängen Anlass zu weiter gehenden Untersuchungen ist. Auf Grund des meist breit gestreuten Einsatzes werden Screening-Verfahren i. A. mit möglichst ökonomischen Mitteln realisiert, etwa in Form von Fragebogenverfahren. Ein Beispiel findet sich im Qualitätssicherungsprogramm der gesetzlichen Rentenversicherung, dessen Programmpunkt 3 mit „Qualitätsscreening" benannt wurde (Müller-Fahrnow 1994).

Iezzoni et al. (1992) untersuchten die Möglichkeit eines Qualitätsscreenings von Akutkrankenhäusern auf der Grundlage von Routinedaten zur Entlassung. Ziel war die Aufdeckung von Qualitätsproblemen in den Kliniken mit einer kostengünstigen Methode. Die Datenblätter wurden hinsichtlich des Risikos von Qualitätsproblemen in verschiedene Gruppen eingeteilt. Ältere Patienten mit schweren Eingriffen wurden beispielsweise einer höheren Wahrscheinlichkeit von Komplikationen zugeordnet als jüngere Patienten mit nur kleineren Eingriffen. Das Auswertungsprogramm prüfte die Gruppen auf insgesamt 27 Qualitätsprobleme (z. B. Wundinfektionen nach Operationen, Thrombosen etc.). Die Validität der Identifikation von Qualitätsproblemen durch das Programm wurde anhand eines Vergleichs mit Bewertungen durch Ärzte geprüft. Die Übereinstimmung war nicht optimal, allerdings sollte das Verfahren auch nicht Qualitätsprobleme im einzelnen Behandlungsfall, sondern nur ein erhöhtes Niveau auf Klinikebene ermitteln. Klinikvergleiche zur Identifikation von Normabweichungen sind in diesem System möglich, da mit der Zuordnung der Patienten zu Risiko-Klassen-Unterschieden der Kliniken in der Anfälligkeit ihrer Patienten für Qualitätsprobleme Rechnung getragen werden kann.

Untersuchungen zur Patientenzufriedenheit

Die Zufriedenheit von Patienten mit medizinischen Versorgungsleistungen ist in jüngerer Zeit ein wichtiger Forschungsgegenstand geworden. Im Sinne einer Kundenorientierung wird die Sicherstellung eines hohen Grades an Zufriedenheit auf Seiten der Patienten als notwendig betrachtet, insbesondere wenn auf Einstellungs- und Verhaltensänderungen hingewirkt werden soll (Raspe et al. 1996). Als Outcome-Maß ist die Patientenzufriedenheit insbesondere deshalb geeignet, da sie eine große Zahl von Aspekten einer Behandlung widerspiegeln kann (Berger 1983). Ihre Bedeutung als Outcome-Indikator wird teilweise als ebenso hoch wie die der Effektivität und der Effizienz angesehen (Di Palo 1997).

Erhebungen der Patientenzufriedenheit werden u.a. eingesetzt, um die Prozessqualität in der Arztpraxis (Bitzer et al. 1997), Prozess- und Ergebnisqualität einer Beratungssituation (Lenz 1998), Stärken und Schwachpunkte von Kliniken (Di Palo 1997; Nickel u. Trojan 1997a) oder auch die Wirksamkeit von Maßnahmen zur Organisationsentwicklung in der stationären Akutversorgung (Nickel u. Trojan 1997b) zu ermitteln.

Zufriedenheitsaussagen können nicht ohne Vorbehalte auf die „objektive" Wirklichkeit übertragen werden (Nickel u. Trojan 1997a), es ist noch offen, inwiefern die Beurteilung der Patienten mit anderen Datenquellen integriert werden kann. Der vielfach festgestellte hohe Anteil zufriedener Personen, der häufig bei 80–95% liegt, und die Konstanz der Zufriedenheit mit einer Einrichtung, auch wenn dort große Veränderungen stattfinden, geben Anlass zu Zweifeln hinsichtlich der Validität und Änderungssensitivität dieses Maßes (Berger 1983). Hier besteht noch dringender Forschungsbedarf.

Methodik und Stichprobenbeschreibung

In einer eigenen Studie zur Zufriedenheit von Patienten mit einer medizinischen Rehabilitation wurde u.a. auch der Frage nachgegangen, inwieweit Erhebungen der Patientenzufriedenheit im Rahmen eines Qualitätsscreenings eingesetzt werden können (für eine ausführliche Schilderung der Studie vgl. Bührlen-Armstrong et al. 1998). 1832 Patienten mit orthopädisch-rheumatologischer Erstdiagnose aus vier deutschen Rehabilitationskliniken wurden drei Monate nach dem Heilverfahren angeschrieben. Der Rücklauf lag bei 83,4%. 41,9% der Antwortenden waren weiblich, 58,1% männlich. Mehr als die Hälfte der Befragten war zwischen 50 und 59 Jahre alt. Unterschiede im Rücklaufverhalten fanden sich weder zwischen den Alters- noch den Geschlechtsgruppen.

Als Erhebungsinstrument wurde eine erste Form des Zufriedenheitsbogens von Raspe et al. (1996) eingesetzt. In der inzwischen publizierten Version (Raspe et al. 1997) wurde auf die Items zur Unterbringung und zu den Freizeitmöglichkeiten verzichtet, inhaltlich sind die Instrumente ansonsten jedoch weitgehend vergleichbar. Der eingesetzte Fragebogen umfasste die in der folgenden Aufzählung genannten Bereiche der Patientenzufriedenheit. Die Rohwerte wurden in jedem Bereich der Zufriedenheit auf einen Score umgerechnet, dessen Werte von 0–100 variieren konnten.

Bereiche der Patientenzufriedenheit
1. Unterbringung,
2. ärztliche Betreuung während der Rehabilitation,
3. Betreuung durch die Pflegekräfte,
4. Freizeitmöglichkeiten,
5. psychologische Betreuung,
6. Essen,
7. Behandlungen,
8. Schulungen und Vorträge,
9. Organisation der Behandlungen und Schulungen,
10. Rehabilitationsplan und -ziele,
11. Klinik,
12. Gesamtbeurteilung der Rehabilitation.

Ausgewählte Ergebnisse
Für das Geschlecht, das Alter, die Schulbildung und die Diagnose zeigte sich nur ein geringer Einfluss auf die Patientenzufriedenheit. Keinen Einfluss hatte der Messzeitpunkt. Zwischen Patientenzufriedenheit und Behandlungsergebnis bestand kein wesentlicher Zusammenhang. Einen signifikant negativen Einfluss auf die Zufriedenheit im Bereich „Ärztliche Betreuung" hatte jedoch beispielsweise ein Arztwechsel während der Maßnahme (Abb. 21.1). Die Zufriedenheit mit der ärztlichen Betreuung hing auch davon ab, welcher Arzt den Patienten betreute.

Signifikante Unterschiede zwischen den Kliniken fanden sich in den Bereichen „Pflegerische Betreuung", „Freizeitmöglichkeiten", „Psychologische Betreuung", „Essen", „Organisation der Behandlungen und Schulungen", „Klinik" und „Unterbringung" (vgl. Abb. 21.2).

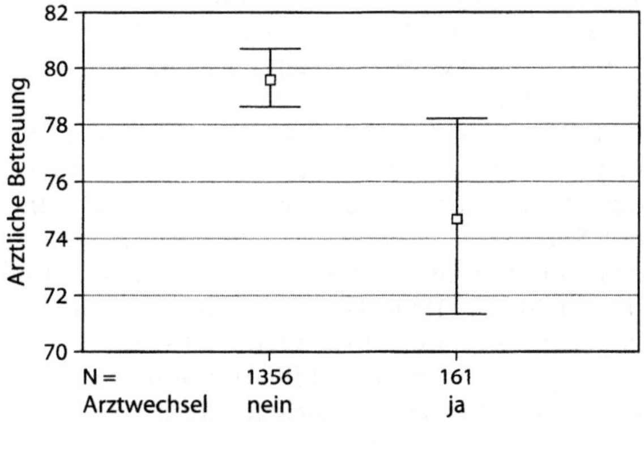

Abb. 21.1. Einfluss eines Arztwechsels auf die Zufriedenheit mit der ärztlichen Betreuung

Abb. 21.2. Klinikunterschiede hinsichtlich der Zufriedenheit mit der Unterbringung

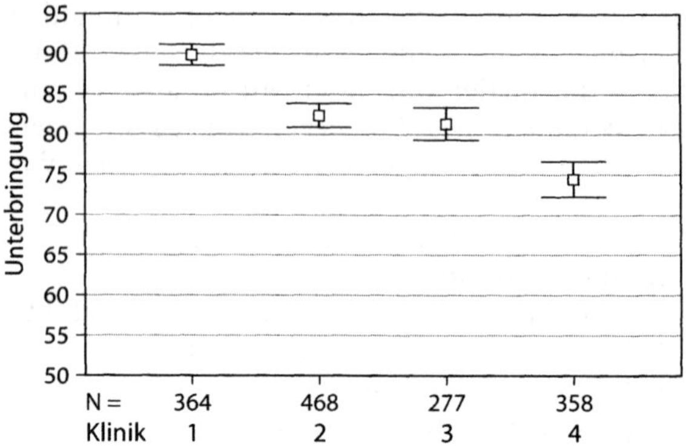

Mit methodischen Einschränkungen, die v.a. aus dem explorativen Design der Studie resultieren, kann gesagt werden, dass die Zufriedenheit von Rehabilitanden mit einem Heilverfahren kaum von soziodemographischen Faktoren oder der Diagnose, wohl aber von Faktoren der Behandlung und der Klinik abhängt. Wenn davon ausgegangen wird, dass der Fragebogen in der Lage ist, bestehende Unterschiede zwischen Kliniken zu identifizieren, kann er im Rahmen von qualitätssichernden Maßnahmen zum Klinikvergleich eingesetzt werden. Damit bietet er Kostenträgern wie Kliniken die Möglichkeit, Schwachstellen und Ansatzpunkte für qualitätsverbessernde Maßnahmen ausfindig zu machen.

21.5.2 Visitationen

Differenzierter, aber auch aufwändiger als Qualitätsscreenings sind Visitationen, bei denen Experten für einen bestimmten Bereich die erbrachten Leistungen begutachten und mit Mindeststandards oder „clinical guidelines" vergleichen (Viethen 1995). Die empirische Grundlage besteht häufig aus Besuchen der zu prüfenden Einrichtungen und der Kontrolle schriftlicher Unterlagen wie z.B. Zeugnissen der Mitarbeiterinnen und Mitarbeiter oder Patientenakten. Für diese Art von intensiven Inspektionen wird auch der Begriff des „audit" verwendet, unter dem ursprünglich Wirtschaftlichkeitsprüfungen im Bereich der Ökonomie verstanden wurden.

Medizinische „audits" sind v.a. in den USA und Großbritannien bereits als Maßnahmen zur Qualitätssicherung v.a. in der Akutversorgung etabliert. Eine Gruppe von Experten überprüft beispielsweise eine festgelegte Anzahl von Patientenakten. Diagnosen und verordnete Therapieverfahren, Aufenthaltsdauer, Medikamentenverbrauch und andere Parameter werden mit Standards abgeglichen. Die Ergebnisse, v.a. Normabweichungen, werden den relevanten Adressaten vorgestellt und Lösungsmöglichkeiten gesucht (Buxton 1994; North of England study of standards and performance in general practice 1992; Viethen 1995).

Für geriatrische Rehabilitationseinrichtungen wurden in Großbritannien klinische Schemata entwickelt, die die Grundlage für das „audit" darstellen

(Deckenbach et al. 1997). Sie enthalten u.a. Strukturstandards, Klinikkonzepte, Angaben zur Aufnahme (z.B. Wartezeiten) und zur Verlaufs- und Entlassungsplanung.

Im deutschen Rehabilitationssystem existiert zurzeit kein einheitliches Verfahren bei der Veranlassung von Visitationen und zu deren konkreter Durchführung. Einige Rentenversicherungsträger besuchen die von ihnen belegten Rehabilitationseinrichtungen in regelmäßigen Abständen, andere nur bei bestimmten Anlässen, z.B. Wechsel des Chefarztes, häufigen Patientenbeschwerden oder Unzufriedenheit mit der Qualität der Arztbriefe. Die Zusammensetzung der visitierenden Kommission variiert zwischen den einzelnen Leistungsträgern ebenso wie das Programm des Klinikbesuchs. Für Visitationen als festem Bestandteil von Qualitätssicherungsprogrammen wäre - im Interesse einer Gleichbehandlung aller geprüften Rehabilitationseinrichtungen - ein Konsens zwischen den Leistungsträgern über die Durchführung dieser Maßnahmen (Häufigkeit, Indikationsstellung, personelle Besetzung der Kommission, Checkliste der zu prüfenden Bereiche) sowie über die Bewertungsmaßstäbe bzw. Standards eine wichtige Voraussetzung.

21.5.3 Peer-Review-Verfahren

Grundlagen

Bei einem Peer-Review (engl. peer = „seinesgleichen" und review = „Überprüfung") im Gesundheitswesen werden Aspekte der Struktur-, Prozess- oder Ergebnisqualität durch Angehörige der entsprechenden Profession überprüft und bewertet (vgl. die Definition von Berwick 1990, S. 246: „Peer Review ... ist definiert als Inspektion und Bewertung von Strukturen, Praxis oder Ergebnissen der Gesundheitsversorgung, durchgeführt oder geleitet durch medizinische Experten"; Übers. durch d. Verf.). Prinzipiell kann ein Peer-Review-Verfahren sehr unterschiedlich konzipiert und organisiert werden (vgl. Maier-Riehle et al. 1996). Das Peer-Review-Verfahren wird in den USA schon seit Anfang der Siebzigerjahre zur Sicherung der Prozess- und der Ergebnisqualität im akutmedizinischen Bereich eingesetzt (Dans et al. 1985). Dabei wird die Qualitätsprüfung häufig auf der Grundlage von Patientenakten vorgenommen. Auch in anderen Ländern wird mittlerweile versucht, bestimmte Formen des Peer-Review zur Qualitätssicherung im medizinischen Sektor zu nutzen, so z.B. in den Niederlanden (Grol 1990; Grol et al. 1988).

In den USA wurden für die Organisation und Durchführung des Peer-Review-Verfahrens so genannte „Peer Review Organisations (PROs)" gegründet. Als Beispiel soll das Procedere der Peer-Review-Organisation von Ohio (Peer Review Systems, Inc., Columbus/Ohio) dienen (Brooks et al. 1992). Diese PRO ist zuständig für die Qualitätssicherung innerhalb des Medicare-Programms[1] mit rund 1,5 Millionen Leistungsberechtigten.

Für die Qualitätssicherung von stationären Krankenhausbehandlungen zieht die PRO eine Zufallsstichprobe von 3% der behandelten Patienten.

[1] Medicare ist ein staatlich finanziertes Programm für die gesundheitliche Versorgung der US-Bürger, die älter als 65 Jahre sind.

Die Patientenakten werden von einer Krankenschwester („Review Nurse") anhand von Checklisten überprüft. Wenn ein Fall die allgemeinen Screeningkriterien nicht erfüllt, wird er stufenweise an bis zu drei ärztliche Prüfer weitergereicht (sequenzielle Prüfung). Bei Qualitätsmängeln wird versucht, die dafür verantwortlichen Parteien zu identifizieren und von diesen weiter gehende Informationen zu erhalten. Vierteljährlich erfolgt pro Klinik eine Zusammenfassung der Prüfergebnisse. Je nach Anzahl und Schwere der Qualitätsmängel werden verschiedene Maßnahmen (z. B. Schulung, verstärkte Überprüfung der Einrichtung, Entzug der Belegung) ergriffen.

Die Bewertung wird auf der Grundlage von subjektiven Kriterien vorgenommen (implizites Peer-Review). Als Reviewer werden praktisch tätige Ärzte eingesetzt, die möglichst über eine Facharztqualifikation verfügen sollen. Bei der Zuordnung der Patientenakten wird nach Möglichkeit auf die Fachrichtung geachtet.

In verschiedenen Studien wurde festgestellt, dass das Prüfverfahren der PROs wenig reliabel und wenig valide ist (Dippe et al. 1989; Goldman 1992; Rubin et al. 1992; Sanazaro u. Mills 1991). Zur Optimierung der methodischen Qualität des Peer-Review werden in den genannten Arbeiten mehrere Maßnahmen vorgeschlagen, u. a.:

- *Explizites Peer-Review:* Die zu beurteilenden Qualitätsaspekte und Beurteilungskriterien werden vor der Durchführung der Begutachtung z. B. in Form von Praxis-Leitlinien so weit als möglich explizit definiert.
- *Sorgfältige Auswahl der Reviewer:* Das Anforderungsprofil für Reviewer berücksichtigt eine große Zahl von Aspekten, wie z. B. fachliche Qualifikation, Praxiserfahrung und Urteiler-Bias (Neigung zu strengem oder zu nachsichtigem Urteilsverhalten).
- *Schulung bezüglich der Review-Tätigkeit:* Durch theoretische Schulung und praktisches Training der Peers soll eine möglichst hohe Standardisierung des Prüfvorgangs erreicht werden.
- *Parallele Prüfung durch mehrere Reviewer:* Durch die Aggregation der Urteile kann die Reliabilität des Ergebnisses gesteigert werden. Eine andere Variante sieht vor, dass bei divergierenden Prüfergebnissen der entsprechende Fall von den Reviewern diskutiert wird.

Peer-Review der Prozessqualität in der Rehabilitation

In Deutschland wurde im Rahmen des Qualitätssicherungsprogramms der gesetzlichen Rentenversicherung ein Peer-Review-Verfahren für das Screening der Prozessqualität von medizinischen Rehabilitationsmaßnahmen entwickelt (Jäckel et al. 1997). Aus Gründen der Praktikabilität und Wirtschaftlichkeit dient dabei der ärztliche Entlassungsbericht, ergänzt durch die individuellen Therapiepläne als Datengrundlage für die Qualitätsprüfung. Charakteristisches Merkmal dieses Verfahrens ist die Beurteilung der Prozessqualität durch die Chef- und Oberärzte (Peers) anderer Rehabilitationskliniken.

Bei den Entwicklungsarbeiten wurden wesentliche Erkenntnisse aus den Erfahrungen mit amerikanischen Peer-Review-Verfahren umgesetzt: Im

Sinne eines *expliziten* Peer-Review wurden zunächst die zu beurteilenden Prozessmerkmale unter Mitwirkung von Experten in einer „Checkliste qualitätsrelevanter Prozessmerkmale" definiert und ein Manual erarbeitet, in dem für jedes Prozessmerkmal der Checkliste diejenigen Kriterien enthalten sind, die bei der Beurteilung des Merkmals zu Grunde zu legen sind. Es wurde ein *Anforderungsprofil* für die Prüfer (Peers) entwickelt. Dabei werden z.B. die entsprechende Facharztqualifikation und praxisbezogene Reha-Erfahrung vorausgesetzt. Im Rahmen einer mehrtätigigen *Schulung* werden die Peers in die Handhabung der Checkliste und des Manuals theoretisch und praktisch eingeführt. Die anonymisierten Entlassungsberichte einer Klinik werden auf fünf bis sechs Peers verteilt. Dadurch können gegebenenfalls vorliegende systematische Urteilerunterschiede ausbalanciert werden. Die Entwicklungsphasen bei der Erarbeitung des Peer-Review-Verfahrens sind im Folgenden aufgelistet.

Entwicklungsphasen des Peer-Review-Verfahrens
der Rentenversicherungsträger

1. Definition qualitätsrelevanter Prozessmerkmale,
2. Erstellung eines Manuals zu deren Bewertung,
3. Auswahl und Schulung der Peers,
4. Durchführung einer Pilotstudie zur Prüfung der Objektivität und der Praktikabilität,
5. freiwilliges Peer-Review in 100 Rehabilitationskliniken.

Zur Definition qualitätsrelevanter Prozessmerkmale wurde zunächst eine erste Liste möglicher Merkmale auf der Basis der Anforderungskriterien verschiedener Rentenversicherungsträger und einer Inhaltsanalyse aus einer Zufallsstichprobe von Entlassungsberichten erstellt. Anschließend wurde diese Liste in einem formalen Konsensusprozess (unter Verwendung einer modifizierten Delphi-Technik) in mehreren Experten-Workshops unter Beteiligung von leitenden Ärzten aus Rehabilitationskliniken und von den Rentenversicherungsträgern zu einer Checkliste qualitätsrelevanter Prozessmerkmale weiterentwickelt (Jäckel et al. 1997). Diese Checkliste enthält insgesamt 52 Einzelmerkmale in folgenden Bereichen: Anamnese, Diagnostik, Therapieziele und Therapie, Sozialmedizinische Stellungnahme, Nachsorgekonzept, Verlauf und Epikrise.

Für die Beurteilung der einzelnen Prozessmerkmale stehen die Antwortkategorien „keine Mängel", „leichte Mängel", „gravierende Mängel" und „entfällt" zur Verfügung. Überdies nimmt der Gutachter für jeden Bereich der Checkliste und für die Qualität des gesamten Reha-Prozesses jeweils eine zusammenfassende Bewertung vor, wobei die Antwortkategorien „keine", „leichte", „deutliche" und „gravierende Mängel" angekreuzt werden können.

Anschließend wurde gemeinsam mit den Experten ein Manual erstellt, in dem für jedes der 52 Merkmale sowie für die zusammenfassende Beurteilung der einzelnen Bereiche und des gesamten Rehabilitationsprozesses Kriterien zu deren Bewertung niedergelegt sind (Jäckel et al. 1997). Zusätzlich zu dem Manual sollte eine möglichst homogene Bewertung der Prozessqualität durch eine dreitägige Schulung der Peers - nach einem speziell erarbeiteten Curriculum - erreicht werden.

In einer Pilotstudie unter Verwendung von je 20 Entlassungsberichten aus 20 Rehabilitationskliniken mit der Indikation Muskuloskelettale Krankheiten konnte die Praktikabilität des Verfahrens erfolgreich getestet werden. Außerdem ergab die Prüfung der Interrater- und Intrarater-Reliabilität akzeptable bis gute Werte, wobei die Zuverlässigkeit der zusammenfassenden Bewertung des gesamten Reha-Prozesses am besten ausfiel (Maier-Riehle et al. 1998).

Chef- und Oberärzte aus insgesamt 100 Rehabilitationskliniken haben Anfang 1998 als Peers an einem freiwilligen Peer-Review teilgenommen. Ziel dieser ersten Phase einer Routinisierung des Peer-Review war zunächst die Prüfung der Verfahrensabläufe in der breiten Anwendung. Die Rückmeldung an die beteiligten Kliniken wird zunächst die Ergebnisse der Bewertung der 52 Einzelitems enthalten (Schwachstellenanalyse). Diese Daten sollen den Kliniken wichtige Informationen für die Weiterentwicklung ihrer Rehabilitationskonzepte und deren Dokumentation im Entlassungsbericht liefern. Sie können auch eine relevante Datenbasis für die Arbeit der klinikinternen Qualitätszirkel bereitstellen. Für die zusammenfassende Bewertung der Bereiche der Checkliste und des gesamten Rehabilitationsprozesses werden die Ergebnisse jeder Klinik den Resultaten der anderen Einrichtungen gegenübergestellt („benchmarking"). Dies soll der Klinik eine Einschätzung ihrer Position im Vergleich zu anderen ermöglichen und sie zu einer Verbesserung ihrer Ergebnisse bei späteren Peer-Reviews motivieren.

Bei der Schwachstellenanalyse wurden von den Peers in einigen Merkmalen besonders häufig gravierende Qualitätsmängel festgestellt. Hierzu gehören insbesondere die Anamnese und Diagnostik bezüglich der Fähigkeits- und Funktionsstörungen, die Berücksichtigung psychosozialer Belastungen und die Selbsteinschätzung der Patienten zu ihrer beruflichen Leistungsfähigkeit. In allen untersuchten Indikationen fanden sich signifikante Unterschiede zwischen einzelnen Kliniken bei der zusammenfassenden Bewertung des gesamten Rehabilitationsprozesses.

Insgesamt hat sich das Peer-Review als ein praktikables und reliables Verfahren erwiesen, das solche Bereiche identifizieren kann, in denen noch ein Weiterentwicklungsbedarf in den einzelnen Kliniken besteht, und das von Klinikern weitgehend akzeptiert wird.

21.6 Qualitätsprüfung im Rahmen des Qualitätsmanagements

Die geschilderten Anwendungsbeispiele (Peer-Review von Entlassungsberichten und Patientenbefragungen) haben deutlich gemacht, dass Verfahren der Qualitätsprüfung in der Lage sind, Hinweise auf spezifische Schwachstellen einer Einrichtung oder eines Behandlungsprogramms zu geben. Es wurden jedoch auch Themengebiete sichtbar, in denen noch Fragen offen geblieben sind. Die Definition basaler Qualitätsanforderungen ist noch längst nicht abgeschlossen. Die Bedeutung von Leitlinien – oder allgemeiner: Qualitätsstandards – wird noch kontrovers diskutiert (vgl. z. B. Kapp 1990; Ulsenheimer 1998), zudem bieten Mindeststandards keinen ausreichenden Anreiz für kontinuierliche Qualitätsverbesserungen. Diskutiert werden muss u. a. noch die Frequenz der Erhebungen von Qualitätsindikatoren: Soll dies beispielsweise in jährlichem Abstand, nur bei wesentlichen Veränderungen in einer Einrichtung oder mit je nach Parameter unterschiedlicher Häufigkeit geschehen? Die Ergebnisse einzelner Qualitätsprüfungen ergeben immer nur ein unvollständiges Bild der Gesamtsituation einer Einrichtung, es ist notwendig, verschiedene Prüfverfahren zu kombinieren. Beispielsweise können die Ergebnisse aus dem Peer-Review von Entlassungsberichten mit Visitationen oder mit Befragungen zur Patientenzufriedenheit abgeglichen werden. Wenn jedoch – z. B. im Rahmen von Belegungsentscheidungen – die Qualität einer Einrichtung insgesamt bewertet werden muss, ist die Integration der Einzelbefunde in ein Gesamtergebnis notwendig, sodass sich die Frage nach ihrer Gewichtung stellt.

Zu Beginn wurde darauf hingewiesen, dass Verfahren der Qualitätsprüfung ihren Zweck letztlich nur innerhalb einer umfassenden Strategie der Qualitätsentwicklung bzw. des Qualitätsmanagements erfüllen können. Auch bei hoher methodischer Qualität werden die Verfahren auf Grund ihres wertenden Charakters immer anfechtbar sein, sofern die Bewertungskriterien und -standards sowie die eingesetzten Erhebungsinstrumente nicht von einem großen Teil aller Betroffenen akzeptiert werden. Und ohne eine konsequente Planung, welche Qualitätsziele erreicht und wie bei identifizierten Schwachstellen vorgegangen werden soll, kann der Nutzen von Qualitätsprüfungen immer wieder in Zweifel gezogen werden. Qualitätsprüfungen sollten also in ein umfassendes Qualitätsmanagement eingebettet werden (Spörkel et al. 1995). Beispielsweise können für die mit einer Qualitätsprüfung aufgedeckten Schwachstellen in Qualitätszirkeln Lösungsansätze gesucht werden, und der Nutzen der Lösungsversuche kann schließlich mit Hilfe von wiederholten Qualitätsprüfungen evaluiert werden. Bereits die Definition von Qualitätsmerkmalen und -anforderungen wie auch die Methodik bei der Datenerhebung und die Bewertungsstrategie werden dabei durch eine zu Grunde liegende und möglichst explizit formulierte Qualitätsphilosophie mit bestimmt.

Literatur

Arbeitsgemeinschaft der Wissenschaftlichen Medizinischen Fachgesellschaften (1998) AWMF online. Internet-Site, URL: http://www.uni-duesseldorf.de/WWW/AWMF/awmfqs.htm, abgerufen am 25.12.1998

Berger M (1983) Toward maximizing the utility of consumer satisfaction as an outcome. In: Lambert ML, Christensen ER, DeJulio SS (Eds) The assessment of psychotherapy outcome. John Wiley u. Sons, New York, 56–80

Berwick DM (1990) Peer review and quality management: are they compatible? Quality Review Bulletin 16: 246–251

Bitzer EM, Dierks ML, Schwartz FW (1997) Entwicklung und Validierung eines standardisierten Instrumentes zur Messung der Patientenzufriedenheit mit der Prozessqualität in

der Arztpraxis - Erste Ergebnisse (Abstract zur Gemeinsamen Jahrestagung der Dt. Ges. für Sozialmedizin und Prävention und der Dt. Ges. für Medizinische Soziologie, 29.09.-01.10.1997, Schwerin). Das Gesundheitswesen 59: A52
Bortz J, Döring N (1995) Forschungsmethoden und Evaluation. Springer, Berlin
Brooks JH, Renz KK, Richardson SL (1992) Systems versus performance problems: a peer review organization's perspective. Quality Review Bulletin 18: 172-177
Buxton MJ (1994) Achievements of audit in the NHS. Quality in Health Care 3: 31-34
Bührlen-Armstrong B, Bengel J (1998) Qualitätssicherung: Grundlagen, Funktionen, Möglichkeiten. In: Hell D, Bengel J, Kirsten-Krüger M (Hrsg) Qualitätssicherung der psychiatrischen Versorgung. Karger, Basel, 1-15
Bührlen-Armstrong B, de Jager U, Schochat T, Jäckel WH (1998) Patientenzufriedenheit in der Rehabilitation muskuloskelettaler Erkrankungen - Einfluss von Merkmalen der Patienten, der Behandlung, des Messzeitpunkts und Zusammenhang mit dem Behandlungsergebnis. Die Rehabilitation 37 (Suppl. 1): S38-S46
Dans PE, Weiner JP, Otter SE (1985) Peer review organizations: promises and potential pitfalls. New England Journal of Medicine 313: 1131-1137
Deckenbach B, Borchelt M, Steinhagen-Thiessen E (1997) Qualitätssicherung in der geriatrischen Rehabilitation - Ansätze und Methoden. Die Rehabilitation 36: 160-166
Deutsches Institut für Normung (1990) DIN ISO 9000: Qualitätsmanagement und Qualitätssicherungsnormen - Leitfaden zu Auswahl und Anwendung. Beuth, Berlin
Deutsches Institut für Normung (1992) DIN ISO 9004 Teil 2: Qualitätsmanagement und Elemente eines Qualitätssicherungssystems - Leitfaden für Dienstleistungen. Beuth, Berlin
Deutsches Institut für Normung (1995) DIN-Term - Qualitätsmanagement, Statistik, Zertifizierung - Begriffe aus DIN-Normen. Beuth, Berlin
Di Palo MT (1997) Rating satisfaction research: Is it poor, fair, good, very good, or excellent? Arthritis Care and Research 10: 422-430
Dippe SE, Bell MM, Wells MA (1989) Health care delivery: a peer review of a peer organization. West J Med 151: 93-96
Donabedian A (1966) Evaluating the quality of medical care. The Milbank Memorial Fund Quarterly Bulletin, 44, 166-203
Donabedian A (1982) An exploration of structure, process and outcome as approaches to quality assessment. In: Selbmann H-K, Überla K (Eds), Quality assessment of medical care. Bleicher, Gerlingen, S 69-92
Egner U, Gerwinn H, Müller-Fahrnow W, Schliehe F (1998) Das Qualitätssicherungsprogramm der gesetzlichen Rentenversicherung für den Bereich der medizinischen Rehabilitation - Konzept, Stand der Umsetzung und Perspektiven. Die Rehabilitation 37 (Suppl. 1): S2-S7
Goldman RL (1992) The reliability of peer assessments of quality of care. Journal of the American Medical Association 267: 958-960
Grol R (1990) Peer review in primary care. Quality Assurance in Health Care 2: 119-126
Grol R, Mokkink H, Schellevis F (1988) The effects of peer review in general practice. Journal of the Royal College of General Practioners 38: 10-13
Iezzoni LI, Foley SM, Heeren T, Daley J, Duncan CC, Fisher ES, Hughes J (1992) A method for screening the quality of hospital care using administrative data: preliminary validation results. Quality Review Bulletin 18: 361-71
Jäckel WH, Protz W, Maier-Riehle B, Gerdes N (1997) Qualitäts-Screening im Qualitätssicherungsprogramm der gesetzlichen Rentenversicherung. Deutsche Rentenversicherung 9-10/97: 575-591
Kapp MB (1990) 'Cookbook Medicine' - A legal perspective. Archives of Internal Medicine 150: 496-500
Koch U, Tiefensee J, Kawski S, Arentewicz G (1998) Strategien zur Taxonomie von Rehabilitationskliniken auf der Basis von Strukturgleichheit. Die Rehabilitation 37 (Suppl. 1): S8-S14
Lenz A (1998) Qualität in der psychosozialen Beratung - Dimensionen der Qualität und Methoden der Evaluation. Verhaltenstherapie und psychosoziale Praxis 30: 155-178
Maier-Riehle B, Gerdes N, Protz W, Jäckel WH (1996) Peer Review - Eine Methode der Qualitätssicherung. In: Verband Deutscher Rentenversicherungsträger (Hrsg) Evaluation in

der Rehabilitation. 6. Rehabilitationswissenschaftliches Kolloquium, 4.–6. März 1996 in Bad Säckingen. WDV Wirtschaftsdienst, Bad Homburg, 87–88

Maier-Riehle B, Gerdes N, Protz W, Jäckel WH (1998) Übereinstimmung und Unterschiede zwischen Beurteilern bei einem Peer-Review-Verfahren. Das Gesundheitswesen 60: 290–296

Müller-Fahrnow W (1994) Verpflichtung der Reha-Einrichtungen zur Qualitätssicherung – Umsetzungsphase 1994/1995. In: Bundesversicherungsanstalt für Angestellte (BfA) (Hrsg) BfA-aktuell 1994. BfA, Berlin

Nickel S, Trojan A (1997a) Entwicklung eines Fragebogens zur Krankenhausqualität aus Patientensicht (Abstract zur Gemeinsamen Jahrestagung der Dt. Ges. für Sozialmedizin und Prävention und der Dt. Ges. für Medizinische Soziologie, 29.09.–01.10.1997, Schwerin). Das Gesundheitswesen 59: A54

Nickel S, Trojan A (1997b) Evaluation der Organisationsentwicklung im Krankenhaus durch Patientenbefragungen – Ergebnisse einer empirischen Studie (Abstract zur Gemeinsamen Jahrestagung der Dt. Ges. für Sozialmedizin und Prävention und der Dt. Ges. für Medizinische Soziologie, 29.09.–01.10.1997, Schwerin). Das Gesundheitswesen 59: A53

North of England study of standards and performance in general practice (1992) Medical audit in general practice: II: Effect on health of patients with common childhood conditions. British Medical Journal 304: 1484–1488

Raspe H-H, Voigt S, Herlyn K, Feldmeier U, Meier-Rebentisch K (1996) Patienten-„Zufriedenheit" in der medizinischen Rehabilitation – ein sinnvoller Outcome-Indikator? Das Gesundheitswesen 58: 372–378

Raspe H-H, Weber U, Voigt S, Kosinski A, Petras H (1997) Qualitätssicherung durch Patientenbefragungen in der medizinischen Rehabilitation: Wahrnehmungen und Bewertungen von Rehastrukturen und -prozessen („Rehabilitandenzufriedenheit"). Die Rehabilitation 36: XXXI–XLII

Rubin HR, Rogers WH, Kahn KL (1992) Watching the doctor-watchers: how well do peer review organizations methods detect hospital care quality problems? Journal of the American Medical Association 267: 2349–2354

Sanazaro PJ, Mills DH (1991) A critique of the use of generic screening in quality assessment. Journal of the American Medical Association 265: 1977–1981

Scott DL (1997) Clinical Guidelines for management. Baillière's Clinical Rheumatology 11: 157–179

Spörkel H, Birner U, Frommelt B, John TP (1995) Total Quality Management: Forderungen an Gesundheitseinrichtungen. Quintessenz, Berlin

Steffen GE (1988) Quality medical care: A definition. Journal of the American Medical Association 260: 56–61

Stroebel H (1996) Qualitätsentwicklung – Qualitätssicherung – Qualitätsmanagement. Die Rehabilitation 35: 14–18

Ulsenheimer K (1998) „Leitlinien, Richtlinien, Standards" – Risiko oder Chance für Arzt und Patient? Arzt und Krankenhaus 5/98: 106–111

Viethen G (1995) Qualitätssicherung in der Medizin (Teil II). QualiMed 3: 10–22

Kapitel 22

Statistische Verfahren in der Rehabilitationsforschung 22

K. Wegscheider

22.1 Einleitung

Eine der seltenen freundlichen Anekdoten zur Statistik handelt von einer jungen englischen Dame, die sich in einen Statistiker verliebt hat. Beim Tee von ihren Freundinnen bedauert, dass sie sich wohl auf einen sehr trockenen und steifen Menschen eingelassen haben müsse, verteidigt sie sich mit den Worten: „Ihr habt ein falsches Bild von der Statistik: es geht nicht um die Zahlen, es geht darum, was *hinter* den Zahlen steckt!"

Sicherlich würden auch viele Rehabilitationswissenschaftler, die im Rahmen ihrer Ausbildung mit Statistik in Berührung gekommen sind, ähnlich reagieren wie die Freundinnen, wird doch insbesondere in Deutschland die Statistik noch überwiegend als ein Spezialgebiet der Mathematik unterrichtet, mit großer Formeldichte, wenig Anschauung und ohne ernsthafte Diskussion über die Interpretation statistischer Ergebnisse. Bei der Anwendung statistischer Methoden kommt es jedoch gerade auf diesen letzten Punkt entscheidend an. Bei der Verfahrenswahl sollte nicht die mathematische Virtuosität im Mittelpunkt des Interesses stehen, sondern der Erkenntnisgewinn, der mit Hilfe der gewählten Methodik im Forschungskontext erreicht werden kann. Dabei sollte nicht nur darüber nachgedacht werden, wie eine möglichst prägnante Darstellung der Ergebnisse erzielt werden kann, es sollte vielmehr darüber hinaus auch die Möglichkeit von Fehlinterpretationen bewusst im Auge behalten und gemieden werden – Ansprüche an den Umgang mit Statistik, auf die uns unsere elementaren Statistikkurse zumeist nicht sehr gut vorbereitet haben.

Dabei gehört die Angewandte Statistik heute zum Standardwerkzeug jeder empirischen Forschung. Insbesondere in der Rehabilitationsforschung (wie übrigens in den Gesundheitswissenschaften allgemein) sind statistische Untersuchungen neben der Einzelfallbetrachtung die Haupterkenntnisquelle, für viele Fragestellungen die einzige Erkenntnisquelle, die uns zur Verfügung steht. Der Nutzen, den die Bewohner unseres Landes aus dem weitentwickelten Rehabilitationswesen als ganzem wie aus der Verfügbarkeit spezieller Rehabilitationsmaßnahmen ziehen, lässt sich, wenn überhaupt, nur statistisch bestimmen, und darüber hinaus in der Regel nicht aus der Routine-Statistik, sondern nur durch gezielte Untersuchungen. Gerade in den geplanten Studien wird aber die Verfahrenswahl und der angemessene Umgang mit der Statistik schnell zum Dreh- und Angelpunkt, an dem sich entscheidet, inwieweit die Studie zur Einsicht in bestehende Zusammenhänge beitragen kann oder nicht.

Angewandte Statistik lässt sich generell als der Versuch verstehen, Zusammenhänge zu ergründen und zu quantifizieren. Speziell in der Rehabilitationsforschung geht es in erster Linie darum, Assoziationen zwischen Variablen, die in irgendeiner Form den Rehabilitationserfolg messen, und Variablen, die mögliche Determinanten des Erfolges repräsentieren, zahlenmäßig zu belegen. Dabei können die betrachteten Einflussgrößen sowohl Ausdruck des natürlichen Befindens der Rehabilitanden als auch Ausdruck gewählter Rehabilitationsmaßnahmen sein. Wegen der ausgeprägten Variabilität in den individuellen Bedingungen und Reaktionen können die im Mittelpunkt des Interesses stehenden Zusammenhänge jedoch nicht direkt beobachtet werden, es können lediglich in der Gesamtpopulation oder in speziellen Untergruppen bestehende Tendenzen mit Hilfe von mehr oder weniger vollkommenen Beobachtungs- oder Interventionsstudien abgeschätzt werden. Dabei drohen grundsätzlich zwei Arten von Schlussfehlern: systematische Verfälschungen der Studienergebnisse, etwa durch nicht kontrollierte Hintergrundsvariable oder nicht-repräsentative Selektionen des Studienkollektivs, und zufällige Fehler aufgrund der notwendigerweise endlichen Auswahl der Studienteilnehmer aus der Zielpopulation. Die Wahl der verwendeten statistischen Methoden sollte vornehmlich unter dem Gesichtspunkt erfolgen, inwieweit sie in der Lage sind, die im jeweils vorliegenden Fall drohenden Einschätzungsfehler unter Kontrolle zu bringen.

Statistische Überlegungen gehen an drei Stellen in eine empirische Untersuchung ein:

1. bei der Planung,
2. der Auswertung und schließlich
3. bei der Präsentation, Interpretation und Diskussion der Studienergebnisse.

Die Gliederung dieses Beitrags orientiert sich an diesen Schlüsselstellen. Dabei sind an jedem Punkt charakteristische Entscheidungen vom Untersucher zu treffen, die im Folgenden die Unterabschnitte definieren. Die jeweils gegebenen Empfehlungen entstammen der eigenen Forschungspraxis. Aus Gründen der Fairneß sollte jedoch darauf hingewiesen werden, dass zwischen den Methodenwissenschaftlern ungefähr genau so viele Meinungsverschiedenheiten über den rechten Weg bestehen wie zwischen Fachwissenschaftlern, sodass man für beinahe jede andere Vorgehensweise auch mindestens eine stützende Autorität finden würde. Diese Pluralität der Meinungen ist ein integraler Bestandteil unseres Wissenschaftsverständnisses. Allerdings sollte man bei der Entscheidung für ein statistisches Verfahrens berücksichtigen, dass nicht alles, was erlaubt ist, vom Adressaten der Untersuchung auch verstanden und akzeptiert werden wird.

22.2 Statistische Gesichtpunkte bei der Studienplanung

Grundsätzlich ist eine effektive Kontrolle von Schlussfehlern in empirischen Studien nur durch die Wahl eines geeigneten Versuchsplans bzw. Beobachtungsplans möglich. Zwar stehen insbesondere im Rahmen der Multivariaten Statistik inzwischen ausreichend Werkzeuge zur Ex-post-Modellierung und -Adjustierung zur Verfügung, doch können auch diese Methoden nur Informationen gewinnen, die in den Daten auch tatsächlich stecken. Liegt die angestrebte Information aufgrund der Wahl einer begrenzten Studienanordnung jedoch nicht vor, so kann auch ein kompliziertes mathematisches Modell nur die Irrtümer reproduzieren, die in der jeweiligen Datensammlung bereits enthalten sind. Im Unterschied zu dem, was verbreitet praktiziert wird, sollten statistische Überlegungen deshalb hauptsächlich am Anfang einer Studie stehen und nicht erst in der Auswertungsphase begonnen werden.

Die statistischen Aspekte der Studienplanung sind in zahlreichen Büchern im Detail beschrieben, vgl. etwa Bortz und Döring (1995). Hier seien nur die Grundprinzipien kurz erörtert. Die Kontrolle systematischer Verfälschungen erfolgt in der Planungsphase im Wesentlichen über die Festlegung der Methode der Kollektivauswahl bzw. Gruppenzuteilung, die Kontrolle der zufälligen Fehler über die Prospektivität der Studienanlage bzw. über die Stichprobenumfangsplanung/Power-Berechnung.

22.2.1 Kollektivauswahl und Gruppenzuteilung

Zur Vermeidung systematischer Verfälschungen des Studienergebnisses sollte eine Studie, die den Vergleich verschiedener Rehabilitationsmaßnahmen zum Ziel hat, im Idealfall sowohl repräsentativ für die Zielpopulation (externe Validität) als auch unverfälscht im Vergleich zwischen den Therapiegruppen sein, d.h. die Gruppen sollten sich außer in Bezug auf die untersuchten Rehabilitationsmaßnahmen nicht systematisch unterscheiden (interne Validität). Eine Studie kommt diesem Idealfall am nächsten, wenn gleichzeitig eine zufällige Auswahl aus der Zielpopulation erfolgt, eine zufällige Zuteilung zu den Maßnahmen (Randomisierung) vorgenommen wird und die Studie oder zumindest die Erfolgsbestimmung möglichst blind erfolgt.

Dieses Ideal ist in der Rehabilitationsforschung aus praktischen, ethischen und datenschutzrechtlichen Gründen selten innerhalb ein- und derselben Studie zu verwirklichen (vgl. die Beiträge von Binne sowie Vogel und Wagner in diesem Band). Eine Verblindung der Studienteilnehmer und Untersucher ist aufgrund der Natur der Rehabilitationsmaßnahmen meist ausgeschlossen. Eine blinde Erfolgsbeurteilung („blinded reading") ist demgegenüber meist leicht zu erreichen, allerdings mit einem gewissen organisatorischen Aufwand verbunden. Deshalb unterbleibt sie häufiger als wünschenswert wäre. Da die Rehabilitationsmaßnahmen offen und unter gesetzlichen Rahmenbedingungen durchgeführt werden müssen, sind randomisierte Zuteilungen oft nur um den Preis extremer Kollektivselektion und damit auf Kosten der externen Validität zu erhalten. Steht ein naturgegebener Einflussfaktor im Mittelpunkt des Interesses (wie etwa bei der Untersuchung geschlechtsspezifischer Rehabilitationsverläufe), so ist eine Randomisierung ohnehin nicht möglich. Öfter als in anderen Wissenschaftsbereichen sind deshalb zum Erhalt der Repräsentativität der Studienpopulation für die eigentlich interessierende Zielpopulation in der Rehabilitationsforschung quasi-experimentelle oder naturalistische Designs anzutreffen, bei denen auf eine Randomisation verzichtet wird. Als Ersatz für die Randomisation werden teilweise sog. Parallelisierungstechniken wie „matched pairs" oder Konstanthalten von Einflussfaktoren (in der Statistik allgemein Blockbildung genannt) angewendet, die freilich die Repräsentativität ebenfalls einschränken und damit nicht zur Befreiung aus dem grundsätzlichen Dilemma führen.

Die Auseinandersetzung zwischen Anhängern von randomisierten Studien und naturalistischen Studien wird gelegentlich mit einer schwer nachvollziehbaren Heftigkeit und ideologischen Verbissenheit geführt. Tatsächlich haben unter den praktischen Gegebenheiten der Rehabilitätsforschung beide Ansätze ihre Begrenzungen, der eine Ansatz in Bezug auf die externe, der andere in Bezug auf die interne Validität. Gelingt es nicht, Repräsentativität und Vergleichbarkeit der Therapiegruppen in einer Studie zu vereinen, so liegt es auf der Hand, dass beide Arten von Studien benötigt werden und in Kooperation durchgeführt werden sollten. Dabei liegt es nahe, ähnlich dem Phasen-Modell in der Pharmaforschung naturalistische Designs in der Phase der Hypothesengenerierung/Vorerprobung von Rehabilitationsmaßnahmen zu verwenden, den eigentlichen Wirksamkeitsnachweis randomisiert zu führen und quasi-experimentelle Designs in der Phase der breiten Anwendung begleitend durchzuführen. In dieser Abfolge kann kein Studientyp den anderen ersetzen. Vielmehr hat jedes Design seinen Platz in der Erkenntniskette, eine Diskussion, welcher Zugang der bessere sei, ist müßig.

22.2.2 Stichprobenumfangsplanung und Poweranalyse

Zufällige Fehler sind vor allem zu fürchten, wenn eine Studie im Verhältnis zur Fragestellung, d.h. genauer im Verhältnis zu den in den Hauptzielgrößen erwarteten Effekten zu klein ist. Zwar sollte die Beschränkung auf signifikante bzw. mit kleinen p-Werten versehene Aussagen die Überinterpretation zufälliger Effekte eigentlich verhindern. In der Praxis wird das statistische Sicherungssystem der Signifikanzforderung jedoch auf vielfältige Art unterlaufen. Zum Einen wird häufig eine Vielzahl von Tests durchgeführt, von denen nur die mit den „schönsten" Ergebnissen in die Publikation aufgenommen werden. Zum Zweiten erlauben gerade multivariate Modelle filigrane Anpassungen an jede kleine Besonderheit der Daten („Overfit"), während gleichzeitig jeder intuitive Zugang zum Wirken des Zufalls durch die Komplexität der Modellbildung versperrt wird. Zum Dritten widerstehen nur wenige Forscher der Versuchung, auch nicht signifikante Ergebnisse als „Tendenzen" oder „Trends" in den Daten ausführlich inhaltlich zu würdigen. Schließlich werden nicht-signifikante Ergebnisse, so sie den Erwartungen der Autoren entsprechen, gern als Beleg für das Nicht-Vorhandensein eines Zusammenhangs in Anspruch genommen. Mit dieser Argumentation wird eine ursprünglich nicht formulierte Äquivalenzhypothese an die Stelle der initial aufgestellten Unterschiedshypothese gesetzt, ohne dass sich die Autoren Rechenschaft darüber ablegen, ob ihre Studie denn überhaupt geeignet war, einen eventuell vorhandenen relevanten Unterschied statistisch zu sichern, d.h. es fehlt der Nachweis der sog. „assay sensitivity" der Studie, der für einen Äquivalenzschluss erforderlich ist.

Korrekturmechanismen zur Kontrolle des bewussten oder unbewussten Unterlaufens der Signifikanzgrenzen auf der Auswertungsseite sind gerade in den letzten Jahren in starkem Maße Gegenstand der statistischen Forschung (Westfall u. Young 1993). In der Planungsphase kann der „Explosion" des Fehlers 1. Art vor allem durch prospektive Festlegung der Hauptfragestellungen und des Auswertungsplans vorgebeugt werden. Dabei reicht es nicht aus, die Hauptfragestellung klartextlich zu formulieren, sie muss auch operationalisiert werden, und zwar so detailliert, dass jeder Außenstehende sofort erkennen kann, welcher Rechengang auf welche Variable angewendet werden soll, um die Frage zu beantworten. Der Analyseplan sollte ferner zwei getrennte Teile ausweisen, von denen der eine, der sog. „konfirmatorische" Teil, auf die Hauptfragestellungen beschränkt ist und das vorgegebene Signifikanzniveau in seiner Gesamtheit (d.h. „multipel") strikt einhält, während der zweite, sog. „explorative" Teil explizit der Hypothesengenerierung dient, ohne im statistischen Sinne Beweiskraft zu erlangen (diese Hypothesen bedürfen auch bei signifikantem Testergebnis einer unabhängigen Validierung!).

Statistische Signifikanz und p-Wert sind Maße für das Vertrauen, das man darin setzen kann, dass ein beobachteter Zusammenhang kein Zufallsprodukt ist. Zur Beurteilung der Stärke oder Intensität eines Zusammenhangs sind sie hingegen generell ungeeignet, weil sie von der Studiengröße abhängen. Ein geeignetes Konzept hierfür ist die Betrachtung von Effektstärken (Cohen 1977; Faller et al. 1999; Beitrag von Faller et al. in diesem Band). Wird z.B. eine Interventionsgruppe mit einer Kontrollgruppe verglichen, so ergibt sich die Effektstärke als Differenz der Gruppenmittelwerte der Zielgröße, geteilt durch die Standardabweichung in der Kontrollgruppe bzw. durch die sog. „gepoolte" Standardabweichung aus beiden Gruppen. Der Effekt wird auf diese Weise weitgehend unabhängig von Charakter und Einheiten der Zielgröße in Vielfachen der Standardabweichung gemessen. Durch diese Standardisierung von Effekten erlaubt das Konzept der Effektstärke einen Vergleich zwischen den Ergebnissen von Studien unterschiedlichen Typs mit verschiedenen Zielgrößen und unterschiedlicher Größe. Bei der Interpretation ist jedoch zu beachten, dass die beobachtete Effektstärke von anderen Aspekten des Studienplans durchaus abhängen kann, z.B. von der Reagibilität der ausgewählten Studienteilnehmer, der Dauer einer Intervention oder dem Engagement der Untersucher (Faller et al. 1999).

Umgekehrt gibt einem die Festlegung einer relevanten Effektstärke in der Planungsphase die Möglichkeit, eine Studie im Stichprobenumfang so zu planen, dass die Hauptzielgrößen bzw. die Zielgrößen im konfirmatorischen Teil der Studie mit hoher Wahrscheinlichkeit signifikant werden, wenn der Effekt tatsächlich in der angenommenen Größenordnung liegt. Die erforderlichen Berechnungen werden als Poweranalysen bezeichnet (Cohen 1977) und können heute mit zahlreich zur Verfügung stehenden Spezialprogrammen auch ohne Kenntnisse der dahinter stehenden Berechnungsmethoden leicht durchgeführt werden.

Neben der Erhöhung des Stichprobenumfangs kann die Power (dt. Teststärke) einer Studie durch die Wahl einer statistisch sensiblen Zielgröße gesteigert werden. Im allgemeinen sind dabei stetige Zielgrößen mächtiger als Rangskalen und diese wiederum mächtiger als dichotome Skalen (Ja/Nein-Skalen, Ereignisskalen). Wichtig ist hierbei aber auch die Betrachtung der Relevanz der gewählten Zielgrößen. Ist z.B. ab einem bestimmten Wert auf einer Skala dem gemessenen Phänomen Krankheitswert zuzuordnen und eine Therapie obligatorisch, so kann die Dichotomisierung der Zielgröße die Aussagekraft der Studie verbessern und die Power der Studie sogar steigern, wenn der Schwellenwert adäquat bestimmt ist. Andererseits ist bei Ereignisskalen grundsätzlich zu fragen, ob es nicht besser ist, statt eines Vergleichs der Ereignisraten in zwei Therapiegruppen die Zeiten bis zum Eintreffen eines Ereignisses zu vergleichen. Diese sogenannten „time-to-event"-Analysen sind häufig sensibler und erlauben gleichzeitig einen adäquaten Umgang mit unterschiedlich langen Nachbeobachtungszeiten bei den einzelnen Studienteilnehmern.

Generell kann die statistische Power auch durch die bereits im vorigen Abschnitt erwähnten Blockbildungstechniken gesteigert werden, z. B. durch eine geschichtete Randomisierung oder die Verwendung eines Crossover-Designs, bei dem jedes Individuum als seine eigene Kontrolle dient, also beide Vergleichstherapien erhält, und lediglich die Reihenfolge der Behandlungen zufällig zugeteilt wird. Die Erhöhung der Power, die durch Blockbildung erreicht werden kann, wird jedoch häufig überschätzt bzw. mit Interpretationsproblemen erkauft, wenn z. B. beim Crossover Übertragungseffekte nicht ausgeschlossen werden können.

In der Praxis sind der Steigerung der Power trotz der Vielzahl von Optimierungstechniken Grenzen gesetzt. Aus ökonomischen und praktischen Gründen läßt sich der Stichprobenumfang nicht beliebig steigern, sodass die Aussagekraft einer Studie häufig hinter dem Erkenntnisdrang der beteiligten Forscher zurückbleibt. Ein Ausweg ist die Verbundforschung und die Durchführung von Metaanalysen (vgl. den Beitrag von Farin u. Antes in diesem Band). In einem solchen Forschungskontext macht auch die Durchführung von Studien Sinn, die für sich genommen zu klein („underpowered") sind und als Solitär nutzlos erscheinen. In einem Forschungsverbund hat auch die Idee der Validierung von Hypothesen durch unabhängige Wiederholung ihren Platz. Hierzu sollten vor Durchführung einer Metaanalyse die vorliegenden Forschungsergebnisse aus verschiedenen Studien auf Kongruenz (statistisch: Homogenität) geprüft werden. Mit dieser Vorgehensweise ist es sogar möglich, die eigentlich geringe Beweiskraft explorativer Studienergebnisse auf ein höheres Evidenzniveau zu heben und damit die Zeit bis zur Klärung wesentlicher Fragen der Rehabilitationsforschung zu verkürzen. Die Chancen, die in einem solchen abgestimmten Vorgehen liegen, sind in Deutschland erkannt und z. B. in der Organisation des Rehabilitationswissenschaftlichen Förderschwerpunktes des BMBF und der Rentenversicherung zur Richtschnur genommen worden (Buschmann-Steinhage et al. 1998).

22.3 Wahl des statistischen Auswertungsverfahrens

Grundsätzlich sollte das gewählte statistische Auswertungsverfahren den Studienplan reflektieren. Es wäre z. B. inkonsequent, ein an denselben Individuen zu verschiedenen Zeitpunkten erhobenes Merkmal mit einem Test für unabhängige Stichproben auszuwerten, als würde es sich um an verschiedenen Kollektiven erhobene Stichproben handeln. Die Folge wäre ein erheblicher Powerverlust. Ebenso wäre es inkonsequent, geschichtet zu randomisieren und dann in der Endauswertung die Schichten zu ignorieren. Dabei spielt es keine Rolle, ob zwischen den laut Studienplan zu bildenden

Schichten oder Blöcken signifikante Unterschiede bestehen oder nicht. Der Studienplan sollte unabhängig von der Datenlage in jedem Fall im statistischen Modell korrekt abgebildet sein.

Grundsätzlich sollte weiterhin im konfirmatorischen Teil von jeder datenabhängigen Wahl des Auswertungsverfahrens abgesehen werden. Das gilt bereits für naiv adaptierende Verfahren der Art: „Wenn ein Test auf Normalverteilung zur Ablehnung führt, dann ersetze den t-Test durch den Wilcoxon-Test" oder „Bei Ablehnung der Globalhypothese wird mit der Testung aller Einzelhypothesen fortgefahren", erst recht aber für aufgrund der eingehenden Betrachtung der Daten aufgestellte Ex-post-Hypothesen oder für bei erstem Auftreten einer Signifikanz in einer ungeplanten Zwischenanalyse vorzeitig abgebrochene Studien. Solche Verfahren halten das multiple Niveau in der Regel nicht ein. Prinzipiell ist es allerdings durchaus möglich, adaptive Verfahren unter Einhaltung des vorgegebenen Signifikanzniveaus durchzuführen (Büning 1991; Whitehead 1992; Bauer u. Köhne 1994). Dies setzt jedoch die Festlegung der Gesamtprozedur vor Beginn der Beobachtung und die Signifikanzberechnung unter Berücksichtigung sämtlicher möglichen Abläufe voraus. Die hierfür erforderlichen Ableitungen sind aufwendig und stehen nicht immer in vernünftigem Verhältnis zum Gewinn. Auch kann die Interpretation der Ergebnisse durch Anwendung mehrstufiger Verfahren erheblich kompliziert werden (Wegscheider 1998). Häufig beantworten einfache statistische Verfahren die gestellten Fragen genau so gut wie komplexe adaptive Verfahren.

22.3.1 Unadjustierte Zwei-(k-)Stichprobenvergleiche

In randomisierten Studien mit 2 (im allgemeinen: k) Vergleichsgruppen (z. B. k zu vergleichenden Rehabilitationsstrategien) kann aufgrund des „Schutzes", den die Randomisierung gegenüber systematischen Verfälschungen darstellt, bei der primären Auswertung auf eine Adjustierung verzichtet werden. Die jeweils in Frage kommenden statistischen Verfahren werden wesentlich durch die Datenart, genauer das Skalenniveau der betrachteten Zielgröße bestimmt.

Werden Unterschiede in einer nicht geordneten kategorialen Variablen mit m Kategorien gesucht, so muss eine $2 \times m$- bzw. $k \times m$-Tafel analysiert werden. Neben globalen Chi-Quadrat-Tests stehen hierfür zur genaueren Lokalisation der Unterschiede zwischen den Vergleichsgruppen Konfigurations-Frequenz-Analysen (Krauth 1993) und loglineare Modelle (Agresti 1990) zur Verfügung. Die Einhaltung des vorgegebenen Signifikanzniveaus wird durch Verwendung multipler Teststrategien gewährleistet (Perli et al. 1985).

Geordnete kategoriale Zielgrößen, d. h. Zielgrößen mit Rangskalen, werden adäquat nicht-parametrisch, mit linearen Rangtests (z. B. Wilcoxon-Test, Kruskal-Wallis-Test) oder adaptiven Testverfahren (Büning 1991) verglichen. Eine adäquate Bindungskorrektur ist allerdings obligatorisch und wird von einfacher Statistik-Software nicht immer korrekt durchgeführt.

Kontinuierliche Zielgrößen werden klassisch mit parametrischen Zwei-Stichproben-t-Tests bzw. Einwegs-Varianzanalysen verglichen. Die strenge

Ableitung dieser Testverfahren beruht allerdings auf einer Normalverteilungsannahme, die in der Praxis meist zweifelhaft ist. Dies führt zu der häufig zitierten Empfehlung, auch stetige Zielgrößen wie Rangskalen nichtparametrisch zu testen, zumal der damit möglicherweise verbundene Powerverlust gering ist. Andererseits sind auch die parametrischen Verfahren leidlich robust gegenüber Abweichungen von den Verteilungsannahmen, sodass die Frage der Testwahl für unadjustierte Gruppenvergleiche bei kontinuierlichen Zielgrößen gelassen behandelt werden kann.

Die Analyse von Ereignisraten ist ein Spezialfall der Analyse kategorialer Variablen. Der Stichprobenvergleich erfolgt hier am besten durch die Betrachtung von Risikodifferenzen oder relativen Risiken bzw. odds ratios (Kleinbaum et al. 1982). Werden statt der Ereignisraten die Zeiten bis zum Eintreffen eines Ereignisses verglichen, so empfiehlt sich die Verwendung verallgemeinerter Rangtests, die unterschiedliche Beobachtungsdauern ins Kalkül ziehen, z.B. des Logrank-Tests für zensierte Daten (Kleinbaum 1996).

Durch die rasante Entwicklung der Leistungsfähigkeit von Computern steht uns seit kurzem eine weitere flexible Möglichkeit des Stichprobenvergleichs zur Verfügung, in die die oben aufgeführten Verfahren approximativ eingebettet werden können: die sog. Randomisations- bzw. Permutations-Tests, auch „exakte Tests" genannt. Sie erlauben es, an den speziellen Verwendungszweck angepasste beliebige Kenngrößen, z.B. robuste Maßzahlen wie getrimmte Mittelwerte oder Statistiken für zensierte Daten, selbst dann stochastisch zu beurteilen, wenn die Verteilung dieser Kenngrößen unter realistischen Annahmen nicht abgeleitet werden kann (Manly 1997). Der Preis für diese Flexibilisierung ist zur Zeit noch die Erfordernis, das jeweils gewählte Auswertungsverfahren selbst zu programmieren, da die entsprechenden Methoden bisher noch wenig Eingang in die Standardsoftware gefunden haben.

22.3.2 Adjustierte Vergleiche

Unadjustierte 2- bzw. k-Stichprobenvergleiche können bereits durch eine einzige Einflussgröße („confounder") beliebig verfälscht werden, wenn diese Größe ungleichmäßig zwischen den Vergleichsgruppen verteilt ist. Hierfür ist nicht einmal erforderlich, dass diese Einflussgröße mit den Therapien bzw. Rehabilitationsmaßnahmen interagiert. Unadjustierte Vergleiche können deshalb ohne Bedenken nur in randomisierten Studien im üblichen Sinne interpretiert werden, in denen eine ungleichmäßige Verteilung der sonstigen Einflüsse durch das gewählte Zuteilungsverfahren unwahrscheinlich ist. In Beobachtungsstudien müssen die ungleichmäßig verteilten Einflußgrößen aktiv unter Kontrolle gebracht werden. Dies kann in begrenztem Umfang auf der Planungsebene geschehen (z.B. durch Schichtung, matched pairs, s. oben). Praktisch ist dies nur für wenige Einflussgrößen möglich, und auch dies oft nur um den Preis verminderter Repräsentativität. Eine Ex-post-Adjustierung der Gruppenvergleiche (auch als „Kontrolle" der „confounder" bezeichnet) durch statistische Modellbildung ist daher in allen Beobachtungsstudien unumgänglich. Die Wahl des Modells hängt wie bei den unadjustierten Vergleichen entscheidend vom Typ bzw. Skalennniveau der Zielgröße ab.

Adjustierte Effektschätzer und zugehörige Tests können für kategoriale Zielgrößen mit Hilfe von loglinearen Modellen (Agresti 1990) ermittelt werden. Für kontinuierliche Zielgrößen ist die Klasse der Allgemeinen Linearen Modelle angemessen, die die klassischen Varianz- und Kovarianzanalyse-Modelle sowie multiple Regressionsmodelle umfaßt (Bortz 1993) und unter diesem Stichwort in vielen Programmpaketen angeboten wird. Die Adjustierungsmethode wird in diesen Modellen über die Wahl der Quadratsummenzerlegung (heute meist mit Typ I bis Typ III bezeichnet) festgelegt. Speziell bei dichotomen Zielgrößen bietet sich wiederum der Zugang über Risikodifferenzen oder relative Risiken an, deren Adjustierung zumeist über Logistische Regressionsmodelle vorgenommen wird, die als Spezialfall der Loglinearen Modelle aufgefaßt werden können (Agresti 1990). Für die Analyse der Zeitdauer bis zum Eintreffen eines Ereignisses hat das Cox-Modell große Verbreitung gefunden, das die Schätzung adjustierter sog. „hazard ratios“ erlaubt, die als zeitkonstante relative Risiken interpretiert werden können. Diese Zeitkonstanz, mit dem Fachwort „proportional hazards“ belegt, ist eine stark einschränkende Annahme im Cox-Modell. Eine vermutete Zeitabhängigkeit kann jedoch in der erweiterten Modellklasse der Cox-Regressionen mit zeitabhängigen Kovariablen berücksichtigt werden (Kleinbaum 1996).

Bis vor kurzem war es nicht möglich, adäquat adjustierte nichtparametrische statistische Tests und Schätzungen vorzunehmen. In jüngster Zeit sind jedoch auch in diesen Bereichen Lösungen vorgeschlagen worden, die sich allerdings noch in der Erprobung befinden (Brunner u. Langer 1999). Ebenso gibt es inzwischen zahlreiche Vorschläge, wie Permutationstests und andere Resamplingverfahren adjustiert werden können (Manly 1997). In beiden Bereichen ist eine erhebliche Veränderung und Weiterentwicklung des methodischen Instrumentariums in den nächsten Jahren vorstellbar. Standard-Software steht jedoch bis auf weiteres nicht zur Verfügung.

Unabhängig vom Skalenniveau der Zielgröße und der gewählten Modellklasse müssen im Analyseplan Entscheidungen getroffen werden, welche Variablen in ein Modell aufgenommen werden. Modellierungsstrategien werden in der Fachliteratur vergleichsweise wenig und teilweise kontrovers behandelt (Hosmer u. Lemeshow 1989; Kleinbaum 1994), obwohl sie das Ergebnis einer Analyse in nicht geringem Umfang bestimmen können. Steht der Gruppenvergleich im Mittelpunkt des Interesses, so sollte die in der Epidemiologie verbreitete Vorgehensweise bevorzugt werden, sämtliche potentiellen confounder in das Modell aufzunehmen, und zwar unabhängig von der Frage, ob ihr Einfluss in der vorliegenden Studie durch ein signifikantes Testergebnis gesichert werden kann. Zwar kann in einem solchen Modell der Einfluss jeder einzelnen Variablen nicht zuverlässig bestimmt werden (insbesondere im Fall hoher Korrelationen zwischen den Einflussgrößen, sog. Multikollinearität), die Adjustierung ist jedoch meist stabil. Wird das Modell dabei insgesamt zu groß und numerisch oder praktisch nicht mehr handhabbar, so sollte eine Rückwärts-Elimination einer Vorwärts-Selektion vorgezogen werden, weil bei der Vorwärts-Selektion Einflüsse übersehen werden können, zu deren Beschreibung mehr als eine Variable erforderlich ist.

22.3.3 Komplexe Modelle

In zahlreichen Studien steht nicht der Gruppenvergleich bzgl. einer Erfolgsvariablen im Mittelpunkt des Interesses, sondern eine möglichst präzise Ermittlung des Einflusses, den einzelne Größen auf die Erfolgsvariable haben, eine Erkundung des Zusammenhangs zwischen mehreren unterschiedlich gemessener Erfolgsvariablen oder eine Darstellung des zeitlichen Ablaufes eines Prozesses. Beispiele hierfür sind die Suche nach der präzisen Indikation einer Rehabilitationsmaßnahme, für die ein globaler Wirksamkeitsnachweis vorliegt, oder nach Einflussfaktoren, die die Erfolgsaussichten einer Rehabilitation im Verlauf verbessern, schließlich die Charakterisierung von Langzeitverläufen in der Rehabilitation. Zur statistischen Analyse der im Rahmen dieser Studien erhobenen Daten müssen komplexere Modellklassen verwendet werden als die im vorigen Abschnitt aufgeführten. Diese gelegentlich auch als zweite Generation der multivariaten Modelle bezeichneten Klassen lassen sich aus statistischer Sicht als Versuche verstehen, die gesamte Korrelationsmatrix der beobachteten Variablen simultan zu schätzen und zu interpretieren (die adjustierten Analysen entsprechen dann der Betrachtung spezieller partieller Korrelationen). Der klassische Versuch einer solchen Modellierung ist die Faktorenanalyse (Bortz 1993). Moderne Weiterentwicklungen werden unter Bezeichnungen wie „Lineare Strukturgleichungsmodelle (LISREL, Jöreskog u. Sörbom 1993)“, „Latent-Class-Modelle“ (Andreß et al. 1997) oder „Graphische Modelle“ (Edwards 1995) geführt. Die Modellklassen enthalten als neue Elemente die Annahme latenter, nicht direkt beobachtbarer Variablen und die Unterstellung ungerichteter und gerichteter Abhängigkeitsstrukturen (Weiterentwicklungen der klassischen Pfadanalyse). Ein vollständiger Überblick würde den Rahmen dieses Beitrags sprengen.

Die Modellklassen sind in der Regel außerordentlich reichhaltig. Das birgt die Gefahr einer Überanpassung der Modelle an zufällige Effekte in sich. Die Modellierungsstrategie sollte daher im Gegensatz zu der im vorigen Abschnitt empfohlenen bei einfachen Modellen mit wenigen Variablen ihren Anfang nehmen und durch allmähliches modulares Verknüpfen bereits analysierter Bausteine fortgesetzt werden. Da die Gefahr missbräuchlicher oder irrtümlicher Modellanpassung groß ist, empfehlen viele Autoren, den Einsatz dieser Modelle auf den konfirmatorischen Teil zu beschränken und nur präspezifizierte Modelle zu verwenden. In der Praxis wird dieser Empfehlung jedoch nicht generell gefolgt. Von einem beliebigen oder willkürlichen Einsatz komplexer Modelle ist aber in jedem Fall dringend abzuraten, birgt er doch die Gefahr einer generellen Diskreditierung komplexer Forschungsansätze bzw. statistischer Modellanpassungen in sich. Um dieser Gefahr vorzubeugen, sollte einer transparenten und verständlichen herkömmlichen Analyse stets der Vorzug vor dem Einsatz eines virtuosen oder exotischen, aber schwer vermittelbaren Modells gegeben werden, wenn die wesentlichen

Schlussfolgerungen, die sich aus beiden Arten von Analysen ergeben, dieselben sind. Mit dieser Empfehlung soll jedoch einer substanzwissenschaftlich unzulässigen Vereinfachung in keiner Weise das Wort geredet werden.

22.4 Präsentation, Interpretation und Diskussion von Forschungsergebnissen

Die erwähnten Ziele „Transparenz" und „Vermittelbarkeit" sollten nicht nur die Wahl der Auswertungsmethode, sondern auch die Präsentation und Interpretation der Ergebnisse bestimmen. Daraus folgen einige Empfehlungen für die Darstellung von mit statistischen Methoden erzielten Resultaten in Vorträgen oder zusammenfassenden Berichten, deren Beachtung den wissenschaftlichen Diskurs wie die Diskussion mit Nichtwissenschaftlern erheblich erleichtern kann.

22.4.1 Transparenz

Generell sollte ein Resultat in der einfachsten Darstellung präsentiert werden, in der die Quintessenz gerade noch verdeutlicht werden kann. Das bedeutet z. B. die Verwendung einfacher Vier-Felder-Tafeln oder die Präsentation einfacher Modelle, wenn komplizierte Modelle nur marginale Verbesserungen im Erklärungswert aufweisen. Die Darstellung der Modellierungsstrategie ist dabei wichtiger als die Vorführung der einzelnen Modellierungsschritte. Getroffene Annahmen sollten explizit benannt und nicht implizit in Formeln versteckt werden. Alternative Vorgehensweisen sollten benannt und die getroffene Methodenwahl aus der Fragestellung begründet werden.

22.4.2 Verständlichkeit und Anschaulichkeit

Häufig ist die Grafik ein besseres Vermittlungsinstrument als die Tabelle. Die Grafik nützt die Fähigkeit des Auges, durch Wiedererkennen von Mustern komplexe Zusammenhänge auf einen Blick zu erfassen. Die Entwicklung geeigneter „Plots" zur Vermittlung von Sachverhalten ist inzwischen ein eigenes Gebiet der Statistik geworden, dessen Erkenntnisse nicht ignoriert werden sollten. Einige der umfangreicheren Statistik-Programmpakete enthalten hierzu eine reiche Auswahl.

Statistische Unsicherheit lässt sich durch die Angabe bzw. Einzeichnung von Konfidenzbereichen besser vermitteln als durch p-Werte. Einzelne Journals sind deshalb bereits dazu übergegangen, Konfidenzbereichsangaben von ihren Autoren zu verlangen (Gardner u. Altmann 1989). Auch einem Laienpublikum gut vermittelbar sind durch statistische Simulationen oder Bootstrap-Verfahren gewonnene Konfidenzbereiche, die häufig auch für komplexe Darstellungen mit vertretbarem Aufwand erzeugt werden können (Manly 1997; Westfall u. Young 1993).

22.4.3 Robustheit und Stabilität

Grundsätzlich wird jede statistische Analyse empirisch gewonnener Daten durch die Begrenzungen des gewählten Studienplans, zum Teil unvermeidbare Mängel bei der Durchführung der Studie und die Charakteristika der gewählten Auswertungsmethode relativiert. Für die Interpretation entscheidend ist die Frage, welches Ausmaß diese Relativierungen im vorliegenden Fall annehmen. Neben der theoretischen Diskussion der Eigenschaften der verwendeten Instrumente sind hier am konkreten Beispiel durchgeführte Sensitivitätsanalysen außerordentlich wertvoll. Hierzu werden in der klassischen Vorgehensweise die statistischen Analysen unter Variation der präspezifizierten Annahmen und mit anderen Auswertungsmethoden wiederholt. Ergänzend können mit Hilfe der leistungsfähigen Computer unserer Zeit die Stichprobenziehungen und Auswertungsschritte mit Hilfe von Monte-Carlo-Verfahren wie Simulation von Störeffekten, Bootstrap und Jackknife wiederholt und in ihren Auswirkungen beurteilt werden (Westfall u. Young 1993). Die kombinierte Anwendung dieser Methoden gibt ein differenziertes Bild, welche Teile der ursprünglichen Analyse robust und stabil sind und welche nicht, und erlaubt darüber hinaus sogar unter bestimmten Umständen die Quantifizierung von Überanpassungseffekten, systematischen Verfälschungen und Instabilitäten, mit denen in der vorliegenden Studie zu rechnen ist. Derartige Ex-post-Analysen werden im Moment noch selten durchgeführt, da sie erst seit kurzer Zeit mit vertretbarem Aufwand bewerkstelligt werden können und eigene Programmierarbeiten erfordern. Sie könnten sich aber schon in naher Zukunft einen festen Platz bei der Bewertung quantitativer Analysen erobern.

22.5 Ausblick

Die vorstehenden Hinweise und Empfehlungen sind bewusst aus der Sicht des Methodikers verfasst. Es sollte jedoch nicht vergessen werden, dass die korrekte methodische Durchführung einer rehabilitationswissenschaftlichen Studie nur eine Seite der Medaille darstellt. Die andere Seite ist die inhaltliche Einordnung der Fragestellung in den Forschungskontext und die substanzwissenschaftliche Einordnung der Ergebnisse und Interpretationen. Beide Aspekte sollten in keiner Weise als Gegensätze verstanden werden, sondern als unterschiedliche Betrachtungswinkel ein und desselben Arbeitsvorhabens, die durch Kommunikation und Kooperation von Fachleuten verschiedener Herkunft zu einem Ganzen verschmolzen werden müssen. In diesem Sinne sollten statistische Überlegungen nie in isolierten Arbeitsgängen, sondern stets als integraler Bestandteil des rehabilitationswissenschaftlichen Vorhabens durchgeführt werden und von allen Projektbeteiligten gemeinsam getragen werden.

Literatur

Agresti A (1990) Categorical data analysis. Wiley, New York
Andreß HJ, Hagenaars A, Kühnel S (1997) Analyse von Tabellen und kategorialen Daten. Springer, Berlin
Bauer P, Köhne K (1994) Evaluation of experiments with adaptive interim analysis. Biometrics 50: 1029–1041
Bortz J (1993) Statistik für Sozialwissenschaftler. Springer, Berlin
Bortz J, Döring N (1995) Forschungsmethoden und Evaluation. Springer, Berlin
Brunner E, Langer F (1999) Nichtparametrische Analyse longitudinaler Daten. Oldenbourg, München
Büning H (1991) Robuste und adaptive Tests. De Gruyter, Berlin
Buschmann-Steinhage R, Gerwinn H, Klosterhuis H, Mitreiter R (1998) Der Förderschwerpunkt „Rehabilitationswissenschaften“ - ein Förderprogramm und seine Umsetzung. Die Rehabilitation 37, Suppl.2: S71-S77
Cohen J (1977) Statistical power analysis for the behavioral sciences. Academic Press, New York
Edwards D (1995) Introduction to graphical modelling. Springer, New York
Faller H, Haaf G, Kohlmann T, Löschmann C, Maurischat C, Petermann F, Schulz H, Zwingmann C (1999) Orientierunghilfen und Empfehlungen für die Anlage, Durchführung und Interpretation von Studien in der Rehabilitationsforschung. http://www.reha-verbund.de/empfehlung
Gardner MJ, Altman DG (1989) Statistics with confidence: confidence intervals and statistical guidelines. The Universities Press, Belfast
Hosmer DW, Lemeshow S (1989) Applied logistic regression. Wiley, New York
Jöreskog K, Sörbom D (1993) LISREL 8: structural equation modeling with the SIMPLIS command language. Lawrence Erlbaum Associates Publishers, Hillsdale, NJ
Kleinbaum DG (1994) Logistic regression: a self-learning test. Springer, New York
Kleinbaum DG (1996) Survival analysis: a self-learning test. Springer, New York
Kleinbaum DG, Kupper L, Morgenstern H (1982) Epidemiological research: principles and quantitative methods. Van Nostrand Reinhold Publishers, New York
Krauth J (1993) Einführung in die Konfigurationsfrequenzanalyse (KFA). Beltz Psychologie Verlags Union, Weinheim
Manly BFJ (1997) Randomization, bootstrap and Monte Carlo methods in biology. Chapman & Hall, London
Perli H-G, Hommel G, Lehmacher H (1985) Sequentially rejecting test procedures for detecting outlying cells in one- and two-sample multinomial experiments. Biom. J. 27: 885–893
Wegscheider K (1998) Advantages and disadvantages of sequential designs. Herzschr. Elektrophys. 9: 248–254
Westfall PH, Young SS (1993) Resampling-based multiple testing: examples and methods for p-value adjustment. Wiley, New York
Whitehead J (1992) The design and analysis of sequential clinical trials, 2nd ed. Ellis Horwood, Chichester

Kapitel 23

Qualitative Forschung in der Rehabilitation 23

E. v. Kardorff

23.1 Einleitung

„Qualitative Forschung“[1] stellt eine wichtige und gut etablierte Traditionslinie innerhalb der empirischen Sozialforschung dar. Jenseits aller Unterschiede ihrer inzwischen vielfältig differenzierten Ansätze und methodischen Verfahren geht es qualitativer Forschung um eine möglichst genaue und reichhaltige Beschreibung und Analyse der komplexen sozialen Wirklichkeit(en), die sie aus der Perspektive der in ihr handelnden Personen „von innen heraus“ beschreibt, zu Typen verdichtet und als Strukturmuster rekonstruiert. Sie bemüht sich darum, die erhobenen Wirklichkeitssichten vor dem Hintergrund kultureller Sinnsysteme deutend zu verstehen. Die bei den Interaktionen sozialer Akteure ablaufenden sozialen „Herstellungsprozesse“ und die „Methoden“, deren sich die Handelnden dabei bedienen, analysiert sie sequentiell und in Abhängigkeit von den sie strukturierenden situativen, sozialstrukturellen und symbolisch kodierten gesellschaftlichen Deutungsmustern. Dabei stützt sie sich auf einen breit gefächerten Kanon differenzierter Forschungsmethoden zur Erhebung und Nutzung verbaler und visueller Daten in natürlichen sozialen Situationen, die sie als „Texte“ und Dokumente behandelt. Diese werden mit Hilfe, z.B. phänomenologischer oder hermeneutischer Verfahren kontextbezogen gedeutet und zur möglichst genauen und „dichten Beschreibung“ (Geertz 1983) des untersuchten Wirklichkeitsbereichs herangezogen. Inhaltlich geht es dabei z.B. um die Darstellung von Lebenswelten, milieuspezifischen Lebensstilen oder die Analyse von bereichsspezifischen impliziten „Theorien“ der Handelnden, wie etwa Laienvorstellungen über Krankheit und Gesundheit, usw. Strukturell geht es z.B. um die Analyse allgemeiner Merkmale von Situationen, um Strukturmuster familiärer Krankheitsbewältigung, um Ablaufmuster in Organisationen, etwa in Kliniken, usw. Unter einer formalen und grundlagenwissenschaftlichen Perspektive geht es um den Aufweis sozialer Konstruktions- und Organisationsprinzipien oder konstitutiver Regeln der sozialen Geordnetheit in der alltäglichen und außeralltäglicher Interaktion und Kommunikation. In ihren unterschiedlichen theoretischen Ansätzen – z.B. Symbolischer Interaktionismus, phänomenologische Analyse, Ethnomethodologie, Konversationsanalyse, objektive Hermeneutik, Ethnographie – geht es qualitativer Forschung um eine methodisch kontrollierte und nachvollziehbare „Re-Konstruktion“ von Strukturen und Verweisungshorizonten auf der Basis einer möglichst vollständig ausgeschöpften Empirie der methodisch erfassten sozialen Konstruktionen „erster Ordnung“ (Schütz 1973) und ihrer sinnhaften Bedeutungen, wie sie von den sozial Handelnden alltäglich erzeugt werden.

[1] Vgl. Flick, u.a. (Hrsg) 1995; Flick 1995; Flick et al. (Hrsg.) 2000; Glaser u. Strauss 1967 (dt. 1997); Corbin u. Strauss 1990 (dt. 1996); Lamnek 1988; ders. 1989; Denzin u. Lincoln (eds.) 1994

23.2 Zur Rolle der qualitativen Forschung in der Rehabilitation

23.2.1 Qualitative Forschung und Rehabilitation: Themen und Gegenstandsbezug

In der gegenwärtigen rehabilitationswissenschaftlichen Forschung spielt die qualitative Forschung im Verhältnis zur dominanten quantitativen (z. B. Sozialepidemiologie, soziodemographische Studien), (quasi-) experimentellen (z. B. Interventionsstudien unter kontrollierten Bedingungen, Evaluationsstudien) und standardisierten Test- und Befragungsforschung (z. B. Befindlichkeitsskalen, Persönlichkeitstests, Einstellungsstudien) bislang eine eher randständige Rolle. Mit der aus der Rehabilitationspraxis gewonnenen Einsicht in die Bedeutung subjektiver Sicht- und Erlebensweisen für Akzeptanz und Erfolg der Rehabilitation, für die Stärkung des psychosozialen Immunsystems und für salutogenetische Veränderungen im Gesundheitsverhalten zeichnet sich hier gegenwärtig eine Veränderung in Richtung einer stärkeren Einbeziehung qualitativer Forschung ab:

Bedeutsame Themen und Fragestellungen sind hier, ohne Anspruch auf Vollständigkeit, z. B:

- Lebensqualität und -zufriedenheit bei chronischer Krankheit,
- die Rolle individueller und familienbiographischer Konstruktionen für Lebensplanung, Krankheitsbewältigung und Rehamotivation,
- Patientengeschichten als „exemplars" für Bewältigungsstile und kommunikative Aushandlungsprozesse innerhalb von Familien, erweitertem sozialem Netzwerk und rehabilitativem Versorgungssystem,
- subjektive Wahrnehmung sozialer Unterstützung und anderer Ressourcen,
- Voraussetzungen und Prozesse der Vertrauensbildung in der Experten-Laien-Kommunikation,
- Bedingungen für eine alltags- und lebensweltgerechte „Passung" von Rehabilitationsmaßnahmen,
- Wirkungen organisationsbezogener Handlungsroutinen und Kommunikationsstile in Einrichtungen des Gesundheitswesens auf Klienten und Fachkräfte,
- „heimliche Lehrpläne" und nicht-intendierte Nebenfolgen von Organisationsformen und Maßnahmen in der Rehabilitation,
- ungenannte normative Voraussetzungen professioneller Diskurse,
- die Bedeutung von Laientheorien für individuelles Gesundheitshandeln usw.

Diese hier ausschnittweise angesprochenen Fragestellungen lassen sich mit Hilfe qualitativer Methoden, ihrer dialogisch-kommunikativen und prozessorientierten Methodologie und mit ihren sinnverstehenden Interpretationsstrategien oft problemgerechter und gegenstandsadäquater fassen als mit hypothesentestenden monologischen Forschungsstrategien.

Ganz besonders geeignet und erkenntniserweiternd für die Rehabilitationswissenschaften erweist sich Qualitative Forschung aber vor allem aus einem im Charakter der Rehabilitation selbst liegenden Grund:

Die Auseinandersetzung mit einem kritischen Lebensereignis und seinen Folgen, mit einer chronischen Krankheit, dauerhaften Schmerzen, einer absehbar verkürzten Lebensdauer, usw. stellt einen Einschnitt im Leben jedes Menschen und seiner Angehörigen dar, nach dem „nichts mehr so ist wie vorher" und der zu einer dauerhaften, oft schmerzlichen psychischen und alltagspraktischen Auseinandersetzung mit der Krankheit und ihren Folgen zwingt. Qualitative Forschung kann mit ihren kommunikativ-dialogischen Erhebungsverfahren und ihrer prozessorientierten Sichtweise diese Formen der Auseinandersetzung detailliert und im Zusammenhang nachzeichnen, Verbindungen verdeutlichen, die Betroffene selbst herstellen und Bezüge sichtbar machen, die sich „hinter ihrem Rücken" zu typisierbaren Konstellationen verdichten. Anhand von Einzelfallstudien kann sie Strukturmerkmale des „Lebens mit der Krankheit/Behinderung" in ihren Auswirkungen auf die besondere Individuierung eines Falls zeigen (innere Auseinandersetzung und alltäglicher Umgang mit der Krankheit, Veränderung familialer Rollen, usw.) und dabei zugleich zu generalisierbaren Typen und allgemeinen Strukturmerkmalen gelangen (vgl. auch Hildenbrand 1999).

23.2.2 Einsatzmöglichkeiten der Qualitativen Forschung und Erwartungen

An qualitative Forschung werden unterschiedliche Erwartungen gerichtet. In der Regel werden ihr folgende Aufgaben zugewiesen:

- Erschließung eines bislang wenig erforschten Wirklichkeitsbereichs („Felderkundung") mit Hilfe von „sensitizing concepts" (Blumer 1973) und „naturalistischen" Methoden, wie z. B. teilnehmender Beobachtung, offenen Interviews, Tagebüchern, um erste Informationen zur Hypothesenformulierung für standardisierte und repräsentative Erhebungen zu gewinnen (z. B. zur Rolle von Angehörigen in der Rehabilitation; zur Lebenswelt psychisch kranker Menschen); hier bilden qualitative Studien eine sinnvolle Ergänzung zu quantitativen Studien.
- Ergänzung „harter" Daten (z. B. soziodemographische Daten von Rehabilitanden, AU-Zeiten, gesicherte Diagnosen) durch die Erhebung subjektiver Sichtweisen von Rehabilitanden/-innen, wie z. B. weitere Vorstellungen über berufliche Zukunft, Hilfebedarf, Patientenzufriedenheit, usw.;
- Differenzierung und Vertiefung repräsentativer Studien durch umfassend angelegte kontrastierende und nach dem Prinzip der „maximalen Variation" (Glaser u. Strauss 1967) angelegte Fallstudien und Situationsportraits (Heiner 1988), um die Komplexität von Problemlagen von Rehabilitanden/-innen und ihren Angehörigen in „dichter Beschreibung" (Geertz 1983) zu dokumentieren und zur Typenbildung (Gerhardt 1995[2]; Gerhardt 1999) zu gelangen;

[2] Zu unterschiedlichen theoretischen Ansätzen allgemein: Flick et al. (Hrsg.) 1995²; Denzin u. Lincoln (eds.) 1994; zu Konzepten, Forschungsstrategien und Methodologie der Qualitativen Forschung: Flick 1995a; zu einzelnen Methoden: Flick et al. (Hrsg.) 2000; zu den Grundlagen des Wirklichkeitsverständnisses in der Qualitativen Forschung: vgl. Berger u. Luckmann 1969; Psathas (ed.) 1973; Mehan u. Wood 1975; Denzin u. Lincoln (eds.) 1994

- Einsatz qualitativer Verfahren bei der Evaluation sehr komplexer Maßnahmen in „natürlichen settings" (vgl. Patton 1990), wie z.B. die Analyse der Einführung eines neuen Führungskonzepts in einer Klinik, eines neuen Organisationskonzepts bei einem Rehabilitationsträger oder die Begleitung der Einführung von Qualitätsstandards in einer Rehabilitationseinrichtung; hier geht es vor allem um eine prozessbegleitende Forschung, die bereits im Verlauf absehbare Fehlentwicklungen mit den beteiligten Personen/Institutionen im Sinne einer verändernden Praxisforschung zum Thema macht (v. Kardorff 1988; ders. 2000).

Definiert man qualitative Forschung nicht nur über ihre Erhebungsverfahren (Methoden), sondern über den *konzeptgeleiteten* und *theoriegenerierenden* Charakter ihrer Perspektive und ihres Forschungsprozesses, dann kann sie auch im Bereich der Grundlagenforschung und Theoriebildung Beiträge zur Rehabilitation leisten, wie z.B. die Herausarbeitung von generellen Strukturtypen bei der Bewältigung chronischer Krankheiten, die Erfassung von Erfahrungswissen und Kompetenzen der Rehabilitanden - Aspekte, die für Verstehen, Therapie und Rehabilitation von zentraler Bedeutung sind.

23.3 Zentrale Merkmale der Qualitativen Forschung

Den unterschiedlichen theoretischen Ansätzen, Konzepten, Methoden, Forschungsstrategien, Dokumentations- und Auswertungstechniken und Interpretationsregeln sowie den spezifischen Formen der Validierung Qualitativer Forschung sind einige Grundüberzeugungen hinsichtlich des Charakters der sozialen Wirklichkeit und des Zugangs zu ihr gemeinsam:[2]

23.3.1 Grundprinzipien des Vorgehens

Offenheit
Zunächst geht es um eine möglichst vollständige und unvoreingenommene Wahrnehmung aller mit der Fragestellung zusammenhängenden Aspekte auf der Basis möglichst vielfältiger und relativ unabhängiger Quellen, ohne dabei bestimmte Formen der Erfahrung bereits vorab zu privilegieren oder auszuschließen. Dies schließt Hypothesenbildung auf der Basis vorgängigen (alltags- und wissenschaftlichen) Wissens freilich nicht aus (vgl. Meinefeld 1995; ders. 2000).

Verwendung „sensibilisierender" und „analytischer Konzepte"
(Vgl. Glaser u. Strauss 1998, S. 48): Dabei geht es um die Entwicklung von Konzepten, die aus dem erhobenen Material die für das Untersuchungsfeld von den darin handelnden Personen selbst für wichtig gehaltenen Aspekte, relevante Inhalte, Prozesse, Verbindungen, implizite Schlussfolgerungen, usw. angemessen repräsentieren und zu interpretieren erlauben; Beispiele dafür wären etwa: „Vertrauen" als Schlüsselkonzept für die Untersuchung von Beratungssituationen (vgl. Flick 1989, 1995, S. 67), „Innen-/Außenori-

entierung“ als Schlüsselkonzept oder „Leitmotiv“ zur Untersuchung von Ablösungsprozessen Schizophrener aus der Familie (vgl. Hildenbrand 1991) oder „müde Gemeinschaft“ für die Beschreibung der Situation Erwerbsloser (vgl. Jahoda et al. 1975).

Prozessorientierung
Auswahl und Eingrenzung der für die jeweilige Studie bedeutsamen Phänomene erfolgen schrittweise im Verlauf der Untersuchung, sodass sich das „Forschungsdesign“ und die Wahl der Methoden im Verlauf der Untersuchung den jeweils neuen Erkenntnissen entsprechend ändern kann; dies erfordert im Hinblick auf die Objektivierung der Ergebnisse eine möglichst genaue, vollständige und nachvollziehbar dokumentierte Beschreibung des Forschungsprozesses.

„Triangulation“ (von Perspektiven und Methoden)
Dies bezeichnet ein methodologisches Prinzip der gezielten Verwendung unterschiedlicher Materialien zu einer möglichst vollständigen Phänomenbeschreibung und zur perspektivischen Gegenkontrolle von Schlussfolgerungen: so werden etwa Patientenakten, Daten über die Lebenslage, die subjektiven Situationsdeutungen der Beteiligten, Beobachtungsprotokolle und Transkripte von typischen Interaktionssituationen, z. B. eines Beratungsgesprächs, miteinander kombiniert (vgl. Flick 1995, S. 66 u. 249ff.).

Gegenstandsangemessenheit der Methoden
Während z.B. für die Analyse der Bevölkerungsentwicklung statistische Kennziffern oder für die Analyse der Wirkung eines Medikaments randomisierte Kontrollgruppenstudien angemessen sind, erweisen sich für das Verständnis von Erleben und Verarbeiten kritischer Lebensereignisse z.B. narrative Interviews, für die Rekonstruktion des Arzt-Patient-Gesprächs z.B. konversationsanalytische Verfahren, für die Erfassung von Laientheorien über Krankheit und Gesundheit z.B. leitfadengesteuerte Interviews und Verfahren hermeneutischer Analyse von Diskursen und Deutungsmustern, für die Beschreibung von Organisationsabläufen z.B. teilnehmende Beobachtung als Verfahren der Wahl. Die Interpretation der erhobenen Daten erfolgt dabei vor dem Hintergrund bekannter Alltagserfahrungen, historischen Wissens über eingelebte sozio-kulturelle Orientierungen und bereits vorliegende wissenschaftliche Deutungsversuche.

Methodisch kontrolliertes Fremdverstehen
Z.B. durch das Befolgen hermeneutischer Interpretationsregeln, durch Reflexion der Forscherrolle und mittels kommunikativer Validierung – d.h. Überprüfung der Schlussfolgerungen im Dialog mit den untersuchten Personen und die Überprüfung der Ergebnisse durch „Peer-Evaluation“ (vgl. Kvale 1995²).

23.3.2 Grundüberzeugungen über den Charakter der zu erforschenden sozialen Wirklichkeit(en): „interpretatives Paradigma" (Wilson 1973)

1.
Soziale Wirklichkeit lässt sich als Ergebnis wechselseitig in sozialer Interaktion hergestellter und historisch zu Strukturen geronnener Bedeutungszusammenhänge verstehen, die wiederum von den Handelnden im Rahmen ihrer subjektiven Relevanzhorizonte (Schütz 1973) situationsgerecht interpretiert werden und damit die Grundlage für ihr Handeln und ihre Handlungsentwürfe darstellen. Menschen handeln auf der Grundlage von gemeinsam geteilten Bedeutungen (Blumer 1973) und individuellen Emotionen (Hochschild 1992), die sie Objekten, Ereignissen, Situationen und Personen zuschreiben und in Reaktion auf die Deutungen anderer beständig modifizieren und kontextbezogen „rahmen" (Goffman 1980). In diesem Verständnis erscheint soziale Wirklichkeit, präziser, die „mannigfaltigen Wirklichkeiten" (Schütz 1973), als „soziale Konstruktion" (Berger u. Luckmann 1969). Für die Methodologie der qualitativen Forschung bedeutet dies die Konzentration auf die Formen, Prozesse und Inhalte dieser alltäglichen Wirklichkeitserzeugung, „Herstellung", mittels einer Rekonstruktion der subjektiven Sichtweisen und Deutungsmuster der sozialen Akteure im Rahmen strukturierter Situationen und vor dem Hintergrund historisch geltender kollektiver „sozialer Repräsentationen" (vgl. Flick 1995 a).

2.
Aus der Annahme über die beständige alltägliche Herstellung einer gemeinsamen Welt folgt der *Prozesscharakter*, die *Reflexivität* und *Rekursivität* sozialer Wirklichkeit. Für die Methodologie qualitativer Forschung bedeutet dies, Kommunikations- und Interaktionssequenzen mit Hilfe prozessorientierter Befragungs- und Beobachtungsverfahren zu dokumentieren und diese Materialien (z. B. Texte, Filme) schrittweise (sequentiell) auszuwerten, um die wechselseitigen sozialen Konstruktionsprozesse erfassen zu können.

3.
Menschen in unterschiedlichen Lebenslagen deuten ihre Lebensumstände sinnhaft in einer ganzheitlichen, synthetisierten und kontextualisierten Weise. Sie verleihen objektivierbaren Indikatoren wie etwa Einkommen, Bildung, Beruf, Alter, und Wohnsituation erst eine interpretierbare Bedeutung aus der dann ihr alltägliches soziales Verhalten verständlich werden kann. Die aus den Aussagen der Subjekte gewonnenen und nach Regeln methodisch kontrollierten Fremdverstehens typisierten Aussagen lassen sich z. B. mit Konzepten wie „Lebensweise"/„Lebensstil" und „Lebenswelt" (Grathoff 1989) beschreiben. In den Deutungsmustern ihrer Lebensumstände, ihrer sozialen Beziehungen usw. verknüpfen die Handelnden ihre Biographie, ihre Lebensentwürfe mit wahrgenommenen Handlungsmöglichkeiten in der Zukunft in der Weise, dass daraus subjektiv bedeutsame indivi-

duelle und milieutypische Lebenshaltungen und Lebensweisen erkennbar werden (vgl. Bohnsack u. Marotzki 1998), die sich einer eindimensionalen Rationalität, etwa dem Konzept subjektiver Nutzenmaximierung entziehen. Methodologisch liegt diesem Vorgehen eine hermeneutische Interpretation subjektiv gemeinten Sinns zugrunde, der im Rahmen eines intuitiven alltagsweltlichen Vorverständnisses für jede Gesellschaft objektivierbarer und idealtypisch beschreibbarer Deutungsmuster und Diskurse erschlossen werden kann (vgl. Hitzler u. Honer 1997). Damit können Einstellungen, Lebensweisen, Handlungen erklärt und typisierbaren Motivbündeln und alltagstypischen Begründungsformen zugeordnet werden. Forscher/-innen gehören in dieser Perspektive dem Zusammenhang, den sie forschend erkennen, selbst als Mitglied an: nur so können die Konstruktionen „erster Ordnung“ verstanden und einer nachfolgenden wissenschaftlichen Analyse unterzogen werden, z.B. durch den Aufweis latenter Sinngehalte, die über die Äußerungen Befragten hinausgehen und auf der Folie kollektiver Deutungsmuster zu einem erweiterten Verständnis individuellen Verhaltens beitragen (vgl. Oevermann 1989). Dies bildet eine Voraussetzung, um den jeweils gemeinten subjektiven Sinn entschlüsseln und in seinem, von der jeweiligen Untersuchungsfrage bestimmten Kontext neu - und damit anders als in der „naiven“ Einstellung der untersuchten „Laien“ - einordnen und schließlich zu bereichsspezifischen oder generalisierenden Aussagen über typische Abläufe und Strukturmuster verdichten zu können.

4.
Auf dem Hintergrund der Annahme einer interaktiv hergestellten subjektiv bedeutsamen und über kollektive und individuelle Interpretationsleistungen vermittelt handlungswirksamen Realität kommt der *Kommunikation* in der qualitativen Forschung eine herausragende Rolle zu. Methodologisch bedeutet dies, dass die Strategien der Datenerhebung selbst einen kommunikativen, dialogischen Charakter aufweisen (müssen).

5.
Theorie-, Konzept- und Typenbildung in der qualitativen Forschung lassen sich als Ergebnis einer Re-Konstruktion der sozialen Konstruktion der Wirklichkeit verstehen, in der Letztere nicht „abgebildet“ wird, sondern in neuem Licht in ihren Strukturen erscheint.

In der Methodologie der qualitativen Forschung sind grundlegend verschiedene Perspektiven der Re-Konstruktion zu unterscheiden: die Erforschung allgemeiner „Basisregeln“ (Cicourel 1975), mit deren Hilfe Alltagshandelnde eine gemeinsame soziale Wirklichkeit „herstellen“ - wie dies etwa in der Ethnomethodologie (vgl. Mehan u. Wood 1975) geschieht - oder Situationen und Ereignisse „rahmen“ (vgl. Goffman 1980) (*formale Theorien*) und die „dichte Beschreibung“ der Handlungswirklichkeit in den jeweiligen subjektiven Wirklichkeitskonstruktionen (Alltagstheorien, Biographien, Ereignisse, usw.) der sozial Handelnden (*materiale Theorien*). Untersuchungen des ersten Typs liefern Erkenntnisse über die Methoden und die Regeln, auf deren Grundlage und mit deren Hilfe Alltagshandelnde Gespräche führen, Situationen bewältigen, Biographien strukturieren, usw. Untersuchungen des zweiten Typs liefern gegenstandsbezogene inhaltliche Informationen über subjektiv bedeutsame Verknüpfungen von Erleben und Handeln, über Auffassungen zu Themen wie Gesundheit, Erziehung, Politik, Religion, soziale Beziehungen, Verantwortung, Schicksal, Schuld, über Lebensentwürfe, inneres Erleben und Gefühle.

23.4 Untersuchungsplanung und Erhebungsverfahren in der Qualitativen Forschung

23.4.1 Fragestellung, Auswahl der relevanten Phänomene, Hypothesen

Qualitative Forschung gewinnt ihre Fragestellungen zunächst wie jedes wissenschaftliche Unternehmen aus Problemstellungen der Praxis, aus einer fortführenden oder kritischen Einschätzung des Forschungsstandes und aus dem spezifischen Interesse oder der Neugier der Forscher/-innen. Darüber hinaus knüpft qualitative Forschung in besonderem Maße an Alltagserfahrungen und die subjektive Sicht der Alltagshandelnden an und entwickelt von dort fortlaufend neue und zugleich präzisierende Fragestellungen im Untersuchungsprozess. Dies bedeutet auch, dass sich der qualitative Forschungsprozess in der Regel nicht von einer konkreten aus einer bestimmten Theorie deduzierten Hypothese leiten lässt, sondern seinen Gegenstandsbereich offen, prozesshaft, rekursiv und mäeutisch erschliesst. Dieses *induktive* und *theoriegenerierende* Vorgehen zeigt sich auch bei der Auswahl der relevanten Realitätsausschnitte und der „Fälle" oder „Fallgruppen", die in der qualitativen Forschung in der Regel nicht nach Gesichtspunkten statistischer Repräsentativität geschieht. Sie orientiert sich vielmehr an *„Typizität"*, an einer möglichst vollständigen Ausschöpfung des Wirklichkeitsbereichs durch *maximale Variation* und an einer *Kontrastierung* von entgegengesetzten, abweichenden und extremen Fällen. Aus den parallel zur Datenerhebung durchgeführten Auswertungen, Vergleichen und vorläufigen Interpretationen ergeben sich Hinweise auf die Auswahl weiterer Fälle, bis sich aus dem Material eine theoretische Struktur herausschält. Dieses Verfahren des *„theoretical sampling"* (Glaser u. Strauss 1998, S. 53ff.) beschreibt einen spiralförmig verlaufenden Forschungsprozess, dessen vorläufiges Ende vom Grad der „theoretischen Sättigung" bestimmt wird.

23.4.2 Der Weg ins Feld

Für den qualitativen Forschungsprozess ist der *„Weg ins Feld"* von besonderer Bedeutung, da der Forscher durch teilnehmende Beobachtung, Gespräche und Befragungen oft Einblick in abgeschlossene und wenig bekannte, intime und vor den Augen Dritter abgeschirmte Subkulturen, Lebenswelten und -bereiche, Erlebnisweisen und Deutungsmuster erhält (vgl. Girtler

1984). Neben ethischen Standards (Offenlegen des Interesses und der Fragestellung, Verbot der Täuschung, Zusicherung von Anonymität entsprechend des gesetzlich verankerten Datenschutzes, Erlaubnis zur Dokumentation auf Tonträger oder visuelle Medien, Angebot der Information über die Ergebnisse), tauchen hier Fragen der Akzeptanz, des „richtigen" Verstehens und der Kontrolle der subjektiven Einschätzungen des Forschers/der Forscherin auf. Hilfreich sind hier die methodische Haltung einer künstlichen Naivität und Fremdheit, die es erlaubt, in fremde Lebenswelten einzutauchen, als Außenseiter Fragen zu stellen, die einem Insider wegen der unbefragten Selbstverständlichkeit seines Alltags nicht einfielen oder erlaubt wären, und die es dem/der Untersucher/-in erlaubt, damit schrittweise und temporär die Perspektive der Handelnden einzunehmen (vgl. Hitzler u. Honer 1995^2; Girtler 1995; Wolff 2000). Dieses Oszillieren zwischen „Engagement" und „Distanzierung" (vgl. Elias 1983) vervielfältigt die wahrgenommenen Realitätsdimensionen.

23.4.3 Erhebungsverfahren

Die in der qualitativen Forschung entwickelten Methoden lassen sich grob in

1. *verbale Verfahren*,
2. *visuelle Verfahren* (vgl. auch Flick 1995)[3] sowie
3. die *Nutzung verschiedener Dokumente* (Tagebücher, Gutachten, Stadtpläne, Grundrisse usw.)

unterteilen.

Verbale Verfahren

Hier handelt es sich je nach Untersuchungsziel und -gegenstand um unterschiedlich offen gestaltete Gesprächs- und Interviewformen, die darauf zielen, Inhalte der subjektiven Wahrnehmungs- und Erlebniswelt in den Sinngebungen der Befragten zu erfassen, sie mit kollektiv geltenden Deutungen zu vergleichen und/oder aus den dokumentierten Formen der Wahrnehmung und Deutung allgemeinere Muster/Strukturen/Typen zu rekonstruieren.

In der Regel werden folgende Befragungsverfahren unterschieden (vgl. Hopf 2000):

Leitfadengesteuerte Interviews

Bei *ethnographischen Interviews* (vgl. Spöhring 1989) geht es um eine schrittweise Erschließung einer (Sub-)Kultur in Form neugieriger und bewusst naiver Fragen, mit der die Hermetik der von den Mitgliedern der befragten Gruppe geteilten Selbstverständlichkeiten (etwa bei bestimmten Be-

[3] Übersicht über einzelne Methoden der qualitativen Forschung finden sich etwa bei: Lamnek 1988; ders. 1989; Flick, u.a. (Hrsg.)^2; Flick 1995; Bohnsack 1993; Garz u. Kraimer (Hrsg) 1991; Mayring 1990

rufsgruppen, wie Ärzten, in Zirkeln wie Selbsthilfegruppen) sichtbar gemacht und dann auf ihre impliziten Annahmen befragt werden soll.

Bei *themenzentrierten oder fokussierten Interviews* geht es um die Einkreisung eines vorgegebenen Themas (z. B. Belastungen Angehöriger durch die Pflege) mit Hilfe zunächst möglichst offener Fragen, die durch spezifizierende Nachfragen auf Themen, Ereignisse, Assoziationen und Gefühle, die der Befragte im Gesamtzusammenhang selbst genannt hat oder die von konzeptioneller Bedeutung zu sein scheinen, fokussiert werden.

Beim *problemzentrierten Interview* (vgl. Witzel 1982) geht es darum, einen Problembereich, z. B. die Notwendigkeit krankheitsbedingten Arbeitsplatzwechsels, zu erfassen, wobei die Antworten auf zunächst offene Fragen selbst wieder kritisch befragt werden (z. B. „wie sind sie auf diese Idee gekommen?", „warum haben sie diese Alternative nicht in Erwägung gezogen?", usw.).

Bei *teilstandardisierten Interviewformen* geht es um eine gezielte und ökonomische Erhebung von bereichsspezifischen inhaltlichen Informationen in einem Feld, über das bereits eine Reihe von Informationen vorliegen und das nun genauer erfasst werden soll. Bei diesem Typ von Interviews wird ein vorgegebener Katalog von interessierenden Fragen abgearbeitet, ohne dass dabei immer eine bestimmte Reihenfolge eingehalten werden müsste, um dem Befragten Möglichkeiten zu eigener Strukturierung und Kontextualisierung zu geben.

Bei *klinischen Interviews* geht es um gezielte Fragen z. B. zu Krankheitserleben, -anzeichen, usw. (meist auf der Basis eines Krankheits- oder Störungsmodells oder einer Persönlichkeitstheorie, wie z. B. der Psychoanalyse) oder um Fragen zu kritischen Lebensereignissen, ihrer biographischen Verarbeitung, der wahrgenommenen sozialen Unterstützung durch die Familie, usw.

Bei *Experteninterviews* geht es um detaillierte und gezielte und strukturierte Informationsbeschaffung auf der Basis eines gut ausgearbeiteten Leitfadens, in dem auch die Stellungnahme zu kontroversen Auffassungen usw. verlangt werden kann.

Narrative Interviews

Narrative Interviews dienen der Hervorbringung von Stehgreiferzählungen persönlich erlebter Begebenheiten, prägender Lebenserfahrungen, kritischer Lebensereignisse und anderer (z. B. biographischer) Begebenheiten (vgl. Schütze 1976).

Am Beginn steht eine „erzählgenerative Anfangsfrage" (Hermanns 1995[2], S. 183), die den Befragten dazu stimulieren soll, das in Frage stehende Ereignis, usw. so zu erzählen, wie es ihm im Rückblick erscheint und dabei herauszuarbeiten, was ihm dabei wichtig ist/war. Der besondere Ertrag dieser Interviewform liegt in der Möglichkeit, die subjektiven Relevanzhorizonte und die emotionale Bedeutung, die Befragte (etwa als Zeitzeuge: „wie war es im psychiatrischen Landeskrankenhaus, als Sie Anfang der 50er Jahre eingeliefert wurden?" oder als Informant über ärztliche Strategien der Diagnoseeröffnung: „Erinnern Sie sich noch an das Gespräch mit der Ärztin nach der Mammographie?") einem Ereignis aus ihrer Erinnerung geben, den Erzählmodus und den inneren Zusammenhang der Erinnerungsproduktion zu erfassen und dabei Bezüge in der Darstellung zu entdecken, die einer professionellen, etwa ärztlichen oder psychologischen Sichtweise möglicherweise entgangen sind.

Gruppendiskussionen

Gruppendiskussionen und -interviews dienen der Analyse der Entwicklung von Argumentationsfiguren (etwa, wenn provokante Stimuli vorgegeben werden: „Was soll mit Sexualstraftätern geschehen?"), von Konsensfindungsprozessen (welcher Typus von Argumenten wird unter welchen Bedingungen akzeptiert?), der Diskursanalyse (auf welche akzeptierten Deutungsmuster wird in welcher Weise mit welchen Begründungsformen, usw. Bezug genommen?) und der Herausarbeitung von Mustern kollektiver Identitäten und Selbstverständlichkeiten (etwa von Selbsthilfegruppen, jugendlichen Subkulturen, Standesvereinigungen, usw.) (vgl. Bohnsack 1999[3]; ders. 2000).

Beobachtende Verfahren

Unterschiedliche Formen *teilnehmender Beobachtung* dienen dazu, das Handeln von Menschen in „natürlichen" sozialen Situationen unter normalen alltäglichen und unter besonderen „ek-statischen" Bedingungen (z.B. Einlieferung eines psychisch kranken Menschen in die Klinik; Sterben auf der Intensivstation, vgl. Glaser u. Strauss 1965, dt. 1974) zu untersuchen und dabei die Routinegründe für alltägliches Verhalten etwa des Personals in Altenheimen (vgl. Koch-Straube 1997) oder bei der Bewältigung immer wieder auftretender Krisen in der Altenpflege (vgl. Knobling 1985) zu ermitteln.

Teilnehmende Beobachtung ermöglicht dem/der Forscher/-in eine zeitlich befristete und zumindest partielle Teilhabe (in einer privilegierten Sonderrolle oder als einfaches Mitglied etwa eines Pflegeteams, eines Verwaltungsmitarbeiters o.ä.) an einer spezifischen Lebenswelt und ermöglicht dabei im beständigen Wechsel von Teilnahme und distanzierter Reflexion die Sozialisationsprozesse in eine Organisation, eine Berufs- oder Außenseiterrolle am eigenen Leib nachzuvollziehen und somit die Voraussetzungen zur Rollenübernahme kennenzulernen und zu analysieren; dabei erschließen sich z.B. berufsfeldtypische Standarderzählungen über häufig vorkommende „Vorkommnisse", über Kollegen/-innen, Vorgesetzte, Klienten/-innen, über die Organisation, usw., die es erlauben, latente Muster des Funktionierens etwa einer psychiatrischen Anstalt zu rekonstruieren (vgl. Goffman 1973; Fengler u. Fengler 1980). Das theoretisch-konzeptionelle Paradigma hierfür ist die von Alfred Schütz (1973) beschriebene Fremdenrolle. Teilnehmende Beobachtung ist dabei auf Kommunikationsprozesse, die dokumentiert werden müssen (Forschungstagebuch, Memos, Gesprächsmitschnitte) und eine hohe soziale Kompetenz der Untersucher/-innen angewiesen.

Fotografie- Video- und Filmaufnahmen stellen besonders komplexe und aufwendige Verfahren dar, die vor allem dann zum Einsatz kommen, wenn es darum geht, z. B. langfristige Veränderungen in Fotoserien unter ceteris paribus Bedingungen festzuhalten oder konkrete Handlungslinien und -brüche, etwa bei medizinischen Untersuchungen, bei Mitarbeiterbesprechungen, auf Gängen in psychiatrischen Kliniken, auf dem Arbeitsamt usw. festzuhalten oder Reaktionen auf konkrete therapeutische Interventionen zu dokumentieren. Je nach Fragestellung können in Fotografie und Filmanalyse Muster in situierten Handlungsabläufen, Mimik, Gestik und Haltung von Teilnehmer/-innen an Interaktionen (z. B. geschlechtsspezifische Körperrepräsentationen, vgl. Goffman 1979, dt. 1981) und/oder die Analyse ikonologischer Elemente und ihr Zusammenhang zu kollektiven sozio-kulturellen Repräsentationen zum Gegenstand werden (vgl. Petermann 1995^2; Müller-Doohm 1993; Harper 1994; Denzin 2000).

Beobachtende Verfahren werfen besondere Probleme der Dokumentation, der Auswahl, der Objektivierung und der Interpretation auf. Was soll in welcher Form wie lange beobachtet werden? Während Fotografie und Film in ihren Ausschnitten „objektiv" erscheinen, bedürfen die Wahl der Ausschnitte (zu der eine Beschreibung des Ausgeschlossenen zählt), die Rahmungen des Aufnahmearrangements theoretischer/konzeptioneller Begründung, die sich einerseits aus der Fragestellung, zum anderen aus der Entwicklung des Forschungsprozesses und dem Vertrautwerden der Untersucher mit den „relevanten" Ausschnitten („theoretical sampling") ergeben. Bei der teilnehmenden Beobachtung ist besonders auf die Nachvollziehbarkeit der gewählten Beobachtungseinheiten und auf eine genaue Dokumentation des Beobachteten, der Erhebungsprozeduren und -settings zu achten.

Nutzung verschiedener Dokumente

Im Rahmen ihres triangulativen Vorgehens greift qualitative Forschung auf produzierte soziale Daten zurück (z. B. auf Briefe, Fotoalben und Tagebücher von Auswanderern, vgl. Thomas u. Znaniecki 1927; auf Akten von Jugendämtern, Gerichten, Versicherungen; gerichtpsychiatrische Gutachten, vgl. Wolff 1995 und 2000). Natürliche Datenträger können aber auch Mode, Graffiti, Einrichtungsgegenstände usw. sein (vgl. Bourdieu 1979, dt. 1982), die als zusätzliche Datenquellen dienen, zugleich aber auch einen eigenständigen Realitätsbereich konstituieren (z. B. die in der Sprache psychiatrischer Gutachten oder jugendgerichtlicher Urteilsbegründungen zu Tage tretenden normativen und praktisch folgenreichen Etikettierungen). Derartige Datenquellen können auch im Verlauf von Studien erzeugt werden (z. B. die Verwendung von Tagebüchern, vgl. Wilz u. Brähler 1997).

23.5 Dokumentation, Auswertung und Interpretation

Das mit Hilfe qualitativer Methodik erhobene Material sind *Texte* (von Tonträgern nach bestimmten Regeln, etwa zur Dokumentation prosodischer Merkmale der gesprochenen Sprache, verschriftete Interviews; Gesprächsnotizen; Feldnotizen; Beobachtungsprotokolle; Verwaltungsakten; Anweisungen; Gutachten; Briefe; Tagebücher; kommentierte Bildserien; verschriftete Tonspuren von Videos und Filmen; usw.). Diese oft recht umfangreichen und unterschiedlichen Texttypen stellen bereits eine erste Datenreduktion dar: die erhobenen Erfahrungen und Deutungsmuster der sozial Handelnden, ihre sozialen Konstruktionen „erster Ordnung"(Schütz 1973) erscheinen nun als Text, der, je nach Forschungsansatz, in unterschiedlicher aber Schritt für Schritt nachvollziehbarer Weise (oft: sequentiell) kodiert und kategorisiert wird und damit eine neue Ordnung erhält (Konstruktionen „zweiter Ordnung", Schütz 1973), für die neue Konzepte, Verbindungen und theoretische Anknüpfungspunkte durch Vergleiche innerhalb des Materials und mit anderen Quellen gesucht werden. Daraus können sich „Typen" (vgl. Gerhardt 1995[2]) ergeben, wie beispielsweise die „Ungebrochenen", die „Gebrochenen" und die „Apathischen" zur Kennzeichnung verschiedener Reaktionsformen auf Arbeitslosigkeit in der berühmten Studie von Jahoda et al. „Die Arbeitslosen von Marienthal" (1975) oder empirisch gesättigte Konzepte wie das dort ebenfalls entwickelte Konzept „müde Gemeinschaft" zur dichten Beschreibung eines wesentlichen Merkmals der Lebenswelt Arbeitsloser. Aus der Textanalyse können aber auch Deutungsmuster erschlossen werden, die den subjektiv gemeinten Sinn transzendieren und den untersuchten „Fall" in eine umfassendere Sinnstruktur einbetten (vgl. Hildenbrand 1995[2]; ders. 1999), Regeln der Sprachverwendung als Strukturierug sozial akzeptierter Situationsgestaltung abgeleitet (Sacks 1990; Goffman 1980; vgl. Bergmann 1995[2]) oder Diskurse rekonstruiert werden (z. B. Potter u. Wetherell 1995).

23.6 Objektivität, Zuverlässigkeit und Validität

Objektivität in der Qualitativen Forschung wird durch genaue Dokumentation und nachvollziehbare Schritte der Datenerhebung, Auswertung und Interpretation gesichert. Die Nachvollziehbarkeit von Konzeptbildungen kann z. B. durch *Ankerbeispiele* erreicht werden. Eine Unabhängigkeit des Untersuchers vom „Gegenstand" ist beim kommunikativen Charakter der Qualitativen Forschung nicht möglich: eine Kontrolle erfolgt über (Selbst-) und Fremdreflexion und über methodische Regeln der Interpretation beim Versuch des Fremdverstehens. Ebenso ist bei Studien in „natürlichen" Umwelten eine Kontrolle einzelner „Variablen" kaum möglich. Es geht ja gerade darum, sinnhafte Zusammenhänge zu rekonstruieren, die sich als *emergente* Texturen erweisen: hier greifen hermeneutische Verfahren der Textinterpretation, die verschiedene Interpretationsvarianten miteinander vergleichen und anhand von Plausibilitätskriterien sowie in Beziehung zu anderen Materialien überprüfen. Die „Erzählung" der Forscher/-innen ist im gelingenden Fall eine mit dem Material konforme und vor dem Hintergrund des vorhandenen wissenschaftlichen und alltäglichen Wissens plausible Konstruktion. Über das Verfahren der Triangulation, also die Verwendung unterschiedlicher Datenquellen zur Bearbeitung eines Problems oder zur multiperspektivischen Beschreibung eines Phänomens, kann in der qualitativen Forschung Objektivierung und Zuverlässigkeit erreicht werden; Reliabilität als einfache Wiederholbarkeit eines Messergebnisses unter sonst gleichen Bedingungen wird kaum als Qualitätskriterium qualitativer Forschung gesehen. Neben den üblichen Validitätskriterien (Inhalts- und Konstruktvalidität) gewinnen in der Qualitativen Forschung Verfahren einer kommunikativen Validierung durch die untersuchten Personen sowie durch Experten/-innen und Peers zunehmend an Bedeutung (vgl. Kvale 1995[2]). Im Hinblick auf die Verallgemeinerbarkeit ihrer Ergebnisse erhebt die Qualitative Forschung keine Ansprüche auf statistische Repräsentativität, wohl aber auf strukturelle Geltung ihrer formalen Theorien sowie auf die bereichsspezifische Geltung ihrer aus „dichter Beschreibung" gewonnenen Interpretationen von Lebenswelten, Deutungsmustern, Standardbiographien, Familienstrukturen, Situationstypologien usw. (Steinke 1999).

23.7 Qualitative Forschung in der Rehabilitation: einige exemplarische Studien

Vor allem in der nordamerikanischen Medizinsoziologie (z.B. Goffman 1973; Glaser u. Strauss 1974; Corbin u. Strauss 1993; Strauss et al. 1985; Sudnow 1974) spielen qualitative Studien eine wichtige Rolle. In der Bundesrepublik haben sie bislang eher eine Grenzgängerrolle zwischen Soziologie und Rehabilitation eingenommen. Nicht zufällig dominieren Themen der psychiatrischen Versorgung und Rehabilitation (vgl. Fengler u. Fengler 1980; Hildenbrand 1983, 1991; Wolff 1995; Bock 1997), weil hier Formen des Krankheitserlebens, der subjektiven Strategien der Krankheitsbewältigung und der Alltagsstrukturierung, die Lebenswelten psychisch kranker Menschen, die Rolle von Angehörigen, Verläufe von Patientenkarrieren, Probleme gestörter und störender Kommunikation und Interaktion, Auswirkungen von Hospitalisierung und Voraussetzungen für gemeindenahe Enthospitalisierung und Integration, soziale Ausschlussprozesse über Diagnosen und Gutachten, usw. besonders offensichtlich sind und zu grundsätzlichen Fragestellungen führen, die sich für die Bearbeitung mit Qualitativer Forschung besonders gut eignen. Mit einer verstärkten Berücksichtigung subjektiver Aspekte von Gesundheit und Krankheit im Rahmen des WHO Gesundheitsbegriffs und der neuen ICIDH-2 (Schuntermann 1997) wird Qualitative Forschung aber auch für die Rehabilitationsforschung insgesamt interessant. Zum Abschluss möchte ich an vier ausgewählten Studien mit unterschiedlichen Themen und Forschungsstrategien die eingangs (vgl. 23.2) erwähnte spezifische Leistungsfähigkeit Qualitativer Forschung für die Rehabilitation illustrativ unterstreichen.

Weiterleben lernen. Chronisch Kranke in der Familie
(Corbin u. Strauss 1988). In dieser klassischen Studie analysieren die Autoren anhand von 16 Einzelfallstudien aus unterschiedlichen Indikationsbereichen (Herzinfarkt, Schlaganfall, Querschnittslähmung, Parkinson-Krankheit, Krebserkrankung, Allergie, Diabetes, Migräne) die Bemühungen der Betroffenen und ihrer Familienangehörigen mit der Krankheit zu leben.

Mit ihrem Ansatz der Grounded Theory (Glaser u. Strauss 1998) untersuchen sie die Krankheitsbewältigung mit dem Konzept *„Arbeit“*, die hier als Prozess der individuellen Auseinandersetzung mit der Krankheit, des gemeinsamen Aushandelns neuer familiärer Rollen und Verantwortungen („Zusammenarbeit, um die Krankheit zu bewältigen“) und als gemeinsame Konstruktion einer neuen sinnhaften Lebensperspektive des Lebens mit der Krankheit, Behinderung und in einzelnen Fällen mit dem drohenden Tod aufgefasst wird. Mit Hilfe eines weiteren Konzepts, dem der *„Verlaufskurve“*, beschreiben sie einzelne Phasen und ihnen zugeordnete „Aufgaben“ vom Beginn der Wahrnehmung von Krankheitssymptomen, über die unsichere Zeit bis zur endgültigen Diagnose, die unterschiedlichen Verlaufsphasen (Renormalisierung, stabile Phasen, instabile Phasen, Abwärtsphasen) und die dabei ablaufenden Prozesse des Arrangements mit der jeweiligen Situation. Über die Kontrastierung sehr unterschiedlicher Fälle hinweg zeigt sich als gemeinsames Grundmuster der Versuch der Betroffenen und ihrer Angehörigen, der Krankheit vor dem Hintergrund der bisherigen Biographie einen Sinn und dem gemeinsamen Leben eine Zukunft zu geben und damit das Leben wieder zu einem „Ganzen“ zusammenzufügen. In der Dokumentation dieser endlosen Arbeit (im amerikanischen Original heißt der Titel der Studie „unending work and care“) rücken Aufgaben der psychosozialen Stützung und Begleitung für die Rehabilitation in den Vordergrund, die bei einer stark medizinischen Ausrichtung bislang eher am Rande berücksichtigt werden. Der spezifische Erkenntnisgewinn dieser Arbeit liegt in der konkreten „dichten Beschreibung“ und Analyse der subjektiven und objektiven Belastungen, denen Rehabilitanden/-innen und ihre Familien ausgesetzt sind. Ein weiterer Erkenntnisgewinn liegt im Aufweis strukturell zu bewältigender Aufgaben bei kritischen Lebensereignissen und chronischer Krankheit und Behinderung.

Alltag als Therapie. Ablöseprozesse Schizophrener in der psychiatrischen Übergangseinrichtung

(Hildenbrand 1991). In dieser als *fallrekonstruktiven* Studie angelegten Untersuchung (Hildenbrand 1995[2]) wird die Rehabilitation Schizophrener als Sozialisationsaufgabe gefasst, bei der die nicht gelungene Ablösung aus der Herkunftsfamilie *strukturell* nicht nur von der Krankheit, sondern wesentlich von den *Innen- und Außenorientierungen im Familiensystem*, von ihrer Biographie und von *nicht bewältigten Entwicklungsaufgaben* bestimmt wird, die zu unklaren Grenzen, zu mangelhafter Entwicklung sozialer Alltagskompetenzen und zur Ausbildung instabiler und ambivalenter Identitäten führen. Die Aufgabe von Übergangseinrichtungen besteht dann darin, durch Alltagsorientierung den Umgang mit diesen Grenzen besser handhaben zu lernen und Entwicklungsaufgaben zu erkennen und anzunehmen. Dies Ergebnis ist folgenreich für professionelle Strategien in der psychiatrischen Rehabilitation, in der „professioneller Habitus“ und Alltagskompetenz als Modell für ein Leben in der Gemeinschaft zentrales therapeutisches Agens werden.

Alltag in der Anstalt. Wenn Sozialpsychiatrie praktisch wird
Eine ethnomethodologische Untersuchung. (Fengler u. Fengler 1980). In dieser mit der Methode teilnehmender Beobachtung durchgeführten Studie wird der Ablauf der therapeutischen Arbeit auf der Station einer sozialpsychiatrischen Reformklinik als „Werk der Mitglieder“ (der Patienten, der Ärzte, des Pflegepersonals, der Verwaltungsmitarbeiter) rekonstruiert, das gemeinsam durch alltägliche Interaktionen in einem stark strukturierten Kontext beständig von Neuem hergestellt und bestätigt wird. Die in dieser Dynamik entstehende soziale Ordnung zeigt, inwieweit durch Diagnostik und alltägliche Versorgungsroutinen psychiatrische Patienten in ihrer Identität dekonstruiert werden, indem ein Großteil ihrer Verhaltensweisen nur unter krankheitsbezogenen Gesichtspunkten gedeutet wird, sodass die einmal gestellte Diagnose Bestätigung findet. Mit dieser exemplarischen Mikroanalyse der psychiatrischen Station werden iatrogene Komponenten, die im institutionellen Arrangement und in den Alltagsroutinen des Personals liegen, identifizierbar.

„Patientenkarrieren“
(1986): in ihrer umfangreichen Untersuchung hat Uta Gerhardt auf der Basis von 234 Interviews 68 Patientenkarrieren von Patienten mit chronischem Nierenversagen unter folgender Fragestellung untersucht: *„Gibt es in der Patientenkarriere bei chronischem Nierenversagen einen Unterschied beim sozioökonomischen Coping für Dialyse- und Transplantationspatienten?“* (Gerhardt 1986, S. 62/63, Hervorhebung im Original). Mit Hilfe des Ansatzes der Grounded Theory ist ihr die Bildung von Idealtypen für positive prognostische Bedingungen zur Bewältigung gelungen, wobei berufliche Bedingungen und Familienkonstellationen als wesentliche Bestimmungsmomente herausgearbeitet werden (vgl. auch Gerhardt 1999).

In allen vier Studien finden sich auf der Basis detaillierter Rekonstruktionen des erhobenen Materials wesentliche Aussagen über den Prozess der Rehabilitation, der Verarbeitung und der konkreten sinnhaft strukturierten (Zusammen-) Arbeit der Betroffenen und ihrer Angehörigen in der Bewältigung des Lebens mit der Krankheit, sei es in alltäglichen Situationen, sei es in unterschiedlich stark strukturierten organisatorisch-institutionellen Kontexten/Situationen des Systems der Rehabilitation. Dabei werden an Fallanalysen sowohl allgemeine Strukturen und (Ideal-) Typen sichtbar als auch die konkreten Formen und Inhalte des alltäglichen individuellen/familialen Bewältigungshandelns und Belastungserlebens. Das damit erreichte vertiefte Verständnis der Situation rehabilitationsbedürftiger Menschen eröffnet zugleich neue Herausforderungen für die Struktur der Angebote in der Rehabilitation.

Literatur

Berger PL, Luckmann T (1969) Die gesellschaftliche Konstruktion der Wirklichkeit. Eine Theorie der Wissenssoziologie. S. Fischer, Frankfurt/M

Bergmann J (1995^2) Konversationsanalyse. In: Flick et al. (Hrsg) Handbuch Qualitative Sozialforschung. Psychologie Verlags Union, Weinheim, S 213–218

Blumer H (1969, dt. 1973) Der methodologische Standort des Symbolischen Interaktionismus. In: Arbeitsgruppe Bielefelder Soziologen (Hrsg) Alltagswissen, Interaktion und gesellschaftliche Wirklichkeit. Rowohlt, Reinbek, Bd 1, S 80–146

Bock T (1997) Lichtjahre. Psychosen ohne Psychiatrie. Psychiatrie-Verlag, Bonn

Bohnsack R (1993) Rekonstruktive Sozialforschung: Einführung in Methodologie und Praxis qualitativer Forschung. 2., überarb. Aufl. Leske u. Budrich, Opladen

Bohnsack R (2000) Gruppendiskussion. In: Flick U et al. (Hrsg) (2000) Handbuch Qualitative Forschung. Rowohlt, Reinbek, S 369–384

Bohnsack R, Marotzki W (Hrsg) (1998) Biographieforschung und Kulturanalyse. Leske u. Budrich, Opladen

Bourdieu P (1979, dt.1982) Die feinen Unterschiede. Suhrkamp, Frankfurt/M

Corbin J, Strauss A (1988; dt.1993) Weiterleben lernen. Piper-Verlag, München

Cicourel A (1975) Sprache in der sozialen Interaktion. List, München

Denzin N, Lincoln YS (Eds) (1994) Handbook of Qualitative Research. Sage, London

Denzin NK (2000) Reading Film. In: Flick U et al. (Hrsg) (2000) Handbuch Qualitative Forschung. Rowohlt, Reinbek, S 416–428

Elias N (1983) Engagement und Distanzierung. Suhrkamp, Frankfurt/M

Fengler C, Fengler T (1980) Alltag in der Anstalt. Wenn Sozialpsychiatrie praktisch wird. Eine ethnomethodologische Untersuchung. Psychiatrie-Verlag, Bonn

Flick U (1989) Vertrauen, Verwalten, Einweisen. Subjektive Vertrauenstheorien in sozialpsychiatrischer Beratung. Deutscher Universitätsverlag, Opladen

Flick U (1995) Qualitative Forschung. Theorie, Methoden, Anwendung in Psychologie und Sozialwissenschaften. Rowohlt, Reinbek

Flick U (Hrsg) (1995a) Psychologie des Sozialen. Repräsentationen in Wissen und Sprache. Rowohlt, Reinbek

Flick U Hrsg (1998) Wann fühlen wir uns gesund? Subjektive Vorstellungen von Gesundheit und Krankheit. Juventa, München

Flick U et al. (Hrsg) (1995) Handbuch qualitative Sozialforschung: Grundlagen, Konzepte, Methoden und Anwendungen. 2. Aufl. PVU, Weinheim

Flick U et al. (Hrsg) (2000) Handbuch Qualitative Forschung. Rowohlt, Reinbek

Garz D, Kraimer K (Hrsg) (1991) Qualitativ-empirische Sozialforschung: Konzepte, Methoden, Analysen. Westdeutscher Verlag, Opladen

Geertz C (1983) Dichte Beschreibung. Suhrkamp, Frankfurt/M

Gerhardt U (1986) Patientenkarrieren. Suhrkamp, Frankfurt/M

Gerhardt U (1995^2) Typenbildung. In: Flick U et al. (Hrsg) (1995) Handbuch qualitative Sozialforschung: Grundlagen, Konzepte, Methoden und Anwendungen. 2. Aufl. PVU, Weinheim, S 435–439

Gerhardt U (1999) Herz und Handlungsrationalität. Suhrkamp, Frankfurt/M

Girtler R (1984) Methoden der qualitativen Sozialforschung. Böhlau, Wien

Girtler R (1995^2) Forschung in Subkulturen. In: Flick U et al. (Hrsg) (1995) Handbuch qualitative Sozialforschung: Grundlagen, Konzepte, Methoden und Anwendungen. 2. Aufl. PVU, Weinheim, S 385–388

Glaser BG, Strauss A (1965; dt. 1974): Interaktion mit Sterbenden. Vandenhoek & Ruprecht, Göttingen

Glaser BG, Strauss A (1967; dt. 1998) Grounded Theory. Strategien qualitativer Forschung. Hans Huber, Bern

Goffman E (1961; dt. 1973) Asyle. Suhrkamp, Frankfurt/M

Goffman E (1979; dt. 1981) Geschlecht und Werbung. Suhrkamp, Frankfurt/M

Goffman E (1974; dt. 1980) Rahmenanalyse. Suhrkamp, Frankfurt/M

Goffman E (1983) The Interaction Order. In: American Sociological Review 48: 1–17

Grathoff R (1989) Milieu und Lebenswelt. Suhrkamp, Frankfurt/M

Harper D (1994) „On the Authority of the Image: Visual Methods at the Crossroads." In: Denzin NK, Lincoln YS (Eds) Handbook of Qualitative Research. Sage, Thousand Oaks, S 403–412

Heiner M (1986) Evaluation sozialer Arbeit. In: Oppl H, Tomaschek W (Hrsg) Soziale Arbeit 2000. Band 2. Lambertus, Freiburg, S 71ff

Hermanns H (1995^2) Narratives Interview. In: Flick et al. (Hrsg) Handbuch Qualitative Sozialforschung. PVU, Weinheim, S 182–185

Hildenbrand B (1983) Alltag und Krankheit - Ethnographie einer Familie. Klett-Cotta, Stuttgart
Hildenbrand B (1991) Alltag als Therapie. Ablöseprozesse Schizophrener in der psychiatrischen Übergangseinrichtung. Hans Huber, Bern
Hildenbrand B (1995^2) Fallrekonstruktive Forschung. In: Flick U et al. (Hrsg) Handbuch Qualitative Sozialforschung. PVU, Weinheim, S 256–260
Hildenbrand B (1999) Fallrekonstruktive Familienforschung. Leske u. Budrich, Opladen
Hitzler R, Honer A (1995^2) Qualitative Verfahren zur Lebensweltanalyse. In: Flick U et al. (Hrsg) Handbuch Qualitative Sozialforschung. PVU, Weinheim, S 382–385
Hitzler R, Honer A (Hrsg) (1997) Sozialwissenschaftliche Hermeneutik. Leske u. Budrich, Opladen
Hochschild AR (1992) Das gekaufte Herz. Campus, Frankfurt/M
Hopf C (2000) Qualitative Interviews in der Sozialforschung. In: Flick, u.a. (Hrsg) Handbuch Qualitative Forschung. Rowohlt, Reinbek, S 349–360
Jahoda M, Lazarsfeld P, Zeisel H (1975, orig. 1932) Die Arbeitslosen von Marienthal. Ein soziographischer Versuch. Suhrkamp, Frankfurt/M
Kardorff E v (1988) Praxisforschung als Forschung der Praxis. In: Heiner M (Hrsg) Praxisforschung in der Sozialen Arbeit. Lambertus, Freiburg, S 73–100
Kardorff E v (2000) Qualitative Evaluationsforschung. In: Flick U et al. (Hrsg) (2000) Handbuch Qualitative Forschung. Rowohlt, Reinbek, S 238–250
Koch-Straube U (1997) Fremde Welt Pflegeheim. Eine ethnographische Studie. Hans Huber, Bern
Knobling C (1985) Konfliktsituationen im Altenheim. Lambertus, Freiburg
Kvale S (1995^2) Validierung: Von der Beobachtung zu Kommunikation und Handeln. In: Flick et al. (Hrsg) Handbuch Qualitative Sozialforschung. PVU, Weinheim, S 427–431
Kvale S (1996) InterViews. An Introduction to Qualitative Research Interviewing. Sage, London
Lamnek S (1988) Qualitative Sozialforschung. Bd. 1. Methodologie. PVU, Weinheim
Lamnek S (1989) Qualitative Sozialforschung. Bd. 2. Methoden und Techniken. PVU, München
Mayring P (1990) Einführung in die qualitative Sozialforschung: eine Anleitung zu qualitativem Denken. 1. Aufl. PVU, München
Meinefeld W (1995) Realität und Konstruktion. Leske u. Budrich, Opladen
Mehan H, Wood H (Eds) (1975) The reality of ethnomethodology. Wiley, New York
Müller-Doohm S (1993) Visuelles Verstehen. Konzepte kultursoziologischer Bildhermeneutik. In: Jung T, Müller-Doohm S (Hrsg) „Wirklichkeit" im Deutungsprozess. Suhrkamp, Frankfurt/M, S 438–456
Oevermann U (1989) Objektive Hermeneutik - Eine Methodologie soziologischer Strukturanalyse. Suhrkamp, Frankfurt/M
Patton MQ (1990^2) Qualitative Evaluation and Research Methods. Sage, London
Petermann W (1995^2) Fotografie- und Filmanalyse. In: Flick et al. (Hrsg) Handbuch Qualitative Sozialforschung. PVU, Weinheim, S 228–232
Potter J, Wetherell M (1995) Soziale Repräsentation, Diskursanalyse und Rassismus. In: Flick U (Hrsg) Psychologie des Sozialen. Repräsentationen in Wissen und Sprache. Rowohlt, Reinbek, S 177–200
Psathas G (Ed) (1973) Phenomenological Sociology. Issues and Applications. Wiley, New York
Sacks H (1990) Lectures 1954–1965. Ed. by G. Jefferson. Kluver, Dordrecht
Schütz A (1973) Gesammelte Aufsätze. Nijhoff, The Hague, 3 Bde.
Schütze F (1976) Zur Hervorlockung und Analyse thematisch relevanter Geschichten im Rahmen soziologischer Feldforschunng. In: Arbeitsgruppe Bielefelder Soziologen (Hrsg) Alltagswissen, Interaktion und gesellschaftliche Wirklichkeit. Rowohlt, Reinbek, Bd. 1, S 159–260
Schuntermann MF (1997) Die revidierte Fassung der Internationalen Klassifikation der Impairments, Disabilities und Handicaps (ICIDH-2). Was ist neu? In: Deutsche Rentenversicherung 9/10: 529–542
Siegrist K (1989) Klinische Soziologie in der Rehabilitation chronisch Kranker. In: Medizinsoziologie 1: 14–30

Spöhring W (1989) Qualitative Sozialforschung. Teubner, Stuttgart
Steinke I (1999) Kriterien qualitativer Forschung. Juventa, München
Strauss AL (1987; dt. 1994) Grundlagen qualitativer Sozialforschung: Datenanalyse und Theoriebildung in der empirischen und soziologischen Forschung. Fink, München
Strauss AL, Corbin J (1990; dt. 1996) Grounded Theory: Grundlagen Qualitativer Sozialforschung. PVU, Weinheim
Strauss AJ, Fagerhaugh B, Sucek B, Wiener C (1985) Social organisation of medical work. University of Chicago, Chicago
Sudnow D (1974) Organisiertes Sterben. S. Fischer, Frankfurt/M
Thomas WI, Znaniecki F (1927) The Polish Peasant in Europe and America. Alfred Knopf, New York
Wilson TP (1973) Theorien der Interaktion und Modelle soziologischer Erklärung. In: Arbeitsgruppe Bielefelder Soziologen (Hrsg) Alltagswissen, Interaktion und gesellschaftliche Wirklichkeit. Rowohlt, Reinbek, Bd. 1, S 54–79
Wilz G, Brähler E (Hrsg) (1997) Tagebücher in Therapie und Forschung. Hogrefe, Göttingen
Witzel A (1982) Verfahren der qualitativen Sozialforschung. Überblick und Alternativen. Campus, Frankfurt/M.
Wolff S (1995) Text und Schuld. Die Rhetorik psychiatrischer Gerichtsgutachten. de Gruyter, Berlin
Wolff S (2000) Wege ins Feld. In: Flick U et al. (Hrsg) (2000) Handbuch Qualitative Forschung. Rowohlt, Reinbek, S 334–348

Kapitel 24

Forschungsintegration und Metaanalysen im Kontext Evidenz-basierter Medizin

24

E. Farin, G. Antes

24.1 Einleitung

Durch die zunehmende Menge verfügbarer wissenschaftlicher Information steigt auch im Bereich der Rehabilitationswissenschaft die Notwendigkeit der Strukturierung, Zusammenfassung und Integration empirisch gewonnener Studienresultate. Die Anwendung von Metaanalysen und Techniken der Forschungsintegration wird zudem durch zwei aktuelle Entwicklungen im Gesundheitswesen und speziell in der Rehabilitation gefördert: die zunehmende Verbreitung einer „Evidenz-basierten Medizin“ (EBM), die eine explizite Nutzung der jeweils besten Evidenz bei der Versorgung individueller Patienten beinhaltet (s. Abschnitt 24.3) sowie die von immer mehr Kostenträgern geforderte Integration von Qualitätssicherungs- und Qualitätsmanagementmaßnahmen in den klinischen Alltag (vgl. den Beitrag von Dorenburg und Tiefensee in diesem Band). Metaanalysen stellen eine wichtige Quelle medizinischer Evidenz dar und bilden eine Grundlage, auf der die Ergebnisqualität der Behandlung über die Auswahl einer nachgewiesenermaßen effektiven Intervention verbessert werden kann.

In dem hier vorliegenden Beitrag wird zunächst eine Einführung in die Zielsetzungen und geschichtlichen Hintergründe von Metaanalysen und Verfahren zur Forschungsintegration gegeben (Abschnitt 24.2). Das anschließende Kapitel befasst sich mit der Bedeutung von Metaanalysen für die Evidenz-basierte Medizin. Dazu werden die Prinzipien der EBM erörtert und Verfahren zur Identifikation und Bewertung von Evidenz beschrieben. Der vierte Abschnitt gibt einen Überblick über die bisherigen Anwendungen von Metaanalysen in der medizinischen Rehabilitation, skizziert deren inhaltliche und methodische Schwerpunktsetzungen und behandelt die spezifischen methodischen Probleme bei der Durchführung einer Metaanalyse im Bereich der Rehabilitationswissenschaft. Im abschließenden fünften Abschnitt werden Möglichkeiten und Probleme des zukünftigen Einsatzes von Metaanalysen in der Rehabilitationsforschung und in der Praxis des Qualitätsmanagements in der Rehabilitation diskutiert.

24.2 Die Zusammenfassung und Integration empirischer Forschungsresultate

24.2.1 Zielsetzungen der Forschungsintegration

Die Forschungsintegration im Rahmen von Metaanalysen und Übersichtsarbeiten kann verschiedene, zum Teil kombinierbare Zielsetzungen verfolgen:

1. *Deskriptive Funktion*: Die Integration dient der Beschreibung der Forschungsresultate hinsichtlich der Größe der Effekte und ihrer Generalisierbarkeit sowie der Zusammenfassung inhaltlicher und methodischer Studienmerkmale (z. B. Wahl der Erhebungsinstrumente, Zielpopulationen, Operationalisierungsformen und Auswertungsstrategien). Das de-

skriptive Vorgehen stellt die Grundlage für die im Folgenden unter 2.–5. dargestellten vertiefenden Zielsetzungen der Forschungsintegration dar.

2. *Theorienüberprüfende und hypothesengenerierende Funktion*: Die aus der Integration vieler Einzelresultate entwickelte Bewertung eines empirischen Sachverhalts besitzt eine größere Aussagekraft und Gültigkeit als das einzelne Resultat und ist damit zur Überprüfung von Theorien besonders geeignet.
3. *Wissenschaftsinterne Funktion der Ressourcenallokation*: Die Integration von Forschungsergebnissen kann auch der Bestimmung von „Forschungslücken" sowie der Darstellung von vernachlässigten Methoden und unberücksichtigten Fragestellungen dienen. Die Forschungssynthese besäße damit die Chance, wissenschaftsinterne und fachlich begründete Kriterien der zukünftigen Allokation von personellen und materiellen Forschungsressourcen aufzustellen. Fraglich ist allerdings, wie diese sich in einem insgesamt nur teilweise rational gesteuerten Forschungsprozess gegen konfligierende forschungspolitische und interessensgebundene Kriterien durchsetzen können.
4. *Handlungssteuernde und entscheidungsunterstützende Funktion*: In Disziplinen wie der Rehabilitationswissenschaft, die einen unmittelbaren Praxisbezug aufweisen, kann die Beantwortung einer wissenschaftlichen Fragestellung (z. B. „Wie wirken sich sporttherapeutische Übungen auf die Effektivität der Rehabilitation von onkologischen Patienten aus?") im Rahmen der Forschungsintegration u. U. als Grundlage für eine medizinische Entscheidung (z. B. hinsichtlich der Integration der Sporttherapie in den individuellen Therapieplan eines Rehabilitationspatienten) oder für eine gesundheitspolitische Entscheidung (z. B. bezüglich der Finanzierung von onkologischen Rehabilitationsmaßnahmen) herangezogen werden. Die Differenzierung zwischen dem Nutzen der Forschungsintegration für die Absicherung der patientenbezogenen, medizinischen Entscheidung einerseits und für die Legitimierung sozial- und gesundheitspolitischer Entscheidungen andererseits spiegelt sich wieder in neueren Entwicklungen zu einer „Evidenz-basierten Medizin" (evidence based medicine) bzw. einer „Evidenz-basierten Gesundheitsversorgung" (evidence based health care, vgl. z. B. Gray 1997).
5. *Wissenschaftssoziologische und -historische Funktion*: Die empirisch ausgerichtete Wissenschaftsforschung bedient sich der Resultate der Forschungsintegration, um die Wissenschaft selber zum Gegenstand der Analyse und Reflexion zu machen (z. B. bezüglich der Entwicklung von Forschungsparadigmen oder der Untersuchung von Publikationsraten).

In der bisherigen Anwendung dominierte lange Zeit die deskriptive Funktion. Erst in neuerer Zeit wurden metaanalytische Studien mit dem Ziel der Theorienüberprüfung und -entwicklung vorgelegt (vgl. Miller u. Pollock 1994; Mullen et al. 1991). Die Chancen der handlungssteuernden und ressourcenallokierenden Funktion von Metaanalysen wurden allenfalls ansatzweise wahrgenommen.

24.2.2 Begriffsbestimmung und geschichtliche Entwicklung

Metaanalysen und systematische Übersichtsarbeiten („systematic reviews") stellen zentrale Elemente der Bemühungen um die Integration von Forschungsresultaten dar. Unter Metaanalyse soll hier die Anwendung von Konzepten und Methoden verstanden werden, die dazu dienen, unter Berücksichtigung wissenschaftlicher Kriterien die Ergebnisse empirischer Untersuchungen (Primärstudien) mittels quantitativ-statistischer Verfahren zu integrieren. Metaanalysen untersuchen die zentrale Tendenz sowie die Variabilität der Ergebniswerte empirischer Untersuchungen und versuchen, die Einflussfaktoren der Variabilität unter Rückgriff auf Theorien des jeweiligen Gegenstandsbereiches zu erklären.

Sind quantitative Integrationsstrategien nicht anwendbar (z.B. aufgrund zu heterogener Designs der Primärstudien), wird aber dennoch eine wissenschaftlichen Kriterien genügende Literaturübersicht vorgelegt, so spricht man in der Regel von „systematischen Übersichtsarbeiten". Kriterien zur Beurteilung dieser nicht-quantitativen Reviews betreffen z.B. das Vorgehen nach einem vorab angefertigten Protokoll, eine möglichst umfassende Transparenz der einzelnen Arbeitsschritte, die Dokumentation und Vollständigkeit der Suchstrategie sowie die Durchführung einer systematischen Qualitätsbewertung der Primärstudien (vgl. Mulrow 1987).

Obwohl der Gedanke der Aggregierung einzelner Ergebniswerte bereits Anfang der 30er Jahre entwickelt und angewandt wurde (vgl. z.B. Fisher 1932, Cochran 1937), setzte doch erst mit der Prägung des Begriffs „Meta-Analyse" durch den Erziehungswissenschaftler Gene Glass in dessen 1976 erschienenen Beitrag „Primary, secondary and meta-analysis of research" die Verbreitung des Verfahrens ein. Ausgehend von den Sozialwissenschaften wurden die metaanalytischen Techniken ab Mitte der 80er Jahre verstärkt auch in der Medizin und in den Gesundheitswissenschaften eingesetzt (vgl. z.B. Louis et al. 1985; Sacks et al. 1987). Ausführlichere Darstellungen zur frühen geschichtlichen Entwicklung der Metaanalyse finden sich z.B. in Bangert-Drowns (1986).

Historisch betrachtet hat sich die Metaanalyse etabliert über die Kritik an traditionellen Methoden des Literaturreviews. Wesentliche Kritikpunkte betrafen:
- die geringe Systematik und Transparenz bei den Kriterien der Auswahl, Bewertung und Gewichtung von Primärstudien,
- die mangelnde Berücksichtigung von Stichprobenfehler und Effektstärken bei gleichzeitiger Überbetonung der Relevanz von Signifikanzwerten,
- die fehlende oder zu unsystematische Analyse der Einflussfaktoren der Variabilität von Studienresulaten,
- die geringe methodologische und statistische Elaboriertheit der eingesetzten Methoden der Integration von Forschungsarbeiten.

Demgegenüber verfolgt die Metaanalyse das Ziel, alle Entscheidungen im Rahmen der Methodik der Ergebnisintegration explizit darzustellen, ggf. Artefaktkorrekturen (z.B. bezüglich des Stichprobenfehlers, vgl. Hunter u.

Schmidt 1990) durchzuführen, die Variabilität der als Effektstärken erfassten Ergebniswerte zu einem zentralen Aspekt der Analyse zu machen und statistische Verfahren einzusetzen, die spezifisch für die metaanalytische Anwendung entwickelt wurden. (Eine ausführliche Behandlung der in diesem Beitrag nicht behandelten statistischen Verfahren der Metaanalyse findet sich z. B. in Olkin 1995; Petitti 1994; sowie in Hunter u. Schmidt 1990.)

Metaanalysen können über die kritische Analyse der Angaben in den Publikationen der Primärstudien einen erheblichen Beitrag zur Qualitätsverbesserung der Berichterstattung über wissenschaftliche Studien leisten. Mangelhafte Beschreibungen des Studiendesigns und der Durchführung werden bei der Qualitätsbewertung der Studien offengelegt. Um diesen Mängeln zu begegnen, wurde im sogenannten Consort Statement (Begg et al. 1996) ein Modell für die standardisierte Berichterstattung über klinische Studien entwickelt, das inzwischen von einer großen Anzahl renommierter Zeitschriften unterstützt wird.

24.2.3 Kritik an metaanalytischen Verfahren

Nachdem die Metaanalyse in ihrer ersten Entwicklungsphase Ende der 70er Jahre noch relativ globaler Kritik ausgesetzt war, scheint das Verfahren mittlerweile in seinen grundlegenden Zielsetzungen, Prinzipien und methodischen Ansätzen akzeptiert zu sein. Kritische Stimmen (z. B. Sohn 1996) richten sich gegenwärtig gegen den von manchen euphorischen Anwendern der Methodik vertretenen, sehr hohen Geltungsanspruch von Metaanalysen, der in der Primärstudie ein bloßes Datenelement einer zukünftigen Metaanalyse sieht, den wissenschaftlichen Fortschritt einseitig der Ebene der Forschungsintegration zuschreibt und dazu tendiert, die Genauigkeit und Reliabilität der metaanalytischen Resultate zu überschätzen. Kritik am „impliziten Konservatismus" der Metaanalyse wird von Drinkmann (1990) angeführt. Das metaanalytische Vorgehen sei prinzipiell auf vergangene wissenschaftliche Untersuchungen bezogen und konzentriere sich auf die „mainstream"-Forschung, die häufig thematisierte Fragestellungen untersuche und sich gängiger, einfacher statistischer Methoden bediene.

Weitere Kritikpunkte betreffen die Fragen, warum parallel durchgeführte Metaanalysen gelegentlich zu unterschiedlichen Resultaten führen (Bailar 1997) und weshalb Resultate aus Einzelstudien und aus Metaanalysen zum Teil inkompatibel sind (vgl. Peto et al. 1995). Der Idealfall läge vor, wenn sehr große Studien (Mega-Studien) und Metaanalysen zu konsistenten Schlüssen führen. Vorsicht ist geboten bei Metaanalysen auf der Basis von kleinen Studien, da diese stärker dem Publikationsbias unterliegen und zudem eine deutliche Tendenz zu schwächerer Qualität und zur Überschätzung des untersuchten Effekts aufweisen (Schulz et al. 1995).

Obgleich Metaanalysen mit dem pauschalen Hinweis auf die offensichtliche Heterogenität der zu integrierenden Ergebniswerte gelegentlich grundsätzlich abgelehnt werden, wird der Wert der Metaanalyse bei der Erforschung und Erklärung der oft beträchtlichen Heterogenität zunehmend mehr gewürdigt. So wenig undifferenziertes und unkritisches Zusammenführen

(Poolen) von Einzelstudien gerechtfertigt ist, so groß ist doch das Potential, durch die größere Anzahl von Patienten in der Zusammenschau substantiell unterschiedliche Subgruppen identifizieren zu können. Die dabei gefundene Heterogenität kann neue inhaltliche Einsichten in die untersuchte Fragestellung ermöglichen. Bei der Kritik an Metaanalysen und der Forderung, sich auf einzelne Studien zu beziehen (z. B. LeLorier et al. 1997) wird oft außer Acht gelassen, dass Heterogenität ein integraler Bestandteil von klinischer Forschung und damit auch ein Teil von klinischen Studien ist, von diesen aber nicht ans Licht gebracht wird. Metaanalysen bieten demgegenüber eine weitere Erkenntnisebene. Gleichzeitig darf dabei aber nicht übersehen werden, dass metaanalytische Arbeit von rein retrospektiver Natur ist, indem sie vorhandene Information zusammenfasst, und sich damit grundsätzlich von prospektiven klinischen Studien unterscheidet.

Die Diskussionen um die Gültigkeit von systematischen Übersichtsarbeiten verweisen auf die Notwendigkeit, bei der Durchführung und Interpretation einer Metaanalyse die methodologischen Probleme des Verfahrens kritisch zu diskutieren. Diesbezüglich liegen z. B. mit den Publikationen von Cooper u. Hedges (1994), Elwood (1998) sowie Sackett et al. (1985) umfassende Darstellungen vor. Für den deutschsprachigen Raum wären die Arbeiten von Beelmann und Bliesener (1994) sowie Farin (1994) zu nennen. Fachspezifische Darstellungen liegen vor für die der Rehabilitationswissenschaft verwandten Disziplinen Public Health (Mosteller u. Colditz 1996) und Medizinische Psychologie (Farin 1997).

24.3 Metaanalysen als Hilfsmittel einer „Evidenz-basierten Medizin"

24.3.1 Was versteht man unter Evidenz-basierter Medizin?

Die Konzepte und Techniken der Forschungssynthese haben – mit erheblichem zeitlichem Verzug gegenüber den Ursprüngen der Entwicklung in den Erziehungs- und Sozialwissenschaften – in den letzten fünfzehn Jahren auch in die Medizin und die Rehabilitationswissenschaft Einzug gehalten. Eine Determinante dieser Entwicklung war die zunehmend an Relevanz gewinnende Forderung nach rationalen Begründungen für das ärztliche Handeln (Hiatt u. Goldman 1994). Ausgehend von einer Gruppe an der McMaster University in Hamilton (Kanada) wurden seit Mitte der 70er Jahre Konzepte entwickelt, um den Transferprozess von Wissenschaftsresultaten in die medizinische Praxis zu beschleunigen und die systematischen Fehler zu reduzieren. Unter dem Schlagwort „Evidenz-basierte Medizin" (evidence based medicine) wird der „gewissenhafte, ausdrückliche und vernünftige Gebrauch der gegenwärtig besten externen, wissenschaftlichen Evidenz für Entscheidungen in der medizinischen Versorgung individueller Patienten" verstanden. Die Praxis der EBM baut auf die Integration individueller klinischer Expertise und externer Evidenz aus systematischer Forschung (Sackett et al. 1996).

Grundlage einer evidenz-basierten Praxis ist der routinemäßige Umgang mit wissenschaftlicher medizinischer Literatur. Neben der komplexen Problematik, wie überhaupt Wissen in die Praxis der Rehabilitation transferiert werden kann und wie Verhaltensänderungen bewirkt werden können, stößt man bei der Realisierung der Forderungen der EBM auch auf trivialere Hemmnisse. So erfordert der qualifizierte Rückgriff auf Literatur, zumal unter den Bedingungen der täglichen Praxis, logistische Voraussetzungen und persönliche Fähigkeiten, die oft nicht gegeben sind. Ein grundsätzliches Problem evidenz-basierter Entscheidungen besteht darin, dass nach Schätzungen überhaupt nur 20–40% der medizinischen Verfahren in klinischen Studien untersucht und auf ihre Wirksamkeit überprüft wurden (Ellis et al. 1995). Während für medikamentöse Therapien die Frage nach dem Wirksamkeitsnachweis routinemäßig gestellt wird und mit Hilfe eines festgelegten Verfahrens beantwortet wird, ist der Mangel an Studien besonders markant für komplexere Interventionen und für die Betrachtung von Therapiesystemen und kombinierten Therapien, wie sie großenteils in der Rehabilitationsmedizin anzutreffen sind (s. Abschnitt 24.4).

Die folgenden fünf Forderungen charakterisieren die Eckpfeiler der Evidenz-basierten Medizin:

1. Klinische Entscheidungen auf der Basis der *besten verfügbaren Evidenz.*
2. *Systematische Identifikation* von Evidenz (unter Einbezug moderner Hilfsmittel wie medizinischer Datenbanken).
3. *Kritische Beurteilung* der gefundenen Evidenz anhand klinisch-epidemiologischer Prinzipien („critical appraisal“).
4. Prüfung der *Anwendbarkeit* der gefundenen wissenschaftlichen Evidenz im Rahmen des gegebenen klinischen Problems.
5. Kontinuierliche Überprüfung der Adäquanz der ärztlichen Leistung bezüglich des neuesten wissenschaftlichen Wissensstands (*Aus- und Fortbildung*).

Für die Praxis bedeutet das, klinische Situationen präzise zu spezifizieren, sodass wissenschaftliche Ergebnisse gesucht werden können, die dann mit Mitteln der klinischen Epidemiologie kritisch bewertet und auf ihre Anwendbarkeit in der gegebenen klinischen Situation geprüft werden. Der durch diese Forderungen abgesteckte Rahmen ist durch eine Fülle von Publikationen, die anhand von klinischen Szenarien das Prinzip und die Vorgehensweise detailliert demonstrieren, mit Leben erfüllt worden. Neben Büchern, die einen guten Überblick geben (Elwood 1998; Gray 1997; Greenhalgh 1997; Sackett et al. 1985; Sackett et al. 1997), ist auf einige Artikelserien hinzuweisen: die inzwischen schon klassisch zu nennende, 14 Folgen umfassende JAMA-Serie „Users' guides to the medical literature“ (Guyatt u. Rennie 1993), sowie die 1997 in den „Annals of Internal Medicine“ erschienene Reihe (Mulrow et al. 1997), die inzwischen auch in Buchform zusammengefasst wurde (Mulrow u. Cook 1998). Deutschsprachig gibt es eine jetzt ebenfalls als Buch (Perleth u. Antes 1998) erscheinende Seminarreihe, beginnend mit Perleth (1997). Eine spezieller auf statistische Aspekte zugeschnittene Serie beginnt mit Egger u. Smith (1997).

24.3.2 Identifikation und Bewertung von Evidenz

Dem Mangel an Studien für viele Fragen aus der täglichen Praxis steht gleichzeitig eine enorme Menge an randomisierten bzw. kontrollierten Studien gegenüber, die es für den einzelnen außerordentlich schwierig macht, sich aus Studien unmittelbar Entscheidungsunterstützung zu holen. Schätzungen gehen von einer zwischen 250 000 und 1 000 000 liegenden Anzahl abgeschlossener Studien (Kingman 1994) sowie von gegenwärtig ca. 9000 pro Jahr durchgeführten randomisierten Studien aus (Olkin 1995). Der naheliegende Schritt, wie er auch in den Publikationen zur klassischen EBM beschrieben wird, besteht in der Suche nach Berichten über einzelne klinische Studien. Hier wird häufig, vor allem aufgrund der Verbreitung und Zugänglichkeit sowie aus Kostengründen, auf die Datenbank Medline der National Library of Medicine zugegriffen (Dickersin et al. 1994). Sinnvoll ist eine umfassende Suche über eine Vielzahl von Datenbanken, wie sie z. B. vom DIMDI (Deutsches Institut für medizinische Dokumentation und Information, Köln) angeboten wird (vgl. den Beitrag von Behles u. Schweim in diesem Band).

Der Rückgriff auf Artikel über einzelne Studien ist außerordentlich aufwendig und einem großen Spektrum von systematischen Fehlern ausgesetzt. Eine Vielzahl von methodischen Arbeiten hat in den letzten Jahren tiefere Einsicht in diese systematischen Verzerrungen des Erkenntnisprozesses gebracht. Im Mittelpunkt stehen hier vor allem der Publikations-, der Retrieval- und der Sprachbias. Ersterer bezeichnet die Tendenz, dass Studien mit signifikanten Ergebnissen mit höherer Wahrscheinlichkeit publiziert werden als sogenannte „negative Studien“ (Easterbrook et al. 1991). Verstärkt wird diese Tendenz durch die Mehrfachpublikation (Tramer et al. 1997) – insbesondere von multizentrischen Studien – und die schnellere Publikation von Studien mit signifikanten Ergebnissen (Stern u. Simes 1997). Weiter ist der Retrievalbias zu nennen, der von der schlechten Auffindbarkeit auch vieler publizierter Studien herrührt (Dickersin et al. 1994). Die Sprache, in der eine Studie veröffentlicht wird, hat entscheidenden Einfluss auf die Berücksichtigung in Übersichtsarbeiten und führt zu einer mangelnden Beachtung von nicht englisch publizierten Studien in Übersichtsarbeiten. Zudem werden Studien, die Therapieunterschiede als signifikant anzeigen, eher in englischsprachigen Zeitschriften publiziert, was insgesamt zu einer weiteren Überschätzung der Therapieeffekte beiträgt (Egger et al. 1997).

Sowohl Reviews wie auch Einzelartikel müssen bezüglich der Validität ihrer Aussagen bewertet werden. Checklisten bieten dafür eine wertvolle Hilfestellung (Moher et al. 1995; Wortman 1994). Einige Untersuchungen der letzten Zeit haben zu einer wesentlichen Vereinfachung der Qualitätsbewertung geführt, indem aus den früher geforderten mehreren Dutzend Kriterien einige wenige besonders dominante identifiziert wurden (Schulz et al. 1995). Der Qualitätsscore nach Jadad et al. (Jadad et al. 1996) berücksichtigt nur die Randomisierung, die dem Probanden bzw. Versuchsleiter nicht bekannte Zuordnung zu Kontroll- und Experimentalgruppe („blinding“) sowie das Drop-out-Verhalten und ist daher mit relativ wenig Aufwand verbunden.

24.3.3 Ein Beispiel: Spezialisierte Abteilungen zur Behandlung von Schlaganfall (Stroke Units)

Für Schlaganfallpatienten bietet sich die Versorgung in interdisziplinär besetzten und spezialisierten Schlaganfall-Stationen (Stroke Units) als Alternative zu konventionellen Abteilungen an. Die Auswirkungen dieser unterschiedlichen Versorgungsformen auf verschiedene Ergebnisindikatoren (Mortalität, Pflegebedürftigkeit usw.) wurden in etlichen kontrollierten und randomisierten Studien untersucht.

Für eine zusammenfassende Darstellung sehr hilfreich sind sogenannte Forest-Plots, in denen die Therapieeffekte der einzelnen Studien sowie die Synthese aus den Studien mit der statistischen Unsicherheit dargestellt werden. In Abb. 24.1 (aus Mulrow u. Oxman 1997) erkennt man die aus den einzelnen Studien resultierenden Schätzungen des relativen Risikos (bzw. des Odds Ratios) sowie die Konfidenzintervalle, durch die die statistische Sicherheit der Aussage beschrieben wird. Die senkrechte Linie entspricht einem relativen Risiko von eins, also keinem Wirkungsunterschied zwischen den Gruppen. Die einzelnen Studien belegen nur dann einen signifikanten Wirkungsunterschied, wenn das Konfidenzintervall die senkrechte Linie nicht berührt. Die unter den Studien liegende Raute ist die gemeinsame Schätzung als Synthese der einzelnen Studienergebnisse, die Breite gibt das Konfidenzintervall dieser gemeinsamen Schätzung an. Das Review, aus dem die Abbildung entnommen wurde, fasst 18 Studien zusammen, die als qualitativ ausreichend bewertet wurden, und kommt zu dem Schluss, dass die Aufnahme in Spezialeinheiten zu empfehlen ist, um die Mortalität und Morbidität zu senken. Das Beispiel stammt aus der Cochrane Library (siehe unten), die englischsprachige Zusammenfassung ist im Internet unter http://www.cochrane.de/ zugänglich.

24.3.4 Die Bedeutung von Übersichtsarbeiten und Metaanalysen für die Evidenz-basierte Medizin

Für die Verbesserung des Transfers von rehabilitationswissenschaftlicher Erkenntnis in die Praxis der Rehabilitation kommt Metaanalysen und systematischen Reviews eine zentrale Rolle zu, da ohne sie der Anspruch der EBM kaum eingelöst werden kann. Die Forderung nach einer umfassenden Suche nach Primärstudien zu einer bestimmten Fragestellung kann in der alltäglichen Praxis nicht erfüllt werden. In der Regel wird man sich mit einer selektiven Suche zufrieden geben und sich damit allen Fehlerquellen einer solchen unvollständigen Suche aussetzen. Durch die Bereitstellung von systematischen Übersichtsarbeiten werden die potentiellen Verzerrungen reduziert und gleichzeitig wird die Lesearbeit auf ein zu bewältigendes Maß reduziert.

Die Rolle von systematischen Übersichtsarbeiten in der EBM ergibt sich aus der Hierarchie der wissenschaftlichen Evidenz (siehe Tabelle 24.1, vgl. auch Perleth u. Antes 1997), deren Stufen auf der Suche nach verwertbaren

Review: Organised inpatient (stroke unit) care
Comparison: Organised stroke unit care vs Conventional care
Outcome: Death by the end fscheduled follow up

Study	Expt n/N	Ctrl n/N	Weight %	Peto OR (95% CI Fixed)
Birmingham	4 / 29	4 / 23	1.0	1.63 [0.30, 8.90]
Dover	39 / 116	46 / 117	10.3	0.78 [0.46, 1.33]
Edinburgh	48 / 155	55 / 156	13.1	0.82 [0.51, 1.32]
Goteborg (Ostra)	16 / 215	12 / 202	5.0	1.27 [0.59, 2.73]
Helsinki	26 / 121	27 / 122	7.9	0.96 [0.52, 1.77]
* Illinois	0 / 56	0 / 35	0.0	Not Estimable
Kuopio	8 / 50	10 / 45	2.8	0.67 [0.24, 1.86]
Montreal	16 / 65	21 / 65	5.1	0.69 [0.32, 1.47]
* New York	0 / 42	0 / 40	0.0	Not Estimable
Newcastle	11 / 34	12 / 33	2.9	0.84 [0.31, 2.28]
Nottingham	25 / 176	26 / 139	8.0	0.72 [0.39, 1.31]
Orpington (1993)	9 / 124	19 / 121	4.7	0.44 [0.20, 0.96]
Orpington (1995)	7 / 36	17 / 37	3.1	0.31 [0.12, 0.81]
Perth	4 / 29	6 / 30	1.6	0.65 [0.17, 2.50]
Tampere	30 / 98	27 / 113	7.9	1.40 [0.76, 2.58]
Trondheim	27 / 110	36 / 110	8.6	0.67 [0.37, 1.20]
Umea	43 / 110	75 / 183	12.6	0.92 [0.57, 1.50]
Uppsala	27 / 60	26 / 52	5.3	0.82 [0.39, 1.72]
Total (95% CI)	340 / 1626	417 / 1623	100.0	0.81 [0.68, 0.96]

Chi-square 12.98 (df = 15) Z = 2.40

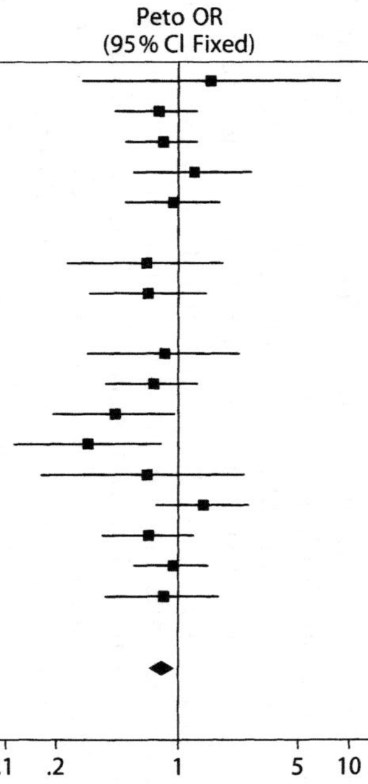

* = nicht schätzbar

Abb. 24.1. „Forest-Plot". (Mod. nach Antes 1998)

Tabelle 24.1. Hierarchie der wissenschaftlichen Evidenz (stärkste Evidenz auf Stufe I)

Stufe	Evidenz-Typ
I	Wenigstens ein systematisches Review auf der Basis methodisch hochwertiger kontrollierter, randomisierter Studien (RCTs)
II	Wenigstens ein ausreichend großer, methodisch hochwertiger RCT
III	Methodisch hochwertige Studien ohne Randomisierung bzw. nicht prospektiv (Kohorten-, Fall-Kontroll-Studien)
IV	Mehr als eine methodisch hochwertige nichtexperimentelle Studie
V	Meinungen und Überzeugungen von angesehenen Autoritäten (aus klinischer Erfahrung); Expertenkommissionen; beschreibende Studien

Erkenntnissen von oben nach unten durchlaufen werden sollten. Begonnen wird mit systematischen Reviews, während die unterste Stufe eingenommen wird durch nicht nachvollziehbare Meinungsbildung von Experten.

24.3.5 Die Cochrane Collaboration

Die Cochrane Collaboration (Antes et al. 1996; Bero u. Rennie 1995; Mulrow u. Oxman 1997), ein weltumspannendes Netzwerk von Ärzten, Wissenschaftlern, Angehörigen der Gesundheitsversorgungsinstitutionen und Patienten, hat sich die Erstellung, Aktualisierung und Verbreitung von systematischen Reviews zum Ziel gesetzt. Dazu wird versucht, die inzwischen erkannten Defizite der bisher praktizierten Reviewtätigkeit zu überwinden und die bekannten Fehler durch ein systematisches Vorgehen zu minimieren. Ein zentrales Anliegen ist die Reduzierung der oben skizzierten Biasquellen, insbesondere des Publikationsbias. Dazu wird eine Datenbank mit Literaturquellen zu klinischen Studien aufgebaut, die neben Zitaten aus anderen Datenbanken die Ergebnisse der manuellen Durchsuchung von nicht in Datenbanken geführten Zeitschriften enthält und damit bereits heute das umfangreichste Angebot dieser Art bietet. Unter den Reviewgruppen ist hier besonders auf die Gruppe „Rehabilitation & Related Therapies" hinzuweisen.

Darüber hinaus wird mit Resultaten aus methodischer Arbeit zum besseren Verständnis und zur vermehrten Wahrnehmung der Biasquellen beigetragen (z.B. Egger et al. 1997; Stern u. Simes 1997; Vickers et al. 1998), um daraus wiederum praktische Konsequenzen abzuleiten (Simes 1986). Die Methodenarbeitsgruppen sind inzwischen substantieller Bestandteil der Cochrane Collaboration und tragen wesentlich zur qualitativen Verbesserung der Reviewtätigkeit bei.

24.4 Die bisherige Anwendung und die methodischen Probleme metaanalytischer Verfahren in der medizinischen Rehabilitation

Mit der zunehmenden Ausbreitung metaanalytischer Verfahren in der Medizin und in den Gesundheitswissenschaften wurden auch in den verschiedenen Teildisziplinen der Rehabilitation verstärkt Metaanalysen publiziert, so u. a. im Bereich der beruflichen Rehabilitation (z. B. Bolton u. Akridge 1995) und der Rehabilitation Behinderter (z. B. Dilk u. Bond 1996). Der Schwerpunkt der Anwendung lag und liegt jedoch im Bereich der medizinischen Rehabilitation. Im Folgenden soll ein kurzer Überblick über die Schwerpunkte der Anwendung metaanalytischer Verfahren in der medizinischen Rehabilitation und die dabei auftretenden methodischen Probleme gegeben werden.

Eine Strukturierung der vorliegenden Arbeiten zeigt, dass im Wesentlichen folgende Themen behandelt wurden:

1. Metaanalysen bezüglich der Effektivität einzelner Rehabilitationsmaßnahmen bei spezifischen Krankheitsbildern,
2. Metaanalysen bezüglich der Effektivität komplexer Rehabilitationsprogramme,
3. Metaanalysen hinsichtlich der Wirksamkeit von Schulungen und gesundheitserzieherischen Maßnahmen bei chronischen Erkrankungen,
4. Metaanalysen bezüglich theoretischer Aussagen und Assessmentinstrumente der Rehabilitationswissenschaft,
5. Metaanalysen bezüglich der Kosteneffektivität von Rehabilitationsmaßnahmen.

Metaanalysen bezüglich der Effektivität einzelner Rehabilitationsmaßnahmen bei spezifischen Krankheitsbildern

Wenn man den Bereich der Effektivität von psychotherapeutischen Interventionen als psychosomatischer Rehabilitationsmaßnahme unberücksichtigt lässt (für die umfangreiche Literatur zur Psychotherapieforschung sei z. B. auf Matt u. Navarro 1997 verwiesen), so beschränken sich die vorliegenden Metaanalysen überwiegend auf einige wenige, zum Teil recht spezifische Interventionen bzw. Indikationen. Häufig untersucht wurde die Effektivität von sporttherapeutischen Maßnahmen bei Rehabilitationspatienten: Brandsma et al. (1998), Gardner u. Poehlman (1995) sowie Regensteiner (1997) untersuchen die Effektivität von sporttherapeutischen Übungen bei Patienten mit Claudicatio. Kugler et al. (1994) studieren den Einfluss von sporttherapeutischen Interventionen auf die psychische Befindlichkeit (Angst/Depressivität) von kardiologischen Rehabilitationspatienten. Die Metaanalyse von Beckerman et al. (1993) integriert die Resultate von Studien zur Effektivität von Physiotherapie (darunter Sporttherapie) bei Erkrankungen der Haltungs- und Bewegungsorgane. Obwohl die Resultate auf eine teilweise Effektivität der Sporttherapie hinweisen, schränken viele Autoren die Aussagekraft der von ihnen durchgeführten Metaanalyse unter

Hinweis auf die geringe methodische Qualität der Primärstudien und die geringe Zahl verfügbarer Arbeiten ein. Einige Autoren, wie z. B. Friedenreich u. Courneya (1996) verzichten aufgrund der Hetereogenität der Designs der Primärstudien von vorneherein auf die Durchführung einer Metaanalyse und präsentieren eine qualitative Literaturübersicht.

Mehrere Metaanalysen liegen vor zur Effektivität des EMG-Biofeedbacks bei der Rehabilitation von Patienten nach Schlaganfall (z. B. Glanz et al. 1995; Moreland u. Thomson 1994; Moreland et al. 1998). Auch hier basieren die metaanalyischen Studien jedoch auf einer vergleichsweise geringen Studienzahl (jeweils 6–8 Primärarbeiten) und kommen aufgrund weiter Konfidenzintervalle der integrativen Effektstärken selten zu eindeutigen Schlussfolgerungen.

Maier-Riehle u. Härter (1996) sowie DiFabio (1995) haben Metaanalysen zur Effektivität von Rückenschulen mit primärpräventiver und rehabilitativer Zielsetzung durchgeführt. Hier konnten jeweils 18 bzw. 19 Studien zusammengefasst werden. Die Metaanalysen stimmen darin überein, dass sich bezüglich der sozialmedizinischen und gesundheitsökonomischen Ergebnisindikatoren nur geringe Effekte zeigen und dass der Nutzen von Rückenschulen noch nicht überzeugend belegt werden konnte.

Metaanalysen bezüglich der Effektivität komplexer Rehabilitationsprogramme

Kennzeichen der stationären Rehabilitation ist die integrierte Durchführung verschiedener physiotherapeutischer, psychosozialer und gesundheitserzieherischer Interventionen in einem multidisziplinären Team. Insofern liefern die Metaanalysen zur Effektivität einzelner Rehabilitationsmaßnahmen allenfalls ein Bild der isolierten Wirkung einzelner Bausteine der medizinischen Rehabilitation. Die Resultate komplexer, praxisnaher Rehabilitationsprogramme sind jedoch schwerer zu integrieren, da mit der steigenden Zahl möglicher Interventionselemente die Vergleichbarkeit sinkt, die Möglichkeit streng kontrollierter Vergleichsgruppen nur selten gegeben ist und zudem die Rehabilitationskonzepte und -zielgruppen in verschiedenen Nationen aufgrund unterschiedlicher gesundheitspolitischer und finanzieller Rahmenbedingungen variieren.

Dennoch liegen mehrere Metaanalysen vor, die den Versuch unternehmen, die Resultate von Primärstudien zur Effektivität von multidisziplinären Rehabilitationsprogrammen mit multiplen Interventionen zu integrieren. Ohne hier auf methodische Probleme dieser Metaanalysen einzugehen, sollen einige wichtige Arbeiten neueren Datums erwähnt werden: Evans et al. (1995) vergleichen die stationäre Rehabilitation mit der üblichen medizinischen Behandlung außerhalb rehabilitiver Einrichtungen und kommen zu dem Schluss, dass die Rehabilitationsbehandlung bezüglich funktionaler Leistungsfähigkeit, Überlebensrate (bei Aufnahmen aus dem Akutkrankenhaus) und Rückkehr nach Hause zu signifikant besseren Resultaten führt als die Kontrollbehandlung. Langfristig bleibt jedoch nur der Effekt bezüglich der Rückkehr nach Hause stabil. Die Studie von Evans et al. erweitert bezüglich der berücksichtigten Ergebnisvariablen und bezüglich der aufgenommenen Indikationen die Studie von Ottenbacher u. Janell (1993), die ansonsten zu vergleichbaren Resultaten führt.

Die Wirksamkeit einer geriatrisch-orthopädischen Rehabilitationsbehandlung im Vergleich zu einer gewöhnlichen Behandlung in einer orthopädischen Krankenhausabteilung untersuchen Cameron et al. (1997) bei älteren Patienten mit Oberschenkelfraktur. Die sechs integrierten Studien weisen hinsichtlich der Ergebnisparameter große Heterogenität auf, die keine abschließenden Schlussfolgerungen zulässt. Die geriatrisch-orthopädische Rehabilitation zeigte gegenüber der Kontrollbehandlung keinen signifikanten Effektivitätsunterschied.

Die Effekte pneumologischer Rehabilitationsprogramme werden in den Metaanalysen von Lacasse et al. (1996), Lacasse et al. (1997) sowie Devine u. Pearcy (1996) untersucht. Auch wenn die Autoren zum Teil methodische Mängel in den Primärarbeiten hervorheben und bezüglich der Bestimmung der optimalen Komponenten eines Rehabilitationsprogramms auf zukünftige Studien verweisen, kommen sie doch generell zu dem Schluss, dass die untersuchten Rehabilitationsprogramme effektiv seien.

Linden et al. (1996) können im Rahmen einer Metaanalyse zeigen, dass ein Rehabilitationsprogramm, welches psychosoziale Interventionen mit physiotherapeutischen und medikamentösen Maßnahmen kombiniert, zu signifikant besseren Resultaten führt als Programme, die sich auf physiotherapeutische und medikamentöse Maßnahmen beschränken. Die Übersicht der „Stroke Unit Trialist's Collaboration" (1997) zur Effektivität einer „Stroke-Unit" (definiert als koordinierte, multidisziplinäre Rehabilitation unter Einschluss von Gesundheitserziehungs- und Trainingsmaßnahmen) belegt, dass die Rehabilitationsbehandlung gegenüber einer konventionellen akutmedizinischen Behandlung Vorteile besitzt bezüglich der Überlebensrate, der Notwendigkeit weiterer stationärer Aufenthalte und der Befähigung zur Bewältigung des alltäglichen Lebens (vgl. auch das Beispiel in Abschnitt 24.3.3). Eine Metaanalyse zum Einfluss der Intensität eines Rehabilitationsprogramms für Patienten mit Schlaganfall auf die Effektivität der Behandlung haben Kwakkel et al. (1997) vorgelegt. Sie finden eine geringe, aber statistisch signifikante Effektivitäts-Intensitäts-Relation.

Metaanalysen hinsichtlich der Wirksamkeit von Schulungen und gesundheitserzieherischen Maßnahmen bei chronischen Erkrankungen

Verschiedene Metaanalysen wurden zur Effektivität von Schulungsprogrammen bei chronischen Erkrankungen durchgeführt, so z.B. Mullen et al. (1992) zu gesundheitserzieherischen Maßnahmen bei Patienten mit koronaren Herzerkrankungen, Brown (1990) zu den Erfolgen einer Patientenschulung bei Diabetes und Gross et al. (1998) zum Einfluss von Schulungsprogrammen auf die Schmerzreduktion von Personen mit Hals-Nacken-Schmerzen. Auch hier erwiesen sich die geringe Zahl verfügbarer Primärstudien mit methodisch befriedigendem Design und die geringe Zahl von Arbeiten mit direkt vergleichbarem Interventionsansatz als Problem bei der Interpretation der Resultate.

Metaanalysen bezüglich theoretischer Aussagen und Assessmentinstrumente der Rehabilitationswissenschaft

Hier einzuordnen sind Metaanalysen zu den Testgütekriterien rehabilitationsspezifischer Assessment-Verfahren (z. B. die Arbeit von Ottenbacher et al. 1996 zur Reliabilität des FIM-Index) sowie die (eher seltenen) metaanalytischen Studien zur Überprüfung theoretischer Aussagen ohne direkten Interventionsbezug. Als Beispiele wären zu nennen die Arbeiten von Dijkers (1997) sowie Evans et al. (1994) zur Beziehung zwischen Lebensqualität und Schwere der Behinderung bei Patienten mit Rückenmarksverletzung bzw. Querschnittslähmung.

Metaanalysen bezüglich der Kosteneffektivität von Rehabilitationsmaßnahmen

Metaanalysen, die nicht nur die Effektivität, sondern auch die Kosten-Nutzen-Relation von Rehabilitationsmaßnahmen thematisieren, sind bisher sehr selten. Ein Beispiel dafür ist die Arbeit von Ades et al. (1997), die Primärstudien zur Effektivität der kardiologischen Rehabilitation nach Herzinfarkt, epidemiologische Arbeiten zu den Überlebensraten nach Herzinfarkt sowie gesundheitsökonomische Untersuchungen zu den Kosten der Rehabilitation verknüpft. Die Autoren kommen zu dem Schluss, dass die kardiologische Rehabilitation kosteneffektiver ist als z. B. die Anwendung cholesterinsenkender Medikamente oder die Durchführung koronarer Bypass-Operationen. Es ist davon auszugehen, dass mit der zunehmenden Bedeutung von Kosten-Nutzen-Analysen medizinischer Interventionen im Rahmen gesundheitsökonomischer Diskussionen zukünftig auch die Häufigkeit von entsprechenden Metaanalysen steigen wird.

Zusammenfassend lässt sich sagen, dass metaanalytische Verfahren in der Rehabilitationswissenschaft bereits vielfach angewandt wurden, oft jedoch fokussiert auf einige wenige, recht spezielle Interventionen und Erkrankungen. Probleme, die bei der Interpretation der Resultate häufig auftreten, betreffen die unbefriedigende methodische Qualität der Primärstudien, die vergleichsweise geringe Zahl verfügbarer Arbeiten sowie das Vorkommen studienspezifischer, nur schwer vergleichbarer Ausgestaltungen von Interventionsformen. Hinzu kommt, dass in manchen Gegenstandsbereichen noch keine allgemein akzeptierten definitorischen Abgrenzungen vorliegen, sodass der Untersucher selber eine begriffliche Präzisierung des analysierten Konstrukts vornehmen muss (so z. B. Maier-Riehle u. Härter 1996, bezüglich der konstitutiven Elemente einer „Rückenschule").

Während in vielen anderen, insbesondere grundlagenorientierten Disziplinen eine weitgehende Vereinheitlichung der Designs der integrierten Primärstudien durch eine gemeinsame, jeweils zugrundegelegte Theorie oder ein Standard-Paradigma der Versuchsanordnung erreicht werden kann, scheint es in der medizinischen Rehabilitation in vielen Bereichen an integrierenden theoretischen Ansätzen bzw. an standardisierten Interventionskonzepten zu mangeln. Letzteres ist ein Ansatzpunkt, der auch im Rahmen von Qualitätssicherungsmaßnahmen bei der Entwicklung therapeutischer

Leitlinien aufgegriffen wird (vgl. z.B. Ollenschläger et al. 1998; Winter 1997). Diese verfolgen das Ziel, die Variabilität von Behandlungsansätzen auf das medizinisch Sinnvolle und Begründbare einzuschränken und dabei gleichzeitig praktikable Qualitätsstandards vorzugeben. Es ist zu hoffen, dass mit der weiteren Verbreitung praxisnaher therapeutischer Leitlinien mittelfristig auch eine Verringerung der Heterogenität von rehabilitationsspezifischen Behandlungsansätzen in Forschungsarbeiten verbunden ist.

24.5 Ausblick

Die weitere Verbreitung und Anwendung von Metaanalysen in der Rehabilitationswissenschaft wird wesentlich bestimmt werden durch die Bewältigung der in Abschnitt 24.4 dargestellten methodischen Probleme der bisherigen Anwendungen des Verfahrens sowie durch die übergeordneten Entwicklungen in der Evidenz-basierten Medizin und in der Qualitätssicherung in der Rehabilitation. Beide Themenfelder fordern die Möglichkeit einer strukturierten Integration wissenschaftlich abgesicherter Erkenntnisse zur Nutzbarmachung in der klinischen Praxis.

Die in Abschnitt 24.4 beschriebenen methodischen Probleme von Metaanalysen in der Rehabilitationswissenschaft beruhen wesentlich auf dem in vielen Bereichen hinsichtlich Quantität und Qualität unbefriedigenden Forschungsstand zur Effektivität rehabilitationsspezifischer Interventionen. Dies gilt national wie international, im Besonderen aber auch für den deutschsprachigen Raum. Vergleicht man Grundlagen- und Evaluationsforschung in Deutschland und den angelsächsischen Ländern, so stellt man erhebliche Unterschiede in Anerkennung und Ressourcenverteilung fest (Victor 1998). Evaluation und Bewertung von medizinischem Handeln mit Hilfe von empirischen Verfahren ist in Deutschland im Vergleich zu Nordamerika, Großbritannien oder auch den Niederlanden defizitär. Der Mangel an qualitativ hochwertigen, kontrollierten Studien in der Rehabilitation ist jedoch nicht nur Ausdruck einer unbefriedigenden Forschungsintensität, er beruht auch auf dem für die Disziplin spezifischen ganzheitlichen, an einem bio-psychosozialen Krankheitsmodell orientierten und interdisziplinär angelegten Behandlungsansatz. Diesen unter praxisnahen Bedingungen methodisch exakt zu evaluieren, ist prinzipiell schwieriger, als eine Erfolgsbewertung klar definierter und abgrenzbarer organmedizinischer oder medikamentöser Interventionen vorzunehmen. Wünschenswert wäre die verstärkte Entwicklung und Umsetzung von Behandlungsleitlinien auf der Basis rehabilitationsspezifischer, theoretischer Konzepte, um die medizinisch nicht notwendige Variabilität der Behandlungsformen zu reduzieren und die Vergleichbarkeit und Integration entsprechender Evaluationsstudien zu erleichtern.

Die Diskussion um Evidenz-basierte Medizin ist – mit erheblicher Verzögerung gegenüber den englischsprachigen Ländern – nun auch in Deutschland entflammt. Die einerseits hohen Erwartungen an die EBM gehen andererseits einher mit kritischer Distanz oder auch Ablehnung. Es besteht die Furcht vor einer „Kochbuchmedizin" und vor der EBM als Wegbereiter von Rationierung und Billigmedizin, wodurch die ärztliche Kunst durch ein die Entscheidungen dominierendes Regelwerk ersetzt wird. Dies ist erklärtermaßen nicht das Ziel der Entwickler der EBM-Konzepte, sondern es wird ausdrücklich auf den für den ärztlichen Entscheidungsprozess notwendigen unterstützenden Charakter hingewiesen. Eine praktizierte EBM ist nicht unbedingt billiger, kann sogar teurer sein (Sackett et al. 1996), sollte aber nach Möglichkeit dazu führen, die vorhandenen Ressourcen für Gesundheitsversorgung effizienter zu nutzen. Metaanalysen stellen ein unverzichtbares Hilfsmittel der EBM dar. In dem Maße, in dem die EBM auch Einzug in die Praxis der Rehabilitationsmedizin hält, wird die Bedeutung von Metaanalysen im Rahmen der Rehabilitationswissenschaft steigen.

Entwicklungen zur Forderung nach und Implementierung von Maßnahmen der Qualitätssicherung und des Qualitätsmanagements in der Praxis der Rehabilitation werden mittelfristig ebenfalls zu einer weiteren Verbreitung metaanalytischer Verfahren führen. Der Transfer wissenschaftlicher Grundlagenkenntnisse in die Praxis der Ausgestaltung von rehabilitationsspezifischen Klinik- und Therapiekonzepten mit dem Ziel der Sicherstellung hoher Prozess- und Ergebnisqualität erfordert ein methodisch abgesichertes Instrumentarium der Integration von Forschungsbefunden. Dieses wird durch die Metaanalyse und durch die Techniken zur Erstellung systematischer Übersichtsarbeiten bereitgestellt.

Die Integration von Evaluationsresultaten mit dem praxisbezogenen Ziel der Bestimmung effizienter Rehabilitationsmaßnahmen und -programme berücksichtigt jedoch zunächst nur die deskriptive Zielsetzung der Forschungsintegration (vgl. Abschnitt 24.2). Die Chancen und Möglichkeiten der theorienüberprüfenden und ressourcenallokierenden Funktion von Metaanalysen wurden bisher zuwenig beachtet, werden sich jedoch nur dann entfalten lassen, wenn die Grundbedingungen der Durchführung ergiebiger Metaanalysen (hinreichende Zahl methodisch guter Primärstudien mit vergleichbarem Forschungs- und Interventionsansatz) erfüllt sind. In Forschungsfeldern, in denen diese Bedingungen gegeben sind, kann die metaanalytische Ergebnisintegration ein wichtiges Instrument zur Steuerung des Forschungsprozesses darstellen. Allerdings bedarf es dazu, ergänzend zur Methodik, einer Konzeption des Managements von Forschungsaktivitäten und der einheitlichen Umsetzung dieser Konzeption in der Praxis der Rehabilitationsforschung. Es stellt sich die Frage, welche Organisation oder Institution die dafür erforderlichen Strukturen bereitstellen könnte. Die Einrichtung der Cochrane Collaboration stellt in dieser Hinsicht eine interessante Entwicklung dar, weil sie – fokussiert auf das Zusammentragen und Auswerten klinischer Studien – ein weitgehend selbstorganisiertes Netzwerk verschiedener Beteiligter (Praktiker, Forscher und auch Patienten) darstellt. Es wären Entwicklungen denkbar, im Rahmen derer sich solche Strukturen auch nutzen ließen, um auf der Basis der Resultate einer systematischen Forschungsintegration Empfehlungen zu zukünftigen Schwerpunktsetzungen von Forschungsaktivitäten zu erstellen.

Literatur

Ades PA, Pashkow FJ, Nestor JR (1997) Cost-effectiveness of cardiac rehabilitation after myocardial infarction. Journal of Cardiopulmonary Rehabilitation 17(4): 222–231

Antes G, Rüther A, Kleijnen J (1996) Die Cochrane Collaboration. Münchener Medizinische Wochenzeitschrift 138: 829–832

Bailar JC (1997) The promise and problems of meta-analysis. New England Journal of Medicine 337(8): 560–561

Bangert-Drowns RL (1986) Review of developments in meta-analytic method. Psychological Bulletin 99: 388–399

Beckerman H, Bouter LM, van der Heijden GJ, de Bie RA, Koes BW (1993) Efficacy of physiotherapy for muscoskeletal disorders: what can we learn from research? British Journal of General Practice 43(367): 73–77

Beelmann A, Bliesener T (1994) Aktuelle Probleme und Strategien der Metaanalyse. Psychologische Rundschau 45: 211–233

Begg C, Cho M, Eastwood S, Horton R, Moher D, Olkin I, Pitkin R, Rennie D, Schulz K, Simel D, Stroup D (1996) Improving the quality of reporting of randomized controlled trials. The CONSORT Statement. JAMA 276: 637–639

Bero L, Rennie D (1995) The Cochrane Collaboration. JAMA 274(24): 1935–1938

Bolton B, Akridge RL (1995) A meta-analysis of skills training programs for rehabilitation clients. Rehabilitation Counselling Bulletin 38(3): 262–273

Brandsma JW, Robeer BG, van den Heuvel S, Smit B, Wittens CH, Oostendorp RA (1998) The effect of exercises on walking distance of patients with intermittent claudication: a study of randomized clinical trials. Physical Therapy 78(3): 278–286

Brown SA (1990) Studies of educational intervention and outcomes in diabetic adults: a meta-analysis revisited. Patient Education and Counseling 16(3): 189–215

Cameron I, Finnegan T, Madhok R, Langhorne P, Handoll H (1997) Effectiveness of co-ordinated multidisciplinary inpatient rehabilitation for elderly patients with proximal femoral fracture. (Cochrane Review) In: The Cochrane Library, Issue 2. Oxford: Update Software; 1998. Updated quarterly

Cochran WG (1937) Problems arising in the analysis of a series of similiar experiments. Journal of the Royal Statistical Society 4(Suppl.): 102–118

Cooke IE (1996) Finding the evidence. In: Cooke IE, Sackett DL (Eds) Clinical Obstetrics and Gynaecology. International Practice and Research, 10(4). Ballimore, London

Cooper H, Hedges LV (Eds) (1994) The handbook of research synthesis. Russell Sage Foundation, New York

Devine EC, Pearcy J (1996) Meta-analysis of the effects of psychoeducational care in adults with chronic obstructive disease. Patient Education and Counseling 29(2): 167–178

Dickersin K, Scherer R, Lefebvre C (1994) Identifying relevant studies for systematic reviews. British Medical Journal 309:1286–1291

DiFabio RP (1995) Efficacy of comprehensive rehabilitation programs and back school for patients with low back pain: a meta-analysis. Physical Therapy 75(10): 865–878

Dijkers M (1997) Quality of life after spinal cord injury: a meta analysis of the effects of disablement components. Spinal Cord 35(12):829–840

Dilk MN, Bond GR (1996) Meta-analytic evaluation of skills training research for individuals with severe mental illness. Journal of Consulting and Clinical Psychology 64(6): 1337–1346

Drinkmann A (1990) Methodenkritische Untersuchungen zur Metaanalyse. Deutscher Studienverlag, Weinheim

Easterbrook PJ, Berlin JA, Gopalan R, Matthews DR (1991) Publication bias in clinical research. Lancet 337: 867–872

Egger M, Smith GD (1997) Meta-analysis. Potentials and promise. British Medical Journal 315: 1371–1374

Egger M, Smith GD, Schneider M, Minder C (1997) Bias in meta-analysis detected by a simple, graphical test. British Medical Journal 315: 629–634

Egger M, Zellweger-Zahner T, Schneider M, Junker C, Lengeler C, Antes G (1997) Language bias in randomised trials published in English and German. Lancet 350: 326–329

Ellis J, Mulligan I, Rowe J, Sackett DL (1995) Inpatient general medicine is evidence based. Lancet 346: 407–410

Elwood M (1998) Critical appraisal of epidemiological studies and clinical trials. Oxford University Press, Oxford

Evans RL, Connis RT, Hendricks RD, Haselkorn JK (1995) Multidisciplinary rehabilitation versus medical care: A meta-analysis. Social Sciences and Medicine 40(12): 1699–1706

Evans RL, Hendricks RD, Connis RT, Haselkorn JK, Ries KR, Mennet TE (1994) Quality of life after spinal cord injury: a literature critique and meta-analysis (1983–1992). Journal of the American Paraplegia Society 17(2): 60–66

Farin E (1994) Forschungsperspektive und Methodik der Metaanalyse. Forschungsbericht Nr. 113 des Psychologischen Instituts der Universität Freiburg

Farin E (1997) Metaanalysen: methodologische Grundlagen und praktische Durchführung. In: Strauß B, Bengel J (Hrsg) Forschungsmethoden in der Medizinischen Psychologie. Jahrbuch der Medizinischen Psychologie 14. Hogrefe, Göttingen, S 161–180

Fisher RA (1932) Statistical methods for research workers (4th ed.). Oliver & Boyd, London

Friedenreich CM, Courneya KS (1996) Exercise as rehabilitation for cancer patients. Clinical Journal of Sport Medicine 6(4): 237–244

Gardner AW, Poehlmann ET (1995) Exercise rehabilitation programs for treatment of claudication pain: A meta-analysis. JAMA 274(12): 975–980

Glanz M, Klawansky S, Stason W, Berkey C, Shah N, Phan H, Chalmers TC (1995) Biofeedback therapy in poststroke rehabilitation: a meta-analysis of the randomized controlled trials. Archives of Physical Medicine and Rehabilitation 76(6): 508–515

Glass GV (1976) Primary, secondary and meta-analysis of research. Educational Researcher 10: 3–8

Gray M (1997) Evidence-based healthcare. Churchill Livingstone, New York

Greenhalgh T (1997) How to read a paper. The basics of evidence based medicine. BMJ Publishing Group, London

Gross AR, Aker PD, Goldsmith CH, Peloso P (1998) Conservative management of mechanical neck disorders. Part four: patient education. (Cochrane Review) In: The Cochrane Library, Issue 2. Oxford: Update Software; 1998. Updated quarterly

Guyatt GH, Rennie D (1993) Users' guides to the medical literature [editorial]. JAMA 270: 2096–2097

Hiatt H, Goldman L (1994) Making medicine more scientific. Nature 371:100

Hunter JE, Schmidt FL (1990) Methods of meta-analysis: correcting error and bias in research. Sage, Newbury Park

Jadad AR, Moore RA, Carroll D, Jenkinson C, Reynolds DJM, Gavaghan DJ, McQuay HJ (1996) Assessing the quality of reports of randomized clinical trials: Is blinding necessary? Controlled Clinical Trials 17: 1–12

Kingman S (1994) Quality control for medicine. New Scientist, 17. Sept.: 23–26

Kugler J, Seelbach H, Krüskemper GM (1994) Effects of rehabilitation exercise programmes on anxiety and depression in coronary patients: A meta-analysis. British Journal of Clinical Psychology 33: 401–410

Kwakkel G, Koetsier JC, Lankhorst GJ, Koelman TW, Wagenaar RC (1997) Effects of intensity of rehabilitation after stroke. A research synthesis. Stroke 28(8): 1550–1556

Lacasse Y, Guyatt GH, Goldstein RS (1997) The components of a repiratory rehabilitation program: a systematic overview. Chest 111(4): 1077–1088

Lacasse Y, Wong E, Guyatt GH, King D, Cook DJ, Goldstein RS (1996) Meta-analysis of respiratory rehabilitation in chronic obstructive pulmonary disease. Lancet 348(9035): 1115–1119

LeLorier J, Gregoire G, Benhaddad A, Lapierre J, Derderian F (1997) Discrepancies between meta-analyses and subsequent large randomized, controlled trials. New England Journal of Medicine 337: 536–542

Linden W, Stossel C, Maurice J (1996) Psychosocial interventions for patients with coronary artery disease: a meta-analysis. Archives of Internal Medicine 156(7): 745–752

Louis TA, Fineberg HV, Mosteller F (1985) Findings for public health from meta-analysis. Annual Review of Puclic Health 6: 1–20

Maier-Riehle B, Härter M (1996) Die Effektivität von Rückenschulen aus empirischer Sicht – Eine Metaanalyse. Zeitschrift für Gesundheitspsychologie 3: 197–219

Matt GE, Navarro AM (1997) What meta-analyses have and have not täught us about psychotherapy effects: A review and future directions. Clinical Psychology Review 17(1): 1–32

Miller N, Pollock VE (1994) Meta-analytic synthesis for theory development. In: H Cooper & LV Hedges (Eds) The handbook of research synthesis (pp 457–483). Russell Sage Foundation, New York

Moher D, Jadad AR, Nichol G, Penman M, Tugwell P, Walsh S (1995) Assessing the quality of randomized controlled trials: An annotated bibliography of scales and checklists. Controlled Clinical Trials 16: 62–73

Moreland J, Thomson MA (1994) Efficacy of electromyographic biofeedback compared with conventional physical therapy for upper-extremity function in patients following stroke: a research overview and meta-analysis. Physical Therapy 74(6): 534–543

Moreland JD, Thomson MA, Fuoco AR (1998) Electromyographic biofeedback to improve lower extremity function after stroke: a meta-analysis. Archives of Physical Medicine and Rehabilitation 79(2): 134–140

Mosteller F, Colditz GA (1996) Understanding research synthesis (meta-analysis). Annual Review of Puclic Health 17: 1–23

Mullen PD, Mains DA, Velez R (1992) A meta-analysis of controlled trials of cardiac patient education. Patient Education and Counseling 19: 143–162

Mullen B, Salas E, Miller N (1991) Using meta-analysis to test theoretical hypotheses in social psychology. Personality and Social Psychology Bulletin 17(3): 258–264

Mulrow CD (1987) The medical review article: state of the science. Annals of Internal Medicine 106: 485–488

Mulrow CD, Cook D (Eds) (1998) Systematic Reviews: Synthesis of Best Evidence for Health Care Decisions. American College of Physicians, Philadelphia

Mulrow CD, Oxman AD (Eds) (1997) Cochrane Collaboration Handbook [updated 1 March 1997]. In: The Cochrane Library [database on disk and CDROM]. The Cochrane Collaboration. Oxford: Update Sopftware; 1996-. Updated quarterly

Mulrow CD, Cook DJ, Davidoff FD (1997) Systematic Reviews: Critical Links in the Great Chain of Evidence. Annals of Internal Medicine 126: 389–391

Olkin I (1995) Statistical and theoretical considerations in meta-analysis. Journal of Clinical Epidemiology 48: 133–146

Ollenschläger G, Oesingmann U, Thomeczek C, Kolkmann F-W (1998) Ärztliche Leitlinien in Deutschland – aktueller Stand und zukünftige Entwicklungen. Zeitschrift für ärztliche Fortbildung und Qualitätssicherung 92: 273–280

Ottenbacher KJ, Jannell S (1993) The results of clinical trials in stroke rehabilitation research. Archives of Neurology 50(1): 37–44

Ottenbacher KJ, Hsu Y, Granger CV, Fiedler RC (1996) The reliability of the functional independence measure: a quantitative review. Archives of Physical Medicine and Rehabilitation 77(12): 1226–1232

Perleth M (1997) Wissenschaft im Praxisalltag nutzen. Münchener Medizinische Wochenzeitschrift 139: 654–656

Perleth M, Antes G (Hrsg) (1998) Evidenz-basierte Medizin. MMW Verlag, München

Petitti DB (1994) Meta-analysis, decision analysis and cost-effectiveness analysis. Oxford University Press, Oxford

Peto R, Collins R, Gray R (1995) Large-scale randomized evidence: large, simple trials and overviews of trials. Journal of Clinical Epidemiology 48: 23–40

Regensteiner JG (1997) Exercise in the treatment of claudication: assessment and treatment of functional impairment. Vascular Medicine 2(3): 238–242

Sackett DL, Haynes RB, Tugwell P (1985) Clinical epidemiology: A basic science for clinical medicine. Little, Brown and Company, Boston

Sackett DL, Richardson WS, Rosenberg W, Haynes RB (1997) Evidence-based medicine. How to practice & teach EBM. Churchill Livingstone, New York

Sackett DL, Rosenberg WMC, Gray JAM, Haynes RB, Richards WS (1996) Evidence based medicine: what it is and what it isn't. British Medical Journal 312: 71–72

Sacks HS, Berrier J, Reitman D, Ancona-Berk VA, Chalmers TC (1987) Meta-analysis of randomized controlled studies. New England Journal of Medicine 316: 450–455

Schulz KF, Chalmers I, Hayes RJ, Altman DG (1995) Empirical Evidence of Bias. Journal of the American Medical Association 273: 408–412
Simes RJ (1986) Publication bias: The case for an international registry of clinical trials. Journal of Clinical Oncology 4: 1529–1541
Sohn D (1996) Meta-analysis and science. Theory & Psychology 6(2): 229–246
Stern JM, Simes RJ (1997) Publication bias: evidence of delayed publication in a cohort study of clinical research projects. British Medical Journal 315: 640–645
Stroke Unit Trialist's Collaboration (1997) Collaborative systematic review of the randomised trials of organised inpatient (stroke unit) care after stroke. British Medical Journal 314(7088): 1151–1159
Tramer MR, Reynolds DJ, Moore RA, McQuay HJ (1997) Impact of covert duplicate publication on meta-analysis: a case study. British Medical Journal 315: 635–640
Vickers A, Goyal N, Harland R, Rees R (1998) Do certain countries produce only positive results? A systematic review of controlled trials. Controlled Clinical Trials 19: 159–166
Victor N (1998) Situation der klinischen Forschung in Deutschland. Onkologie 20: 490–493
Winter C (1997) Qualitätssicherung in der medizinischen Rehabilitation auf der Basis interdisziplinär entwickelter Leitlinien. Deutsche Rentenversicherung 9–10: 592–602
Wortman PM (1994) Judging research quality. In: Cooper H, Hedges LV (Eds) The handbook of research synthesis. Russell Sage Foundation, New York, S 97–109

KAPITEL 25

Analysemöglichkeiten mit Routinedaten der Sozialversicherung

25

H. KLOSTERHUIS

25.1 Routinedaten als epidemiologische Datenquelle

Die Aussagekraft und der Nutzen von Routinedaten der Sozialversicherung für Fragestellungen der Epidemiologie und Gesundheitssystemforschung sind vor allem in den USA in den letzten Jahren zunehmend diskutiert worden. So ergibt beispielsweise eine Recherche mit dem Suchbegriff „Inanspruchnahme-Daten" in der Datenbank „Medline" eine Verdoppelung der Anzahl entsprechender Artikel seit 1993. Unter Routinedaten oder auch Sekundärdaten sollen im folgenden Daten verstanden werden, die im Prozess der verwaltungsmäßigen Bearbeitung eines Antrages oder der Durchführung von gesetzlich festgelegten Leistungen (z. B. Rehabilitationsmaßnahmen, Rentenanträge) routinemäßig anfallen. Diese Daten dienen ursprünglich der Dokumentation, Legitimation und Kontrolle des Verwaltungshandelns der Sozialversicherungsträger. Die aktuelle Entwicklung einer zunehmenden statistischen Nutzung von Sekundärdaten dürfte zum einen mit der einfacheren EDV-technischen Verfügbarkeit von großen Datenbeständen zu tun haben. Zum zweiten sind in den letzten Jahren die auf die Aspekte der Finanzierung und Qualität der Gesundheitsversorgung bezogenen Fragestellungen für das medizinische Versorgungssystem immer wichtiger geworden. Gerade für diese Fragen sind Daten der Sozialversicherung besonders relevant. Zum dritten haben Analysen von Routinedaten eine Reihe von Vorteilen gegenüber speziellen wissenschaftlichen Studien. Zu diesen Vorteilen gehören (vgl. v. Ferber u. Behrens 1997; Brenner 1998):

- Die große Anzahl von Patienten, die in den Datenbeständen repräsentiert ist, und die Vollständigkeit der dokumentierten Informationen.
- Die Tatsache, dass die Daten eine „normale" medizinische Versorgungspraxis repräsentieren, d. h. keine ausgewählten Patientengruppen oder Versorgungsmethoden.
- Die schnelle Verfügbarkeit der Daten.
- Die „unaufdringliche" Art der Datengewinnung.
- Die Möglichkeit, beispielsweise den gesundheitlichen Verlauf von Patienten mit Hilfe von Längsschnittuntersuchungen und individuell aktualisierten Daten über eine längere Zeit nachzuverfolgen.
- Die Möglichkeit, regionalisierte, zeitraumbezogene oder einrichtungsübergreifende Auswertungen ohne großen zusätzlichen Aufwand zu replizieren.
- Die Erwartung, dass das Analysieren bestehender Datenbestände sehr viel billiger ist, als die Planung und Durchführung gänzlich neuer Studien.

Ein weiterer Aspekt einer Nutzung von Routinedaten besteht in der Möglichkeit, vorliegende Verwaltungsdaten von Personen mit Angaben, die im Rahmen spezieller Untersuchungen von diesen Versicherten erhoben wurden, zusammenzuführen.

Den positiven Eigenschaften von Routine- oder Sekundärdaten stehen – neben der inhaltlichen Beschränkung der zur Verfügung stehenden Daten – methodische Probleme gegenüber, wie z. B., dass der Bezug der Ergebnisse auf die Bevölkerung oder andere Grundgesamtheiten nicht umstandslos gegeben ist, oder dass bestimmte Dokumentationsinhalte wie z.B. Diagnosen nicht generell standardisiert vorliegen.

In Deutschland sind in den vergangenen Jahren, abgesehen von Untersuchungen zur Rehabilitation, Routinedaten - insbesondere Arbeitsunfähigkeitsdaten der gesetzlichen Krankenversicherung (GKV) - beispielsweise für die Identifizierung betrieblicher Belastungsschwerpunkte (Behrens u. Frentzel-Beyme 1997), aber auch zur Bestimmung der Rehabilitationsbedürftigkeit (Behrens u. Dreyer-Tümmel 1994) genutzt worden.

Im Folgenden soll dargestellt werden, welche Routinedaten der Sozialversicherung für den Bereich der Rehabilitation existieren, inwieweit sie verfügbar sind und welche inhaltlichen Fragestellungen mit diesen Daten bereits bearbeitet wurden. Dabei liegt der Schwerpunkt auf der statistischen Nutzung von anonymisierten Sekundärdaten.

25.2 Routinedaten der Sozialversicherung zur Rehabilitation

In der Bundesrepublik kommen als Leistungsträger für sozialrechtlich definierte rehabilitative Leistungen in Betracht: die Renten(RV)-, Kranken(KV)- und Unfallversicherung (UV), die Bundesanstalt für Arbeit, die Versorgungsämter, Hauptfürsorgestellen und die Träger der Sozial- und Jugendhilfe. Die Zuordnung der Rehabilitanden zu diesen Institutionen mit ihren jeweils eigenen organisatorischen und finanziellen Zuständigkeiten orientiert sich an der Ursache der rehabilitationsbedürftigen Krankheit, dem Versichertenstatus und der Zielsetzung der rehabilitativen Leistung. Innerhalb des Spektrums rehabilitativer Maßnahmen werden die medizinische, berufsfördernde und soziale Rehabilitation unterschieden.

Die großen Trägergruppen der Rehabilitation berichten z.T. auf gesetzlicher Grundlage in eigenen Veröffentlichungen in der Regel in Form jährlicher Querschnittsstatistiken über die Zahl abgeschlossener Rehabilitationsmaßnahmen (vgl. VDR 1997; BMG 1997; Bundesanstalt für Arbeit 1996; Hauptverband der gewerblichen Berufsgenossenschaften 1995). Diese Statistiken werden unterschiedlich tief nach soziodemografischen und krankheitsbezogenen (z.B. Diagnosen) Merkmalen der Rehabilitanden gegliedert. Es wird z.T. auch über die Dauer der Rehabilitationsmaßnahmen und die entstandenen Kosten berichtet.

Aufgrund gesetzlicher Vorgaben melden außerdem die Träger der Rentenversicherung die Zahl und Erledigung der Anträge auf Rehabilitationsleistungen monatlich den zuständigen Aufsichtsbehörden.

Zusätzlich wird in der bundesweit erhobenen Statistik der Rehabilitationsmaßnahmen des Statistischen Bundesamtes eine Übersicht über Rehabilitationsmaßnahmen in der Bundesrepublik Deutschland gegeben (Stat. Bundesamt 1998b). Diese Bundesstatistik wurde allerdings letztmalig für das Jahr 1995 erhoben. Auch im Rahmen der Veröffentlichungen zur Gesundheitsberichterstattung des Bundes (Brecht 1990; Stat. Bundesamt

1998a) und der Länder (vgl. MAGS 1995; LÖGD 1996) sind Angaben zu den Rehabilitationsmaßnahmen vorgesehen.

Als wesentliche Erweiterung der bisher erwähnten Routinestatistiken wurde von der Rentenversicherung die Reha-Statistik-Datenbasis (RSD) konzipiert und als neue Routinestatistik bei allen Trägern der Rentenversicherung eingeführt (Löffler et al. 1988; Müller-Fahrnow et al. 1989; Schliehe 1989; Schuntermann et al. 1990; Scheitl 1991; Müller-Fahrnow 1992). Für diese Datei werden über einen achtjährigen Beobachtungszeitraum personenbezogene Daten aus den Bereichen Versicherung, Rehabilitation und Rente zusammengeführt. Als Einschlusskriterium einer Person für die RSD zählt der Antrag auf eine Rehabilitationsleistung, aber auch das Ausscheiden aus dem Erwerbsleben durch Rente oder Tod. Die RSD enthält sowohl soziodemografische (u.a. Alter, Familienstand, Geschlecht, Todesdatum) und krankheitsbezogene Merkmale (u.a. Rehabilitations-, Berentungsdiagnosen, Leistungsfähigkeit nach der Rehabilitation), wie auch Angaben zur Erwerbstätigkeit (u.a. Einkommen, Beschäftigungszeiten, Arbeitslosigkeit).

Mit dieser umfassenden Dateikonzeption sind im Vergleich zu den herkömmlichen Querschnitts-Routinestatistiken neue verlaufsbezogene Analysen zur Rehabilitation und Frühberentung möglich, die sowohl den weiteren Verlauf nach einer Rehabilitation wie auch Prozesse im Vorfeld einer krankheitsbedingten Berentung betreffen.

25.3 Anwendungsbereiche der Forschung mit Routinedaten

25.3.1 Inanspruchnahme von Rehabilitationsmaßnahmen

Vor allem für administrative, planungs- und versorgungsbezogene Fragestellungen ist die Häufigkeit der Inanspruchnahme von Rehabilitationsmaßnahmen von großer Bedeutung. In der Tabelle 25.1 wird beispielhaft die Anzahl der in der Rehabilitationsstatistik erfassten Rehabilitationsmaß-

Tabelle 25.1. Stationäre medizinische Reha-Maßnahmen in Deutschland. (Statistisches Bundesamt 1998)

Kostenträger	1991	1992	1993	1994	1995
Gesetzliche Krankenversicherung	271 523	306 161	308 095	388 796	446 193
Gesetzliche Unfallversicherung	67 691	64 936	84 483	80 639	80 790
Gesetzliche Rentenversicherung	867 377	944 967	915 027	902 032	896 239
Kriegsopferversorgung	21 010	18 267	19 108	17 446	16 143
Sozialhilfe	7 172	8 111	9 133	10 082	10 994
Summe	1 234 773	1 342 442	1 335 846	1 398 995	1 450 359

nahmen der Jahre 1991 bis 1995 nach Trägergruppen dargestellt. Die Gesamtzahl der stationären Rehabilitationsmaßnahmen im Jahr 1995 belief sich auf 1 450 359.

Die Zunahme der Maßnahmen in der ersten Hälfte der 90er Jahre ist mitverursacht durch den Aufbau der vergleichbaren rehabilitativen Versorgungsstrukturen in den neuen Bundesländern und den demografisch bedingten gestiegenen Anteil älterer Versicherter und Patienten. Inwieweit Morbiditätsentwicklungen oder Defizite in anderen Versorgungsbereichen für diesen Trend mitverantwortlich sind, ist empirisch nicht geprüft. Eine generelle Leistungsausweitung in diesem Zeitraum ist für den Bereich der Rentenversicherung nicht festzustellen. Das im Herbst 1996 beschlossene Wachstums- und Beschäftigungsförderungsgesetz (WFG) hat mit einer Budgetierung und verschärften Selbstbeteiligungsregelungen für die Rehabilitation der Rentenversicherung zu einem dramatischen Antragsrückgang im letzten Quartal 1996 und im Jahr 1997 geführt (Rehfeld u. Bütefisch 1996; Reimann et al. 1998).

Die gestiegene Zahl medizinischer Rehabilitationsmaßnahmen der Unfallversicherung bis 1995 hängt mit der erschwerten Situation auf dem Arbeitsmarkt und der gesetzlich bedingten gestiegenen Zahl von anerkannten Berufskrankheiten zusammen.

Für weitergehende Untersuchungen ist es erforderlich, die Häufigkeit von Reha-Maßnahmen in Beziehung zu setzen zu den jeweils anspruchsberechtigten Personen in der Grundgesamtheit. Damit ergeben sich Inanspruchnahme-Intensitäten bzw. Inanspruchnahme-Raten. Die Rehabilitationsraten zeigen eine deutliche Altersabhängigkeit der Inanspruchnahme von Reha-Maßnahmen (Abb. 25.1).

Die Gruppe der 45- bis 59Jährigen weist die stärkste Inanspruchnahme von rehabilitativen Versorgungsleistungen auf. Männer verzeichnen durch-

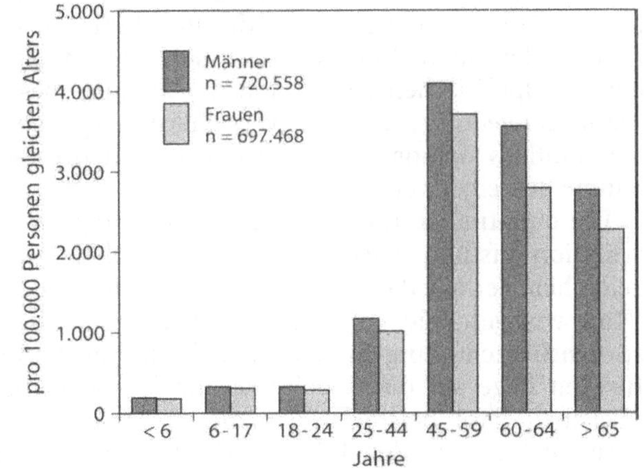

Abb. 25.1. Inanspruchnahme von medizinischen Rehabilitationsmaßnahmen 1995 nach Altersgruppen und Geschlecht, bezogen auf Bevölkerung. (Eigene Berechnungen; Statistisches Bundesamt 1998)

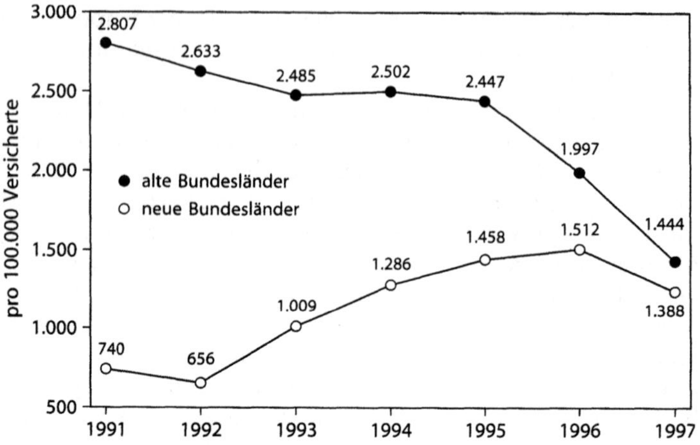

Abb. 25.2. Inanspruchnahme von medizinischen Rehabilitationsmaßnahmen 1991–1997, AnV. (Nach Reimann et al. 1998)

gängig höhere Rehabilitationsraten. Beides ist im Wesentlichen darauf zurückzuführen, dass die Rentenversicherung als zahlenmäßig bedeutendster Leistungsträger im Rehabilitationsbereich in ihrem Versorgungsauftrag ganz überwiegend auf die Wiederherstellung der Erwerbsfähigkeit von Erwerbspersonen und die Verhinderung ihres frühzeitigen krankheitsbedingten Ausscheidens aus dem Erwerbsleben ausgerichtet ist.

Für Vergleiche der Rehabilitations-Inanspruchnahme zu verschiedenen Zeitpunkten bzw. von verschiedenen Versichertengruppen ist die Berechnung altersstandardisierter Rehabilitations-Inanspruchnahme-Raten erforderlich. Solche Berechnungen sind mit Daten der Rentenversicherung in den letzten Jahren kontinuierlich durchgeführt worden (vgl. Abb. 25.2).

Es wird deutlich, dass unter der Annahme konstanter Altersstrukturen in den Versichertenbeständen die Rehabilitations-Inanspruchnahme in der AnV in den alten Bundesländern seit 1991 drastisch abgenommen hat. In der sozialpolitischen Diskussion um die angemessene Nutzung des Rehabilitationsangebots der Rentenversicherung spielen diese Berechnungen, die den Einfluss demografischer Faktoren auf die Rehabilitations-Inanspruchnahme aufzeigen, eine große Rolle.

Die quantitative Entwicklung der beantragten und durchgeführten Rehabilitationsleistungen ist in der Vergangenheit vor allem im längerfristigen zeitlichen Verlauf dargestellt worden (Rehfeld u. Scheitl 1985), um die Einflüsse von gesetzlichen Änderungen, wie z. B. einer Einschränkung der Anspruchsberechtigung für eine Rehabilitationsmaßnahme, und der konjunkturellen Lage auf die Rehabilitations-Inanspruchnahme aufzuzeigen. Es ist plausibel, dass beispielsweise die Sorge um den Arbeitsplatz die Inanspruchnahme von Rehabilitationsleistungen beeinflussen kann.

In anderen Untersuchungen, die auch eine möglicherweise schichtspezifische Inanspruchnahme von Rehabilitationsleistungen zum Gegenstand hatten, wurde der Einfluss sozialer Faktoren auf die Rehabilitations-Inanspruchnahme untersucht. Als Indikatoren der Sozialschicht dienten dabei sowohl der Versicherungszweig in der Rentenversicherung (Arbeiter, Angestellte) wie auch das Einkommen (Klosterhuis 1992; Klosterhuis u. Nischan 1997). Es fanden sich Indizien, dass Rehabilitanden mit niedrigerer Sozialschicht eher schwerwiegende Rehabilitationsindikationen aufweisen. So sind diese Personen auch vor der Rehabilitation länger arbeitsunfähig erkrankt.

Außerdem wurden in einer weiteren Studie regionalisierte Rehabilitationsraten der Rentenversicherung mit anderen regionalisierten Indikatoren der Morbidität und Mortalität, u.a. der Frühberentungsintensität, verglichen (Klosterhuis 1994). Bei dem Vergleich zeigten sich eine Reihe von plausiblen Übereinstimmungen dieser Daten mit der regionalen Rehabilitations-Inanspruchnahme. Auf der globalen Ebene eines beschreibenden Vergleichs mit großen regionalen Einheiten (Bundesland) sind weitergehende Aufschlüsse über mögliche zugrundeliegende Ursachen nicht möglich. Als Erklärungsansätze für eine regional unterschiedliche Rehabilitations-Inanspruchnahme kommen folgende Faktoren in Betracht: regionale Unterschiede in der Sozialstruktur, der Umwelt- und Lebensqualität oder dem Risikoverhalten der Bevölkerung, aber auch sozialselektive Wanderungsprozesse.

Für alle erwähnten Untersuchungen gilt die Einschränkung, dass zum einen diejenigen Faktoren, die abgesehen von der Morbidität die Inanspruchnahme einer Rehabilitation außerdem noch beeinflussen (z.B. Informiertheit, generelle Bereitschaft zur Inanspruchnahme medizinischer Versorgungsleistungen, Zugehörigkeit zu Patienten-, Selbsthilfeorganisationen), nicht untersucht werden konnten. Außerdem lagen zum konkreten Ausmaß der Rehabilitationsbedürftigkeit der betreffenden Gruppen kaum Informationen vor.

Von größerer Aussagekraft sind dagegen Analysen, wie sie beispielsweise von Raspe (1996) und Häussler u. Mall (1994) durchgeführt wurden, bei denen – ausgehend von einer erkrankten Bevölkerungsgruppe – untersucht wurde, wie häufig diese erkrankten Personen eine Rehabilitationsmaßnahme in Anspruch nahmen. Beide Autoren konnten beispielsweise für rheumatisch Erkrankte und Schlaganfallpatienten eine rehabilitative Unterversorgung nachweisen.

Auch für Arbeiten über den Zusammenhang von Beruf und Krankheit wurden Routinedaten über Rehabilitationsmaßnahmen genutzt (Bolm-Audorf u. Siegrist 1982; Gattermann 1985). Diese Untersuchungen ergaben beispielsweise für eine Reihe von Berufsgruppen überzufällige Häufungen in der medizinischen Rehabilitation nach Herzinfarkt.

25.3.2 Weiterer Verlauf nach Rehabilitationsmaßnahmen

Die Frage nach dem Erfolg einer Rehabilitationsmaßnahme lässt sich auf unterschiedliche Zielbereiche beziehen. So kann im Ergebnis einer erfolgreichen Rehabilitation sich das subjektive Befinden des Patienten oder seine soziale Funktionsfähigkeit verbessert haben, aber auch die Re-Integration ins Erwerbsleben gelungen sein. Außerdem können neben der verbesserten subjektiven Lebensqualität auch die Reduktion krankheitsbedingter Auswirkungen in anderen Sektoren der Gesundheitsversorgung, wie z. B. Behandlungen beim niedergelassenen Arzt, Arbeitsunfähigkeitszeiten oder Medikamentenkonsum, das Ergebnis einer Rehabilitationsmaßnahme sein (Schliehe u. Haaf 1996).

Generell können Analysen von Routinedaten zu der Frage der Wirksamkeit von rehabilitativen Leistungen nur begrenzt beitragen. Das in der Bundes-Reha-Statistik enthaltene Merkmal „Ergebnis der Maßnahme" bezieht sich auf die berufliche Wiedereingliederung. Es ist aufgrund z. T. hoher Anteile fehlender Angaben und uneinheitlicher Verschlüsselungsvorgaben bei den verschiedenen Trägern wenig aussagekräftig. In der Unfallversicherung wird in einer zusätzlichen Erhebung über einen Zeitraum von bis zu 18 Monaten nach einer beruflichen Rehabilitationsleistung das berufliche Schicksal der Rehabilitanden nachverfolgt, um Aussagen zur beruflichen Wiedereingliederung machen zu können.

Die Rentenversicherung, deren wesentliches Rehabilitationsziel die Wiederherstellung der Erwerbsfähigkeit des Rehabilitanden ist, hat sich mit der bereits erwähnten Reha-Statistik-Datenbasis die Möglichkeit geschaffen, auf der Grundlage routinemäßig vorhandener Verwaltungsdaten die Erwerbstätigkeit, Berentung und Sterblichkeit in einem Nachbeobachtungszeitraum von bis zu sieben Jahren nach Rehabilitation nachvollziehen zu können. Auch die weitere Rehabilitations-Inanspruchnahme - wegen der gleichen oder einer anderen Erkrankung - kann untersucht werden (Klosterhuis u. Nischan 1997). Die Reha-Statistik-Datenbasis erlaubt auch die Untersuchung von krankheitsbezogenen und sozialen Einflussfaktoren auf die Prognose nach Rehabilitation.

Beispielhaft wird in Abb. 25.3 die sozialmedizinische 5-Jahres-Prognose von Rehabilitanden der BfA aus dem Jahr 1990 nach Maßnahmeart (allgemeines Antragsverfahren, Anschlussheilbehandlungen, Ca-Maßnahmen, Entwöhnungsbehandlungen) dargestellt.

Generell ist festzustellen, dass ein Großteil der Rehabilitanden nach der Rehabilitation weiterhin erwerbstätig sein kann. Die nach Indikation und Einordnung in das medizinische Versorgungssystem unterschiedenen Kategorien von Rehabilitationsleistungen zeigen allerdings deutliche Unterschiede in der Prognose nach Rehabilitation. So schwankt beispielsweise der Anteil von Rehabilitanden, der nicht durch Tod oder Rente aus dem Erwerbsleben ausscheidet, zwischen 74% (Entwöhnungsbehandlungen) und 49% (Ca-Maßnahmen). Diese Rehabilitanden konnten im Erwerbsleben verbleiben, obwohl bei ihnen - nach sozialmedizinischer Begutachtung anläßlich der Reha-Antragsstellung - eine erheblich gefährdete oder bereits geminderte Erwerbsfähigkeit vorlag.

Weitere Analysen konnten zeigen, dass die sozialmedizinische Prognose - betrachtet man die als Routinedaten vorliegenden Merkmale - vor allem von Art und Schweregrad der Erkrankung, aber auch vom Alter, Geschlecht und der Sozialschicht der Rehabilitanden beeinflusst wird (Klosterhuis u. Nischan 1997; Irle et al. 1998).

Generell ist zur Erwerbstätigkeit als Erfolgsmaß der Rehabilitation der Rentenversicherung einschränkend anzumerken, dass die Wiederherstel-

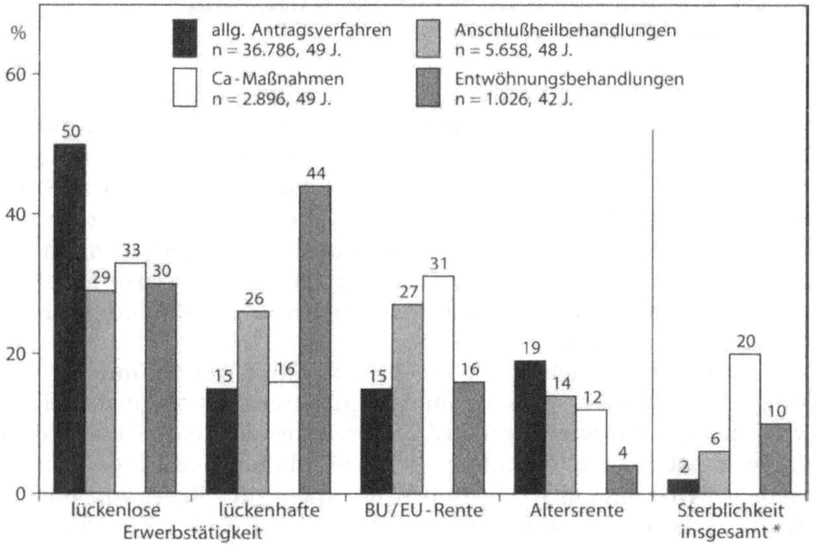

Abb. 25.3. Sozialmedizinische 5-Jahres-Prognose nach Maßnahmearten, pflichtversicherte Rehabilitanden des Jahres 1990, AnV, * sowohl Verstorbene mit oder ohne vorherigen Rentenbezug, 20%-Stichprobe der Reha-Statistik-Datenbasis der BfA 1988–1995. (Nach Irle et al. 1998)

lung der Erwerbsfähigkeit zwar eine notwendige, aber – angesichts der derzeitigen Arbeitsmarktlage – keine hinreichende Bedingung für die tatsächliche Re-Integration der Rehabilitanden ist.

Aus methodischer Sicht wird gegen die Interpretation der vorgestellten Ergebnisse als Beleg für die Wirksamkeit der Rehabilitation eingewandt, dass bei dieser Untersuchung kein Kontrollgruppen-Design vorliegt. Dieser Einwand ist berechtigt. Angesichts des gesetzlich fixierten Anspruchs auf die Gewährung einer Rehabilitationsmaßnahme bei bestehender Reha-Bedürftigkeit ist ein solches Studienkonzept in diesem Rahmen nicht realisierbar.

Dennoch ist es sinnvoll, die Routinedaten der Leistungsträger der Rehabilitation dazu zu nutzen, das weitere Krankheitsverhalten der Rehabilitanden, z.B. in Bezug auf die anschließende Nutzung anderer Leistungen des medizinischen Versorgungssystems oder ihr krankheitsbedingtes Ausscheiden aus dem Erwerbsleben, nachzuvollziehen und zu versuchen, mögliche Einflussfaktoren auf diese Prozesse zu identifizieren. Die beschriebene Datenkonzeption der Rentenversicherung kann die anderen Träger von Rehabilitationsmaßnahmen dazu anregen, ebenfalls verlaufsbezogene Analysen ihrer Routinedaten zu ermöglichen.

25.3.3 Rehabilitation der Rentenversicherung und Frühberentung

Für die Rehabilitationsleistungen der RV gilt – wie bereits erwähnt – die gesetzlich festgelegte Zielstellung, die Erwerbsfähigkeit der Versicherten so lange wie möglich zu erhalten und eine Frühberentung wegen Berufs- oder Erwerbsunfähigkeit zu verhindern oder zumindest hinauszuzögern. Aus diesem Grunde ist es gerechtfertigt, an dieser Stelle der Frage nachzugehen, welche Aussagekraft Routinedaten der Sozialversicherung in Bezug auf das krankheitsbedingte Ausscheiden aus dem Erwerbsleben haben und welche empirischen Aussagen zum Verhältnis von Rehabilitation und Frühberentung möglich sind.

Generell ist die Zielstellung der Rehabilitation der RV mit der Einschränkung zu betrachten, dass es immer gravierende Krankheitsereignisse mit weitgehenden Auswirkungen auf die Erwerbsfähigkeit geben wird, die auch durch rehabilitative Bemühungen nicht aufzuheben sind. Zum anderen können Rehabilitationsmaßnahmen der RV in der Regel nur auf Antrag eines Versicherten gewährt werden. Diese Initiative des Versicherten ist also eine wesentliche Voraussetzung für die Inanspruchnahme der Rehabilitation. Das Inanspruchnahmeverhalten der Versicherten wird aber nicht nur durch ihre Erkrankung, sondern durch eine ganze Reihe zusätzlicher Faktoren mitbestimmt.

Generell ist seit Beginn der 70er Jahre – in ähnlicher Weise in allen westlichen Industrieländern – eine abnehmende Erwerbsbeteiligung älterer Männer und Frauen zu beobachten (Jacobs u. Kohli 1990). Diese Tendenz zum frühzeitigen Rentenbeginn ist auch Folge einer Reihe von sozialrechtlichen und tarifpolitischen Veränderungen, die vor allem aus Gründen des Arbeitsmarktes getroffen wurden. Wird die Entwicklung des Frührentenzugangs (AnV) in den letzten Jahren betrachtet (s. Abb. 25.4), so ergibt sich zum einen ein nahezu gleichbleibend hohes Risiko der Frühberentung in diesem Zeitraum. Zum anderen zeigt sich die zunehmende Bedeutung

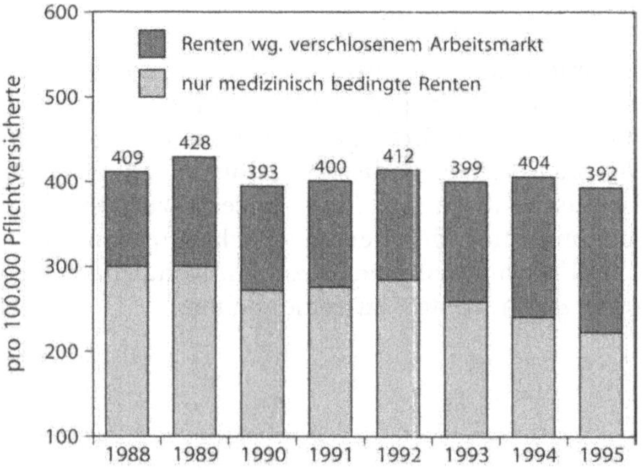

Abb. 25.4. Frühberentungsraten 1988 bis 1995, AnV. (Nach Hansmeier et al. 1997)

eines verschlossenen Teilzeit-Arbeitsmarktes für die Zuerkennung einer BU/EU-Rente.

Analysen der Routinedaten der RV konnten zeigen (Rehfeld 1994; Müller-Fahrnow u. Klosterhuis 1994), dass die Frühberentungsintensität in der Arbeiterrentenversicherung, aber auch unter Angestellten mit niedrigem Einkommen deutlich erhöht ist. Wie bereits bei der Rehabilitations-Inanspruchnahme erwähnt, zeigen sich auch deutliche Differenzen in der Frühberentungsintensität zwischen den Bundesländern der (alten) Bundesrepublik (Klosterhuis 1994).

Es bleibt anzumerken, dass mit Routinedaten der RV auch Untersuchungen zur ferneren Lebenserwartung von Früh- und Altersrentnern durchgeführt wurden (Rehfeld u. Scheitl 1991), die eine deutlich höhere Sterblichkeit der BU/EU-Rentner, insbesondere der Arbeiter- und Knappschaftlichen Rentenversicherung nachweisen konnten. Außerdem wurden auf der Basis von Daten der Angestelltenversicherung auch Auswertungen zur schichtspezifischen Sterblichkeit von männlichen Angestellten publiziert (Klosterhuis u. Müller-Fahrnow 1993).

Neben diesen Auswertungen zum Ausscheiden von Versicherten aus dem Erwerbsleben bietet die Reha-Statistik-Datenbasis der Rentenversicherung auch die Möglichkeit zu untersuchen, in welchem Ausmaß Personen, die aus dem Erwerbsleben ausscheiden, vor ihrer Berentung Rehabilitationsmaßnahmen der RV in Anspruch genommen haben (Schuntermann et al. 1990). Diese Fragestellung ist sozialpolitisch unter dem Blickwinkel, ob die Rentenversicherung ihrem Rehabilitationsauftrag gerecht wird, von besonderem Interesse. Für 68% der BU/EU-Rentner des Jahres 1996 der BfA wurde im Zeitraum von fünf Jahren vor Berentung mindestens eine Reha-Maßnahme bewilligt und auch durchgeführt (= positive Reha-Anamnese).

Es zeigen sich erhebliche Unterschiede in der Reha-Anamnese je nach Berentungsdiagnose: Krankheitsgruppen mit eher hoher Rehabilitations-Inanspruchnahme vor Frühberentung sind Neubildungen, Herz-, Kreislaufkrankheiten (Männer), Krankheiten der Atmungsorgane (Frauen) und Erkrankungen der Bewegungsorgane. Diese Rangfolge gilt nach den bisherigen Untersuchungen für Arbeiter und Angestellte in ähnlicher Weise. Hier drückt sich offensichtlich eine krankheitsspezifische Beurteilung des Nutzens von Reha-Maßnahmen zur Erhaltung der Erwerbsfähigkeit und zur Verhinderung von Frühberentung aus. Es ist denkbar, dass bei Frühberentungsdiagnosen mit weniger Reha-Maßnahmen vor Berentung (z. B. psychiatrische Erkrankungen) Fälle mit einem hohen Krankheitsschweregrad und so massiver gesundheitlicher Beeinträchtigung überwiegen, bei denen eine Reha-Maßnahme nicht mehr als aussichtsreich angesehen wird. Auf jeden Fall ist ein deutlicher Einfluss der Erkrankung auf die Rehabilitations-Inanspruchnahme vor Berentung festzustellen.

Weitere Untersuchungen konnten zeigen, dass neben der Krankheit auch Alter, Geschlecht und Sozialschicht – gemessen am Versicherungszweig (Schuntermann 1990) oder am Einkommen – einen Einfluss auf die Reha-Anamnese haben. Hierfür könnten Unterschiede im Spektrum oder im Schweregrad der Erkrankung eine Rolle spielen. Auf der anderen Seite ist – wie bei anderen Leistungen des Gesundheitssystems – die Inanspruchnahme von medizinischen Rehabilitationsleistungen auch abhängig von der Informiertheit über das zur Verfügung stehende Versorgungsangebot und der Bereitschaft, sich um die Bewilligung einer solchen Leistung zu bemühen. Diese Kenntnisse und Fähigkeiten sind in den verschiedenen sozialen Gruppen unterschiedlich stark ausgeprägt (BMA 1981).

Zusammenfassend lässt sich feststellen, dass sowohl das Ausmaß eines krankheitsbedingten Ausscheidens aus dem Erwerbsleben, aber auch die Häufigkeit von Rehabilitationsmaßnahmen vor dieser krankheitsbedingten Berentung und eine Reihe von potentiellen Einflussfaktoren auf diese Prozesse mit Hilfe von Routinedaten der RV empirisch nachzuvollziehen sind.

In analoger Weise könnten die anderen Trägergruppen der Rehabilitation durch intensivere Ausschöpfung von Routinedaten versuchen, spezifische Zielstellungen ihrer Rehabilitationsleistungen, wie z. B. die KV mit den Auftrag „Rehabilitation vor Pflege", empirisch zu überprüfen. Dazu müssten die Daten über die von einem Kostenträger gewährten Leistungen personenbezogen miteinander verknüpft und vom jeweiligen Leistungsträger ausgewertet werden.

25.4 Ausblick

Die bisherige Darstellung konzentrierte sich auf eine statistische Nutzung von Routinedaten. Die jeweiligen Analysen bezogen sich vor allem auf Angaben, die zu der Rehabilitationsmaßnahme und dem Leistungsempfänger im Verwaltungsprozess anfallen. Abschließend sollen weitere Möglichkeiten der Nutzung von Routinedaten der Sozialversicherung skizziert werden.

Zum einen sind innerhalb der Rentenversicherung bereits häufiger personenbezogene, in der RV vorliegende Routinedaten zusammengeführt worden mit Befragungsdaten dieser Rehabilitanden oder Versicherten (Klosterhuis o.J., Müller-Fahrnow 1994; Rische u. Löffler 1998). Ein solches Vorgehen bietet folgende Möglichkeiten: Zum einen können die Stichprobenfälle für die Befragungen aus den Versichertenbeständen der Rentenversicherung nach vorgegebenen Kriterien gezogen werden. Mit dieser Vorgehensweise ist eine repräsentative Auswahl der Stichproben, die z. T. nach Alter, Geschlecht und Versichertenstatus geschichtet werden kann, gewährleistet. Weiterhin werden für alle in die Stichprobe aufgenommenen Fälle bestimmte wesentliche Angaben aus den Routinedaten miterhoben. Zu diesen Angaben gehören in der Regel u. a. Alter, Geschlecht, Wohnort und Versichertenstatus. Mit diesen Angaben ist es möglich, differenzierte Analysen zu den angeschriebenen Versicherten durchzuführen. Beispielsweise können die Personen näher beschrieben werden, die an der Untersuchung nicht teilgenommen haben. Außerdem ist es möglich – die entsprechende Einverständniserklärung der Befragten vorausgesetzt – ohne großen Aufwand die befragten Versicherten in Bezug auf eine ganze Reihe von rentenversicherungsrelevanten Ereignissen, wie Erwerbstätigkeit, Berentung, längere Arbeitsunfähigkeit und Tod ohne aufwendige individuelle Nachbeobachtung über einen beliebigen Zeitraum nachzuverfolgen.

Die Einführung der Klassifikation therapeutischer Leistungen (KTL) (Sommhammer 1994) als Routinedokumentation für die rehabilitativ-therapeutische Versorgung der Rehabilitanden in den Reha-Einrichtungen durch die BfA und andere Rentenversicherungsträger hat die Aussagekraft von Routinedaten erheblich erweitert. Mit diesen konkreten, EDV-mäßig erfassten Angaben zur therapeutischen Versorgung der Rehabilitanden ist es beispielsweise möglich, indikationsspezifische Behandlungsregimes zu identifizieren und Mindeststandards für die rehabilitative Versorgung auf der empirischen Grundlage der zur Zeit tatsächlich durchgeführten rehabilitativen Leistungen zu diskutieren.

Auch im Reha-Qualitätssicherungsprogramm der Rentenversicherung werden in Zukunft eine Reihe von neuen Routinedaten erhoben und ausgewertet werden (Egner et al. 1998). Dazu zählen sowohl die Klinik-Strukturdaten zum Programmpunkt 1 des Qualitätssicherungsprogramms wie auch die Ergebnisse des Peer Review-Verfahrens und der Patientenbefragung.

Auch in einer Reihe von Projekten, die im Förderschwerpunkt „Rehabilitationswissenschaften" der deutschen Rentenversicherung und des BMBF gefördert werden, sollen Routinedaten genutzt werden (Sonderheft „Rehabilitation" zum Förderschwerpunkt „Rehabilitationswissenschaften"). So werden beispielsweise im Forschungsverbund Berlin-Brandenburg-Sachsen mit Hilfe von Versichertenstichproben sowohl in einem retrospektiven Fall-Kontrolldesign wie auch mit einer prospektiven Studie die Zusammenhänge zwischen gesundheitlicher Verfassung der Versicherten, ihrer Rehabilitationsbedürftigkeit und dem Risiko einer Frühberentung untersucht.

Diese Beispiele verdeutlichen eine zunehmende Integration von Routinedaten in die Untersuchungskonzeptionen rehabilitationswissenschaftlicher Forschungsvorhaben.

Literatur

Behrens J, Dreyer-Tümmel A (1994) Indikatoren der Rehabilitationsbedürftigkeit aus Routinedaten der Gesetzlichen Krankenversicherung. Publikation des Instituts für Supervision, Institutionsberatung und Sozialforschung. Frankfurt/M

Behrens J, Frentzel-Beyme R (1997) Berufsrisikoforschung mit Daten der Gesetzlichen Krankenversicherung unter besonderer Berücksichtigung der Missklassifikation. In: Ferber L v (Hrsg) Public Health Forschung mit Gesundheits- und Sozialdaten – Stand und Perspektiven. Schriftenreihe Forum Sozial- und Gesundheitspolitik Bd 11. Asgard, Sankt Augustin, S 113–118

Bolm-Audorf U, Siegrist J (1982) Beruf, Berufsstellung, Arbeitsbelastungen und andere Merkmale der Erwerbstätigkeit bei akutem Myocardinfarkt. In: Friczewski F et al. (Hrsg) Arbeitsbelastung und Krankheit bei Industriearbeitern. Campus, Frankfurt am Main

Brecht JG (Hrsg) (1990) Aufbau einer Gesundheitsberichterstattung (1990) Bestandsaufnahme und Konzeptvorschlag. Endbericht. Forschungsgruppe Gesundheitsberichterstattung. Bd. II–III, Asgard, Sankt Augustin

Brenner HM (1998) Outcome-Forschung und Evidence Based Medicine – Beispiele aus den USA. Vortrag auf der Tagung des Berliner Zentrums Public Health und der Gesellschaft für Versicherungswissenschaft und -gestaltung e. V. am 25.06.1998 in Berlin

Bundesanstalt für Arbeit (BA) (Hrsg) (1996) Berufliche Rehabilitation. Arbeits- und Berufsförderung Behinderter im Jahre 1995. Beilage zu: Amtliche Nachrichten der Bundesanstalt für Arbeit. BA, Nürnberg

Bundesminister für Arbeit und Sozialordnung (Hrsg) (1981) Schichtenspezifische Versorgungsprobleme im Gesundheitswesen. Forschungsbericht Gesundheitsforschung Nr. 55. Bundesministerium für Arbeit und Sozialordnung, Bonn

Bundesministerium für Gesundheit (BMG) (Hrsg) (1997) Die gesetzliche Krankenversicherung in der Bundesrepublik Deutschland im Jahre 1996. Statistischer und finanzieller Bericht. BMG, Bonn

Bundesversicherungsanstalt für Angestellte (BfA) (Hrsg) (1997) KTL, Klassifikation therapeutischer Leistungen in der medizinischen Rehabilitation. BfA, Berlin

Egner U, Gerwin H, Müller-Fahrnow W, Schliehe F (1998) Das Qualitätssicherungsprogramm der gesetzlichen Rentenversicherung für den Bereich der medizinischen Rehabilitation - Konzept, Stand der Umsetzung und Perspektiven. Die Rehabilitation 37, Suppl 1, Juni 1998, S 2-7

Ferber L v, Behrens J (Hrsg) (1997) Public Health Forschung mit Gesundheits- und Sozialdaten - Stand und Perspektiven. Asgard, Sankt Augustin

Gattermann F (1985) Über den Zusammenhang von Krankheit und Beruf, Erwerbsunfähigkeitsrenten-Zugänge und Heilbehandlungen der Jahre 1977 bis 1980 in der Bundesrepublik Deutschland als Indikatoren berufsspezifischer Morbidität. Med. Diss., Heidelberg

Hansmeier T, Müller-Fahrnow W, Klosterhuis H, Spyra K (1997) Kosten-Nutzen-Bewertung der medizinischen Rehabilitation der RV und die Auswirkungen des WFG. Die Angestellten Versicherung 44: 226–233

Häussler B, Mall W (1994) Schlaganfallversorgung in Rheinland-Pfalz. Teil 1: Bestandsaufnahme der Versorgungsstruktur. Ministerium für Arbeit, Soziales, Familie und Gesundheit (Hrsg) Schriftenreihe „Gesundheitswesen/Gesundheitsberichterstattung". Institut für Gesundheits- und Sozialforschung (IGES), Mainz

Hauptverband der gewerblichen Berufsgenossenschaften (HVBG), Bundesverband der Unfallversicherungsträger der öffentlichen Hand (BAGUV), Bundesverband der landwirtschaftlichen Berufsgenossenschaften (BLB) (Hrsg) (1995) Reha 93. Rehabilitation und Rehabilitations-Statistik in der gesetzlichen Unfallversicherung 1993. HVBG, Sankt Augustin

Irle H, Klosterhuis H, Grünbeck P (1998) Sozialmedizinische Prognose nach stationärer medizinischer Rehabilitation in der Angestelltenversicherung. Praxis Klinische Verhaltensmedizin und Rehabilitation 42: 51–60

Jacobs K, Kohli M (1990) Der Trend zum frühen Ruhestand. Die Entwicklung der Erwerbsbeteiligung der Älteren im internationalen Vergleich. WSI-Mitteilungen 43(8): 498–509

Klosterhuis H (o. J.) Berliner MSK-Studie. Eine empirische Untersuchung der BfA zur Rehabilitation bei muskulo-skelettalen Krankheiten. Kommentierter Materialienband. Bundesversicherungsanstalt für Angestellte (BfA) (Hrsg). BfA, Berlin

Klosterhuis H (1992) Evaluation von Rehabilitationsmaßnahmen auf der Basis von Routinedaten der Rentenversicherung. In: Häussler B (Hrsg) Sozialmedizinische Ansätze der Evaluation im Gesundheitswesen. Bd. 2: Qualitätssicherung in der ambulanten Versorgung und medizinischen Rehabilitation. Springer, Berlin, S 198–207

Klosterhuis H (1994) Inanspruchnahme von Rehabilitationsleistungen im Kontext von regionalisierten Gesundheits- und Sozialdaten. In: Müller-Fahrnow W (Hrsg) Medizinische Rehabilitation. Versorgungsstrukturen, Bedarf und Qualitätssicherung. Juventa, Weinheim München

Klosterhuis H, Müller-Fahrnow W (1993) Sozialschicht und Sterblichkeit bei männlichen Angestellten aus den alten Bundesländern. In: Mielck A (Hrsg) Krankheit und soziale Ungleichheit, Ergebnisse der sozialepidemiologischen Forschung in Deutschland. Leske u. Budrich, Opladen, S 319–330

Klosterhuis H, Nischan P (1997) Medizinische Rehabilitation bei chronisch-entzündlichen Darmerkrankungen - Inanspruchnahme und sozialmedizinische Prognose. Zeitschrift für Gastroenterologie 3: 93–103

Landesinstitut für den öffentlichen Gesundheitsdienst des Landes Nordrhein-Westfalen (LÖGD) (Hrsg) (1996) Gesundheitsberichterstattung. Indikatoren zum Gesundheitszustand der Bevölkerung Nordrhein-Westfalens. Themenfeld 3 des Indikatorensatzes für den Gesundheitsrahmenbericht der Länder, Bd. 8/1996. LÖGD, Bielefeld

Löffler HE, Müller-Fahrnow W, Schuntermann MF, Dinkloh H (1988) Die Rehabilitations-Verlaufsstatistik. Ergebnisse eines Forschungsprojektes zur Epidemiologie in der medizinischen Rehabilitation. Teil I: Die Reha-Wiederholungsquote. Deutsche Rentenversicherung, 12/1998: 696–733

Ministerium für Arbeit, Gesundheit und Soziales des Landes Nordrhein-Westfalen (MAGS) (Hrsg) (1995) Gesundheitsreport. Nordrhein-Westfalen 1994. LÖGD, Bielefeld

Müller-Fahrnow W, Löffler HE, Schuntermann MF, Klosterhuis H (1989) Die Rehabilitations-Verlaufsstatistik. Ergebnisse eines Forschungsprojektes zur Epidemiologie in der medizinischen Rehabilitation. Teil II: Die sozialmedizinische Prognose. Deutsche Rentenversicherung, 3/1989: 170–207

Müller-Fahrnow W (1990) Forschungsstrategien im Bereich der medizinischen Rehabilitation und Frühberentung - sozialepidemiologische Analysen auf der Basis von Routinedaten der Rentenversicherung. In: Koch U et al. (Hrsg) Evaluationsforschung. Bewertungsgrundlage von Sozial- und Gesundheitsprogrammen. Springer, Heidelberg, S 205–217

Müller-Fahrnow W (1992) Reha-Verlaufsstatistik als Evaluationsinstrument der Rentenversicherung. In: Häussler B et al. (Hrsg) Sozialmedizinische Ansätze der Evaluation im Gesundheitswesen. Bd. 2: Qualitätssicherung in der ambulanten Versorgung und medizinischen Rehabilitation. Springer, Heidelberg, S 208–220

Müller-Fahrnow W (1994) Die Berliner KHK-Studie - eine empirische Untersuchung zur Phase I-III bei koronarer Herzkrankheit. In: Müller-Fahrnow W (Hrsg) Medizinische Rehabilitation. Bedürftigkeit, Versorgungsstrukturen und Evaluationsforschung. Juventa, Weinheim München, S 69–85

Müller-Fahrnow W, Klosterhuis H (1994) Beendigung des Erwerbslebens bei pflichtversicherten Angestellten - neue sozialepidemiologische Ergebnisse aus der Reha-Verlaufsstatistik. In: Behrend C (Hrsg) Frühinvalidität - ein „Ventil" des Arbeitsmarkts? Berufs- und Erwerbsunfähigkeitsrenten in der sozialpolitischen Diskussion, S. 49–75. Deutsches Zentrum für Altersfragen, Berlin

Raspe HH (1996) Systemische Defizite in der Medizinischen Rehabilitation von chronisch Rheumakranken. In: Schott T et al. (Hrsg) Neue Wege in der Rehabilitation. Juventa Verlag, Weinheim München, S 66–78

Rehfeld U, Scheitl O (1985) Rehabilitation der Rentenversicherung - Die wichtigsten quantitativen Entwicklungen im Blickwinkel der demographischen, konjunkturellen und gesetzlichen Änderungen. Deutsche Rentenversicherung, 10–11/1985: 662–710

Rehfeld U, Scheitl O (1991) Sterblichkeit und fernere Lebenserwartung von Rentnern der gesetzlichen Rentenversicherung - aktuelle Ergebnisse für 1986/1988 und Bilanz zum bisherigen Forschungsstand. Deutsche Rentenversicherung 4–5/1991: 289–320

Rehfeld U (1994) Zur quantitativen Entwicklung des Frühberentungsgeschehens in der Bundesrepublik Deutschland. In: Behrend C (Hrsg) Deutsches Zentrum für Altersfragen. Frühinvalidität - ein „Ventil" des Arbeitsmarkts? Beiträge zur Gerontologie und Altenarbeit, Bd. 90, S. 19–48, Berlin

Rehfeld U, Bütefisch T (1996) Rehabilitation: Rückgang im Westen - gebremster Zuwachs im Osten. Zur Entwicklung von Fallzahlen, Strukturen und Kosten. Deutsche Rentenversicherung 10–11/1996: 734–751

Reimann A, Egner U, Schäfer A (1998) Anträge auf Rehabilitationsleistungen drastisch gesunken. Die Angestelltenversicherung 45: 171–183

Rische H, Löffler HE (1998) Rehabilitationsbedarf höher als Rehabilitationsinanspruchnahme - Ergebnisse einer Versichertenbefragung der BfA und der LVA Sachsen. Die Angestelltenversicherung 45: 394–404

Scheitl O (1991) Die Reha-Berichterstattungen der Rentenversicherung - Ziele, Konzepte und neuere Entwicklungen im Überblick. Deutsche Rentenversicherung, 10–11/1991: 660–681

Schliehe F (1989) Prozessdaten- und Wirkungsanalysen in der Rentenversicherung - Ein Beitrag zur Diskussion um die Gesundheitsberichterstattung. Deutsche Rentenversicherung, 8–9/1989: 530–535

Schliehe F, Haaf HG (1996) Zur Effektivität und Effizienz der medizinishen Rehabilitation. Deutsche Rentenversicherung, 10–11/1996: 666–689

Schuntermann MF, Löffler HE, Müller-Fahrnow W, Braun R (1990) Die Rehabilitations-Verlaufsstatistik. Ergebnisse eines Forschungsprojektes zur Epidemiologie in der medizinischen Rehabilitation. Teil III: Die Reha-Anamnese. Deutsche Rentenversicherung, 2/1990: 66–100

Sommhammer B (1994) Dokumentationsstandards therapeutischer Leistungen in der medizinischen Rehabilitation als Bestandteil der Versorgungsforschung und Qualitätssicherung. In: Müller-Fahrnow W (Hrsg) Medizinische Rehabilitation. Bedürftigkeit, Versorgungsstrukturen und Evaluationsforschung. Juventa, Weinheim München, S 55–58

Statistisches Bundesamt (Hrsg) (1998 a) Gesundheitsbericht für Deutschland. Metzler-Poeschel, Stuttgart

Statistisches Bundesamt (Hrsg) (1998 b) Rehabilitationsmaßnahmen (1998) (letztmalig über das Erhebungsjahr 1995) Fachserie 13: Sozialleistungen, Reihe 5.2. Metzler-Poeschel, Stuttgart

Verband Deutscher Rentenversicherungsträger (VDR) (Hrsg) (1997) VDR-Statistik Rehabilitation 1996. VDR, Frankfurt am Main

Wille G, Müller-Fahrnow W, Pallenberg C (1991) BU- und EU-Renten bei Angestellten und Arbeitern unter besonderer Berücksichtigung von Berufen, Krankheiten und medizinischer Rehabilitation. Zeitschrift für die gesamte Versicherungswirtschaft, Bd 80, S 421–443

Kapitel 26

Datenbanken in der Rehabilitationsforschung 26

C. Behles, H. Schweim

26.1 Einleitung

Im Rahmen des Einsatzes und des Nutzens moderner Informationstechnologien in den Rehabilitationswissenschaften lassen sich zwei grobe Richtungen bestimmen: Die erste, die Gegenstand dieses Kapitels ist, beschreibt Informationssysteme als Datenlieferanten für die Rehabilitationswissenschaften; die zweite wissensbasierte Techniken zur Informationsverarbeitung in der Rehabilitationsforschung.

Die Erkenntnisse in den Rehabilitationswissenschaften unterliegen, wie in allen biowissenschaftlichen Fächern, einem rasanten Wandel. Wurden im Jahr 1980 1677 Artikel auf diesem Gebiet publiziert, waren es 1997 bereits etwa doppelt so viele (3239 Artikel).[1] Der Alltag wird geprägt von einer gigantischen Publikationsmenge, deren Qualität häufig nicht einschätzbar ist, von einer intransparenten Forschungslandschaft, deren Aktivitäten unüberschaubar geworden sind, und von Entscheidungssituationen ohne ausreichende Informationen. Schon ein umfangreicheres Thema oder ein interdisziplinäres Arbeitsgebiet führen zu einem Informationsproblem, das nur durch ein effizientes Informationsmanagement adäquat bewältigt werden kann.

Als ein Werkzeug zur schnellen und gezielten Beschaffung von Informationen bieten sich heute vor allem elektronische Datenbanken an. Im Rahmen der Entwicklung dieser Informationssysteme konnten wesentliche Probleme gelöst werden: Eine Suche kann heute technisch oft ohne einen „Datenbank-Spezialisten" geplant und durchgeführt werden. Sie ist aufgrund der besseren Möglichkeiten der Datenfernübertragung und der technischen Leistungssteigerung der Arbeitsplatzcomputer weniger zeitaufwendig und billiger.

In diesem Kapitel sollen Grundbegriffe dieser Informationssysteme dargestellt sowie ihre Möglichkeiten und Grenzen erläutert werden. Eine systematische Darstellung würde sowohl diesen Rahmen sprengen als auch die Zeit des Lesers überbeanspruchen. Darauf wird hier verzichtet und stattdessen ein pragmatischer Ansatz anhand verschiedener Beispiele aus der Praxis gewählt. Aus den gleichen Gründen wird vielfach auf Informationen verwiesen, die im Internet verfügbar sind.

26.2 Grundbegriffe

Eine kurze und pragmatische Betrachtung der Begriffe:

Eine Datenbank ist nach Brockhaus ein: „... System zur Speicherung von ... Daten".[2] Es muß daher zum einen über ein Datenendgerät, beispielsweise ein PC, und zum anderen über ein Speichermedium verfügen, z.B. eine Festplatte oder eine CD-ROM. Eine weitere Eigenschaft ist nach K. Laisiepien die Fähigkeit zur „...Suche im Speicher...".[3] Das beinhaltet den Zugriff

[1] Ergebnis einer Recherche in MEDLINE mit dem MeSH-Begriff „REHABILITATION"
[2] Brockhaus Enzyklopädie, 19. Auflage, Band 5, Seite 152
[3] Laisiepien K. et al.: Grundlagen der praktischen Information und Dokumentation, 2. Auflage, KG Saur, München, 1980

auf das Speichermedium und die Analyse dieser Informationen entsprechend vorgegebener Suchkriterien und die Steuerung dieses Prozesses durch ein Programm.

Zusätzliche Aufschlüsse über die Inhalte biowissenschaftlicher Datenbanken gibt die Betrachtung der ihr zugrundeliegenden Informationsflüsse. Im Prozess der Informationsverarbeitung ist dabei die Produktion von Informationen durch Forscher von der Dokumentation (Sammeln, Analyse, Synthese) durch Datenbankproduzenten sowie der Dissemination durch Datenbankanbieter zu unterscheiden. Diese Differenzierung ist insbesondere für das Verständnis von Qualität und Haftung wissenschaftlicher Fachinformation notwendig.

Die Abfrage elektronischer Informationssysteme erfolgt über Datenendgeräte, die die Eingabe und Ausgabe des Nutzers sichtbar machen; wurden früher einfache Terminals verwendet, so sind sie mittlerweile durch Arbeitsplatzcomputer mit selbständigen Recheneinheiten verdrängt worden, die über zusätzliche Funktionen verfügen (z. B. Speicherung und Weiterverarbeitung des Suchergebnisses).

Für den Zugriff auf räumlich entfernte Datenbestände werden Modems und Telekommunikationsnetze benötigt. Das Modem (Modulator-Demodulator) wandelt die digitalen Signale des Arbeitsplatzcomputers in analoge Hochfrequenzsignale um, so dass diese in Telekomunikationsnetzen übertragen werden können. Umgekehrt werden ankommende Signale vom Modem in digitale Signale umgesetzt, um vom Arbeitsplatzcomputer verarbeitet zu werden. Beispiele für Telekommunikationsnetze sind: DATEX-P, DATEX-P, BTX, ISDN, INTERNET, Telefon.

Datenbestände, die lokal am Arbeitsplatz genutzt werden sollen, müssen auf einem Speichermedium zur Verfügung gestellt werden. Als Beispiel eines solchen Mediums sei die CD-ROM (Compact Disk-Read Only Memory) erwähnt, welche die Daten mit Hilfe der Lasertechnik in digitaler Form optisch speichert.

26.3 Technische Voraussetzungen

Durch den technischen Fortschritt werden heute vielfältige Möglichkeiten der Informationssuche angeboten, so dass entsprechend der Anforderungen am jeweiligen Arbeitsplatz, *wie Funktionalität und Kostenstruktur*, in der Regel eine befriedigende Lösung für den Nutzer gefunden werden kann. Die zur Verfügung stehenden Systeme lassen sich im Wesentlichen in drei Gruppen einteilen:

1. Die benötigten wissenschaftlichen Informationen werden lokal am jeweiligen Arbeitsplatz zur Verfügung gestellt (z. B. auf CD-ROM oder Festplatte).
2. In größeren organisatorischen Einheiten können die benötigten Informationen auch innerhalb eines Netzwerks zentral für mehrere Nutzer angeboten werden.

3. Es besteht für den Nutzer die Möglichkeit, über Telekommunikationsnetze auf extern vorhandene Informationsbestände zugreifen zu können, die durch Computer der Anbieter (HOST) zur Verfügung gestellt werden.

Allen Möglichkeiten ist gemein, dass für die Abfrage der Datenbanken ein Datenendgerät, zur Zeit meist ein Arbeitsplatzcomputer, zum Einsatz kommt. Für die normalen Anforderungen der Informationssuche genügen in der Regel Personal Computer mit heute üblicher Standardausstattung; besondere Anforderungen an die Weiterverarbeitung, wie z. B. Aufbau einer eigenen größeren Dokumentation, können jedoch leistungsstärkere Geräte erfordern.

Eine pauschale Beurteilung der jeweiligen Systeme ist nicht möglich; vielmehr muss die Entscheidung unter Berücksichtigung der Anforderungen am jeweiligen Arbeitsplatz getroffen werden. Hierbei sind die folgenden Kriterien zu beachten: Datenintegrität, Datenschutz, Leistungsfähigkeit, Verfügbarkeit, Benutzerfreundlichkeit und Toleranz des Systems sowie die Bereitstellung weiterer Dienstleistungen durch den Informationsanbieter (z. B. Profildienste (regelmäßige, automatische, themenbezogene Recherchen), Duplikateliminierung, Online-Literaturbestellung, bibliometrische Analysen usw.). Weitere Ausführungen sind der folgenden Veröffentlichung zu entnehmen: C. Behles: Structuring databases and communication of information (http://www.dimdi.de/germ/vortraege.htm).

Neben diesen allgemeinen Voraussetzungen ist zu berücksichtigen, dass einzelne Datenbanken nur über ein Medium bzw. einen technischen Zugang angeboten werden. Bei wichtigen Informationenquellen ist diese Ausstattung zu berücksichtigen.

26.4 Recherche

26.4.1 Suchprogramme

Suchprogramme ermöglichen u. a. die Vorbereitung einer Suche durch Bereitstellung relevanter Informationen (z. B. Schlagwörter) und die Formulierung des Suchalgorithmus, die Durchführung der Recherche sowie die Weiterverabeitung des Ergebnisses (z. B. Ausgabe des Suchergebnisses oder Bestellung des Originalartikels).

Sie werden in Form von menügesteuerten Benutzerführungen oder als Kommandosprache angeboten. Beispiele können aus Tabelle 26.1 ersehen werden.

Während die Benutzerführungen den unerfahrenen Benutzer bei seiner Suche unterstützen und Fehler vermeiden helfen, erweisen sich die Kommandosprachen für den professionellen Nutzer als flexible und effiziente Instrumente. Im Allgemeinen steht der Aufwand zum Erlernen der Kommandos und der Sprachstruktur in keinem Verhältnis zur Zeitersparnis und zur Spezifität des Ergebnisses im Vergleich zu den menügesteuerten Systemen. Dies kommt vor allem bei komplexen Fragestellungen zum Tra-

Tabelle 26.1. Suchprogramme

Anbieter	Produkt
Silverplatter	SPIRS™
ARIES Medical Knowledge	Knowledge Finder®
The Dialog Corporation™	Dialog™
DIMDI	GRIPS®
STN	Messenger

gen. Informationen zu den Suchprogrammen werden von den jeweiligen Datenbankanbietern bereitgestellt (z. B. Kurzbeschreibung der GRIPS®-Kommandos (Pocket Guide).

Als Beispiele für menügestützte Systeme können die freien MEDLINE Angebote der NLM oder des DIMDI im Internet betrachtet werden (http: //www.nlm.nih.gov/databases/ freemedl.html).

26.4.2 Durchführung der Suche

Allgemeiner Ablauf des Suchprozesses

Am Anfang einer Suche steht die Analyse und Übersetzung des wissenschaftlichen Problems in umschriebene Fragestellungen, die einer Datenbankabfrage zugänglich sind. Unter Berücksichtigung der Thematik erfolgt dann die Auswahl der benötigten Informationsbestände (Datenbanken, Informationsangebote im Internet, Bibliografien u. a.). Anschließend wird unter Berücksichtigung des technischen Designs des jeweiligen Informationssystems die Suche formuliert und prozessiert. Abschließend ist die Bewertung der so gewonnenen Informationen unabdingbar, da so Fehler in den vorhergehenden Arbeitsschritten festgestellt werden können bzw. eine inadäquate Datenlage Konsequenzen für das weitere Vorgehen haben kann (z. B. Berücksichtigung zusätzlicher Informationsquellen oder Abbruch des Vorhabens aufgrund unzureichender Datenlage).

Zur Illustration *dieser theoretischen Darstellung* soll ein praktisches Beispiel dienen:

Ein Patient mit Zustand nach Myokardinfarkt soll im Rahmen seiner Rehabilitation einem Belastungsprogramm unterzogen werden. In der Visite fragt er nach den Risiken dieser Therapie. *Da die anwesenden Ärzte nicht über den aktuellen wissenschaftlichen Stand informiert sind*[4], wird eine orientierende Datenbanksuche zu diesem Problem vereinbart.

[4] Es handelt sich um ein irreales Beispiel.

Analyse der Fragestellung

Am Anfang steht die inhaltliche Analyse des Problems und die Formulierung der wissenschaftliche Fragestellung. Sie könnte für das o.g. Beispiel folgendermaßen formuliert werden: „Welche Nebenwirkungen treten wie oft im Rahmen eines Belastungsprogramms bei der Rehabilitation von Patienten nach Myokardinfarkt auf?"

Es schließt sich die Analyse der Fragestellung mit der Identifizierung der einzelnen Konzepte und deren logischen Beziehung untereinander an. Das folgende Mengendiagramm soll dies veranschaulichen (Abb. 26.1).

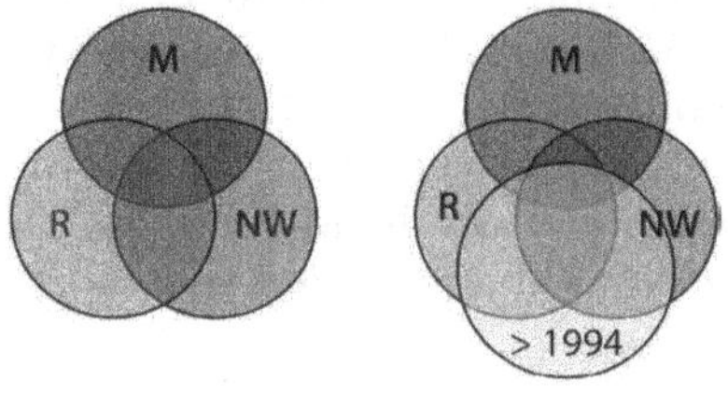

Abb. 26.1. Analyse einer Fragestellung (Teilaspekte und Beziehungen)

Der Kreis M symbolisiert hierbei die Menge aller Publikationen über den Myokardinfarkt, der Kreis R über rehabilitative Maßnahmen unabhängig von der Erkrankung und der Kreis NW über Nebenwirkungen diagnostischer und therapeutischer Maßnahmen am Menschen. Das Ergebnis der Suche wird durch ihre gemeinsame Schnittmenge dargestellt. (Die Erweiterung der Suche um die Indikation „Koronare Herzkrankheit" (bei noch nicht erfolgtem Herzinfarkt) könnte bei der Problemstellung in Betracht gezogen werden.)

Als nächster Schritt kann das Beispiel mittels formaler Kriterien weiter eingeschränkt werden (deutschsprachige Arbeiten, nach 1994 publiziert). Die gemeinsame Schnittmenge sämtlicher 4 Kreise stellt das gesuchte Ergebnis dar: alle 4 Kriterien müssen erfüllt sein.

Auswahl der Datenbanken

Bei der Entscheidung, in welchen Informationsbeständen gesucht werden soll, spielt neben der bereits besprochenen technischen Infrastruktur die Verfügbarkeit der verschiedenen Datenbestände und deren Inhalte eine wesentliche Rolle. So enthalten manche Datenbanken lediglich bibliografische Angaben, andere Zusammenfassungen der Autoren und schließlich gibt es Datenbestände, die die gesamte Studienbeschreibung als Volltext beinhalten.

Auch innerhalb eines Informationssystems kann eine Auswahl der Datenbanken notwendig sein. So können z.B. beim Zugriff auf DIMDI zahlreiche Datenbanken gleichzeitig durchsucht werden. Hierunter befinden sich jedoch Datenbanken mit höchst unterschiedlichen Inhalten, wie klinische Medizin, Weinanbau oder Verpackungstechnik.

Die Auswahl der Datenbanken wird teilweise durch eine inhaltliche Vorselektion und Bündelung von thematisch ähnlichen Datenbeständen zu sog. Clustern unterstützt. So enthält der Cluster „XMED" (DIMDI) 21 Datenbanken, u.a. MEDLINE, EMBASE, SCISEARCH, SOMED und GEROLIT. Bei fehlenden Kenntnissen der Datenbanken bietet sich eine orientierende Analyse des gesamten Bestandes oder eines Clusters mittels eines relevanten Suchbegriffes an. Die Anzahl der Dokumente, die in der jeweiligen Datenbank gefunden werden, gibt dann einen Hinweis auf deren Bedeutung hinsichtlich der Suche. Schließlich werden die relevanten Datenbanken ausgewählt und damit der gleichzeitige Zugriff auf sie ermöglicht.

Formulierung der Suchkriterien

Nach der Festlegung des Suchkonzeptes und der Auswahl der Datenbanken erfolgt die Übertragung der Suchkriterien unter Berücksichtigung der Datenbankstrukturen und der Syntax des Suchprogramms (s. 26.4.1). Hierbei werden die Suchwörter in denjenigen Abschnitten der Dokumente gesucht, die inhaltliche Informationen enthalten. In Tabelle 26.2 sind als Beispiele einige Abschnitte eines Dokumentes aufgeführt.

Bei dieser Art der Suche stellt sich das Problem der Synonyme, da schon in einer Sprache häufig mehrere Bezeichnungen zu einem Konzept exisitieren (z.B. Morbus Hodgkin, Hodgkin Krankheit, maligne Lymphogranulomatose u.a.). Da überdies meist Arbeiten in mehreren Sprachen berücksichtigt werden sollen, müssten sämtliche nationale und internationale Bezeichnungen in die Suche einbezogen werden. Das Problem wird von einigen Datenbankherstellern durch die Bereitstellung eines Thesaurus, eines speziellen Synonymwörterbuches, gelöst.

Thesauri sind nach DIN 1463 wie folgt definiert: Ein Thesaurus im Bereich der Information und Dokumentation ist eine geordnete Zusammenstellung von Begriffen und ihren (vorwiegend natürlichsprachlichen) Bezie-

Tabelle 26.2. Suchwörter im Abschnitt eines Dokumentes

Abschnitt	Beispiel
Publikationstitel	TI: Zur Therapie und Rehabilitation von Patienten mit Myokarditis.
Abstrakt	AB: From October 1994 to July 1996, 128 patients (30 women, 98 men) participated in an outpatient cardiac rehabilitation program (phase II). ...
Schlagwörter/Thesaurus	CT= ELECTROCARDIOGRAPHY (s. Tabelle 26.3)
Autor	Foerster A; Geissler W;
Wissenschaftliche Einrichtung	CS: Klinik fuer Innere Medizin Theodor Brugsch, Bereiches Medizin (Charite), Humboldt-Universitaet zu Berlin. CS=Universität, Abteilung Rehabilitation
Zeitschriftentitel	JT: ZEITSCHRIFT FUR ARZTLICHE FORTBILDUNG
Referenzen	RF: BRECK DW, 1974

hungen, die in einem Dokumentationsgebiet zum Indexieren, Speichern und Wiederauffinden dient. Er ist durch folgende Merkmale gekennzeichnet: (a) Begriffe und Bezeichnungen werden eindeutig aufeinander bezogen („terminologische Kontrolle"), indem Synonyme möglichst vollständig erfasst werden, Homonyme und Polyseme besonders gekennzeichnet werden und für jeden Begriff eine Bezeichnung (Vorzugsbezeichnung, Begriffsnummer oder Notation) festgelegt wird, die den Begriff eindeutig vertritt, (b) Beziehungen zwischen Begriffen (repräsentiert durch ihre Bezeichnungen) werden dargestellt."[5].

Hierarchisch aufgebaute Thesauri ermöglichen, durch die Abbildung der Begriffsbeziehungen, eine Suche nach umfassenden Konzepten. Die Bezeichnungen sind dabei in sogenannten Bäumen („Trees") angeordnet. Die Dokumente werden den Bezeichnungen zugeordnet, denen ihr Inhalt entspricht. Ein Artikel, der sich allgemein mit muskuloskeletalen Erkrankungen beschäftigt, würde im MeSH beispielsweise unter MUSCULOSCELETAL DISEASES stehen, ein Artikel über Achondroplasie entsprechend unter ACHONDROPLASIA. In der Baumstruktur wird der Begriff ACHONDROPLASIA als Unterbegriff zu MUSCULOSKELETAL DISEASES geführt. Sollen jetzt in einer Suche z.B. alle Arbeiten über muskuloskeletale Erkrankungen erfasst werden, so ist dies möglich, ohne sämtliche Erkrankungen dieses Formenkreises explizit aufzuführen. In MEDLINE unter Nutzung des MeSH (Medical Subject Headings) und GRIPS® würde die Formulierung folgendermaßen aussehen: FIND CT DOWN MUSCULOSKELETAL DISEASES, wobei FIND CT DOWN die Anweisung ist, sämtliche Unterbegriffe in die Suche miteinzubeziehen.

Die Thesauri sind dem Nutzer häufig nicht bekannt und können aufgrund ihrer Größe auch dem erfahrenen Anwender Probleme bereiten; so besteht der MeSH z.Z. aus ca. 18000 Hauptschlagwörtern. Daher werden für ihre Nutzung meist Hilfen angeboten, wie beispielsweise die Ermittlung relevanter Schlagwörter für ein Suchkonzept durch das System oder durch die Online-Bereitstellung von Informationen wie Definitionen und Anwendungsbereich (Publikationsjahr oder Syntax).

Zur differenzierteren Erschließung der Information sind teilweise noch weitere Indexierungssysteme mit diesen Thesauri verbunden. So werden bei MEDLINE und EMBASE sog. „Qualifier" als zusätzliche Bezeichnung für die Ausrichtung eines Artikels verwendet. Artikel, die sich bspw. mit Diagnose oder Rehabilitation beschäftigen, erhalten den Qualifier DIGNOSIS bzw. REHABILITATION. Um eine gezielte Suche zu ermöglichen werden die Qualifier mit den MeSH- bzw. EMTREE-Begriffen verknüpft. So lautet die Formulierung für das Suchkonzept „Rehabilitation nach Myokardinfarkt" bei MEDLINE: „FIND CT=MYOCARDIAL INFARCTION/REHABILITATION". Es handelt sich hierbei nicht um eine spezifischere Suchstrategie, sondern die einzig korrekte, da die vermeintliche Alternative (FIND CT=MYOCARDIAL INFARCTION AND CT=REHABILITATION) zu einem unzureichenden Ergebnis führt (2883 gegenüber 46 Artikel).

---

[5] DIN 1463 Teil 1: Erstellung und Weiterentwicklung von Thesauri. Einsprachige Thesauri, Berlin, 1982, Seite 12

Tabelle 26.3. Beispiel für Schlagwortverzeichnisse/Thesauri

Schlagwortverzeichnis/Thesaurus	Datenbank	Beispiel
Medical Subject Headings (MeSH)*	MEDLINE	CT=MYOCARDITIS
Medical Subject Headings-Supplementary Chemical Records	MEDLINE	TE=COCAINE
Qualifier**	MEDLINE, EMBASE	QF=Rehabilitation; QF=Rehabilitation
EMTREE*	EMBASE	CT=HYPERTENSION
EMTAGS	EMBASE	IT=THERAPY
EMCLAS	EMBASE	ET=SURGERY
Drug Trade Name	EMBASE	DN=ADALAT
Index Terms (Author's Keywords)**	SCISEARCH	IT=PHYSICAL ACTIVITY
Journal Subject Term	SCISEARCH	JST= Rehabilitation
Uncontrolled Term**	SCISEARCH; GEROLIT	UT=COMPREHENSIVE REHABILITATION; UT=ANGEHOERIGEXX
Schlagwortliste zur Sozialen Gerontologie und Altenarbeit	GEROLIT	CT=BEWEGUNGSTHERAPIE
Schlagwortliste zur Sozialen Gerontologie und Altenarbeit-Methoden	GEROLIT	CM=EMPIRISCH
Thesaurus of Psychological Index Terms	PSYCINFO, PSYNDEX	CT=PSYCHOSOCIAL REHABILITATION
SOMED-Thesaurus	SOMED	CT=FRUEHMOBILISATION
Schlagwortliste für die Sozialwissenschaften	SOLIS	CT=BERUFLICHE REHABILITATION
Schlagwortliste für die Sozialwissenschaften – Deskriptorenliste zur methodischen Vorgehensweise	SOLIS	CM=EMPIRISCH

In Ergänzung zum Qualifier, der im weitesten Sinne das Konzept des Artikels beschreibt (Diagnose, Therapie, Medikament, etc.) kann bei manchen Datenbanken der inhaltliche Schwerpunkt einer Arbeit ebenfalls in Verbindung mit den Begriffen des Thesaurus angegeben werden. Diese „Gewichtung" führt zu Arbeiten, in denen der gesuchte Sachverhalt Hauptgesichtspunkt der Dokumente ist. Bei MEDLINE unter GRIPS® werden beispielsweise mit dem Ausdruck : „FIND CT=MYOCARDIAL INFARCTION/REHABILITATION/W1" Publikationen ausgeschlossen, bei denen dieses Thema nur gestreift wird (2883 gegenüber 1977 Artikel). Siehe Tabelle 26.3.

Durch formale Kriterien kann das Suchergebnis weiter eingeschränkt werden. So sind eventuell nur aktuelle Publikationen von Interesse oder es sollen nur Übersichtsarbeiten berücksichtigt werden. Zur Eingrenzung können diese formale Kriterien nur verwendet werden, wenn sie in der Datenbank verfügbar sind.

In Tabelle 26.4 sind häufig vorhandene formale Kriterien angegeben.

Tabelle 26.4. Häufig vorhandene formale Kriterien

Kriterium	Beispiel
Publikationsjahr	PY>1994
Erscheinungsmonat im Index Medicus	ST=8904/IMD
Dokumentationstyp	DT=Reviews
Sprache	LA=German
Abstrakt Indikator (Online-Abstrakt vorhanden)	AI=?
Erscheinungsland der Publikation	CY=UNITED STATES
Zeitschriftentitel	JT=Deutsche Medizinische Wochenschrift
Priorität der Zeitschrift	JP=1
Autor	AU=Monteverdi C
Land der Wissenschaftlichen Einrichtung	CCO=SWEDEN
Anzahl der Referenzen	RN:33

Zurück zu der Frage nach Nebenwirkungen eines Belastungsprogramms im Rahmen einer Rehabilitation nach Myokardinfarkt. Es soll eine spezifischen Suche nach deutschsprachigen Artikeln über die Rehabilitation nach Myokardinfarkt ab dem Jahr 1995 durchgeführt werden. Die Formulierung würde in GRIPS® wie folgt lauten:

FIND CT DOWN MYOCARDIAL INFARCT/REHABILITATION/W1 AND CT DOWN EXERCISE THERAPY/ADVERSE EFFECTS AND LA=GERMAN AND PY>1994

Orientierende Kontrolle der Suchstrategie und des Ergebnisses

Das u. U. umfangreiche Ergebnis sollte vor der Ausgabe kontrolliert werden, da hierdurch Arbeitszeit und Kosten vermieden werden, die durch die Weiterbearbeitung unnützer Informationen oder unvollständiger Ergebnisse entstehen.

In der Regel besteht die Möglichkeit der Ausgabe einer Tabelle, die für jeden einzelnen Schritt der Suche die Anzahl der Treffer angibt. Wenige oder fehlende Treffer sowie unregelmäßige Verteilungen bezüglich Publikationszeiträumen oder einzelner Datenbanken, (bei Verwendung mehrerer Dokumentationen) lassen logische und syntaktische Fehler erkennen. Das Suchprofil des o. g. Beispiels zeigt, dass durch die formalen Einschränkungen (Publikationsjahr und Sprache) kein Artikel mehr gefunden wird (Tabelle 26.5)

Tabelle 26.5. Trefferangaben bei den einzelnen Suchschritten

Statement	Treffer	Befehle
1.00	2886	FIND CT D MYOCARDIAL INFARCT/Rehabilitation
2.00	129	FIND CT DOWN EXERCISE THERAPY/ADVERSE EFFECTS
3.00	19	FIND 1 AND 2
4.00	2	FIND 3 AND PY>1994
5.00	0	FIND 4 AND LA = GERMAN

Weiterhin bietet sich die Möglichkeit, durch eine Stichprobe des Ergebnisses einen orientierenden Eindruck bezüglich Spezifität und Sensitivität der Suchstrategie zu erhalten. Für den Suchschritt 3 erhielte man u.a. folgende Artikel:
- Stewart KJ: Safety and efficacy of weight training soon after acute myocardial infarction.
- Vongvanich P: Safety of medically supervised exercise in a cardiac rehabilitation center.
- Reinke A: Erhöhtes Risiko der Bewegungstherapie bei stummer Myokardischaemie?

Weiterverarbeitung

Aufgrund der vielfältigen Möglichkeiten der Weiterverarbeitung des Suchergebnisses sollen wiederum nur einige Aspekte herausgehoben werden.

Bei der Ausgabe der Ergebnisse sollten Steuerungsmöglichkeiten zur Verfügung stehen, die es beispielsweise erlauben nur bestimmte Dokumente oder Teile des Gesamtergebnisses auszugeben. Die benötigten Abschnitte der Dokumente sollten wählbar sein; so braucht ein Nutzer eventuell nur bibliografische Angaben, ein anderer dagegen alle Angaben inklusive der Schlagwörter für den Aufbau einer eigenen Datenbank. Für die Weiterverarbeitung in anderen Programmen sollte die Ausgabe in maschinenlesbaren Formate vorhanden sein. Die Ausgabemedien (Online, Diskette, Bänder, E-Mail, FTP, usw.) sollten entsprechend den individuellen Bedürfnissen wählbar sein und zur Senkung der Kommunikationskosten die Möglichkeit einer Offline-Ausgabe bestehen. Weitere Kostenreduzierungen sind durch die maschinelle Eliminierung von Duplikaten möglich, die bei der simultanen Nutzung mehrerer Datenbanken in das Suchergebnis gelangen. Insbesondere bei der Nutzung großer Literaturdatenbanken, die eine mehr oder weniger starke Überlappung der dokumentierten Publikationen aufweisen, lassen sich Kosten für die Nutzung der Datenbanken bzw. Personalkosten für die manuelle Entfernung der Duplikate sparen.

Schließlich sollte die Online-Bestellung von Publikationen möglich sein, um an die benötigte Information schnell und ohne Arbeitsaufwand zu gelangen.

26.5 Preisstruktur

Die Preisstrukturen sind so vielfältig wie das Spektrum der Informationsangebote und deren Anbieter.

Kostenlos werden zur Zeit im Wesentlichen Informationen wissenschaftlicher Einrichtungen insbesondere über das INTERNET angeboten. Das gilt auch für Systeme staatlicher Einrichtungen, wie die Bundesministerien für Arbeit und Sozialordnung (BMA) und für Gesundheit (BMG), und Selbsthilfeorganisationen insbesondere in den USA.

Weitere staatliche Einrichtungen bieten Teile ihrer Informationen entgeldfrei an, so z. B. die National Library of Medicine (NLM) (http://www.nlm.nih.gov/databases/freemedl.html) und das DIMDI (http://www.dimdi.de/).

Bei den kostenpflichtigen Angeboten reicht die Gestaltung der Preise der Datenbankproduzenten und -anbieter von reinen Pauschalen mit zeitlicher Befristung bis zu ausschließlich nutzungsabhängigen Konzepten. Eine ausführliche Darstellung würde den Rahmen dieser Darstellung wiederum sprengen. Als Beispiel seien an dieser Stelle die CD-ROM-Datenbanken genannt, die häufig als Pauschalangebote mit zeitlicher Befristung, jedoch ohne Beschränkung *der Nutzungshäufigkeit* angeboten werden. Als weiteres Beispiel sei die Preisstruktur des DIMDI erwähnt, die sich aus einer festen Verwaltungspauschale und einem nutzungsabhängigen Entgelt zusammensetzt, das sich wiederum aus der Anzahl der abgerufenen Zeichen und Dokumente sowie der Datenbankzugriffe errechnet.

Bei der Kostenbetrachtung sind weiterhin die technische Ausrüstung (Rechner, CD-Laufwerke, Modem), evtl. Kommunikationsgebühren sowie Personal- und Ausbildungskosten zu berücksichtigen. Bei der Einrichtung eines entsprechenden Arbeitsplatzes sollte daher die Anforderungen bezüglich Umfang des Informationsbedarfs (benötigte Datenbanken, Nutzungshäufigkeit, Volumen der Ergebnisse), Qualität (Aktualität, Vollständigkeit und Zuverlässigkeit der Suche) und Weiterverarbeitung des Ergebnisses (Duplikateliminierung, Bestellung der Originaldokumente) analysiert werden.

Bei Fehlen einer entsprechenden Infrastruktur kann auch die Nutzung einer Informationsvermittlungsstelle in Erwägung gezogen werden, die eine entsprechende technische und personelle Infrastruktur anbietet; entsprechende Vorhaltekosten können so eingespart werden (s. 26.6.4.).

Ein allgemeiner Hinweis zur Wertigkeit von Informationen: Die Produktion, Zusammenführung, Aufbereitung und Dissemination von Informationen ist personalintensiv und erfordert somit erhebliche Ressourcen. Diese Ressourcen müssen immer aufgewendet werden. Daher stellt die kostenfreie Bereitstellung von Informationen lediglich eine spezielle Art der Finanzierung dar; sie erfolgt nicht durch Umlage auf die Nutzer, sondern durch andere Kostenträger, beispielsweise durch die Gesellschaft mittels Steuern.

26.6 Qualität

Die Qualität des Informationsmanagements umfasst sowohl den Arbeitsplatz als auch das Ergebnis; nur durch die Bereitstellung einer adäquaten personellen, technischen und organisatorischen Infrastruktur ist effiziente Arbeit und gute Ergebnisqualität möglich. Im Folgenden sollen einige Aspekte der Qualität erörtert werden.

26.6.1 Allgemeine Anforderungen

Eine umfassende Recherche erfordert die Berücksichtigung aller relevanten Dokumentationen bzw. Datenbestände, deren Kenntnis unabdingbar ist. Am Ende des Beitrags folgt daher eine Auflistung einschlägiger Datenbestände. Eine solche Auflistung veraltet schnell und kann aufgrund der Vielfalt der Dokumentationen keinen Anspruch auf Aktualität und Vollständigkeit erheben. Da Datenbestände zu speziellen Themen nicht berücksichtigt werden konnten, sind unter Umständen weitere Informationsquellen in Betracht zu ziehen. Hinweise auf geeignete Datenbestände lassen sich in Literaturdatenbanken (z.B. MEDLINE) finden, wenn sie selber Gegenstand einer wissenschaftlichen Publikation sind. Das Gale Directory[6] und die Datenbank I'm Guide, die entgeltfrei von ECHO im Internet angeboten wird, dokumentieren u.a. ebenfalls Informationsbestände zum Thema Rehabilitation. *Bei aller Technisierung übertrifft häufig das Ergebnis des persönlichen wissenschaftlichen Austausches die vorhergehenden Möglichkeiten.*

Die Beschränkung auf die Datenbank MEDLINE reicht, obwohl oft geübte Praxis, im Allgemeinen für eine umfassende Suche nicht aus. Zur Verdeutlichung sollen die Ergebnisse einer Suche nach Publikationen zum Thema „Rehabilitation nach Myokardinfarkt“ verglichen werden, die in verschiedenen Datenbanken durchgeführt wurde. Der verwendete Suchalgorithmus erhebt keinen Anspruch auf maximale Sensitivität und Spezifität, sondern soll die Zersplitterung der Informationen auf verschiedene Datenbanken darstellen:

FIND (MYOCARDIAL INFRACTION OR HERZINFARKT OR MYOKARDINFARKT) AND (REHABILITATION)[7]

Im Vergleich zu MEDLINE (3454 Artikel) werden im Datenbankcluster XMED[8] weitere 4977 Veröffentlichungen gefunden, d.h. 59% wären bei einer ausschließlichen Suche in MEDLINE nicht gefunden worden (Juli 99).

26.6.2 Anforderungen an den Anbieter

Die Vollständigkeit des Suchergebnisses erfordert insbesondere die Berücksichtigung der aktuellen Informationen, zumal zwischen wissenschaftlichem Projekt und Publikation u.U. eine erhebliche Zeitspanne liegt. Dokumentationen müssen daher regelmäßig und in kurzen Abständen aktualisiert und die zeitnahe Einarbeitung der erschienen Publikationen oder Fakten muss vom Hersteller gewährleistet werden. Hierbei ist zu beachten, dass Produkte derselben Dokumentation unterschiedlich aktuell sind. So können bei MEDLINE zwischen einzelnen Produkten (Index Medicus, CD-ROM- und Online-Angeboten) bezüglich der Aktualität Unterschiede von mehreren Monate bestehen.

---

[6] Gale Directory of Databases, Gale Research Inc; Silver Platter Information (halbjährlicher Update)

[7] Gale Directory of Databases, Gale Research Inc; Silver Platter Information (halbjährlicher Update)

[8] XMED besteht aus 21 Datenbanken zum Thema „Humanmedizin“; eine Auflistung der Datenbanken findet sich im Internet

Die Vollständigkeit verlangt auch die zuverlässige Erfassung und Distribution der Informationen und kann sowohl durch die Hersteller der Dokumentationen als auch durch die Vertreiber beeinträchtigt werden. So sollten Aufnahmekriterien für Informationen, z.B. ein Verzeichnis der erfassten Zeitschriften, festgelegt, veröffentlicht und eingehalten werden. Vertreiber von Datenbankprodukten sollten den Bestand der Dokumentation angeben, der verarbeitet worden ist. Diese Informationen und Voraussetzungen ermöglichen dem Benutzer erst die Einschätzung des tatsächlich durchsuchten Datenbestandes.

Die Zuverlässigkeit erfordert weiterhin die sorgfältige, sachkundige und verantwortungsbewusste Erhebung und Erfassung der Informationen und ihre Beurteilung im Sinne einer Plausibilitätsprüfung. Auf der Seite der Vertreiber ist die technische Zuverlässigkeit zu gewährleisten, d.h. sämtliche Informationen sind ohne Fehler dem Nutzer bereitzustellen und die Datenintegrität ist sicherzustellen (z. B. Abwehr von Manipulation durch Dritte). Die Verantwortlichkeiten für diesen gesamten Arbeitsprozess müssen transparent sein, damit den Ergebnissen vertraut werden kann.

Die Haftung für fehlerhafte Informationen wird jedoch in der Regel weder von den Erstellern noch den Vertreibern übernommen; die Vertragsbedingungen fordern den Nutzer meist zur Überprüfung der Informationen auf (z.B. Dosierungsangaben).

Die Sicherstellung einer ständigen Verfügbarkeit der Informationssysteme ist in der Regel bei der Bearbeitung wissenschaftlicher Fragestellungen der Rehabilitation nicht notwendig und wird daher an dieser Stelle nicht berücksichtigt.

26.6.3 Anforderungen an den Arbeitsplatz

Die Effektivität und Effizienz des Arbeitsplatzes wird im Wesentlichen von der Ausgestaltung und dem Zusammenspiel der beteiligten Komponenten bestimmt: Rechercheur, Endgerät, Datenbasis; bzw. bei Online-Technik zusätzlich Modem, Datenfernübertragungssystem, Host und Datenbank. So beeinflusst z.B. die Geschwindigkeit, mit der das System die Suche durchführen kann, die Höhe der Personalkosten und das zu bewältigende Arbeitsvolumen.

Durch Integration des gesamten Informationsangebots eines Anbieters sollte der Zugriff auf alle Daten gleichzeitig mit einem Befehl möglich sein. Es sollten technisch Funktionen einer Datenbank-übergreifenden Suche implementiert und die Datenbankstrukturen harmonisiert werden (z.B. gleichartige Suchfelder). Datenbestände, die nicht zu integrieren sind, sind durch Schnittstellen/Gateways mittels einer einheitlichen Benutzeroberfläche verfügbar zu machen.

Die Weiterentwicklung von Benutzerführungen (z.B. Bildschirmformularen) führt zu spezifischen Expertensystemen, die durch Einbinden des jeweiligen Fachwissen die Recherche intelligent unterstützen. Die Bereitstellung spezifischer, vorformulierter Suchalgorithmen, terminologische Datenbanken sowie technische Funktionen für Schlagwort-Analysen und bibliometrische Programmwerkzeuge sind hierfür Beispiele.

Die effiziente Weiterverarbeitung der Ergebnisse muss durch die Infrastruktur der Informationsanbieter realisiert werden, so z. B. die nutzergerechte Bereitstellung der Information bezüglich Datenträger und -formate sowie die elektronische Bestellung für die Originaldokumente (Online-Document-Ordering).

Schließlich sollte die korrekte Nutzung der Informationssysteme durch Arbeitsmaterialien, Kurse und kontinuierliche Benutzerinformation unterstützt werden.

Das Datenbankangebot und die Datenbanken selbst wachsen mit einer derartigen Schnelligkeit, dass es immer schwieriger wird, die gewaltigen Informationsmengen gezielt zu verwenden. Trotz aller technischen Hilfestellungen ergibt sich aus dieser Entwicklung die Notwendigkeit einer zunehmenden Professionalisierung für die adäquate Nutzung dieser Systeme. Qualitätsprobleme ergeben sich bei der Überwindung der Schnittstellen zwischen fachwissenschaftlichen Wissen und der Beherrschung dieser Informationssysteme.

In diesem Zusammenhang sei noch einmal auf die Informationsvermittlungsstellen (IVS) hingewiesen, die den Nutzern professionelle Hilfe anbieten.

26.6.4 Informationsvermittlungsstellen

Eine Alternative zur selbständigen Recherche stellen die Informationsvermittlungsstellen (IVS) dar, die an den meisten Universitäten verfügbar sind und häufig organisatorisch an die Universitätsbibliotheken angebunden sind. Sie sind mit erfahrenen Rechercheuren und einer umfangreichen Infrastruktur ausgestattet, die eine umfassende und zuverlässige Suche gewährleisten. Die häufig geübte Praxis der schriftlichen Auftragserteilung mittels Formular, beinhaltet allerdings die Gefahr von Missverständnissen. Eine persönliche Besprechung der Thematik ist eher geeignet, das wissenschaftliche Spezialwissen des Forschers und die Kenntnisse des Rechercheurs zusammenzubringen.

Eine Zusammenstellung von öffentlich - rechtlichen und privatwirtschaftlichen Informationsvermittlungsstellen ist beim DIMDI zu bestellen (http://www.dimdi.de/info/ infogerm.html).

Für das Erlernen einer professionellen Informationsrecherche können auch Kurse belegt werden, die sowohl Universitäten als auch Informationsanbieter durchführen.

26.7 Datenbankanbieter

Am Ende des Informationsprozesses steht die Aufgabe die wissenschaftlichen Erfahrungen dem Nutzer (Verbraucher/Patienten, Wissenschaftler, Kliniker, Entscheidungsträger) zur Verfügung zu stellen. Erst hierdurch profitieren Patienten durch neue (oder Vermeidung von schädlichen) medizinischen Verfahren, werden gesundheitspolitische Entscheidungen auf einer rationalen Basis getroffen und wird die Forschung effektiver und effizienter.

Im Wesentlichen werden die Datenbestände durch den Anbieter entweder auf Datenträgern, oft CD-ROM, direkt an den Nutzer gesandt (26.7.1) oder zentral über einen Rechner zur Verfügung gestellt, auf den online über Telekommunikationsnetze zugegriffen werden kann. Darüber hinaus treten mehr und mehr Einrichtungen als Informationsanbieter im Internet auf. Aufgrund unterschiedlicher organisatorischer und fachlicher Strukturen werden sie von den klassischen Online-Anbietern (26.7.2) getrennt beschrieben (26.7.3).

26.7.1 Offline-Anbieter/CD-ROM

Offline-Anbieter sind dadurch charakterisiert, dass sie maschinenlesbare Dokumentationen aquirieren, diese mittels Datenbankprogrammen nutzbar machen und auf Medien, wie CD-ROM oder Diskette, speichern und vertreiben. Der Informationsbestand kann durch die regelmäßige Lieferung aktualisiert werden. Der Nutzer benötigt einen Arbeitsplatzcomputer und ein Lesegerät für den Zugriff auf die Datenbestände; Telekommunikationsnetze werden nicht benötigt.

Eine Auswahl von Offline-Datenbankanbietern sind in der folgenden Liste aufgeführt. Auf eine Darstellung wird hier ebenfalls verzichtet und auf die Informationen im Internet verwiesen.

- SilverPlatter (http://www.silverplatter.com),
- ARIES Medical Knowledge (http://www.kfinder.de),
- OVID Technologies (http://www.ovid.com).

26.7.2 Online-Anbieter/Host

Hosts akquirieren in der Regel von Datenbankproduzenten maschinenlesbare Dokumentationen, die sie mittels entsprechender Datenbankprogramme in ein Datenverarbeitungssystem einbauen und den Nutzern über Telekommunikationsnetze online zur Verfügung stellen. Die Erstellung von Dokumentationen ist nicht eigentliche Aufgabe eines Host. Die Nutzung der Datenbanken erfolgt über eine Nutzeroberfläche mittels Kommandos (Retrievalsprache) oder durch Benutzerführungen, die kontextabhängige Auswahlmöglichkeiten anbieten.

Einige relevante Datenbankanbieter biowissenschaftlicher Informationen sind in der folgenden Liste aufgeführt.

- Deutsches Institut für Medizinische Dokumentation und Information (DIMDI):
  - mit Schwerpunkt biowissenschaftliche Informationen (http://www.dimdi.de)
  - The Scientific and Technical Information Network (STN):
  - mit Schwerpunkt naturwissenschaftliche Informationen (http://www.fiz-karlsruhe.de)
  - The Dialog Corporation (DataStar/Dialog):
  - globales Angebot.

26.7.3 Sonstige

Im Rahmen des Internet werden zahlreiche, bezüglich Art und Qualität der Information sehr heterogene Systeme angeboten. Diese Angebote unterliegen teilweise einem schnellen Wandel und der kontinuierliche Betrieb ist nicht immer gesichert. Somit kann nur eine Momentaufnahme wiedergegeben werden; eine tiefgehende Evaluation dieser Informationssysteme erfolgt nicht. Im Wesentlichen finden sich Angebote kommerzieller Anbieter (26.7.1 und 26.7.2), öffentlicher Institutionen wie Ministerien und Einrichtungen der sozialen Sicherungssysteme, Anbieter rehabilitativer Dienstleistungen und Selbsthilfegruppen, die über das Internet ihre Öffentlichkeitsarbeit betreiben.

Das Angebot der *Bundesversicherungsanstalt für Angestellte (BfA)* enthält einen Abschnitt Rehabilitation. Diese Informationen richten sich jedoch vornehmlich an ihre Versicherten und enthalten Fakten zu den Versicherungsleistungen dieser Anstalt. Zusammen mit den statistischen Angaben sind sie aber auch als Grundlage für Analysen des Versicherungssystems von Interesse. Darüber hinaus werden Verweise zu einzelnen nationalen Rentenversicherungsträgern angegeben.

Über ein ähnliches Angebot verfügt auch der *Verband Deutscher Rentenversicherungsträger (VDR)* (http://www.vdr.de/). Es enthält ein gesondertes Informationsangebot zu den Rehabilitationswissenschaften *„Rehabilitation Science Online"*. Insbesondere sei auf ein Verzeichnis von Rehabilitationswissenschaftler in Deutschland hingewiesen, das jährlich von der Bundesarbeitsgemeinschaft für Rehabilitation (BAR) und der Deutschen Vereinigung für die Rehabilitation Behinderter (DVfR) herausgegeben wird.

Wichtige Informationsquellen sind auch die WWW-Informationssysteme der *Bundesministerien für Arbeit und Sozialordnung (BMA)* und für *Gesundheit (BMG)* (http://www.bma.de/ und http://www.bmgesundheit.de/). Es werden Fakten (Nachrichten, Gesetze, Statistiken, Publikationen) zu Themen angeboten, die in die Zuständigkeit des BMA und des BMG fallen, so auch Informationen zur medizinischen Rehabilitation.

Weiterhin informiert das Bundesministerium für Bildung, Wissenschaft, Forschung und Technologie (BMBF) über seine wissenschaftlichen Programme (http://www.bmbf.de/).

Berufsgruppen, die auf dem Gebiet der Rehabilitation tätig sind, bieten ebenfalls Informationen im Internet an. So stellt der „Internet Server für Pflege" Informationen aus allen Bereichen der Pflege zur Verfügung (http://www.pflegenet.com/). Ein weiteres Angebot beschäftigt sich mit Pflege u. Rehabilitation nach dem Bobath-Konzept bei Schlaganfall, Apoplex, Hemiplegie, Spastik und Lähmung.

Das Deutsche Gesundheitsforum informiert neben vielen weiteren Themen der Gesundheit über Rehabilitation (http://www.deutsches-gesundheitsforum.de/themenforum/ rehabilitation_kur/rehabilitation_kur.html).

26.8 Datenbanken

Fachinformationen zu dem Gebiet der Rehabilitationswissenschaften sind in zahlreichen Datenbanken enthalten. Sie entsprechen in den meisten Fällen nur einem Bruchteil des Inhalts der Datenbank. Ein Großteil der wissenschaftlichen Artikel wird durch die großen bibliografischen Datenbanken wie MEDLINE, EMBASE und SCISEARCH sowie mit Einschränkungen BIOSIS PREVIEWS erfasst (26.8.1). Weitere Dokumentationen berücksichtigen spezielle Aspekte wie Dokumentenarten (z.B. Monografien), geografische Regionen oder globale Teilgebiete (z.B. organisatorische, ökonomische, soziologische und ethische Fragestellungen.

Diese starke Zersplitterung der Informationen erschwert den Zugriff und macht ihn zeitaufwendig und fehleranfällig. Ein Lösungsansatz ist die Produktion spezifischer Datensammlungen durch Zusammenfassung relevanter Datenbestände aus einer oder mehreren Datenbanken. Bei derartigen Zusammenstellungen sollte jedoch immer an einen Selection Bias gedacht werden. Eine grobe Auswahl ist unter 26.8.5 zu finden.

Ein anderer Ansatz ist die programm-technische Zusammenführung verschiedener Datenbanken, die den gleichzeitigen Zugriff auf die gesamte relevante Information durch Suchprogramme erlaubt. So werden z.B. beim DIMDI verschiedene Datenbankcluster angeboten, die der Nutzer durch einen Befehl (z.B. SBASE XMED) oder einen Menüpunkt auswählen kann. Als kostenfreies Beispiel kann beim DIMDI im Cluster von Datenbanken der NLM (MEDLINE, MEDLINE64, AIDSLINE, BIOETHICSLINE, HEALTHSTAR, CANCERLIT und TOXLINE) gesucht werden („Free MEDLINE": WWW.DIMDI.DE).

Bei dieser Technik ist zu berücksichtigen, dass Datenbanken mit unterschiedlichen Strukturen, wie z. B. unterschiedlichen Thesauri vgl. Abschnitt 26.4.2), zusammengeführt werden. Die Formulierung eines Suchalgorithmus muss allerdings die jeweiligen Strukturen berücksichtigen, um eine korrekte Informationsrecherche sicherzustellen. Die Einrichtung eines Clusters zur Rehabilitationswissenschaft ist beim DIMDI geplant.

Im Folgenden sind die wichtigsten Datenbanken aufgeführt, die Informationen zur Rehabilitation enthalten. Die Breite des Themengebietes spiegelt sich jedoch in der Anzahl der Datenbanken wieder. Zur Hilfe bei der Auswahl sind der Inhalt in Stichworten, Zeitraum der enthaltenen Dokumente, Umfang der Datenbank sowie Hersteller und Sprache angegeben. Ausführliche Informationen erteilen die Datenbankanbieter. Die Datenbanken sind in folgende Kategorien eingeteilt.

Literaturdatenbanken (bibliografische Datenbanken)
Die hier dargestellten Datenbanken enthalten Informationen zu breiten Themengebieten wie z.B. klinische Medizin oder Toxikologie. Da ein wesentlicher Teil der bibliografischen Informationen zu Publikationen in den Rehabilitationswissenschaften in diesen Datenbeständen zu finden ist, müssen sie bei einer Suche in der Regel berücksichtigt werden (Tabelle 26.6).

Tabelle 26.6. Literaturdatenbanken

Name	Inhalt	Zeitraum	Umfang (Anzahl der Dokumente)	Hersteller/Kontaktadresse	Sprache
MEDLINE	Medizin und Randgebiete	1966 bis heute	ca. 10 000 000	National Library of Medicine (NLM), Medlars Management Section, 8600 Rockville Pike, Bethesda, MD 20894, USA	Englisch
MEDLINE 64 (OLD-MEDLINE)	Medizin und Randgebiete	1960 bis 1965	ca. 800 000	NLM – Adresse s. MEDLINE	Englisch
AIDSLINE	AIDS und HIV-Infektion	1980 bis heute	ca. 200 000	NLM – Adresse s. MEDLINE	Englisch
CANCERLIT	Onkologie	1963 bis heute	ca. 1 500 000	National Cancer Institute, International Cancer Information Center, Building 82, Room 107, Bethesda, MD 20892, USA	Englisch
EMBASE	Medizin und Randgebiete	1974 bis heute	ca. 8 000 000	Elsevier Science B.V., Secondary Publishing Division, Molenwerf 1, NL-1014 AG Amsterdam	Englisch
EMBASE ALERT	Medizin und Randgebiete	Aktuelle Dokumente	ca. 70 000	Elsevier Science B.V. – Adresse s. EMBASE	Englisch
SCISEARCH	Naturwissenschaftl. Medizin, angewandte Wissenschaften und Technik	1974 bis heute	ca. 17 000 000	Institute for Scientific Information (ISI), 3501 Market Street, Philadelphia, PA 19104, USA	Englisch
BIOSIS Previews	Biologie, Medizin	1970 bis heute	ca. 1 200 000	BIOSIS, 2100 Arch Street, Philadelphia, PA 19103–1399, USA	Englisch
BIOLIS	Biologie	1970–1996	ca. 80 000	Informationszentrum für Biologie (IZB) am Forschungsinstitut Senckenberg, Senckenberganlage 25, D-60325 Frankfurt am Main	Deutsch, Englisch
CAB HEALTH	Medizin, I nfektiologie	1972 bis heute	ca. 700 000	CAB International, GB-Wallingford Oxon OX10 8DE	Englisch

Tabelle 26.6 (Fortsetzung)

Name	Inhalt	Zeitraum	Umfang (Anzahl der Dokumente)	Hersteller/Kontaktadresse	Sprache
RUSSMED ARTICLES	Biomedizin, Gesundheitswesen	1988 bis heute	ca. 350 000	NPO SOYUZMEDINFORM, State Central Scientific Medical Library, ATIO – Automatisation, Technology of Information Services, Krasikova Street 30, RF-117418 Moscow	Transliteriertes Russisch, Englisch (ca. 80%)
RUSSMED BOOKS	Biomedizin, Gesundheitswesen	1988 bis heute	ca. 32 000	NPO SOYUZMEDINFORM – Adresse s. RUSSMED ARTICLES	Transliteriertes Russisch, Englisch (ca. 70%)
HEALTHSTAR	Gesundheitswesen	1975 bis heute	ca. 3 300 000	NLM – Adresse s. MEDLINE	Englisch
HECLINET	Krankenhauswesen, Gesundheitswesen, Pflege	1969 bis heute	ca. 130 000	Technische Universität Berlin, Institut für Gesundheitswissenschaften, Dokumentation Krankenhauswesen, Sekretäriat A 42, Straße des 17. Juni 135, D-10623 Berlin	Deutsch, Englisch
DERWENT DRUG FILE (DDF)	Arzneimittel	1964 bis 1982	ca. 800 000	Derwent Information, Derwent House, 14 Great Queen Street, GB-London WC2B 5DF	Englisch
IPA (International Pharmaceutical Abstracts)	Pharmazie	1970 bis heute	ca. 300 000	American Society of Hospital Pharmacists, 7272 Wisconsin Avenue, Bethesda, MD 20814, USA	Englisch
SOCIAL SCISEARCH	Sozialwissenschaften, Geisteswissenschaften	1973 bis heute	ca. 3 000 000	Institute for Scientific Information, – Adresse s. SCISEARCH	Englisch
SOCIOLOGICAL ABSTRACTS	Soziologie, Sozialpsychologie	1963 bis heute	ca. 500 000	Sociological Abstracts, P.O. Box 22206, San Diego, CA 92192–0206, USA	Englisch
SOLIS	Sozialwissenschaften	1945 bis heute	ca. 230 000	Informationszentum Sozialwissenschaften, Lennestraße 30, D-53113 Bonn	Deutsch, Englisch

Tabelle 26.6 (Fortsetzung)

Name	Inhalt	Zeitraum	Umfang (Anzahl der Dokumente)	Hersteller/Kontaktadresse	Sprache
SOMED	Sozialmedizin, öffentliches Gesundheitswesen	1978 bis heute	ca. 330 000	Landesinstitut für den Öffentlichen Gesundheitsdienst des Landes NRW (LÖGD), Westerfeldstraße 35/37, D-33611 Bielefeld	Deutsch, Englisch
PSYCINFO	Psychologie	1887 bis heute	ca. 1 600 000	American Psychological Association (APA) PsycInfo, 750 First Street, N.E., Washington, D.C. 20002–4242, USA	Englisch
PSYNDEX	Psychologie	1977 bis heute	ca. 140 000	Zentralstelle für Psychologische Information und Dokumentation (ZPID), Universität Trier, Universitätsring 15, D-54296 Trier	Deutsch, Englisch
PSYNDEXalert	Psychologie		ca. 1 500	ZPID – Adresse s. PSYNDEX	Deutsch, Englisch
GEROLIT	Soziale Gerontologie, praktische Altenarbeit	1979 bis heute	ca. 83 000	Deutsches Zentrum für Altersfragen e. V. (DZA), Manfred-von-Richthofen-Str. 2, D-12101 Berlin	Deutsch, Englisch
AMED	Naturheilverfahren und besondere Therapierichtungen	1985 bis heute	ca. 110 000	The British Library Health Care Information Service, Boston Spa, GB-Wetherby, West Yorkshire LS23 7BQ	Englisch
BIOETHICSLINE	Biomedizinische Ethik	1973 bis heute	ca. 60 000	Kennedy Institute of Ethics (KIE), Georgetown University, Box 571212, Washington, DC 20057–1212, USA	Englisch
ETHMED	Biomedizinische Ethik	1993 bis heute	ca. 6 000	Informations- und Dokumentationsstelle Ethik in der Medizin (IDEM) p.A. Institut für Geschichte der Medizin der Georg-August-Universität, Humboldtallee 36, D-37073 Göttingen	Deutsch, Englisch
IHTA (International Health Technology Assessment)	Technologien und Dienstleistungen im Gesundheitswesen	1983 bis heute	ca. 36 000	ECRI, 5200 Butler Pike, Plymouth Meeting, PA 19462–1298, USA	Englisch
SPOLIT	Sportwissenschaften	1974 bis heute	ca. 120 000	Bundesinstitut für Sportwissenschaft, Carl-Diem-Weg 4, D-50933 Köln	Deutsch

Tabelle 26.7. Katalogdatenbanken

Name	Inhalt	Zeitraum	Umfang, (Anzahl der Dokumente)	Hersteller/Kontaktadresse	Sprache
CATLINE	Medizin und Randgebiete	13. Jhdt. bis heute	ca. 800 000	NLM – Adresse s. MEDLINE	Englisch
BVB, (Verbunddatenbank des Bibliotheksverbundes Bayern)	alle Wissensgebiete	16. Jhdt. bis heute	ca. 8 700 000	Bibliotheksverbund Bayern, Generaldirektion der, Bayerischen Staatlichen Bibliotheken, Postfach 34 01 50, D-80328 München	Deutsch
MEDIKAT	Medizin und Randgebiete	1977 bis heute	ca. 400 000	Deutsche Zentralbibliothek für Medizin (ZBMed), Joseph-Stelzmann-Straße 9, 50931 Köln	Englisch, Deutsch
MEDIZET	Medizin und Randgebiete		ca. 17 000	Deutsche Zentralbibliothek für Medizin, – Adresse s. MEDIKAT	Englisch, Deutsch
SERLINE	Medizin und Randgebiete		ca. 90 000	NLM – Adresse s. MEDLINE	Englisch
ZDB, (Zeitschriftendatenbank des DBI)	Alle Wissensgebiete	16. Jhdt. bis heute	ca. 1 Mio.	Deutsches Bibliotheksinstitut	Deutsch

Tabelle 26.8. Faktendatenbanken

Name	Inhalt	Zeitraum	Umfang (Anzahl der Dokumente	Hersteller/Kontaktadresse	Sprache
ABDA-FAM	Pharmazie, Pharmakologie	–	ca. 170 000	ABDATA Pharma-Daten-Service, Unternehmensbereich der Werbe- und Vertriebsgesellschaft Deutscher Apotheker mbH (W + V); Carl-Mannich-Straße 26; D-65760 Eschborn/Ts.	Deutsch
ABDA-INTER	Pharmazie	–	ca. 600	ABDATA – Adresse s. ABDA-FAM	Deutsch
ABDA-STOFFE	Arzneistoff-Info	–	ca. 37 000	ABDATA – Adresse s. ABDA-FAM –	Deutsch
BfARM-AMIS-Öffentlicher Teil	Arzneimittel, Pharmazie	–	ca. 90 000	BfArM, BgVV, PEI	Deutsch
PSYTKOM	Psychologie, Pädagogik	1945 bis heute	ca. 4 000	ZPID – Adresse s. PSYNDEX	Deutsch, Englisch

Katalogdatenbanken
Katalogdatenbanken entsprechen im Allgemeinen den Zeitschriften- und/ oder Buchkatalogen von Bibliotheken. Enthalten sind meist nur Zitat und Standort einer Arbeit. Ausführlichere Angaben, wie zum Beispiel Abstracts fehlen. Einige Datenbankanbieter stellen eine Funktion zur Online-Bestellung von Artikeln bereit (Tabelle 26.7).

Faktendatenbanken
Faktendatenbanken enthalten die gesamten vorliegenden Informationen zu einem Sachverhalt (direkt verwertbare Information), wie zum Beispiel Wirkstoffdossiers oder psychologische Testverfahren. Sie können zum Beispiel für Informationen zur Arzneimitteltherapie herangezogen werden (Tabelle 26.8).

Volltextdatenbanken
Volltextdatenbanken bieten durchweg komplette Veröffentlichungen an. Ein Beispiel ist die Datenbank des Pressedienstes des Bundesgesundheitsministeriums, in der auch die Mitteilungen enthalten sind, die die Rehabilitation betreffen (Tabelle 26.9).

Projektdatenbanken
Diese Datenbanken enthalten die Dokumentation wissenschaftlicher Projekte, z. B. u. a. methodisches Vorgehen, Finanzierung oder Projektmitarbeiter (Tabelle 26.10).

Sonstiges
Unter diesem Punkt stehen einige Datenbanken und Projekte, die sich eingehender mit dem Thema Rehabilitation beschäftigen. Die meisten beschränken sich jedoch auf das Gebiet der USA. Zugriff direkt über den Hersteller (Tabelle 26.11).

Tabelle 26.9. Volltextdatenbanken

Name	Inhalt	Zeitraum	Umfang (Anzahl d. Dokumente)	Hersteller/Kontaktadresse	Sprache
ABDA-DOSSIERS	Pharmazie, Pharmakologie, Toxikologie	–	ca. 3000	ABDATA – Adresse s. ABDA-FAM	Deutsch
ABDA-INFOS	–	–	–	–	–
SEDBASE	Arzneistoffinfo		ca. 44000	Elsevier Science B.V. – Adresse s. EMBASE –	Englisch
BMG-PRESSEMITTEILUNGEN	Gesundheitspolitik	1992 bis heute	ca. 800	Bundesministerium für Gesundheit, 53108 Bonn	Deutsch
BGI-PRESSEDIENSTE	Human- und Veterinärmedizin	1980 bis heute	ca. 1000	BfArM, BgVV, BzgA, PEI, RKI, DIMDI	Deutsch

Tabelle 26.10. Projektdatenbanken

Name	Inhalt	Zeitraum	Umfang (Anzahl d. Dokumente)	Hersteller/Kontaktadresse	Sprache
FORIS	Sozialwissenschaften	1988 bis heute	ca. 36000	Informationszentrum Sozialwissenschaften, Lennestraße 30, D-53113 Bonn	Deutsch
SPOFOR	Sportwissenschaften	1978 bis 1997	ca. 7000	Clearinghouse, Sport for All, The Sport Council Information Center London	Englisch, Französisch

Tabelle 26.11. Datenbanken und Projekte zum Thema Rehabilitation

Name	Inhalt	Geografischer Schwerpunkt	Hersteller/Kontaktadresse	Sprache
ABLE INFORM	Behinderung und Rehabilitation	USA	National Institute on Disability and Rehabilitation Research (NIDRR); Kontaktadresse: National Rehabilitation Information Center (NARIC), 8455 Colesville Rd., Suite 935, Silver Spring, MD 20910–3319	Englisch
ABLEDATA	Behindertenversorgung und Rehabilitation	USA und Kanada	NIDRR, Kontaktadresse: s. ABLE INFORM	Englisch
NARIC Guide to Disability and Rehabilitation Periodicals	Rehabilitation und Behinderung	USA	NIDRR und NARIC, Kontaktadresse: s. ABLE INFORM	Englisch
NARIC KnowledgeBase	Rehabilitation und Behinderung	USA	NIDRR und NARIC, Kontaktadresse: s. ABLE INFORM	Englisch
NIDRR Program Directory	Forschungsprojekte	USA	NIDRR, Kontaktadresse: s. ABLE INFORM	Englisch
REHABDATA	Rehabilitation psychischer Erkrankungen	–	NIDRR, Kontaktadresse: s. ABLE INFORM	Englisch
Directory of Medical Rehabilitation Facilities	Rehabilitationsangebote und Programme	USA	HRIN Corporation (REHAB) Kontaktadresse: HCIA Inc. 300 E. Lombard St., Baltimore, MD 21202	Englisch
Americans with Disabilities Act Manual (ADAM)	Text des „Americans with Disabilities Act (ADA)“	USA	HRIN Corporation (REHAB) Kontaktadresse: s. ADAM	Englisch
BNA's Americans with Disabilities Cases	Arbeitsgerichtliche Entscheidungen	–	Kontaktadresse: s. ADAM	Englisch
VA Rehabilitation Database	Rehabilitationswissenschaften	International	U.S. Department of Veterans Affairs (VA), Kontaktadresse: CompuServe Information Service (unter der Bezeichnung REHAB)	Englisch
CINAHL* database Nursing & Allied Health Database	Pflege	USA	Cinahl Information Systems, Kontaktadresse: Cinahl Information Systems, 1509 Wilson Terrace, Glendale CA 91206	Englisch

Tabelle 26.11 (Fortseztung)

Name	Inhalt	Geografischer Schwerpunkt	Hersteller/Kontaktadresse	Sprache
CANUC:S	Sozial- und Humanwissenschaften	USA	Kontaktadresse: National Library of Canada, Acquisitions and Bibliographic Services Branch, Union Catalogue Division, 395 Wellington St.; Ottawa, ON, Canada K1 A 0N4	Englisch
REHA-Technical Aids for the Handicapped	Informationen zu technischen Hilfen	Deuschland	Club Behinderter und ihrer Freunde in Darmstadt u. Umgebung e.V., Fünfkirchner-Str. 82, 64295 Darmstadt	Deutsch
disABILITIES Information Services	Informationen für Behinderte	USA	disABILITIES Information Services (verfügbar über America Online), Kontaktadresse: P.O. Box 1086, Arleta, CA 91334	Englisch
disABILITIES Round Table	Behinderung und Rehabilitation	USA	disABILITIES Information Services Kontaktadresse: s. disABILITIES Info-Service	Englisch

Kapitel 27

Klassifikation in der Rehabilitationstechnik 27

J. Kurt

27.1 Einleitung

Neben Medizin, Psychologie, Soziologie und Pädagogik hat auch die Technik eine Bedeutung in den Rehabilitationswissenschaften.

Unter Berücksichtigung der Definition von „Technik“ als Gesamtheit aller Maßnahmen, die durch Ausnutzung der Naturgesetze die Natur umgestalten, sowie der ICIDH als internationaler Klassifikation in der Rehabilitation lautet die Definition der Rehabilitationstechnik (Tscheuschner u. Kurt 1998 a):

Rehabilitationstechnik beinhaltet Technik, welche im Rahmen der ganzheitlichen Rehabilitation medizinisch, sozial und pädagogisch - in, an und um die Person - eingesetzt wird, und dazu dient, durch nachteilsbelastete Gesundheitsstörungen entstandene Schädigungen und Störungen des menschlichen Körpers zu kompensieren und resultierende Fähigkeitsstörungen oder Beeinträchtigungen zu mindern. Rehabilitationstechnik in diesem Sinne ist auch die Technik, die im Dienste der Rehabilitation zur Schulung, zum Training sowie zur Befundung, Prognose und Früherkennung dieser, der durch nachteilsbelastete Gesundheitsstörungen entstandenen Schädigungen dient.

Für die Qualitätssicherung bei der Versorgung mit technischen Hilfsmitteln gilt, dass *üblicherweise* sowohl die rein technischen Funktionskriterien des Produktes als auch die Qualität des Hilfsmittels im Gebrauch beurteilt werden. Eine Prüfung der Gebrauchstauglichkeit eines Hilfsmittels im konkreten Versorgungsfall am Patienten wird jedoch bisher in der Praxis nur in wenigen Fällen, wie z. B. bei Beinprothesen durchgeführt (Tscheuschner 1996; Tober et al. 1992). In vielen Bereichen, z. B. in der Kommunikations-, und Orthesentechnik besteht noch Forschungsbedarf. Bestrebungen, auf dem Feld der technischen Funktionsprüfung von rehabilitationstechnischen Hilfsmitteln einheitliche Festlegungen bezüglich der zu prüfenden Kriterien zu schaffen, sind bisher ebenfalls lediglich in Ansätzen vorhanden und bedürfen der weiteren Vereinheitlichung und Ausweitung auf alle relevanten Bereiche der Rehabilitationstechnik.

Auf dem Gebiet der Rehabilitationstechnik gibt es bislang kein geeignetes allgemeingültiges Verfahren, um den Effekt ihres Einsatzes zu bemessen. Da es sich um z. T. sehr kostenintensive Technik handelt, ist ein solches Bewertungssystem um so dringender erforderlich, wenn man die zur Verfügung stehenden Mittel mit einer möglichst hohen Effektivität in der Rehabilitation einsetzen will. Es kommt bei der umfassenden Beurteilung einer rehabilitationstechnischen Versorgung wesentlich darauf an, die Ergebnisse der Prüfungen des Hilfsmittels im Gebrauch (z. B. Parameter der Gangbildanalyse (Boening u. Näder 1991; Hegewald et al. 1997; Kurt 1986; Schneider et al. 1998) mit den Beurteilungen und Einstufungen im Prozess der Rehabilitation in Verbindung zu bringen, d. h. die Qualität einer Versorgung kann nur in der Beziehung Patient - Hilfsmittel - Rehabilitationsprozess sinnvoll eingeschätzt werden.

Zusammenfassend lässt sich feststellen, dass für die rein technische Qualitätssicherung (ISO 1996; ISO 1997; Westhoff 1993) bereits Ansätze für den Bereich der Rehabilitationstechnik bestehen. Ebenso wurden verschiedenste

Verfahren der Qualitätssicherung und Qualitätsbeurteilung (Gräfe 1994; Langen et al. 1995; Westhoff 1993) für den Rehabilitationsprozess entwickelt, die in Form von Assessments für die verschiedenen Fragestellungen vorliegen, aber keine Querverbindung zur technischen Versorgung aufweisen. Bislang gibt es demnach noch keine befriedigenden Verfahren der Qualitätssicherung für die Einheit der Rehabilitationsmaßnahme in Verbindung mit dem Einsatz von Technik im Rahmen der rehabilitationstechnischen Versorgung.

Vor dem Hintergrund dieses Defizits soll hier ein in unserer Arbeitsgruppe entwickeltes Bewertungsverfahren vorgestellt werden, das im Bereich der Rehabilitationstechnik die Möglichkeit bietet, den gegenwärtigen Zustand und vor allem den Zustand nach der Versorgung mit einem technischen Hilfsmittel zu bestimmen. Damit soll eine Form der Qualitätssicherung gefördert werden, die nicht die technische Funktion des Hilfsmittels an sich beurteilt, sondern die Qualität bzw. den Wert der technischen Hilfe in der Einheit von Rehabilitand und Rehabilitationstechnik ermittelt. Es kommt darauf an, die Beziehung Mensch – technische Hilfe zu bewerten, um dadurch Rückschlüsse auf den Einsatz von Rehabilitationstechnik zu ziehen und eine möglichst gute Anpassung der Technik an den Menschen bei Berücksichtigung der Ökonomie zu ermöglichen.

Dieses Verfahren soll im Bereich der Technik dem allgemeinen Ziel der in der Rehabilitation angewandten Bewertungsverfahren näherkommen, die Lebensqualität des Betroffenen zu verbessern und gleichzeitig ein optimales Kosten-Nutzen-Verhältnis und i. d. S. eine optimale Versorgung zu erreichen.

Zu diesem Zweck muss eine Bewertung des Hilfsmittels in seinem Gebrauch bei jeder konkreten Versorgung durchgeführt werden.

Inhaltlich soll das Bewertungssystem der rehabilitationstechnischen Versorgung Aussagen zum Ziel und Ergebnis des individuellen Rehabilitationseffektes ermöglichen. Zur Darstellung der erwarteten Entwicklung ist eine Prognoseklassifizierung hinsichtlich der Fähigkeitsstörungen/Aktivitäten und Beeinträchtigungen/Beteiligungen nötig. Es sollte ein Vergleich der Bewertung des Rehabilitationsergebnisses mit der zuvor gestellten Prognose und mit der Bewertung des Anfangszustandes möglich sein. Die Sicht des Patienten auf seine Behinderung ist in die versorgungsspezifische Prognose mit einzubeziehen.

Eine Klassifikation der Rehabilitationstechnik sollte sich ebenso wie die o. g. Definition der Rehabilitationstechnik auf die ICIDH beziehen (Tscheuschner u. Kurt 1997a, b), da diese im Bereich der Rehabilitation die wichtigste Klassifikation darstellt. Die drei in der ICIDH beschriebenen Ebenen der Behinderung (Matthesius et al. 1995) mit ihren entsprechenden Kodierungen (Schädigung S-Code, Fähigkeitsstörung F-Code, Beeinträchtigung B-Code) und deren Graduierungen werden deshalb als Bezugsstruktur für ein solches System genutzt.

Dabei muss die ICIDH in bestimmten Bereichen an die Forderungen der Klassifikation der Rehabilitationstechnik angepasst werden, damit handhabbare und möglichst eindeutige Bewertungen der technischen Hilfen in Bezug auf die zu rehabilitierende Person entwickelt werden können.

27.2 Ein Ordnungs- und Bewertungssystem für die Rehabilitationstechnik (RT-OBS-Modell)

27.2.1 Grundlegende Beschreibung des RT-OBS

In der theoretischen Arbeit zum vorliegenden Thema wird ähnlich wie im Schrifttum von Talo et al. (1996) und Faby (1997) vorgegangen. Talo et al. (1996) und Faby (1997) definieren die Inhalte der Schädigung, Fähigkeitsstörung und Beeinträchtigung im Verhältnis zur ICIDH weiter und detaillierter. Von Faby (1997) wurde ein zeitlicher Aspekt zum Rehabilitationsstatus eingeführt und zusätzlich eine Erklärung der Ressourcen (Positivaspekt) des Behinderten angegeben. Beide Autoren geben aber nur theoretische Modelle und keine praktikablen Verfahren vor.

Das nachfolgend vorgestellte Modell liefert dagegen nicht nur einen theoretischen, sondern auch einen praktischen Ansatz für ein Ordnungs- und Bewertungssystem in der Rehabilitationstechnik.

Wie bereits erwähnt, bezieht sich das RT-OBS auf eine technikspezifisch modifizierte Version der ICIDH: Für das RT-OBS Modell müssen die Kategorien der Fähigkeitsstörungen und Beeinträchtigungen zum Teil neu definiert bzw. erweitert werden. Insbesondere bei der Beschreibung und Klassifizierung der Fähigkeitsstörungen muss eine Anpassung der Kategorien an die spezifischen Fragestellungen der Rehabilitationstechnik erfolgen, da hier die Wirkung der technischen Hilfsmittel unmittelbar ansetzt. Die Formulierung der Beeinträchtigungen wird von der Rehabilitationstechnik nicht ganz so spezifisch beeinflusst, so dass hier die Kategorien zur Beschreibung entsprechend der ICIDH verwendet werden können. Allerdings werden sie technisch interpretiert und um den Aspekt der Beschreibung des Rehabilitationspotentials hinsichtlich der zu erwartenden Verringerung der Beeinträchtigung erweitert.

Der Schaden wird nicht weiter dargestellt, da er im weiteren Verlauf des Konzeptes nicht betrachtet wird und nur als kennzeichnendes Merkmal einmalig erfasst wird. Der S-Code der ICIDH reicht hierzu völlig aus.

Um die angestrebte Bewertung des Rehaprozesses verwirklichen zu können, muss der Zustand des Rehabilitanden vor und nach der Rehamaßnahme beschrieben werden. Die erste durchzuführende Beschreibung, die zeitlich vor der Versorgung mit einem Hilfsmittel durchgeführt wird, bezieht sich auf den statischen Zustand der Funktionsstörungen und Beeinträchtigungen und wird durch die Klassifizierung eines Rehabilitationspotenzials des Hilfsmittels erweitert. Für diese als „P-Code“ bezeichnete Prognosestellung wird eingeschätzt, welche Verbesserungen auf den Ebenen der Fähigkeiten und Beeinträchtigungen theoretisch mit dem Einsatz eines bestimmten technischen Hilfsmittels zu erreichen sind. Hierbei werden die individuellen Gegebenheiten der betroffenen Person nicht berücksichtigt, sondern es wird ausschließlich das theoretische Verbesserungspotenzial der spezifischen Rehabilitationstechnik bei einem bestimmten Schadensbild eingeschätzt.

Die Bewertung des Versorgungseffektes über die Zeit wird durch die Einschätzung nach der Versorgung mit einem technischen Hilfsmittel er-

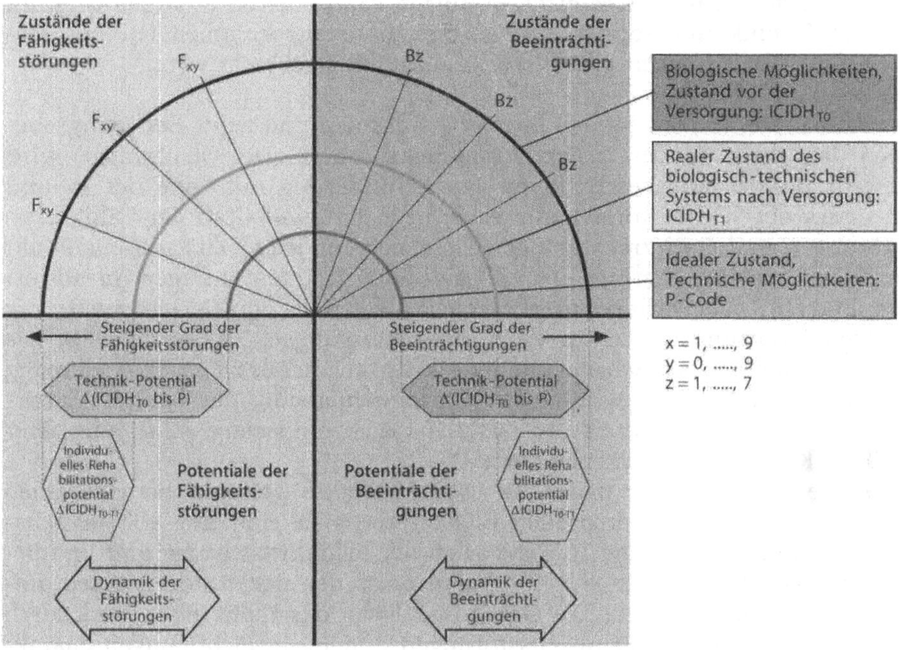

Abb. 27.1. Modell des Ordnungs- und Bewertungssystemes der Rehabilitationstechnik. (RT-OBS Modell nach Tscheuschner u. Kurt 1998a)

reicht. Jetzt wird nicht mehr die betroffene Person oder das vorgesehene technische Hilfsmittel allein betrachtet, sondern es soll eine konkrete Einschätzung des Versorgungsergebnisses erfolgen (Einheit von Rehabilitand und Rehabilitationstechnik). Diese Beurteilung ist sinnvollerweise nach Abschluss der gesamten Versorgung durchzuführen, einschließlich eventueller Trainings- und Übungsphasen im Umgang mit der Rehabilitationstechnik. So gelangt man zu einem realen Bild der Auswirkungen der Behinderung auf den Ebenen der Fähigkeiten und Beeinträchtigungen unter Verwendung der technischen Hilfe, das durch den Vergleich mit dem P-Code auch zum Optimum des Erreichbaren in Beziehung gesetzt werden kann.

Es lassen sich also zwei Vergleichsmöglichkeiten aus diesem Bewertungssystem ableiten, die in Abb. 27.1 als Potenziale in den unteren beiden Quadranten gekennzeichnet sind.

1. Vergleich vor und nach der Versorgung mit technischen Hilfen ($ICIDH_{T0}$/$ICIDH_{T1}$). Hierdurch kann eingeschätzt werden, was durch die technische Hilfe hinsichtlich der Fähigkeiten und Beeinträchtigungen erreicht wurde.
2. Vergleich des erreichten Zustandes mit dem eingeschätzten Rehabilitationspotenzial (P-Code/$ICIDH_{T1}$). Dadurch kann eingeschätzt werden, ob das versorgte technische Hilfsmittel optimal eingesetzt wurde, d.h. ob der Rehabilitand die der Technik innewohnenden Ressourcen nutzen kann. Es ist feststellbar, ob das technische Hilfsmittel evtl. zu aufwendig

ist, da der Betroffene es nicht ausnutzen kann oder ob er an die Grenzen der Technik innewohnenden Ressourcen herangekommen ist und deshalb u. U. eine anspruchsvollere Versorgung angebracht wäre.

In Abb. 27.1 wird das Modell in vier Quadranten und auf 2 Erklärungsebenen dargestellt. In der 1. Erklärungsebene (obere zwei Quadranten) wird jeweils die Zustandsbeschreibung der Behinderung mit Hilfe der F- und B-Codes der ICIDH vorgenommen. Je nach Art und Grad der Fähigkeitsstörungen und Beeinträchtigungen lässt sich für jeden Zustand ein Punkt im Koordinatensystem der oberen beiden Quadranten antragen. Idealisiert ergibt sich in der Verbindung aller Zustände jeweils ein Viertelkreis für die Fähigkeitsstörungen und für die Beeinträchtigungen. Da im RT-OBS, wie schon erläutert, der Schaden nur als kennzeichnendes Merkmal einmalig erfasst wird, kann jetzt durch die Zusammenfassung der beiden Viertelkreise zu einem Halbkreis der Zustand der Behinderung vollständig über ICIDH-Kategorien beschrieben werden.

Diese Beschreibung muss für jeden Schaden getrennt vorgenommen werden, wobei im oberen linken Quadranten je eine der 9 Fähigkeitsstörungsgruppen und die 10 Kategorien der Fähigkeitsstörung und im oberen rechten Quadranten alle 7 Dimensionen der Beeinträchtigungen aufgetragen werden können. Die Größe und Form des Halbkreises wird durch den Schweregrad der Fähigkeitsstörungen und Beeinträchtigungen charakterisiert. Je größer der Halbkreis wird, desto größer ist das Ausmaß der jeweiligen Fähigkeitsstörungen und Beeinträchtigungen. Der schwarze Halbkreis zeigt so eine idealisierte Zustandsbeschreibung für eine Schädigung ohne Versorgung mit einem technischen Hilfsmittel. Die Bezeichnung $_{T0}$ weist darauf hin, dass die ICIDH-Kategorien technikmodifiziert (T) angewendet werden.

Analog und mittels der selben Bewertungsskala werden die Zustände des Versorgungszieles (Potenzial P) und des Versorgungsergebnisses ($ICIDH_{T1}$) aufgetragen. Diese Zustandsbeschreibungen erfordern aber im Gegensatz zur Beschreibung zu T0 eine einheitliche Bewertung der Einheit von Rehabilitand und Rehabilitationstechnik. Zum einen muss ein Versorgungsziel unter Annahme einer optimalen rehabilitationstechnischen Versorgung, angepasst an die jeweiligen biologischen Möglichkeiten des Rehabilitanden, gestellt werden. Dieses Ziel wird hier durch den *roten Halbkreis* des *P-Codes* charakterisiert, der also den Zustand der idealen Ausnutzung der technischen Rehabilitationsmöglichkeiten bezüglich Fähigkeitsstörungen und Beeinträchtigungen darstellt. Zum anderen muss das Versorgungsergebnis als Zustandsbeschreibung des real erreichten Zustandes nach der Versorgung mit dem technischen Hilfsmittel, hier beschrieben mit dem *grünen Halbkreis* und bezeichnet als *$ICIDH_{T1}$*, ermittelt werden.

Dieses Modell trägt dem dynamischen Charakter des Rehabilitationsprozesses Rechnung: Je nach zeitlichem Ablauf des Rehabilitationsprozesses kann der erreichte Zustand $ICIDH_{T1}$ variieren. Daneben kann sich das technische Rehabilitationspotenzial des Hilfsmittels und damit die P-Codierung ändern. Eine veränderte Versorgungssituation kann dann einen (veränderten) Zustand *$ICIDH_{T2}$* hervorrufen. In Abb. 27.1 wird diese Dynamik des Rehabilitationsprozesses auf der 2. Erklärungsebene in den beiden unteren Quadranten demonstriert, in denen auch die Potenziale der Fähigkeitsstörungen und Beeinträchtigungen sichtbar werden.

Die Erfassung dieser Potenziale ist für die Versorgungspraxis von großer Bedeutung, da sich an ihnen sowohl Auswahl und Dimensionierung des Hilfsmittels als auch der allgemeine Aufwand (Schulung, Versorgungsstufen, Zeitdauer) orientieren. Das Technik-Potenzial $\Delta\,(ICIDH_{T0}$ *bis P)* der Fähigkeitsstörungen und Beeinträchtigungen repräsentiert die Möglichkeit der Verbesserung des Schweregrades der Behinderung unter voller Ausnutzung des Kompensationspotenzials des jeweiligen Hilfsmittels. Das individuelle Rehabilitationspotenzial $\Delta\,(ICIDH_{T0-T1})$ dagegen beschreibt den real erreichten Grad der Versorgung mit dem technischen Hilfsmittel und repräsentiert damit die individuelle Leistungsfähigkeit des Behinderten. Mit der Umsetzung dieses RT-OBS Modells für die Praxis in ein Netzdiagramm (s. Abb. 27.2) lässt sich über die Auswertung dieses Rehabilitationsprofils sehr anschaulich der Rehabilitationsprozess mittels technischer Hilfen bewerten, sein Verlauf beschreiben und letztlich der Rehabilitationseffekt im individuellen Einzelfall beurteilen.

27.2.2 Die Ordnung der technischen Hilfen im RT-OBS

Nachdem die Verbindung zwischen dem RT-OBS und der ICIDH (vgl. Tscheuschner u. Kurt 1998) hergestellt wurde, werden die technischen Hilfen nach technisch/technologischen Kriterien geordnet (Tabelle 27.1).

Ordnung nach dem Ort der Kompensation

Als primäres Ordnungskriterium wird der Einsatzort des Hilfsmittels gewählt. Unterschieden werden Hilfsmittel (Tscheuschner u. Kurt 1998a; de Neve 1981), die

1. in den Körper implantiert werden (u.a. in Form von Endoprothesen, z.B. künstliches Hüftgelenk),
2. außerhalb des Körpers wirken, jedoch an die betroffene Person speziell angepasst sind und die meiste Zeit am Körper verbleiben (u.a. Extremitätenprothesen, z.B. Oberschenkelprothese),
3. in der näheren oder weiteren Umgebung der Person zur Kompensation dienen (z.B. Standardrollstuhl, Blindenampel, Computer) (vgl. Tabelle 27.1).

Die Unterscheidung nach dem Kompensationsort ermöglicht eine Differenzierung zwischen Hilfsmitteln, die speziell für eine Person angefertigt bzw. angepasst werden und solchen, die in größeren Stückzahlen gewissermaßen „von der Stange" versorgt werden können. Es wird gleichfalls deutlich, dass mit zunehmendem „Abstand" des Hilfsmittels von der Person der unmittelbare Zwang zur ständigen Nutzung abnimmt, da in den Körper implantierte Technik während der gesamten vorgesehenen Nutzungsdauer getragen werden muss, während Hilfen am Körper (z.B. Brillen) zeitweise nicht genutzt werden können und müssen. Hilfsmittel in der Umgebung einer Per-

Tabelle 27.1. Ordnungssystem der technischen Hilfsmittel. (Nach Tscheuschner u. Kurt 1998 a)

Fähigkeitsstörung	Schädigungen	1. Technik in der Person				2. Technik an der Person				3. Technik um die Person			
F_T-Code Technik-spezifische Skalierung der Fähigkeitsstörungen	S-Code (ICIDH) Skalierung der Schädigung als mögliche Ursachen	A. funktions-unterstützend	B. Funktionsersetzend	C. Ersatzfunktion	D. Akzeptanz-/Integrationsfunktion	A.	B.	C.	D.	A.	B.	C.	D.
–	–	I.											
–	–	II.											
–	–	III.											

I. (*hell*) geringes technisches Kompensationspotenzial, II. (*mittel*) mittleres technisches Kompensationspotenzial , III. (*dunkel*) hohes technisches Kompensationspotenzial son wiederum werden überhaupt nur in bestimmten Situationen verwendet, sind dafür aber nicht an bestimmte Personen gebunden und von verschiedenen Personen nutzbar. Der Übergang von den Hilfsmitteln in der Person zu denen, die in der Umgebung verwendet werden, beschreibt gleichzeitig das Zusammenspiel von medizinischer und pädagogisch/sozialer Rehabilitation.

Ordnung nach dem Funktionsprinzip der Kompensation

Da die zu entwickelnde Klassifizierung auf der funktionellen Ebene der Fähigkeitsstörungen ansetzt, erfolgt eine weitere Untergliederung nach dem Funktionsprinzip der Kompensation (Tscheuschner u. Rosenberger 1988). Hier ergeben sich folgende Kategorien (vgl. Tabelle 27.1):

A. *Funktionelle Unterstützung* durch Rehabilitationstechnik in, an oder um die Person, welche bei Koordinationsstörungen oder Leistungsminderungen von Körperteilen oder Organen deren Funktion unterstützt (z. B. Herzschrittmacher, Brille),

B. *Funktioneller Ersatz* durch Rehabilitationstechnik, welche bei ausgefallenen oder defekten Körperteilen oder Organen die gleiche oder eine adäquate Funktion übernimmt (z.B. Oberschenkelprothese, künstliche Niere),

C. *Ersatzfunktion* durch Rehabilitationstechnik, welche nicht ausführbare Tätigkeiten durch Umwegs- oder Ersatzleistungen ausgleicht (z. B. Rollstuhl, Schreibtelefon),

D. *Akzeptanz- und Integrationsfunktion* durch Rehabilitationstechnik, die dazu dient, die Akzeptanz der Schädigung durch die Person und das gesellschaftliche Umfeld zu erhöhen und dadurch Integration zu ermöglichen (z. B. alloplastische Brustimplantate, Zugänglichkeit von Einrichtungen).

Die ISO 9999-Norm als Klassifikationssystem in der Rehabilitationstechnik

Für die weitere Kennzeichnung der technischen Hilfsmittel sollte eine einheitliche bekannte Terminologie eingesetzt werden. Hierfür ist die ISO 9999-Norm (ISO 1992) geeignet, die eine Klassifikation technischer Hilfen für behinderte Menschen bereitstellt. Mit der Verwendung dieser internationalen Norm ist auch die Voraussetzung für eine breite Anwendung des Systems geschaffen.

Die Klassifikation der ISO 9999 orientiert sich an dem Anwendungsgebiet der Hilfsmittel, hat jedoch keinen direkten Bezug zur Klassifizierung des Behinderungszustandes oder zu technischen Merkmalen. Sie wird deshalb hier nur im Sinne einer Nomenklatur genutzt, um die technischen Hilfen nach einer einheitlichen Terminologie in die Ordnungsstruktur einzufügen.

Die 4-stellige Klassifikation der ISO 9999 wird im RT-OBS durch eine römische Ziffer ergänzt (siehe Tabelle 27.1, farbliche Kennzeichnung), die klassifiziert, welches Potenzial ein technisches Hilfsmittel hinsichtlich der Kompensation von Fähigkeitsstörungen bzw. Beeinträchtigungen besitzt:

I. geringes technisches Kompensationspotenzial (rote Kennzeichnung),
II. mittleres technisches Kompensationspotenzial (gelbe Kennzeichnung),
III. hohes technisches Kompensationspotenzial (grüne Kennzeichnung).

Durch diese technikbezogenen Ordnungskriterien können Hilfsmittel den entsprechenden Fähigkeitsstörungen zugeordnet werden. Dabei können in der Regel einer Fähigkeitsstörung mehrere Hilfsmittel zugeordnet werden und umgekehrt dasselbe Hilfsmittel für mehrere unterschiedliche Fähigkeitsstörungen in Frage kommen. Dies ist in der Versorgungspraxis von Vorteil, da häufig für eine bestimmte Fähigkeitsstörung zwischen verschiedenen Hilfsmitteln ausgewählt werden muss. Durch das beschriebene Prinzip ist es möglich, zu einer Fähigkeitsstörung alle in Frage kommenden Hilfsmittel aufzulisten und ebenso alle Fähigkeitsstörungen zu ermitteln, für die ein bestimmtes Hilfsmittel anwendbar ist.

Die auf diese Weise strukturierten Hilfsmittelgruppen können nun den entsprechenden Fähigkeitsstörungen zugeordnet werden. Da sich die Bewertung auf rehabilitationstechnische Hilfsmittel beziehen soll, muss auch die Bewertungsskala der Fähigkeitsstörungen auf die technischen Aspekte abgestimmt werden. Zu diesem Zweck wird im folgenden Abschnitt ein technikspezifischer Code der Fähigkeitsstörungen (F_T) aus dem F-Code der ICIDH abgeleitet. Als Zusatzinformation werden in einer weiteren Spalte die Schädigungen als mögliche Ursachen zu den jeweiligen Fähigkeitsstörungen aufgelistet. Die Bezeichnung der Schädigungen erfolgt entsprechend dem Schädigungs-Code (S) der ICIDH.

27.2.3 Strategie der Bewertung der Rehabilitationstechnik im RT-OBS

Im Folgenden wird der an die spezifische Fragestellung der Rehabilitationstechnik angepasste F-Code der ICIDH vorgestellt.

Die Bewertung der Fähigkeitsstörungen und Beeinträchtigungen

Wie bereits beschrieben, soll der Zustand vor und nach der Versorgung auf der Basis des Drei-Ebenen-Modells der ICIDH beschrieben werden, um die Verbesserung des Zustandes durch das eingesetzte Hilfsmittel zu beschreiben. Da diese Einschätzung aber nur in Verbindung und mit Bezug zu dem betreffenden Hilfsmittel möglich ist, reicht die in der ICIDH vorgeschlagene Beschreibung des Schweregrades der Fähigkeitsstörung nicht aus, sondern muss um eine neue technikbezogene Graduierung F_T erweitert werden. Dazu werden die Kategorien der Fähigkeitsstörungen des F-Codes übernommen und im Detail auf die Situation mit dem zu versorgenden Hilfsmittel spezifiziert. Beispielhaft ist dies für die Fähigkeitsstörung in der „Fortbewegung" mit der ICIDH Nummer F 4 dargestellt (s. Tabelle 27.2).

So wird z.B. die Fähigkeitsstörung im Überqueren (F 41) präzisiert durch das Überwinden von Kanten und Stufen (F_T 41). Damit wird ein ein-

Tabelle 27.2. Technikbezogenes Bewertungssystem der Fähigkeitsstörung in der Fortbewegung (F_T 4). (Nach Tscheuschner u. Kurt 1998a)

	F_T-Code Techniksspezifische Skalierung, aus F-Code der ICIDH abgeleitet Schweregrad (4. Stelle des F_T-Codes)	40.*. Fortbewegung in der Ebene, mittlere Geschwindigkeit	41.*. Überwindung von Kanten/ Stufen	42.*. Überwindung von Treppen	43.*. Fortbewegung auf schiefer Ebene	44.*. Fortbewegung in der Ebene, höhere Geschwindigkeit	45.*. Ausdauer in Geschwindigkeit und Bewegungsablauf	46.*. Wendigkeit auf engem Raum	47.*. Transportieren	48.*. Heben (vertikaler Transport)	49.*. Andere Fähigkeitsstörungen in der Fortbewegung
.0	Ohne Funktionsstörung										
.1	Gute Funktion										
.2	Eingeschränkte Funktion										
.3	Befriedigende Funktion										
.4	Teilweise Funktionserfüllung										
.5	Ungenügende Funktion										
.6	Vollständige Unfähigkeit										
.9	Nicht näher angegeben										

* steht als Platzhalter für die in der ICIDH nur zum Teil besetzte 3. Stelle des F-Codes bzw. 4. Stelle des S-Codes

deutigerer Bezug zur Funktion des technischen Hilfsmittels hergestellt. Zusätzlich wird die Skalierung der ICIDH an die Rehabilitationstechnikbewertung angepasst, indem die Stufen der Bewertungsskala neben der verbalen Bezeichnung mit der prozentualen Angabe der Ausprägung der Fähigkeitsstörung versehen wird.

Die Kategorien der Beeinträchtigungen werden zunächst unverändert aus der ICIDH übernommen und ihrem Inhalt nach technisch interpretiert (B_T). Dabei gilt, dass für einige Beeinträchtigungs-Beschreibungen eine technikbezogene Interpretation ausreicht, während andere, wie z. B. die der Sinnesbehinderungen, die die Beeinträchtigung anhand der Verwendung eines Hilfsmittels beschreibt, für das RT-OBS so umgearbeitet werden müssten, dass eine Beschreibung der Beeinträchtigungen unabhängig von der Hilfsmittelverwendung gewährleistet ist.

Anschließend wird die Prognose als technikbezogenes Potenzial sowohl betreffend der Fähigkeitsstörungen als auch bezüglich der Beeinträchtigungen formuliert.

Die Bewertung des technischen Hilfsmittels (T-Code)

Mit dem zu formulierenden Technik-Code (T-Code) soll das technische Hilfsmittel hinsichtlich seiner Fähigkeit, den Zustand *vor* der Versorgung in den Zustand *nach* der Versorgung zu überführen, beschrieben werden. Er enthält die bereits beschriebenen Ordnungen des K-Code (Ort und Funktion der Kompensation) und der ISO 9999. Daneben wird das Rehabilitationspotenzial (P-Code) des Hilfsmittels sowohl für die Fähigkeitsstörungen als auch die Beeinträchtigungen mit dem entsprechenden Hilfsmittel festgestellt. Somit kann entsprechend der Diagnose des Schadens die hilfsmittelbezogene Leistungsfähigkeit des Rehabilitanden, zugeschnitten auf sein individuelles Rehabilitationsziel, formuliert werden. Mit diesem individuellen Ziel sind dann nach seinem Schadensbild und seiner Leistungsfähigkeit, die klassifizierten Hilfsmittelgruppen nach allgemeinen hilfsmitteltypischen Leistungsprofilen zu ermitteln, zu verordnen und mit der entsprechenden Codierung zu versehen. Diese Rehabilitationsleistungen sind einmal als allgemeines hilfsmitteltypisches Rehabilitationsziel (bzw. Einsatzbreite) der Hilfsmittelgruppe für jedes Schadensbild konzipierbar, zum anderen als individuelles, auf die betroffene Person bezogenes Rehabilitationsziel (bzw. Rehabilitationsleistung) formulierbar.

Da die Motivation des Rehabilitanden für den Erfolg der Versorgung von wesentlicher Bedeutung ist, wird weiterhin eine dreistufige Motivationsskalierung (M-Code) eingeführt:

Stufe 0 keine Fremdmotivation des Rehabilitanden erforderlich,
Stufe 1 Erreichung der Prognose nur mit zusätzlicher Fremdmotivation möglich,
Stufe 2 keine Fremdmotivation möglich.

Bei Stufe 2 kann keine sinnvolle Prognose für die vorgesehene Versorgung gegeben werden; in diesem Fall muss man einen Schritt zurückgehen und eine neue Versorgungsvariante erarbeiten, die der Persönlichkeitsstruktur des Rehabilitanden angemessen ist. Die Einstufung in dieser Motivationsskalierung könnte durch ergänzende Assessmentinstrumente erfolgen.

27.2.4 Die Nomenklatur des RT-OBS am Beispiel einer ausgewählten rehabilitationstechnischen Versorgung

In Tabelle 27.3 ist beispielhaft die Versorgung eines Oberschenkelamputierten mit einer Oberschenkelprothese beschrieben und erläutert. Es ergibt sich die in der vierten Zeile (rot fett umrandet) dargestellte in diesem Beispiel 24-stellige alphanumerische Kennzeichnung (Nomenklatur).

Die Nomenklatur gliedert sich in drei Gruppen:

1. Zustand ohne Versorgung ($ICIDH_{T0}$),
2. Technik-Code (T),
3. Zustand nach der Versorgung ($ICIDH_{T1}$)

Das Kernstück der Bewertung liegt in der Beschreibung der verwendeten Rehabilitationstechnik und ihres Rehabilitationspotenziales. Der *Technik-Code* (T-Code) bildet also das Bindeglied zwischen der Klassifizierung der Behinderung *vor* und *nach* einer Versorgung mit technischen Hilfen (siehe dazu Tabelle 27.3).

Zu 1. Zustand ohne Versorgung ($ICIDH_{T0}$). Ausgangspunkt sind die Fähigkeitsstörungen und Beeinträchtigungen als Folge einer bestimmten Schädigung. Auf diesen drei Ebenen wird die Gesundheitsstörung einer Person, analog zur ICIDH, zum Zeitpunkt vor der Versorgung beschrieben. Hierbei wird die technikbezogene Skalierung der Fähigkeitsstörung (F_T) und Beeinträchtigung (B_T) verwendet, um einen Vergleich mit dem Zustand nach der Versorgung zu ermöglichen. In Analogie zur ICIDH steht der Schaden an erster Stelle.

In der Tabelle 27.3 ($ICIDH_{T0}$) ist als Beispiel ein transversaler Oberschenkeldefekt mit der Schadensnummer *S 75.5** aufgeschrieben. Dieser Schaden bewirkt eine Fähigkeitsstörung in der Fortbewegung in der Ebene bei mittlerer Geschwindigkeit mit teilweiser Funktionserfüllung: F_T *40.*.4* und einer Beeinträchtigung der Mobilität mit dem Schweregrad reduzierte Mobilität: B_T *3.4.*

Zu 2. Technik-Code (T-Code). Mit dem T-Code wird das rehabilitationstechnische Hilfsmittel beschrieben, das den Übergang vom Zustand einer Person vor der Versorgung zum Zustand nach der Versorgung ermöglicht. Der T-Code setzt sich aus folgenden Komponenten zusammen.

- *Vorgeschlagenes Hilfsmittel (ISO 9999)*: Im Beispiel (siehe Tabelle 27.3) handelt es sich um eine Oberschenkelprothese mit geringem technischen Kompensationspotenzial. Die ISO 9999 ergibt die folgende Klassifizierungsnummer: *06.24.15.I*
- *Ort und Funktion der Kompensation* (K-Code): Im Beispiel Hilfsmittel *an* der Person, *funktionsersetzend: 2 B*
- *Potenzial (P-Code)*: Im Beispiel ist das Potenzial hinsichtlich der Fähigkeitsstörung in der Fortbewegung in der Ebene mit mittlerer Geschwin-

Tabelle 27.3. Nomenklatur zur Beschreibung einer konkreten Versorgung der Fähigkeitsstörung F_T 40. (Nach Tscheuschner u. Kurt 1998b)

$ICIDH_{T0}$			T-Code				$ICIDH_{T1}$	
Schädigung	Fähigkeitsstörung	Beeinträchtigung	Hilfsmittel	Kompensation	Potenzial	Motivation	Fähigkeitsstörung	Beeinträchtigung
S-Code 75.5*	F_T-Code 40.*.4	B_T-Code 3.4	ISO 9999 06.24.15.I	K-Code 2.B	P-Code 2.0	M-Code 0	F_T-Code 3	B_T-Code 2
Schadensnummer	Art. Grad vor der Versorgung	Art. Grad vor der Versorgung	Spezifische Hilfsmittelnummer mit Kompensationspotenzial	Ort. Typ der Kompensation	Technikbezogenes Potenzial der Fähigkeitsstörung, Beeinträchtigung	Grad der Motivation	F_T-Grad nach der Versorgung	B-Grad nach der Versorgung
Transversaler Oberschenkeldefekt	F-Störung in der Fortbewegung in der Ebene bei mittlerer Geschwindigkeit: teilweise Funktionserfüllung	Beeinträchtigung der Mobilität: reduzierte Mobilität	Oberschenkelprothese	Technik an der person: funktionsersetzend	Fortbewegung in der Ebene bei mittlerer Geschwindigkeit: eingeschränkte Funktion; volle Mobilität	Keine Fremdmotivation erforderlich	Fortbewegung in der Ebene mittlere Geschwindigkeit: befriedigende Funktion	Geschädigte Mobilität
Einschätzung des Zustandes vor der Versorgung, S,B entsprechend ICIDH, F_T neu formuliert			Hilfsmittel für die Versorgung	Funktionsprinzip der Versorgung	Prognose mit hilfsmittel	Motivationsfähigkeit	Einschätzung des Zustandes nach Versorgung	

* steht als Platzhalter für die in der ICIDH nur zum Teil besetzte 3. Stelle des F-Codes bzw. 4. Stelle des S-Codes

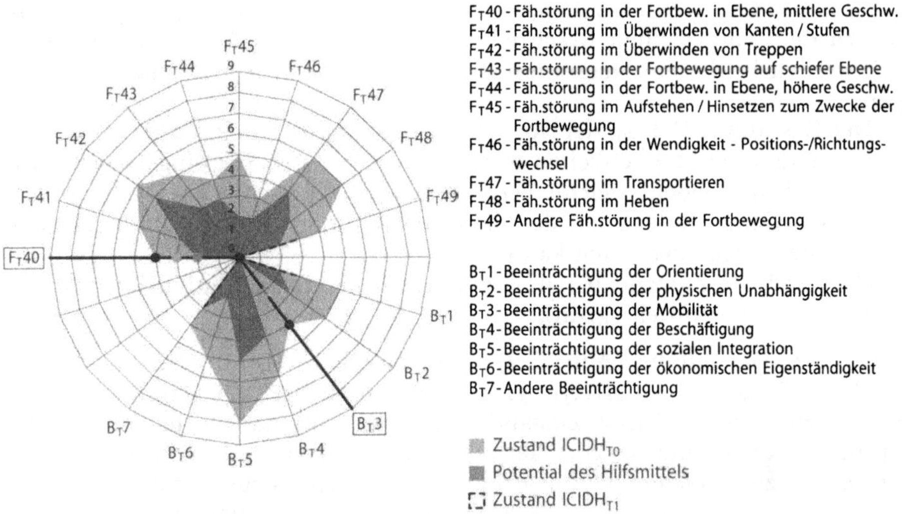

Abb. 27.2. Netzdarstellung einer individuellen rehabilitationstechnischen Versorgung für die gesamte Hauptgruppe der Fähigkeitsstörungen F_T 4 und alle Beeinträchtigungen B_T 1 bis B_T 7. (Nach Tscheuschner u. Kurt 1998a)

digkeit die eingeschränkte Funktion (F_T 40.*.2) und hinsichtlich der Beeinträchtigung in der Mobilität die volle Mobilität (B_T 3.0). (siehe Tabelle 27.3 unter P-Code: *2.0)*
- *Motivation (M-Code)*: Im Beispiel ergibt sich für den M-Code die Stufe 0 (keine Fremdmotivation erforderlich).

Zu 3. Zustand nach der Versorgung ($ICIDH_{T1}$) Nach dem gleichen Bewertungsschema wie vor der Versorgung wird die Einschätzung der Fähigkeitsstörung (F_T 40.*.3 - Fortbewegung in der Ebene mit mittlerer Geschwindigkeit; befriedigende Funktion) und der Beeinträchtigung (B_T 3.2 - geschädigte Mobilität) nach der Versorgung vorgenommen.

Einsichtig ist, dass diese Klassifizierung in der täglichen Praxis nur mittels Datenverarbeitungssystemen angewendet werden kann. Deshalb ist der Aufbau einer Datenbank anzustreben, welche die Ordnungssysteme der Schädigungen, Fähigkeitsstörungen, Beeinträchtigungen und technischen Hilfsmittel getrennt speichert und über das Bindeglied des T-Codes verknüpft. So kann eine kurze und präzise Beschreibung der Versorgungssituation bzw. des Versorgungszieles einer Person erfolgen, die beispielsweise zu Dokumentationszwecken in der maschinenlesbaren Form eines Strich-Codes verschlüsselt wird.

Neben dem in Tabelle 27.3 dargestellten alphanumerischen Code der rehabilitationstechnischen Versorgung ist auch eine grafische Darstellung möglich, die ein schnelles und übersichtliches Erfassen der durch die Versorgung erreichten Veränderungen ermöglicht. Hierzu werden (siehe Abb. 27.2) für ein bestimmtes Hilfsmittel und einem bestimmten Schaden die relevanten Kategorien der Fähigkeitsstörungen und Beeinträchtigungen, die kompensiert werden sollen, in einem Netzdiagramm aufgetragen. Analog zu dem vorgestellten Beschreibungsmodell für die Rehabilitationstechnik werden in diesem Diagramm die drei verschiedene Zustände eingetragen:

- Der Zustand $ICIDH_{T0}$, der vor der Versorgung ermittelt wurde.
- Es werden die Möglichkeiten der Rehabilitationstechnik eingetragen, d.h. es wird angegeben, welche Verbesserungen die technische Hilfe in den verschiedenen Kategorien der Fähigkeitsstörungen und Beeinträchtigungen theoretisch erreichen kann (rot).
- Der erreichte Zustand $ICIDH_{T1}$ wird nach der rehabilitationstechnischen Versorgung ermittelt (grün).

Mit dieser Darstellung (Abb. 27.2) ist es möglich, die Annäherung des erreichten Zustandes ($ICIDH_{T1}$: grün) an den theoretisch durch die technische Hilfe erreichbaren Zustand (Potenzial: rot) zu beurteilen. Um die optimale Versorgung festzustellen, ist das Verhältnis von erreichbarer Verbesserung zu erreichter Verbesserung in Fähigkeitsstörung und Beeinträchtigung zu betrachten. Die Darstellung erlaubt ein übersichtliches und schnelles Erfassen der Aspekte, auf denen ein bestimmtes Hilfsmittel wirkt. Diese Darstellung sollte für jeden Versorgungsvorschlag angefertigt werden, um den Rehabilitationseffekt einschätzen zu können. Allerdings ist nicht in allen Versorgungsfällen diese umfassende Beurteilung aller Aspekte der Fähigkeitsstörungen und Beeinträchtigungen erforderlich. Für die Einschätzung einzelner Aspekte ist auch eine verkürzte Bewertung möglich, wobei nur die relevanten Fähigkeitsstörungen und Beeinträchtigungen eingetragen werden. Bei der Bewertung mehrerer Aspekte entsteht aus dem in Tabelle 27.3 dargestellten eindimensionalen alphanumerischen Code (rot umrandet) eine Bewertungsmatrix der relevanten Fähigkeitsstörungen und Beeinträchtigungen. Diese Bewertungsmatrix kann dann in einer grafischen Darstellung anschaulich als Netzdiagramm (siehe Abb. 27.2) repräsentiert werden. Die rot umrandete Zeile in Tabelle 27.3 entspricht den beiden hervorgehobenen Strahlen F_T 40 bzw. B_T 3 in Abb. 27.2. Die markierten Punkte auf den beiden Strahlen kennzeichnen die Schweregrade der Zustände vor bzw. nach der Versorgung sowie das Potenzial des Hilfsmittels. Die hier beschriebene Netzdarstellung einer rehabilitationstechnischen Versorgung dient einerseits dazu, ein konkretes Versorgungsziel und Versorgungsergebnis darzustellen. Andererseits besteht ein weiterer wichtiger Vorteil dieser Darstellung des RT-OBS in der Möglichkeit, die Wirksamkeit von Hilfsmitteltypen allgemein anzugeben. Man kann also auch unabhängig von einem konkreten Versorgungsfall für spezifizierte Hilfsmitteltypen eine Zielvorgabe ihres Einsatzes in einer Versorgung aufstellen, die dann wiederum im individuellen Fall überprüft werden kann.

Literatur

Boenick U, Näder M (1991) Gangbildanalyse - Stand der Messtechnik und Bedeutung für die Orthopädie-Technik. Mecke Druck, Duderstadt

de Nève (1981) Körpernahe technische Hilfen zur Rehabilitation Körperbehinderter. 2. Auflage, Volk und Gesundheit, Berlin

Faby S et al. (1997) Das biopsychosoziale Krankheitsfolgemodell in der Rehabilitation - eine kritische Würdigung des Konzeptes. 7. Rehabilitationswissenschaftliches Kolloquium - Interdisziplinarität und Vernetzung - 10. bis 12. März 1997 in Hamburg, Abstract-Band S 307

Greve J (1994) Reha-diagnostische Verfahren. Rehabilitation 33: 137–146

Hegewald G, Försterling L, Kurt JG (1997) Computergestützte Ganganalyse - Mittel zur Qualitätssicherung im Prozess der Rehabilitation. Vortrag auf der Tagung Motodiagnostik/Mototherapie in Jena vom 03.–05.10.1997

International Organization for Standardization (1996) ISO 10328: Prosthetics-Structural testing of lower limb prostheses

International Organization for Standardization (1997) ISO/DIS 15032: Prosthetics-Structural testing of hip units

ISO 9999 - Technical aids for disabled persons - Classification. Beuth, Berlin 1992

Kurt JG (1986) Mitteilung über den Einsatz einer berührungslosen Diagnostikmethode zur Beurteilung der Motorik von Kindern innerhalb der Rehabilitation. Z. gesamte Hyg. 32: 496–498

Langen de EG, Frommelt KD, Wiedmann J, Amann J (1995) II. Messung der funktionalen Selbständigkeit in der Rehabilitation mit dem Funktionalen Selbständigkeitsindex (FIM) Rehabilitation 34: IV–XI

Matthesius RG, Jochheim KA, Barolin GS, Heinz C (Hrsg) (1995) Internationale Klassifikation der Schädigungen, Fähigkeitsstörungen und Beeinträchtigungen. Ullstein Mosby, Berlin-Wiesbaden

Schneider G, Uhlmann G, Jentzsch KJ, Kurt J (1998) Contribution to Quality Reliability in Motion Therapy in Rehabilitation; 6th European Congress on Research in Rehabilitation, May 3-June 4, 1998, Berlin, Germany, Congress Proceedings: Deutsche Rentenversicherung, DRV-Schriften Band 10, S 804

Talo S, Rytökoski U, Hämäläinen A, Kallio V (1996) The biopsychosocial disease consequence model in rehabilitation: model development in the Finnish „Work hardening" programme for chronic pain. International Journal of Rehabilitation Research 19: 93–109

Tober H, Tscheuschner R, Rosenberger H (1992) Computer assisted evaluation of prothetic alignment - a tool for the objectivition of prothetist work. Chicago, Proc. of the 7th World Congress of ISPO

Tscheuschner R (1996) Qualitätssicherung in der Rehabilitationstechnik - Eine Messmethodik zur Prüfung des Rehabilitationseffektes von Beinprothesen. 6. Rehabilitationstechnisches Kolloquium 04.–06.03.1996 Bad Salzungen Abstractband S 80

Tscheuschner R (2000) Systematisierung der Rehabilitationstechnik - Entwicklung eines Ordnungs- und Bewertungssystems für die Rehabilitationstechnik - eingeordnet in das WHO-Konzept „Familie der krankheits- und gesundheitsbezogenen Klassifikationen". Promotionsarbeit HU-Berlin

Tscheuschner R, Kurt J (1997a) Welche Möglichkeiten bieten die ICIDH-Codes für die Erfolgsmessung bei der Rehabilitation mit technischen Hilfen? 1. Teil: Die ICIDH - Grundlage für eine Systematisierung der Rehabilitationstechnik. Medizin-Technischer Dialog 11: 83–88

Tscheuschner R, Kurt J (1997b) Welche Möglichkeiten bieten die ICIDH-Codes für die Erfolgsmessung bei der Rehabilitation mit technischen Hilfen? 2. Teil: Untersuchungs- und Testverfahren in der Rehabilitation als Grundlage für ein Bewertungsverfahren in der Rehabilitationstechnik. Medizin-Technischer Dialog 12: S64–70

Tscheuschner R, Kurt J (1998a) Proposion for a classification and assessment scheme of technical aids for rehabilitation based on the ICIDH; 6th European Congress on Research in Rehabilitation, May 31-June 4, 1998, Berlin, Germany; Congress Proceedings, Deutsche Rentenversicherung, DRV-Schriften Band 10, S 228–229

Tscheuschner R, Kurt J (1998b) Welche Möglichkeiten bieten die ICIDH-Codes für die Erfolgsmessung bei der Rehabilitation mit technischen Hilfen? 3. Teil: Vorschlag für ein Ordnungs- und Bewertungssystem für die Rehabilitationstechnik. Medizin-Technischer Dialog 77–83

Tscheuschner R, Rosenberger H (1988) Systematisierung der Rehabilitationstechnik als Bestandteil der Biomedizintechnik – basierend auf einem kybernetischen Modell zur Stellung der Rehabilitation im Prozess Gesundheit – Krankheit. Orthopädietechnische Informationen 20: 4–25

Westhoff G (1993) Handbuch psychosozialer Messinstrumente. Hogrefe, Göttingen

D Implementierung und Transfer

Kapitel 28

Interaktionelle Aspekte der Rehabilitationsforschung 28

H. Schulz, U. Koch

28.1 Einleitung

Forschung im Bereich der Rehabilitation zeichnet sich durch eine Reihe von institutionellen und organisatorischen Besonderheiten aus. So konstituiert sie sich in einem Spannungsfeld mehrerer Interessengruppen wie Gesundheitspolitik, Kosten- und Leistungsträger sowie Forscher (vgl. den Beitrag von Koch u. Bengel in diesem Band), hinzu kommen ein zumeist multidisziplinär zusammengesetztes therapeutisches Team (King u. Titus 1993; Vogel 1998) sowie sehr unterschiedliche Gruppen von Rehabilitanden. Gleichzeitig ist Rehabilitationsforschung in einem historisch gewachsenen und gegliederten Versorgungssystem verortet und hat sich vielfältigen versorgungsgegebenen Notwendigkeiten anzupassen und ist damit auch in besonderem Maße sozialen Einflüssen ausgesetzt, sowohl auf der Ebene der Personen als auch der Institutionen. Rehabilitationsforschung setzt deshalb in vielen Fällen eine enge Kooperation von Wissenschaftlern aus Forschungsinstituten mit Mitarbeitern verschiedenster beruflicher Ausrichtung und Qualifikation innerhalb der verschiedenen Kostenträger sowie der Rehabilitationseinrichtungen voraus und erfordert für die Analyse von Strukturen, Behandlungsprozessen und -ergebnissen eine interdisziplinäre Zusammenarbeit von Wissenschaftlern verschiedener Fachgebiete und Disziplinen.

Im folgenden Beitrag soll deshalb zunächst generell für einige Gruppen der in der Rehabilitationsforschung tätigen Wissenschaftler geprüft werden, inwieweit ihre unterschiedliche beruflichen Sozialisation Konsequenzen für eine interdisziplinäre Zusammenarbeit aufweisen könnten. Weiterhin sollen individuelle Voraussetzungen einer interdisziplinär angelegten Rehabilitationsforschung benannt sowie das Konzept der „interaktiven Passung" diskutiert werden. Daraus abgeleitet sollen abschließend einige Hinweise zur Gestaltung interaktioneller Prozesse gegeben werden, welche zur Vermeidung von Konflikten in verschiedenen Phasen einer interdisziplinären Forschung beitragen könnten.

28.2 Berufsgruppen in der Rehabilitationsforschung und deren Zusammenarbeit

Rehabilitationsforschung erfordert – wie bei der Erbringung der rehabilitativen Leistungsangebote – auch auf der wissenschaftlichen Seite eine interdisziplinäre Zusammenarbeit von Medizinern verschiedener Fachgebiete mit vornehmlich Psychologen sowie Soziologen, Biostatistikern, Ökonomen, Ingenieurwissenschaftlern, Pädagogen und Juristen (vgl. Bundesarbeitsgemeinschaft für Rehabilitation 1996). Dementsprechend stellt die Bereitschaft und Fähigkeit der Forscher verschiedener Disziplinen zur interdisziplinären Bearbeitung der rehabilitativen Fragestellungen ein zentrales Prüfkriterium für eine angemessene Forschung dar. Im Folgenden sollen für einzelne wissenschaftliche Disziplinen einige Beobachtungen der Autoren berichtet werden, die Hinweise auf Voraussetzungen und Risiken einer wissenschaftlichen Zusammenarbeit geben können. Dabei wird Aspekten der Ausbildung und Sozialisation der Forscher besondere Beachtung geschenkt.

Den *Ärzten* wird, soweit es ihre Rolle in der praktischen Gestaltung medizinisch rehabilitativer Maßnahmen betrifft, eine behandlungsleitende Funktion zugestanden. Dies ist z.T. durch gesetzliche sowie durch Verwaltungsvorgaben abgesichert und vor allem bei denjenigen Aufgabenstellungen fachlich begründet, die sich auf die Zieldimension des „impairment" beziehen. Bei den für die Rehabilitation besonders relevanten Funktionseinschränkungen („disabilities") können Ärzte in Teilbereichen ebenfalls eine spezifische Kompetenz für sich in Anspruch nehmen. Dies gilt aber nicht mehr in gleichem Umfang für den Bereich der „handicaps", für den andere Berufsgruppen wie Psychologen oder Sozialarbeiter/-pädagogen in der Regel besser ausgebildet sind.

In der Rehabilitationsforschung ist ein genereller Anspruch auf eine fachlich begründete hervorgehobene Rolle von Ärzten hingegen nicht gerechtfertigt – einerseits, weil ein großer Teil der Forschungsvorhaben auf die rehabilitationsspezifischen Bereiche der Disabilities und Handicaps fokussiert und andererseits, und dies ist vermutlich noch entscheidender, weil das Medizinstudium nur sehr begrenzt forschungsmethodische Grundlagen und noch weniger die für den Gegenstand der Rehabilitationswissenschaften besonders bedeutsamen Methoden der Sozialwissenschaften vermittelt. Der zuletzt genannte Aspekt erklärt z.T. auch die vergleichsweise geringe Attraktivität, die bisher die Rehabilitationsforschung für viele Mediziner hat.

Das Studium bereitet *Psychologen* durch die starke methodische Orientierung im Grundstudium wesentlich auf Aufgaben in sozialwissenschaftlicher Forschung vor. Auf den Gegenstand Rehabilitation werden sie allerdings während des Studiums – sieht man von rehabilitationspsychologischen Schwerpunktsetzungen an einigen Universitäten ab – vergleichbar den Medizinern nur sehr unzureichend vorbereitet. Obwohl Psychologen ihrem Selbstbild entsprechend Spezialisten für Interaktion sind, gibt es keine Hinweise darauf, dass sie in dieser Hinsicht besser auf interdisziplinäre Zusammenarbeit im Rahmen einer Rehabilitationsforschung vorbereitet sind, zumal nur wenige Psychologen in ihrer Ausbildung Erfahrungen im Umgang mit Rehabilitationseinrichtungen und deren institutionsspezifischen Einflüssen auf Praxis und Forschung sammeln.

Die spezifische Kompetenz von *Soziologen* liegt in der Fähigkeit zur systemischen Betrachtung und Analyse eines so komplexen Versorgungssystems wie es die medizinische Rehabilitation darstellt sowie in der fundierten sozialwissenschaftlichen Ausbildung, gelegentlich sogar noch ergänzt um einen wirtschaftswissenschaftlichen Hintergrund. Ihre Distanz zu den klinisch praktischen Aufgabenstellungen in der Rehabilitation erschwert ihnen jedoch die Kommunikation mit den zuvor genannten Berufsgruppen, d.h. mit Ärzten und Psychologen. Trotz der oben gegebenen kritischen Beurteilung der in der Ausbildung erworbenen praktischen Handlungskompetenz von Medizinern und Psychologen im Bereich der Rehabilitation stellen der Anwendungsbezug, das Verständnis für den therapeutischen Prozess und die Identifikation mit der Aufgabe, zu behandeln, Gemeinsamkeiten dieser beiden Berufsgruppen dar. Soziologen reklamieren nur in Ausnahmefällen diese praktische Kompetenz für sich.

Da in der Ausbildung für *Biostatistiker* in der Regel das System der medizinischen Rehabilitation nicht vermittelt wird, erfolgt auch keine Vorbereitung auf eine inhaltliche Auseinandersetzung mit rehabilitativen Forschungsfragestellungen. Ihre Kompetenz liegt in der methodischen Beratung von rehabilitationswissenschaftlichen Forschungsvorhaben.

Gesundheitsökonomen haben erst in den letzten Jahren begonnen, ihre Modelle auch auf Fragestellungen innerhalb der medizinischen Rehabilitation anzuwenden. Anders als die Biostatistiker geraten sie vor allem im Rahmen von Kosten-Nutzen-Betrachtungen bei rehabilitativen Maßnahmen in ein Spannungsfeld zwischen Trägerinteressen auf der einen Seite und denen von Therapeuten und Patienten auf der anderen Seite.

Betrachtet man *zusammenfassend* die unterschiedlichen in die Rehabilitationsforschung einzubringenden Kompetenzen, Sozialisationen und Ansprüche, so kann nicht davon ausgegangen werden, dass die für eine interdisziplinäre Zusammenarbeit erforderlichen Voraussetzungen gegeben sind und deshalb einen unter Umständen recht mühsamen Lernprozess erforderlich machen. Für diese Annahme spricht der Umstand, dass in der Ausbildung der einzelnen in der Rehabilitationsforschung tätigen Wissenschaftler dem Lernziel „interdisziplinäre Kooperation" keinen oder nur einen sehr geringen Stellenwert zukommt und es erscheint uns ebenso die Schlussfolgerung von Lehr (1995, S. 387) immer noch zutreffend, wonach sich aufgrund der anhaltenden Tendenz zur Spezialisierung der Forschung junge Wissenschaftler nur durch „Spezialisierung auf ein Detailgebiet innerhalb eines Detailbereiches eines Faches" qualifizieren und ihre Karriere durch eine längere Kooperation im Rahmen interdisziplinärer Forschung geradezu gefährden können.

28.3 Individuelle Voraussetzungen einer interdisziplinär angelegten Rehabilitationsforschung

Als *individuelle Voraussetzungen* der kooperierenden Wissenschaftler unterschiedlicher Disziplinen im Rahmen einer interdisziplinär angelegten Rehabilitationsforschung sind deren formaler Status, fachliche und soziale Kompetenz sowie Ziele und Einstellungen von Bedeutung (s. folgende Auflistung).

Individuelle Voraussetzungen für interdisziplinäre Rehabilitationsforschung
- Formale Voraussetzungen,
- institutionelle Zuständigkeit,
- Positionsmacht,
- Qualifikationsgrad,
- fachliche Kompetenz,
- Vorerfahrungen,

- Fachwissen und Handlungsfähigkeit bezüglich der eigenen Disziplin,
- Fachwissen und Handlungsfähigkeit bezüglich anderer Disziplinen,
- soziale Kompetenz,
- Kenntnis von Institutionen,
- kommunikative Kompetenz (gemeinsame Sprache, Rückmeldungsprozesse),
- Planungseffizienz,
- Standfestigkeit/Frustrationstoleranz,
- Aktive und passive Kritikfähigkeit/Fähigkeit zur Selbstkritik,
- Einstellungen/Ziele,
- Forschungsverständnis,
- Einstellung zur Zusammenarbeit,
- Offenheit gegenüber anderen Disziplinen,
- inhaltliche Zielvorstellungen.

Hinsichtlich der *formalen Voraussetzungen* ist für die Initiierung und Durchführung von Rehabilitationsforschung die Klärung der Frage der institutionellen Zuständigkeit von großer Bedeutung. Dies ist für den Rehabilitationsforscher beim Aufbau von Forschungskooperationen sowohl in Richtung auf rehabilitative Einrichtungen (Leistungserbringer) als auch in Richtung der Kostenträger von Bedeutung. Eine Kontaktaufnahme mit einem für die Entscheidung nicht primär zuständigen Ansprechpartner, selbst wenn er fachlich zuständig sein könnte, ist wenig erfolgversprechend. Für den außenstehenden Forscher ist dies in der Realität gelegentlich schwierig umzusetzen. Für ihn sind weder die formalen Voraussetzungen noch die interaktiven bzw. hierarchischen Strukturen in der für die Kooperation vorgesehenen Institution immer zu identifizieren. Genau so geklärt sein sollte auch der formale Status bzw. die Legitimation des um Kooperation anfragenden Forschers. Dies gilt insbesondere für jüngere Mitarbeiter, die in Kontakt mit rehabilitativen Institutionen treten, welche sehr stark von hierarchischen Strukturen geprägt sind. Gerade das Nicht-Beachten der Positionsmacht des potentiellen Kooperanden wie auch der eigenen Person stellt in rehabilitativen Einrichtungen wie auch in der Rehabilitationsverwaltung ein erhebliches Risiko für das Scheitern von Arbeitskontakten dar. Formale akademische Grade, z.B. abgeschlossene Promotion oder Habilitation, können mit der institutionellen Position der Beteiligten zwar eng verbunden sein, sind aber keinesfalls damit identisch.

Die *fachliche Kompetenz* stützt sich zunächst auf qualifikatorische Voraussetzungen und Vorerfahrungen der beteiligten Kooperanden und zielt sowohl auf das Fachwissen als auch die Handlungsfähigkeit in der jeweils eigenen Fachdisziplin. Komplizierter stellen sich die Verhältnisse im Hinblick auf das erforderliche bzw. als optimal anzusehende Fachwissen und die Handlungskompetenz im Fachgebiet des jeweils kooperierenden Partners dar. So gibt es vermutlich ein Mindestmaß an Kompetenzen, entweder als Basiswissen oder als Spezialwissen, das bei den jeweils beteiligten Partnern für den wissenschaftlichen Dialog wie auch als Voraussetzung für die gegenseitige Akzeptanz zu fordern ist. Für Interaktionsprobleme auf dieser Ebene ist gegenwärtig nicht selten eine Haltung verantwortlich, die von

Forschern aus den nicht medizinischen Disziplinen in stärkerem Maße ein Einarbeiten in genuin medizinische Themen erwartet. Dies kann die unterschiedliche wissenschaftliche Sozialisation der potentiellen Kooperanden widerspiegeln, liegt aber auch darin begründet, dass Medizinern sowohl in der Selbstwahrnehmung als auch in der Rollenzuschreibung durch RV-Träger oder Klinikbetreiber eine bestimmende Funktion zukommt. Dieser Positionsvorteil der Ärzte wird dann besonders schwer durchzuhalten sein, wenn die in der Regel höhere Kompetenz in der eigenverantwortlichen Konzeptualisierung und Durchführung empirischer Studien auf Seiten der sozialwissenschaftlichen Disziplinen sichtbar wird.

Grundsätzlich dürfte eine hohe Kompetenz in Teilbereichen des jeweils anderen Feldes eine günstige Voraussetzung für die interdisziplinäre Zusammenarbeit darstellen. Allerdings ist die Güte dieser Interaktionen auch davon abhängig, wie sozial kompetent dieses fachliche Wissen eingesetzt wird. Zu beachten ist vor allem das Risiko, dass der Kooperand sich in seinem Status als Experte des eigenen Feldes bedroht fühlen könnte.

Weitere Aspekte der *sozialen Kompetenz* beinhalten zunächst die formelle wie informelle Kenntnis über Struktur und Abläufe innerhalb der kooperierenden Institutionen. Von besonderer Bedeutung ist darüber hinaus ein angemessenes kommunikatives Verhalten (siehe Abschnitt 28.4).

Die Güte der interdisziplinären Zusammenarbeit wird weiterhin bestimmt durch Gemeinsamkeiten im Hinblick auf für den Forschungsprozess relevante *Einstellungen* und durch die Vereinbarung von Regelungsmechanismen für Interessenkonflikte bei sehr verschiedenen Einstellungen. Die Einstellungen können sich auf das Rollenverständnis als Forscher bzw. Kliniker, auf wissenschaftstheoretische Modelle und Positionen (z. B. biologisch-naturwissenschaftlich, sozialwissenschaftlich, hermeneutisch) sowie auf das Verständnis von Interdisziplinarität beziehen. In diesen Bereichen zeigen sich zum Teil erhebliche Unterschiede zwischen den Kooperanden innerhalb der Rehabilitationsforschung, die sich aus den disziplinenspezifischen Biographien (vgl. Muthny 1992), den beruflichen Sozialisationsprozessen und unterschiedlichen institutionellen Rahmen- und Arbeitsbedingungen der Beteiligten erklären lassen.

28.4 Interaktionelle und kommunikative Voraussetzungen

Eine weitere Gruppe von Faktoren, welche die Zusammenarbeit in der Rehabilitationsforschung beeinflussen, wird nicht allein durch die persönlichen Voraussetzungen der Forscher, sondern vielmehr durch das Zusammenwirken von Forschern und den jeweils in den Rehabilitationseinrichtungen wie auch der Rehabilitationsverwaltung gegebenen Bedingungen bestimmt. Diese Faktoren können unter der Perspektive einer *interaktiven Passung* betrachtet werden. Gemeint ist damit unter anderem, inwieweit die Interaktionspartner mit ihren individuellen Voraussetzungen innerhalb des gemeinsamen Handlungsfeldes störungsfrei und produktiv zusammenarbeiten können. Hier sind grundsätzlich mehrere Formen der Zusammenarbeit denkbar. Exemplarisch sei kurz eingegangen auf ein Ähnlichkeitsmodell und ein kompensatorisches Modell. Im letzteren Fall sind die Vertreter der verschiedenen Berufsgruppen von ihrem Qualifikationsprofil und ihren Interessenlagen her sehr unterschiedlich und ergänzen sich bei der Erbringung ihrer wissenschaftlichen Gemeinschaftsleistung. Dabei ist zwar die Basis einer gemeinsamen Sprache und damit auch einer interdisziplinären Kooperation eingeschränkt, jedoch dürfte sich so ein die Zusammenarbeit beeinträchtigendes stark ausgeprägtes kompetitives Verhältnis seltener entwickeln. Beim Ähnlichkeitsmodell, d.h. bei Vorliegen vergleichbarer Interessenlagen und qualifikatorischer Voraussetzungen, besteht zwar eine gute Dialogchance aufgrund des gemeinsamen Erfahrungshintergrundes, zugleich aber auch das Risiko einer die Zusammenarbeit stark beeinträchtigenden Konkurrenz. Als konfliktvorbeugend könnten sich in diesem Modell Vorkehrungen erweisen, die durch explizite vorab getroffene Vereinbarungen die Autonomie der Beteiligten sichern. Solche Vereinbarungen sollten darauf ausgerichtet sein, die Funktionalität der Interaktion in den Vordergrund zu stellen und könnten helfen, ein Gleichgewicht zwischen Eigenständigkeit und Wahrung beruflicher Identität einerseits und der Entwicklung einer gemeinsamen Identität andererseits anzustreben.

Ein aus unserer Sicht wichtiger Aspekt der interaktiven Passung manifestiert sich in der Gestaltung des *kommunikativen Austausches*. Dieser bezieht sich wiederum auf mehrere Teilaspekte: Grundvoraussetzungen sind die verständliche Vermittlung der Ziele und Vorgehensweisen gegenüber den Kooperanden wie auch gegenüber der kooperierenden Institution sowie die Entwicklung einer gemeinsamen Sprache zwischen den Vertretern der verschiedenen Disziplinen, aber auch die kontinuierliche Rückmeldung aller für die gemeinsame Forschungsarbeit relevanten Informationen an die Partner. Sozial kompetentes Verhalten kommt darüber hinaus auch in so verschiedenen individuellen Fähigkeiten wie Planungseffizienz, klarer und selbstbewusster Vertretung der Position des eigenen Faches, Frustrationstoleranz sowie Kritikfähigkeit und Fähigkeit zur Selbstkritik zur Geltung.

Kommunikationserfordernisse stellen sich damit in unterschiedlichen Phasen des Forschungsprozesses auch recht unterschiedlich dar. In der frühen Phase der *Implementierung* eines Forschungsvorhabens wird es vor allem um die Schaffung eines Informationsstandes über die Forschungsziele bzw. den potentiellen Nutzen, die grundsätzlichen Vorgehensweisen, aber auch über die von der Einrichtung zu erwartenden Unterstützungsleistungen gehen. Dabei sind nicht nur die verschiedenen akademischen Berufsgruppen, sondern alle relevanten Gruppen von Mitarbeiten einzubeziehen. Bereits in dieser Phase der konkreten Planung steht auch die Klärung der Umsetzungsvoraussetzungen im Vordergrund. Dazu gehören u.a. die Rollenklärung, die Abschätzung möglicher Belastungen sowie die Abschätzung der Auswirkung des Vorhabens auf tägliche Handlungsabläufe in der entsprechenden Einrichtung.

Zur Vermeidung von Konflikten in der Phase der Implementierung interdisziplinärer Forschung in einer rehabilitativen Einrichtung lässt sich auch ein mit „*a victory*" (Barth u. Matt 1984) abgekürztes Konzept adaptieren.

Zu prüfen wäre nach diesem Konzept, welche Ressourcen für die Durchführung der Forschung notwendig sind (ability), wie die Einstellungen (value) und der Informationsstand der Mitarbeiter einer klinischen Einrichtung sind (idea), welche außerinstitutionellen Einflüsse bestehen (circumstances), wann mit der Forschung begonnen werden soll (timing), welche Bedingungen die Akzeptanz der interdisziplinären Zusammenarbeit fördern (obligation), welche Widerstände gegen die Forschung in Rechnung zu stellen sind (resistance) und was durch das Projekt für die kooperierende Einrichtung gewonnen werden kann (yield). Je nach den spezifischen Bedingungen, insbesondere dem Umfang der geplanten Kooperation, können die einzelnen Punkte dieses Konzeptes – zunächst in der Regel informell – berücksichtigt werden und als Orientierungsrahmen für eventuell notwendige weitere Maßnahmen zur Implementierung interdisziplinärer Forschung dienen.

In der *Durchführungsphase* des Projektes stehen die Etablierung von Ablaufroutinen, die Aufrechterhaltung von Motivation zur Unterstützung des Vorhabens, gegebenenfalls auch ein Krisenmanagement bzw. sogar die Neudefinition der Zuständigkeiten, im Vordergrund.

Für die *Phase der Auswertung und Nutzung* der Ergebnisse sind vielfältige Prozesse des Interessenausgleiches von Bedeutung. Dabei können so unterschiedliche Aspekte wie der Vertrauensschutz für die Mitarbeiter, die Festlegung der Auswertungsstrategien, der Umgang mit potentiell negativen Ergebnissen für Einrichtungen und das Recht auf jeweils eigenständige Nutzung der Ergebnisse zu klären sein. Schließlich ist zu beachten, dass sich besonders dann konfliktträchtige Interaktionen ergeben können, wenn im Rahmen eines Forschungsprojektes die Mitarbeiter bzw. bestimmte Bedingungen der kooperierenden Einrichtungen selbst Gegenstand der Forschung sind. So sind eventuelle Kontrollängste der beforschten Mitarbeiter wie auch imagerelevante Aspekte der Einrichtung frühzeitig zu berücksichtigen.

Bei der Gestaltung dieser Kommunikationsprozesse erscheint es uns besonders wichtig, den Informationsaustausch „mehrkanalig" zu gestalten. Dies bezieht sich auf Botschaften über verschiedene Funktionsträger wie auch über unterschiedliche Medien. Darüber hinaus sind formelle wie informelle Kommunikationswege gleichermaßen zu berücksichtigen. Zu ersteren sind unter anderem schriftliche Informationen, organisationsbezogene Besprechungen, Austausch in Arbeitsgruppen und Kommissionen sowie in gemeinsamen wissenschaftlichen Veranstaltungen zu rechnen. Sie ermöglichen einen regelmäßigen Austausch von Basisinformationen – auch für Mitarbeiter, die nur begrenzt in Forschungsprozesse einbezogen sind – und schaffen einen verlässlichen Arbeitsrahmen zwischen Forschern und Mitarbeitern der jeweiligen Institutionen. Eine effektive, dem Forschungsprozess förderliche Kommunikation setzt darüber hinaus intensive informelle und persönliche Interaktionen voraus. Dies erfordert die Fähigkeit zur Durchführung von Kurzkontakten selbst bei größerer räumlicher Distanz.

Für die *Regelung von Verantwortlichkeit* zwischen kooperierenden Forschern und Mitarbeitern von rehabilitativen Einrichtungen formuliert

Wöhrl (1988) einige Leitlinien. Der Autor geht dabei davon aus, dass der Zusammenhang verschiedener Bedingungen mit Ausmaß und Qualität interdisziplinärer Zusammenarbeit nicht linear sein muss, sondern vielmehr als kurvilineare Beziehung zu beschreiben ist, in der das Optimum einer Dimension zwischen den jeweiligen Extrempolen liegt. Zu vermeiden sind demnach eine zu ausgeprägte Formalisierung in der Zusammenarbeit ebenso wie deren zu starke Unverbindlichkeit. Weiterhin ist auch darauf zu achten, dass die Kooperation weder durch eine zu starke Versachlichung, noch durch eine zu starke „Verpersönlichung" interpersoneller Beziehungen bestimmt wird. Schließlich sind klare Rollenbeschreibungen notwendig, wobei der Anspruch auf Gleichberechtigung und die Verantwortlichkeit einzelner für Teilaufgaben in einem ausgewogenen Verhältnis stehen müssen. Solche eindeutigen Rollenbeschreibungen entstehen jedoch häufig erst im Laufe einer längeren Zusammenarbeit mit zunehmender Kenntnis über die jeweiligen individuellen Voraussetzungen und können allenfalls in Ansätzen bzw. nur sehr grob umrissen zu Beginn eines rehabilitationswissenschaftlichen Projektes festgeschrieben werden.

Notwendig ist auch ein ausreichendes Maß an *Unterstützung* der rehabilitationswissenschaftlichen Forschung durch die *Leitung* sowie auch andere Mitarbeiter mit formellem und informellem Einfluss der kooperierenden Einrichtungen. Mögliche Reaktionen von Mitarbeitern der Institution hinsichtlich der aufzubauenden Kooperation sind nicht selbstverständlich positiv, sie können vielmehr von ausgeprägtem Interesse über Desinteresse bis hin zu offenem Widerstand reichen. Deshalb ist eine wesentliche Voraussetzung für die Realisation einer interdisziplinären Zusammenarbeit, dass es gelingt, bei den Kooperanden ein inhaltliches Interesse am vorgeschlagenen Thema wie auch eigene Forschungsinteressen zu wecken.

Weiterhin kann es sich für die Entwicklung einer guten Zusammenarbeit als sehr hilfreich erweisen, wenn im Rahmen eines Forschungsprojektes auch bestimmte *Servicefunktionen* von den Forschern übernommen werden. Diese können unter den gegenwärtigen Rahmenbedingungen z. B. in der Beratung bei der Gestaltung von Qualitätssicherungsmaßnahmen, insbesondere hinsichtlich Dokumentation und Fortbildung, gesehen werden.

28.5 Ausblick

Gesundheitspolitik, Rentenversicherungen, Klinikbetreiber und (universitäre) Wissenschaftler messen in den letzten Jahren – wenn auch aufgrund unterschiedlicher Interessenlagen – der Rehabilitationsforschung mehr Bedeutung zu. Dieses Kapitel analysierte vor allem die Voraussetzungen einer interdisziplinär orientierten Rehabilitationsforschung. Da Kooperationsformen zwischen Wissenschaftlern unterschiedlicher Fachrichtungen bisher kaum Gegenstand empirischer Analysen sind, stützen sich die Ausführungen im wesentlichen auf Beobachtungen der Autoren und mitgeteilte Erfahrungen beteiligter Berufsgruppen. Auch wenn sich diese hier auf die Rehabilitationsforschung beziehen, sind sie insofern unspezifisch, als sie in we-

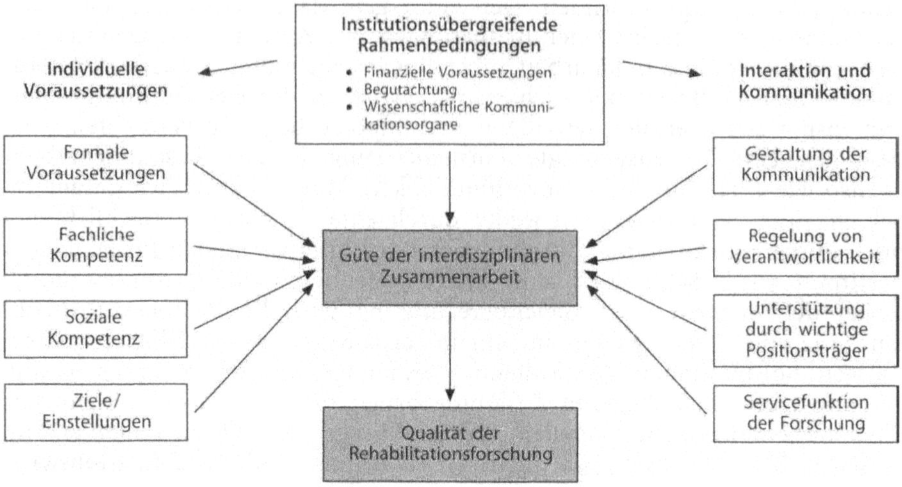

Abb. 28.1. Individuelle und institutionelle Voraussetzungen für interdisziplinäre Rehabilitationsforschung

sentlichen Aspekten auch Gültigkeit für andere Felder interdisziplinärer Forschung (vgl. Schulz u. Koch 1997) haben.

Neben *institutionsübergreifende Rahmenbedingungen* wie u.a. die Etablierung von Fachgutachtern, die Sicherung der Finanzierung interdisziplinärer Rehabilitationsforschung und der Ausbau der wissenschaftlichen Kommunikationsorgane (siehe Koch u. Bengel, in diesem Buch) kommen auch - so zeigen die vorgenommenen Analysen - eine größere Zahl von *individuellen, interaktionellen und kommunikativen Variablen* als bestimmende Faktoren der Güte interdisziplinärer Zusammenarbeit in Frage. In der den Beitrag abschließenden Abb. 28.1 wird versucht, diese Faktoren in einem Blockdiagramm zu ordnen, wobei die sicher bestehenden vielfältigen Wechselwirkungen nicht berücksichtigt werden.

Literatur

Barth M, Matt G (1984) Evaluationsforschung im Drogenbereich: Ein Stiefkind. Suchtgefahren 30: 107-114

Bengel J, Koch U (1988) Evaluationsforschung im Gesundheitswesen. In: Koch U, Lucius-Hoene G, Stegie R (Hrsg) Handbuch der Rehabilitationspsychologie. Springer, Berlin, S 321-347

Bundesarbeitsgemeinschaft für Rehabilitation (Hrsg) (1996) Rehabilitationswissenschaftler in Deutschland. Hassmüller KG, Frankfurt am Main

King JC, Titus MN (1993) Prescriptions, referrals, and the rehabilitation team. In: DeLisa JA (ed) Rehabilitation Medicine. Principles and practice (2nd ed). Lippincott, Philadelphia, S 227-239

Koch U, Barth M (1992) Rehabilitationsforschung in der Rentenversicherung - Rahmenbedingungen, Interessen und Perspektiven. In: Müller R, Schuntermann MF (Hrsg) Sozialpolitik als Gestaltungsauftrag. Bund, Köln, S 75-89

Koch U, Schliehe F, Aufderheide E (1998) Stand und Entwicklung der rehabilitationswissenschaftlichen Forschung. Rehabilitation 37, Suppl. 2: S66–S70

Koch U, Schulz O, Bürger W (1996) Zur Situation der rehabilitationswissenschaftlichen Forschung in der Bundesrepublik Deutschland. Deutsche Rentenversicherung 10–11: 711–724

Lehr U (1995) Interdisziplinarität - Aufgaben und Probleme bei der Erfassung von Alternsprozessen. Zeitschrift für Gerontologie und Geriatrie 28: 382–387

Muthny F (1992) (Mehr) Psychologie in die Medizin! Zeitschrift für Medizinische Psychologie 1: 147–150

Schulz H, Koch U (1997) Voraussetzungen und Realisationsmöglichkeiten medizinpsychologischer Forschung im klinischen Umfeld und in medizinischen Institutionen - Strategien und Maßnahmen zur Verbesserung interdisziplinärer Zusammenarbeit. In: Strauß B, Bengel J (Hrsg) Forschungsmethoden in der Medizinischen Psychologie (Bd. 14). Hogrefe, Göttingen, S 31–47

Schuntermann MF, Schott J (1992) Rehabilitationsforschung: Wie lange noch ein Stiefkind der Humanwissenschaften? In: Müller R, Schuntermann MF (Hrsg) Sozialpolitik als Gestaltungsauftrag. Köln, Bund, S 54–74

Verband Deutscher Rentenversicherungsträger (1992) Bericht der Reha-Kommission. Empfehlungen zur Weiterentwicklung der medizinischen Rehabilitation in der gesetzlichen Rentenversicherung. VDR, Frankfurt/Main

Vogel H (1998) Berufsgruppen in der medizinischen Rehabilitation. In: Delbrück H, Haupt E (Hrsg) Rehabilitationsmedizin (2. Aufl.) Urban & Schwarzenberg, München, S 117–131

Weis J, Koch U (1998) Forschung in der Rehabilitationsmedizin. In: Delbrück H, Haupt E (Hrsg) Rehabilitationsmedizin. Ambulant, teilstationär, stationär. 2. Auflage. Urban & Schwarzenberg, München, S 150–164

Wöhrl H (1988) Berufsgruppen in der Rehabilitation: Funktionen und Kooperationsmodelle. In: Koch U, Lucius-Hoene G, Stegie R (Hrsg) Handbuch der Rehabilitationspsychologie. Springer, Berlin, S 212–249

Implementierung und Umsetzung von Ergebnissen der Rehabilitationsforschung 29

C. Löschmann, J. Bengel

29.1 Einleitung

Das Gesundheitswesen in Deutschland hat in seinen Teilen wie auch in seiner Gesamtheit eine lange Tradition. Die einzelnen Sektoren haben historisch gewachsene Strukturen und bilden ein komplexes interdependentes System von Leistungsträgern, Leistungserbringern, Leistungsempfängern bzw. Patienten, Gesundheitspolitikern und Wissenschaftlern. In den letzten Jahren ist die Vernetzung innerhalb und zwischen den einzelnen Sektoren des Gesundheitssystems zum Forschungsthema geworden (Blanke et al. 1995). Disziplinen wie die Gesundheitsökonomie, die Public-Health-Forschung und die Gesundheitssystemforschung setzen sich mit Fragestellungen zu den Übergängen zwischen den Sektoren auseinander. Unter dem Stichwort „Schnittstellen" werden die Übergänge zwischen verschiedenen Versorgungsangeboten und Versorgungsbereichen einer wissenschaftlichen Analyse unterzogen. Gegenstand der Analysen ist die Aufdeckung von dysfunktionalen Abläufen an den Übergängen der Teilsysteme, etwa bei der Zuweisung oder Inanspruchnahme von Leistungen, beim Austausch von Informationen oder bei der organisatorischen Vernetzung. Im Bereich der medizinischen Rehabilitation betrifft dies beispielsweise die Übergänge zwischen der akutmedizinischen und der rehabilitativen Versorgung und zwischen stationärer, teilstationärer und ambulanter Behandlung (Badura 1994; Feuerstein 1994).

Eine weitere Schnittstelle innerhalb des Gesundheitswesens besteht zwischen Forschung und Praxis. Die Beziehung zwischen den Rehabilitationswissenschaften bzw. der Rehabilitationsforschung einerseits und der Rehabilitationspraxis sowie der Administration des Gesundheitssystems andererseits konkretisiert sich in der Anbahnung und Durchführung wissenschaftlicher Forschungsprojekte, in der Implementation der Forschungsbefunde in die Praxis sowie bei der Rückmeldung der Befunde an die Leistungsträger und Leistungserbringer. Die Interaktion zwischen Rehabilitationswissenschaften und Rehabilitationspraxis in der Anbahnungs- und Durchführungsphase von Forschungsprojekten werden im Beitrag von Schulz und Koch (in diesem Band) behandelt. Der Transfer des generierten Wissens in die Praxis bzw. die Implementierung der Ergebnisse eines Forschungsprojekts in die Versorgung ist Gegenstand dieses Beitrags. Es wird zunächst auf die Schnittstellen zwischen Wissenschaft und Praxis eingegangen, anschließend werden Barrieren für die Implementation von wissenschaftlichen Befunden in die Praxisfelder sowie Maßnahmen zur Optimierung des Theorie-Praxis-Transfers vorgestellt und diskutiert.

29.2 Schnittstelle Rehabilitationswissenschaften – Rehabilitationspraxis

Die Rehabilitationswissenschaften sind als junge Wissenschaftsdisziplin auf der Suche nach ihrer Identität. Die Diskussionen um das Selbstverständnis der Rehabilitationswissenschaften drehen sich unter anderem um die Frage, ob es sich um einen multidisziplinär besetzten Wissenschaftszweig oder um ein interdisziplinär besetztes Forschungsfeld handelt (siehe Beitrag von Koch und Bengel in diesem Band). Die Durchsicht rehabilitationswissenschaftlicher Publikationen nach der Profession ihrer Autoren zeigt, dass sich die Medizin mit ihren Teildisziplinen, die Psychologie, die Ökonomie, die Soziologie, die Politikwissenschaft, sowie die Verwaltungs- und Rechtswissenschaften an der Weiterentwicklung der Rehabilitation und der Rehabilitationswissenschaften beteiligen.

Handelt es sich also bei den Rehabilitationswissenschaften um eine eigenständige wissenschaftliche Disziplin? Ein wissenschaftliches Fach setzt das Vorhandensein eines von anderen Fächern abgrenzbaren Erkenntnisgegenstandes sowie eine einheitliche Theorie voraus. Wissenschaftliches Handeln verfolgt grundsätzlich immer zwei gleichgewichtige Ziele: Ein theoretisches Ziel, indem es versucht die Realität nach einem System von Regeln nachprüfbar in einem geschlossenen Modell zu rekonstruieren und ein praktisches Ziel, indem es sich daran orientiert, den Zielgruppen ein humaneres Leben zu ermöglichen. Während sich die theoretische Zielsetzung an dem Kriterium der „Wahrheit" orientiert, besteht die Maxime der praktischen wissenschaftlichen Zielsetzungen in der Nützlichkeit der gewonnenen Erkenntnisse für die Praxis (Friedrichs 1979). Es wäre eine Verletzung wissenschaftstheoretischer Grundannahmen, vorsätzlich auf eines der beiden Ziele zu verzichten. Eine rein empirisch explorativ ausgerichtete Forschung ohne theoretischen Bezug verliert ihre Autonomie gegenüber den Auftraggebern, (gesundheits)politischen Interessengruppen oder ideologischer Einflussnahme. Wird die Forschung hingegen ausschließlich an theoretischen Zielsetzungen orientiert, verliert sie den Bezug zur Praxis. Die wissenschaftliche Forschung bewegt sich damit immer in dem Spannungsfeld zwischen theoretischer und praktischer Zielsetzung, was sich auch an der Unterscheidung von anwendungsbezogener Forschung und Grundlagenforschung zeigen lässt. In den Rehabilitationswissenschaften überwiegt bisher die anwendungsbezogene Forschung. Die für die Rehabilitation relevante Grundlagenforschung wird in den entsprechenden Fachdisziplinen realisiert. Dies deutet jedoch nicht zwangsläufig auf eine vorsätzliche Verletzung der wissenschaftstheoretischen Forderung nach theoriegeleiteter Forschung hin, sondern ist vielmehr Folge einer Entwicklung, die in der Tradition der von den Renten- und Krankenversicherungen initiierten Auftragsforschung begründet liegt.

Wissenschaftliche Disziplinen sind – und dies gilt für die Rehabilitationswissenschaften in besonderem Maße – äußerst heterogene Gebilde und soziologisch betrachtet auch soziale Systeme. Die Akteure innerhalb der Systeme sind die Wissenschaftler mit ihrer unterschiedlichen persönlichen und beruflichen Sozialisation, ihrer spezifischen politischen Einstellung und ihrer Abhängigkeit von Auftraggebern und Forschungsförderern. Wissenschaftler handeln unter begrenzten Rahmenbedingungen wie Grundausstattung, finanzielle Ressourcen und Kooperationen. Sie unterliegen einem zunehmendem Qualifikationsdruck, der sich beispielsweise an Kriterien wie Anzahl der Publikationen in Zeitschriften mit internationaler Verbreitung und hohem Ranking oder Anzahl und Volumen der eingeworbenen Drittmittelprojekte festmachen lässt. Diese vielschichtigen Anforderungen bei den Akteuren innerhalb des Systems Rehabilitationswissenschaften lassen kein einheitliches Handeln erwarten. Die Interaktionen der Forscher untereinander, mit den Forschungsförderern und Auftraggebern von Forschungsvorhaben, mit Politikern und Nutzern wissenschaftlicher Erkenntnisse während sämtlicher Phasen des wissenschaftlichen Erkenntnisgewinns können daher nur unter Berücksichtigung dieser Rahmenbedingungen verstanden werden.

Den Rehabilitationswissenschaften steht ein nicht weniger komplexes Gefüge auf Seiten der Rehabilitationspraxis gegenüber. Rehabilitationswissenschaften und Rehabilitationspraxis sind noch zu wenig kongruent aufeinander bezogen. Die Distanz der Rehabilitationspraxis zum wissenschaftlichen Sektor zeigt sich beispielsweise darin, dass Rehabilitationskliniken bisher in der Regel keine Forschungsabteilung und wenig Forschungsinfrastruktur haben und nicht den Status eines Lehrkrankenhauses erwerben können, wodurch die Entkoppelung vom wissenschaftlichen (Ausbildungs-) Betrieb weiter verfestigt wird (Delbrück 1998). Einrichtungen der medizinischen Rehabilitation spielen dementsprechend in der Planung von Wissenschaftskarrieren keine bedeutsame Rolle. Der in Folge dieser Rahmenbedingungen entstehende Mangel an Forschungspersonal führt dazu, dass die Rehabilitationseinrichtungen - ähnlich wie durchschnittliche Krankenhäuser in der Primärversorgung - bisher bezüglich ihrer Forschungsaktivitäten im Vergleich zu universitären Einrichtungen oder akademischen Lehrkrankenhäusern schlechter abschneiden und in dieser Hinsicht auf Unterstützung von Aussen angewiesen sind.

Der Wissenstransfer von den Rehabilitationswissenschaften in die Rehabilitationspraxis ist nicht nur durch die Beziehung zwischen Auftragnehmer und Auftraggeber der Forschung bestimmt. Aufträge aus der Rehabilitationspraxis direkt an die Wissenschaft stellen eher die Ausnahme dar. In der Regel wird die Forschung durch Forschungsprogramme der Leistungsträger oder durch staatliche Stellen finanziert, d.h. die Financiers der Forschung sind nicht identisch mit den Adressaten der Forschungsbefunde. Dies hat zur Folge, dass die Diffusion innovativer Befunde von der Wissenschaft in die Praxis durch die Administrationen der fördernden Institutionen mit ihren genuinen Interessen beeinflusst wird (Löschmann et al. 1997). Die Implementationsforschung hat als Teilgebiet der Gesundheitssystemforschung dieses Forschungsfeld mit der Theorie- und Methodenentwicklung zu Innovationsprozessen in der Gesundheitsversorgung besetzt (Blanke et al. 1995; Grimshaw u. Thomson 1998). In der Implementationsforschung lassen sich bisher zwei Phasen beschreiben. Die Forschung auf diesem Gebiet beschreibt bisher die Implementation gesundheitspolitischer Vorgaben als unidirektionalen Prozess zwischen hierarchisch gegliederten Akteuren (Staat vs. Leistungserbringer, Leistungsträger). Die staatlichen Organe entwickeln Steuerungsziele oder Programme, die wiederum an bestimmte Adressaten gerichtet sind (Verwaltungen, Verbände, Bürger, Kostenträger, Leistungerbringer etc.). Das Selbstverständnis der bisherigen Implementationsforschung verlangt die Identifikation von Vollzugsdefiziten bzw. Abweichungen des IST- vom gesetzlich vorgegeben SOLL-Zustand. Für die moderne Gesundheitssystemforschung ist die ausschließliche Deskription von Steuerungs- und Implementationsdefiziten als primäres Erkenntnisinteresse nicht mehr ausreichend. Es wird ein Forschungsansatz gefordert, der die Bedingungen einer wirksamen Reformpolitik beschreibt und „die eigentümliche Handlungsrationalität gesundheitspolitischer Entscheidungsprozesse“ (Blanke et al. 1995, S. 20) einer rationalen wissenschaftlichen Analyse unterzieht.

29.3 Implementierung innovativer Befunde in die Rehabilitationspraxis

In den folgenden Abschnitten soll der Prozess des Transfers der in den rehabilitationswissenschaftlichen Disziplinen generierten Ergebnisse in die Praxis der Rehabilitation analysiert werden. Bei der Implementierung innovativer Befunde in die Praxis der Rehabilitation kann zwischen einem direkten und einem indirekten Wissenstransfer unterschieden werden. Bei einem direkten Wissenstransfer wird das anhand von Fragestellungen aus der Praxis generierte Wissen unmittelbar in den Routinebetrieb implementiert. Beispiele dafür finden sich in den zahlreichen Programmevaluationen im Bereich der medizinischen Rehabilitation. Die routinemäßige Rezeption und praktische Umsetzung der Erkenntnisfortschritte in den einzelnen Bereichen der Rehabilitationswissenschaften bezeichnen wir als indirekten Wissenstransfer. Beispiele wären die regelmäßige Orientierung des praktischen Handelns an evidenzbasierten Behandlungsverfahren (Perleth 1998; Sackett et al. 1996) oder an Behandlungsleitlinien (siehe auch den Beitrag von Farin u. Antes in diesem Band) wie sie beispielsweise von der Arbeitsgemeinschaft der Wissenschaftlichen Medizinischen Fachgesellschaften (AWMF) angeboten werden (Fromter et al. 1999). In den folgenden Abschnitten werden hemmende und förderliche Rahmenbedingungen für den direkten und den indirekten Wissenstransfer diskutiert.

29.3.1 Barrieren für den Wissenstransfer in die Praxis

Die für verschiedene Sektoren des Gesundheitssystems beschriebenen Barrieren für die Verbreitung und Übernahme von Forschungsbefunden in die Praxis sind auch im Bereich der Rehabilitation vorzufinden (Adolph u. Görres 1997; Brenner 1995; Dunn 1981; Shaffer u. Blase 1984). So ist Behandlungspraxis nicht immer an evidenzbasierten Verfahren ausgerichtet, sondern ein „trial and error eclecticism“ scheint eine nicht zu unterschätzende Attraktivität zu besitzen (Fuller et al. 1992). Der Forderung nach Planung der Therapie auf der Basis eines umfassenden Assessments oder Diagnostik steht die Unkenntnis von innovativen Verfahren entgegen. Eine Orientierung der Behandlungspraxis an den aktuellen fachlichen Standards wird nur gelingen, wenn in der behandelnden Einrichtung entsprechende Maßnahmen zur Unterstützung der Diffusion innovativer wissenschaftlicher Befunde in die Praxis vorgesehen sind. Die mangelhafte Verfügbarkeit der Informationen am Arbeitsplatz sowie eine zögerliche Bereitstellung zeitlicher Ressourcen zur Fort- und Weiterbildung des Personals hemmen den Wissenstransfer in die Praxis.

Eine weitere Barriere besteht in den heterogenen beruflichen Voraussetzungen bzw. dem unterschiedlichen forschungsmethodischen Wissensstand des Personals im Praxisfeld. Wissenschaftler kommunizieren ihre Befunde überwiegend systemimmanent. Die Reputation und Qualifikation eines Wissenschaftlers leitet sich maßgeblich aus der Anzahl der Publikationen in international anerkannten wissenschaftlichen Zeitschriften ab und ist nicht von dem Bemühen abhängig, wissenschaftliche Befunde den Praktikern zugänglich zu machen. Die Forschungsergebnisse werden daher in der Regel über Medien kommuniziert, die wiederum primär von Wissenschaftlern genutzt werden. Die Darstellung richtet sich ausschließlich nach den Bedürfnissen der wissenschaftlichen Zielgruppe und führt dadurch bei Rezipienten aus den Praxisfeldern zu Verunsicherung und Frustration. Rogers (1983) unterscheidet in diesem Zusammenhang „Homophilie“ von „Heterophilie“. Homophile Interaktionspartner sind hinsichtlich ihrer Einstellungen, Überzeugungen, ihrer Erziehung, ihres sozialen Status etc. ähnlich, heterophile Interaktionspartner unterscheiden sich auf diesen Dimensionen: „Homophile Interaktionen stellen Barrieren für den Wissenstransfer dar, da sie exklusiv zwischen Personen mit Spezial-Wissen stattfinden und für Personen ohne dieses Wissen nicht zugänglich sind“ (Rogers 1983, p. 275, übersetzt v. d. Autoren).

Wissensaufnahme und -verarbeitung geschieht interessengeleitet, selektiv und kontextabhängig. Die Nutzer wissenschaftlicher Erkenntnisse gehen aktiv mit dem angebotenen Wissen um, indem sie Informationen selektieren, gewichten oder interpretieren (Beyer u. Trice 1982). Dadurch ergibt sich die Gefahr der Deformation der primären Information. Sind wissenschaftliche Erkenntnisse nicht mit entsprechenden Regeln für die Implementation in die Praxis versehen, kann dies zu Praxis-Adaptationen führen, die nicht mehr deckungsgleich mit den Intentionen der Wissenschaftler sind. Beim Ausbleiben der erwarteten Ergebnisse sind dann Frustration und Resignation bezüglich innovativer Bemühungen die Folge. Wissenschaftler übersehen häufig, dass eine Adaptation von Forschungsbefunden in ein Praxis-Setting ohne Berücksichtigung der spezifischen Rahmenbedingungen der „Programmumgebung“ dem Risiko unterliegt, dass sich die antizipierten Ergebnisse nicht einstellen. Das unter „Laborbedingungen“ entwickelte Programm trifft in der Praxis auf ein Bündel neuer potenzieller Wirkfaktoren wie institutionelle Rahmenbedingungen, soziale Systeme oder motivationale Faktoren, die bei der Programmentwicklung möglicherweise nicht kontrolliert wurden. Praktiker neigen in solchen Fällen dazu den wissenschaftlichen Vorschlägen Praxisferne vorzuwerfen. Die resultierenden Enttäuschungen und Frustrationen der Nutzer können auch künftige Innovationsbemühungen behindern.

Schließlich können sich die Führungsphilosophie und das Betriebsklima einer Einrichtung innovationshemmend auswirken. Wenn die Rezeption, Implementation und praktische Nutzung neu entwickelter Behandlungsverfahren der Verantwortung einzelner Mitarbeiter unterliegt und diesen in ihrem Bestreben um evidenzbasiertes Arbeiten von dem Träger der Einrichtung, dem Träger der Maßnahme oder der Leitung der Einrichtung keine Unterstützung zukommt, wird bei den Mitarbeitern das diesbezügliche Engagement abnehmen.

29.3.2 Förderung des Wissenstransfers in die Praxis

Aus der Darstellung der Barrieren, denen der Wissenstransfer unterliegt, lassen sich Strategien und Maßnahmen zur Verbesserung dieser Prozesse ableiten. Neben Vorschlägen, die innerhalb der Systeme der Rehabilitationswissenschaften und -praxis wirken sollen, bieten sich strukturelle Maßnahmen an, die an den Schnittstellen beider Systeme wirksam werden. Die Reaktion der Rehabilitationswissenschaften auf die zahlreichen strukturellen Veränderungen innerhalb des Systems der Rehabilitation fiel bis Mitte der neunziger Jahre aufgrund einer unzureichenden Forschungsinfrastruktur defizitär aus (Koch et al. 1995). Mittlerweile reagieren die Hochschulen aber auf diese inhaltlichen und methodischen Defizite und engagieren sich in der Professionalisierung der Rehabilitation durch eine Verbesserung der Qualität der Lehre und der Forschung. Mit der Etablierung rehabilitationswissenschaftlicher Arbeitsgruppen an den Hochschulen wurde bereits ein Schritt zur zielgerichteten Nutzung des wissenschaftlichen Potenzials unternommen. Auch die in der letzten Dekade eingeführte medizinische Gebietsbezeichnung „Physikalische Medizin und Rehabilitation" ist in diesem Kontext als Beispiel zu nennen (Delbrück 1998). Der Aufbaustudiengang „Gesundheitswissenschaften" leistet darüber hinaus einen Beitrag zur Vertiefung der präventiven Aspekte in der Rehabilitation (v. Troschke 1996).

Diese Entwicklung wird seit 1998 durch das Bundesministerium für Bildung und Forschung (BMBF) und den Verband Deutscher Rentenversicherungsträger (VDR) durch den Förderschwerpunkt „Rehabilitationswissenschaften" unterstützt (Buschmann-Steinhage et al. 1998; http://www.rehaverbund.de). Das Programm soll einerseits die Patientenversorgung durch die Förderung interdisziplinärer Forschung an praxisrelevanten Problemstellungen verbessern. Andererseits erwarten die Förderer durch die Verbünde Synergieeffekte hinsichtlich der Qualität der Forschungsergebnisse und einen nachhaltigen Aufbau von Kommunikations- und Kooperationsstrukturen zwischen den beteiligten wissenschaftlichen Institutionen und der Praxis auf regionaler Ebene. Die Verbundforschung soll die Voraussetzung zur Bearbeitung der gesundheitspolitisch wichtigen und bisher unbearbeiteten Themen schaffen, indem sie den Wissenstransfer zwischen Grundlagenforschung und klinischer Forschung fördert und für den Forschungserfolg wichtige Kooperationen zwischen wissenschaftlichen und privatwirtschaftlichen Einrichtungen mit ähnlichen Zielen begünstigt (Selbmann et al. 1998). Durch die genannten Initiativen werden entscheidende Impulse gegeben und es wird ein interdisziplinärer Pool von qualifizierten Nachwuchskräften entstehen, der den Strukturwandel im Gesundheitswesen wissenschaftlich begleiten und die gesundheitspolitischen und administrativen Entscheidungsträger mit Erkenntnissen versorgen kann.

Maßnahmen auf Seiten der Wissenschaft

Empfehlungen für eine effektive Umsetzung wissenschaftlicher Erkenntnisse in die Praxis sollten den gesamten Forschungsprozess, beginnend bei der Erschließung neuer Forschungsfelder sowie der Planung einzelner Forschungsvorhaben bis hin zur Dissemination und Implementation der erzielten Erkenntnisfortschritte in die Praxis, mit einbeziehen. Raspe (1995) schlägt ein Beurteilungsverfahren zur Qualität der Rehabilitationsforschung auf der Projektebene vor, das auch die Dissemination und die Implementation als Qualitätsmerkmale vorsieht. Es beinhaltet die Qualitätsindikatoren:
- Wahl des Forschungsthemas (thematische Qualität),
- Übersetzung der Forschungsfragestellung in ein Studiendesign (Konzeptqualität),
- Ausarbeitung und Präsentation eines Förderantrages (Antragsqualität),
- Durchführung der Studie, Datenerhebung (Erhebungsqualität),
- Datenerfassung und Datenanalyse (Auswertungsqualität),
- Präsentation der Ergebnisse (Darstellungsqualität),
- Übertragung der Ergebnisse in die Praxis (Transferqualität).

Zur Sicherstellung der Praxisrelevanz sollten bereits bei der Definition neuer Forschungsfelder bzw. der Wahl einzelner Forschungsthemen (thematische Qualität) die Praktiker in den Forschungsprozess mit einbezogen werden. Die sozialwissenschaftliche Evaluationsforschung kann schon bei der Gewichtung und Auswahl von Forschungsfragestellungen einen Beitrag leisten: Es liegen Methoden zur Durchführung eines empirisch gesteuerten transparenten Auswahlprozesses vor (Wottawa u. Thierau 1998; Wittmann 1985).

Grundlagenorientierte Forschungsfragestellungen sind am experimentellen Paradigma orientiert, da sie hohe interne Validität anstreben (Bortz u. Döring 1995; Rossi et al. 1988). Experimentelle Studien versuchen den Effektnachweis störende Einflüsse zu kontrollieren und finden deshalb unter Laborbedingungen statt. Rehabilitationswissenschaftliche Fragestellungen sind häufig anwendungsbezogen und weniger grundlagenorientiert. Da die anwendungsbezogene Forschung ihre Fragestellungen nicht im Labor, sondern unter „natürlichen" Gegebenheiten untersucht, kommt der Schnittstelle Wissenschaft – Praxis in der Rehabilitation eine besondere Bedeutung zu. Bei der Wahl des Designs, der Stichprobenziehung, der Auswahl und Einführung des Treatments müssen daher die Rahmenbedingungen des Praxisfeldes berücksichtigt werden (Konzeptqualität).

Bevor wissenschaftliche Befunde in die Praxis implementiert werden, sollten sie in weiteren Studien im Anwendungsfeld auf ihre praktische Relevanz hin überprüft und erprobt werden. Die Erprobung sollte im Praxisfeld unter verschiedenen Bedingungen an verschiedenen Populationen erfolgen und Aussagen zur differentiellen Wirksamkeit ermöglichen. Bei der Interpretation der Forschungsbefunde unter dem Blickwinkel der praktischen Bedeutsamkeit sollte das Urteil der Praktiker aus den relevanten Praxisfeldern mit großem Gewicht berücksichtigt werden. Erst wenn der Nachweis der Praktikabilität und Effektivität unter „Feldbedingungen" vorliegt (externe Validität), sind wissenschaftliche Befunde für eine Implementation in die Praxis geeignet. Der Transfer von Wissen und Erkenntnissen hat immer sowohl positive als auch negative Effekte und nur die Kenntnis aller Effekte führt zu einer angemessenen Bewertung. Die Evaluationsforschung begleitet den Technologie- und Wissenstransfer aus den Gesundheits- und Sozialwissenschaften in die Gesellschaftssysteme. Sie hält wissenschaftliche Methoden zur Beurteilung einer Innovation hinsichtlich ihrer Effektivität und Effizienz (Wittmann 1990).

Um die Akzeptanz eines anwendungsbezogenen Forschungsvorhabens im Praxisfeld sicherzustellen, sollten bei der Ausarbeitung und Präsentation eines Vorhabens (Antragsqualität) sowie bei der Begutachtung der Anträge die bereits genannten Maßnahmen berücksichtigt werden. Ein Maximum an Transparenz gegenüber den beteiligten Mitarbeitern der beforschten Praxiseinrichtung bezüglich der Datenerhebungs- und Datenanalysestrategien kann die Akzeptanz des Vorhabens weiter erhöhen. Bei der Verbreitung der gewonnenen Erkenntnisse (Transferqualität) sollten alle relevanten Zielgruppen berücksichtigt werden. Als Adressaten kommen Wissenschaftler, Praktiker, Leistungsträger, Gesundheitspolitiker und Patienten in Frage. Eine zunehmend bedeutende Rolle spielt in diesem Zusammenhang die zentrale Sammlung, Aufarbeitung und Verbreitung qualitätsgeprüfter wissenschaftlicher Befunde über multimediale Wissensdatenbanken (Penzel u. Kesper 1999), Expertensysteme (Eich u. Ohmann 1999) und Informationsnetze (Schwarz u. Umstätter 1999). Die Cochrane Collaboration (Antes et al. 1996; s. den Beitrag von Farin u. Antes in diesem Band) bemüht sich über Reviewverfahren die Vielzahl wissenschaftlicher Erkenntnisse nach Fachgebieten in aggregierter Form möglichst aktuell zu distribuieren.

Der Erfolg eines rehabilitationswissenschaftlichen Forschungsprojektes sollte auch danach bemessen werden, ob die gewonnenen Erkenntnisse (wie z.B. Diagnose- und Behandlungsverfahren) Eingang in die fachspezifischen Leitlinien gefunden haben, und inwieweit es gelungen ist, diese in die Routineversorgung zu implementieren. Für den Fachbereich der Rehabilitation steht die Gründung einer nationalen Cochrane-Gruppe noch aus, evidenzbasierte Leitlinien werden für einzelne Fachgesellschaften entwickelt. Bei der Befragung von Qualitätssicherungsbeauftragten sozial- und gesundheitswissenschaftlicher Forschungsverbünde wurden folgende Punkte als Qualitätskriterien für die Verbreitung der Forschungsergebnisse genannt (Burbach 1999):

- Aufrechterhaltung und Ausweitung der persönlichen Kontakte zu politischen, wissenschaftlichen und administrativen Entscheidungsträgern,
- Medienunterstützung durch Erstellung von Readern, Servicheften, Literaturempfehlungen,
- Vermittlung der Ergebnisse an den Universitäten durch Seminare, Vorlesungen und weitere Ergebnispräsentationen,
- Organisation von Aufbaustudiengängen,
- Projekt- und Verbundabschlussveranstaltungen für die Öffentlichkeit.

Die Disseminationsstrategien für die nicht-wissenschaftlichen Zielgruppen sollten neben einer verständlichen Darstellung der Befunde in Manualen oder Wissenschaftsjournalen auch Symposien, Schulungen und Fortbildungsveranstaltungen in den Praxiseinrichtungen umfassen (Brenner 1995; Granados et al. 1997). Die Nutzung der Informationstechnologien und neuer Medien kann zu einer Popularisierung der wissenschaftlichen Erkenntnisse beitragen (Darstellungsqualität). Von den „Erfindern" der Innovation zusätzlich angebotene Demonstrationen im Praxisfeld können die Überlegenheit der Innovation gegenüber herkömmlichen Verfahren herausstellen. Die Akzeptanz von innovativen Ansätzen wird weiter erhöht, wenn diese von renommierten Personen oder Institutionen erfolgreich eingesetzt werden. Als weitere Maßnahme zur Überbrückung der Grenzen zwischen Wissenschaftlern und Praktikern könnten kooperative Forschungsprojekte oder Supervisionsangebote wissenschaftlicher Institute an Forschungsgruppen in den Einrichtungen dienen.

Maßnahmen auf Seiten der Praxis

Innovative Kompetenzen und Behandlungsverfahren sichern die Stellung einer Versorgungseinrichtung am „Markt", gleichzeitig entwerten Innovationen jedoch auch die bisher gültige Praxis. Eine Vielzahl von Widerständen der Mitarbeiter auf allen hierarchischen Ebenen gegen die Implementation neuer Verfahren sind die Folge. Auf der Seite der Praxis sollten daher Maßnahmen im Sinne des Total Quality Management (TQM) für ein innovationsfreundliches, veränderungsbereites Klima sorgen (Härter u. Berger 1999), in dem auch die Forschung als Teil der Qualitätssicherung begriffen wird. Die Praxiseinrichtungen können die Personalplanung und Personalentwicklung in dieser Hinsicht steuern. Bei der gezielten Suche nach qualifizierten Mitarbeitern sollten spezifisch ausgebildete Hochschulabsolventen berücksichtigt werden. Weiterhin sollten die Einrichtungen die Motivation der Mitarbeiter zur Verbesserung ihrer Qualifikation (z.B. an Weiterbildungsinstituten) fördern und Ressourcen für das Literatur-Studium und Fortbildungen vorhalten. Glaser (1980) nennt weitere Voraussetzungen bei Praktikern, die eine Implementation von Innovationen unterstützen: Problembewusstsein, Konfliktfähigkeit, Fähigkeit eine Innovation zu implementieren (organisatorische, Management, Kompetenzen), Akzeptanz der Verantwortlichen unter den Mitarbeitern, positive Bewertung der Innovation und Unterstützung durch die Institution.

Die Praxiseinrichtungen sollten einen Führungsstil unterstützen, der ein offenes, veränderungstolerantes Organisationsklima schafft: Die Fähigkeit zum Infragestellen von Abläufen sollte gefördert und nicht sanktioniert werden. Das Bemühen um kreative Lösungen bei Problemen sollte positiv verstärkt werden. Schließlich sollte berücksichtigt werden, dass eine Innovation von der Administration und vom behandelnden Personal einer Einrichtung generell eher akzeptiert wird, wenn klar ist, dass allein die Erprobung der Innovation keine irreversiblen organisatorischen Änderungen an der Gesamtkonzeption der Einrichtung nach sich ziehen wird.

Durch die Budgetierung der für die Rehabilitation zur Verfügung stehenden Mittel sind Leistungsträger und Leistungsanbieter gleichermaßen zu mehr Wirtschaftlichkeit aufgerufen. Eine Verkürzung des Zeitraums zwischen der Generierung und Publikation wissenschaftlicher Erkenntnisse und deren Umsetzung in die Praxis dient mikroökonomisch der Steigerung der Produktivität und makroökonomisch der Verbesserung der volkswirtschaftlichen Leistungskraft. Im naturwissenschaftlich-technischen Bereich wird der Transfer von Wissen, Erkenntnissen und Methoden in neue Technologien unter den Begriff „Technologietransfer“ gefasst. Eine Optimierung des „Technologietransfers“ im Rehabilitationswesen könnte einen nicht unerheblichen Beitrag zur Verbesserung der Versorgungsleistungen und damit möglicherweise auch der Kosten/Nutzen Relation leisten.

Literatur

Adolph H, Görres S (1997) Umsetzungsbarrieren im Wissenstransfer innovativer Pflegekonzepte. Ergebnisse einer Untersuchung. Zeitschrift für Gerontologie und Geriatrie 30: 100–108

Antes G, Rüther A, Kleijnen J (1996) Die Cochrane Collaboration, Erstellung, Aktualisierung und Verbreitung systematischer Übersichtsarbeiten. Münch. med. Wschr. 138: 829–832

Badura B (1994) Patientenorientierte Systemgestaltung im Gesundheitswesen. In: Bandura B, Feuerstein G (Hrsg) Systemgestaltung im Gesundheitswesen. Juventa, Weinheim, S 225–310

Beyer JM, Trice H (1982) The utilization process: A conceptual framework and synthesis of empirical findings. Administrative Science Quarterly 17: 591–622

Blanke B, van Eimeren W, Döhler M, Rosenbrock R, Haase I (1995) Gesundheitspolitik. In: Schwartz FW, Badura B, Blanke B, Henke K, Koch U, Müller R (Hrsg) Gesundheitssystemforschung in Deutschland: Denkschrift. VCH, Weinheim, S 13–23

Bortz J, Döring N (1995) Forschungsmethoden und Evaluation. 2. vollst. überarb. und aktualisierte Auflage. Springer, Berlin

Brenner HD (1995) Innovative Behandlungskonzepte in der Psychiatrie: Wissenstransfer und Implementierung in der klinischen Praxis. Krankenhauspsychiatrie 6: 70–73

Burbach M (1999) Qualitätssicherungssysteme und ihre Übertragbarkeit auf den Rehabilitationswissenschaftlichen Forschungsverbund Freiburg/Bad Säckingen. Freiburg: Psychologisches Institut der Albert-Ludwigs-Universität Freiburg, Unveröffentlichte Diplomarbeit

Buschmann-Steinhage R, Gerwinn H, Klosterhuis R, Mitreiter R (1998) Der Förderschwerpunkt „Rehabilitationswissenschaften“ – ein Förderprogramm und seine Umsetzung. Rehabilitation 37, Suppl. 2: 71–77

Delbrück H (1998) Fort- und Weiterbildung in der medizinischen Rehabilitation. In: Delbrück H, Haupt E (Hrsg) Rehabilitationsmedizin. Urban & Schwarzenberg, München, S 147–150

Dunn DR (1981) Dissemination of the published results of an important clinical trial: An analysis of the literature. Bulletin Med. Libr. Assoc. 69: 301–306

Eich HP, Ohmann C (1999) Wissensbasierte Systeme für die Krankenversorgung und Forschung. In: Kaltenborn K-F (Hrsg) Information und Wissenstransfer in der Medizin und im Gesundheitswesen. Klostermann, Frankfurt am Main, S 359–400

Feuerstein G (1994) Schnittstellen im Gesundheitswesen – Zur (Des-) Integration medizinischer Handlungsstrukturen. In: Badura B, Feuerstein G (Hrsg) Systemgestaltung im Gesundheitswesen. Juventa, Weinheim, S 211–254

Friedrichs J (1979) Methoden empirischer Sozialforschung. Rowohlt, Hamburg

Fromter E, Brahler E, Langenbeck U, Meenen NM, Usadel KH (1999) Das AWMF-Modell zur Evaluierung publizierter Forschungsbeiträge in der Medizin. Deutsche Medizinische Wochenschrift 124: 910–915

Fuller RK, Caldwell F, Allen J (1992) Utilizing alcoholism treatment research findings in clinical practice. In: Watson RR (ed) Alcohol abuse treatment. The Humana Press, Totowa, pp 187–202

Glaser EM (1980) Strategies of Enhancing Success of Aplied Research. In: Barclay AG (ed) Professional Psychology. American Psychological Association, Washington, S 5–11

Granados A, Jonsson E, Banta HD, Bera L, Bonair A et al. (1997) EUR-ASSESS Project Subgroup Report on dissemination. International Journal of Technology Assessment in Health Care 13: 220–286

Grimshaw JM, Thomson MA (1998) What have new efforts to change professional practice achieved? Journal of the Royal Society of Medicine 91 Suppl. 35: 20–25

Härter M, Berger M (1999) Qualitätsmanagement in der Gesundheitsversorgung. In: Härter M, Groß-Hardt M, Berger M (Hrsg) Leitfaden Qualitätszirkel in Psychiatrie und Psychotherapie. Hogrefe, Göttingen, S 7–18

Koch U, Gerdes N Jäckel, WH et al. (1995) Verbundforschung Rehabilitationswissenschaften – Vorschlag zu einer Förderinitiative. DRV-Schriften, Band 7: 491–513

Löschmann C, Bengel J, Herrmann M, v. Troschke J, Wirsching M (1997) Implementation und Diffusion gesundheitspolitischer Innovationen in die medizinische und psychosoziale Versorgung einer Region am Beispiel ambulanter rehabilitativer Versorgungseinrichtungen in Südbaden. Ergebnisse der Pilotstudie. DRV-Schriften, Band 11. Frankfurt: Verband Deutscher Rentenversicherungsträger, S 192–132

Penzel T, Kesper K (1999) Multimediale Datenbanken in der Medizin. In: Kaltenborn K-F (Hrsg) Information und Wissenstransfer in der Medizin und im Gesundheitswesen (S. 333–358). Klostermann, Frankfurt am Main

Perleth M (1998) Gegenwärtiger Stand der Evidenz-basierten Medizin. Z. Allg. Med. 74: 450–454

Raspe H (1995) Qualitätssicherung in der Rehabilitationsforschung. DRV-Schriften, Band 5, S 23–35

Rogers EM (1983) Diffusion of innovations, 3rd ed. Free, New York

Rossi PH, Freeman HE, Hoffmann G (1988) Programm-Evaluation. Enke, Stuttgart

Sackett DL, Rosenberg WM, Gray JA, Haynes RB, Richardson WS (1996) Evidence-based medicine: What it is and what it isn't. Brit. med. J. 312: 71–72

Schwarz I, Umstätter W (1999) Medizinische Online-Dienste und CD-ROM-Datenbanken. In: Kaltenborn K-F (Hrsg) Information und Wissenstransfer in der Medizin und im Gesundheitswesen Klostermann, Frankfurt am Main, S 207–291

Selbmann HK, Ganten D, Herrmann FH, Krull W, Goll D (1998) Evaluation von Gesundheitsforschung – Eine methodische Übersicht. Bonn: BMBF-Projektträger Gesundheitsforschung.

Shaffer H, Blase G (1984) Addiction paradigms III: From theory research to practice and back. Advances in Alcohol & Substance Abuse 3: 135–152

Troschke J von, Reschauer G, Hoffmann-Markwald A (Hrsg) (1996) Die Bedeutung der Ottawa Charta für die Entwicklung einer New Public Health in Deutschland (Schriftenreihe der „Koordinationsstelle Gesundheitswissenschaften/Public Health" der Universität Freiburg, Abteilung für Medizinische Soziologie. Band 6, S. 9–21, 214–215). Eigendruck

Wittmann WW (1985) Evaluationsforschung. Aufgaben, Probleme, Anwendungen. Springer, Berlin

Wittmann WW (1990) Aufgaben und Möglichkeiten der Evaluationsforschung in der Bundesrepublik Deutschland – Technologietransfer aus den Sozialwissenschaften. In: Koch U, Wittmann WW (Hrsg) Evaluationsforschung. Springer, Berlin, S 7–14

Wottawa H, Thierau H (1998) Lehrbuch Evaluation. Huber, Bern

Kapitel 30

Datenschutz in der Rehabilitationsforschung 30

W. Binne

30.1 Personenbezogene Daten in der Rehabilitationsforschung

Die Rehabilitationsforschung liefert mit ihren Ergebnissen wichtige Grundlagen und Entscheidungshilfen für die nationale und internationale Sozialpolitik. So kann etwa die medizinische Rehabilitation in ihrer Wirksamkeit und ihrer Qualität effektiv nur mit Hilfe einschlägiger wissenschaftlicher Untersuchungen verbessert und weiterentwickelt werden. Um zu tragfähigen, aussagekräftigen und für das System der Rehabilitation, seiner Leistungen und seiner Konzepte relevanten Ergebnissen kommen zu können, ist die Rehabilitationsforschung auf eine Vielzahl von Informationen in erster Linie über die Rehabilitanden selbst, aber auch über andere an der Durchführung von Rehabilitationsmaßnahmen beteiligte Personen und Institutionen angewiesen. Benötigt werden beispielsweise Angaben über den Gesundheitszustand von (früheren) Rehabilitanden, Untersuchungsbefunde, soziodemografische Daten und Informationen über spezifische Risikofaktoren. Aber auch andere – nicht unmittelbar medizinische und daher weniger sensible – Angaben wie zum Beispiel Name und Anschrift werden gebraucht, um etwa eine Kontaktaufnahme mit (früheren) Rehabilitanden zu ermöglichen oder Forschungsergebnisse korrekt zuordnen zu können.

Wegen des unabdingbaren Bedarfs an der Verwendung von oftmals äußerst sensiblen persönlichen Informationen insbesondere aus dem medizinischen Bereich steht die Rehabilitationsforschung – wie alle anderen Forschungsgebiete mit medizinischem Bezug auch – in einem permanenten Spannungsverhältnis zu dem Geheimhaltungsbedürfnis der von der Forschung Betroffenen (vgl. dazu DAE/AKW 1999). Der grundgesetzlich (Art. 5 Abs. 3 GG) verankerten Forschungsfreiheit bzw. dem Interesse der Allgemeinheit an einer effektiven medizinischen Forschung, die auf das Auswerten von Gesundheits- und anderen Daten angewiesen ist, um zu wichtigen und auf andere Weise nicht erreichbaren Kenntnissen gelangen zu können, steht das grundsätzlich legitime Geheimhaltungsbedürfnis der von den jeweiligen Forschungsprojekten Betroffenen gegenüber, das in Form des informationellen Selbstbestimmungsrechts seit dem „Volkszählungs-Urteil" des Bundesverfassungsgerichts (BVerfG 1983) verfassungsrechtlichen Rang genießt (ausführlich zum Spannungsfeld zwischen Datenschutz und Forschung Bizer 1992).

Das auf den Schutz des informationellen Selbstbestimmungsrechts ausgerichtete Datenschutzrecht wird deshalb von vielen Forschern, die auf die Erhebung, Verarbeitung oder Nutzung von medizinischen Daten angewiesen sind, als Hemmnis empfunden. Die Berücksichtigung der Datenschutzregelungen führe – so ihre Argumentation – oftmals zu einer Verhinderung oder zumindest einer merklichen Einschränkung und zur Verteuerung der medizinischen Forschung. Die Forschung leide unter zu restriktiven Gesetzesinterpretationen, zu engen Zweckbindungsregelungen, zu aufwendigen und problematischen Zustimmungs- und Genehmigungserfordernissen. Dies schadet nicht nur den betroffenen Patienten, sondern letztlich auch der auf eine effektive medizinische Forschung angewiesenen Allgemeinheit und dem Wissenschaftsstandort Deutschland (AWMF 1995, 1998). Bereits seit längerem wird deshalb die Schaffung eines besonderen „medizinischen Forschungsgeheimnisses" gefordert, von dem man sich außer einem gesteigerten Schutz der für die Forschung benötigten personenbezogenen Daten eine Beseitigung datenschutzrechtlich bedingter Blockaden, Hemmungen und Entmutigungen verspricht (Bochnik 1994, 1995, 1996). Ob diese Erwartungen an ein Forschungsgeheimnis realistisch sind, wird zu erörtern sein (vgl. unten 30.5.1).

30.2 Forschung mit anonymisierten Daten

Die gesetzlichen Regelungen über den Schutz personenbezogener Daten finden generell dann keine Anwendung, wenn für Vorhaben im Rahmen der Rehabilitationsforschung nicht Daten verwendet oder an andere Personen oder Stellen weitergegeben werden, die einer bestimmten oder bestimmbaren Person zugeordnet werden können, sondern anonymisierte Daten. Forschung mit anonymisierten Daten ist jederzeit ohne datenschutzrechtliche Vorgaben möglich. In der Forschungspraxis ist dies nicht selten der Fall – insbesondere dann, wenn es für die Auswertung bestimmter Informationen unerheblich ist, welche konkreten Personen sich hinter ihnen verbergen.

Unter Anonymisieren versteht man das Verändern von personenbezogenen Daten in der Weise, dass die Einzelangaben über persönliche oder sachliche Verhältnisse nicht mehr oder nur mit einem unverhältnismäßig großen Aufwand an Zeit, Kosten und Arbeitskraft einer bestimmten oder bestimmbaren Person zugeordnet werden können (vgl. § 67 Abs. 8 SGB X und § 3 Abs. 7 BDSG). Informationen sind also nach dieser Definition nicht erst – wie in einigen Landesdatenschutzgesetzen – dann anonym, wenn es unmöglich ist, sie einer bestimmten oder bestimmbaren Person zuzuordnen, sondern bereits dann, wenn der Personenbezug nur mit einem unverhältnismäßig hohen Zeit-, Kosten- und Arbeitsaufwand hergestellt werden kann. Auch eine solche lediglich „faktische" Beseitigung des Personenbezugs gilt als Anonymisierung.

Keine Anonymisierung in diesem Sinne liegt vor, wenn ein für ein Forschungsvorhaben verschickter Fragebogen zwar keine Angaben über die Identität der befragten Person enthält, jedoch numeriert ist und über die Nummer die Zuordnung des ausgefüllten Fragebogens zu einer bestimmten oder bestimmbaren Person möglich ist. In diesem Fall kann der Personenbezug ohne großen Aufwand hergestellt werden. Das gleiche gilt, wenn Informationen über einen Rehabilitanden zwar nicht seinen Namen und seine Anschrift enthalten, er aber anhand weiterer Angaben zweifelsfrei identifizierbar ist. Auch aggregierte Daten – darunter versteht man zusammengefasste Angaben über mehrere Personen (Beispiel: A, B und C verdienen zusammen mehr als 20 000,– DM im Monat) – können nicht in jedem Fall als anonymisiert gelten, weil auch in diesen Fällen die Herstellung eines Personenbezugs mit Hilfe von zugänglichen zusätzlichen Angaben denkbar ist.

Da also die Grenze, ab der davon auszugehen ist, dass ein Personenbezug nur mit unverhältnismäßig hohem Aufwand wieder hergestellt werden kann, nicht immer zweifelsfrei bestimmt werden kann, ist es unverzichtbar, in jedem Einzelfall sorgfältig zu prüfen, ob es sich bei den erhobenen, verarbeiteten oder genutzten Informationen tatsächlich um anonymisierte Daten handelt oder ob nicht mit noch vertretbarem Aufwand ein Personenbezug hergestellt werden kann. Gefordert ist bei dieser Prüfung eine Art „Risikoanalyse", bei der die den potenziellen Interessenten für die theoretisch denkbare Deanonymisierung zur Verfügung stehenden technischen, finanziellen und personellen Ressourcen und der Wert der jeweiligen Informationen für die potentiellen Interessenten eine Rolle spielen müssen. In Fällen der Zusammenführung von anonymisierten Daten mit anonymisierten Daten aus anderen Forschungsprojekten ist immer zu prüfen, ob die Daten auch nach ihrer Zusammenführung noch als anonymisiert gelten können. Zwar wird in aller Regel eine Zusammenführung anonymisierter Daten aus mehreren Studien dazu führen, dass eine Deanonymisierung schwieriger wird. Im Einzelfall sind aber durchaus Konstellationen denkbar, in denen aufgrund der Zusammenführung eine Deanonymisierung mit weniger Aufwand möglich ist (DAE/AKW 1999).

30.3 Forschung mit personenbezogenen Daten mit Einwilligung der Betroffenen

Für viele Forschungsprojekte reicht allerdings die Verwendung anonymisierter Daten nicht aus. Dies ist beispielsweise dann der Fall, wenn Informationen über einen Rehabilitanden aus verschiedenen Quellen bzw. von unterschiedlichen Institutionen zusammengeführt werden müssen. Das ist nur möglich, wenn diese Informationen sicher dem betroffenen Rehabilitanden zugeordnet werden können. Auch gibt es Daten, die nur sehr schwer oder überhaupt nicht zu anonymisieren sind. Dies ist beispielsweise dann der Fall, wenn im Rahmen eines psychologischen Forschungsprojekts Filmaufnahmen von Probanden gemacht werden, um ihre Reaktionen auf bestimmte Situationen feststellen zu können. Da es hier entscheidend auf den Gesichtausdruck ankommt, würde jede – für eine Anonymisierung erforderliche – Veränderung der Aufnahmen die Auswertung zumindest beeinträchtigen (Gerling 1998, 1999).

In Fällen dieser Art ist es in aller Regel erforderlich, die Einwilligung der Betroffenen in die Erhebung, Verarbeitung und Nutzung ihrer Daten einzuholen. Diese Einwilligung muss bestimmte formale und inhaltliche Vorgaben erfüllen, die sich aus dem Datenschutzrecht – im Fall der Rehabilitationsforschung in erster Linie aus § 67b Abs. 2 und 3 SGB X – ergeben. Der Gesetzgeber will die Einwilligung als vorherige Zustimmung des Betroffenen verstanden wissen. Dies ergibt sich aus der Formulierung „eingewilligt hat" in § 67b Abs. 1 SGB X. Die Verarbeitung personenbezogener Informationen kann also nicht nachträglich vom Betroffenen genehmigt werden. Die Einwilligung ist eine höchstpersönliche Erklärung und kann deshalb grundsätzlich nur vom Betroffenen selbst, nicht aber von einem

Bevollmächtigten abgegeben werden. Die Wirksamkeit einer Einwilligungserklärung setzt - da nicht Rechtsgeschäfte, sondern tatsächliche Vorgänge betroffen sind - nicht Volljährigkeit und damit Geschäftsfähigkeit des Betroffenen voraus, sondern lediglich Handlungsfähigkeit. Diese ist - entsprechend der für die Antragstellung und die Entgegennahme von Sozialleistungen geltenden Altersgrenze - nach Vollendung des 15. Lebensjahres anzunehmen (vgl. § 36 Abs. 1 Satz 1 SGB I).

Inhalt, Zweck und Ausmaß der dem Betroffenen zur Unterzeichnung vorgelegten Einwilligungserklärung müssen hinreichend bestimmt sein. Der Betroffene muss bei der Abgabe seiner Erklärung erkennen können, welche Tragweite sie hat. Dementsprechend ist er auf die Folgen der Verweigerung einer Einwilligung - im Bereich der Rehabilitationsforschung sind solche allerdings so gut wie nie zu befürchten - sowie auf den Zweck der Speicherung und einer eventuell vorgesehenen Übermittlung seiner persönlichen Daten hinzuweisen. In diesem Zusammenhang ist der Betroffene nicht nur darüber zu informieren, für welche wissenschaftlichen Fragestellungen der Leistungsträger die Daten benötigt, sondern auch über die Grundzüge der Vorgehensweise und über die an dem Forschungsprojekt beteiligten Institutionen. Nur die Speicherung und die Übermittlung von Informationen über den Betroffenen zur Durchführung des auf diese Weise in der Einwilligungserklärung erläuterten Vorhabens werden durch die Einwilligung legitimiert (ein Beispiel für eine den gesetzlichen Anforderungen entsprechende Einwilligungserklärung findet sich bei Heese 1997).

Generelle Einwilligungen (Pauschalermächtigungen), die ein Vielzahl von noch nicht überschaubaren Datenverarbeitungs- und Datenweitergabevorgängen rechtlich absichern sollen, sind in der Regel unwirksam. Eine Einwilligung in die Verwendung persönlicher Daten für ein bestimmtes Forschungsprojekt kann also ihre Verwendung für spätere Forschungsvorhaben nur dann rechtfertigen, wenn der Betroffene bereits zum Zeitpunkt der Abgabe seiner Erklärung übersehen kann, für welche weiteren bzw. sich anschließenden Forschungsvorhaben die Daten verwendet werden sollen. Dies gilt selbst dann, wenn die weiteren Vorhaben dieselbe Zielsetzung haben wie das erste Forschungsvorhaben. Es ist daher grundsätzlich erforderlich, den Betroffenen bereits vor der ersten Forschungsetappe über sich anschließende Forschungsvorhaben aufzuklären. Dies kann insbesondere bei fortgesetzten Forschungsvorhaben problematisch sein. Wenn abzusehen ist, dass die Daten mit einer gewissen Wahrscheinlichkeit zu einem späteren Zeitpunkt für neue, sich an das jeweilige Forschungsprojekt anschließende Fragestellungen, die noch nicht konkret benannt werden können, benötigt werden, ist es deshalb zulässig, die Einwilligungserklärung so zu formulieren, dass diese zu erwartende Ausweitung der Fragestellungen mit umfasst ist. Voraussetzung für das damit verbundene ausnahmsweise Abgehen vom strikten Bestimmtheitserfordernis ist allerdings, dass eine spätere erneute Kontaktierung des Betroffenen voraussehbar nicht möglich oder mit unzumutbar hohem Aufwand und Kosten verbunden wäre (DAE/AKW 1999). Im Text der Einwilligungserklärung sollte im übrigen auch der Zeitpunkt der Löschung der vom Betroffenen benötigten personenbezogenen Daten möglichst konkret benannt werden.

Die Hinweise auf den Zweck der Speicherung und einer eventuell vorgesehenen Übermittlung bedürfen ebenso der Schriftform wie die Einwilligungserklärung selbst. Mit diesem Erfordernis soll der Betroffene vor übereilten und in ihrer Tragweite nicht überblickten Entscheidungen geschützt werden. Zur Wirksamkeit der Einwilligungserklärung bedarf es daher der sinnvollerweise mit Orts- und Datumsangabe versehenen handschriftlichen Unterschrift des Betroffenen. Soll die Einwilligung zusammen mit anderen schriftlichen Erklärungen erteilt werden, muss die Einwilligungserklärung im äußeren Erscheinungsbild des entsprechenden Formulars drucktechnisch hervorgehoben sein.

Nur wenn wegen besonderer Umstände eine andere Form angemessen ist, kann von der Schriftlichkeit der Einwilligungserklärung abgesehen werden (§ 67 b Abs. 2 Satz 2 SGB X). Solche besonderen Umstände liegen allgemein bei besonderer Eilbedürftigkeit und speziell im Bereich der wissenschaftlichen Forschung in den Fällen vor, in denen durch das Erfordernis einer schriftlichen Einwilligung der Forschungszweck erheblich beeinträchtigt würde. Wenn beispielsweise absehbar ist, dass bei der Durchführung eines Forschungsprojekts bestimmte Personengruppen, deren Daten wegen der erforderlichen Repräsentativität benötigt werden, mit hoher Wahrscheinlichkeit keine schriftlichen Einwilligungserklärungen abgeben werden, reicht eine mündliche bzw. fernmündliche Einwilligung aus. Allerdings sind in diesen Fällen der erforderliche Hinweis auf den Zweck der Speicherung und einer eventuellen Übermittlung und die Gründe, aus denen sich die erwartete erhebliche Beeinträchtigung des Forschungszwecks ergeben, schriftlich festzuhalten (vgl. § 67b Abs. 3 SGB X).

Wenn eine Rehabilitationsforschung betreibende Institution nicht über die Namen und Anschriften der Personen verfügt, von denen wegen der geplanten Erhebung, Verarbeitung oder Nutzung ihrer personenbezogenen Daten Einwilligungen eingeholt werden müssen, kann die Kontaktaufnahme nur über die Stelle erfolgen, die über diese Angaben verfügt. Ihr sind die vorbereiteten Anschreiben bzw. Merkblätter mit den Einwilligungserklärungen in verschlossenen Umschlägen zur Adressierung und Versendung zu übergeben (DAE/AKW 1999).

30.4 Forschung mit personenbezogenen Daten ohne Einwilligung der Betroffenen

Grundsätzlich sind – wenn anonymisierte Daten für das Forschungsvorhaben nicht ausreichen und wenn keine Einwilligung des Betroffenen eingeholt werden konnte – bei der Erhebung und Verwendung von persönlichen Informationen die gesetzlichen Vorschriften über den Umgang mit personenbezogenen Daten und über deren Schutz zu beachten. Da für die meisten Forschungsprojekte im Bereich der Rehabilitation personenbezogene Daten benötigt werden, die dem Sozialversicherungs- bzw. Sozialleistungsbereich entstammen bzw. für Sozialversicherungs- bzw. Sozialleistungszwecke erhoben und gespeichert worden sind, sind hier in erster Linie die Bestimmungen zum Sozialdatenschutz einschlägig. Dazu zählen die Regelungen über das Sozialgeheimnis im SGB I (§ 35), die Vorschriften über den Schutz der Sozialdaten im SGB X (§§ 67 bis 85a) und die Regelungen über den Sozialdatenschutz in den verschiedenen Büchern des Sozialgesetzbuches (Rentenversicherung: §§ 147 bis 151 SGB VI; Krankenversicherung: §§ 284 bis 305 SGB V; Pflegeversicherung: §§ 93 bis 108 SGB XI; Unfallversicherung: §§ 199 bis 208 SGB VII; Arbeitsförderung: §§ 402, 403 SGB III). Wenn - was in der Rehabilitationsforschung nur sehr selten der Fall sein wird - personenbezogene Informationen benötigt werden, die nicht dem Sozialversicherungs- oder Sozialleistungsbereich entstammen bzw. nicht für Sozialversicherungs- bzw. Sozialleistungszwecke erhoben und gespeichert worden sind, sind die Regelungen des Bundesdatenschutzgesetzes (BDSG) - insbesondere die §§ 4 Abs. 3, 14 Abs. 2 Nr. 9, 39 und 40 BDSG - und der jeweiligen Landesdatenschutzgesetze zu beachten.

30.4.1 Geschichte des Sozialdatenschutzes

Die Verpflichtung, bestimmte Informationen über Versicherte und Leistungsempfänger geheimzuhalten, besteht bereits seit Inkrafttreten der Reichsversicherungsordnung (RVO). Sie ergab sich zunächst aus deren Straftatbeständen, die unter anderem das unbefugte Offenbaren von dienstlich bekannt gewordenen Informationen über Krankheiten und Gebrechen sowie über deren Ursachen unter Strafe stellten (§ 141 RVO). Anlässlich der Strafrechtsreform von 1975 hob der Gesetzgeber diese „sozialrechtlichen" Straftatbestände auf und übernahm ihren Regelungsinhalt in verschärfter Form in §§ 203, 204 des Strafgesetzbuches (StGB). Da man aber angesichts des datenverarbeitungstechnischen Fortschritts in der sich stetig ausweitenden Sozialverwaltung und der Tatsache, dass die Bürger dieser Verwaltung in besonders weitem Umfang sensible persönliche Informationen anvertrauen mussten, durch die strafrechtlichen Sanktionen ein ausreichendes Schutzniveau nicht länger gewährleistet sah, schuf der Gesetzgeber mit dem am 1. Januar 1976 in Kraft getretenen § 35 SGB I eine speziell auf den Sozialleistungsbereich bezogene Geheimhaltungsverpflichtung. Nach dieser Vorschrift hatte jeder Anspruch darauf, dass „seine Geheimnisse, insbesondere die zum persönlichen Lebensbereich gehörenden Geheimnisse sowie Betriebs- und Geschäftsgeheimnisse" nicht unbefugt offenbart wurden. Zulässig war ihre Offenbarung nur, soweit der Betroffene zugestimmt hatte oder eine gesetzliche Mitteilungspflicht bestand, und in den Fällen der Amtshilfe unter den Leistungsträgern.

Aufgrund von praktischen Anwendungsschwierigkeiten (dazu Binne 1995, 1996) wurde das Sozialdatenschutzrecht bereits 1981 grundlegend novelliert. Es kam zu einer „zweispurigen" Lösung - einer Neufassung des § 35 SGB I und der Schaffung weiterer datenschutzrechtlicher Regelungen im Zweiten Kapitel des SGB X. Nach § 35 SGB I hatte nunmehr jeder „Anspruch darauf, dass Einzelangaben über seine persönlichen und sachlichen Verhältnisse ... von den Leistungsträgern als Sozialgeheimnis gewahrt und nicht unbefugt offenbart" wurden. In Ergänzung zu diesem Grundsatz enthielten die §§ 67–78 SGB X Tatbestände, bei deren Vorliegen eine Offenbarung ausnahmsweise zulässig war. Darüber hinaus regelten die §§ 79–84 SGB X der Schutz der Sozialdaten bei deren Verarbeitung durch die Leistungsträger.

1990 wurde eine erneute Überarbeitung von § 35 SGB I und des Zweiten Kapitels des SGB X erforderlich. Gründe dafür waren die Notwendigkeit einer Anpassung an das zwischenzeitlich novellierte Bundesdatenschutzgesetz (BDSG) und an das „Volkszählungs-Urteil" des Bundesverfassungsgerichts (BVerfG 1983). In diesem Urteil hatte das Bundesverfassungsgericht bereits 1983 klargestellt, dass Beschränkungen des Grundrechts auf informationelle Selbstbestimmung einer klaren und für den Bürger nachvollziehbaren gesetzlichen Grundlage bedürfen. Dementsprechend schützt seit der Neuregelung zum 1. Juli 1994 durch das 2. SGBÄndG das Sozialgeheimnis nicht mehr nur vor einer unbefugten Weitergabe, sondern umfassend vor einer unbefugten Erhebung, Verarbeitung und Nutzung der Sozialdaten. In §§ 67a–d SGB X sind die Voraussetzungen einer zulässigen Datenerhebung, Datenverarbeitung und Datennutzung geregelt.

Zur Zeit wird eine weitere Novellierung des allgemeinen Datenschutzrechts und des Sozialdatenschutzrechts vorbereitet, die der notwendigen Umsetzung der Europäischen Datenschutzrichtlinie (Richtlinie 95/46/EG) in das deutsche Recht dient. Diese Novellierung wird in erster Linie eine Ausweitung der Unterrichtungs- und Auskunftsrechte der Versicherten zum Inhalt haben.

30.4.2 Bedeutung des Sozialdatenschutzes

Ohne die Erhebung, Verarbeitung und insbesondere den Austausch einer Vielzahl von Informationen über die Versicherten und Leistungsbezieher ist eine funktionsfähige, effiziente und am Dienstleistungsgedanken orientierte Sozialverwaltung heute nicht mehr denkbar. Dies rechtfertigt es allerdings nicht, dass ein Versicherter oder ein Leistungsbezieher dadurch, dass er der Sozialversicherung angehört oder sonst Ansprüche auf Sozialleistungen hat, mehr als andere Bürger der Preisgabe seiner personenbezogenen Informationen ausgesetzt ist. Auch für diesen Personenkreis gilt grundsätzlich das im „Volkszählungs-Urteil" (BVerfG 1983) aus dem allgemeinen Persönlichkeitsrecht (Art. 2 Abs. 1 i.V.m. Art. 1 Abs. 1 GG) abgeleitete Recht auf informationelle Selbstbestimmung, das „den Schutz des Einzelnen gegen unbegrenzte Erhebung, Speicherung, Verwendung und Weitergabe seiner persönlichen Daten" und insoweit auch seine Befugnis gewährleistet, „grundsätzlich selbst über die Preisgabe und Verwendung seiner persönlichen Daten zu bestimmen". Allerdings hat der Einzelne als eine „sich innerhalb der sozialen Gemeinschaft entfaltende, auf Kommunikation angewiesene Persönlichkeit" im überwiegenden Allgemeininteresse gewisse Einschränkungen seines Rechts auf informationelle Selbstbestimmung hinzunehmen. Diese Einschränkungen bedürfen aber „einer (verfassungsmäßigen) gesetzlichen Grundlage, aus der sich die Voraussetzungen und der Umfang der Beschränkungen klar und für den Bürger erkennbar ergeben und die damit dem rechtsstaatlichen Gebot der Normenklarheit entspricht". Die Regelungen über die Verarbeitung und den Schutz von personenbezogenen Daten innerhalb der Sozialverwaltung, die das Bundesverfassungsgericht als „in die verfassungsrechtlich gebotene Richtung" weisend ansah, sollen diese verfassungsrechtlichen Vorgaben umsetzen.

30.4.3 Grundzüge des Sozialdatenschutzrechts

Ausgangsnorm für den Schutz der Sozialdaten ist § 35 SGB I. Nach dieser Vorschrift hat jeder „Anspruch darauf, dass die ihn betreffenden Sozialdaten ... von den Leistungsträgern nicht unbefugt erhoben, verarbeitet oder genutzt werden" (§ 35 Abs. 1 Satz 1 SGB I). Die damit umschriebene Pflicht zur „Wahrung des Sozialgeheimnisses" umfasst auch die Verpflichtung, „innerhalb des Leistungsträgers sicherzustellen, dass die Sozialdaten nur Befugten zugänglich sind oder nur an diese weitergegeben werden" (§ 35 Abs. 1 Satz 2 SGB I). Im Sinne eines zulässigen Eingriffs in das Recht auf informationelle Selbstbestimmung „befugt" ist das Erheben, Verarbeiten oder Nutzen von Sozialdaten nur dann, wenn es vom Gesetz ausdrücklich zugelassen wird. Befugnisnormen in diesem Sinne sind in erster Linie im Zweiten Kapitel des SGB X (§§ 67 ff.) und darüber hinaus auch in den bereichsspezifischen Datenschutz- und Datenverarbeitungsvorschriften für die einzelnen Sozialversicherungsbereiche zu finden.

Sozialdaten

Schutzobjekt der Sozialdatenschutzbestimmungen sind die „Sozialdaten". Die Definition dieses Begriffs (§ 67 Abs. 1 Satz 1 SGB X) hat zwei Komponenten. Zum einen muss es sich um „Einzelangaben über persönliche oder sachliche Verhältnisse einer bestimmten oder bestimmbaren Person" handeln. Geschützt sind demnach grundsätzlich alle Informationen, die über eine natürliche Person etwas aussagen - beispielsweise der Name, die Anschrift, das Geburtsdatum, Krankheiten, die Einkommensverhältnisse -, sofern diese Person mit Hilfe der Information selbst oder mit Hilfe zusätzlicher Informationen eindeutig identifiziert werden kann. Der Gesetzgeber geht also davon aus, dass alle Angaben über eine Person schutzwürdig sind. Auf ein möglicherweise von Person zu Person unterschiedlich ausgeprägtes individuelles Geheimhaltungsinteresse kommt es ebenso wenig an wie darauf, ob es sich um so elementare Daten wie Namen und Anschrift handelt, ob die Daten offenkundig oder einem bestimmten Personenkreis bereits bekannt sind oder ob sie - wie zum Beispiel medizinische Informationen - besonders sensibel sind. Im Sozialbereich gibt es kein belangloses und daher weniger schützenswertes Datum.

Darüber hinaus muss eine Information - um als *Sozial*datum geschützt zu sein - von einer in § 35 SGB I genannten Stelle im Hinblick auf ihre Aufgaben nach diesem Sozialgesetzbuch erhoben, verarbeitet oder genutzt werden. Das Sozialgeheimnis schützt demnach nur solche personenbezogenen Informationen, die ein Leistungsträger in seiner spezifischen

„sozialen" Funktion – also in aller Regel für die Feststellung und Erbringung einer Leistung nach dem für ihn einschlägigen Buch des Sozialgesetzbuchs, aber auch für die damit zusammenhängenden wissenschaftlichen Forschungsvorhaben – erhebt, speichert, an Dritte übermittelt oder selbst nutzt. Für sein fiskalisches Handeln etwa oder für den Umgang mit Informationen in seiner Eigenschaft als Arbeitgeber ist das Recht des Sozialdatenschutzes nicht einschlägig.

Betriebs- und Geschäftsgeheimnisse

Betriebs- und Geschäftsgeheimnisse, die nach § 35 Abs. 4 SGB I den Sozialdaten gleichgestellt sind und damit den gleichen Schutz genießen, sind „alle betriebs- oder geschäftsbezogenen Daten, auch von juristischen Personen, die Geheimnischarakter haben" (§ 67 Abs. 1 Satz 2 SGB X). Es sind also nicht generell alle mit einem Geschäftsbetrieb – z. B. einer privaten Reha-Klinik – zusammenhängenden Informationen geschützt, sondern nur solche mit Geheimnischarakter. Dieser ist ihnen zuzuerkennen, wenn sie lediglich einem eng begrenzten Personenkreis bekannt sind und der Betriebsinhaber ein berechtigtes und deshalb schützenswertes Interesse an ihrer Geheimhaltung hat. Im übrigen gilt auch hier, dass eine betriebs- oder geschäftsbezogene Information von einem Leistungsträger im Hinblick auf eine Aufgabe nach dem Sozialgesetzbuch erhoben, verarbeitet oder genutzt werden muss, um vom Sozialdatenschutz umfasst zu sein. Speziell bei rehabilitationsbezogenen Forschungsvorhaben, die sich mit dem Bereich der Qualitätssicherung befassen, können Betriebs- und Geschäftsgeheimnisse eine wichtige Rolle spielen.

Erheben von Sozialdaten

Im „Volkszählungsurteil" hat das Bundesverfassungsgericht klargestellt, dass aus Sicht der Betroffenen bereits die Erhebung von Informationen über ihn sein grundgesetzlich verbürgtes Recht auf informationelle Selbstbestimmung berührt (BVerfG 1983). Unter „Erheben" ist das Beschaffen von Daten über den Betroffenen zu verstehen (§ 67 Abs. 5 SGB X), also eine Aktivität des Leistungsträgers, mit der er Informationen erhält. Dieses Beschaffen von Daten geschieht in der Sozialverwaltung in erster Linie über Fragen in von Versicherten auszufüllenden Antragsformularen, über Ermittlungsschreiben, über das Anhören des Versicherten und über das Anfordern von Unterlagen. Ob die Informationen beim Betroffenen selbst oder von Dritten beschafft werden, ist für das Vorliegen einer Erhebung unerheblich.

Das Erheben von Sozialdaten durch Sozialleistungsträger und ihre Verbände ist nur zulässig, wenn die Kenntnis dieser Daten für die Erfüllung einer gesetzlichen Aufgabe der erhebenden Stelle erforderlich ist. Wissenschaftliche Forschung im Bereich der Rehabilitation – einschließlich der Qualitätssicherungsprojekte – ist Voraussetzung für die den Rentenversicherungsträgern gesetzlich vorgeschriebene effektive Durchführung von

Rehabilitationsmaßnahmen unter Beachtung der Grundsätze der Wirtschaftlichkeit und Sparsamkeit. Sie gehört damit zu den originären Aufgaben der Rentenversicherungsträger.

Die Datenerhebung hat grundsätzlich beim Betroffenen selbst zu erfolgen. Er ist dabei auf den Erhebungszweck und - soweit er nicht gesetzlich zur Auskunft verpflichtet ist - auf die Freiwilligkeit seiner Angaben hinzuweisen. Ohne Mitwirkung des Betroffenen - also direkt bei anderen Sozialleistungsträgern oder sonstigen Personen oder Institutionen - dürfen personenbezogene Daten und Sozialdaten nur in Ausnahmefällen erhoben werden, beispielsweise wenn eine Rechtsvorschrift dies ausdrücklich zulässt oder wenn die Erhebung beim Betroffenen selbst einen unverhältnismäßigen Aufwand erfordern würde.

Verarbeiten und Nutzen von Sozialdaten

Unter den Begriff des Verarbeitens hat der Gesetzgeber fünf Phasen des Umgangs mit Sozialdaten zusammengefasst - das Speichern, das Verändern, das Übermitteln, das Sperren und das Löschen von Sozialdaten (§ 67 Abs. 6 Satz 1 SGB X). Von besonderer Bedeutung sind das Speichern, da die Sozialdaten über diese Aktivität überhaupt erst in den eigentlichen Verarbeitungsprozess gelangen, und das Übermitteln, weil auf diese Weise die Daten den Einfluss- und damit auch den Schutzbereich der speichernden Stelle verlassen.

Speichern ist nicht nur das Erfassen bzw. das Aufnehmen, sondern auch das bloße Aufbewahren von Sozialdaten auf einem Datenträger. Voraussetzung ist allerdings, dass diese Aktivitäten ihrer weiteren Verarbeitung oder Nutzung dienen. Datenträger sind alle Medien, auf denen Informationen lesbar festgehalten werden können (z.B. Magnetbänder, Magnetplatten, CD Roms, optoelektronische Speichermedien oder auch Karteikarten und Akten).

Der Begriff des *Übermittelns*, der ebenso wie im allgemeinen Datenschutzrecht auch im Sozialdatenschutzrecht das früher verwendete „Offenbaren" abgelöst hat, wird als das Bekanntgeben von Daten an einen Dritten definiert (§ 67 Abs. 6 Satz 2 Nr. 3 SGB X). Dieses Bekanntgeben kann auf zweierlei Weise erfolgen, zum einen als Weitergabe durch die speichernde Stelle an den Empfänger und zum zweiten als Einsehen oder Abrufen von Daten, die die speichernde Stelle dafür bereit hält. Die Form der Bekanntgabe - ob mündlich, schriftlich oder auf andere Weise - ist irrelevant. Da die Datenweitergabe an einen Dritten erfolgen muss, liegt keine Übermittlung vor, wenn dem Betroffenen selbst die ihn betreffenden Daten mitgeteilt werden. Auch die Weitergabe von Sozialdaten an einen Auftragnehmer im Sinne von § 80 SGB X ist keine Übermittlung. Als übermitteln gilt im Übrigen auch die Weitergabe nicht gespeicherter Sozialdaten. Damit ist sichergestellt, dass selbst Informationen, die nicht auf Datenträgern festgehalten sind, sondern sich lediglich „im Kopf" eines Bediensteten befinden, nur an Dritte weitergegeben werden dürfen, wenn das Gesetz dies zulässt.

Unter den Begriff des *Nutzens* fällt jede Verwendung von Sozialdaten, soweit es sich nicht um eine Verarbeitung handelt (§ 67 Abs. 7 SGB X). Nutzen ist also ein Auffangtatbestand, der immer dann eingreift, wenn eine bestimmte Verwendung von Sozialdaten nicht dem Verarbeiten – also dem Speichern, Verändern, Übermitteln, Sperren oder Löschen – zugeordnet werden kann. Das Gesetz selbst nennt als Beispiel für eine Nutzung die Weitergabe innerhalb der speichernden Stelle, die demnach nicht unter den Begriff des Übermittelns fällt. Nutzen von Sozialdaten ist auch deren Veröffentlichung, sofern es sich dabei nicht um eine Übermittlung an Dritte handelt, ihre Auswertung und ihr Abgleich mit anderen Daten sowie die Anfertigung von Kopien.

Die Verarbeitung von Sozialdaten und deren Nutzung sind nach § 67b Abs. 1 SGB X nur zulässig, soweit die nachfolgenden Vorschriften des SGB X oder eine andere Rechtsvorschrift aus dem Sozialgesetzbuch es erlauben oder anordnen oder – darauf wurde bereits ausführlich eingegangen (vgl. oben 30.3) – soweit der Betroffene eingewilligt hat. Dieses „Verbot mit Erlaubnisvorbehalt" wird speziell für die Verarbeitungsphase des Übermittelns in § 67d Abs. 1 SGB X nochmals ausdrücklich bekräftigt. Die Vorschrift legt darüber hinaus fest, dass die Verantwortung für die Zulässigkeit einer Übermittlung bei der übermittelnden Stelle liegt. Erfolgt die Übermittlung aufgrund eines ausdrücklichen Ersuchens des Datenempfängers, trägt dieser die Verantwortung für die Richtigkeit der Angaben in seinem Ersuchen.

30.4.4 Die zentrale Vorschrift für Forschungsvorhaben mit Sozialdaten: § 75 SGB X

Von wesentlicher Bedeutung für die Durchführung von Forschungsvorhaben im Bereich der Rehabilitation ist § 75 SGB X. Diese Vorschrift erlaubt den Leistungsträgern die Übermittlung von Sozialdaten an andere Sozialleistungsträger oder an sonstige Institutionen und Personen für Zwecke der wissenschaftlichen Forschung im Sozialleistungsbereich und für Zwecke der Planung im Sozialleistungsbereich. Inhaltlich ist § 75 SGB X von dem Bemühen getragen, die Reibungsflächen zwischen der grundgesetzlich garantierten Freiheit von Wissenschaft und Forschung (Art. 5 Abs. 3 GG) einerseits und dem aus dem Grundrecht der informationellen Selbstbestimmung abzuleitenden Schutz der für die Forschung benötigten Sozialdaten andererseits zu entschärfen.

Anwendungsbereich

Da sich § 75 SGB X auf die Übermittlung von Sozialdaten für Forschungszwecke bezieht und Übermitteln in § 67 Abs. 6 Satz 2 Nr. 3 SGB X als „Bekanntgeben ... (von) Sozialdaten an einen Dritten" außerhalb der speichernden Stelle (§ 67 Abs. 9 Satz 1 SGB X) definiert wird, werden rehabilitationsbezogene Forschungsprojekte, die von den Sozialleistungsträgern oder ihren Verbänden selbst durchgeführt werden (sog. „Eigenforschung"), nicht von dieser Vorschrift erfasst. Auch wenn das Forschungsprojekt in einer anderen Abteilung des Leistungsträgers als der, die die Sozialdaten ursprünglich erhoben und gespeichert hat, durchgeführt wird, findet eine Übermittlung im datenschutzrechtlichen Sinne nicht statt, da die Sozialdaten in der speichernden Stelle bleiben (vgl. § 67 Abs. 9 Satz 2 SGB X). § 75 SGB X ist also in diesen Fällen nicht anwendbar.

Das bedeutet jedoch nicht, dass die Eigenforschung der Sozialleistungsträger und ihrer Verbände im sozialdatenschutzfreien Raum stattfindet. Nach § 67c Abs. 2 Nr. 3 SGB X dürfen die für die Erfüllung einer gesetzlich zugewiesenen Aufgabe von einem Leistungsträger gespeicherten Sozialdaten nur dann für die Durchführung eines wissenschaftlichen Forschungsvorhabens genutzt und damit einer Zweckänderung unterworfen werden, wenn die Voraussetzungen des § 75 Abs. 1 SGB X vorliegen. Über diese Verweisung auf § 75 SGB X hat der Gesetzgeber erreicht, dass das Niveau des Schutzes der benötigten Sozialdaten im Rahmen der von den Sozialleistungsträgern selbst durchgeführten Forschungsprojekte dem Schutzniveau bei einer Übermittlung von Sozialdaten für Forschungsprojekte Dritter entspricht (Binne 1995, 1996).

Dies gilt auch für den Fall, dass ein Sozialleistungsträger im Rahmen eines Eigenforschungsvorhabens Sozialdaten an andere - private oder öffentliche - Stellen weitergibt, damit diese für ihn tätig werden, indem sie beispielsweise das Datenmaterial speichern, auswerten oder mit anderen Daten abgleichen. Diese Datenweitergabe ist ebenfalls keine Übermittlung im Sinne von § 75 SGB X, weil - wie gezeigt - unter Übermitteln die Bekanntgabe von Informationen an Dritte außerhalb der speichernden Stelle zu verstehen ist (vgl. § 67 Abs. 6 Satz 2 Nr. 3 SGB X). Da aber die Stelle, die in diesem Fall für den Leistungsträger tätig wird, Datenverarbeitung und Datennutzung im Auftrag des Leistungsträgers betreibt (§ 80 SGB X), ist sie nicht „Dritter" (§ 67 Abs. 10 Satz 2 2. Alt. SGB X). Die Weitergabe von Sozialdaten an sie ist deshalb - da diese Handlung auch unter keine der anderen Datenverarbeitungsphasen fällt - ebenfalls eine Nutzung für andere Zwecke als die, für die die Daten erhoben bzw. gespeichert worden sind. Auch in diesem Fall beurteilt sich ihre Zulässigkeit nach § 67c Abs. 2 Nr. 3 SGB X i. V. m. § 75 Abs. 1 SGB X. Das Niveau des Schutzes der Sozialdaten ist also weder bei der Durchführung eines wissenschaftlichen Forschungsvorhabens beim Sozialleistungsträger selbst noch bei der Weitergabe an einen Auftragnehmer im Rahmen eines solchen Forschungsprojekts niedriger als bei einer Übermittlung an einen Dritten nach § 75 SGB X (Binne 1995, 1996). In allen Fällen müssen zumindest die Voraussetzungen des § 75 Abs. 1 SGB X erfüllt sein.

Ebenfalls keine Anwendung - auch nicht durch Verweisung - findet §75 SGB X in den Fällen, in denen ein Sozialversicherungsträger Sozialdaten für ein wissenschaftliches Forschungsvorhaben verändert oder nutzt, die er eigens für dieses Forschungsvorhaben erhoben oder gespeichert hat. § 67c Abs. 5 SGB X schreibt hier vor, dass die betroffenen Sozialdaten zu anonymisieren sind, sobald der Forschungszweck dies erlaubt. Bis dahin sind alle Merkmale gesondert zu speichern, mit denen eine Zuordnung von Einzelangaben zu einer bestimmten Person möglich ist. Sie dürfen mit den Einzelangaben nur zusammengeführt werden, wenn der Forschungszweck dies unausweichlich macht.

Der unmittelbare Regelungsbereich des § 75 SGB X ist also im wesentlichen auf die Übermittlung von Sozialdaten an Personen oder Stellen beschränkt, die nicht im Interesse des übermittelnden Leistungsträgers, sondern im eigenen Interesse ein den Sozialleistungsbereich betreffendes wissenschaftliches Forschungsvorhaben durchführen wollen. Dies schließt auch andere Sozialversicherungssträger und deren Verbände ein. Für die Datenübermittlung an diese ist also nicht – wie dies unter der Geltung des Sozialdatenschutzrechts vor Inkrafttreten des 2. SGBÄndG am 1. Juli 1994 vielfach vertreten wurde – § 69 Abs. 1 Nr. 1 SGB X einschlägig, weil dies zur Folge hätte, dass beim Sozialversicherungsträger selbst durchgeführte Eigenforschungsprojekte über die Verweisung des § 67c Abs. 2 Nr. 3 SGB X den restriktiven Zulässigkeitsvoraussetzungen des § 75 Abs. 1 SGB X unterworfen wären, während die Datenübermittlung für Forschungsvorhaben eines anderen Sozialversicherungsträgers oder eines Verbandes nach § 69 Abs. 1 Nr. 1 SGB X bereits deshalb zulässig wäre, weil sie für die Erfüllung einer gesetzlich zugewiesenen Aufgabe erforderlich ist. Eine solche Benachteiligung der Eigenforschung gegenüber der Forschung anderer Sozialversicherungsträger oder ihrer Verbände wäre nicht gerechtfertigt (Binne 1995, 1996). Wenn überhaupt, ließe sich höchstens eine Privilegierung der beim Sozialversicherungsträger selbst betriebenen Eigenforschung begründen, da in diesem Fall die benötigten Sozialdaten seinen Einflussbereich nicht verlassen, sondern lediglich für einen anderen Zweck genutzt werden. In gewisser Weise findet eine solche Privilegierung auch statt, weil der für die Eigenforschung einschlägige § 67c Abs. 2 Nr. 3 SGB X zwar auf § 75 Abs. 1 SGB X verweist, die in den weiteren Absätzen dieser Vorschrift normierten Voraussetzungen, die für forschungsbedingte Datenübermittlungen an andere Sozialversicherungsträger einschlägig sind, aber ausklammert (Heese 1997).

Voraussetzungen einer Datenübermittlung für Forschungszwecke

§ 75 SGB X erlaubt die Übermittlung von Sozialdaten für ein „bestimmtes Vorhaben ... der wissenschaftlichen Forschung im Sozialleistungsbereich" (§ 75 Abs. 1 Nr. 1 SGB X). Das Forschungsprojekt, für das der Empfänger auf die Kenntnis der zu übermittelnden Sozialdaten angewiesen ist, muss also – was im Bereich der Rehabilitationsforschung in aller Regel der Fall ist – einen erkennbaren thematischen Bezug zu Inhalten, Trägern oder Strukturen des Systems der sozialen Sicherung aufweisen und in seiner Anlage und in seiner Durchführung wissenschaftlichen Kriterien genügen. Drüber hinaus muss das Forschungsvorhaben „bestimmt", also klar definiert und von anderen Projekten eindeutig abgrenzbar sein. Das setzt voraus, dass es sowohl in seiner Thematik als auch in Umfang und Ausgestaltung bereits über das Entwurfsstadium hinausgekommen ist. Datenempfänger können – da das Forschungsprojekt weder unabhängig noch von Hochschulen oder anderen öffentlichen Institutionen durchgeführt werden muss – auch private Forschungseinrichtungen, Stiftungen und Forschungsinstitute der Sozialpartner oder der politischen Parteien sowie in Einzelfällen auch Privatpersonen sein.

Eine Übermittlung nach § 75 SGB X setzt außerdem voraus, dass die Kenntnis der Sozialdaten für die Durchführung des Forschungsvorhabens erforderlich ist. Kann das Forschungsvorhaben auch mit aggregierten - also zusammengefassten - oder anonymisierten Daten oder mit statistischen Angaben durchgeführt werden, fehlt es an der Erforderlichkeit. In diesen Fällen darf der um Übermittlung ersuchte Sozialversicherungsträger nur anonymisierte Daten bzw. statistisches Material weitergeben. Dies gilt allerdings auch nur für den Fall, dass entsprechendes Material bereits vorliegt bzw. mit geringem Aufwand zu erstellen ist. Der Sozialversicherungsträger ist nicht verpflichtet, sein gesamtes Datenverarbeitungspotential oder auch nur erhebliche Teile davon einzusetzen, um eigens für das Forschungsvorhaben die benötigten Statistiken zu erstellen.

Wenn es der forschenden Stelle zugemutet werden kann, das Forschungsziel auf andere Weise zu erreichen, ist nach § 75 Abs. 1 Satz 2 SGB X die Übermittlung von Sozialdaten ebenfalls unzulässig. Dies ist in der Regel dann der Fall, wenn sich der um Auskunft ersuchende Forschungsträger die benötigten Informationen auch bei anderen Stellen - etwa Statistikämtern - oder aus anderen Quellen wie öffentlich zugänglichen Datenbeständen beschaffen kann.

Wenn der Bedarf der forschenden Stelle an den angeforderten Sozialdaten grundsätzlich zu bejahen ist, ist weiterhin zu prüfen, ob es zumutbar ist, die Einwilligung der Betroffenen in die Übermittlung einzuholen. Mit diesem Erfordernis räumt § 75 Abs. 1 Satz 2 SGB X der Übermittlung für Forschungszwecke mit Einwilligung der Betroffenen im Sinne des grundgesetzlich verbürgten Rechts auf informationelle Selbstbestimmung einen klaren Vorrang ein vor einer Übermittlung ohne deren Kenntnis bzw. Einverständnis. Infolgedessen sind an die Zumutbarkeitsprüfung strenge Maßstäbe anzulegen. Unzumutbar kann die Einholung der Einwilligung der Betroffenen beispielsweise dann sein, wenn die Bekanntgabe des Forschungsvorhabens den Betroffenen unverhältnismäßig physisch oder psychisch beeinträchtigen könnte - etwa weil es um Krebs- oder Psychiatrieforschung geht und der Betroffene von seiner entsprechenden Erkrankung bzw. von darauf gerichteten Verdachtsmomenten keine Kenntnis hat. Unzumutbar kann das Einholen von Einwilligungen auch dann sein, wenn beispielsweise Studien über Nichtsesshafte oder in ihre Heimat zurückgekehrte Ausländer durchgeführt werden sollen, deren Anschriften nicht (mehr) bekannt sind. Das gleiche gilt für den Fall, dass bei einer groß angelegten empirischen Untersuchung nur mit einem geringen und zudem auf bestimmte Gruppen von Adressaten konzentrierten Rücklauf der versandten Einwilligungerklärungen und infolgedessen mit erheblichen soziodemografischen Verzerrungen und mit Beeinträchtigungen der Repräsentativität der Umfrageergebnisse gerechnet werden muss (Scheuch 1995; Heese 1997). Dagegen führen ein hoher Verwaltungs- oder Kostenaufwand oder eine besondere Eilbedürftigkeit nur in Ausnahmefällen zur Unzumutbarkeit der Einholung einer Einwilligung der Betroffenen, da angesichts des hohen Stellenwerts des informationellen Selbstbestimmungsrechts bis zu einer gewissen Grenze organisatorische Erschwernisse und zeitliche Verzögerungen des Forschungsvorhabens hinzunehmen sind.

Weiterhin setzt eine Übermittlung von Sozialdaten für Zwecke der wissenschaftlichen Forschung nach § 75 Abs. 1 Satz 1 SGB X voraus, dass im Einzelfall positiv festgestellt worden ist, dass durch die Übermittlung schutzwürdige Interessen des Betroffenen nicht beeinträchtigt werden. Ob dies der Fall ist, hängt in erster Linie von der „Sensitivität" der zu übermittelnden Sozialdaten und von den Modalitäten der weiteren Verarbeitung und Nutzung der Daten durch die forschende Stelle ab. Wenn beispielsweise für die Ziehung einer Stichprobe nur Adressen übermittelt werden sollen, ist das Geheimhaltungsinteresse der Betroffenen niedriger zu veranschlagen als in dem Fall, dass Einzelheiten aus einem Krankenhaus- oder Reha-Entlassungsbericht mitgeteilt werden sollen. Ist allerdings mit der Adresse des Betroffenen zwangsläufig eine für ihn nachteilige bzw. ihn diskriminierende Zusatzinformation verbunden – z.B. der Aufenthalt in einer Haftanstalt oder einer psychiatrischen Klinik –, kann mit ihrer Übermittlung eine Beeinträchtigung seiner schutzwürdigen Interessen verbunden sein.

§ 75 Abs. 2 SGB X normiert das Erfordernis einer vorherigen Genehmigung der geplanten Datenübermittlung durch die oberste Bundes- oder Landesbehörde, die für den Bereich zuständig ist, aus dem die Daten herrühren. Wenn also die forschende Stelle nachvollziehbar die Erforderlichkeit der gewünschten Daten für die Durchführung des Forschungsvorhabens dargelegt hat, ist der ersuchte Leistungsträger verpflichtet, das Ersuchen mit der Bitte um Genehmigung der Datenweitergabe an die für ihn zuständige oberste Behörde zu leiten. Ist auch diese von der Zulässigkeit der Übermittlung überzeugt, hat sie die beantragte Genehmigung zu erteilen. Der Genehmigungsbescheid muss nach § 75 Abs. 2 Satz 3 SGB X die Art der zu übermittelnden Sozialdaten, den Kreis der davon Betroffenen, die Datenempfänger, das Forschungsvorhaben und den Tag, bis zu dem die Sozialdaten aufbewahrt werden dürfen, genau bezeichnen. Ist eine Übermittlung für Forschungszwecke an nicht-öffentliche – also private – forschende Stellen geplant, muss die behördliche Genehmigung durch Auflagen sicherstellen, dass die von § 75 Abs. 1 SGB X gesetzten Grenzen beachtet und die übermittelten Daten nur für den Übermittlungszweck gespeichert, verändert oder genutzt werden. Außerdem ist in diesen Fällen die Einhaltung der Zweckbindung durch die forschende Stelle von der für sie zuständigen Aufsichtsbehörde zu kontrollieren (§ 75 Abs. 4 SGB X). Nicht genehmigungspflichtig nach § 75 Abs. 2 SGB X ist eine Datenübermittlung für Forschungszwecke, wenn zuvor die Einwilligung der Betroffenen eingeholt worden ist, da in diesem Fall der mit dem Genehmigungserfordernis verfolgte besondere Schutz der Betroffenen entbehrlich ist.

Übermittlungsbeschränkungen bei medizinischen Daten

Selbst wenn die Voraussetzungen des § 75 SGB X erfüllt sind, gilt für die forschungsbedingte Übermittlung solcher Sozialdaten, die dem übermittelnden Sozialleistungsträger von einem Arzt oder einer anderen in § 203 Abs. 1 und 3 des Strafgesetzbuches (StGB) genannten Person zugänglich gemacht worden sind, eine besondere Einschränkung. Nach § 76 Abs. 1

SGB X dürfen solche Informationen nur unter den Voraussetzungen weitergegeben werden, unter denen der Arzt oder die sonstige in § 203 Abs. 1 und 3 StGB genannte Person selbst zur Übermittlung befugt wäre. § 76 SGB X verlängert also für die in aller Regel besonders sensiblen medizinische Daten den spezifischen Schutz, den diese Daten beim Arzt genießen, auf den Sozialleistungsträger, der die Daten von dem Arzt erhält. Medizinische Sozialdaten dürfen infolgedessen nur dann vom Sozialleistungsträger für Forschungszwecke an Dritte außerhalb des Dreiecksverhältnisses Patient - Arzt - Sozialleistungsträger übermittelt werden, wenn die Voraussetzungen vorliegen, unter denen der Arzt selbst zur Datenweitergabe befugt wäre.

Eine solche Befugnis ist immer dann zu bejahen, wenn der Betroffene in die Weitergabe seiner Daten eingewilligt hat. In der Praxis ist also die Übermittlung von Daten, die einem Arzt in seiner Funktion als Arzt anvertraut worden sind und die er an einen Sozialleistungsträger weiterübermittelt hat, für Zwecke der rehabilitationswissenschaftlichen Forschung grundsätzlich nur mit Einwilligung des Betroffenen möglich. Eine wirksame Einwilligung liegt allerdings im Rahmen des von § 203 StGB gewährten strafrechtlichen Schutzes - anders als im Sozialdatenschutzrecht (vgl. dazu oben 30.3) - bereits dann vor, wenn sie mündlich erklärt worden ist oder wenn mit hinreichender Sicherheit davon auszugehen ist, dass der Betroffene im eigenen Interesse mit der Datenweitergabe einverstanden ist. Die Weitergabe von Patientendaten durch den Arzt erfolgt im Übrigen auch dann befugt, wenn eine gesetzliche Verpflichtung zur Offenbarung - beispielsweise nach dem Bundesseuchengesetz oder nach dem Geschlechtskrankheitengesetz - besteht.

Zweckbindung und Geheimhaltung bei der forschenden Stelle

Auch wenn die Person oder Institution, der für Zwecke der Rehabilitationsforschung Sozialdaten übermittelt worden sind, selbst kein Sozialleistungsträger ist, unterliegt sie ebenso wie die Sozialleistungsträger einer Zweckbindung bei der Datenverarbeitung und -nutzung sowie einer Geheimhaltungspflicht. Dies ergibt sich aus § 78 SGB X. Nach dieser Vorschrift darf die forschende Stelle die übermittelten Sozialdaten nur zu dem Zweck verarbeiten und nutzen, zu dem sie ihr übermittelt worden sind - also für das jeweilige Forschungsprojekt. Darüber hinaus ist die forschende Stelle verpflichtet, die Daten in demselben Umfang geheimzuhalten wie der Sozialleistungsträger, der ihr die Daten übermittelt hat. Ist die forschende Stelle nicht-öffentlich, also privatrechtlich organisiert, hat sie nach § 78 Abs. 2 SGB X die Pflicht, die bei ihr beschäftigten Personen, die mit der Verarbeitung und Nutzung der übermittelten Daten betraut sind, auf die einzuhaltende Zweckbindung beim Umgang mit den Daten und auf die Geheimhaltungspflicht hinzuweisen.

30.4.5 Sondervorschriften für bestimmte Sozialdaten und für bestimmte Sozialversicherungsbereiche

Über die allgemeinen Regelungen zur Erhebung, Verarbeitung und Nutzung von Sozialdaten im Bereich der wissenschaftlichen Forschung hinaus hat der Gesetzgeber für bestimmte Arten von Sozialdaten und für Forschungsvorhaben mit spezifischer Zielsetzung Sonderregelungen getroffen.

Erhebung, Verarbeitung und Nutzung der Versicherungsnummer

Einen besonderen Schutz auch im Rahmen von wissenschaftlichen Forschungsprojekten genießt die von den Rentenversicherungsträgern zu vergebende Versicherungsnummer (zu ihrer Zusammensetzung und zu den Einzelheiten ihrer Vergabe vgl. § 147 SGB VI). § 18 f Abs. 1 Satz 3 SGB IV erlaubt den Sozialversicherungsträgern sowie ihren Verbänden und Arbeitsgemeinschaften im Rahmen von „Untersuchungen für Zwecke der Prävention, der Rehabilitation und der Forschung, die dem Ziel dienen, gesundheitlichen Schäden bei Versicherten vorzubeugen oder diese zu beheben", die Erhebung, Verarbeitung und Nutzung der Versicherungsnummer nur dann, wenn „ein einheitliches Ordnungsmerkmal zur personenbezogenen Zuordnung der Daten bei langfristigen Beobachtungen erforderlich ist und der Aufbau eines besonderen Ordnungsmerkmals mit erheblichem organisatorischen Aufwand verbunden wäre oder mehrere ... Stellen beteiligt sind, die nicht über ein einheitliches Ordnungsmerkmal verfügen". Als Beispiele für solche langfristige Beobachtungen erfordernde Forschungsprojekte nennt die Gesetzesbegründung unter anderem die Dokumentation über Personen, die krebserzeugenden Arbeitsstoffen ausgesetzt sind und die Berufskrankheitendokumentation (Bundesrats-Drucksache 315/87, S. 34). Liegen die genannten Voraussetzungen vor, darf nach § 18 f Abs. 4 SGB IV die Versicherungsnummer auch bei der Verarbeitung von Sozialdaten im Auftrag nach § 80 SGB X verarbeitet oder genutzt werden. Wenn also ein Sozialleistungsträger im Rahmen eines eigenen Forschungsvorhabens eine andere - private oder öffentliche - Stelle einschaltet, damit diese für ihn tätig wird, darf dieser Stelle zwecks Speicherung, Auswertung oder Abgleichung mit anderen Daten auch die Versicherungsnummer überlassen werden.

Forschungsprojekte zur Bekämpfung von Berufskrankheiten

Spezifische Vorschriften für Forschungsvorhaben zur Bekämpfung von Berufskrankheiten enthält das Unfallversicherungsrecht. Nach § 206 Abs. 2 SGB VII dürfen Unfallversicherungsträger und ihre Verbände Sozialdaten von Versicherten und früheren Versicherten erheben, verarbeiten und nutzen, soweit dies für ein bestimmtes Forschungsvorhaben zur Erkennung neuer Berufskrankheiten oder zur Verbesserung der Prävention oder der Rehabilitation bei Berufskrankheiten erforderlich ist und soweit der Zweck des Forschungsvorhabens nicht durch die Erhebung, Verarbeitung und Nutzung anonymisierter Daten erreicht werden kann. Voraussetzung ist – ebenso wie im Rahmen des § 75 SGB X – die Genehmigung durch die oberste Bundes- oder Landesbehörde nach Anhörung des Bundes- oder Landesdatenschutzbeauftragten und der Bundes- oder Landesärztekammer. § 206 Abs. 1 SGB VII erlaubt es den Ärzten und den Angehörigen anderer Heilberufe, für die genannten Forschungsvorhaben Sozialdaten an die Unfallversicherungsträger und ihre Verbände zu übermitteln, sobald die Genehmigung des Forschungsvorhabens öffentlich bekannt gegeben worden ist. Insoweit werden die Ärzte von ihrer Schweigepflicht entbunden, ohne dass dafür die Einwilligung der Versicherten erforderlich ist. Der forschende Unfallversicherungsträger hat allerdings in diesen Fällen die Betroffenen schriftlich über die Übermittlung und den damit verfolgten Zweck zu unterrichten.

Nach § 206 Abs. 3 SGB VII ist sicherzustellen, dass die für das Forschungsvorhaben verwendeten Daten nicht Beschäftigten des Unfallversicherungsträgers bekannt werden, die über Sozialleistungen zu entscheiden haben. Die Durchführung des Forschungsvorhabens ist organisatorisch und räumlich strikt von anderen Aufgaben des forschenden Unfallversicherungsträgers zu trennen. Darüber hinaus dürfen die Forschungsdaten nicht mit anderen personenbezogenen Daten zusammengeführt werden (§ 206 Abs. 4 SGB VII). Führen die Unfallversicherungsträger und ihre Verbände das Forschungsvorhaben nicht selbst durch, dürfen die Daten nicht personenbezogen, sondern ausschließlich anonymisiert an die forschende Stelle übermittelt werden.

Forschungsvorhaben im Bereich der Krankenversicherung

Krankenkassen und Kassenärztliche Vereinigungen dürfen nach § 287 SGB V für zeitlich befristete und im Umfang begrenzte Forschungsvorhaben – insbesondere zur Gewinnung von epidemiologischen Erkenntnissen und Erkenntnissen über Zusammenhänge zwischen Erkrankungen und Arbeitsbedingungen sowie über örtliche Krankheitsschwerpunkte – ihre Datenbestände leistungserbringer- oder fallbeziehbar selbst auswerten und über die normalen Aufbewahrungsfristen hinaus aufbewahren. Diese Befugnis ist allerdings insoweit mit einer Einschränkung verbunden, als die forschungsspezifische Auswertung und Aufbewahrung der Erlaubnis der Aufsichtsbehörde bedarf. Darüber hinaus schreibt § 287 Abs. 2 SGB V vor, dass im Rahmen solcher Forschungsprojekte alle Sozialdaten zu anonymisieren sind. Personenbezogene Daten dürfen also von vornherein nicht verwendet werden.

Forschungsklauseln in den Krankenhausgesetzen

Auch in den Krankenhausgesetzen der meisten Länder finden sich Regelungen über die Verarbeitung und Nutzung von Patientendaten für Zwecke der wissenschaftlichen Forschung. Diese Regelungen sind zwar zum Teil unterschiedlich ausgestaltet. Sie stimmen aber weitgehend darin überein, dass für die Verarbeitung und Nutzung von Patientendaten zu Forschungszwecken grundsätzlich das Einwilligungsprinzip gilt. Vom Erfordernis der Einwilligung der Betroffenen darf nur in eng umrissenen Ausnahmefällen –

zumeist zum Zweck der Eigenforschung durch angestellte Ärzte oder andere Mitarbeiter - abgewichen werden. Die Übermittlung von Patientendaten an dritte Personen oder Institutionen zu Forschungszwecken ist - soweit sie überhaupt erlaubt wird - ebenfalls prinzipiell nur mit Einwilligung der Betroffenen zulässig. Ausnahmen vom Einwilligungserfordernis sehen einige Krankenhausgesetze (z. B. Rheinland-Pfalz, das Saarland, Bremen, Hamburg) - ebenso wie § 75 Abs. 1 SGB X - für die Fälle vor, in denen wegen der Art der zu übermittelnden Daten oder aus sonstigen Gründen schutzwürdige Interessen der Betroffenen nicht beeinträchtigt sein können oder in denen das öffentliche Interesse an der Durchführung des Forschungsvorhabens die schutzwürdigen Interessen der betroffenen Patienten erheblich überwiegt und der Zweck der Forschung nicht auf andere Weise oder nur mit unverhältnismäßigem Aufwand erreicht werden kann.

30.5 Ausblick

30.5.1 „Medizinisches Forschungsgeheimnis"?

Das dem informationellen Selbstbestimmungsrecht der Betroffenen verpflichtete Datenschutzrecht wird - darauf wurde bereits hingewiesen - von vielen Forschern im Bereich der Medizin als Hemmnis empfunden. Die Berücksichtigung der Datenschutzregelungen führe - so ihre Argumentation - vielfach zu einer Verhinderung oder zumindest einer merklichen Einschränkung und zur Verteuerung der medizinischen Forschung. Dies schade nicht nur den betroffenen Patienten, sondern letztlich auch der auf eine effektive medizinische Forschung angewiesenen Allgemeinheit und dem Wissenschaftsstandort Deutschland (AWMF 1995, 1998). Vielfach wird deshalb die Etablierung eines besonderen medizinischen Forschungsgeheimnisses gefordert, von dem man sich außer einem gesteigerten Schutz der für die Forschung benötigten personenbezogenen Daten eine Beseitigung datenschutzbedingter Blockaden, Hemmungen und Entmutigungen verspricht (Bochnik 1994, 1995, 1996).

Dem ist zunächst grundsätzlich entgegenzuhalten, dass notwendige Forschungsvorhaben aller Erfahrung nach so gut wie nie durch datenschutzrechtliche Regelungen tatsächlich verhindert oder längere Zeit blockiert werden. Ein großer Teil der angeführten Fälle dürfte vielmehr „dadurch verursacht sein, dass im Sinne eines vorauseilenden Gehorsams aufgrund falsch verstandener oder übertriebener Datenschutzängste Forschungsvorhaben erst gar nicht in Angriff genommen werden" (Wichmann 1999). Zuzugestehen ist allerdings, dass das Datenschutzrecht oftmals Modifikationen bei der Umsetzung von Forschungsvorhaben erforderlich macht - beispielsweise das Einholen von Einwilligungserklärungen bei den Betroffenen oder die frühzeitige Anonymisierung bestimmter Daten. Auf das Ergebnis und die Qualität der Forschungen haben diese Modifikationen jedoch in aller Regel keine negativen Auswirkungen (Weichert 1996).

Nicht gerechtfertigt ist zudem die Erwartung, dass mit der gesetzlichen Verankerung eines medizinischen Forschungsgeheimnisses die ansonsten erforderliche Zustimmung der Patienten zur Nutzung ihrer personenbezogenen Daten für Forschungszwecke entbehrlich würde (so aber AWMF 1995; Bochnik 1994). Eine solche Freigabe jeder Art von Patientendaten für Forschungszwecke ohne Rücksicht auf ihre Sensibilität würde der gebotenen Abwägung zwischen Forschungsinteressen und der Wahrung des Patientengeheimnisses nicht gerecht (BayLfD 1995; BfD 1995/96; Vetter 1999; Gerling 1999). Stehen sich zwei Grundrechte - hier die Forschungsfreiheit des Art. 5 Abs. 3 GG und das ebenfalls grundgesetzlich verbürgte Recht auf informationelle Selbstbestimmung (Art. 2 Abs. 1 i.V.m. Art. 1 Abs. 1 GG) - gegenüber, so fordert das Grundgesetz eine Abwägung nach dem „Prinzip praktischer Konkordanz". Beiden widerstreitenden Rechtsgütern müssen danach Grenzen gezogen werden, damit beide zu optimaler Wirksamkeit gelangen können (BVerfG 1971, 1984). Auch nach Etablierung eines medizinischen Forschungsgeheimnisses müsste es deshalb aus verfassungsrechtlichen Gründen grundsätzlich dabei bleiben, dass eine Einwilligung des Betroffenen in die Verwendung seiner Daten für Forschungszwecke eingeholt werden muss, sofern dies ohne Gefährdung des Forschungszwecks möglich und zumutbar ist.

Zu konzedieren ist allerdings, dass die geforderte Schaffung eines medizinischen Forschungsgeheimnisses den Schutz der bei den forschenden Institutionen bzw. Personen gespeicherten und genutzten personenbezogenen Daten deutlich verbessern könnte. Nach geltendem Recht sind diese Daten nicht ausreichend dagegen abgesichert, von anderen Stellen für andere Zwecke in Anspruch genommen zu werden, etwa zur Verfolgung von Straftaten und Ordnungswidrigkeiten oder zur Steuerveranlagung. Es ist aber nicht einzusehen, warum Patientendaten, die zum Zweck wissenschaftlicher Forschung im medizinischen Bereich gesammelt und verwendet werden, einem geringeren Schutzniveau unterliegen sollen als beispielsweise Ärzten oder Psychologen von ihren Patienten anvertraute Informationen, die durch § 203 StGB geschützt werden, oder von der Sozialverwaltung erhobene und verarbeitete Daten, für die § 35 Abs. 2 SGB I ein Beschlagnahmeverbot und ein Zeugnisverweigerungsrecht statuiert. Ein Forschungsgeheimnis, das die für die Forschung benötigten Daten ebenso schützt „wie beim Arzt", könnte dieses Schutzdefizit deutlich verringern (BayLfD 1994, 1995; BfD 1995/96; Vetter 1999; Gerling 1999). Der zusätzliche Schutz könnte darüber hinaus den Betroffenen ihre Einwilligung in die Nutzung ihrer Daten für diese Zwecke deutlich erleichtern (BfD 1995/96) und den Gesetzgeber motivieren, weitere gesetzliche Befugnisse zur Weitergabe von Patientendaten für Zwecke der wissenschaftlichen Forschung im medizinischen Bereich zu schaffen bzw. vorhandene Befugnisse auszuweiten (BayLfD 1994).

30.5.2 Forschung und europäischer Datenschutz

Zur Zeit wird eine Novellierung des allgemeinen Datenschutzrechts und des Sozialdatenschutzrechts vorbereitet, die der notwendigen Umsetzung der Europäischen Datenschutzrichtlinie (Richtlinie 95/46/EG) in das deutsche Recht dient. Diese Novellierung wird in erster Linie eine Ausweitung der Unterrichtungs- und Auskunftsrechte der Versicherten zum Inhalt haben. Die datenschutzrechtlichen Vorgaben für wissenschaftliche Forschungsvorhaben im Bereich der Rehabilitation wird sie dagegen nicht wesentlich modifizieren. Dies ist auch nicht erforderlich, da die beschriebenen derzeit für die Rehabilitationsforschung geltenden gesetzlichen Rahmenbedingungen nicht mit den Vorschriften der Datenschutzrichtlinie kollidieren.

So ist nach Art. 6 Abs. 1 lit. b Satz 2 der Richtlinie die Weiterverarbeitung von rechtmäßig erhobenen Daten zu wissenschaftlichen Zwecken „im Allgemeinen nicht als unvereinbar mit den Zwecken der vorausgegangenen Datenerhebung anzusehen, sofern die Mitgliedstaaten geeignete Garantien vorsehen". Der Forschungszweck rechtfertigt also nach der Richtlinie dann die Änderung des Primärzwecks, wenn der Schutz der Betroffenen durch verfassungskonforme Vorkehrungen rechtlicher, technischer und organisatorischer Art abgesichert ist (dazu Tinnefeld 1999). Dem entspricht die von § 67c Abs. 2 Nr. 3 SGB X eröffnete Befugnis, für andere Zwecke erhobene und gespeicherte Sozialdaten auch für die Durchführung eines wissenschaftlichen Forschungsvorhabens zu verarbeiten und zu nutzen, sofern die Voraussetzungen des § 75 Abs. 1 SGB X – der einschlägigen Schutzvorschrift – vorliegen. In die gleiche Richtung zielt Art. 7 lit. f der Richtlinie, nach dem eine Verarbeitung personenbezogener Daten auch ohne Einwilligung des Betroffenen möglich ist, wenn die Verarbeitung im öffentlichen Interesse liegt und dem für die Verarbeitung Verantwortlichen übertragen wurde.

Auch die Regelungen des Art. 8 der Richtlinie über die Verarbeitung von „Daten über die Gesundheit" – diese Kategorie von Daten spielt in der Rehabilitationsforschung naturgemäß die größte Rolle – entsprechen weitgehend den im geltenden Sozialdatenschutzrecht normierten Bedingungen für Forschungsvorhaben mit personenbezogenen Informationen. Nach Art. 8 Abs. 2 der Richtlinie ist die nach Art. 8 Abs. 1 der Richtlinie grundsätzlich untersagte Verarbeitung von Gesundheitsdaten dann erlaubt, wenn der Betroffene „ausdrücklich ... eingewilligt" hat (vgl. dazu Tinnefeld 1999). Dem entspricht die Praxis der Rehabilitationsforschung, in all den Fällen, in denen es möglich und zumutbar ist, die Einwilligung der Betroffenen in die Verarbeitung und Nutzung ihrer Daten einzuholen. Darüber hinaus ist die Verarbeitung von Gesundheitsdaten nach Art. 8 Abs. 3 der Richtlinie auch dann erlaubt, wenn sie „zum Zweck der Gesundheitsvorsorge, der medizinischen Diagnostik, der Gesundheitsversorgung oder Behandlung oder für die Verwaltung von Gesundheitsdiensten" – also für den Schutz wichtiger Gemeinschaftsgüter, der ohne entsprechende wissenschaftliche Forschung kaum zu erreichen ist – erforderlich ist und durch ärztliches Personal oder sonstige Personen erfolgt, die einem Berufsgeheimnis oder einer entsprechenden Geheimhaltungspflicht unterliegen. Hinzu kommt, dass Art. 8 Abs. 4 der Richtlinie den Mitgliedstaaten die Möglichkeit eröffnet, „vorbehaltlich angemessener Garantien aus Gründen eines wichtigen öffentlichen Interesses" Ausnahmen von dem grundsätzlichen Verbot der Verarbeitung von Gesundheitsdaten vorzusehen (ausführlich zur Auslegung von Art. 8 der EG-Datenschutzrichtlinie Kilian 1998). Dies gilt ausweislich des Erwägungsgrundes 34 auch für die wissenschaftliche Forschung allgemein und den Bereich der sozialen Sicherheit, der notwendigerweise auch die Forschungsprojekte in diesem Bereich umfasst. Die vom geltenden Sozialdatenschutzrecht für die Forschung mit personenbezogenen Daten zum Schutz der Persönlichkeitsrechte der Betroffenen statuierten Rahmenbedingungen entsprechen im Wesentlichen diesen europarechtlichen Vorgaben. In den ersten Vorentwürfen zur Änderung des Sozialdatenschutzrechts aufgrund der EG-Datenschutzrichtlinie sind aus diesem Grund die Vorschriften über die wisenschaftliche Forschung mit Sozialdaten - insbesondere § 75 SGB X - weitgehend unverändert geblieben. Nicht zu verkennen ist allerdings, dass die Regelungen der Datenschutzrichtlinie durchaus Raum lassen für gewisse Forschungserleichterungen insoweit, als die heute noch zumeist erforderliche Einwilligung der Betroffenen in die forschungsbedingte Verwendung ihrer personenbezogenen Daten zunehmend durch sichernde Verfahrensvorschriften und technische Sicherheitsvorkehrungen ersetzt werden könnte (Kilian 1998).

Literatur

Arbeitsgemeinschaft der Wissenschaftlichen Medizinischen Fachgesellschaften - AWMF (1995) Resolution vom 6. Mai 1995 zum „Medizinischen Forschungsgeheimnis" (Internet: http://www.uni-duesseldorf.de/WWW/AMWF/res/res-mfg.htm)

Arbeitsgemeinschaft der Wissenschaftlichen Medizinischen Fachgesellschaften - AWMF (1998) Resolution vom 9. Mai 1998 zum Datenschutzgesetz - Medizinischen Forschungsgeheimnis (Internet: http://www.uni-duesseldorf.de/WWW/AMWF/res/res-mfg2.htm)

Bayerischer Landesbeauftragter für den Datenschutz - BayLfD (1994), Forschungsgeheimnis, 16. Tätigkeitsbericht 1994, Ziff 2.1.1 (Internet: http://www.datenschutz-bayern.de/tbs/tb16/k2.htm)

Bayerischer Landesbeauftragter für den Datenschutz - BayLfD (1995), Forschungsgeheimnis, 17. Tätigkeitsbericht 1995, Ziff 3.3.1 (Internet: http://www.datenschutz-bayern.de/tbs/tb17/k3.htm)

Binne W (1996) Sozialdatenschutz. In: v. Maydell B, Ruland, F (Hrsg) Sozialrechtshandbuch (SRH). Luchterhand, Neuwied, S 433–501

Binne W (1995) Das neue Recht des Sozialdatenschutzes. Neue Zeitschrift für Sozialrecht (NZS) 1995, S 97–109

Bizer J (1992) Forschungsfreiheit und Informationelle Selbstbestimmung - Gesetzliche Forschungsregelungen zwischen grundrechtlicher Förderungspflicht und grundrechtlichem Abwehrrecht. Nomos, Baden-Baden

Bochnik HJ (1994) Ein „medizinisches Forschungsgeheimnis" im Datenschutzgesetz könnte deutsche Forschungsblockaden beseitigen. Medizinrecht (MedR) 1994, S 398–400

Bochnik HJ (1996) Bestehen Datenschützer auf Forschungsblockaden? - Zur Ablehnung eines „medizinischen Forschungsgeheimnisses" durch Thilo Weichert. Medizinrecht 1996, S 262–264

Bochnik HJ (1995) Ein „Medizinisches Forschungsgeheimnis" könnte Forschung fördern und Persönlichkeitsrecht schützen - Zur Überwindung datenschutzbedingter Forschungsmängel in Deutschland. Versicherungsmedizin 1995, S 151–154

Bundesbeauftragter für den Datenschutz - BfD (1995/1996), Ärztliche Schweigepflicht gegen Wissenschaft und Fortschritt? 16. Tätigkeitsbericht 1995/1996, Ziff 25.1

Bundesverfassungsgericht - BVerfG (1971) Beschluss vom 24. Februar 1971. Entscheidungen des Bundesverfassungsgerichts Bd 30, S 173–200

Bundesverfassungsgericht - BVerfG (1983) Urteil vom 15. Dezember 1983. Entscheidungen des Bundesverfassungsgerichts Bd 65, S 1–71

Bundesverfassungsgericht - BVerfG (1984) Beschluss vom 17. Juli 1984. Entscheidungen des Bundesverfassungsgerichts Bd 67, S 213-231

Deutsche Arbeitsgemeinschaft für Epidemiologie, Arbeitskreis Wissenschaft der Konferenz der Datenschutzbeauftragten des Bundes und der Länder - DAE/AKW (1999) Epidemiologie und Datenschutz. Datenschutz und Datensicherheit (DuD) 1999, S 100-104

Gerling RW (1998) Datenschutz in der Forschung. In: Gerling RW (Hrsg) Datenschutz und neue Medien. GWDG-Bericht Nr 50, Göttingen, S 47-62

Gerling RW (1999) Datenschutzprobleme in der Forschung - Ein Erfahrungsbericht mit Lösungen und Regelungsvorschlägen. Datenschutz und Datensicherheit (DuD) 1999, S 384-388

Heese C (1997) Sozialdatenschutz und wissenschaftliche Untersuchungen in der gesetzlichen Rentenversicherung. Deutsche Rentenversicherung (DRV) 1997, S 311-325

Kilian W (1998) Medizinische Forschung und Datenschutzrecht - Stand und Entwicklung in der Bundesrepublik Deutschland und in der Europäischen Union. Neue Juristische Wochenschrift (NJW) 1998, S 787-791

Scheuch EK (1995) Formen und Folgen der Einwilligung des Befragten. Zeitschrift für Rechtspolitik (ZRP) 1995, S 422-427

Tinnefeld M-T (1999) Freiheit der Forschung und europäischer Datenschutz. Datenschutz und Datensicherheit (DuD) 1999, S 35-41

Vetter R (1999) Forschungs(daten)geheimnis. Datenschutz und Datensicherheit (DuD) 1999, S. 389-391

Weichert T (1996) Datenschutz und medizinische Forschung - Was nützt ein „medizinisches Forschungsgeheimnis"? Medizinrecht (MedR) 1996, S 258-261

Wichmann HE (1999) Epidemiologie und Datenschutz - Wege zur partnerschaftlichen Zusammenarbeit. Informatik, Biometrie und Epidemiologie in Medizin und Biologie 1/1999, S 35-44

Kapitel 31

Ethische Fragen in der Rehabilitationsforschung

31

H. Vogel, R.F. Wagner

31.1 Einleitung

Das Thema Ethik ist heute in aller Munde. Fast kein Handbuch irgendeines Fachgebietes, fast keine größere Publikation erscheint, die sich nicht mit dem Thema Ethik auseinandersetzt. Kaum eine Untersuchung, die heute nicht vom Ethikbeirat begutachtet wird. Wie kommt es, dass das Thema heute so häufig auftaucht? War das Thema Ethik früher nicht so wichtig? Sind wir heute besonders *ethisch* (weil wir uns so häufig damit beschäftigen) oder sind wir heute besonders wenig *ethisch* (sodass wir es nötig haben, uns so intensiv damit auseinander zu setzen)? Wie ging die Wissenschaft bisher mit ethischen Fragen um? Was kann die Ethikdiskussion für die Rehabilitationsforschung leisten?

Ein wichtiger Grund für die intensive Auseinandersetzung mit diesem Thema in der jüngsten Zeit ist in Vorkommnissen zu sehen, in denen ethische Regeln verletzt wurden. Solche Fälle werden heute einer größeren Öffentlichkeit bekannt. Zum einen nehmen wir dadurch offensichtliche Fälle von moralisch fragwürdigem Verhalten wahr (z. B. Untersuchungen, bei denen die Daten so manipuliert werden, dass sie die gewünschten Effekte bestätigten). Zum anderen lässt sich auch eine erhöhte Sensibilität gegenüber ethischen Fragen annehmen (z. B. bei Experimenten im Humanbereich, bei Fragen nach Organspenden oder bei Risiken von gentechnischen Untersuchungen und ihren technologischen Ableitungen).

Zur Begriffsbestimmung: Ethik und Moral

Urteile über die Angemessenheit eigenen oder fremden Verhaltens werden nicht nur unter dem Gesichtspunkt sachlicher Richtigkeit gefällt, sondern auch unter einem Blickwinkel, der häufig als moralische oder sittliche Richtigkeit beschrieben wird. Während die *sachliche Richtigkeit* sich allein daran orientiert, wie weit mit der Handlung das gewünschte Ziel erreicht wird (Zweckrationalität), bezieht sich die *moralische Beurteilung* darauf, ob die Handlung (oder Nicht-Handlung) den Absichten anderer Personen dient oder ihnen schadet (Wertrationalität). Dabei liegt u. a. die Überzeugung zugrunde, dass die Interessen anderer Personen in unseren Handlungen zu berücksichtigen sind, indem sie z. B. nicht zugunsten eigener Interessen geschädigt werden, evtl. sogar zuungunsten eigener Interessen gefördert werden sollen (vgl. den kategorischen Imperativ von Kant 1787) [1]. Diese Überzeugung ist allerdings bei Menschen unterschiedlicher Gemeinschaften und verschiedener Epochen unterschiedlich ausgeprägt. Sie ist zumeist auch von anderen Überzeugungen über Wert und Wichtigkeit der menschlichen Interessen begleitet. Diesen Bestand an Vorstellungen und Werten, der in Gemeinschaften, Gesellschaften und Kulturen das Bewusst-

[1] Der häufig zitierte kategorische Imperativ von Immanuel Kant (1724–1804) lautet sinngemäß: Handle stets so, als ob die Maxime deiner Handlung zur Grundlage einer allgemeinen Gesetzgebung werden sollte

sein bestimmt, wird *Moral* (von lateinisch mos: Charakter, Sitte) oder *Ethos* (von griechisch *το ηδοζ*: Gewohnheit, Sitte) genannt. Jedes Verhalten, das diesen Normen entspricht, und jedes Beurteilen wird „moralisch" genannt.

Trotz häufig ähnlichem Gebrauch und vergleichbarem Ursprung hat der Begriff *Ethik* (von griechisch *τα ηϑικη* [*πραγματα*]: die auf das Ethische oder das Ethos bezogenen Schriften des Aristoteles) eine andere Bedeutung als der Begriff der Moral. *Ethik* bezeichnet die philosophische Disziplin, die sich mit Regeln der Moral oder moralischem Handeln beschäftigt. Charakteristisch für diese Reflexion von Handlungen und Handlungsnormen ist, dass sie vom Standpunkt der philosophischen Vernunft aus erfolgt, sich also des methodisch reflektierten Begriffs und des kritisch geprüften Arguments bedient und auf die Gültigkeit der moralisch-normativ erhobenen Ansprüche bezogen ist. Sie erfolgt unter einer kritisch-handlungsleitenden Zielsetzung (Delius 1967; Honnefelder 1998).

In der weiteren Diskussion soll der Themenkomplex ethisch-moralischer Fragen auf zwei Ebenen behandelt werden: Einerseits geht es um Fragen im Bereich der Rehabilitationsbehandlungen und -konzepte, die nicht zuletzt auch in der Forschung und der Forschungsplanung zu reflektieren sind, andererseits geht es um Fragen, die die Forschung in der Rehabilitation betreffen. Beide Ebenen sollen im Folgenden beleuchtet werden, ohne dass abschließende Lösungen formuliert werden können.

Ethisch-moralische Fragen der Rehabilitationsbehandlungen und -konzepte, die auch für die Forschung zu reflektieren sind, ergeben sich bei der Priorisierung von Maßnahmen im Gesundheitswesen (Rationierungs- bzw. Rationalisierungsdebatte) und ebenso bei der Beurteilung einzelner oder komplexer Maßnahmen der Rehabilitation, ihrer Voraussetzungen und der Anforderungen an den Betroffenen (Deutsche Vereinigung zur Rehabilitation Behinderter 1998).

Ethisch-moralische Fragen betreffen in jüngster Zeit aber auch den Forschungsbetrieb selbst (Deutsche Forschungsgemeinschaft 1998). Verschiedene Vorfälle aus den letzten Jahren haben gezeigt, dass der Anspruch der Wissenschaft, nach Wahrheit zu streben, nicht immer einfach und konsequent umgesetzt wird. Dabei ist das Problem vom Grunde her nicht neu: Fälschungen in der Wissenschaft sind altbekannt. Extrembeispiele deuten an, dass hier ein beträchtlicher Bedarf zur Selbstreflexion in der Wissenschaft bzw. in der Wissenschaftsgemeinschaft besteht (entnommen aus Fölsing 1984; Schnabel 1998):

- *Galileo Galilei* entwickelte zwar die naturwissenschaftliche Methode, nahm es aber selbst damit nicht so genau. Seine Fallgesetze will er um 1600 aus Experimenten abgeleitet haben, die er „fast hundertmal wiederholt habe". Heute weiß man, dass diese unter den damaligen Bedingungen gar nicht funktionieren konnten.
- *Sir Isaac Newton* verfasste 1687 die „Principia", die in Deutschland und Frankreich auf Kritik stoßen. Um den Kontinent von seiner Theorie zu überzeugen, hilft Newton der Genauigkeit seiner Berechnungen der Schallgeschwindigkeit und der Verschiebung der Tag- und Nachtgleiche nach. Bis man die Manipulation nachweist, vergehen fast 250 Jahre.

- *Sir Cyril Burt* veröffentlichte 1955 seine später vielfach zitierte Studie an eineiigen Zwillingen mit dem Ziel, die Erblichkeit von Intelligenz zu beweisen. Jahrzehntelang wurden die Ergebnisse heftig diskutiert, bis ein Biograph anhand des Nachlasses von Burt posthum festellte, dass die meisten Daten (und auch einige Autoren von Verteidigungsschriften!) offensichtlich erfunden waren.

Eine spezifische Problematik für den Forschungsalltag und die Nutzbarkeit wissenschaftlicher Ergebnisse ergibt sich bei Projekten der Auftragsforschung, die gerade im Bereich der Rehabilitationsforschung häufig anzutreffen sind. Derartige Projekte sind zumindest implizit mit Erwartungen der Auftraggeber hinsichtlich der Ergebnisse verbunden, und der durchführende Forscher bzw. der Auftragnehmer befindet sich kontinuierlich in einer Versuchungssituation, durch die gezielte Verwendung von Instrumenten, Untersuchungsdesigns und Probandenauswahlen und/oder durch eine einseitige Darstellung und Interpretation komplexer und vielschichtiger Ergebnisse, entsprechenden Wünschen der Auftraggeber nachzukommen (vgl. Bortz u. Döring 1995, S. 98; Gerdes 1988; Weber 1919).

Der folgende Beitrag soll zunächst das Thema auf wissenschaftstheoretischer Ebene beleuchten und dabei untersuchen, wie sich die Ethik-Debatte in den Wissenschaften selbst vollzog (Abschnitt 31.2). Anschließend werden konkrete Probleme im Wissenschaftssystem dargestellt und Lösungsansätze vorgestellt (Abschnitt 31.3). Schließlich wird sich Abschnitt 31.4 mit speziellen ethischen Fragestellungen in der Rehabilitationsforschung befassen.

31.2 Werte in der Wissenschaft

Die heutige intensive Beschäftigung mit ethischen Fragen in allen Wissenschaften ist insofern überraschend, als sich hier in weiten Bereichen über lange Zeit hinweg eine deutliche Wertungsabstinenz zeigte. Diese traditionelle Neigung, sich in den medizinischen und Naturwissenschaften möglichst wenig mit ethischen Fragen auseinanderzusetzen, geht auf das sogenannte Werturteilsfreiheits-Postulat zurück, welches Max Weber für die Wissenschaften formulierte: Ausgehend vom Dualismus zwischen Tatsachen und Werten, zwischen deskriptiven Sätzen und präskriptiven Sätzen, forderte er eine strikte Trennung zwischen beiden: Werturteile sollten nicht (mehr) mit dem Impetus wissenschaftlicher Exaktheit als Sachverhaltsurteile ausgegeben werden. Erfahrungswissen und Werturteil sollten streng unterschieden werden. Soll-Sätze können nämlich weder auf Seins-Sätze reduziert werden, noch können sie aus Seins-Sätzen abgeleitet werden. Webers Forderung nach strenger Unterscheidung von Erfahrungswissen und Werturteil hatte daher zunächst eine antiideologische Funktion (vgl. Groeben u. Westmeyer 1975, S. 19).

Die Vermischung von deskriptiven (Beschreibung-)Sätzen und präskriptiven (Bewertungs-)Sätzen wird heute als naturalistischer Fehlschluss kritisiert und allgemein abgelehnt. So kann aus dem deskriptiven Satz: „Patienten beurteilen ihren Rehabilitationsaufenthalt positiver, wenn das Essen besonders gut ist und wenn sie viele ‚Anwendungen' erhalten" nicht der präskriptive Satz abgeleitet werden: „Reha-Einrichtungen sollten dafür sorgen, dass immer besonders gutes Essen serviert wird und dass viele ‚Anwendungen' verordnet werden". Unzulässig ist diese Form der Ableitung deswegen, weil dazu mindestens ein weiterer präskriptiver Obersatz nötig ist, wie z. B. „Reha-Einrichtungen sollen alles tun, um von Patienten möglichst positiv beurteilt zu werden". Nur unter Heranziehung dieses Obersatzes kann eine Ableitung erfolgen. Dieser Obersatz selbst ist jedoch auch wieder hinterfragbar. Wenn man ihn wieder mit Rückgriff auf einen deskriptiven Satz stützt, so kommt man zum Vorgehen der Ziel-Mittel-Argumentation, bei der übergeordnete Bewertungen expliziert und somit auch kritisierbar werden. Letztendlich ist natürlich auch dieses Vorgehen begrenzt, da Grundwerte selbst nicht exakt abzuleiten sind (Ausführlich dargestellt wird die Ziel-Mittel-Argumentation bei Scheele u. Groeben 1988).

Die Rezeption des Werturteilsfreiheits-Postulats im Kritischen Rationalismus führte zu einer Differenzierung der Problematik: Nach Albert (1968) lassen sich drei Ebenen unterscheiden, die bei der Diskussion um Wertungen eine wichtige Rolle spielen: Erstens die Ebene der Wertbasis (metatheoretische Präskriptionen, die sich auf wissenschaftliches Vorgehen selbst beziehen), zweitens Wertungen als Objekt der Forschung (z. B. Moralentwicklung oder Vorurteilsforschung als Gegenstand der Psychologie) und drittens Wertungen als objekttheoretische Aussagen der Wissenschaft (präskriptive Aussagen mit wissenschaftlichem Rationalitätsanspruch). Das Werturteilsfreiheits-Postulat bezieht sich auf diese letzte Ebene.

Dass die Wissenschaft ihr eigenes Handeln anhand präskriptiver Sätze beurteilt, scheint sinnvoll: Es gibt natürlich wissenschaftstheoretische Aussagen darüber, wie Forschung stattfinden sollte. Und diese sind unvermeidbar. So ist das Werturteilsfreiheits-Postulat bereits eine solche präskriptive Aussage auf der Ebene der Wertbasis, die sich selbst ad absurdum führen würde, wenn diese Ebene vom Werturteilsfreiheits-Postulat nicht ausgeschlossen wäre. Ebenso verhält es sich mit Wertungen als Objekt der Wissenschaften (Ebene 2). Dabei sollten jedoch die Aussagen über Wertungen (des Forschungsobjekts Mensch) nicht selbst präskriptiv sein, sondern deskriptiv.

Das Problem besteht nun darin, dass diese feine Unterteilung in drei Ebenen nicht durchgängig eingehalten werden kann. So impliziert die Festlegung auf bestimmte methodologische Zielvorstellungen auch die Selektion und Bewertung bestimmter Gegenstandsannahmen (Gegenstands-Methodik-Interaktion). Schon durch die Auswahl bestimmter Methoden werden Vorannahmen getroffen, die die Art der Daten beeinflussen. Theorien über den Menschen tragen nämlich immer auch ein bestimmtes Verständnis vom Menschen in sich (sog. Menschenbildannahmen), welches durch die Auswahl entsprechender Methoden gefördert wird (vgl. Wagner 1997; siehe auch Wagner 1995, der unter dieser Perspektive verschiedene methodische Herangehensweisen bei der Erforschung von Krankheitsbewältigungsprozessen vergleicht). Aber auch die Ebenen 2 und 3 lassen sich nicht klar voneinander trennen. Allein schon die Auswahl bestimmter Themen durch die Wissenschaftler impliziert Wertungen bezüglich der Relevanz und Wichtigkeit bestimmter Fragestellungen, die von Interessen geleitet sind. Ebenso kann die Erforschung der Effektivität von Reha-Maßnahmen nicht ohne äußere Rahmenbedingungen gesehen werden. Und die Verwendung bestimmter Effektivitätskriterien impliziert wiederum (bewusst oder unbewusst) Vorannahmen über deren Relevanz und Angemessenheit.

Der „naturalistische Fehlschluss" ist innerhalb der Fachwissenschaften – bedingt durch den Siegeszug der empiriezentrierten Wissenschaften und ihrer analytischen Wissenschaftstheorie – nur noch selten anzutreffen. Entsprechend dem Postulat von Max Weber bemühen sich die Wissenschaften, wertfrei zu sein, indem sie Werturteile nicht als wissenschaftliche Aussagen zulassen. Die skizzierte Begrenzung des Wertfreiheits-Postulats auf die dritte Ebene führt jedoch dazu, dass Wertungen, die durch die Unmöglicheit der strikten Trennung der drei Ebenen unumgänglich sind, als solche versteckt (kryptonormativ) und dadurch implizit vorgenommen werden (z. B. durch die Auswahl bestimmte Methoden oder Forschungsinhalte). Da implizite Wertungen jedoch grundsätzlich schwerer zu kritisieren sind als explizite, wird so die eigentliche Absicht des Wertfreiheitspostulats verkehrt: Wenn sich die Wissenschaft nicht explizit um Wertungen kümmert, dann entsteht ein Wertungs-Vakuum, das aufgrund der Notwendigkeit von Wertungen für irrationalistische Strömungen zugänglich wird (Vakuumthese; vgl. Groeben u. Scheele 1977). Da die Vermeidung von Wertungsimplikationen durch eine Trennung von wissenschaftlichen Aussageebenen forschungspraktisch und -methodisch nicht möglich ist, und da Kritik und Begründung auch außerhalb von deduktiv-schließenden Systemen deskriptiver Sätze möglich ist, fordert Groeben (1986) eine Überwindung des Werturteilsfreiheits-Postulats.

Nach dieser wissenschaftstheoretischen Perspektive erscheint es begrüßenswert, wenn sich die heutige Forschung wieder mehr dem Thema der Wertungen und den ethischen Dimensionen im wissenschaftlichen Handeln selbst zuwendet.

31.3 Ethisch-moralische Herausforderungen im Wissenschaftssystem und Lösungsüberlegungen

Ausgehend von erwähnten aktuellen Entwicklungen und Empfehlungen erscheint es angebracht, auch die Herausforderungen im Wissenschaftssystem zu behandeln, die im Kontext ethischer Diskurse über Forschung in der Rehabilitation von Bedeutung sein können. Die Denkschrift der Deutschen Forschungsgemeinschaft zur Sicherung „guter wissenschaftlicher Praxis" lässt sich in ihren Empfehlungen im wesentlichen auch auf den Bereich der Rehabilitationsforschung übertragen (DFG 1998, S. 25ff.):

Forschung ist die Suche nach Erkenntnissen, die sich nach dem Konzept des Kritischen Rationalismus aus Versuch und Irrtum ergeben (Falsifikationsversuche). Ehrlichkeit gegenüber sich und anderen ist die zentrale Voraussetzung, um zu tatsächlichen Erkenntnisfortschritten zu gelangen. Sie setzt allerdings voraus, dass man eigene Fehler erträgt und gewillt ist, von anderen zu lernen. Wissenschaftliche Redlichkeit ist „das Fundament der Wissenschaft als eines sozialen Systems" (DFG 1998, S. 27), und sie ist doch zugleich immer wieder in Gefahr, denn es gibt sehr bedeutsame Einflüsse auf das wissenschaftliche Handeln, die den Alltag des Forschers betreffen. Sie seien kurz skizziert:

- Wissenschaft als Beruf: Je mehr Forscher und Forschergruppen sich in einem begrenzten Forschungsfeld bewegen, desto wichtiger wird es für den oder die einzelne, eigenes Profil zu gewinnen und besondere Leistungen herauszustellen (vgl. auch Weber 1919).
- Wettbewerb: Forscher stehen im Wettbewerb um Forschungsgelder und Stellen(-verlängerungen). Dies verstärkt den Zwang, ggf. sehr rasch zu bemerkenswerten und i. d. R. positiven Ergebnissen zu kommen.
- Veröffentlichungen sind sehr häufig die entscheidende Basis zur Beurteilung wissenschaftlicher Qualität. Faktisch geht es bei entsprechenden Beurteilungen - beispielsweise bei Stellenbesetzungen - jedoch zumeist weniger um die Qualität als vielmehr um die Quantität der Arbeiten.
- Organisation von Wissenschaft: Forschung ist in vielen Bereichen, speziell in der anwendungsorientierten und klinischen Forschung, eine mehr oder weniger wichtige Nebensache, die zumindest neben vielen anderen Aufgaben bewältigt werden muss. Forscher sind dann in Hierarchien eingebunden und anderen Verpflichtungen ausgesetzt als der eigentlichen wissenschaftlichen Arbeit, was deren Qualität beeinträchtigen kann.

Da die rechtlichen Rahmenbedingungen für die Sicherung der Einhaltung wissenschaftlicher Normen teilweise interpretationsfähig oder nur allgemein formuliert sind, werden von der Deutschen Forschungsgemeinschaft ergänzende Handlungsregeln für die *Sicherung guter wissenschaftlicher Praxis* vorgestellt (DFG 1998, S. 7ff.):

1. Regeln guter wissenschaftlicher Praxis sollten Grundsätze für folgende Bereiche umfassen:
   - allgemeine Prinzipien wissenschaftlicher Arbeit, wie z. B. lege artis zu arbeiten, Resultate zu veröffentlichen, alle Ergebnisse konsequent anzuzweifeln, strikte Ehrlichkeit im Hinblick auf die Beiträge von Partnern, Konkurrenten und Vorgängern zu wahren,
   - Zusammenarbeit und Leitungsverantwortung in Arbeitsgruppen,
   - Betreuung des wissenschaftlichen Nachwuchses,
   - Sicherung und Aufbewahrung von Primärdaten (für mindestens zehn Jahre),
   - wissenschaftliche Veröffentlichungen.
2. Hochschulen und außeruniversitäre Forschungseinrichtungen sollen unter Beteiligung ihrer wissenschaftlichen Mitglieder Regeln guter wissenschaftlicher Praxis formulieren, sie allen Mitgliedern bekanntgeben und diese darauf verpflichten. Ähnliches gilt für wissenschaftliche Fachgesellschaften.
3. Die Leitung jeder Hochschule und jeder Forschungseinrichtung trägt die Verantwortung für eine angemessene Organisation, die gewährleistet, dass die Aufgaben der Aufsicht, Konfliktregelung und Qualitätssicherung eindeutig zugewiesen und tatsächlich wahrgenommen werden.
4. Hochschulen und Forschungseinrichtungen sollen Vertrauenspersonen benennen, an die sich ihre Mitglieder in Konfliktfällen, auch in Fragen vermuteten wissenschaftlichen Fehlverhaltens, wenden können. Es sollten

definierte Regelungen für den Umgang mit fraglichem wissenschaftlichen Fehlverhalten festgelegt werden.

5. Hochschulen und Forschungseinrichtungen sollten ihre Bewertungskriterien für Prüfungen und die Verleihung akademischer Grade, Einstellungen usw. so festlegen, dass Originalität und Qualität als Bewertungsmaßstab stets Vorrang vor Quantität haben.
6. Autorinnen und Autoren wissenschaftlicher Veröffentlichungen tragen die Verantwortung für deren Inhalt stets gemeinsam. Eine sogenannte Ehrenautorenschaft ist ausgeschlossen.
7. Wissenschaftliche Zeitschriften sollen in ihren Autorenrichtlinien erkennen lassen, dass sie sich im Hinblick auf die Originalität eingereichter Beiträge und die Kriterien für die Autorenschaft an der besten international üblichen Praxis orientieren.
8. Fördereinrichtungen sollten in ihrem Antragsrichtlinien Maßstäbe zur Korrektheit der geforderten Unterlagen und der Angaben zu eigenen und fremden Vorarbeiten etc. enthalten und auf die Folgen unkorrekter Angaben aufmerksam machen. Mittelempfänger sollten über etablierte Regelwerke zur Einhaltung guter wissenschaftlicher Praxis verfügen. Gutachter sollten zur Vertraulichkeit verpflichtet werden und Befangenheit offenlegen. Die Beurteilungsregeln sollten spezifiziert werden und sich nicht unreflektiert an quantitativen Indikatoren wissenschaftlicher Leistung orientieren.

Diese, hier nur gekürzt und auszugsweise wiedergegebenen Regeln lassen sich als Leitlinien für die weitere Entwicklung der Forschung verstehen, die mit dem Ziel erstellt wurden, Unklarheiten zu vermeiden und wissenschaftliches Fehlverhalten weitestgehend zu verhindern.

31.4 Ethisch-moralische Forderungen in der Medizin und in der Rehabilitation

Wichtige Voraussetzung für die moralische Beurteilung von Forschungsfragen und -projekten ist die Kenntnis bestimmter ethischer Prinzipien, auf die man sich in der Diskussion beziehen kann. In der Medizin wird bereits seit langem über ethische Fragen diskutiert, die dort entwickelten Grundlagen können auch für die Rehabilitation als Ausgangspunkt dienen. Im Ansatz von Beauchamp und Childress (1989) finden sich zentrale und anerkannte ethische Prinzipien, über die ein weitgehender Konsens herrscht. Diese Grundsätze entsprechen im wesentlichen auch denjenigen, die vom Council for International Organisations of Medical Sciences (CIOMS) in Zusammenarbeit mit der Weltgesundheitsorganisation (WHO) zugrundegelegt wurden bei der Abfassung der „International Ethical Guidelines for Biomedical Research Involving Human Subjects“ (CIOMS u. WHO 1993, S. 10).

Das Modell besteht aus den vier zentralen Prinzipien der Nichtschädigung, der Autonomie, der Fürsorge und der Gleichheit (vgl. auch Kottje-Birnbacher u. Birnbacher 1995, die das Modell auf den Bereich der Psychotherapie angewandt haben). Dieser in der Medizinethik anerkannten Prinzipienkatalog wird im Folgenden um die von Singer (1975) herausgearbeiteten ethischen Grundsätze, die sich stärker auf die sozialwissenschaftliche Diskussion beziehen, ergänzt und auf den Bereich der Rehabilitationsforschung angewandt.

Das *Prinzip der Nichtschädigung* ist das unbestrittenste und zentrale Prinzip jeder medizinischen Ethikdiskussion. In der Medizin entspricht es dem traditionellen Grundsatz „primum non nocere" (zuerst gilt es, Schädigungen zu vermeiden). Nach diesem Prinzip ist es verboten, Anderen Schaden zuzufügen oder sie hohen Risiken dafür auszusetzen. Singer (1975, S. 133) fasst diesen Gesichtspunkt unter das *Prinzip des Leidens*.

Angewandt auf die Rehabilitationsforschung besagt das Prinzip der Nichtschädigung ganz allgemein, dass durch die Forschung kein Patient Schaden erleiden darf. Ein Beispiel aus der Rehabilitationsforschung wäre eine Untersuchung rehabilitativer Behandlungsverfahren, bei der eine Stichprobe von Patienten als *Versuchsobjekte* herangezogen wird, ohne dass eine evtl. denkbare Schädigung für die Untersuchungsteilnehmer mit größtmöglicher Wahrscheinlichkeit ausgeschlossen ist. Ein anderes Beispiel wäre die Aufteilung einer zu behandelnden Stichprobe in eine unbehandelte Kontrollgruppe bei gleichzeitiger hoher Wahrscheinlichkeit für eine wirksame Behandlung in der Experimentalgruppe. Auch hier würde das Prinzip der Nichtschädigung verletzt, da das Vorenthalten einer sinnvollen Intervention zu einer (weiteren) Schädigung führen kann.

Aus diesem ethischen Prinzip ergeben sich also immer dann Fragen, wenn experimentelle Untersuchungen geplant werden. Es muss in jedem Fall die Frage beantwortet werden, ob dieses Design dazu führt, dass bestimmten Probanden (Kontrollgruppe oder Wartekontrollgruppe) Behandlungen vorenthalten werden, die nach dem gegenwärtigen Erkenntnisstand als wirksam zu beurteilen sind, oder ob andere Probanden (Experimentalgruppe) Behandlungen erhalten, deren Gefahren nicht sicher abgeschätzt und als vertretbar beurteilt werden können.

Das *Prinzip der Autonomie* fordert, Wünsche, Ziele und Lebenspläne (Selbst- und Weltbild) des Anderen zu respektieren. Dies gilt auch dann, wenn diese vom Handelnden als kaum verständlich, abwegig oder (moralisch) problematisch bewertet werden. Dieses Prinzip bildet die Voraussetzung dafür, dass jeder Herr seines eigenen Lebens bleibt. Es bildet auch die Grundlage für die in Deutschland übliche Datenschutzgesetzgebung. Danach muss jede Person, deren Daten für die Forschung verwendet werden, darüber informiert worden sein und ihr Einverständnis gegeben haben.

Das Prinzip der Autonomie gilt nicht absolut. Es wird eingeschränkt durch die Prinzipien der Fürsorge und der Gleichheit. Dabei ist im Einzelfall abzuwägen, wie sehr „paternalistische Eingriffe", also Eingriffe ohne Zustimmung des Patienten zu dessen eigenem langfristigen Besten, gerechtfertigt werden können. Der starke Paternalismus würde erlauben, dass auch gegen eine bewusste, freie und informierte Willensentscheidung eines erwachsenen Patienten gehandelt werden darf, wenn es zu seinem Wohle ist. Diese Position wird jedoch heute weitgehend abgelehnt. Gegenwärtiger Konsens ist der sog. *schwache Paternalismus*: Das Prinzip der Fürsorge (s. u.) hat danach nur dann Vorrang vor dem Prinzip der Autonomie, wenn eine freie Willensentscheidung des Patienten nicht möglich ist.

In der Rehabilitationsforschung ergibt sich hier oftmals ein Konflikt zwischen dem Datenschutzanspruch des Patienten auf der einen und dem wissenschaftlichen Interesse des Forschers auf der anderen Seite: Der Patient befürchtet durch eine Freigabe seiner Daten eine Aufhebung seiner Privatsphäre und ggf. eine lückenlose Observierbarkeit, während der Forscher argumentiert, dass erst durch die Datenerhebung valide Aussagen möglich sind. Wissenschaftliche Erkenntnisse wiederum sind eine Voraussetzung für eine Optimierung der Rehabilitation und nützen so indirekt dem Patienten. An diesem Beispiel zeigt sich, dass eine konkrete Entscheidung darüber, welches Prinzip wichtiger ist, nur im konkreten Fall getroffen werden kann.

Ein weiteres Problem, das in jedem Forschungsprojekt neu diskutiert werden muss, ist die unvermeidliche Reaktivität durch die in Forschungsprojekten erforderliche Aufklärung. Während man in der Pharmaforschung durch sogenannte Doppel-Blind-Studien versucht, Reaktivitätseffekte zu kontrollieren bzw. weitgehend zu reduzieren, so ist dieser methodische Ansatz in Reha-Forschungsprojekten, bei denen die Intervention im Wesentlichen durch soziale Kontakte vermittelt wird und psychische Veränderungen (Wissensvermittlungen, Einstellungsänderungen etc.) einschließt, kaum anwendbar.

Abzuleiten aus dem Prinzip der Autonomie sind die Forderung nach umfassender Aufklärung der Probanden über die Ziele und Inhalte der Untersuchung und die Forderung nach völlig freiwilliger Teilnahme („informed consent", vgl. hierzu ausführlicher die entsprechenden Richtlinien von CIOMS und WHO 1993; DGPs u. BDP 1998; Bortz u. Döring 1995, S. 40ff.).

Das *Prinzip der Fürsorge* geht deutlich über das Prinzip der Nichtschädigung hinaus. Während jenes nur die Unterlassung von Schädigungen gebietet, fordert dieses, dass die Situation des Patienten auch verbessert, vorhandener Schaden auch behoben wird. Kottje-Birnbacher und Birnbacher (1995) machen darauf aufmerksam, dass in unserem Kulturraum durch die dominierende christliche Ethik das Prinzip der Fürsorge oftmals so eindeutig über die anderen Prinzipien gestellt wird, dass vielfach erst eine bewusste Distanzierung den Blick auf die Grenzen freigibt, die diesem Pinzip besonders durch das Prinzip der Autonomie gezogen sind. Dies mag ein Grund sein, warum auf dem Gebiet der Patientenselbstbestimmung und anderer Patientenrechte in der Praxis großer Nachholbedarf besteht.

Das Prinzip der Fürsorge wird oft als grundsätzliche Rechtfertigung für jegliche Form der anwendungsorientierten Forschung und speziell auch der Rehabilitationsforschung angenommen: Für die Forscher im Gebiet der Rehabilitation ergäbe sich die moralische Verpflichtung, vorhandene Rehabilitationsmaßnahmen so zu optimieren, dass das maximale Wohl für den Patienten – unter Berücksichtigung der Interessen der Solidargemeinschaft – entsteht (z.B. durch das Angebot von Arbeitserprobungen, die es dem Patienten ermöglichen, neu erlernte Strategien in der Arbeitswelt aktiv auszuprobieren. Dies kann dann auch zur Rücknahme von Berentungswünschen auf Seiten des Patienten führen; vgl. Bürger 1998). Im Kontext der Reha-Maßnahmen, aber mehr noch im wissenschaftlichen Kontext, ergeben sich dabei aber rasch Konflikte mit dem zuvor erwähnten Autonomieprinzip.

Das *Prinzip der Gleichheit* ist am stärksten interpretationsbedürftig und daher auch am stärksten umstritten. Allgemein anerkannt ist das Prinzip der formalen Gleichheit, nach dem in relevanten Merkmalen vergleichbare Fälle ähnlich beurteilt und behandelt werden sollen. Singer (1975, S. 25) nennt diese Forderung das *Prinzip der Verallgemeinerung*, welches besagt, dass das, was „für eine Person richtig (oder nicht richtig) ist, für jede andere Person mit ähnlichen individuellen Voraussetzung und unter ähnlichen Umständen richtig (oder nicht richtig) sein muss". In anderen Worten: Nach diesem Prinzip ist es nicht verantwortlich, für eine Gruppe von Patienten eine Intervention als adäquat oder richtig zu beurteilen, die man einer (gleichermaßen oder ähnlich gearteten) anderen Gruppe von Patienten nicht zugesteht.

Das Prinzip der Gleichheit verlangt, dass wirksame Rehabilitationsmaßnahmen allen Bedürftigen bei gleichen Voraussetzungen zur Verfügung stehen, und gerät damit natürlich sehr schnell in Konflikt mit den prinzipiell begrenzten Ressourcen der Gesellschaft bzw. der Sozialsysteme, so dass eine angemessene Abwägung erfolgen muss. Anzustreben wäre auf jeden Fall, dass Angehörige gleicher sozialer Sicherungssysteme bei vergleichbarem Rehabilitationsbedarf auch die gleichen Leistungen erhalten.

Aus den vier genannten Prinzipien lässt sich zusammenfassend festhalten, dass der Patient durch seine Teilnahme an Forschungsprojekten im Bereich der Rehabilitation keinen Schaden erleiden soll und dass sein Selbstbestimmungsrecht beachtet werden muss (z. B. durch die Gewährleistung einer freiwilligen bewussten Teilnahme – „informed consent"). Der Patient sollte dabei in der für sein Wohlbefinden förderlichsten Weise behandelt werden, und es sollte darauf geachtet werden, dass auch die Patienten in den Vergleichsgruppen eine Standardbehandlung erhalten, die dem Stand der Entwicklung entspricht (und nicht benachteiligt werden gegenüber Nicht-Probanden).

Die genannten Prinzipien von Beauchamp und Childress (1989) sind schließlich noch durch eine übergeordnete Forderung zu ergänzen: Das *Prinzip der Rechtfertigung* (Singer 1975, S. 133) besagt, dass jede Verletzung einer moralischen Regel gerechtfertigt werden muss. Dieses Prinzip ist von großer Relevanz für die Ethikdiskussion, da es den Forschenden bei Nichtberücksichtigung ethischer Prinzipien in einen Rechtfertigungszwang setzt. Die Begründung einer Handlung kann relativ leicht durch ein bestimmtes Prinzip gerechtfertigt werden, dies führt aber auch oftmals zu Problemen mit anderen Prinzipien. Allein die Tatsache, dass man eines der genannten Prinzipien erfüllt, macht eine Handlung noch nicht moralisch. Vielmehr gilt es zu rechtfertigen, wenn eines der anderen Prinzipien verletzt wird.

CIOMS und WHO (1993, S 12) fordern, dass Forschung, die am Menschen durchgeführt wird („biomedizinische Forschung"), sei es klinische[2]

[2] Klinische Forschung (‚klinisch' nach Duden: zur Behandlung gehörig) umfasst nach CIOMS/WHO (1993, p 11) alle Forschungsvorhaben, in denen sich zumindest einzelne Komponenten auf Diagnostik, Vorsorge oder Therapie von Individuen beziehen. Medizinische Rehabilitation ist zwar nicht ausdrücklich angesprochen, dürfte aber in dieser weiten Definition zur Therapie zu zählen sein

oder nicht-klinische Forschung, sich an einem detailliert ausgearbeiteten Untersuchungsplan oder Planungsbericht (engl. protocol) orientiert, der die Untersuchungsziele darlegt und begründet, wieso diese Forschung am Menschen durchgeführt werden muss. Ferner sollen darin mögliche Risiken für die Probanden, die Form der Stichprobenziehung und die Art beschrieben werden, wie gewährleistet wird, dass die Versuchspersonen umfassend informiert werden und freiwillig an der Untersuchung teilnehmen. Dieser Versuchsplan sollte unter wissenschaftlichen und ethisch-moralischen Gesichtspunkten durch mindestens ein unabhängiges Gutachtergremium geprüft werden.

Insgesamt ergeben sich auf der Grundlage der vorgenannten Prinzipien Anregungen für die differenzierte Bewertung rehabilitationswissenschaftlicher Forschungsvorhaben. Die „Forschungsobjekte" sind in der Regel Menschen, die unter einem Leidensdruck stehen, die Rehabilitationsmaßnahmen sind darauf gerichtet, dieses Leiden zu verringern und greifen in das Leben des Einzelnen ein. Diese große Anwendungsnähe sollte Anlass sein, ethisch-moralische Fragen in der Rehabilitationsforschung besonders und immer wieder neu zu reflektieren.

31.5 Ausblick

Die in den Humanwissenschaften generell zu beobachtende Entwicklung, ethische Fragen verstärkt zu reflektieren, hat vor dem Hintergrund einer diesbezüglich zunehmenden gesellschaftlichen Sensibilität und einer größeren Transparenz in der Wissenschaft ihren guten Sinn (Garms-Homolová 1997). Gerade in den Humanwissenschaften werden zunehmend häufiger auch Fragen untersucht, die Grundfragen der menschlichen Existenz berühren (Genom-Analyse, Pränatale Diagnostik etc.), sodass die gesellschaftliche Forderung gerechtfertigt erscheint, vom Wissenschaftssystem eine Auseinandersetzung mit ethischen Forderungen zu verlangen. Dies ist auch und gerade in der Rehabilitationswissenschaft von Bedeutung, denn sie beschäftigt sich mit chronisch kranken und behinderten Menschen, deren Recht auf einen angemessenen Platz in der Gesellschaft immer wieder erstritten bzw. gerechtfertigt werden muss (DVfR 1998).

Die inzwischen zahlreich vorliegenden Empfehlungen und Diskussionen zu diesem Thema zeigen, dass sich hier – vielleicht stärker als früher – eine besondere Herausforderung für die Zivilcourage der am Forschungsprozess Beteiligten ergibt: für die Forscher, die Förderer und auch die Betroffenen. Verletzungen ethischer Prinzipien sind häufig sehr subtil und nicht unmittelbar wahrnehmbar, gerade deshalb ist es notwendig, den Diskurs über die Einhaltung ethischer Normen in jedem Forschungsvorhaben lange vor Beginn zu führen und in Zweifelsfragen immer wieder neu zu beginnen.

Für die Einhaltung ethischer Normen sind in erster Linie der beteiligte Forscher und das System der selbstverwalteten Wissenschaftsorganisationen verantwortlich. In zweiter Linie sollten hier aber auch die Förderer und die Träger aktiv werden, indem sie Belege dafür verlangen, dass die Einhaltung ethischer Forderungen diskutiert bzw. geprüft wurde.

In der Rehabilitationsforschung, die bislang nur zu einem überschaubaren Teil durch öffentliche Mittel gefördert wird, ergibt sich schließlich auch noch die Frage nach dem Ziel der Förderung und nach der Unabhängigkeit des Forschers in seinem Bemühen, ggf. auch Ergebnisse, die den Erwartungen widersprechen, zu erhalten und darzustellen.

Literatur

Albert H (1968) Traktat über kritische Vernunft (5. Aufl 1991). Tübingen, Mohr

Beauchamp TL, Childress JF (1989) Principles of biomedical ethics. Oxford University Press, New York

Bortz J, Döring N (1995) Forschungsmethoden und Evaluation. Springer, Berlin

Bürger W (1998) Positive und gesundheitsförderliche Aspekte der Arbeit und ihre Bedeutung für Patienten in medizinischer Rehabilitation. Zeitschrift für Gesundheitspsychologie 6: 137–150

Council for International Organisations of Medical Sciences / CIOMS in Collaboration with the World Health Organization / WHO (1993) International Ethical Guidelines for Biomedical Research Involving Human Subjects. Geneva

Delius H (1967) Ethik. In: Diemer A, Frenzel I (Hrsg) Das Fischer Lexikon: Philosophie. Fischer-Taschenbuch, Frankfurt am Main, S 43–64

Deutsche Forschungsgemeinschaft / DFG (1998) Vorschläge zur Sicherung guter wissenschaftlicher Praxis: Empfehlungen der Kommission „Selbstkontrolle in der Wissenschaft". Wiley-VCH, Weinheim

Deutsche Gesellschaft für Psychologie / DGPs, Berufsverband Deutscher Psychologinnen und Psychologen (1998) Ethische Richtlinien der Deutschen Gesellschaft für Psychologie und des Berufsverbandes Deutscher Psychologinnen und Psychologen. Fassung vom 11. Mai 1998, Manuskript

Deutsche Vereinigung für die Rehabilitation Behinderter / DVfR (1998) Zur Ethik in Prävention und Rehabilitation. Positionen der Deutschen Vereinigung für die Rehabilitation Behinderter e.V. Heidelberg: Broschüre

Fölsing A (1984) Der Mogelfaktor. Die Wissenschaftler und die Wahrheit. Rasch und Röhring, Hamburg

Garms-Homolová V (1997) Ethik in der Gesundheitsforschung. Public Health Forum, Nr. 17: 2

Gerdes N (1988) Von der Legitimationsforschung zur systematischen Verbesserung der Reha-Praxis. Mitteilungen der LVA Württemberg 80: 67–75

Groeben N, Scheele B (1977) Argumente für eine Psychologie des reflexiven Subjekts. Paradigmawechsel vom behavioralen zum epistemologischen Menschenbild. Steinkopff, Darmstadt

Groeben N (1986) Handeln, Tun, Verhalten als Einheiten einer verstehend-erklärenden Psychologie. Francke, Tübingen

Groeben N, Westmeyer H (1975) Kriterien psychologischer Forschung. (2. Aufl 1981). Juventa, München

Honnefelder L (1998) Stichwort Ethik. In: Korff W, Beck L, Mikat P (Hrsg), Lexikon der Bioethik, Bd 1. Gütersloher Verlagshaus, Gütersloh, S 654–662

Kant I (1787) Kritik der praktischen Vernunft. In: Vorländer K (Hrsg) (1963), Die Philosophische Bibliothek, Bd 38 (Nachdruck der 9. Auflage von 1929). Lindemann & Lüdecke, Berlin

Kottje-Birnbacher L, Birnbacher D (1995) Ethische Aspekte der Psychotherapie und Konsequenzen für die Therapeutenausbildung. Psychotherapeut 40: 59–68

Scheele B, Groeben N (1988) Dialog-Konsens-Methoden zur Rekonstruktion Subjektiver Theorien. Francke, Tübingen

Schnabel U (1998) Der Fall Herrmann und die Folgen. Die Klärung des größten deutschen Fälschungsfalles zeigt den schwierigen Umgang mit Wissenschaftsbetrug. Die Zeit Nr. 25, 10.6.98: 38

Singer MG (1975) Verallgemeinerung in der Ethik. Zur Logik moralischen Argumentierens. Suhrkamp, Frankfurt

Wagner RF (1995) Kontrollüberzeugungen bei chronischer Pankreatitis. Das Forschungsprogramm Subjektive Theorien und klassische Fragebogenforschung im Vergleich. Aschendorff, Münster

Wagner RF (1997) Die Person in der Psychologie: Vom Objekt zum reflexiven Subjekt. Praxis Klinische Verhaltensmedizin und Rehabilitation 10: 10–14

Weber M (1919) Wissenschaft als Beruf. In ders. (1968), Gesammelte Aufsätze zur Wissenschaftslehre, 3. Aufl, Mohr, Tübingen, S 582–613

Sachverzeichnis

A

B

C

D

E

F

G

H

I

J

K

L

M

N

O

S

T

MIX
Papier aus verantwortungsvollen Quellen
Paper from responsible sources
FSC® C105338

Printed by Books on Demand, Germany